HANDBUCH DER SPEZIELLEN PATHOLOGISCHEN ANATOMIE UND HISTOLOGIE

HERAUSGEGEBEN UNTER MITARBEIT HERVORRAGENDER FACHGELEHRTER

VON

O. LUBARSCH † UND **F. HENKE**
BERLIN · BRESLAU

SCHRIFTLEITUNG
R. RÖSSLE
BERLIN

NEUNTER BAND · VIERTER TEIL

SPEZIELLE PATHOLOGIE DES SKELETS UND SEINER TEILE

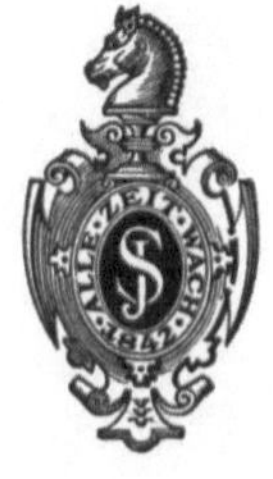

SPRINGER-VERLAG
BERLIN HEIDELBERG GMBH
1939

SPEZIELLE PATHOLOGIE DES SKELETS UND SEINER TEILE

UNSPEZIFISCHE ENTZÜNDUNGEN
METASTATISCHE GESCHWÜLSTE · PARASITEN
WIRBELSÄULE · BECKEN

BEARBEITET VON

F. BOEMKE · H. JUNGHANNS · A. LAUCHE
W. PUTSCHAR · W. SCHOPPER

MIT 356 ZUM TEIL FARBIGEN ABBILDUNGEN

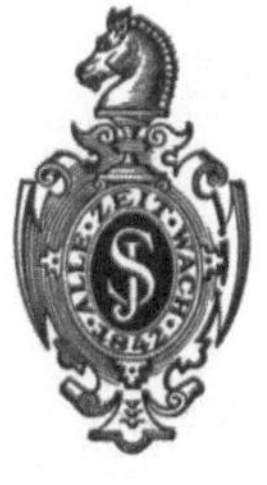

SPRINGER-VERLAG
BERLIN HEIDELBERG GMBH
1939

ISBN 978-3-642-48204-5   ISBN 978-3-642-48203-8 (eBook)
DOI 10.1007/ 978-3-642-48203-8

Vorwort.

Seit dem Erscheinen des 3. Teiles des IX. Bandes dieses Handbuches, welcher die Darstellung der Skeletkrankheiten zum Gegenstand hat, sind wieder zwei Jahre vergangen. Die damals im Vorwort zu diesem Teilbande ausgesprochene Hoffnung, in dem noch ausstehenden und nun vorliegenden 4. Bandteil den Rest der Beiträge bringen zu können, d. h. die noch ausstehenden allgemeinen Kapitel und die Pathologische Anatomie der einzelnen Skeletteile, hat sich nicht erfüllt. Die „primären Geschwülste der Knochen" mußten nochmal zurückgestellt, dafür von den seit einiger Zeit fertig vorliegenden Sonderkapiteln über Skeletteile die Bearbeitungen der Wirbelsäule und des Beckens vorweg genommen werden. Leider mußte somit auf die geplante geschlossene Darstellung der zusammengehörigen Teile des Knochenorgans in einem Bande verzichtet werden. Aus diesem Grunde trägt der vorliegende Band und der, wie ich hoffe, noch in diesem Jahre erscheinende fünfte und letzte Teilband, der die primären Knochengeschwülste, sowie die spezielle Pathologie des Schädels und der Gliedmaßen bringen wird, den Titel: Spezielle Pathologische Anatomie des Skelets und seiner Teile.

Berlin, im März 1939.

R. RÖSSLE.

Inhaltsverzeichnis.

Inhalt von Band IX/5 (in Vorbereitung).

Die primären Knochengeschwülste. Von Professor Dr. G. HERZOG-Gießen.
Pathologie des Schädels. Von Professor Dr. C. KRAUSPE-Königsberg.
Pathologie der Extremitätenknochen. Von Professor Dr. A. WERTHEMANN-Basel.

1. Die unspezifischen Entzündungen der Knochen.

Von

A. Lauche - Nürnberg.

Mit 40 Abbildungen.

I. Einleitung.

Von Entzündungen der Knochen kann man streng genommen nur sprechen, wenn man unter „Knochen" nicht nur das eigentliche Knochengewebe versteht, sondern den Knochen als Ganzes, einschließlich der Weichteile im Inneren und der Beinhaut, die ihn außen umgibt und mit der Umgebung verbindet. Wir wissen heute, daß ein großer Teil des Gewebes im Markraum und in den Spongiosamaschen der Knochen nicht nur der Ernährung dient oder nur Füllgewebe ist, sondern in der Blutbildung eine besondere Aufgabe hat. Da sich nun alle Entzündungen an dem Gefäßbindegewebsapparat abspielen und das eigentliche Knochengewebe nur sekundär an der Entzündung beteiligt sein kann, so sind alle „Knochenentzündungen" eigentlich Entzündungen des Knochenmarkes oder des Periostes. Isolierte Entzündungen des Inhaltes der HAVERschen Kanäle, die man als Ostitis im engsten Sinne bezeichnen könnte, kommen jedenfalls praktisch kaum vor (M. B. SCHMIDT, KAUFMANN, TENDELOO u. a.). Trotzdem hat sich aus der Zeit, in der man den Knochen als etwas Einheitliches betrachtete, die Gepflogenheit erhalten, die „Osteomyelitis" unter den Krankheiten der Knochen zu besprechen. Dieser Brauch ist auch in diesem Handbuch beibehalten worden und ASKANAZY hat in seiner Bearbeitung der Krankheiten des Knochenmarkes die Entzündungen nur gestreift, sich auf die „infektiösen Granulome" beschränkt und dem Abschnitt über die Entzündungen den Untertitel: „Auf der Schwelle der Knochenpathologie" gegeben.

Nach der in der allgemeinen Pathologie üblichen Bezeichnungsweise wären die Entzündungen der Knochen als „Ostitis" zu bezeichnen. Solche Entzündungen, die sich auf die äußeren Schichten des Knochens beschränken, könnten als „Periostitis" und solche, die vorwiegend das Mark, die Spongiosa und die inneren Schichten der Knochenrinde betreffen, als „Osteomyelitis" besonders gekennzeichnet werden. Im Schrifttum herrscht nun aber eine große Uneinheitlichkeit in der Anwendung dieser Bezeichnungen, so daß ich kurz auf diese Nomenklaturfragen eingehen muß. Die größte Uneinheitlichkeit findet sich hinsichtlich der Verwendung des Wortes „Ostitis". Die einen verstehen unter „Ostitis" nur die Entzündungen des spongiösen Knochens (z. B. HERXHEIMER), andere wollen unter „Ostitis" die Osteomyelitis und die Periostitis zusammenfassen, wieder andere verwenden die Bezeichnung „Ostitis" nur für Entzündungen des ganzen Knochenquerschnittes (z. B. DIETRICH), also gleichbedeutend mit der von KOCHER vorgeschlagenen „Panostitis" oder

der „Osteomyeloperiostis", einer Bezeichnung, die sich wegen ihrer Umständlichkeit nicht einbürgern konnte (MAGNUS). Man kann auch die Ansicht vertreten, die Bezeichnung „Ostitis" überhaupt fallen zu lassen, da sie streng genommen nur für die isoliert kaum vorkommende Entzündung des Inhaltes der feinsten Knochenräume richtig und aus früherer Zeit zu sehr mit Knochenveränderungen verknüpft ist, die heute nicht mehr als Entzündungen angesehen werden können, wie z. B. die „Ostitis fibrosa", die „Ostitis deformans" u. a. Hier kommen wir zu Fragen, deren Beantwortung noch Ansichtssache ist und mit der Stellung zu dem noch so verschieden definierten und wechselnd weit gefaßten Entzündungsbegriff zusammenhängt. Es ist hier nicht der Ort, auf diese Fragen näher einzugehen. Ich fasse die mir hier gestellte Aufgabe so auf, daß in dem Abschnitt über die „unspezifischen Entzündungen der Knochen" nur die Veränderungen besprochen werden sollen, welche nachweislich oder mit großer Wahrscheinlichkeit von belebten Erregern und deren Stoffwechselprodukten ausgelöst werden. Auf dieses Gebiet beschränkt, halte ich den Begriff „Ostitis" nur für zweckmäßig in dem Sinne, daß damit die Osteomyelitis und die Periostitis zusammengefaßt werden soll. Man könnte ihn aber auch ohne Schaden ganz entbehren.

Nun noch einige Worte zu der „Periostitis", besonders der „Periostitis ossificans". Hier gilt das gleiche, wie für die Ostitis hinsichtlich der Ausdehnung der Bezeichnung auf alle periostalen Knochenneubildungen. Ich betrachte es nicht als meine Aufgabe, die vielfach als „Periostitis ossificans" bezeichneten Osteophytenbildungen in der Schwangerschaft, im Verlauf von Organisationsprozessen am Rande von Blutungen (Kephalhämatomen u. a.), bei chronischen Blut- und Lymphstauungen und dergleichen zu behandeln. Ich werde mich auch hier auf die infektiösen Prozesse beschränken.

Eine befriedigende Einteilung der Knochenentzündungen ist so lange noch nicht möglich, als uns noch unbekannt ist, welche Bedingungen für den Ablauf und das histologische Bild der Entzündungen maßgebend sind. Eine Entzündung bedeutet ja ein außerordentlich verwickeltes Geschehen, dessen Bedingungen wir noch nicht entfernt übersehen. Der Zustand des Körpers im ganzen und örtliche Besonderheiten im Knochengewebe spielen hier eine ebenso wichtige Rolle wie der Zustand der Erreger. Wenn auch in einem Handbuch der speziellen Pathologie und Histologie die Schilderung der örtlichen Veränderungen im Vordergrund stehen muß, so darf darüber doch nicht vergessen werden, daß eine Entzündung im Knochen nicht für sich allein besteht, sondern daß sie von dem Zustand des übrigen Körpers weitgehend abhängig ist und daß sie umgekehrt auch ihrerseits den Gesamtkörper beeinflußt und verändert. Über die Einzelheiten dieses Wechselspieles zwischen Körper und Erreger und über die Wechselwirkungen zwischen dem lokalen Krankheitsherd und dem übrigen Körper wissen wir gerade hinsichtlich der Knochenentzündungen noch recht wenig Sicheres. Wir müssen sie daher bei der Einteilung der Knochenentzündungen noch ganz beiseite lassen.

Eine ätiologische Einteilung der Knochenentzündungen ist insofern wenig befriedigend, als die gleichen Veränderungen durch verschiedene Erreger und verschiedene Krankheitsbilder durch den gleichen Erreger hervorgerufen sein können. Der Knochen hat zur Antwort auf eine Infektion nur wenige „Reaktionen" zur Verfügung, daher müssen wir Entzündungen verschiedenster Ätiologie unter der Bezeichnung „unspezifische Entzündungen" zusammenfassen.

Eine Einteilung nach histologischen Gesichtspunkten, z. B. nach der Zusammensetzung des Exsudats, hat wenig Sinn, da oft gleichzeitig verschiedene Formen nebeneinander zu finden sind.

II. Die vorwiegend auf das Mark und die inneren Schichten des Knochens beschränkten Entzündungen: Osteomyelitis.

A. Die Osteomyelitis der langen Röhrenknochen.

Bei der eben geschilderten Sachlage werde ich ähnlich vorgehen wie bei der Bearbeitung der Lungenentzündungen im Bd. III/1 dieses Handbuches und ein besonders gut abzugrenzendes, und in vieler Hinsicht einheitliches Krankheitsbild in den Mittelpunkt stellen: die akute eitrige hämatogene Osteomyelitis des Wachstumsalters, die „primäre, genuine" Osteomyelitis der langen Röhrenknochen. Um ständige Wiederholungen zu vermeiden, ist es zweckmäßig, die sekundäre Osteomyelitis nicht gesondert zu behandeln, sondern im Verlaufe der Besprechung der primären Osteomyelitis Bemerkungen über Besonderheiten der sekundären Formen einzuflechten. Hierzu wird vor allem bei der Behandlung der Osteomyelitis der platten und kurzen Knochen häufig Veranlassung sein. Die Ausführungen über die Periostitis als besonderer Lokalisation der Knochenentzündung können wesentlich kürzer gehalten werden. Unter Hinweis auf die Einzelheiten in den beiden ersten Abschnitten wird sich dann auch die Betrachtung über die Ätiologie und Pathogenese und sonstige allgemeine Gesichtspunkte kürzer fassen lassen. Die für die Begutachtung wichtigen Fragen über Osteomyelitis und Trauma, sowie Osteomyelitis und Geschwulstbildung sind an den Schluß gestellt, um auf alle in den vorhergehenden Abschnitten behandelte Gesichtspunkte zurückgreifen zu können.

Eine kurze Bemerkung zu dem Schrifttum. Ganz ähnlich wie bei den Knochenbrüchen stammt die größte Mehrzahl der Arbeiten über Osteomyelitis und Periostitis von Chirurgen und ist ganz überwiegend von klinischen Gesichtspunkten aus geschrieben worden. Histologische Befunde sind nur ganz vereinzelt in diesem sehr umfangreichen Schrifttum zu finden (s. a. LOOSER), oft ohne daß dies aus dem Titel der Arbeit zu ersehen ist. Da es mir unmöglich war, die nach vielen Tausenden zählenden Arbeiten über Osteomyelitis, die nach ihrem Titel nach klinischen und therapeutischen Gesichtspunkten verfaßt zu sein schienen, sämtlich durchzusehen, ist es möglich, daß ich einige histologische Befunde übersehen habe, die eine Erwähnung verdient hätten.

Da die Knochen unter normalen Verhältnissen nirgends mit der Außenwelt in Verbindung stehen, kommt eine unmittelbare Infektion der Knochen von außen nur in Betracht, wenn der Knochen durch eine Wunde, z. B. eine offene Fraktur, Schußverletzung u. dgl. oder durch eine Operation freigelegt wurde[1]. Der zweite Weg, auf welchem Entzündungserreger in den Knochen eindringen können, ist durch das Übergreifen von Entzündungen aus der Umgebung eines Knochens gegeben, indem eine Entzündung in der Umgebung den Knochen erreicht und ihn nach Zerstörung des Periostes in Mitleidenschaft zieht. Es ist noch strittig, inwieweit hierbei die Lymphbahnen als Ausbreitungsweg anzusehen sind (COENEN, KALLIUS). Beim Übergreifen einer Entzündung aus der Umgebung wird zunächst natürlich das Periost ergriffen und bleibt auch häufig allein betroffen. Es ist daher die Mehrzahl der Fälle von Periostitis auf diese Weise entstanden zu denken.

Am häufigsten wird der Knochen auf dem Blutwege infiziert. Es lassen sich auch unter den hämatogenen Knochenentzündungen verschiedene Formen unterscheiden. Wir sehen einmal, daß von einer schon bestehenden Infektions-

---

[1] Siehe die Besprechung der Heilung infizierter Knochenbrüche. Dieses Handbuch, Bd. IX/3, S. 278.

krankheit oder von einem entzündlichen Herd außerhalb des Knochensystems aus der Knochen sekundär befallen wird: **sekundäre oder metastatische hämatogene Osteomyelitis.** Sehr häufig entwickelt sich aber eine Knochenentzündung, ohne daß ein anderer Entzündungsherd im Körper nachzuweisen ist. Wir müssen dann annehmen, daß die Erreger an irgendeiner Stelle in den Körper eingedrungen sind, ohne an der Eintrittsstelle merkliche Veränderungen hervorgerufen zu haben oder aber, daß sie noch längere Zeit im Körper latent zurückblieben, nachdem die Entzündung, die sie bei ihrem Eindringen hervorriefen, längst abgeheilt ist. Auf diese noch keineswegs gelösten Fragen gehe ich später noch näher ein (S. 53). Zunächst macht jedenfalls eine solche Knochenentzündung den Eindruck einer **primären** Erkrankung und wird daher meist als **primäre, genuine oder spontane hämatogene akute Osteomyelitis** bezeichnet. Dies ist die Form, welche gemeint ist, wenn man einfach von „Osteomyelitis" spricht. Sie stellt ein eigenes, gut gekennzeichnetes Krankheitsbild dar und soll, wie schon gesagt, ganz in den Mittelpunkt dieses Abschnittes gestellt werden.

a) Das klinische und anatomische Bild der „primären", „genuinen" oder „spontanen" akuten hämatogenen Osteomyelitis.

Da die akute hämatogene Osteomyelitis dem Pathologen erst zu Gesicht kommt, wenn die Entzündung bereits größere Ausdehnung erlangt oder mehrere Knochen befallen hat, muß ich die Schilderung des makroskopischen Krankheitsbildes durch Einzelheiten aus klinischen Darstellungen vervollständigen (s. auch die Krankengeschichten S. 7, 21 u. 70). Die Krankheit beginnt plötzlich, oft mit einem Schüttelfrost und befällt ganz vorwiegend jugendliche Personen (s. S. 57), die vorher ganz gesund zu sein schienen [Krankheit des Wachstums- oder Epiphysenalters (GARRÉ)]. Es entwickelt sich schnell ein sehr schweres Krankheitsbild mit hohem kontinuierlichem Fieber, welches in mancher Hinsicht an einen Typhus erinnern kann, daher auch die frühere Bezeichnung „Knochentyphus" (typhus des membres, CASSAIGNAC), die nicht etwa für die damals noch unbekannte metastatische Ansiedlung von Typhusbazillen im Knochenmark (s. S. 53) gebraucht wurde, sondern für die akute hämatogene Osteomyelitis überhaupt. Die zunächst nur ungenau lokalisierbaren Schmerzen lassen sich allmählich auf einen bestimmten Knochen und später oft auch auf einen bestimmten Abschnitt eines Knochens beziehen. Das befallene Glied schwillt im Laufe eines oder mehrerer Tage an, zeigt eine leichte, verschwommene Rötung und entzündliches Ödem bei starker Spannung der Haut. Kann man den Knochen durchtasten, so erscheint er verdickt. Häufig kann man einige Zeit später über dem erkrankten Knochenabschnitt deutliche Fluktuation feststellen. Die zugehörigen Lymphknoten sind oft geschwollen und druckschmerzhaft. Nicht selten (etwa in 12—15% der Fälle, GARRÉ, TRENDEL) kommt es vom Ende der ersten Woche an zu einer Epiphysenlösung (Abb. 3). Diese ist kenntlich an einer abnormen Beweglichkeit in der Epiphysengegend, manchmal auch an einer leichten Dislokation (LEXER). Epiphysenlösungen kommen hauptsächlich am oberen Femurende vor, in zweiter Linie an der Tibia, seltener an anderen Knochen. (Über Spontanfrakturen s. S. 21 u. 26.)

Wird der Knochen freigelegt, so fällt eine sulzige oder auch schon eitrige Durchtränkung des Periostes und der umgebenden Weichteile auf. In etwas weiter fortgeschrittenen Fällen kann das Periost bereits durch eine subperiostale Eiteransammlung mehr oder weniger weit vom Knochen abgehoben oder sogar schon eingeschmolzen sein. Bei genauerer Betrachtung des Knochens erscheint dieser gegenüber dem normalen Befund durch die Hyperämie der Gefäße in den HAVERSschen Kanälen graurötlich verfärbt (s. Sektionsbefund S. 8). Oft quillt schon ehe eine subperiostale Eiterung vorhanden ist, nach Ablösung des Periostes etwas eitrige Flüssigkeit mit Fetttropfen vermischt aus den größeren HAVERSschen Kanälen hervor. Ist durch die Abhebung des Periostes von der Knochenoberfläche und stärkere Durchsetzung der Knochenrinde mit Eiter die Ernährung des Knochens erheblicher geschädigt, so stirbt der Knochen ab. Zunächst kann man mit bloßem Auge den toten Knochen nicht von dem noch lebenden unterscheiden, zumal die Knochenoberfläche bei frühzeitiger Nekrose dauernd glatt bleibt. Allmählich wird der tote Knochen aber durch Osteoklastentätigkeit von dem noch lebenden abgelöst: es bildet sich ein Sequester. Die völlige Loslösung des toten Knochens erfordert oft mehrere Wochen, ja Monate. Je nach ihrer Ausdehnung unterscheidet man partielle und totale Sequester (Abb. 2). Die partiellen können wieder als kortikale (Abb. 17) und zentrale Sequester (Abb. 8) untergeteilt werden, je nachdem, ob sie aus der Peripherie oder von den inneren Schichten des Knochens stammen. Betrifft der Sequester die ganze Dicke der Knochenrinde, so spricht man auch von einem penetrierenden Sequester (Abb. 36), ist der ganze Umfang des Knochens beteiligt, von einem totalen Sequester. In seltenen Fällen kann die ganze Diaphyse eines Röhrenknochens als Sequester abgelöst werden. Häufiger handelt es sich etwa um ein Drittel oder ein Viertel des Knochens, und zwar meist um die Metaphyse, d. h., die an die Epiphyse angrenzende Zone der Diaphyse (s. Abb. 2). Sequester, welche die ganze Dicke des Knochens betreffen, sind an der Oberfläche meist glatt und haben die Beschaffenheit von mazeriertem Knochen. An den Stellen, an welchen der tote Knochen von dem lebenden abgelöst wurde, ist die Oberfläche der Sequester rauh, mit zahlreichen flachen und tieferen Gruben und Unebenheiten versehen (Abb. 2).

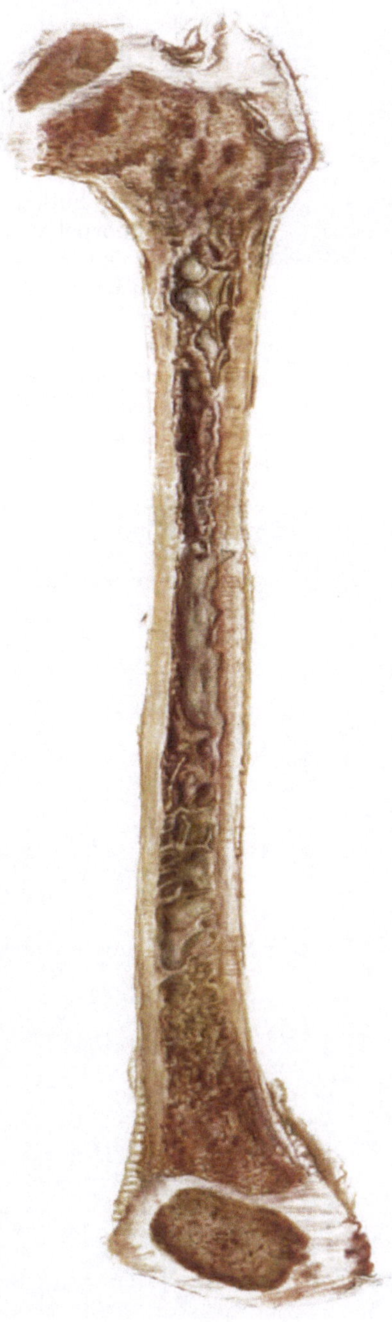

Abb. 1. Akute eitrige Osteomyelitis des Femur. 2jähriges Mädchen. Vereiterung des Diaphysenmarkes, multiple Abszesse in der oberen Metaphyse. Pathologisches Museum Berlin, Nr. 44,10 (141,10).

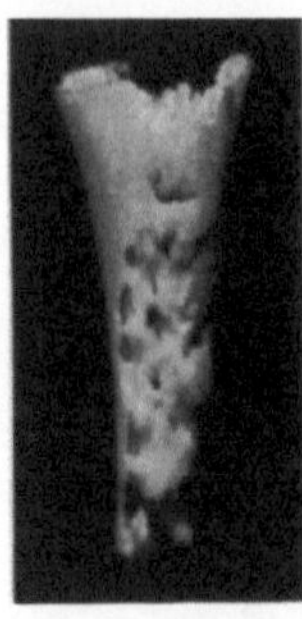

Abb. 2.
Totalsequester des distalen Femurdrittels. 3 Monate 10 Tage altes Mädchen. S. 255/27, Bonn. Nähere Daten im Text (S. 8 u. 9). Natürliche Größe.

Eröffnet man die Markhöhle des Knochens zu Beginn der akuten Osteomyelitis, so findet man eine fleckige Rötung des Markes durch Hyperämie, sehr bald auch kleine trübe gelbliche Herde, die den beginnenden Eiteransammlungen entsprechen (Abb. 1). Meist wird das Mark erst eröffnet, wenn die Eiterung schon weiter fortgeschritten ist und zu einer umschriebenen, manchmal röhrenförmigen Abszeßbildung oder auch zu einer diffusen eitrigen Infiltration geführt hat (Markphlegmone). In solchen Fällen ist vielfach die Eiterung bis an den Epiphysenknorpel vorgedrungen und kann zu einer Lockerung oder völligen Ablösung der Epiphyse führen (Abb. 3). Der Knorpel ist dabei oft mehrfach von Eitergängen durchbrochen, seltener ganz der Auflösung verfallen.

Der weitere Verlauf und der Ausgang der akuten Osteomyelitis kann ein sehr verschiedener sein. Es gibt ganz milde verlaufende Fälle, die schon nach wenigen Tagen abheilen, ohne daß es zu einer Eiterung kommt. (In TRENDELs Material in 4,2% von 1058 Fällen.) Eine Anzahl (15,2% bei TRENDEL) heilt trotz beginnender Eiterung ohne Bildung von Sequestern. [Kleinere Knochennekrosen können anscheinend wieder in den Knochen eingeheilt werden (AXHAUSEN).] Die weitaus größte Mehrzahl führt jedoch zu einer Sequesterbildung (87% bei TRENDEL). Diese Fälle gehen ohne entsprechende Behandlung in die chronische Osteomyelitis über, falls sie nicht schon vorher zum Tode führen.

Von LOEWE und PANNEWITZ sind neuerdings einige Fälle von „diffuser akuter Osteomyelitis" mitgeteilt worden, die eine bisher noch nicht beschriebene Form der eitrigen Osteomyelitis darstellen sollen, welche anscheinend durch besonders virulente Kokken hervorgerufen wird. Es fanden sich auf den Röntgenbildern keine Sequester und kein Unterschied in dem Befallensein der Kompakta und Spongiosa. Das Allgemeinbefinden war stark herabgesetzt. Eine periostale Knochenneubildung ließ sich nicht nachweisen. Betroffen war zweimal die Ulna, je einmal der Oberschenkel, das l. Darmbein, der Unterkiefer und der Oberkiefer. In der Literatur fanden sich ähnliche Beobachtungen nur andeutungsweise mitgeteilt (KLEMM 1912, Becken, und SCHÖNBAUER, Darmbein). Eine Stellungnahme zu diesen Beobachtungen ist noch nicht möglich, da bisher nur Röntgenbefunde vorliegen.

Über die Mortalität der Osteomyelitis lassen sich keine allgemein gültigen Angaben machen.

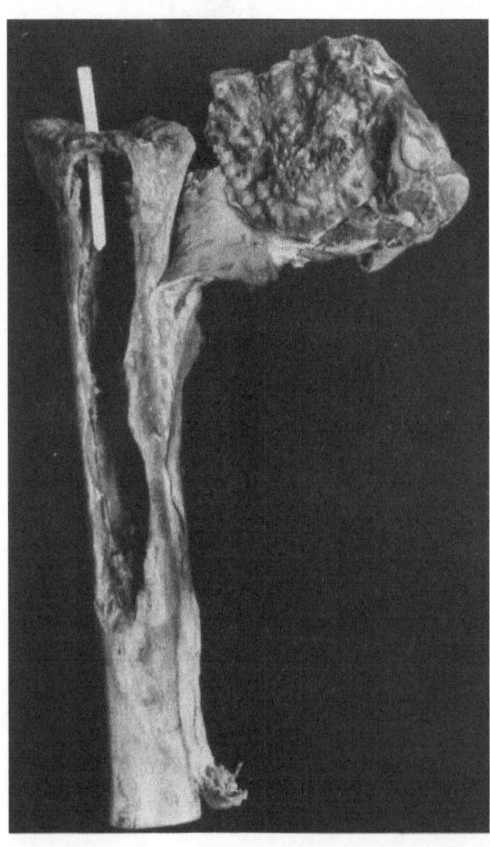

Abb. 3. Epiphysenlösung bei akuter eitriger Osteomyelitis der Tibia. 12jähriger Knabe. S. 138/32 Bonn. Der Pfeil bezeichnet die Durchbruchsstelle der Eiterung durch den Epiphysenknorpel. Aufmeißelung der Tibia 6 Tage vor dem Tode. Eitrige Meningitis, Hirnabszeß, multiple Abszesse in Milz und beiden Lungen, eitrige Pleuritis und Perikarditis.

Ihr Verlauf ist allem Anschein nach in den letzten Jahren milder geworden. WAKELEY spricht geradezu von einer verschwindenden Krankheit und macht die Besserung der allgemeinen Hygiene für die Abnahme der Erkrankungsfälle in erster Linie verantwortlich. Sicher spielen weiter aber auch Fortschritte in der Behandlungsweise eine Rolle. Auch früher hat man schon beobachtet, daß die Osteomyelitis nicht überall gleich häufig vorkommt und in verschiedenen Gegenden vielfach verschieden verläuft, selbst wenn der behandelnde Arzt der gleiche war und dieselbe Behandlungsweise anwandte (GARRÉ, PHILIPPOWICZ). Die statistischen Angaben aus verschiedenen Gegenden lassen sich daher nicht ohne weiteres vergleichen (TICHY). Die Prognose ist durchweg im früheren Kindesalter und nach dem 25. Lebensjahre günstiger als zwischen dem 6. und 25. Lebensjahre. Auf die Besonderheiten des Verlaufes der Osteomyelitis in den verschiedenen Lebensjahren und auf verschiedene andere allgemeine Fragen (Beteiligung der einzelnen Knochen an den Osteomyelitisfällen, Entstehungsbedingungen der Osteomyelitis, Folgen für den übrigen Körper usw.) soll erst am Schluß eingegangen werden (s. S. 55).

b) Die Histologie der akuten, hämatogenen Osteomyelitis.

Wir wollen den Verlauf der akuten hämatogenen Osteomyelitis zunächst an dem Beispiel der Osteomyelitis der langen Röhrenknochen verfolgen. Hierbei soll die meist ungebührlich vernachlässigte Histotopographie oder die „Histologie bei Lupenvergrößerung" die ihr gebührende Berücksichtigung finden, indem wir die Ausbreitung der Osteomyelitis zunächst an großen Übersichtsschnitten[1] betrachten wollen. Der Vergleich der Abb. 4, 5, 6 und 7 läßt die Veränderungen am gesamten Knochenquerschnitt gut erkennen. Der Schilderung der histologischen Veränderungen lasse ich die wichtigsten klinischen Daten der betreffenden Fälle vorausgehen, da sie recht charakteristisch sind und ich auch in späteren Abschnitten mehrfach auf sie Bezug nehmen will[2]. Ich verdanke die Krankengeschichten dem Entgegenkommen des verstorbenen Direktors der Bonner Univ.-Kinderklinik, Prof. GÖTT und dem Direktor der chirurgischen Klinik des allgem. Städt. Krankenhauses Nürnberg, Prof. Dr. KREUTER.

Abb. 4. Osteomyelitis des Humerus, 3 Tage nach Beginn der Schmerzen im Oberarm. 9jähriger Knabe. 8 Tage vor dem Tode in den linken Zeigefinger geschnitten. Die Wunde war zuerst etwas gerötet, heilte aber schnell. 5 Tage später begannen Schmerzen im linken Oberarm. Es entwickelte sich schnell ein schweres Krankheitsbild mit hohem

---

[1] Wie lehrreich gerade das Studium großer Übersichtsschnitte ist, hat man besonders nach den Arbeiten von CHRISTELLER wieder erkannt. Ich habe mich daher schon bei der Bearbeitung der Lungenentzündungen in Bd. III/1 dieses Handbuches und der Frakturen, Bd. IX/3, bemüht, zu den Abbildungen möglichst viele Übersichtsschnitte zu verwenden. Da die Herstellung solcher Schnitte von Knochen technisch schwierig ist und nur nach Einbettung in Celloidin gelingt, sei besonders hervorgehoben, daß die Präparate, nach denen die Abbildungen in dem vorliegenden Abschnitt und in Bd. IX/3 hergestellt wurden, von Fräulein JOHANNA HAAGEN, technische Oberassistentin am Pathologischen Institut zu Nürnberg, angefertigt wurden. Zu den Abbildungen wurden die Präparate z. Teil 2—5mal vergrößert, und zwar mit einem einfachen Vergrößerungsapparat für photographische Zwecke. Bei der Herstellung der Vorlagen für die mikroskopischen und makroskopischen Abbildungen erfreute ich mich der sachkundigen Hilfe des Laboratoriums-Oberassistenten M. LECHINGER am Pathologischen Institut zu Nürnberg.

[2] Wenn ich im folgenden mehr als in diesem Handbuch sonst üblich, eigene Kasuistik mit ausführlicheren Krankengeschichten bringe und mich weniger auf schon im Schrifttum mitgeteilte ähnliche Fälle als Belege für die zusammenfassende Darstellung beziehe, so geschieht dies vor allem, um die genauen zeitlichen Daten zu den abgebildeten Schnitten zu geben. Im übrigen handelt es sich um ganz typische Beobachtungen, die nicht etwa etwas neues bringen sollen.

Fieber. 2 Tage vor dem Tode wurde ein subperiostaler Abszeß über dem oberen Drittel des l. Oberarmknochens inzidiert. Der Knochen blieb uneröffnet.

Bei der Sektion (Bonn, 8/1933) fand ich am l. Zeigefinger eine kleine frisch verheilte Hautwunde und an der lateralen Seite des l. Oberarmes handbreit unterhalb des Schultergelenkes eine 8 cm lange, mit Gummidrän versehene Inzisionswunde, aus der sich etwas grünlicher Eiter entleerte. Im Grunde der Wunde lag der Oberarmknochen frei. Es fanden sich weiter Weichteilabszesse an der lateralen Seite des rechten Knöchels und an der medialen Seite des rechten Kniegelenkes. Ferner bestand eine allgemeine Septikopyämie mit hämorrhagisch-eitrigen Herden in beiden Lungen und Nieren, eine eitrig-fibrinöse Pleuritis und Perikarditis mit 50 ccm Exsudat im Herzbeutel und eine starke Laryngitis, Pharyngitis und Tracheobronchitis.

Aus dem Oberarmknochen wurde ein 4 cm langes Stück herausgesägt. Die Sägefläche des Knochens war auf dem vom Periost entblößten Drittel graurötlich verfärbt und hob sich deutlich von den übrigen gelblich gefärbten zwei Dritteln des Knochenquerschnittes ab. Im Mark ein etwas exzentrisch gegen die graurötlich verfärbte Seite zu gelegener Abszeß (A) von etwa 2—3 mm Durchmesser, der gegen das übrige graurote Mark scharf abgegrenzt war. Von dem Abszeß aus zogen mehrere erweiterte und zum Teil thrombosierte Gefäße (Abb. 9, G, G_1) gegen die Knochenrinde. Die graurötliche Verfärbung der Rinde erstreckte sich etwa von X—X in der Abb. 4. Diese Partie des Knochens zeigt auch im Präparat eine deutliche Hyperämie, die aber in der Abbildung nicht erkennbar ist. Der Knochen selbst ist noch nicht verändert. Die Haversschen Kanäle enthalten auf der nach dem Mark zu gelegenen Seite stellenweise bereits stark erweiterte und zum Teil thrombosierte Gefäße (Abb. 9).

Abb. 5. Osteomyelitis des Femur, 33 Tage nach Beginn der Schmerzen im Oberschenkel. 12jähriges Mädchen. 35 Tage vor dem Tode angeblich Fall auf dem Eise auf die linke Hüfte. Die Schmerzen in der Hüftgegend waren aber nicht so stark, daß das Kind sich legen mußte. 2 Tage später Fieber, starke Schmerzen im Oberschenkel. Weitere 8 Tage später Einweisung in die Klinik. Temperatur 40,3°. Nach weiteren 4 Tagen Eröffnung eines großen subperiostalen Abszesses über dem proximalen Femurende. Nochmalige Inzision 18 Tage später. Nach 3 weiteren Tagen Tod, also 35 Tage nach dem angeblichen Unfall und 33 Tage nach Beginn des Fiebers.

Bei der Sektion (Bonn, 81/1933) fand ich in der linken Leistengegend und im unteren Drittel des linken Oberschenkels je eine 12 cm lange, mit Gummidrän versehene Operationswunde, aus der sich übelriechender Eiter von grünbrauner Farbe entleerte. Die Wundränder waren schmutzig graugrünlich verfärbt. Der Oberschenkelknochen war von einer mit Eiter gefüllten Höhle umgeben, die sich bis in die Gegend des Hüftgelenkes erstreckte. Der Oberschenkelkopf war in der Epiphysenlinie vom Schaft abgelöst. Nach Auslösen des Kopfes aus der Gelenkpfanne ergab sich, daß der Knorpelüberzug der Gelenkpfanne in der Umgebung des Lig. teres stellenweise zerstört war. Von der unteren Inzisionswunde gelangte man in eine vorwiegend an der Hinterfläche des Oberschenkels gelegene Eiterhöhle, die sich bis kurz oberhalb des Kniegelenkes erstreckte. Es fand sich weiter eine Endokarditis der Mitralis, zahlreiche Ausscheidungsherde in den Nieren, eine nekrotisierende pseudomembranöse Tonsillitis, Pharyngitis und Laryngitis. Bakteriologisch fanden sich in der Niere und auf den Herzklappen hämolysierende Streptokokken, im Oberschenkelabszeß (bei der Inzision entnommen) und im Rachenabstrich hämolysierende Staphylokokken.

Der Oberschenkelknochen wurde herausgenommen und in verschiedenen Höhen durchsägt. Das Mark war ausgedehnt eitrig eingeschmolzen, am stärksten in Höhe der subperiostalen Abszeßbildung im oberen Drittel. Von dieser Stelle stammt die Abb. 5. Über die Hälfte des Knochenumfanges ist stark porosiert. An zwei Stellen ist der Knochen vollständig durchbrochen (D). Bei S ist ein Stück der Rinde fast vollkommen von der übrigen Kortikalis abgelöst. Es hängt nur noch am Periost durch neugebildeten Knochen mit der Umgebung zusammen, zeigt aber großenteils keine Kernfärbung mehr: beginnende Sequesterbildung. Über der porosierten Knochenrinde findet sich bereits eine ausgedehnte periostale Knochenneubildung: beginnende Ladenbildung (zwischen X und X in Abb. 5).

Abb. 6. Querschnitt der Tibia dicht oberhalb einer 42 Tage alten offenen, mit Gasbrand infizierten Fraktur bei einem 46jährigen Mann. Deutlich ist hier die starke Porosierung der Knochenrinde mit einem beginnenden Einschmelzungsherd bei Po zu erkennen. Die Eiterung ist weniger ausgedehnt als im vorigen Falle und betrifft vor allem die Markzone unterhalb der porosierten Rinde. Die periostale Knochenneubildung über der porosierten Rinde ist ebenfalls deutlich, aber noch nicht so weit fortgeschritten wie bei dem 12jährigen Mädchen nach 33 Tagen (Abb. 5).

Als letztes Beispiel und zugleich als Übergangsbild zur chronischen Osteomyelitis diene Abb. 7. Es handelt sich um eine etwa 40 Tage alte Osteomyelitis des Oberschenkelknochens bei einem 3 Monate, 10 Tage alten Mädchen. Das uneheliche Kind eines 17jährigen Mädchens mit einem Geburtsgewicht von 2750 g erkrankte im Alter von $1^1/_2$ Monaten plötzlich mit Erbrechen und Durchfall. 3 Tage später Aufnahme in die Klinik mit 39,2 Temperatur. 14 Tage später bildete sich unter septischen Erscheinungen eine teigige Schwellung des rechten Oberschenkels aus. Nach weiteren 3 Tagen deutliche Fluktuation an der Außenseite des unteren Drittels. Inzision. Es entleerte sich reichlich Eiter. In der Tiefe rauher Knochen. Temperaturen dauernd septisch. Der Knochen lockerte sich nicht. 10 Tage vor dem Tode Schwellung am linken Unterkiefer. Die Inzision entleerte Eiter.

Die Sektion (Bonn, 255/27) ergibt eine Osteomyelitis des rechten Femur mit ausgedehnter Sequesterbildung (distales Drittel der Diaphyse) und Totenlade, Fistel im unteren Drittel des Oberschenkels, fibrinöse Peritonitis, inzidierte eitrige Lymphadenitis am linken Kieferwinkel.

Der Oberschenkel ist stark verdickt, besonders im unteren Drittel. Nach Erweiterung der Fistel gelangt man in eine mit Eiter gefüllte Höhle, in der das untere Drittel des Femurschaftes frei beweglich liegt. Um den Sequester findet sich eine dicke Schale neugebildeten Knochens, die bei dem Versuch, den Sequester herauszunehmen, einbricht, (Abb. 7, N). Der Sequester wird zunächst photographiert, dann wieder in die Lade zurückgelegt und mit ihr zusammen entkalkt und eingebettet. Nach der Entkalkung ist der Sequester deutlich kleiner und poröser als vorher (s. S. 15).

Der Querschnitt des Sequesters in situ mit der umgebenden Totenlade zeigt die starke periostale Knochenneubildung und die schon weit fortgeschrittene Resorption der organischen Knochengrundsubstanz des Sequesters. Während der Sequester vor der Entkalkung am distalen Ende noch die Größe und Oberflächenbeschaffenheit des normalen Knochens aufwies, zeigt der erhebliche Schwund nach der Entkalkung, daß die organische Knochengrundsubstanz schon weitgehend resorbiert gewesen sein muß, so daß der Sequester bereits großenteils nur noch aus den anorganischen Knochensalzen bestand, die vom Eiter nicht merklich angegriffen werden. In der Umgebung der Fistelbildung war das Gewebe durch den subperiostalen Abszeß so stark geschädigt und zum Teil wohl auch eingeschmolzen, so daß sich hier kein neuer Knochen mehr bilden konnte. Im übrigen ist der alte Knochen aber rings von einer dicken Schicht neuen Knochens umgeben, die mehr oder weniger regelmäßigen radiären Bau zeigt und vielfach an Dicke den Halbmesser des alten Knochens übertrifft. Da der alte Knochen in dieser Höhe des Querschnittes als Totalsequester abgestorben ist, steht der neue Knochen der Totenlade nirgends mit dem alten Knochen in Verbindung. Er ist vielmehr überall durch eine dicke Schicht von Granulationsgewebe von ihm getrennt (Abb. 7, G). In dem Granulationsgewebe liegen mehrere kleine Abszesse (Abb. 7, A, Abb. 8) mit kleinen Sequestern. An den Stellen, an denen die Knochenneubildung ungestört vor sich gehen konnte, ist der Bau des neuen Knochens sehr regelmäßig (Abb. 7, oberhalb N). Die Knochenbälkchen sind entsprechend dem Gefäßverlauf zu parallelen Reihen angeordnet[1]. Daß die Knochenneubildung im vorliegenden Falle so überaus stark ist, hängt mit dem jugendlichen Alter der Kranken zusammen. Bei älteren Kindern und erst recht bei Erwachsenen ist die Dicke der Lade verhältnismäßig viel geringer und ihre Bildung erfordert weit mehr Zeit. Selbstverständlich hängt das Ausmaß und die Schnelligkeit der Knochenneubildung außerdem auch noch von der Stärke der Giftwirkung der Erreger und der Eiterung ab. Wie aus Abb. 8 ersichtlich, wird die Totenlade von innen her auch wieder abgebaut. Man erkennt dies an den wie abgeschnitten aussehenden Enden der Knochenbälkchen und den hie und da nachweisbaren Osteoklasten (Abb. 8, R).

Nachdem wir die „Topographie" der akuten Osteomyelitis und ihrer ersten Folgen für den ganzen Knochenquerschnitt an den Übersichtsschnitten kennengelernt haben, wenden wir uns nun zur feineren Histologie der akuten Osteomyelitis.

Obwohl schon vor fast 60 Jahren (ROSENBACH 1878 u. a.) Ergebnisse der mikroskopischen Untersuchung von akuten hämatogenen Osteomyelitisfällen mitgeteilt und abgebildet wurden, sind doch manche Einzelheiten erst in den letzten Jahren näher untersucht worden (LOOSER, ORSÓS, FREUND). Der histologische Befund bei der ersten Ansiedlung der Keime im Knochenmark ist vom Menschen nicht bekannt. Wir können aber aus Tierversuchen auf die Vorgänge beim Menschen schließen, müssen allerdings berücksichtigen, daß die im Versuch verwendeten Bakterienmengen viel größer sind als bei der menschlichen Spontaninfektion und daß die Tiere den Erregern gegenüber anders eingestellt sein können. Eine weitere Vergleichsmöglichkeit besteht durch die Untersuchung frischer Herde im Mark eines Knochens bei Bestehen einer Osteomyelitis in einem anderen Knochen. In diesen Fällen ist aber zu berücksichtigen, daß die Reaktionslage des Körpers durch die schon bestehende Entzündung verändert ist.

---

[1] Siehe dieses Handbuch, Bd. IX/3, S. 222.

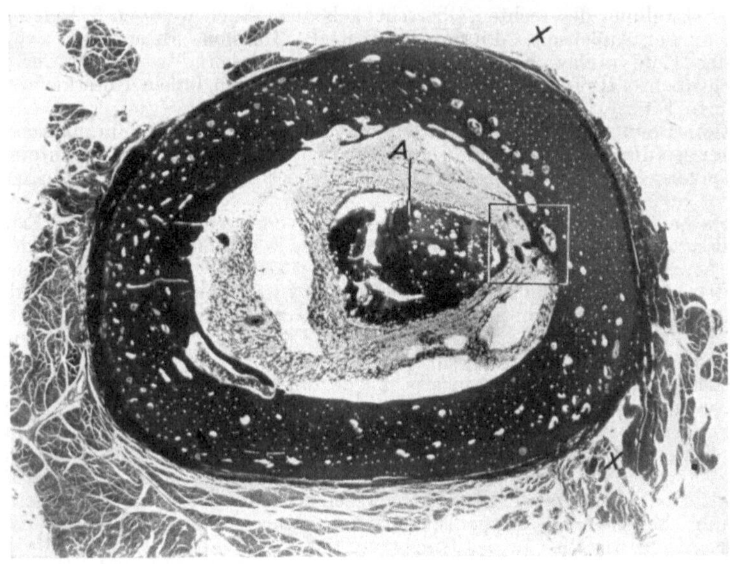

Abb. 4. Beginnende eitrige Osteomyelitis des Humerus. 9jähriger Knabe. S. 8/33, Bonn. Lupe. *A* Markabszeß.
Der Teil der Rinde zwischen *X* und *X* war deutlich hyperämisch. Siehe auch Abb. 9. Klinische Daten im Text.

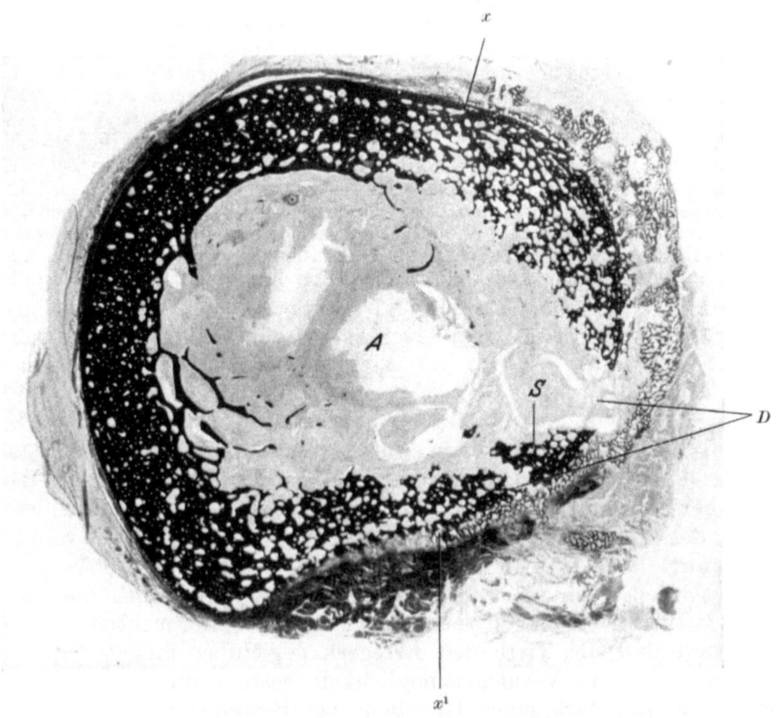

Abb. 5. Etwa 33 Tage alte akute eitrige Osteomyelitis des Femur. 12jähriges Mädchen. S. 81/33, Bonn. Klinische
Daten im Text. *A* Markabszeß; *D* Durchbruch der Eiterung durch die Rinde; *S* beginnende Sequersterbildung.
Zwischen *X* und *X*¹ periostale Knochenneubildung.

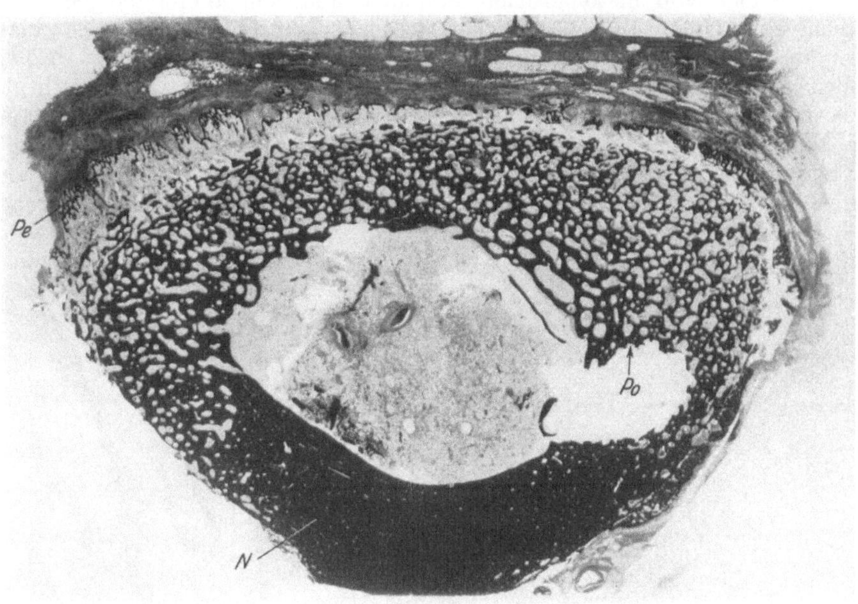

Abb. 6. Akute Osteomyelitis der Tibia, 42 Tage nach Verkehrsunfall. 46jähriger Mann. Infektion mit Gasbrand. Offene Splitterfraktur etwa handbreit unterhalb des hier wiedergegebenen Querschnittes. Nürnberg 500a/33. Lupe.

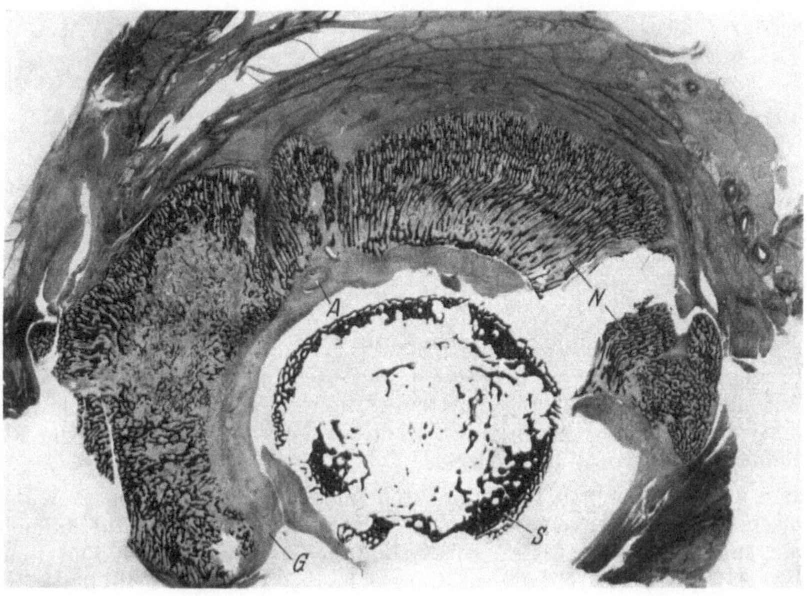

Abb. 7. Ausgedehnte Totenladenbildung um Totalsequester des Femur. Siehe Abb. 2. *S* Sequester; *N* neugebildete Knochenschale; *A* kleiner Abszeß im Granulationsgewebe (*G*), welches die Lade auskleidet (s. Abb. 8).

Das Fehlen von histologischen Befunden aus dem allerersten Beginn der Osteomyelitis ist um so bedauerlicher, als uns solche Befunde vielleicht klarere Hinweise geben könnten, warum es gerade an den immer wieder zu beobachtenden Prädilektionsstellen zur Keimansiedlung kommt. Wie später noch näher zu besprechen, werden ja altersbedingte Besonderheiten in der Gefäßversorgung der Metaphysen im Wachstumsalter für die Lokalisation der Osteomyelitis in erster Linie verantwortlich gemacht (s. S. 58). Andererseits wird von vielen Seiten immer noch der „Schaffung eines locus minoris resistentiae" durch ein

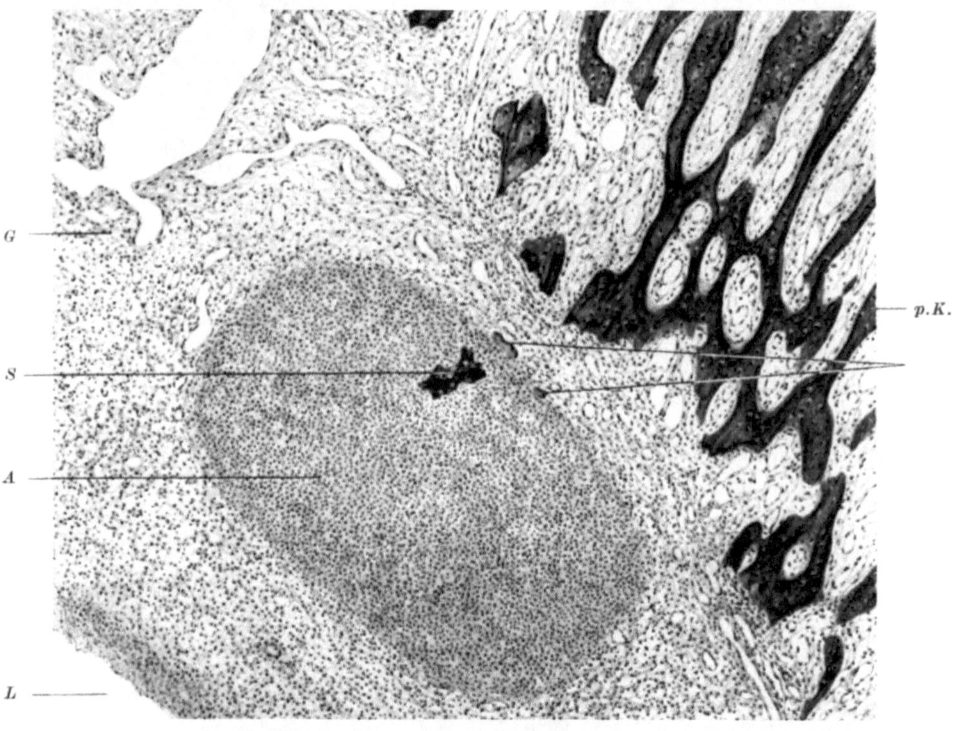

Abb. 8. Teilbild aus Abb. 7: Kleiner Abszeß (*A*) im Granulationsgewebe (*G*), welches die Totenlade innen auskleidet. *S* kleiner Sequester im Abszeß; *R* Riesenzellen am Rande des Abszesses; *p.K.* periostale Knochenbälkchen der Lade; *L* Lichtung der Höhle, in welcher der Totalsequester (s. Abb. 2 u. 7) lag.

Trauma eine wichtige Rolle zugeschrieben (s. S. 59). Zur sicheren Entscheidung dieser Fragen wäre es sehr wichtig, die erste Ansiedlungsstelle im Körper untersuchen zu können, ehe die fortgeschrittene Entzündung die Feststellung unmöglich macht, ob hier eine Schädigung des Markes vor der Ansiedlung der Keime vorhanden war und worin sie bestand.

In dem jüngsten mir zur Verfügung stehenden Herd, der 3 Tage nach Beginn der klinischen Erscheinungen untersucht werden konnte, also wohl einige Tage älter war, fand sich bereits eine Abszeßbildung von etwa 3 mm Durchmesser (Abb. 4). Die Mitte des Herdes war etwas heller (weniger zellreich) als die Randpartien (Abb. 9, A). Sie enthielt zahlreiche Kokkenkolonien, nekrotisches Mark mit Resten von Fettzellen, deren Inhalt vielfach zu großen Tropfen zusammengeflossen war, ferner zahlreiche Leukozyten, die in den zentralen Teilen größtenteils schon abgestorben waren. Es folgte eine sehr zellreiche Zone, in der sich fast ausschließlich polymorphkernige Leukozyten fanden.

Sie hatten das Markgewebe stellenweise verflüssigt, so daß der zentrale nekrotische Pfropf durch diese eitrige Demarkation bereits auf zwei Drittel seines Umfanges von der Umgebung abgelöst war. Nach außen von der Einschmelzungszone folgte wieder eine von Leukozyten durchsetzte, noch nicht verflüssigte Zone, die ziemlich scharf gegen das übrige Mark abgesetzt war (Abb. 9). Nur stellenweise folgte weiter außen noch eine Zone mit ödematöser Durchtränkung und Schwellung der Retikulumzellen des Markes. An der Stelle, an welcher der etwas exzentrisch gelegene Herd der Knochenrinde am nächsten lag, fand sich bereits ein Übergreifen der Entzündung auf die inneren Schichten der

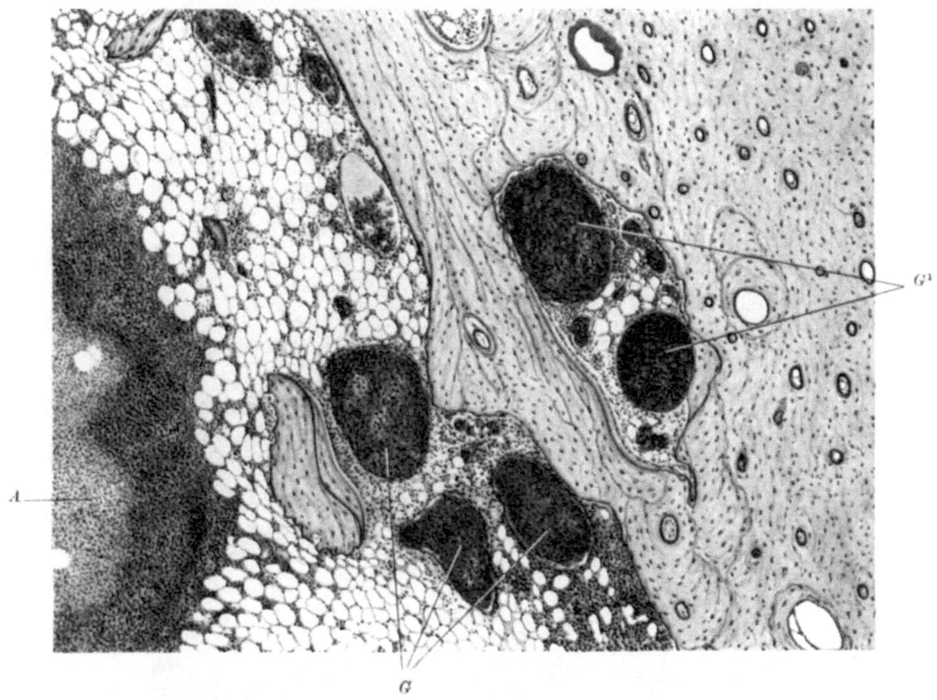

Abb. 9. Übergreifen einer eitrigen Osteomyelitis auf die Knochenrinde. Ausschnitt aus Abb. 4, stärker vergrößert.
A Markabszeß; *G* mit vereiterten Thromben gefüllte Markgefäße; *G¹* ebensolche Gefäße der innersten Rindenschicht des Knochens.

Knochenrinde (Abb. 9). Wie schon mit bloßem Auge erkennbar (s. Krankengeschichte S. 8), war in diesem Sektor der Knochenrinde eine deutliche Hyperämie der Gefäße in den Haversschen Kanälen vorhanden. Die Gefäße zwischen dem Markherd und der Knochenrinde waren zum Teil stark erweitert und thrombosiert (Abb. 9). Aus diesem Befund ist ohne weiteres verständlich, daß die Ernährung des Knochens an solchen Stellen leiden muß, und daß es je nach dem Ausmaß der Thrombose zu einem Absterben entweder nur der inneren Kortikalisschichten oder aber der ganzen Knochenrinde kommen muß. Den weiteren Verlauf haben wir uns so vorzustellen, daß die Thromben eingeschmolzen werden und die Eiterung nun die ganze Knochenrinde durchsetzt, bis sie unter dem Periost zum Vorschein kommt und hier zur Bildung eines subperiostalen Abszesses führt (Abb. 18, s. auch Ritter).

In weniger akut verlaufenden Fällen ist die Zonenbildung in dem entzündeten Knochenmark manchmal noch ausgesprochener zu finden. Orsós hat solche Befunde mitgeteilt (Abb. 10). Ob diese mehrfache Zonenbildung mit auch klinisch in Erscheinung tretenden Schüben im Krankheitsverlauf zusammenhängt, ist möglich, aber schwer zu beweisen. Orsós beschreibt stärkere

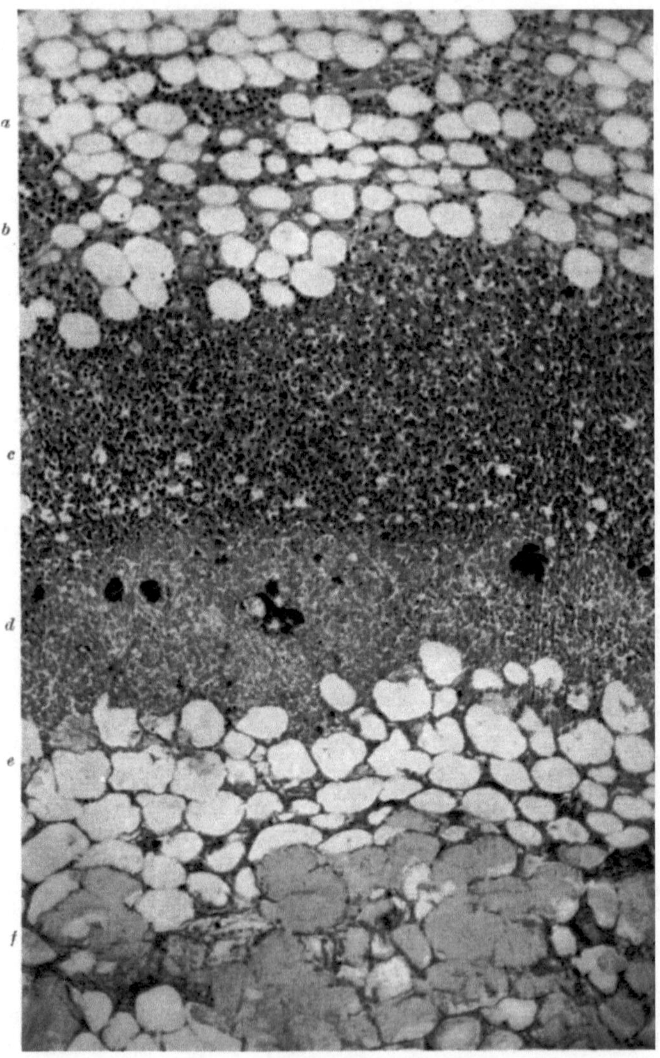

Abb. 10. Zonenbildung im Knochenmark bei eitriger Osteomyelitis. 12jähriger Knabe. Linke Tibia, 45. Krankheitstag. Bact. staphylococcus aureus. Querschnitt durch einen röhrenförmigen zentral erweichten Herd im mittleren Drittel der Diaphyse. *a* hyperämisches Mark mit regenerativen myeloischen Herden; *b* fast unveränderte Zone (ohne Hyperämie); *c* äußere Schicht der eitrigen Infiltrationszone mit noch lebenden Zellen; *d* innere Schicht der Infiltrationszone mit abgestorbenen Zellen und zahlreichen Kokkenkolonien an der Grenze der Nekrose; *e* nekrotische, aber nicht infiltrierte Zone ohne Kernfärbung; *f* Randzone des erweichten Kernes des ganzen Herdes mit in Zerfall begriffenen Fettzellen und völlig abgestorbenen Kokkenhaufen. (Nach Orsós.)

Wucherungen der Retikulumzellen und eine starke Vermehrung der argentophilen Fasern, die sich bei Achucarro-Färbung manchmal als dichte Filze um den zentralen Herd nachweisen lassen. Die gelegentlich um den zentralen Herd zu findenden kleinen Markblutungen sind wohl nicht als Folgen eines

Traumas anzusprechen, sondern auf eine toxische Schädigung der Gefäße zu beziehen.

Weniger aufschlußreich als die Untersuchung ganz frischer Herde ist das Studium älterer Stadien. In ungünstig verlaufenden Fällen wird sehr bald das ganze Mark eitrig eingeschmolzen (Abb. 5). Bei weniger stürmischem Verlauf kommt es mehr zu einer phlegmonösen sulzig-eitrigen Durchtränkung des Markes, die, oft den perivaskulären Lymphbahnen folgend, hie und da den Knochen erreicht und auf den Inhalt der HAVERSschen Kanäle übergreift. Die schon aus den Übersichtsschnitten erkennbare Porosierung der Knochenrinde im Bereich der hyperämischen Zone kommt gewöhnlich durch lakunäre Resorption unter Bildung zahlreicher Osteoklasten[1] zustande, manchmal aber anscheinend auch durch „lineare Resorption". Man findet nämlich stellenweise die erweiterten HAVERSschen Kanäle ganz glattrandig[2], ein Befund, der durch lakunäre Resorption kaum erklärt werden kann. Die Porosierung der Knochenrinde findet sich nicht nur an der Durchbruchstelle der Eiterung, sondern auch in den angrenzenden Abschnitten, oft in weiter Umgebung (Abb. 5). Dem Durchbruch des Eiters nach außen (spontan oder durch operativen Eingriff) folgt ein Nachlassen der Hyperämie und in günstig verlaufenden Fällen auch bald die Einstellung des Knochenabbaues und der Beginn einer Wiederherstellung der ursprünglichen Knochenstruktur durch Anbau neuen Knochens an den Wänden der erweiterten HAVERSschen Kanäle[2]. Der Anbau von Knochenlamellen kann sogar zu einer Verdichtung (Eburnisierung) des Knochens führen.

An solchen Stellen, an denen die Eiterung den Inhalt der HAVERSschen Kanäle schnell völlig zerstört hat, stirbt der Knochen ab, ehe die Resorption beginnen konnte. Die Ablösung eines toten Knochenstückes kann natürlich nur von der am Leben gebliebenen Umgebung aus erfolgen, da die anorganische Knochensubstanz von dem Eiter nicht angegriffen wird. Die gegenteilige Ansicht von MANASSE ist als widerlegt zu betrachten. Die Ablösung des toten Knochens geschieht sicher durch Osteoklastentätigkeit, und zwar in einer Zone des toten Knochens, die etwas von dem lebend gebliebenen Knochen entfernt ist. Es bleiben also die direkt an den lebenden Knochen angrenzenden Teile des abgestorbenen Knochens in ihrem Zusammenhang und werden erst im Laufe der üblichen Umbauvorgänge im Knochen resorbiert und durch neuen Knochen ersetzt, zum Teil auch in den Knochen eingebaut (LANGER). Diese schon von M. B. SCHMIDT vertretene Auffassung ist in neuerer Zeit z. B. von MAREK (ERDHEIM) bestätigt worden (s. auch S. 34). Der Sequester ist also etwas kleiner als die abgestorbene Knochenpartie (M. B. SCHMIDT). Die Resorption innerhalb des toten Knochens ist dadurch möglich, daß von der Umgebung Granulationsgewebe in die zunächst mit Eiter gefüllten Markräume einwächst. Aus dem Mesenchym des Granulationsgewebes entstehen die Osteoklasten, welche den toten Knochen in dichten Reihen umlagern und anscheinend schneller resorbieren können als lebenden Knochen. Siehe hierzu Abb. 55, S. 282, in Bd. IX/3 dieses Handbuchs, aus welcher zu ersehen ist, daß die lakunäre Resorption den toten Knochen betrifft, daß jedoch die Knochenbälkchen, die allseitig von Eiter umspült sind, nicht abgebaut werden. Reichliche Granulationsgewebsbildung und geringe Eiterung im Verlauf einer Osteomyelitis führen zu ausgedehnter Porosierung des Knochens ohne oder mit nur geringer Sequesterbildung. Je größer die Sequester sind und je schneller sie entstanden, um so mehr werden sie glatte unveränderte Oberflächen zeigen und mazeriertem

---

[1] Siehe dieses Handbuch, Bd. IX/3, S. 282, Abb. 55.
[2] Siehe dieses Handbuch, Bd. IX/3, Abb. 54.

Knochen ähnlich sehen. Stark porosierte Sequester sind schon vor dem Absterben verändert worden und stammen meist aus der Umgebung der akut entzündeten Zone (s. Abb. 7). Im Verlaufe von sich länger hinziehenden Entzündungen beobachtet man manchmal auch Sequester aus verdichtetem, kondensiertem oder eburnisiertem Knochen. In diesen Fällen hat in dem betreffenden Knochenbezirk vor dem Absterben des Knochens eine Knochenneubildung (kondensierende, endostale Osteophytenbildung) stattgefunden, wie sie besonders gern um kleine Abszesse an der Mark-Rindengrenze zustande kommt (Freund).

Nach Orsós ist die Porosierung der Knochenrinde nicht nur durch die Erweiterung der Haversschen Kanäle bedingt, sondern daneben auch durch eine Neubildung von perforierenden Kanälen. Häufig treten im Knochen auch feine Riß- und Spaltbildungen auf. Diese Zeichen einer Lockerung des Knochengefüges in der Umgebung eines osteomyelitischen Herdes sind nach Orsós deswegen von besonderer Bedeutung, weil in diesen sich gitterartig durchkreuzenden Spalten die Kokken eine gewisse Deckung gegen die Leukozyten finden sollen. Durch die Schaffung solcher Spalten und Risse soll die für Orsós außer Zweifel stehende Bedeutung des Traumas für die Lokalisation der Osteomyelitis eine Erklärung finden. Auch sollen nach seiner Ansicht die in raschem Umbau befindlichen unebenen Knochenbälkchen des kindlichen Knochens den Kokken leichter Schlupfwinkel bieten als der ruhende Knochen des Erwachsenen mit seinen meist glattrandigen Knochenbälkchen. Ich muß es dahin gestellt sein lassen, wieweit diese Unterschiede eine Rolle spielen. In meinen Präparaten konnte ich mich nicht davon überzeugen, daß sie von Wichtigkeit sind.

c) Heilungsvorgänge der akuten eitrigen Osteomyelitis.

Die Ausheilung ausgedehnterer osteomyelitischer Herde nimmt stets längere Zeit in Anspruch. Es ist verständlich, daß über diese Heilungsvorgänge so gut wie keine histologischen Untersuchungen vorliegen, denn die Knochen, in denen sie sich abspielen, kommen ja gewöhnlich nicht zur Untersuchung, wenn die Osteomyelitis in Heilung ausgeht. Sie können nur dann untersucht werden, wenn der betreffende Kranke in dieser Zeit zufällig an einer anderen Krankheit stirbt oder wenn die Osteomyelitis an einem Knochen ausheilt, an anderen Knochen jedoch fortschreitet und zum Tode führt. Von einem derartigen Falle von multiplen osteomyelitischen Herden stammen die einzigen eingehenden Angaben über Histologie der Heilungsvorgänge, die ich in der Literatur gefunden habe.

In einer ausführlichen Arbeit aus dem Erdheimschen Institut berichtet Freund über „Osteomyelitis und Gelenkeiterung" und beschreibt die Heilungsvorgänge der Osteomyelitis an verschieden alten Herden bei einem 23jährigen Manne, der seit 6 Jahren an osteomyelitischen Herden in verschiedenen Knochen gelitten hatte und an ausgedehnter Amyloidose starb. Nach dem Abklingen der akuten Entzündung nimmt die Eiterung allmählich ab. Das Mark wird nach Zerfall und Resorption der Granulozyten von Granulationsgewebe ausgefüllt und langsam in Fasermark umgewandelt. Dabei können zunächst hie und da kleine Abszesse zurückbleiben. Sie werden mit einer bindegewebigen Kapsel umgeben. Am Rande der bindegewebigen Kapsel finden sich oft dichte Lagen von Fettphagozyten, auch wohl einzelne Fremdkörper-Riesenzellen um kleinste Knochensplitter. Seltener bilden sich feine spongiöse Knochenbälkchen in Gestalt eines „endostalen Osteophytes" um die Abszesse (Abb. 11). Die Spongiosabälkchen in der Umgebung sind häufig verdickt und zeigen bei näherer Untersuchung eine „bandachatartige" Zeichnung (Freund) durch die zahlreichen schmalen neu angebildeten Schichten von Knochengewebe, die durch deutlich hervortretende Haltelinien getrennt sind (Abb. 12 f). Das Knochenmark kann von der Umgebung ausheilender Herde langsam wieder gegen den narbigen Wall um den Abszeß vordringen und den zunächst narbigen Bereich in Gestalt von Zellmark, wie von Fettmark „zurückerobern". Auf diese Weise können kleine narbige Herde vollständig wieder verschwinden. Größere Abszesse werden jedoch zu zystischen Hohlräumen umgewandelt, da der Abszeß — ähnlich wie ein Pleuraempyem — nicht vollständig von Granulationsgewebe durchwachsen werden kann. Er kann auch wegen seiner starren Umgebung nicht zusammenfallen. Die Resorption größerer Eiteransammlungen nimmt so viel Zeit in Anspruch, daß die bindegewebige Kapsel außen inzwischen so derb und faserreich wird, daß an ihrer Innenseite kein frisches Granulationsgewebe mehr gebildet werden kann. Auch fehlt nach völliger Verflüssigung des Abszesses im Inneren ein Leitband, an welchem organisierendes Bindegewebe entlang wachsen könnte. Durch die narbige Schrumpfung in der Umgebung ausgeheilter Herde kommt es gelegentlich zu Kreislaufstörungen und zur angiomartigen Erweiterung der Gefäße, die in solchen Fällen von einem gallertigen, ödematösen zellarmen Mark umgeben sind. Wie in der Leber, Niere, Milz, im Darm und anderen Organen, so wird bei etwas längerem Verlauf einer eitrigen Osteomyelitis gelegentlich auch in den Gefäßwänden des Knochenmarkes Amyloid abgelagert (FREUND).

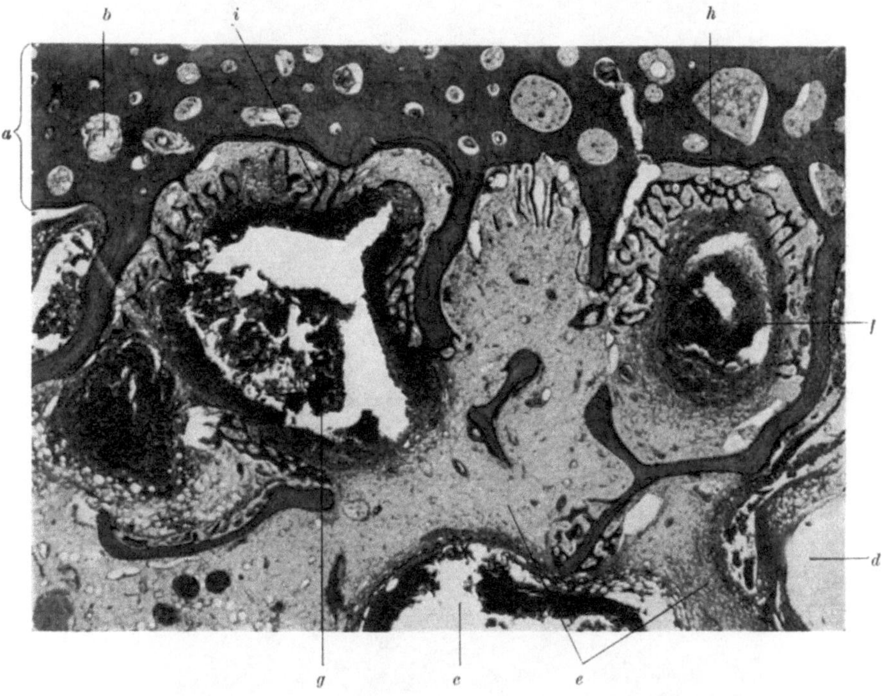

Abb. 11. Endostales Osteophyt um osteomyelitischen Herd. *a* innerste Rindenschicht, porosiert (*b*); *c* und *d* Buchten des zentralen Abszesses, umgeben von Fasermark (*e*); *f* frischerer und *g* älterer Teilabszeß, von feinen, filigranartigen Knochenbälkchen umgeben (endostales Osteophyt). (Nach FREUND.)

Die Heilungsvorgänge an künstlich gesetzten Knochenwunden bei operativ behandelter Osteomyelitis untersuchten KREUSCHER und HUEPER an Probeexzisionen, die in Abständen von 4—6 Wochen entnommen wurden. Sie fanden, daß sowohl das Mark, wie die Knochenrinde meist nicht wieder vollkommen hergestellt werden. Auch das Periost bildete sich über dem neugebildeten Knochen meist nicht wieder in der früheren Form. Die Untersuchungen erstreckten sich allerdings nur über einen Zeitraum von 1—2 Jahren. Sie betrafen überdies Knochen, in denen die Entzündung noch nicht abgelaufen war. Man muß auch unterscheiden zwischen Jugendlichen und älteren Personen. Bei Kindern wird der Knochen meist vollständig wiederhergestellt. Bei älteren Personen bleibt er allerdings verunstaltet, wenn die entzündlichen Veränderungen ein gewisses Ausmaß erreicht hatten. Noch nach Jahrzehnten kann man dann gelegentlich Eindellungen oder auch Verdickungen am Knochen finden, selbst dann, wenn die Entzündung längst völlig abgeklungen ist.

d) Übergänge von der akuten zur chronischen Osteomyelitis.

In allen Fällen von akuter Osteomyelitis, in denen es zur Bildung größerer Sequester kommt, zieht sich der Heilungsprozeß länger hin, wenn die Sequester nicht operativ entfernt werden. Eine Selbstheilung ist bei Vorliegen großer Sequester nur selten möglich, denn meist genügen die sich bildenden Fisteln nicht zur Ausstoßung des abgestorbenen Knochenstückes. Eine Resorption

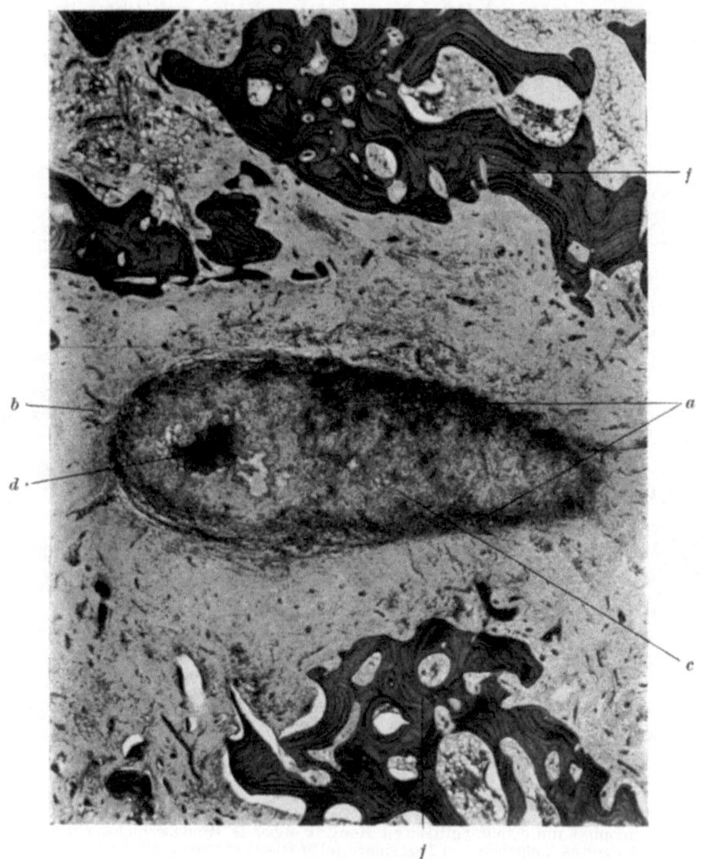

Abb. 12. Osteomyelitische Fistel in fortgeschrittener Heilung. *a* Rand der ehemaligen Fistel, von derbem Narbengewebe (*b*) umgeben; *c* jüngeres Granulationsgewebe, welches den Fistelkanal bis auf dem kleinen mit Eiter gefüllten Restkanal *d* verschlossen hat; *f* „Bandachatstruktur" im umgebenden Knochengewebe. (Nach Freund.)

kann nicht zustande kommen, weil völlig von Eiter umgebene tote Knochenstücke nicht aufgelöst werden. Es bleibt das von der organischen Knochengrundsubstanz befreite anorganische Gerüst der Sequester gelegentlich Jahrzehnte in der Markhöhle liegen und unterhält eine ständige Eiterung. Der Tod wird in solchen Fällen oft durch die allgemeine Amyloidose bedingt, die sich im Laufe der Zeit einzustellen pflegt (s. Krankengesch. S. 22). In anderen Fällen entwickelt sich eine chronische Osteomyelitis dadurch, daß die Entzündungserreger nicht vollständig abgetötet werden, sondern in kleinen Abszessen und wahrscheinlich auch in kleinen Sequestern am Leben bleiben und in Abständen von Monaten oder auch Jahren immer aufs neue aufflackernde Entzündungen veranlassen. Immer wieder kommt es in solchen Fällen zu

Fieberanstieg, zur Bildung neuer Fisteln und Abstoßung kleinerer Sequester. Der Knochen wird im Laufe der Zeit völlig umgebaut. Die Markhöhle kann bis auf die kleinen Abszesse vollständig mit spongiösem Knochen zugebaut werden. Meist wird die Knochenrinde gleichzeitig porosiert und der ganze Knochenquerschnitt durch mehr oder weniger gleichmäßige Knochenauflagerungen auf die Oberfläche verdickt und verunstaltet (Abb. 17).

Überwiegen bei diesen Umbauvorgängen die Resorptionsprozesse, so spricht man von einer **rarefizierenden Osteomyelitis (Ostitis)** oder auch von **entzündlicher Osteoporose.** Überwiegen die Anbauvorgänge, so ergibt sich eine **kondensierende Osteomyelitis (Ostitis), Ostitis (Endostitis) ossificans oder entzündliche Osteosklerose.** Die Resorption des Knochens durch Granulationsgewebe nennt man auch wohl **Karies oder Knochenfraß.** Diese Bezeichnung wird allerdings meist für die tuberkulöse oder syphilitische Entzündung angewendet, seltener für die unspezifische Osteomyelitis.

Eine scharfe Trennung zwischen der rarefizierenden und sklerosierenden chronischen Osteomyelitis ist nicht möglich, da meist beide Vorgänge nebeneinander ablaufen.

Sehr deutlich erkennt man dies z. B. an dem Übersichtsschnitt Abb. 13. Es handelt sich hier um das untere Ende des Femur bei einem 38jährigen Mann, der seit 24 Jahren an chronischer Osteomyelitis litt und im Laufe der Zeit 14mal operiert wurde. Immer wieder bildeten sich unter Fieberanstieg kleine Abszesse mit Sequestern. Mehrfach wurden Sequesterotomien vorgenommen und die Markhöhle ausgekratzt. Eine erneute große Abszeßbildung in den Weichteilen an der medialen Seite des Femur veranlaßte die Absetzung des Beines an der Grenze von oberem und mittlerem Drittel. Der Knochen ließ sich aus den entzündlich infiltrierten und verdickten Weichteilen ziemlich leicht auslösen. Er war stark verdickt und auf der Oberfläche fast überall leicht angerauht. Einige Zentimeter oberhalb des Kniegelenkes fand sich eine Fistel, die in die Markhöhle führte. Nach Entnahme einer Knochenscheibe dicht an der Absetzungsstelle wurde der Knochen der Länge nach halbiert und eine flache Scheibe aus der ganzen Länge herausgesägt. Von dieser Scheibe wurde nach Einbettung in Celloidin der Übersichtsschnitt der Abb. 13 hergestellt.

Aus Abb. 13 und 14 erkennt man mit aller Deutlichkeit das Nebeneinander von Knochenanbau und -abbau. Überall im Knochen verstreut liegen größere und kleinere Abszesse, die in Abb. 13 durch ihre dunkle Farbe auffallen oder daran kenntlich sind, daß der eitrige Inhalt ausgeflossen ist. Die beiden im Schnitt leeren Abszesse an der Grenze von unterem und mittlerem Drittel standen in Verbindung mit der Fistel. Normales Fettmark ist nur dicht unter der distalen Gelenkfläche noch erhalten. Im übrigen ist das Mark überall wechselnd zellreiches Fasermark. Von der in diesem Alter normalerweise vorhandenen ausgedehnten Markhöhle ist nichts mehr nachzuweisen. Die frühere Markhöhle ist vielmehr ziemlich gleichmäßig mit spongiösem Knochen ausgefüllt: kondensierende Osteomyelitis. Andererseits ist die Kompakta bis auf ganz geringe Reste aufgelockert bzw. ebenfalls durch spongiösen Knochen ersetzt. Verdichtungsstellen von noch dichterer Beschaffenheit als normale Kompakta (Eburnisierung) sind nirgends vorhanden.

Ein Blick auf dieses Übersichtsbild lehrt, daß es unmöglich ist, etwa operativ hier die Entzündungsherde, die überall verstreut liegen, zu entfernen. Es wird auch verständlich, daß es in solchen Fällen immer wieder zum Aufflackern der Entzündung kommen kann.

Mazeriert man einen derartig veränderten Knochen, so erhält man ein Bild wie in Abb. 15 dargestellt. Hier ist nur die Sklerosierung noch ausgesprochener. Die wichtigsten klinischen Daten sind unter der Abb. 15 vermerkt.

Auch in dem in Abb. 16 dargestellten Fall von chronischer rezivierender Osteomyelitis des Schienbeins erkennt man das Nebeneinander von Knochenneubildung und Abbau, Verdickung des ganzen Knochens (Hyperostose) und

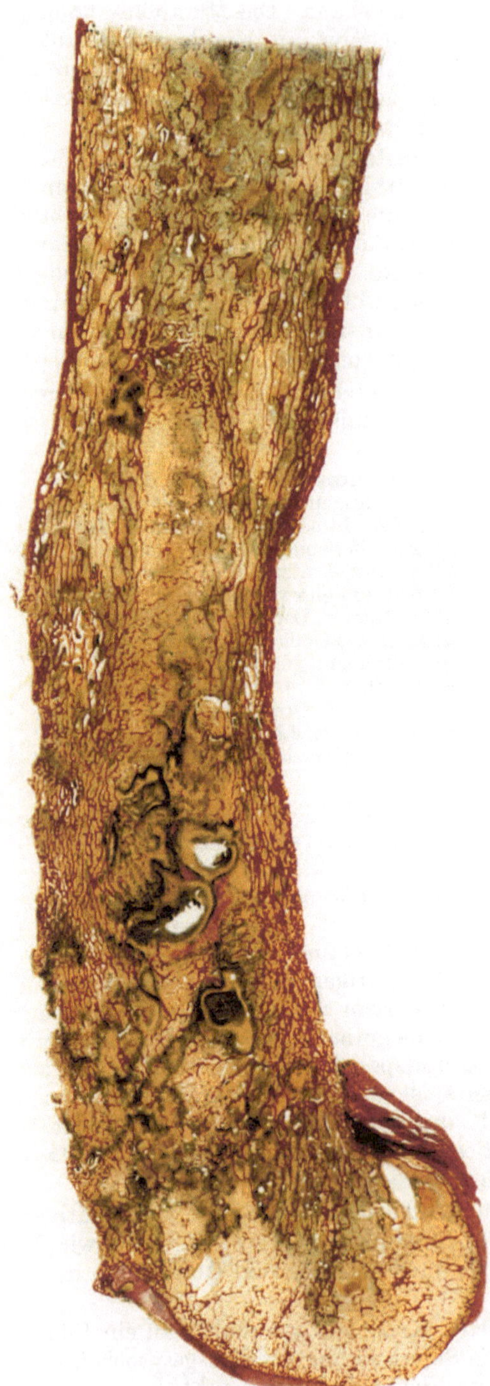

Abb. 13. Chronische Oberschenkelosteomyelitis.
Übersichtsschnitt (van Gieson-Färbung).
Näheres siehe im Text. Nbg. Nr. Chir. 314/36.

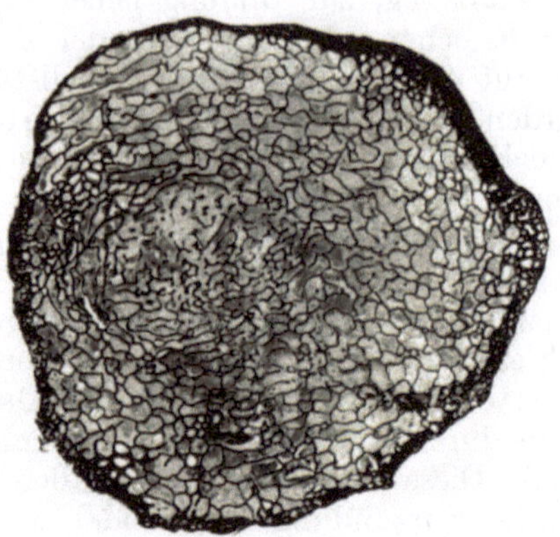

Abb. 14. Querschnitt des Oberschenkels der Abb. 13
dicht oberhalb des proximalen Endes der farbigen
Abbildung. Gleichmäßige Anfüllung des Markraumes
und Porosierung der Rinde. Oberfläche des Knochens
baumrindenartig gerauht. Natürliche Größe.

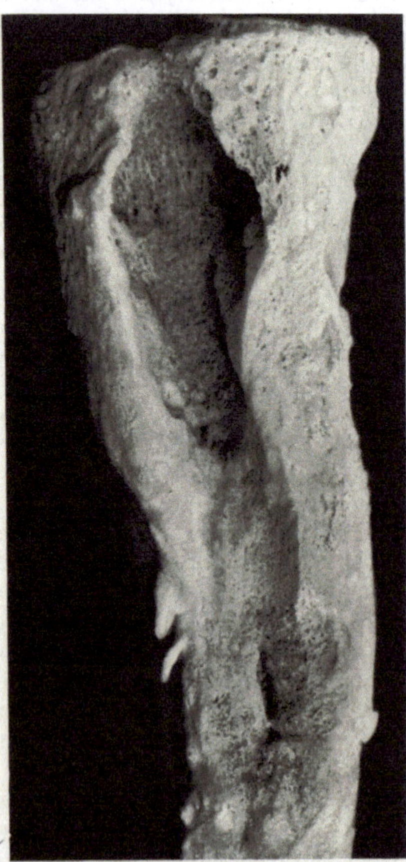

Abb. 15. Chronische sklerosierende Osteomyelitis
der Tibia. Chir. Unters. Nr. 449/a, Nürnberg
1933. 46jähriger Mann. Seit 32 Jahren krank.
Häufige Abstoßung von Sequestern. Mehrfach
operiert. Bakteriolog.: Staphylococcus aureus.

Höhlenbildung bzw. Aussparungen an der Stelle der Abszesse. In allen 3 Fällen überwiegt die Sklerose.

Wenn die Abbauprozesse überwiegen, so kommt es gelegentlich zu Spontanfrakturen. Als Beispiel für eine mit starker Sequesterbildung einhergehende rarefizierende Osteomyelitis möge Abb. 17 dienen. Die recht bezeichnende Krankengeschichte der Nürnberger chirurgischen Klinik (Prof. KREUTER) will ich zunächst folgen lassen:

15jähriger Lehrjunge. Bis auf Diphtherie als kleines Kind stets gesund gewesen. Am 19. 12. 29 stürzt ihm eine schwere Eisenplatte gegen das rechte Knie. Er spürt aber erst am folgenden Tage Schmerzen, die schnell zunehmen und am 24. 12. 29 wegen „Ergußbildung" im rechten Kniegelenk zur Einweisung in das Krankenhaus führen.

Es findet sich eine Schwellung des rechten Kniegelenkes, welches nur langsam und unter Schmerzen zu beugen ist. Keine Rötung der Haut. Temperatur 38,5. Leistendrüsen rechts kaum geschwollen, aber etwas druckempfindlich.

Röntgenbefund (Dr. HAMMER) ohne Besonderheiten. 25. 12. Temperatur 40,4. 27. 12. 29 Punktion des Kniegelenkes. Es entleert sich etwas Eiter.

Bakteriologischer Befund (Prof. SÜSSMANN). Staphylococcus aureus.

29. 12. 29. Wegen Zunahme der Schwellung Inzision und Dränage des Gelenkes. Gefensterter Gipsverband.

6. 1. 30. Entfernung des Gipsverbandes. Oberhalb des Kniegelenkes ist eine starke Schwellung und Fluktuation zu bemerken. Bei Inzision entleert sich reichlich Eiter, der den ganzen Oberschenkelknochen umspült. Oberfläche des Knochens glatt. Gegeninzision an der lateralen Seite des Oberschenkels.

18. 1. 30. Bei einem Verbandwechsel fühlt man in der Tiefe der Wunde in der Kniekehle den Knochen auf 10—12 cm frei liegen. Er ist rauh und nicht von Periost bedeckt.

20. 1. 30. Neues Röntgenbild (Dr. HAMMER): Fleckige Aufhellungen und Verschattungen, besonders im distalen Teil der Femurdiaphyse. Periost gewuchert. Medial über der Diaphyse in den Weichteilen Schatten (Sequester in Abstoßung).

31. 1. 30. Starke Verschlechterung des Befindens, starke Eiterung. Beim Abtasten der Wunde fühlt man mehrere Sequester, die durch das Periost noch festgehalten werden.

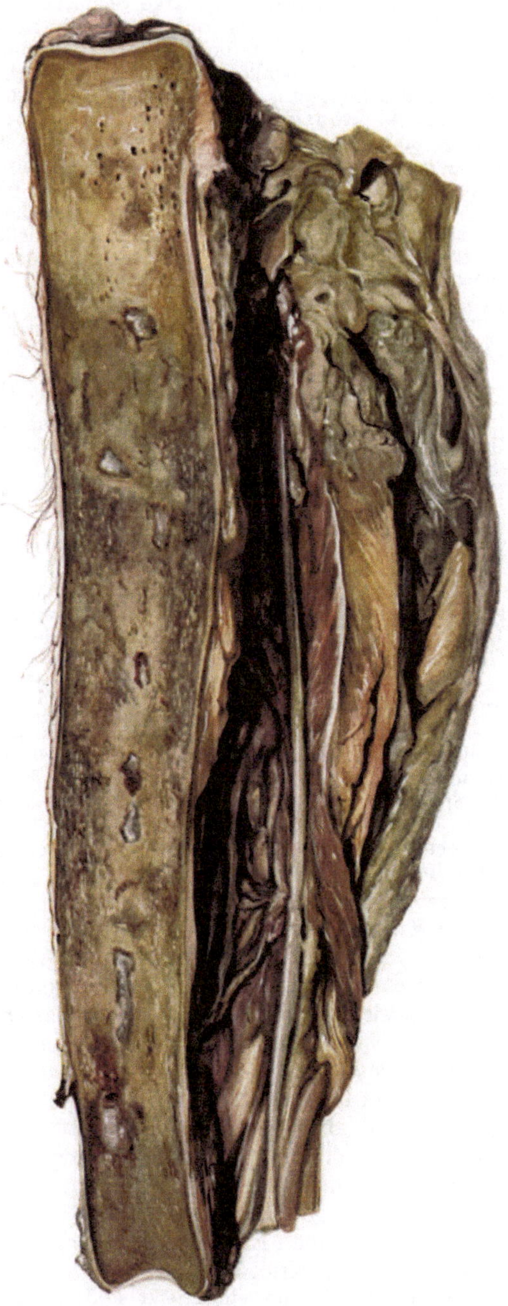

Abb. 16. Sklerosierende chronische Osteomyelitis des Schienbeins mit zahlreichen kleinen Abszessen. Phlegmone der Wadenmuskulatur. 48jähriger Mann. S. 751/24. Pathologisches Museum Berlin.

2. 2. 30. Nachts plötzlich starke Schmerzen im Oberschenkel.
3. 2. 30. Der Femurknochen ist handbreit oberhalb des Kniegelenkes gebrochen. Starke Eiterung aus allen Wunden.
20. 2. 30. Frakturstelle noch etwas beweglich. Die Eiterung hat etwas nachgelassen. Beginnender Dekubitus in der Kreuzbeingegend.
24. 3. 30. Röntgenbefund (Dr. Hammer): Starke periostale Wucherungen, Aufhellung und stellenweise auch Verdichtung der Knochenstruktur: Sequester. Das Femur ist an der unteren Grenze der Diaphyse fraktuiert, Schaft nach vorn und lateral disloziert. Er bildet mit den Kondylen fast einen rechten Winkel. Am hinteren Rande der Diaphyse eine stark ausgeprägte periostale Knochenwucherung.
25. 3. 30. Frakturstelle nicht mehr beweglich. Starke Eiterung.
29. 3. 30. Phlegmone an der Rückseite des Unterschenkels mit stinkendem Eiter. Inzision. Bakteriologisch (Prof. Süssmann): Staph. aureus, haemolys. Streptokokken; Pyozyaneus.
22. 4. 30. Aus der Oberschenkelwunde wird ein Sequester entfernt, starke profuse Eiterung aus allen Wunden. Das Capitulum fibulae liegt frei.
5. 5. 30. Dauernd starke Eiterung. Albumen im Urin. Eitriger Auswurf.
23. 5. 30. Tod, 5 Monate nach Beginn der Krankheit.
Sektion Nr. 469/30 (Thorel): Osteomyelitis des rechten Oberschenkelknochens, großer Röhrenabszeß und Ankylose des rechten Kniegelenkes. Amyloidose der Leber und Milz (Sagomilz). Hochgradige allgemeine Anämie. Dekubitus. Kleine bronchopneumonische Herde in den Unterlappen.
Der rechte Oberschenkelknochen wurde herausgenommen und mazeriert. Der Befund an dem in der Instituts-Sammlung aufbewahrten Präparate ergibt sich aus den Abbildungen 17a und b.
Die Oberfläche des Knochens ist auf der Vorderseite und einem großen Teil der Rückseite von unregelmäßigen, schon etwas älteren periostalen Knochenneubildungen bedeckt. Das distale Ende des Präparates wird von der zentral ausgedehnt zerstörten knöchernen Grenzschicht der Diaphyse gegen den bei der Mazeration aufgelösten Epiphysenknorpel gebildet (Abb. 17). Der Femurschaft ist in die distale Metaphyse eingekeilt und mit ihr unter einem Winkel von etwa 135° knöchern verheilt.
Die Frakturstelle ist in Abb. 17 nicht deutlich zu erkennen. Sie liegt dicht über den Kondylen. Man sieht den in das Gelenkende eingekeilten zackig begrenzten Sequester. Im unteren Drittel ist die alte Knochenrinde ausgedehnt resorbiert, daher kam es auch zu der Spontanfraktur, da gerade am distalen Drittel die periostale Knochenneubildung gering war. In den mittleren Abschnitten erkennt man die baumrindenartigen Auflagerungen von neuem Knochen auf der alten Oberfläche, die zum Teil noch sichtbar ist. Oben eine Knochenfistel (Kloake).
Die überausgroße Zahl von infizierten Knochenwunden durch Schußverletzungen verschiedenster Art im Weltkrieg läßt die Frage aufwerfen, ob sich im Anschluß an diese Wunden häufig eine chronische Osteomyelitis angeschlossen hat. Eine Zusammenstellung, in der ein größeres Material in dieser Hinsicht bearbeitet worden wäre, ist mir nicht bekannt geworden. Zweifellos sind im Anschluß an Schußverletzungen, und zwar besonders an Granatsplitterverletzungen oft chronische osteomyelitische Veränderungen aufgetreten. Anscheinend haben diese Entzündungen keine Besonderheiten in ihrem Verlauf gezeigt. Ich habe wenigstens keine Mitteilungen darüber im Schrifttum gefunden. Es ist ja auch kaum zu erwarten, daß sich diese Verletzungen wesentlich anders verhalten sollten, als sonstige offene infizierte Knochenwunden. Mein Versuch, durch Rundfrage bei verschiedenen Fachkollegen einschlägiges Material zu erhalten, hat keinen Erfolg gehabt. Ich selbst habe auch nur einen einzigen Fall von chronischer Kriegsosteomyelitis" untersuchen können.
Es handelte sich um einen jetzt 47 Jahre alten Mann, der 1916 durch einen Granatzünder eine offene Fraktur des rechten Oberschenkels erlitten hat. Im Dezember 1917 wurde das rechte Kniegelenk reseziert, gleichzeitig auch das Grundgelenk der rechten Groß- und Kleinzehe. 1920 und 1923 wurden Sequester aus der Frakturgegend entfernt. 1926 akute Osteomyelitis im alten Frakturgebiet. Es bildete sich eine Fistel an der Vorderseite des rechten Oberschenkels, die sich mehrmals schloß und wieder aufbrach. In den letzten $^3/_4$ Jahren war sie dauernd offen und sezernierte seröse Flüssigkeit. Der Patient, kaufmännischer Angestellter, erhielt 70% Rente. Am 13. 4. 38 fiel er eine kleine Treppe hinab, als er mit dem kranken, etwa 10 cm kürzeren Bein aus Unachtsamkeit 2 Stufen auf einmal nehmen wollte. Das Bein knickte ein und er konnte nicht mehr aufstehen. Er wurde in

die chirurgische Klinik des hiesigen Städt. Krankenhauses eingeliefert. Bei der Aufnahme entleerte sich aus der Fistel übelriechendes, bräunliches Sekret. Der Oberschenkelschaft war nach lateral abgeknickt. Die Röntgenaufnahme ergab eine Querfraktur des Oberschenkels im mittleren Drittel. Der Knochen war im Bereich der Fraktur aufgetrieben, zum Teil verdichtet, zum Teil aufgehellt. Diagnose: Fraktur im Bereich einer chronischen Osteomyelitis. Frische Herde waren nicht nachweisbar. Außerdem fand sich eine Ankylose

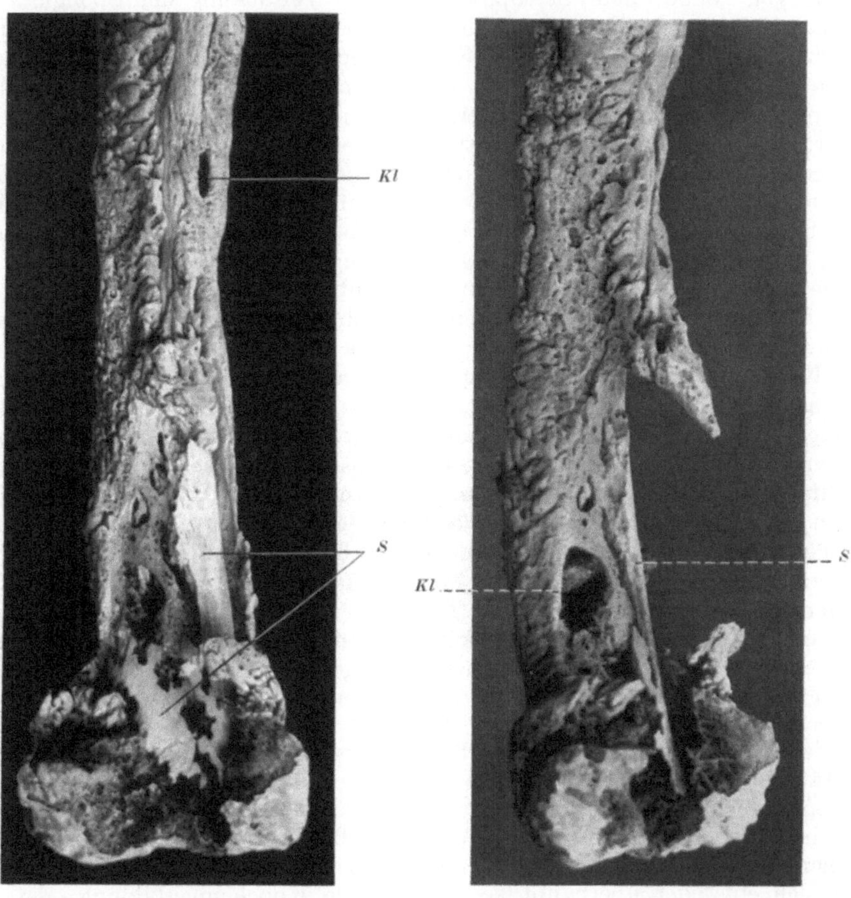

Abb. 17a und b. 5 Monate bestehende Osteomyelitis des Oberschenkelknochens. 15jähriger Knabe. S. 469/30, Nürnberg. 3½ Monate vor dem Tode Spontanfraktur, die unter winkeliger Abknickung der Bruchstücke heilte. a Dorsalansicht, b seitliche Ansicht. *Kl* Kloaken in der baumrindenartig verdickten Totenlade; *S* großer Sequester, der tief in die abgeknickt angeheilte Epiphyse eingekeilt ist; *Sp* spornartige Periostverdickung. Nähere Daten im Text.

im Bereich des resezierten Kniegelenks. Die Temperatur sank nicht, die Sekretion der Fistel hielt an. Deswegen Absetzung des Oberschenkels oberhalb der Mitte. 3. 8. 38 Entlassung mit kleiner Fistel am Stumpf. Der amputierte Ober- und Unterschenkel wurde uns zur Untersuchung übersandt. Chir. Nr. 305/38. Es fand sich eine chronische Osteomyelitis mit starker Verdickung des Knochens, der von einem queren Bruchspalt durchzogen ist. In der Nähe des Bruchspaltes einige Sequester. Der Markraum ist in einer Ausdehnung von etwa 7 cm durch spongiöses Knochengewebe ausgefüllt. Die Rinde des Knochens teils sklerosiert, teils rarefiziert. Irgendwelche Besonderheiten gegenüber anderen Fällen von chronischer Osteomyelitis waren nicht nachzuweisen.

Daß die Kriegsschußverletzungen gelegentlich zur Entwicklung von Geschwülsten auf dem Boden chronischer Entzündungen geführt haben, wird später noch erörtert (s. S. 72).

Histologie der chronischen Osteomyelitis. Über die Histologie der chronischen Osteomyelitis finden sich in der Literatur nur verhältnismäßig wenig Angaben. Ich stütze mich vor allem auf die Arbeiten aus dem Erdheimschen Institut und einige eigene Untersuchungen.

Von den Veränderungen am Knochen im Verlauf der Ausheilungsvorgänge der eitrigen Osteomyelitis wurden bereits die Bildung von „endostalem Osteophyt" und die Verdickung der Spongiosa zu „bandachatartigen Strukturen erwähnt. Im Bereich der Knochenrinde kommt die Erweiterung der Haversschen Kanäle und die Neubildung perforierender Kanäle allmählich zum Stillstand. Durch Anlagerung neuer Knochengrundsubstanz werden stellenweise die erweiterten Kanäle wieder verengert[1]. Größere, fistelartige Durchbruchsstellen der Eiterung werden ebenfalls von den Rändern her wieder zugebaut. Dieser Prozeß, der mit einer Verdichtung der angrenzenden Knochenschichten verbunden ist, geht allerdings sehr langsam vor sich und bleibt häufig unvollkommen, indem ein sternförmiges zentrales Lumen zurückbleibt, welches von derbem Narbengewebe umgeben ist.

Wie schon aus den Übersichtsschnitten (Abb. 5 und 6) hervorgeht, kommt es schon frühzeitig zu einer periostalen Osteophytenbildung in der Umgebung der Durchbruchstelle der Entzündung vom Mark an die Oberfläche des Knochens. Diese Knochenneubildung zeigt in mehr chronisch verlaufenden Fällen manchmal eine deutliche Schichtenbildung, welche das Aufflackern der Entzündung, das auch im klinischen Verlauf beobachtet war, wiederspiegelt. So findet man manchmal auf der Oberfläche des Knochens zunächst eine meist schmale Schicht von neugebildetem Knochen, der bereits in der Weise umgebaut ist, wie ich es bei der Besprechung der Bildung des endgültigen Kallus näher beschrieben habe[2] sekundäres Osteophyt (Freund). Außen darauf setzt sich dann eine meist mächtigere Schicht von noch nicht umgebautem Faserknochen: „primäres Osteophyt" (Freund). Diese beiden Schichten können miteinander überall oder nur streckenweise in Verbindung stehen oder auch durch eine schmale Schicht von Fasermark getrennt sein. Zahlreiche Osteoklasten in den tieferen Schichten des primären Osteophyts lassen darauf schließen, daß dieses hier sekundär abgebaut wird. Der im Schnitt hervortretende knollige Bau des neugebildeten periostalen Knochens wird dadurch vorgetäuscht, daß das periostale Osteophyt in gewissen Abständen von größeren Gefäßen durchsetzt wird, deren Lage am mazerierten Knochen an gröberen Poren im Osteophyt kenntlich ist. An der Stelle, an welcher die Eiterung den Knochen durchsetzte und zur Ausbildung eines periostalen Abszesses führte, findet sich entweder überhaupt keine periostale Knochenneubildung oder sie ist erst in einiger Entfernung vom Knochen am Rande des periostalen oder parostalen Abszesses vorhanden (s. Abb. 18). Parostale Knochenneubildungen lassen sich daran erkennen, daß sich zwischen den Knochenbälkchen hier und da Reste von quergestreiften Muskelfasern finden[3].

Während in den meisten Fällen von akuter eitriger Osteomyelitis mit Entwicklung eines periostalen Abszesses die Eiterung nach außen durchbricht oder in Form einer Phlegmone die umgebenden Weichteile über weite Strecken infiltriert (Abb. 16), kann bei weniger virulenter Infektion auch eine Ausheilung zustande kommen. Es bildet sich dann eine chronisch-entzündliche Bindegewebsneubildung in der Umgebung, vor allem im Bereich der anliegenden Muskeln (diffuse Weichteilsklerose, Klemm; s. S. 67). Die Muskelfasern gehen vielfach durch die narbige Schrumpfung des neugebildeten Bindegewebes zugrunde. Zuweilen kommt es auch in der Umgebung zur Neubildung

---

[1] Siehe dieses Handbuch, Bd. IX/3, S. 281, Abb. 54. — [2] Siehe dieses Handbuch, Bd. IX/3. — [3] Siehe dieses Handbuch, Bd. IX/3, S. 261, Abb. 41.

von Knochenbälkchen: Myositis ossificans. Die im Fettgewebe der Umgebung liegenden Blutgefäße können an der Seite zum Abszeß hin Intimaverdickungen aufweisen, die gleichfalls als Folgen der chronischen Entzündung anzusehen sind (SCHMIDTMANN). Der Epiphysenknorpel kann durch die Entzündung in der Umgebung zur Wucherung angeregt werden und enchondromartige Bildungen liefern (CHIARI). Häufig findet man als Ausdruck der Reizung der Epiphysengegend vermehrtes Längenwachstum auf der erkrankten Seite (HEYDEMANN, SPEED, KLEMM, TRENDEL u. a.). Dies ist besonders dann der Fall, wenn der

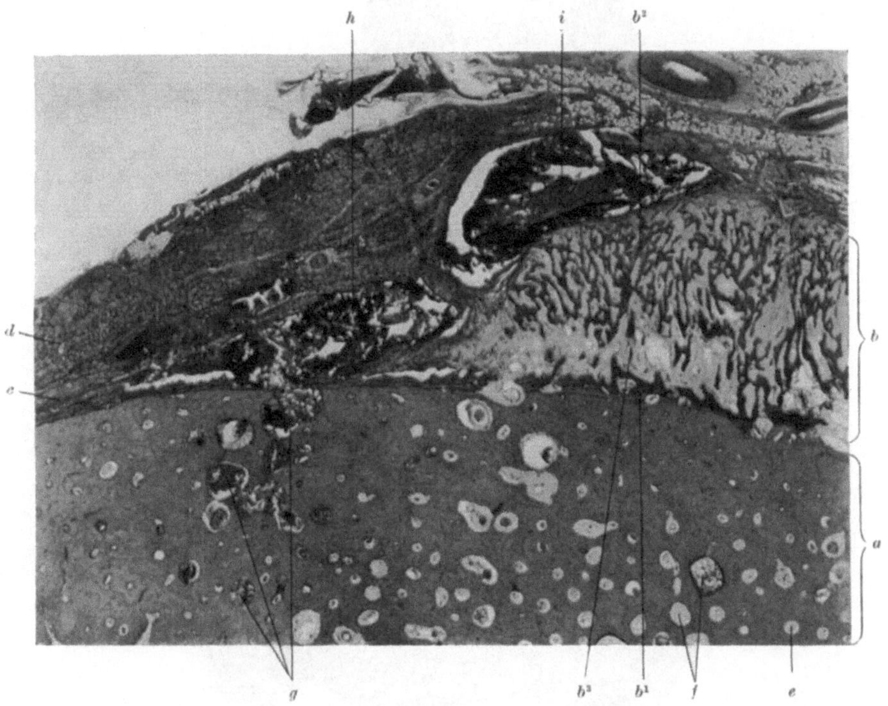

Abb. 18. Durchbruch eines osteomyelitischen Abszesses durch den Knochen nach außen. *a* Kortikalis der Tibia; *b* periostales Osteophyt; *c* Periost; *d* Muskulatur; *e* normaler HAVERSscher Kanal; *f* mit Fasermark gefüllte erweiterte HAVERSsche Kanäle; *g* Durchbruchstelle der Eiterung: mit Eiter gefüllte erweiterte HAVERSsche Kanäle; *h* subperiostaler Abszeß; *i* parostaler Abszeß; b^1 ältere periostale Knochenneubildung; b^2 und ^{3} jüngeres Osteophyt. (Nach FREUND.)

osteomyelitische Herd mehr in der Mitte des Knochens sitzt. Herde in der unmittelbaren Nähe der Epiphysenlinie zerstören oft die Wachstumszone und führen dann natürlich zu einem Zurückbleiben der betreffenden Extremität im Wachstum und damit zu einer Verkürzung des Gliedes.

Auch in der Markhöhle bildet sich um die mehr oder weniger zahlreichen Abszesse im Verlauf weniger virulenter Infektionen ein derbes Granulationsgewebe. Da die Abszeßhöhlen wegen der starren Umgebung nicht zusammenfallen können, ist bei größeren Abszessen ohne operativen Eingriff eine Ausheilung nicht möglich. Der Abszeß wird abgekapselt und kann Jahre, bisweilen sogar Jahrzehnte hindurch bestehen, ohne wesentliche Erscheinungen zu machen. Immer besteht dann aber die Gefahr, daß die Entzündung wieder aufflackert, daß sich neue Sequester bilden und die aufs neue einsetzende Eiterung mit einer Fistel nach außen durchbricht. Das Granulationsgewebe, welches die Fisteln auskleidet, ist manchmal so gefäßreich, daß ständig sich wiederholende Blutungen auftreten, die wegen der immer stärker werdenden Anämie schließlich zur Absetzung des betroffenen Gliedes zwingen können (Angerer). Bei kleinen Kindern können andererseits auch stark zerstörte Knochen wieder völlig hergestellt werden (Brüning).

Spontanfrakturen sind im Verlauf einer Osteomyelitis ziemlich selten, wenn man von den schon erwähnten Epiphysenlösungen absieht (Carpenter und Pierce [1]). Sie ereignen sich vor allem dann, wenn die Resorptionsvorgänge im Vordergrund stehen. Das Resorptionsgewebe kann in seltenen Fällen fast

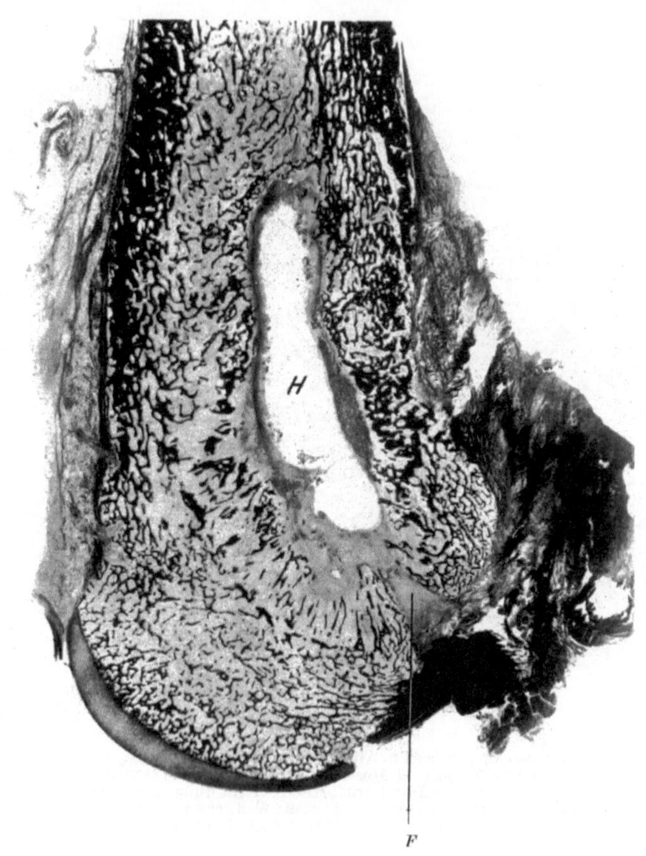

Abb. 19. Chronische Osteomyelitis des Femur. Seit 20 Jahren bestehend. 36jähriger Mann. Mehrfach Abszeß-bildung ohne Sequester. Amputation auf Wunsch des Patienten. Unters. Nr. 660/36, Nürnberg. *H* mit Granu-lationsgewebe ausgekleidete Höhle, die in der Gegend von *F* durch eine Fistel nach außen mündete. Im proxi-malen Teil Ausfüllung des Markraumes mit Spongiosa und Porosierung der Rinde. Übergangsfall zum Brodie-Abszeß.

tumorartig entwickelt sein (Elliott) und erinnert dann an die „braunen Knochen-tumoren". So beschreibt v. Albertini eine „tumorförmige Osteomyelitis" bei einer 32jährigen Frau. Es hatte sich hier im Anschluß an eine eitrige Bursitis eine chronische Osteomyelitis entwickelt. Im Femur fand sich um einen zentral-gelegenen Abszeß eine dicke Schicht von osteoblastenhaltigem Resorptions-gewebe. Dieses entsprach in seinem Bau durchaus den „Riesenzellengranu-lomen", nur enthielt es nirgends Hämosiderinpigment. Auch Phemister und Gordon fanden um chronische osteomyelitische Knochenabszesse manchmal

---

[1] Siehe dieses Handbuch, Bd. IX/3, S. 292 und Abb. 17).

riesenzellenhaltiges Resorptionsgewebe. Sie halten daher die solitären Knochenabszesse und solitären Knochenzysten bei Kindern für gleichartig mit den „braunen Knochentumoren". Die spontanen Frakturen im Verlaufe einer Osteomyelitis haben im allgemeinen gute Heilungsneigung. Auch in dem abgebildeten Falle (Abb. 17) kam es nach etwa 2 Monaten zu einer Konsolidierung der Bruchstelle unter guter Kallusbildung.

e) Die primär-chronische Osteomyelitis.

Von der akuten eitrigen Osteomyelitis, die nach kurzem Bestehen unter Bildung zahlreicher metastatischer Abszesse in den Lungen, Nieren und oft auch durch eitrige oder eitrig-hämorrhagische Pleuritis oder Perikarditis zum

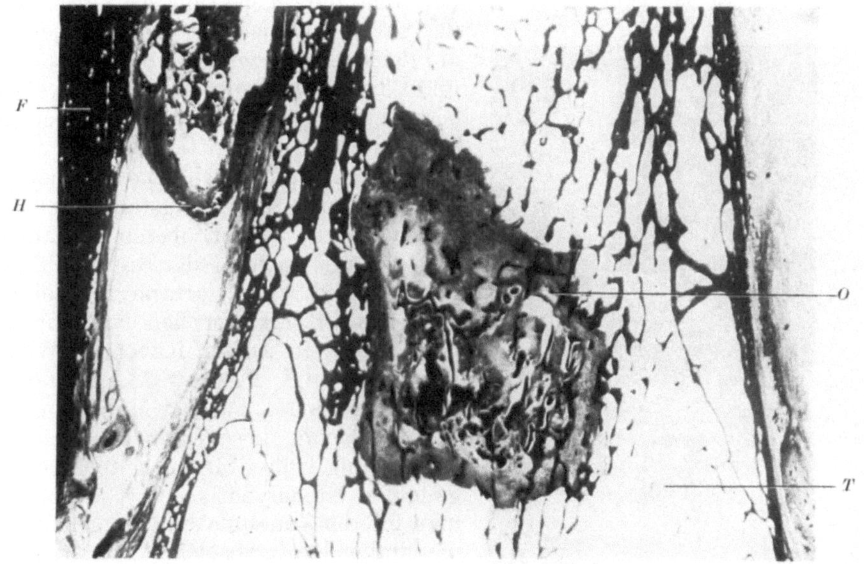

Abb. 20. Narbig ausgeheilte Tibiaosteomyelitis. 48jährige Frau. Unters. Nr. 6384/37, Nürnberg. Vor 32 Jahren ausgedehnte Weichteilquetschung am rechten Unterschenkel (Transmissionsverletzung). Großes jetzt zum Teil verkalktes Hämatom zwischen Tibia und Fibula, dessen unterer Rand bei H sichtbar ist. Amputation des Unterschenkels wegen zunehmender Kreislaufstörungen. F Fibula; T Tibia mit Inaktivitätsatrophie; O vernarbter osteomyelitischer Herd, in dessen Bereich die Spongiosamaschen mit derbem Bindegewebe ausgefüllt sind.

Tode führt, über die Fälle mit subakutem Verlauf und ausgedehnter Sequesterbildung kann man alle Übergänge finden zu den „primär chronisch" verlaufenden Fällen mit geringer oder ganz fehlender Sequesterbildung und fast fehlender Eiterung („trockene Osteomyelitis", „atypische Osteomyelitis"), also zu Verlaufsformen, die oft erst nach langem Bestehen klinisch als Osteomyelitis erkannt werden, da sie manchmal ganz unbedeutende und schwer zu lokalisierende Beschwerden machen. Die „primär chronische Osteomyelitis" zieht sich oft über viele Jahre hin, indem immer wieder neue Entzündungsherde in Gestalt von kleinen Knochenabszessen auftreten. Diese Verlaufsform ist aber verhältnismäßig selten (Freund, Melchior). Sie findet sich meist in etwas höherem Alter als die akute Form und betrifft vorwiegend Leute im Alter von über 20 Jahren. Die akuteren Schübe treten klinisch mehr oder weniger stark in Erscheinung. In manchen Fällen fehlen subperiostale Abszesse vollständig, in anderen treten sie nur über einem Teil der Herde auf, während ein anderer Teil klinisch keine oder ganz unbedeutende Beschwerden macht, so daß die Herde im Knochen nur zufällig, bei einer Röntgenaufnahme oder sogar erst bei der Sektion (Wirbelsäule!) gefunden werden.

Durch die akuteren Schübe und die Vielzahl der Herde (bis über 100 sind beobachtet, MELCHIOR) unterscheidet sich diese Form der Osteomyelitis von dem sog. „chronischen Knochenabszeß", der nach seinem ersten Beschreiber meist als „BRODIE-Abszeß" bezeichnet wird. Während die von FREUND und MELCHIOR beschriebenen Fälle nach dem oben bereits ausgeführten keine besondere Besprechung erfordern, sollen die Besonderheiten des „BRODIE-Abszesses kurz zusammengefaßt werden.

f) Der chronische Knochenabszeß (BRODIE)

wurde 1830 zum ersten Male als eine besondere Form der Knochenentzündung beschrieben. Er ist gekennzeichnet dadurch, daß meist nur an einer Stelle

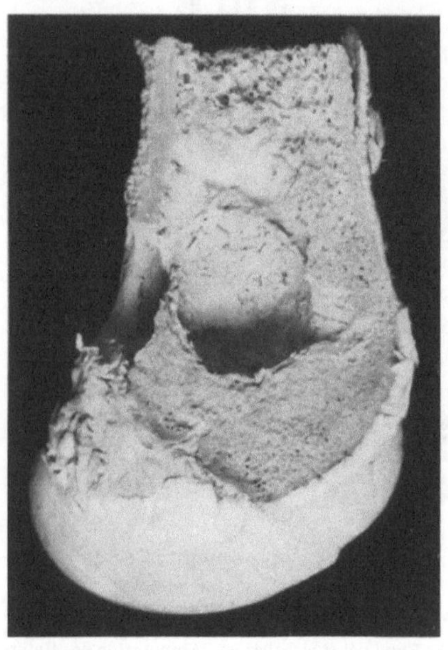

Abb. 21. Chronischer Knochenabszeß (BRODIE) in der unteren Femurmetaphyse. Sammlung Bonn, ohne nähere Daten.

des Knochengerüstes, selten symmetrisch am gleichen Knochen jeder Seite (KASAKOW und POKROWSKI), ein glattwandiger, scharf begrenzter Herd gefunden wird, der sich klinisch durch intermittierende, oft nachts stärker auftretende Schmerzen bemerkbar machen kann. Am häufigsten finden sich solche Herde in der oberen Tibiametaphyse, dann auch in der distalen Tibia-, Radius- und Femurmetaphyse, seltener in anderen Röhrenknochen und nur ausnahmsweise in kurzen Knochen (Wirbel, KASAKOW und POKROWSKI, Kalkaneus, MEYER-BORSTEL, Patella, MARIUPOLSKY). Während man diese Form der Knochenentzündung früher für den seltensten Ausgang der Osteomyelitis hielt (GARRÉ), fand man mit der Zunahme der Röntgenaufnahmen immer häufiger solche Abszesse [ESAU, MEYER-BORSTEL, RUPP, GROSS (Lit.), REINBERG (Lit.), (216 Fälle bis 1927 BRICKNER), zahlreiche französische Autoren: PIQUET und CYSSAU (Lit.)].

Ein Teil der hierher gehörigen Fälle ist früher wohl als Tuberkulose gegangen (REINBERG), andere Fälle sind wegen der oft unerheblichen Beschwerden vielleicht ganz übersehen worden, denn es kommt nicht allzuselten vor, daß ein Knochenabszeß unerwartet gefunden wird, wenn wegen Schmerzen unklarer Ursache eine Röntgenaufnahme gemacht wird.

Der chronische Knochenabszeß besteht in einer glattwandigen, scharf umschriebenen, erbsen- bis walnußgroßen Höhle, die mit Granulationsgewebe ausgekleidet ist (Abb. 21). Eine Beziehung zur Knochenoberfläche ist nicht festzustellen: chronische Osteomyelitis ohne Fistelbildung (SIWON). Das umgebende Knochengewebe ist vielfach verdichtet (BRODIE, KÖNIG. Der Inhalt besteht aus einer entweder eiterartigen oder auch „öligen", manchmal etwas schleimigen Flüssigkeit. Bei bakteriologischer Untersuchung findet man den Inhalt zuweilen steril (ESAU, REINBERG). In anderen Fällen lassen sich Staphylokokken (KMENT, MEYER-BORSTEL, v. SEEMEN), Streptokokken (WEHNER), manchmal auch beide gleichzeitig nachweisen. Seltener sind es andere

Keime. So fand z. B. WEHNER in seinen 9 Fällen 4mal Staphylococcus aureus, je 1mal Staphylococcus aureus anhaemolyticus, Staphylococcus albus + Streptococcus brevis und Streptococcus brevis allein. Zweimal war der Inhalt steril. PHEMISTER und GORDON sowie CERNPERE und DAY (zit. nach CERNPERE) beobachteten auch Streptococcus viridans, MEYER-BORSTEL, MARBURG und PECKHANS Typhusbazillen.

Die „BRODIE-Abszesse" bevorzugen die Gegend, an der sich der Epiphysenknorpel befunden hatte, also die Gegend zwischen Epi- und Diaphyse, die Metaphyse. Wie schon bemerkt, werden mit Vorliebe junge Leute nach Abschluß des Knochenwachstums betroffen (MAGNUS-KÖNIG). Da sich der Abszeß meist erst bemerkbar macht, wenn er schon mehrere Jahre bestanden hat, läßt sich oft nicht mehr mit genügender Sicherheit feststellen, ob eine akute Osteomyelitis bei dem Träger in der Jugend vorausgegangen ist. In den meisten Fällen ließen sich keine entsprechenden Feststellungen machen. Es gibt aber auch Fälle, in denen eine akute Osteomyelitis vorausging. Solche

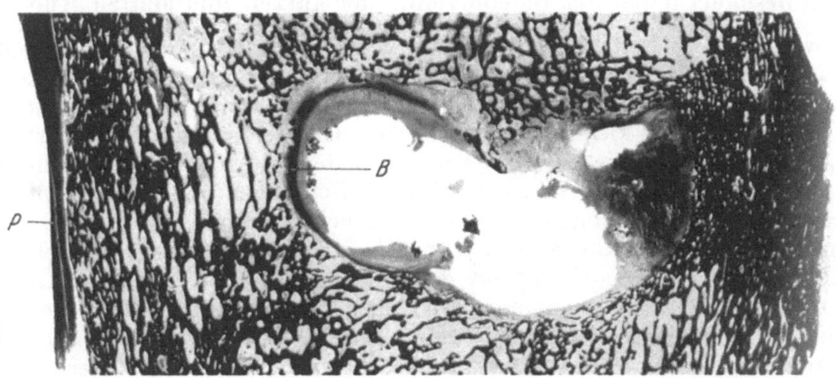

Abb. 22. Chronischer Knochenabszeß (BRODIE). Histologisches Teilbild von Abb. 20. *P* Periost; *B* bindegewebige Abszeßmembran.

Beobachtungen bilden die Übergänge zu den Osteomyelitisformen, bei denen neben einem chronischen Abszeß noch weitere chronisch-entzündliche Veränderungen in anderen Knochen vorhanden sind (v. SEEMEN, FREUND, MELCHIOR). Sie beweisen, daß der „BRODIE-Abszeß keine für sich bestehende besondere Krankheit ist, sondern daß er, was ja auch wahrscheinlich war, durch alle Übergänge mit anderen Erscheinungsformen der chronischen Knochenentzündung verbunden ist. So ist die Annahme verständlich, daß der chronische Knochenabszeß eine von Anfang an abgeschwächt verlaufende Osteomyelitis ist. Ob es sich dabei um eine Infektion mit wenig virulenten Keimen handelt, oder ob die Abwehrfähigkeit des Körpers ein bestimmtes Ausmaß hatte, kommt schließlich fast auf das gleiche hinaus und läßt sich nachträglich, wenn der Abszeß schon Jahre bestand, nicht mehr feststellen (ROSER, LEXER, LEVY, KMENT, MELCHIOR, v. SEEMEN). Nach MEYER-BORSTEL spielt der Zeitpunkt der Infektion die Hauptrolle. Der BRODIE-Abszeß tritt ja auch meist erst nach Vollendung des Wachstums auf, wenn die Blutversorgung des Knochens nicht mehr so stark ist als im Kindesalter, die Abwehrfähigkeit aber ganz ausgebildet ist. Die Neigung zur Sequesterbildung ist beim BRODIE-Abszeß gering. Es sind entweder keine Sequester vorhanden oder es werden nur vereinzelte sehr kleine Knochenstücke abgestoßen.

Über die Histologie des chronischen Knochenabszesses ist nur wenig zu sagen. Die Auskleidung der Höhle besteht aus einem unspezifischen

Granulationsgewebe, welches auf der Oberfläche eitrig belegt oder auch mit Fibrin bedeckt ist. Nach außen geht es in eine wechselnd dicke immer mehr narbig werdende Schicht von Bindegewebe über, welche den Abszeß als eine Art Kapsel gegen den Knochen abgrenzt (Abb. 22). Im Mark der umgebenden Spongiosamaschen ist die Grenze gegen das unveränderte Knochengewebe nicht so scharf, indem die Beimengung von Bindegewebe zu dem zelligen oder Fett-Mark allmählich abnimmt. Die im Röntgenbild oft scharf hervortretende Verdichtung der Spongiosa (Schuchard, Lit.) um den Abszeß ist in dem von mir untersuchten Fall nur auf einer Seite vorhanden, dort, wo der Abszeß der Knochenrinde etwas näher lag (Abb. 22).

Die bisherige Schilderung der Knochenentzündungen bezog sich auf die Osteomyelitis der langen Röhrenknochen. An den kurzen und platten Knochen, die wesentlich seltener befallen werden, sind manche Besonderheiten festzustellen, die eine kurze Besprechung erfordern.

B. Die Besonderheiten der Osteomyelitis der kurzen und platten Knochen.

Abweichend von der Einteilung in den anatomischen Lehrbüchern sollen hier unter „kurzen und platten Knochen" alle Knochen außer den langen Röhrenknochen (Femur, Tibia, Fibula, Humerus, Ulna und Radius) verstanden werden, also auch die kleinen Röhrenknochen der oberen und unteren Extremitäten. Diese bilden hinsichtlich der Besonderheiten im Ablauf einer Entzündung etwa eine Mittelgruppe zwischen den langen Röhrenknochen und den übrigen Knochen. Sie sollen dementsprechend zunächst besprochen werden. Für die nachfolgenden Ausführungen möchte ich zunächst bemerken, daß ich zwar Zahlenangaben über die Häufigkeit der Osteomyelitis der einzelnen Knochen aus dem Schrifttum übernommen habe, daß ich mir aber vollkommen klar darüber bin, daß diese Zahlen nur einen ganz groben Anhalt geben können. Die Angaben in den Statistiken weichen vielfach sehr voneinander ab und wenn man sich vergegenwärtigt, daß diese Zahlen aus einem oft recht spärlichen Gesamtmaterial gewonnen wurden und nach ganz verschiedenen Gesichtspunkten errechnet sind, darf man ihnen keine große Bedeutung zumessen. Sie sollen hier nur einen ungefähren Anhalt über die Häufigkeit geben, mit der ein bestimmter Knochen an der Gesamtzahl der Osteomyelitisfälle beteiligt ist. Für uns sind ja nur grobe Unterschiede von Bedeutung, weil sich daraus vielleicht Gesichtspunkte für die Beantwortung der vielen Fragen ableiten lassen, die hinsichtlich der Entstehungsbedingungen der Osteomyelitis noch der Lösung harren. Geringe Unterschiede in der Häufigkeit des Befallenseins zwischen einzelnen Knochen sind für unsere Betrachtung belanglos. Die Mitteilung seltener Lokalisationen von Osteomyelitis ist ja auch vielfach von äußeren Umständen abhängig, denn jeder weiß, wie sich unter Umständen kasuistische Beiträge über ein bestimmtes Thema häufen, wenn gerade ein Fall aus irgendeinem Grunde besonderes Interesse erregt hatte. Da die Osteomyelitis mancher Knochen recht selten ist, sind die statistischen Angaben überdies oft sehr mit dem Fehler der kleinen Zahl behaftet.

Überblicken wir die Unzahl von kasuistischen Arbeiten über Osteomyelitis außerhalb der langen Röhrenknochen, so ist festzustellen, daß nur ganz vereinzelte Arbeiten eingehendere Mitteilungen über die pathologische Anatomie und vor allem Histologie bringen. Die große Mehrzahl ist nach klinischen Gesichtspunkten abgefaßt. Ich habe versucht, durch eigene Untersuchungen einige Lücken auszufüllen, kann mich aber im ganzen ziemlich kurz fassen, da aus dem bisher vorliegenden Material hinsichtlich der Histologie keine allzu großen Abweichungen von dem gewöhnlichen Verlauf der Osteomyelitis an den

Röhrenknochen zu ersehen sind. Die Reihenfolge, in der die einzelnen Knochen besprochen werden sollen, muß zunächst ziemlich willkürlich bleiben, da sich keine Gruppierungsmöglichkeiten nach pathologisch-anatomischen Gesichtspunkten ergaben.

a) Osteomyelitis der Phalangen.

Gewisse Besonderheiten zeigen die sehr gefäßreichen Phalangen. Sie erkranken nur ganz ausnahmsweise als einzige Knochen „primär" von der Blutbahn aus (BRUDNICKY, bei Otitis media und Paratyphus). Fast stets ist ein osteomyelitischer Herd in einer Zehen- oder Fingerphalanx Teilerscheinung einer „mehrherdigen Osteomyelitis". Häufiger erkranken die Phalangen sekundär von der Umgebung aus, indem — besonders an den Fingern — ein Panaritium auf den Knochen übergreift: Knochenpanaritium. HUDACZECK fand unter 6000 Panaritien den Knochen 271mal mitbetroffen. Auch über diese von außen auf den Knochen übergreifende Entzündung habe ich nur eine einzige ausführlichere Arbeit gefunden: SEDGENIDSE berichtet über das Ergebnis der Untersuchung sämtlicher Phalangen von 12 amputierten Fingern (offene Frakturen, meist Maschinenverletzungen). Der Hauptunterschied gegenüber der Osteomyelitis der langen Röhrenknochen besteht darin, daß sich die Entzündung infolge des Gefäßreichtums sehr schnell über den ganzen Knochen ausbreitet, daß aber aus dem gleichen Grunde keine oder nur kleine Sequester gebildet werden. Kommt es zur Abstoßung eines Knochenstückes, so ist dieses bereits ausgedehnt porosiert, selbst wenn es bereits nach 2—3 Wochen abgestoßen wird. Die Osteoklastentätigkeit ist nämlich im Beginn der Entzündung sehr rege und wenn es nach Verschluß zahlreicher Gefäße zum Absterben von Knochenstücken kommt, sind diese bereits ausgedehnt resorbiert. Der Gefäßverschluß ist teils durch Thrombose, teils aber auch durch endarteriitische Prozesse bedingt. Die Knochenneubildung ist meist gering, nur bei den größeren Phalangen, die mehr den großen Röhrenknochen ähnlich sind, kommen nennenswerte periostale Knochenneubildungen vor. An den Nagelgliedern wird der Knochen oft so schnell und ausgiebig zerstört, daß keine nennenswerte Knochenneubildung möglich ist. Unter günstigen Umständen kann vielleicht auch der ganze Knochen von der Epiphyse aus regeneriert werden. HUDACZECK bestreitet dies allerdings und behauptet, daß die Entkalkung des Knochens das Ausmaß der Zerstörung größer erscheinen lasse, als sie in Wirklichkeit ist.

b) Osteomyelitis der Mittelfuß- und Mittelhandknochen.

Mittelfuß- und Mittelhandknochen sind etwas häufiger von einer Osteomyelitis befallen als die Phalangen. KNOLL, der 1930 die Fälle von Fußosteomyelitis zusammengestellt hat, fand unter 2061 Osteomyelitisfällen gegenüber dreimaliger Beteiligung der Phalangen 34mal die Metatarsalia betroffen. MICHELSON gibt unter 1008 Osteomyelitisfällen 8mal die Mittelfuß- und 2mal die Mittelhandknochen als Sitz an. Bei TRENDEL sind es unter 1058 Fällen 16 am Mittelfuß und 7 an der Mittelhand. Auch die Mittelfuß- und Mittelhandknochen erkranken sehr selten für sich allein, am ehesten noch nach Traumen (ANSCHÜTZ). Meist sind noch weitere Knochen entzündlich verändert, vor allem lange Röhrenknochen. Die Osteomyelitis der Metatarsalia und Metakarpalia ist also gewöhnlich eine Teilerscheinung einer mehrherdigen Osteomyelitis (HINDERFELD, Lit.!). Eine anscheinend „primäre hämatogene" Osteomyelitis des 2. Mittelhandknochens beschreibt HINDERFELD. Hier kam es zur Totalnekrose und Epiphysenlösung. Totalnekrosen sind auch sonst mehrfach beobachtet worden. PARTSCH berichtet z. B. von einer Osteomyelitis des 2.—5. Mittelhandknochens mit Totalsequestern. Die Regenerationsfähigkeit des Periostes war aber bei dem 13jährigen Mädchen so groß, daß es später sogar wieder Klavierspielen konnte. Über Besonderheiten in pathologisch-histologischer Hinsicht habe ich keine Angaben im Schrifttum gefunden.

c) Osteomyelitis der Fuß- und Handwurzelknochen.

Unter den Fuß- und Handwurzelknochen ist der Kalkaneus am häufigsten befallen, es folgt der Talus und dann die übrigen Fußwurzelknochen. Die entsprechenden Zahlen sind bei Knoll: Kalkaneus 49 Fälle, Talus 20 Fälle, übrige Tarsalknochen 7 Fälle. Os cuneiforme pedis I und III, Os naviculare pedi je 1mal. Trendel erwähnt in der gleichen Reihenfolge den Kalkaneus 15mal, den Talus 6mal, Michelson den Kalkaneus 14mal, den Talus 7mal. Die Handwurzelknochen sind nur ganz vereinzelt aufgeführt: Trendel: Os naviculare, Michelson: Os cuneiforme. Wegen der Kleinheit der Knochen greift die Entzündung stets auf die angrenzenden Gelenke und meist auch auf die benachbarten Knochen über und verhältnismäßig oft kommt es zu Totalnekrosen. Mitteilungen über histologische Untersuchungen habe ich nicht gefunden und konnte auch selbst keinen einschlägigen Fall untersuchen.

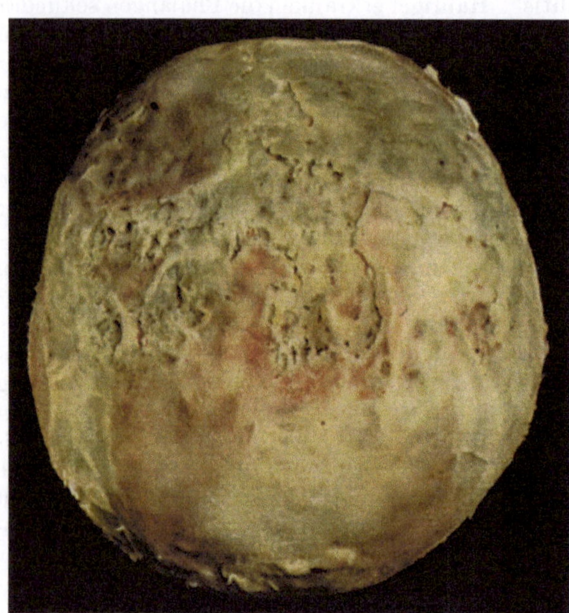

Abb. 23. Ausgedehnte eitrige Osteomyelitis des Schädeldaches, ausgehend von einem operierten Stirnhöhlenempyem. 29jähriger Mann. Farbenaufnahme von Herrn Prof. Rössle. S. 11/15.

d) Osteomyelitis der platten Schädelknochen.

Die platten Schädelknochen sind fast niemals „primär" erkrankt (Marek). Es handelt sich vielmehr fast stets um Entzündungen, die von der Umgebung auf die Knochen übergreifen. Als Ausgangspunkt kommen am häufigsten Entzündungen der Nebenhöhlen in Betracht, ferner infizierte Wunden, sei es nach Operationen (z. B. Eröffnung von Hirnabszessen), sei es nach offenen Frakturen. Unter den Nebenhöhlenentzündungen spielt die Stirnhöhlenentzündung die Hauptrolle, es folgen die Entzündungen der Siebbeinzellen und der Keilbeinhöhle. Die Oberkieferhöhlen kommen, sofern sie allein erkrankt sind, kaum jemals in Betracht (Wilensky). Nach v. Eicken ist eine fast konstant nachweisbare Vene zwischen der Gegend des Tuber frontale und dem Processus zygomaticus des Stirnbeins für die relativ häufige Ausbreitung der Stirnhöhlenentzündung auf die Stirn- und Scheitelbeine von Bedeutung (Abb. 23). Ferner geben die sehr weiten Diploëräume um die Stirnhöhlen einen Ausbreitungsweg für die Entzündung ab. Auch die Schläfenbeinschuppe kann von den Stirnhöhlen aus infiziert werden (Lemere). Auf die sekundären Entzündungen des Schläfenbeins, vor allem die vom Mittelohr ausgehenden Entzündungen des

Warzenfortsatzes und des Felsenbeins mit ihren Besonderheiten, die durch die Anwesenheit der pneumatischen Räume in diesen Knochenteilen bedingt sind, gehe ich hier nicht näher ein und verweise auf Bd. XII dieses Handbuches und auf die eingehende Darstellung durch SINGER (Lit. auch bei NEFF). Das Hinterhauptbein ist von den platten Schädelknochen am seltensten erkrankt. Fast stets handelt es sich um Folgen von Verletzungen. Die osteomyelitischen Veränderungen des Keilbeins finden sich im Schrifttum meist in den Arbeiten über die Nebenhöhlenentzündungen. Ob „primäre" (hämatogene) Entzündungen

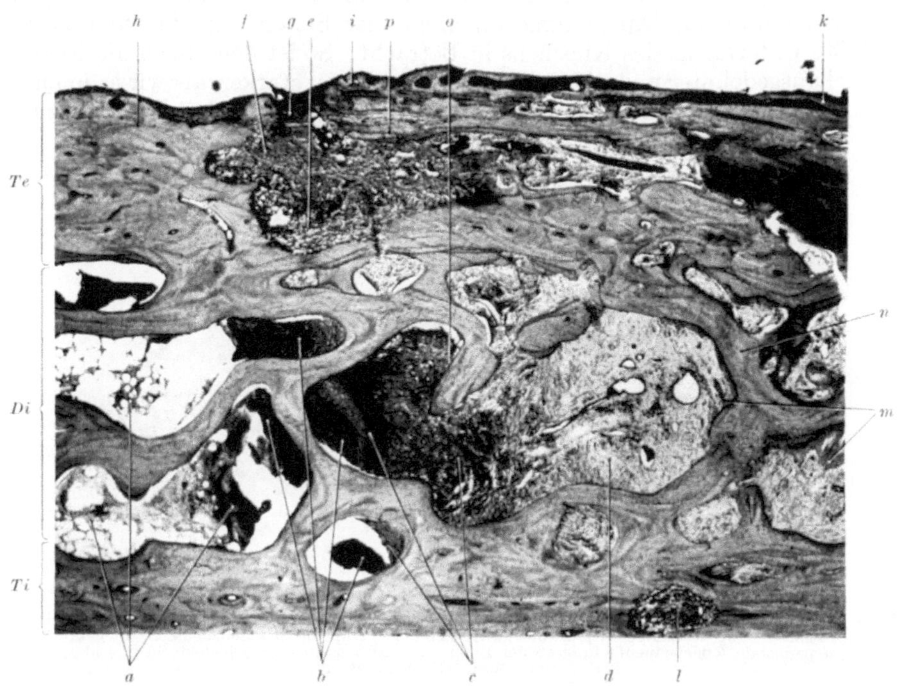

Abb. 24. Schädelosteomyelitis (postoperativ). Heilungsstadien. *Te* und *Ti* Tabula externa und interna; *Di* Diploe. Der Rand des Operationsgebietes ist links zu denken. *a* nekrotisches Fettmark mit Bakterien; *b* Abszesse; *c* Granulationsgewebe; *d* älteres Narbengewebe; *h* völlig nekrotische Tabula externa; *f, e* Granulationsgewebe und Eiterung in der Demarkationszone, die bei *g* an der Oberfläche ausmündet; *i* und *k* geringe periostale Knochenneubildung auf der noch lebenden Tabula externa; *l* erweitertes HAVERSsches Kanälchen in der Tabula interna; *m* Knochenauflagerungen auf alten Knochenbälkchen (*n*); *o* und *p* kleine nekrotische Knochensplitter. (Nach MAREK: Arch. klin. Chir. 181.)

im Keilbein vorkommen, ist unsicher. LEUCH hat etwa 30 Fälle von Keilbeinosteomyelitis aus der Literatur zusammengestellt und einen eigenen Fall aus dem Baseler Institut näher beschrieben. Vom pathologisch-anatomischen Standpunkt aus bieten diese Fälle nichts Besonderes.

Die Erreger der Schädelosteomyelitis sind die gleichen, die auch sonst gefunden werden. WOODWARD fand unter 58 Fällen des Schrifttums 20mal die Erreger angegeben. Überwiegend, in 14 Fällen, waren es wiederum Staphylokokken (aureus), 5mal Streptokokken und 1mal Pneumokokken. Die Prognose war bei den Streptokokkeninfektionen am schlechtesten, sie verliefen alle tödlich. Der durch Pneumokokken verursachte Fall kam zur Heilung. Auch bei den Staphylokokkeninfektionen betrug die Mortalität 21%. Diese verhältnismäßig hohe Zahl ist durch das häufige Übergreifen auf die Dura und ihre Sinus bedingt.

Die einzige ausführlichere histologische Untersuchung einer Schädelosteomyelitis, die mir bekannt geworden ist, stammt von MAREK aus dem
ERDHEIMschen Institut (1934). Sie wurde an einem infizierten Scheitel-Schläfen-
beinlappen 8 Wochen nach einer osteoplastischen Trepanation bei Hirnabszeß
vorgenommen und ergab einige erwähnenswerte Besonderheiten. Bei der
Bewertung der Befunde ist allerdings zu berücksichtigen, daß die Ernährungs-
verhältnisse in dem betroffenen Knochenstück außerordentlich ungünstig waren,
da es nur an einer Seite und auch hier nur an der Oberfläche mit der Umgebung
in Verbindung stand. Als Eintrittspforten für die Keime kamen die durch die
Operation eröffneten Diploeräume an allen vier Seiten und die vom Periost
entblößte Unterfläche des Knochens in Betracht. So ist denn auch die Nekrose
hier viel ausgedehnter und die Bakterieninvasion viel stärker, als wir es in einem
Knochen erwarten dürfen, der sich noch in seiner normalen Lage befindet.

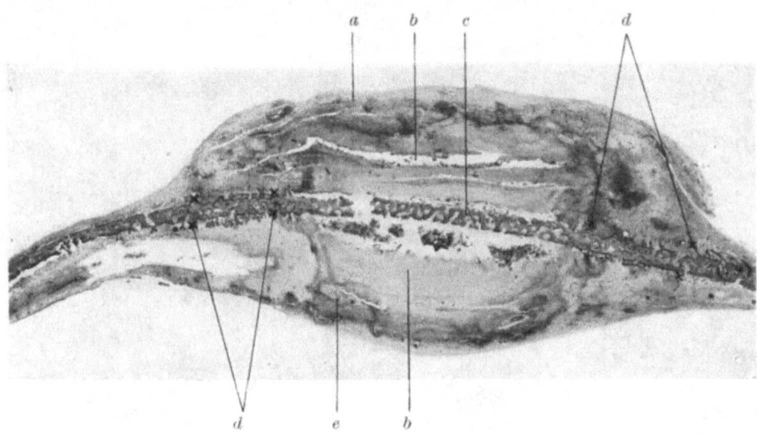

Abb. 25. Intrauterin entstandene Osteomyelitis des Scheitelbeines. Übersichtsbild. *a* abgehobenes Periost
mit Granulationsgewebe als äußere Abszeßwand; *b* Abszeßhöhle; *c* knöchernes Schädeldach mit nekrotischem
Knochen; *d* periostale Knochenneubildung an der Innen- und Außenseite des Schädeldaches; *e* abgehobenes
Periost und Dura. (Nach LADEWIG.)

Trotzdem ist die Entzündung in dem Trepanationsstück durch eine erhebliche
Granulationsgewebsbildung aufgehalten worden. In der aus der MAREKschen
Arbeit entnommenen Abb. 24 sind die Etappen des Vordringens der Entzündung
und ihrer Abwehr deutlich zu erkennen. Links erkennt man den nekrotischen
Knochen mit gleichfalls nekrotischem Mark und Bakterienhaufen. Es folgt
eine Zone, in der die Diploeräume mit Eiter gefüllt sind und schließlich die
Zone, in welcher das Granulationsgewebe dem weiteren Vordringen der Entzündung Einhalt gebietet und sogar in den schon abgestorbenen Knochen
vordringt. Das Granulationsgewebe bewirkt nach seinem Eindringen in den
abgestorbenen Knochen die Demarkation des toten Knochens. Diese Ablösung
findet nicht dicht an der Grenze von lebendem und totem Knochen statt (wie
z. B. HEINECKE und KLEMM angaben), sondern im Bereich des abgestorbenen
Knochens. Ein allerdings schmaler Saum toten Knochens verbleibt im Zusammenhang mit dem lebenden Knochen und wird bei einer Regeneration in
das Regenerat eingebaut (LANGER), wie wir es auch bei der Besprechung der
Bruchheilung kennengelernt haben[1]. Die KAUFMANNsche Ansicht, daß die
Ablösung des Sequesters im Bereich des lebenden Knochen stattfindet, konnte
nicht bestätigt werden. Der Sequester ist also stets kleiner als der abgestorbene

---

[1] Siehe dieses Handbuch, Bd. IX/3, S. 220, Abb. 15.

Knochenbezirk. Die Nähte zwischen den Schädelknochen halten die Entzündung wenigstens eine Zeitlang auf. Hier ist der Knochen dichter und das Bindegewebe der Nähte vereitert gewöhnlich nicht. Es bildet sich vielmehr von der Naht aus nach beiden Seiten Granulationsgewebe, welches das weitere Vordringen der Infektion verhindert. Auch klinisch kann man manchmal beobachten, daß die Osteomyelitis an den Nähten Halt macht. Der Knochenanbau ist an den Schädelknochen gering. Er beginnt erst in einigem Abstand von der eitrigdurchsetzten Zone, so wie wir es auch an anderen Knochen immer finden. Das Ausmaß der Knochenneubildung ist unter anderem natürlich auch von dem Alter des Kranken abhängig. In dem einzigen Fall von Schädelosteomyelitis, den ich untersuchen konnte, handelte es sich um einen 50jährigen Mann (S. 598/35, Nürnberg). Hier war einen Monat nach der Verletzung (infizierte Fraktur nach Sturz) noch nirgends Knochenneubildung zu finden. Mareks Fall betraf einen 21jährigen Mann. Er wies nach 8 Wochen stellenweise neugebildete Knochenlamellen auf. Viel erheblicher war die Knochenneubildung schließlich bei einem Neugeborenen mit intrauterin entstandener Osteomyelitis des Schädels, den Ladewig beschrieben hat (s. Abb. 25). Das Kind ist nur 19 Stunden alt geworden. Dieser Fall ist auch insofern noch von Interesse, als er eine sicher hämatogen entstandene Schädelosteomyelitis darstellt.

e) Osteomyelitis der Knochen des Gesichtsschädels.

Die Knochen des Gesichtsschädels werden wie die übrigen flachen Knochen meist von der Umgebung aus befallen. Daß bei ihnen der Knochenabbau durch den Eiter bewerkstelligt würde, wie Manasse meint, und nicht durch die Osteoklasten, kann als widerlegt gelten. Die oft monatelang ohne nachweisbare Verkleinerung im Eiter schwimmenden Sequester beweisen, daß der Eiter die anorganischen Knochensalze nicht nennenswert angreifen kann. Die organischen Bestandteile des Knochens werden von den eiweißlösenden Fermenten der Leukocyten gelöst. Von den Knochen des Gesichtsschädels ist der Unterkiefer bei Erwachsenen am häufigsten Sitz entzündlicher Prozesse (Altmann, Mandibula, Jochbogen). Der Oberkiefer kommt in zweiter Linie in Betracht, die übrigen Knochen nur ausnahmsweise. Bei Trendel: Unterkiefer 24mal, Oberkiefer 4mal, Proc. zygomaticus 2mal, Os nasale 2mal; Michelson: Unterkiefer 12mal, Oberkiefer 5mal, ferner Proc. zygomaticus 5mal und Os nasale 1mal. Aus den nachfolgenden Ausführungen wird hervorgehen, daß die Reihenfolge bei Säuglingen insofern eine andere ist, als hier Unterund Oberkiefer hinsichtlich der Reihenfolge umzustellen sind.

Die Kieferosteomyelitis der Säuglinge weist in mehrfacher Hinsicht Besonderheiten auf, die in dem Bau dieser Knochen im Säuglingsalter begründet sind. Außerdem spielt auch die Tatsache eine Rolle, daß in diesem Alter die zellulären Abwehreinrichtungen des Körpers noch nicht voll ausgebildet sind (Wustrow). Da die Osteomyelitis des Säuglingskiefers frühzeitig auf die Umgebung, vor allem auf die Orbita übergreift, ist es verständlich, daß viele Fälle früher als „Phlegmone der Orbita" beschrieben wurden. Da sie ferner oft zur Abstoßung von Zahnkeimen führt, wurden andere Fälle unter der Bezeichnung „sequestrierende Zahnkeimentzündung" veröffentlicht. Beide Bezeichnungen treffen aber insofern nicht das wesentliche, als sie Folgeerscheinungen einer Kieferosteomyelitis in den Vordergrund stellen, die Grundkrankheit aber nicht in der Namengebung zum Ausdruck kommt. Darauf hat vor allem Bronner hingewiesen, der die unter den verschiedensten Bezeichnungen in der Literatur verstreuten Fälle zusammengetragen hat. An Hand eines eigenen Falles, den ich histologisch untersuchen konnte, legte Bronner dar, daß es sich bei diesen, so verschieden benannten Erkrankungen primär stets um eine Kieferosteomyelitis handelt. Deshalb sollte man sie auch als Kieferosteomyelitis der Säuglinge bezeichnen (s. auch Dümig). Die Besonderheiten der Kieferosteomyelitis beim Säugling lassen sich durch die besonderen Bau- und Wachstumsverhältnisse dieser Knochen im Säuglingsalter erklären. Die Kiefer sind in diesem Alter dicht angefüllt mit den Zahnkeimen und haben schon infolge ihrer Kleinheit engere Beziehungen zu der Nachbarschaft als im späteren Leben. Ihr Schleimhautüberzug ist noch sehr zart und beim Saugen besonders

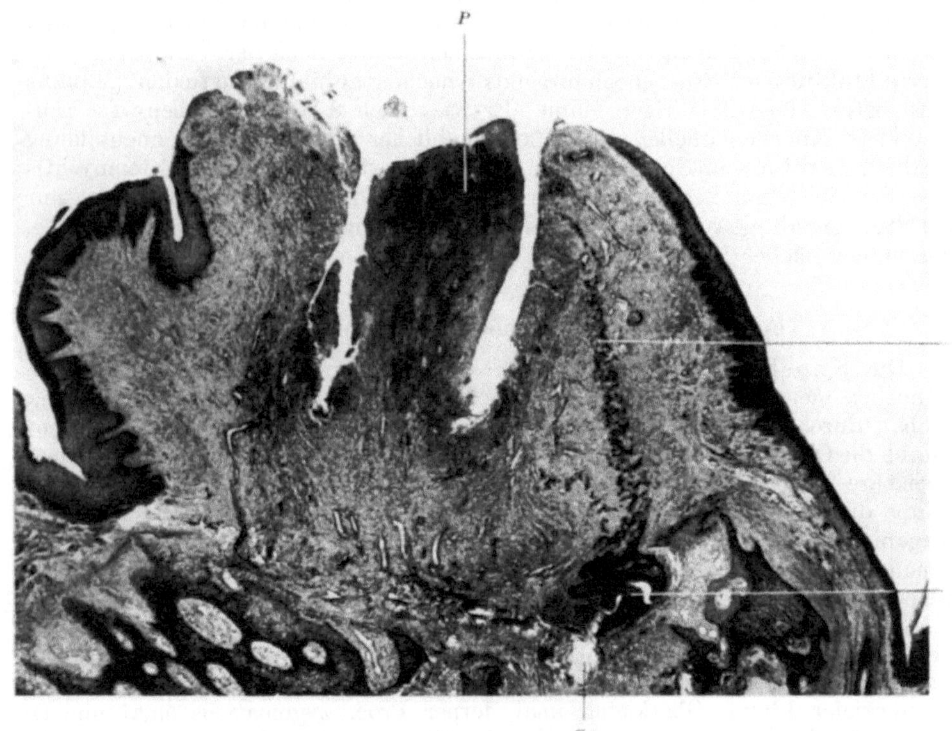

Abb. 26. Unterkieferosteomyelitis beim Säugling mit Abstoßung des mittleren Milchschneidezahns („sequestrierende Zahnkeimentzündung"). 12 Tage altes Kind. Beobachtung von Mahlo und Pflüger. Abbildung nach einer von Prof. Schürmann, Berlin zur Verfügung gestellten Aufnahme. P entzündlich-infiltrierte und oberflächlich nekrotische Papille des bereits abgestoßenen mittleren Milchschneidezahns. Z Reste der Zahnleiste; E Anlage des bleibenden Zahnes (intakt); Gr von Granulationsgewebe angefüllte Markräume des zum Teil bereits zerstörten Unterkieferknochens.

leicht Verletzungen ausgesetzt. Die Zartheit der Kieferschleimhaut ist wohl die Ursache dafür, daß die Mehrzahl der Erkrankungen an Kieferosteomyelitis (82,5%) in die beiden ersten Lebensmonate fällt und daß sich die größte Häufung in der 2. und 3. Lebenswoche findet. Ich glaube, daß die Bedeutung der Hyperämie infolge der zu dieser Zeit besonders stark wachsenden Zahnkeime für die Entstehung der Kieferosteomyelitis keine ausschlaggebende Bedeutung hat, da die Mehrzahl der Erkrankungen nicht hämatogen, sondern von der Mundschleimhaut aus zustande kommt. Wustrow hält die im Kindesalter noch nicht voll ausgebildete Abwehrfähigkeit des Retikuloendothels für bedeutsamer als die stärkere Blutversorgung. Für die schnelle Ausbreitung der Entzündung mag der Gefäßreichtum des Gewebes von Bedeutung sein. Zarfl sowie Siegmund und Weber wollen eine phlegmonöse und eine osteomyelitische Form der sequestrierenden Zahnkeimentzündung unterscheiden. Eine solche Trennung ist praktisch oft nicht durchführbar. Wenn die Fälle zur Untersuchung kommen, ist die Entzündung fast immer schon so weit fortgeschritten, daß sich nicht mehr mit Sicherheit entscheiden läßt, ob die Infektion hämatogen oder von der Mundhöhle aus direkt erfolgt ist. Die klinischen Angaben weisen aber meist darauf hin, daß eine Schleimhautinfektion vorliegt, indem in der Anamnese von einem Erysipel des Gesichtes, von einer Mastitis oder Fieber in den letzten Tagen der Schwangerschaft bei der Mutter, von Geburtstraumen im Bereiche des Gesichtes u. dgl. die Rede ist (CUSTODIS, BRONNER, MAHLO und PFLÜGER). Die kleine Verletzung der Mundschleimhaut kann natürlich leicht übersehen werden. Oft wird erst an der Schwellung der Wange oder der Augenlider bemerkt, daß bei dem Kinde ein entzündlicher Prozeß im Gange ist. Die nähere Untersuchung ergibt dann manchmal schon eine Fistelbildung am Kiefer, und zwar meist im Bereich des vorderen Teiles des Alveolarbogens des Oberkiefers. Besonders über den am stärksten vorspringenden Stellen, über den Eckzähnen, finden sich die ersten Veränderungen. Auch diese Tatsache spricht dafür, daß hier die Schädigung der Schleimhaut stattfand und hier die Eintrittsstelle für die Erreger zu suchen ist. GERKE und LEPP sprechen von „Einmassieren" der Erreger beim Saugakt. Da die Kiefer des Neugeborenen dicht mit Zahnanlagen angefüllt sind, ist es geradezu selbstverständlich, daß diese sehr bald von der Entzündung ergriffen werden. Die Abstoßung eines oder mehrerer Zahnkeime ist daher ein häufiges Ereignis im Verlauf der Kieferosteomyelitis und es ist auch verständlich, daß dieser Vorgang besonders auffiel und zur Bezeichnung des Krankheitsbildes als „sequestrierende Zahnkeimentzündung" Veranlassung gab. Die Anlagen der bleibenden Zähne bleiben vielfach verschont, so daß trotz der Abstoßung einiger Milchzahnkeime das bleibende Gebiß vollständig erscheint (MAHLO und PFLÜGER u. a.).

Auffallend ist die Tatsache, daß die Osteomyelitis der Säuglingskiefer den Oberkiefer weit häufiger betrifft als den Unterkiefer (etwa 90% zu 10%), während schon vom 2. Lebensjahre ab der Unterkiefer weit häufiger Sitz der Entzündung ist (WATON-AIMES, BRONNER). Die Erklärung hierfür dürfte in der schon erwähnten Tatsache zu suchen sein, daß der Oberkiefer über den Eckzähnen am weitesten gegen die Mundhöhle vorspringt und daher am leichtesten einer Verletzung ausgesetzt ist, zumal auch Geburtstraumen den Oberkiefer leichter schädigen als den beweglicheren Unterkiefer.

Das häufige Übergreifen der Oberkieferosteomyelitis auf die Orbita erklärt sich zwanglos, wenn man bedenkt, daß gerade der Eckzahn besonders nahe topographische Beziehungen zur Orbita hat (Augenzahn) und daß im Säuglingsalter infolge der erst geringen Ausbildung der Oberkieferhöhle (ONODI) die Zahnanlagen dicht an die Orbita grenzen (REMKY).

Schon vom 2. Lebensjahre an überwiegt, wie gesagt, der Unterkiefer als Sitz der Osteomyelitis bei weitem (19 von 23 Fällen bei WATON-AIMES, s. auch die oben angeführten Zahlen). Nachdem beim älteren Kinde die leichte Verletzlichkeit der Kieferschleimhaut fortfällt und die Osteomyelitis auch der Kiefer immer mehr von den Zähnen aus, seltener auch auf dem Blutwege zustande kommt (LYONS, ALTMANN, Lit.!), spielt der unterschiedliche Bau der beiden Kiefer insofern später eine Rolle, als der Unterkiefer mit seiner stärker ausgebildeten Spongiosa mehr einem Röhrenknochen ähnlich wird, während mit der immer mehr sich ausdehnenden Oberkieferhöhle die Spongiosa im Oberkiefer sehr viel spärlicher wird. Infektionen, die von den Zähnen ihren Ausgang nahmen, bleiben daher im Oberkiefer viel häufiger auf die nächste Nähe des Zahnes beschränkt. Im Unterkiefer unterscheidet man eine Osteomyelitis des Alveolarfortsatzes, die sich meist an die Entzündung der weniger tief gelegenen Wurzeln der Schneidezähne anschließt, die seltenere Osteomyelitis des Unterkieferkörpers, die ihren Ausgang oft von den tiefer liegenden Wurzeln der Molaren nimmt und schließlich die Osteomyelitis des gesamten Kiefers. Diese nimmt manchmal einen sehr schnell zum Tode führenden Verlauf und kann zur Nekrose großer Teile des Kiefers, gelegentlich des gesamten Kieferknochens führen (Axhausen 1937). Auf weitere Einzelheiten hier einzugehen, erübrigt sich, da die Erkrankungen der Kiefer bereits in Bd. IV/2 behandelt wurden (Römer). Trotz der Nähe der stets keimhaltigen Mundhöhle wird eine Osteomyelitis nach Kieferbrüchen nur selten beobachtet (Wustrow). So fand z. B. Link unter 208 Kieferbrüchen nur 2mal eine anschließende Osteomyelitis.

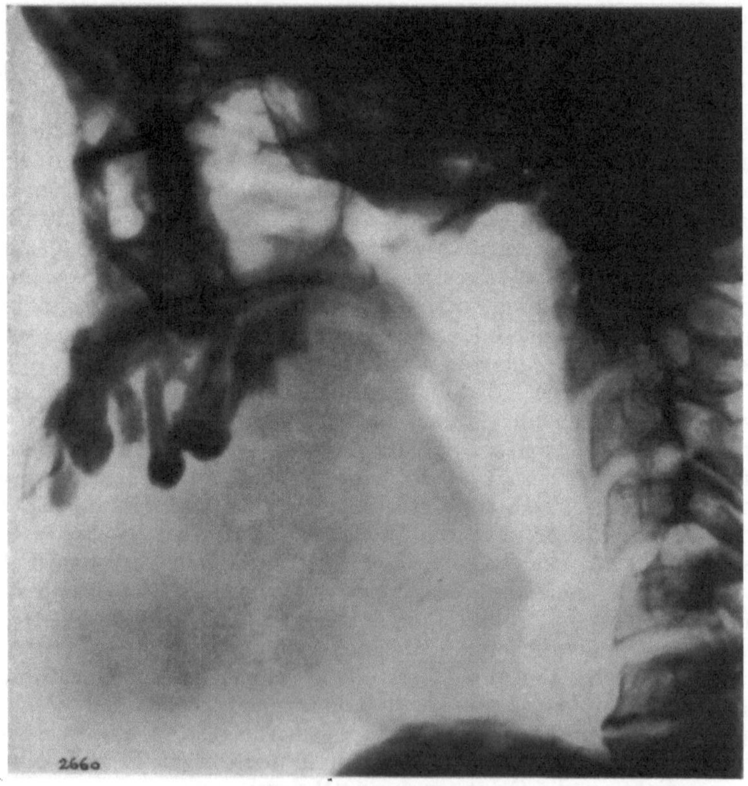

Abb. 27. Hochgradiger Schwund der Kieferknochen bei chronischer Osteomyelitis.
(Nach Steenhuis u. Nauta: Röntgenpraxis. 1936.)

Von besonderen Verlaufsformen der Osteomyelitis am Kiefer sei zunächst noch erwähnt, die „trockene, nichteitrige Osteomyelitis" oder „atypische Osteomyelitis" der Kiefer. Derartige Beobachtungen sind erst in sehr geringer Zahl mitgeteilt worden. Außer einem Fall von Parthsch fand ich nur zwei weitere von Axhausen, die Rehm ausführlicher bearbeitet hat. In solchen Fällen ist die Differentialdiagnose gegenüber Knochengeschwülsten schwierig, weil sich der ausgedehnt nekrotische Knochen nicht gegen die periostale Knochenneubildung im Röntgenbild abgrenzen läßt, so daß im Röntgenbild der Eindruck einer gleichmäßigen Auftreibung des Knochens entsteht.

Im Gegensatz zu dieser „trockenen" Form ist eine chronische eitrige Osteomyelitis zu erwähnen, die unter langsamer Resorption des Knochens im Verlaufe von einigen Jahren zu einem völligen Schwund des Kieferknochens führt.

Derartige Beobachtungen wurden von RÖMER, THOMA und von STEENHUIS und NAUTA (Abb. 27) mitgeteilt. Die Ursache der immer weiter fortschreitenden Knochenresorption war nicht klar zu stellen. Bakteriologisch waren die gewöhnlichen Bewohner der Mundhöhle, besonders viele Spirochäten und fusiforme Bazillen beteiligt.

Daß auch die oben (S. 6) erwähnte, noch nicht näher untersuchte diffuse eitrige Form der Osteomyelitis am Kiefer beobachtet wurde, ist schon gesagt worden.

Über die früher als Gewerbekrankheit beobachtete Phosphornekrose der Kiefer, die nur noch historisches Interesse besitzt, s. S. 52.

f) Osteomyelitis der Wirbelsäule.

Die Osteomyelitis der Wirbelsäule betrifft am häufigsten die Lendenwirbel, seltener die Brust- und noch seltener die Halswirbel. Das Verhältnis von der Lenden- und Brust- zur Halswirbelsäulenosteomyelitis kann etwa mit 6:4:2 angegeben werden (BLOCK, BORCHERS). Manchmal sind mehrere Wirbel gleichzeitig erkrankt, meist nebeneinander gelegene, zuweilen aber auch durch gesunde voneinander getrennte Wirbel. Die obersten Halswirbel, vor allem der Atlas, sind sehr selten erkrankt. KECHT fand z. B. unter 200 Beobachtungen von Wirbelosteomyelitis bis 1934 nur 11mal den Atlas betroffen. Ein weiterer Fall wurde noch von REBAUDI mitgeteilt. Ob für die verschiedene Häufigkeit der Osteomyelitis in den verschiedenen Abschnitten der Wirbelsäule Unterschiede in der Blutversorgung maßgebend sind (ROSENBERG), muß ich dahingestellt sein lassen.

Die Angaben über den Anteil der Wirbelosteomyelitis an der Gesamtzahl der Osteomyelitisfälle gehen die Angaben sehr auseinander. Das liegt zum Teil daran, daß einige die Osteomyelitis des Kreuzbeins zur Wirbelsäulenosteo-myelitis rechnen, andere zur Beckenosteomyelitis (DONATI, KLEMM, VOLKMANN), weil die Entzündung hier meist in der Pars lateralis beginnt, die verschmolzenen Sakralrippen entspricht. SCHMORL und JUNGHANNS geben 2%, TRENDEL 4,8% als Anteil der Wirbelosteomyelitis an der Gesamtzahl an. Auch die Angaben über den Sitz der ersten Entzündungsherde im Wirbel sind sehr wechselnd. Nach RATH und STERNBERG beginnt die Wirbelosteomyelitis meist in der Nähe der Bandscheiben in den Wirbelkörpern, eine Ansicht, der auch SCHMORL und JUNGHANNS beipflichten. DONATI dagegen fand unter 56 Fällen 66% in den Wirbelbögen und nur 25% in den Wirbelkörpern lokalisiert. Die restlichen 9% waren diffus über den ganzen Wirbel ausgebreitet. Im Gegensatz zur Tuberkulose verschont die Osteomyelitis meist die Zwischenwirbelscheiben (STERNBERG). Die akut verlaufenden Formen führen seltener zu Sequesterbildung als zu Abszessen (RASZEJA). Die Osteomyelitis der Hals- und Brustwirbel führt öfters zu einer Mediastinitis und auch zu einer eitrigen Meningitis. Die Gefahr einer Meningitis ist besonders bei der Osteomyelitis des Atlas sehr groß. Diese Folgen der Wirbelosteomyelitis sind die Hauptursache ihrer immer noch sehr hohen Sterblichkeit. Diese ist zwar seit 1896 (MAKIN und ABBOT) von 71,4% auf 34,5% im Jahre 1931 (BLOCK) herunter gegangen, soll aber neuerdings wieder steigen.

Die Wirbelosteomyelitis ist in den allermeisten Fällen Nachkrankheit nach Infektionskrankheiten, am häufigsten nach Typhus und Paratyphus, dann aber auch nach Masern, Scharlach, Pocken, Fleckfieber, Rekurrens, Grippe, Pneumonie, Malaria, Gonorrhoe, kurz nach fast jeder bekannten Infektionskrankheit sind gelegentlich sekundäre Erkrankungen der Wirbelsäule beobachtet worden (SCHMORL und JUNGHANNS, Lit.!)[1].

---

[1] Vgl. auch dieses Handbuch, dieser Band: Pathologie der Wirbelsäule.

Die wesentlich seltenere primäre Wirbelosteomyelitis wird durch die gleichen Erreger hervorgerufen, wie die Erkrankung anderer Knochen (s. Raszeja u. a.). Die gleichen Erreger, Staphylokokken und Streptokokken, finden wir auch dann, wenn neben anderen Knochen auch ein oder mehrere Wirbel betroffen sind. Kleine osteomyelitische Herde entgehen oft lange oder dauernd dem Nachweis. Sie brauchen keine Erscheinungen zu machen oder die Beschwerden sind so uncharakteristisch, daß sie sich nicht richtig lokalisieren lassen und nur bei der Sektion gefunden werden, wenn die Wirbelsäule systematisch untersucht wird, wie es Schmorl getan hat. Auch dem röntgenologischen Nachweis entgehen viele kleine Osteomyelitisherde in den Wirbeln (Sternberg, eigene Beob.).

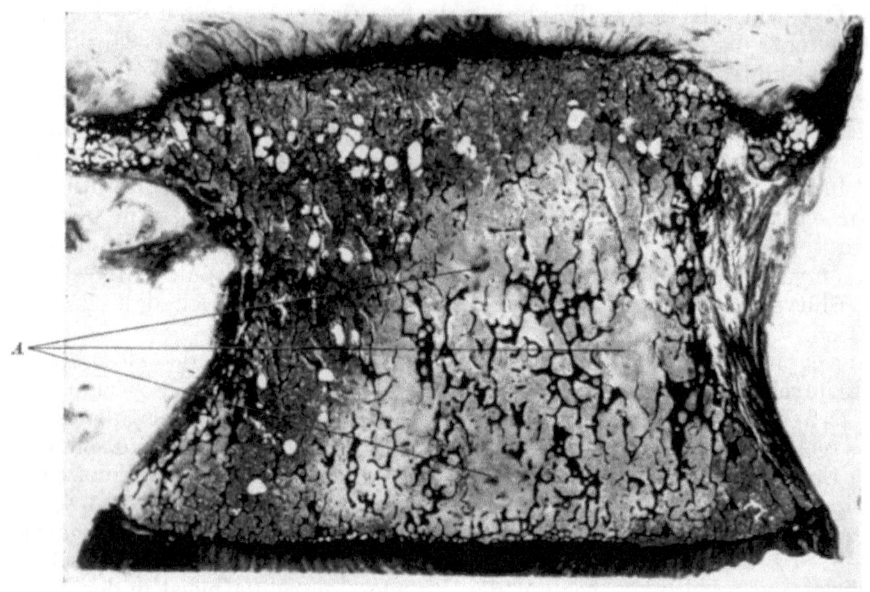

Abb. 28. Chronische Wirbelosteomyelitis. 57jähriger Mann. S. 941/34, Nürnberg. *A* kleine Abszesse in dem heller gefärbten Teil des Markes, welches vorwiegend aus ödematösem Fasermark besteht. Lupenvergrößerung.

Ich konnte nur einen Fall selbst histologisch untersuchen. Von ihm stammt die Abb. 28. Es handelt sich um einen 57jährigen Mann (S. 941/34 Nürnberg), der seit Jahren an „rheumatischen" Schmerzen in der Kreuzbeingegend gelitten hatte. 2 Jahre vor seinem Tode entwickelte sich eine Fistel in der Lendengegend, die etwas über 1 Jahr schmierig-eitriges Sekret entleerte. Sie schloß sich dann wieder; zur Zeit des Todes fand sich nur eine etwas eingezogene kleine Narbe. Die etwa 1 Jahr vor dem Tode hergestellte Röntgenaufnahme ließ keinen Herd in den Wirbeln erkennen. Die Sektion des an Pneumonie und doppelseitiger Femoralvenenthrombose verstorbenen Mannes ergab im 4. Lendenwirbel die auf der Abb. 28 erkennbaren 3 kleinen osteomyelitischen Herde. Die übrigen Wirbel waren frei. Bakteriologisch fanden sich Staphylokokken.

In einem weiteren Fall, den ich aber nicht histologisch untersucht habe (S. 176/30, Bonn), war die Osteomyelitis in den Bögen und Fortsätzen des 12. Brust- und 1. Lendenwirbels lokalisiert. Die Intervertebralgelenke waren vereitert. Es fand sich bei dem 56jährigen Mann außerdem eine Phlegmone der Rückenmuskulatur, Lungen- und Nierenabszesse. Ausgangspunkt war ein Furunkel der linken Nierengegend, in der sich bei der Sektion eine umschriebene etwa markstückgroße Hautnekrose fand, die mit den übrigen Eiterherden nicht in direktem Zusammenhang stand.

g) Osteomyelitis der Beckenknochen.

Die Osteomyelitis der Beckenknochen weist vom pathologisch-anatomischen Standpunkt aus keine Besonderheiten auf. Sie ist etwas häufiger als die Wirbelosteomyelitis. Die Zahlenangaben wechseln zwar sehr, weil einige Autoren die Osteomyelitis des Kreuzbeins zu den Wirbelfällen rechnen (TRENDEL), andere zu der Osteomyelitis des Beckens (KLEMM). Außerdem ist aus den Angaben nicht immer zu ersehen, ob nur die Fälle von „primärer" Beckenosteomyelitis gezählt sind oder auch solche mit Herden in den Beckenknochen bei gleichzeitiger Erkrankung anderer Knochen. In manchen Fällen ist auch schwer zu entscheiden, wo der primäre Herd gelegen war, z. B. bei Osteomyelitis, der Hüftgelenksgegend mit Beteiligung des Gelenkes (s. auch S. 64). RESCHKE (ZIEHEN) berichtet über 28 Fälle aus dieser Gegend, von denen 15 vom Femur ausgingen und 10 von den Beckenknochen. Dreimal war der Ausgangspunkt nicht mehr festzustellen. Der Ausgangspunkt im Becken war je dreimal das Gelenkpfannendach, das Darmbein und das Schambein und nur einmal das Sitzbein. In der soeben angegebenen Reihenfolge sind die Beckenknochen auch sonst der Häufigkeit des Befallenseins nach zu ordnen. KLEMM fand unter 75 gesammelten Fällen 45mal als Sitz das Darmbein angegeben. Es folgt das Schambein und an letzter Stelle das Sitzbein. Die gleiche Reihenfolge fand TRENDEL. Die Herde sitzen im Darmbein meist in der Nähe des Kammes, also da, wo sich die meiste Spongiosa findet, dann im Pfannendach. Sie liegen öfter an der Außenseite als an der Innenseite (TRENDEL). Die Osteomyelitis des Schambeins kann gelegentlich einmal in die Harnwege durchbrechen (SÖDERLUND, GUILLEMINET und CREISSEL), seltener nach dem Anus (PLAUT). SHORTER beobachtete sie einmal nach normalen Geburten. Der nach der 1. Geburt entstandene kleine Herd flackerte einige Tage nach der 2 Jahre später erfolgenden 2. Geburt auf und mußte inzidiert werden.

h) Osteomyelitis der Kniescheibe.

Die primäre Osteomyelitis der Kniescheibe wird allgemein als der seltenste Sitz angegeben (WALTER, BLUMENSAAT u. a.). In der im vorigen Jahre erschienenen Bearbeitung der Kniescheibenentzündungen für die Ergebnisse der Chirurgie behandelt BLUMENSAAT 23 Fälle von primärer Kniescheibenosteomyelitis. Ich fand außerdem noch je eine Mitteilung von MOELTGEN, REBAUDI, MAUCLARK und PRZYREMBEL. Nach dem mir allein zugänglichen Referat über die Arbeit von REBAUDI in dem Zentralorgan für Chirurgie usw. hat dieser 37 Beobachtungen zusammengetragen. Sekundäre Osteomyelitis der Kniescheibe kommt allerdings wesentlich häufiger zur Beobachtung. Sequester sind mehrfach gefunden worden (W. MÜLLER, WALTER, RÖPKE, BLUMENSAAT, Lit.!). Auch für die Seltenheit der Kniescheibenosteomyelitis wird die schlechte Gefäßversorgung dieses Knochens angeführt (RÖPKE, H. WALTER). Die sekundäre Kniescheibenosteomyelitis kommt meist von dem Kniegelenk aus zustande, selten einmal von einer eitrigen Bursitis praepatellaris (BLUMENSAAT). Über histologische Befunde fand ich keine Angaben, konnte auch selbst keinen einschlägigen Fall untersuchen.

i) Osteomyelitis des Schlüsselbeins.

Das Schlüsselbein beteiligt sich mit etwa 1,7—2% an den Osteomyelitisfällen. Mehrfach sind ausgedehnte Nekrosen beschrieben, denen aber meist eine schnelle Regeneration folgte, nachdem der Sequester entfernt war (BERCOWITZ und CHU, D'ABREN). Über histologische Besonderheiten habe ich weder im Schrifttum Angaben gefunden, noch selbst Erfahrungen sammeln können.

k) Osteomyelitis des Schulterblattes.

Der Anteil des Schulterblattes an der Gesamtzahl der akuten eitrigen Osteomyelitisfälle wird von HEINONEN mit 0,42% beziffert. HEINONEN sammelte bis 1925 50 Fälle. Die Osteomyelitis des Schulterblattes beginnt meist im Bereich der Spina (WILLIAMS) und greift dann auf die Ränder und Fortsätze über. Die dünnen, marklosen Teile werden erst sekundär befallen, und zwar in der Regel wohl dadurch, daß sich die Eiterung — oft sehr schnell — unter dem Periost über das ganze Schulterblatt oder wenigstens über große Bezirke hin ausbreitet. Die Abszeßbildung findet meist an der ventralen Seite in der Fossa subscapularis statt. Von hier kann die Eiterung am Angulus nach unten durchbrechen. Manchmal wird auch die Pars tenuis durchbrochen und die Eiterung gelangt dann auf die dorsale Seite (FISSER, ASCHKANASY). Der Durchbruch der Eiterung in die Axilla erfolgt meist erst, wenn schon eine ausgedehnte

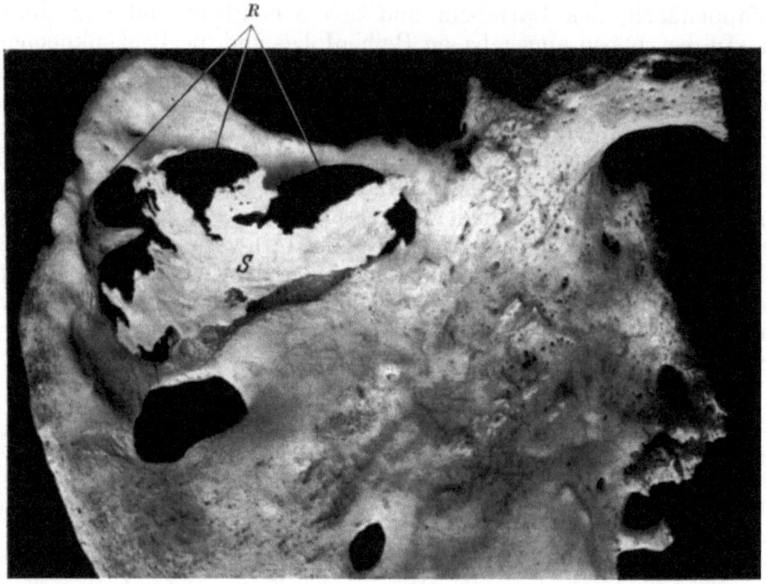

Abb. 29. Chronische Osteomyelitis des Schulterblattes. S. 564/34, Nürnberg. 76jähriger Mann mit Rektumkarzinom. Nähere klinische Daten über den Verlauf der Osteomyelitis fehlen. *S* großer Sequester mit zackigen Rändern in der Fossa supraspinata. Beachtenswert sind die glatten Ränder der Knochendefekte bei *R* und an den beiden kleinen Defekten im unteren Teil der Abbildung. Rechts zackige Exostosen an dem axillaren Rande und um die Cavitas glenoidalis.

Ablösung des Periostes stattgefunden hat und der Abszeß auf die dorsale Seite vorgedrungen ist. Von dem Collum scapulae wird unter Zerstörung des Knorpelüberzuges der Cavitas glenoidalis häufig das Schultergelenk in Mitleidenschaft gezogen. In fortgeschrittenen Fällen von Schultergelenkosteomyelitis ist vielfach auch der Gelenkkopf des Humerus beteiligt. Dann ist oft nicht mehr zu entscheiden, ob die Entzündung vom Schulterblatt oder vom Humerusausgegangen ist. Es kommt in solchen Fällen von epiphysärer Osteomyelitis auch die Möglichkeit in Frage, daß in beiden beteiligten Knochen gleichzeitig Herde entstanden sind (ASCHKANASY, KLEMM). Sequester bilden sich sowohl im Bereich der Spina (WILLIAMS), wie auch der dünnen Abschnitte (s. Abb. 29). Die Knochenneubildung ist meist gering, es kann aber auch zu einer ziemlich vollständigen Regeneration der Skapula kommen, wenn sie reseziert wird, ehe das Periost zu stark geschädigt war (KAESTNER). Die große Regenerationsfähigkeit der Skapula ist ja schon seit langem bekannt (HEINE, 1830).

Abb. 29 stammt von einem Fall von Schulterblattosteomyelitis, den ich vor kurzem untersuchen konnte. Es handelte sich um einen 76jährigen Mann, der mit einem Rektumcarcinom moribund in die Klinik eingeliefert wurde. Nähere Angaben über den Verlauf der Schulterblatterkrankungen waren nicht zu erhalten. Wir wurden nur durch das Vorhandensein einer kleinen Hautfistel über dem linken Schulterblatt auf das Bestehen einer Knochenerkrankung aufmerksam. Die Fistel führte auf einen Sequester, der sich nach Herausnahme des Schulterblattes als der Fossa supraspinata zugehörig erwies. Es fanden sich noch weitere kleine Sequester im Bereich der Fossa infraspinata, die mit ihrer Umgebung zur histologischen Untersuchung verwendet wurden, vor allem um eine Metastasenbildung des Rektumkarzinoms auszuschließen. Wie auf Abb. 29 zu sehen, ist der Körper des Schulterblattes an mehreren Stellen durchbrochen. Die Ränder dieser Defekte sind überall glatt und abgerundet. Auch die Oberfläche des Knochens ist im Berich der dünnen Stellen glatt. Nur die dickeren Fortsätze zeigen periostale Knochenauflagerungen, vor allem der obere Rand an den Ansatzstellen des Akromions und des Processus coracoideus und die Tuberositas infraglenoidalis. Die Gelenkfläche war rauh, der Knorpel defekt. Im Gelenk kein Eiter, auch der Oberarmkopf zeigte keine Veränderungen. Das Periost war nur im Bereich der Sequester und Defekte zerstört und durch Granulationsgewebe ersetzt. Beachtenswert ist der Unterschied zwischen den zackigen Rändern des Sequesters und der glatten Beschaffenheit der Ränder der Knochendefekte. Es handelt sich offenbar um einen schon lange bestehenden Prozeß, der ziemlich zum Stillstand gekommen war. Im Gegensatz zu dem Verhalten der langen Röhrenknochen hat die Anwesenheit des Sequester keine periostale Knochenneubildung hervorgerufen. Die knöchernen Ränder der Höhle, in welcher der Sequester lag, sind vielmehr abgeglättet worden. Das gleiche Verhalten zeigen auch die Ränder der anderen Defekte. Die histologische Untersuchung ergab eine unspezifische chronische Entzündung, keinen Anhalt für Karzinommetastase und keinen Anhalt für Tuberkulose. Eine bakteriologische Untersuchung ist nicht vorgenommen worden.

l) Osteomyelitis des Brustbeins.

Noch seltener als die beiden zuletzt behandelten Knochen ist das Brustbein Sitz der Osteomyelitis. Unter den 1058 Fällen, über die TRENDEL berichtet, fehlt es ganz. MICHELSON sah es 3mal unter 1008 Fällen betroffen. WILENSKY und SAMUELS haben 1926 mit 4 eigenen Beobachtungen nur 27 Fälle aus der Weltliteratur zusammengebracht. Sitz der Entzündung ist bei Beginn der Entzündung fast stets das Korpus. Nur einmal von 13 Fällen, über die SCHAECHTL berichtet, saß der primäre Herd im Manubrium. Sequester sind häufig und oft ziemlich groß. So berichtet KAMNITZER von einem 2,5 : 3,5 cm messenden Sequester, welcher das Sternum quer durchsetzte. Der nach seiner Entfernung entstandene Defekt war bei dem 14jährigen Knaben bereits nach 6 Wochen wieder von neugebildetem Knochen ausgefüllt. Mehrfach sind Spontanfrakturen des Sternums bei Sequesterbildung beschrieben worden (SCHÄCHTL, 3mal unter 13 Fällen). Hinsichtlich der Folgeerscheinungen der Brustbeinosteomyelitis sei hervorgehoben, daß die sehr derbe und feste Aponeurose auf der ventralen Seite einen Durchbruch der Eiterung nach der Haut zu meist verhindert. Häufiger kommt es zu einem Einbruch in das Mediastinum, seltener auch in die freie Brusthöhle (nur 2mal unter 13 Fällen von SCHÄCHTL). Die hohe Mortalität (etwa 50% nach MASLOW) ist zum großen Teil auf die sekundäre Mediastinitis zu beziehen. Die Erreger sind die auch sonst üblichen. GANNON beobachtete einen Abszeß am unteren Ende des Sternums durch Typhusbazillen. Das seltene Befallensein des Brustbeins durch eine Osteomyelitis wird ebenfalls wieder auf die verhältnismäßig schlechte Blutversorgung dieses Knochens zurückgeführt. Die zahlreichen, aber sehr kleinen Gefäße stammen zum Teil aus der Art. mammaria interna, zum Teil auch aus der umgebenden Muskulatur. Histologische Untersuchungen sind mir nicht bekannt geworden, auch konnte ich selbst keinen einschlägigen Fall untersuchen.

m) Osteomyelitis der Rippen.

Zur Osteomyelitis der Rippen ist zu bemerken, daß diese 1,5—2% (1,68% MICHELSSON, 1,94% RIEDEL) aller Osteomyelitisfälle ausmacht. Es werden fast nur die gefäßreicheren Abschnitte am sternalen Ende und am Rippenwinkel betroffen (MICHELSSON, PARCELIER und CHAUVENET). Unter 92 Fällen fanden die beiden französischen Autoren am häufigsten die 7., 5. und 9. Rippe befallen. Michelsson gibt folgende Reihenfolge der betroffenen Rippen an: 7., 4., 5., 3., 2. und 9. Rippe. Sequester sind meist nicht vorhanden, wurden vielleicht auch wegen ihrer Kleinheit übersehen. Gelegentlich wird aber auch einmal ein größeres Stück Knochen abgestoßen. Landsberg beschreibt aus dem Pickschen Institut die Aufnahme von Rippensequestern in die Lunge. Er nimmt an, daß hier zwei Sequester, von einer Osteomyelitis der 6. Rippe stammend, zunächst in einen Lungenabszeß an der Oberfläche der Lunge abgestoßen und dann nach Durchbruch des Abszesses in einen Bronchus weiter in die Lunge verlagert sein sollen. Es handelt sich hierbei zweifellos um eine sehr ungewöhnliche Beobachtung, deren Deutung mir nicht ganz zwingend zu sein scheint. Die Diagnose wird vielfach erst bei der Operation gestellt, manchmal auch erst bei der Sektion (Geissendörffer). Der oft langsame Verlauf erschwert die Unterscheidung von Rippengeschwülsten und Tuberkulose (Fritz). Tuberkulöse Veränderungen sind meist umschriebener und gehen nicht mit einer periostalen Knochenneubildung einher (Winterstein).

In dem einzigen Fall von Rippenosteomyelitis, den ich selbst histologisch untersuchen konnte, handelte es sich um eine 50jährige Frau, die sich 1907 einen Steckschuß in die Brust beigebracht hatte. Da ihr das Geschoß Beschwerden machte, wurde es 1926 entfernt. Danach entwickelte sich eine eitrige Perichondritis mit Fistelbildung am Rippenbogen. 1934 mußte der größte Teil der Rippenknorpel am Rippenbogen und der Schwertfortsatz entfernt werden, weil sich die Entzündung von der Knorpelknochengrenze bis zum Schwertfortsatz ausgedehnt hatte. Einige Tage nach der Operation Tod an eitriger Pleuritis. Die histologische Untersuchung der Rippen zeigte an verschiedenen Stellen in der Nähe der Resektionswunde kleine Abszesse. Sie lagen im Mark und waren zum Teil bereits mit einer dünnen bindegewebigen Kapsel umgeben. Eine periostale Knochenneubildung war nirgends festzustellen (Sect. 165/34 Nürnberg).

n) Osteomyelitis in heterotopen Knochenbildungen.

Als Kuriosum erwähne ich zum Schlusse noch, daß Amorin eine eitrige Osteomyelitis in einem heterotopen Knochen um einem tuberkulösen Primärherd der Lunge beobachtet hat.

III. Die vorwiegend auf die äußeren Schichten des Knochens beschränkten Entzündungen: Periostitis.

Das Kapitel über die verschiedenen Formen der Knochenhautentzündungen ist vom Standpunkt des Pathologen ein recht unbefriedigender Abschnitt der speziellen Pathologie. In sehr vielen Fällen handelt es sich um Folge- und Teilerscheinungen anderer Krankheiten und oft ist es zum mindesten sehr zweifelhaft, ob die Veränderungen am Periost zu den Entzündungen gerechnet werden können. Ich denke hierbei vor allem an die „Periostitis ossificans" im Verlauf chronischer Stauungen des Blut- und Lymphgefäßsystems und an die verschiedenen „Osteophytenbildungen" bei Krankheiten des Nervensystems, in der Schwangerschaft, im Alter u. dgl., die bisher fast allgemein unter den „Entzündungen des Periostes" besprochen zu werden pflegten. Wenn man sich vergegenwärtigt, daß die Reaktionsmöglichkeiten des Periostes nur sehr beschränkte sind, daß ein „osteotrophes Milieu" auf die verschiedenste Weise zustande kommen kann und daß hierbei besondere Kreislaufverhältnisse eine ausschlaggebende Rolle spielen (s. S. 46), so ist es durchaus verständlich, daß die verschiedenartigsten Einwirkungen auf das Gefäßsystem unter Umständen zu einer periostalen Knochenneubildung einer „Periostitis ossificans" führen können, wenn sie die periostalen Gefäße in Mitleidenschaft ziehen. Ist später die Einwirkung auf die Gefäße abgeklungen, sei sie nun entzündlicher, nervöser oder anderer Art gewesen, so kann man der durch sie bedingten Knochenneubildung oft nicht mehr ansehen, ob sie einer Entzündung oder einer anderen Ursache ihre Entstehung verdankt. Zur Entscheidung dieser Frage genügt also die Untersuchung der lokalen Veränderung nicht, vielfach auch nicht die Berücksichtigung des gesamten Sektionsbefundes, sondern nur die genaue Kenntnis des Krankheitsverlaufes. Die Histologie der Periostitis muß also in vielen Fällen unbefriedigend bleiben und da die Knochenhautentzündungen so gut wie niemals im Vordergrund des Krankheitsbildes stehen, ist es verständlich, daß sich die Pathologen nur wenig mit ihnen befaßt haben. Etwas zahlreicher sind die Arbeiten von chirurgischer Seite, aber auch sie lassen manche Frage offen.

Voraussetzung für das Verständnis der entzündlichen Periostveränderungen ist die Kenntnis des normalen Baues der Beinhaut. Die Knochen- oder Beinhaut, das Periost, überzieht als eine wechselnd dicke, gelblichweiße, bindegewebige Haut die Knochen mit Ausnahme der Gelenkenden und einiger Ansatzstellen („Tuberositäten") von Sehnen und Bändern. Im allgemeinen läßt sie sich leicht vom Knochen abziehen, bei älteren Personen leichter als bei jüngeren. Die Verbindungen mit den umgebenden Weichteilen sind wechselnd fest. Die Kopfschwarte und die meisten, dem Knochen direkt aufliegenden Schleimhäute sind mit dem Periost so fest verbunden, daß eine einheitliche Haut entsteht und beim Abziehen der Weichteile der nackte Knochen zum Vorschein kommt. Die äußere Haut dagegen und die Muskeln stehen durch eine lockere Adventitia mit dem Periost in Verbindung, so daß beim Abziehen dieser Weichteile das Periost auf dem Knochen zurückbleibt. Schon nach dem makroskopischen Verhalten kann man am Periost meist drei Schichten unterscheiden: eine mittlere, derbe Schicht, das eigentliche Periost, die Fibroelastika der Anatomen. Sie ist sowohl gegen die Umgebung wie gegen den Knochen von einer mehr lockeren Bindegewebsschicht begrenzt, welche die Verbindung mit den umgebenden Weichteilen und dem Inhalt der HAVERSschen Kanäle vermittelt. Die äußere Schicht wird als Adventitia bezeichnet. Für die innere Schicht sind zahlreiche Namen vorgeschlagen worden. OLLIER nennt sie „couche ostéogène", RANVIER „moelle souspériostique", VIRCHOW „Proliferationsschicht", BILLROTH spricht von einer „Kambiumschicht". Alle diese Bezeichnungen besagen, daß diese dem Knochen unmittelbar aufliegende Schicht als die eigentliche knochenbildende Schicht angesehen wird, daher auch die im deutschen Schrifttum am meisten gebräuchliche Bezeichnung „Osteoplastenschicht" (SCHULZ, WEIDENREICH, Lit.!).

A. Histologie des Periostes.

Die mikroskopische Untersuchung der Beinhaut ergibt, daß die Fibroelastika aus derben, vorwiegend längsverlaufenden, gleichmäßig dicken fibrösen Bündeln besteht, die allseitig von starken elastischen Fasern umhüllt werden, und äußerst kernarm sind (WEIDENREICH). In diese Schicht strahlen die Sehnen der Muskeln ein. Auch im mikroskopischen Bild ist die dichtere Fibroelastika gegen die lockere Adventitia und auch gegen die Osteoplastenschicht im allgemeinen scharf abgegrenzt. Die von unregelmäßig angeordneten, meist spärlichen elastischen Fasern durchsetzte Adventitia geht ohne scharfe Grenze in das lockere Bindegewebe der umgebenden Gewebe, meist in das interstitielle Bindegewebe der Muskulatur über. Sie ist sehr reich an ziemlich starken Gefäßen und Nerven. Am Schädel und unter Schleimhäuten (Nase, Gaumen usw.) fehlt eine lockere Adventitia. Hier sind die angrenzenden Weichteile sehr fest mit der Fibroelastica verbunden. Die Osteoplastenschicht trägt ihren Namen mit Recht nur am jungen, noch wachsenden Knochen. Wie schon bei Besprechung der periostalen Kallusbildung hervorgehoben (s. Bd. IX/3), besitzt der erwachsene Knochen im Ruhezustand keine Osteoplasten als eine dauernd vorhandene histologisch nachweisbare Keimschicht aus kubischen Zellen. Zwischen der Fibroelastika und dem Knochen findet sich vielmehr gewöhnlich nur eine sehr schmale Zone eines etwas lockeren, kernreicheren Bindegewebes, welches im histologischen Präparat nur wenig hervortritt. Der große Reichtum dieser Zone an feinen Kapillaren und präkapillaren Gefäßen, die überall in den Knochen eintreten oder aus ihm hervorkommen, wird erst erkennbar, wenn das Periost irgendwie gereizt ist. Es werden dann schon in so kurzer Zeit zahlreiche Blutgefäße sichtbar, daß eine Neubildung gar nicht in Betracht kommen kann. Man muß vielmehr annehmen, daß diese Gefäße bereits vorhanden, aber nur zum kleinsten Teil von Blut durchströmt waren. „Osteoplasten" sind in diesem Zustand aber auch noch nicht festzustellen. Sie entwickeln sich erst, wenn der Reizzustand längere Zeit besteht, aus den perivaskulären Zellen, die zu wuchern beginnen und verschiedene Differenzierungsmöglichkeiten haben, je nach den Umwelteinflüssen, denen sie ausgesetzt sind (NAUMER). Wie experimentelle Untersuchungen zeigen, können sie sowohl „Osteoplasten", wie Fibroplasten, wie Granulozyten, wie schließlich auch Makrophagen werden. In der Nähe des Knochens sind häufiger als an anderen Stellen des Körpers die Vorbedingungen zur Ausbildung eines „osteotrophen Milieus" gegeben. Daher folgt hier häufiger als an anderen Orten auf entzündliche, aber auch auf andersartige Reizungen eine Differenzierung der Mesenchymzellen in den perivaskulären Keimlagern zu „Osteoplasten" und daran anschließend eine Knochenneubildung in der Weise, wie ich es bei der Besprechung der Kallusbildung näher ausgeführt habe (s. Bd. IX/3). Da die Umwandlung der Mesenchymzellen zu Osteoplasten bestimmte Beziehungen zu der Anordnung der Blutgefäße hat, ist auch bei der entzündlich bedingten Knochenneubildung, der Periostitis ossificans, das Auftreten von Osteoplasten und daran anschließend die Ausfällung von Knochengrundsubstanz an den Verlauf der Gefäße in der Kambiumschicht gebunden. Im ruhenden Periost verlaufen die Gefäße vorwiegend parallel der Knochenoberfläche. Je mehr nun die Kambiumschicht durch seröse Exsudatbildung und Hyperämie vom Knochen abgehoben wird, um so mehr werden die Gefäße zunächst schräg und schließlich senkrecht auf den Knochen zu verlaufen. Wie sich diese anatomischen Verhältnisse auf die Form der periostalen Knochenneubildungen auswirken, wird später erörtert werden (s. S. 51/52).

Zur Vervollständigung der Histologie des Periostes sei noch bemerkt, daß CAMPBELL durch Tuscheinjektionen die Lymphgefäße des Periostes darstellen konnte. Sie bilden in der Adventitia und in der Kambiumschicht des Neugeborenen reichliche Netze, besonders um die Gefäße herum.

B. Die Periostitis.

a) Einteilungsversuche. Allgemeines.

Über die Einteilungsversuche der Periostitis ist das gleiche zu sagen wie hinsichtlich der Osteomyelitis. Die klinischen Begriffe der akuten und chronischen Periostitis decken sich nur teilweise mit der pathologisch-histologischen Einteilung in exsudative und produktive Periostitis, da nicht selten auch chronisch verlaufende Entzündungen vorwiegend exsudativen Charakter haben. Die übliche weitere Unterteilung der exsudativen Periostitis in seröse, albuminöse, eitrige und hämorrhagische Entzündung hat gleichfalls nur beschränkten Wert, da diese Formen ineinander übergehen, oft auch gleichzeitig nebeneinander vorhanden sind, sei es an verschiedenen Stellen oder auch am gleichen Knochen. Dasselbe gilt für die Unterteilung der vorwiegend produktiven Periostitiden in fibröse und ossifizierende Periostitis. Es bestehen auch keine eindeutigen Beziehungen zwischen dem anatomischen Charakter der Entzündung und den Erregern, da die Reaktionslage des Körpers von ausschlaggebender Bedeutung für den Ablauf der Entzündungsvorgänge ist. Wenn ich in den folgenden Seiten die Formen der Periostitis in der bisher üblichen Weise aneinanderreihe, so geschieht dies nur in Ermangelung einer besseren Einteilung, die mehr besagen würde. Es muß weiteren Untersuchungen vorbehalten bleiben, die Bedeutung der Reaktionslage für die Beurteilung dieser Formen weiter aufzuklären. Was wir bisher darüber wissen, geht über Vermutungen nicht hinaus.

b) Die Periostitis serosa.

Die Periostitis serosa wird in einer akuten und in einer subakuten bis chronischen Form beobachtet. Die akute seröse Periostitis oder Periostitis simplex erfordert nur eine kurze Erwähnung. Es handelt sich um eine Durchtränkung vor allem der lockeren Schichten des Periostes mit seröser Flüssigkeit unter Auftreten einzelner Exsudatzellen, wie sie am häufigsten nach Einwirkung von Traumen mit oder ohne Hautverletzung beobachtet wird (REH, M. B. SCHMIDT). Nach einigen Tagen, manchmal aber auch erst nach Wochen, wird der Erguß wieder resorbiert, entweder ohne irgendwelche Folgezustände zu hinterlassen oder unter leichter bindegewebiger Verdickung des Periostes. Zieht sich die entzündliche Schwellung längere Zeit hin, so kommt es auch wohl zur Neubildung einzelner Knochenbälkchen auf der Oberfläche des betroffenen Knochenabschnittes. Diese Ausheilungszustände einer serösen Periostitis als Periostitis fibrosa oder ossificans zu bezeichnen, ist meist nicht ganz berechtigt, da es sich um eine Art Narbenbildung handelt und nicht um einen weiter fortschreitenden Prozeß.

c) Die Periostitis albuminosa.

Im Schrifttum sind etwa 50 Fälle von Knochenhautentzündung mitgeteilt, in denen die Eröffnung einer subakut oder auch chronisch entstandenen Exsudatbildung unter dem Periost statt des erwarteten Eiters eine eiweißreiche gelbliche Flüssigkeit ergab, die mit Eiweiß, Glyzerin oder auch mit Gelenkflüssigkeit verglichen und als fadenziehend oder serös-schleimig bezeichnet wurde. In der Meinung, hier eine Erkrankung besonderer Art vor sich zu haben, ließ OLLIER 1874 seine Beobachtung durch PONCET unter der Bezeichnung „Periostitis albuminosa" beschreiben. In den folgenden Jahren wurden vor allem von Franzosen unter verschiedenen Bezeichnungen (Périostite exsudative CATUFFE; Periostite externe rheumatismale DUPLAY) weitere Fälle mitgeteilt. Ein Teil von diesen wurde später als tuberkulös erkannt (LANNELONGUE, POULET und BOUSQUET, ROSER, NICAISE, GARRÉ, SLEESWIJK). Die Arbeiten von SCHLANGE, GARRÉ und SCHRANK zeigten dann, daß sehr enge Beziehungen zwischen der nichttuberkulösen Form der „Periostitis albuminosa" und der infektiösen hämatogenen Osteomyelitis bestanden, so daß man von dieser Zeit an allgemein die Periostitis albuminosa als eine abgeschwächt verlaufende Form der hämatogenen Osteomyelitis ansieht. Trotzdem rechtfertigt das ganz überwiegende Befallensein des Periostes eine gesonderte Besprechung unter den Periostentzündungen, zumal sich im Schrifttum diese Form der „Osteomyelitis" stets unter der Bezeichnung „Periostitis albuminosa" findet. Von pathologisch-anatomischer Seite wurde die Periostitis albuminosa zuerst von M. B. SCHMIDT 1900 zusammenfassend besprochen, aber nicht auf Grund eigener Untersuchungen. Erst 1911 wurde ein Fall aus dem Institut von HEDINGER durch BURCKHARDT genauer histologisch untersucht. Da auch mir keine eigene Beobachtung zur

Verfügung steht, stütze ich meine Darstellung vor allem auf diese beiden Arbeiten. Die seitdem mitgeteilten Fälle haben keine neuen Gesichtspunkte ergeben, sondern nur die Auffassung weiter bestärkt, daß es sich um eine Form der chronischen infektiösen Osteomyelitis handelt.

Das makroskopische Bild der Periostitis albuminosa ist dadurch gekennzeichnet, daß sich zwischen Periost und Knochen eine wechselnd starke Ansammlung einer eiweißreichen, gelblichen oder auch leicht rötlichen, fadenziehenden, klaren oder nur leicht getrübten Flüssigkeit findet, die von Poncet mit Eiweiß, von anderen mit der Gelenkflüssigkeit oder auch mit Syrup oder Glyzerin verglichen wurde. In der Flüssigkeit schwimmen manchmal festere Flocken oder es findet sich ein „Bodensatz" von mehr gallertiger Beschaffenheit. Außerdem enthält der Erguß mehr oder weniger zahlreiche Fetttropfen und auch wechselnd reichliche Eiterkörperchen. Er kann bis zu 2 Liter betragen (Burckhardt). Die Wände der von ihm erfüllten Höhle sind meist unregelmäßig, fetzig und bestehen aus einem schlaffen, ödematösen Granulationsgewebe. Der Knochen kann im Grunde freiliegen, in anderen Fällen ist er mit dem gleichen Granulationsgewebe bedeckt wie die übrigen Wände des Hohlraumes. Nicht selten ist der Knochen im Grunde der Höhle mehr oder weniger ausgedehnt abgestorben oder auch bereits als Sequester abgelöst (Schlange, Lexer u. a.). Duplay fand den Knochen unter dem mit Exsudat gefüllten Hohlraum mit derbem Bindegewebe bedeckt und glaubte deshalb, daß jede Periostitis albuminosa außerhalb des Periostes im umgebenden Bindegewebe beginnt und erst sekundär nach Zerstörung des Periostes in die Kambiumschicht eindringt. Er sprach deshalb von einer Periostitis exsudativa externa. M. B. Schmidt hat schon ausgeführt, daß diese Auffassung abzulehnen ist, daß vielmehr in solchen Fällen, die übrigens nur eine kleine Minderheit darstellen, entweder das Exsudat von innen nach außen durch das gedehnte Periost hindurch gedrungen ist, wie es schon Poncet annahm, oder daß der Knochen nachträglich wieder von einem derben narbigen Bindegewebe bedeckt worden ist, indem die Exsudatansammlung sich auch gegen den Knochen abkapselt. Für diese Auffassung ist eine Beobachtung von Mennen anzuführen, in welcher eine „Periostitis externa" ohne Periostzerstörung vorhanden war und doch ein Sequester in der Exsudatansammlung lag (M. B. Schmidt). Ähnliche Abkapselungen sind von der tuberkulösen Ostitis bekannt, bei welcher eine Karies des Knochens ausheilen kann und der periostitische Abszeß sich dann ebenfalls gegen den Knochen zu abkapselt und mit „albuminösem" Exsudat füllt (M. B. Schmidt).

Mikroskopische Befunde über die Periostitis albuminosa liegen erst in sehr geringer Zahl vor. Neben der kurzen Bemerkung von Schlange, daß die „Zystenwand" aus zellarmem festem fibrösem Gewebe und die braune Innenschicht aus Granulationsgewebe besteht, gibt Schrank einen etwas ausführlicheren Befundbericht. Er fand im Exsudat Fibringerinnsel mit roten und weißen Blutzellen, größere und kleinere freie Fetttröpfchen sowie „Fettkörnchenkugeln" und kleinere runde und ovale Zellen, die ebenfalls mehr oder weniger stark verfettet waren. Das Granulationsgewebe war ödematös und gleichfalls von zahlreichen verfetteten Rundzellen durchsetzt. Beide Schichten des Periostes (anscheinend Fibroelastika und Kambiumschicht) waren bindegewebig verdickt. Die ausführlichste Schilderung des histologischen Befundes verdanken wir Burckhardt. Er fand ein Granulationsgewebe, dessen auffälligste Besonderheit darin bestand, daß es ganz überwiegend Plasmazellen enthielt, welche größtenteils verfettet waren und dem Granulationsgewebe die schon mit bloßem Auge auffallende gelbliche Farbe (Kocher und Tavel) gaben. Neben den Plasmazellen fand Burckhardt vereinzelte Riesenzellen und Lymphozyten,

Hämosiderinpigment und nur wenige Kapillaren, dagegen etwas reichlicher „Übergangsgefäße". Polymorphkernige Leukozyten fanden sich nur hie und da, meist in kleineren Ansammlungen. Sie traten im ganzen aber gegen die Plasmazellen stark zurück. Manche Plasmazellen enthielten RUSSELsche Körperchen. Es handelte sich also um ein schlaffes, schwammiges und stark verfettetes Granulationsgewebe, wie man es auch sonst um Fistelkanäle bei Fremdkörpern und Sequestern findet (REINBACH). Die Fetttröpfchen, welche sich meist in großer Zahl im Exsudat finden, werden von BURCKHARDT von den verfetteten Plasmazellen abgeleitet und nicht als aus dem Knochenmark ausgepreßtes Fett angesehen, eine Ansicht, der man beipflichten muß, da sich in vielen Fällen im Knochen keine Veränderungen finden, welche eine Druckerhöhung im Markraum begründen könnten.

Die chemische Zusammensetzung des Exsudates wurde mehrfach untersucht. Meist fand sich Albumin, und zwar Serumalbumin (TAKVORIAN, CATUFFE, GARRÉ). ALBERT und RIEDINGER wollen auch Muzin gefunden haben, was aber von keinem der übrigen Untersucher bestätigt werden konnte. Der Eiweißgehalt des Exsudates scheint stark zu schwanken (bis zu 3%, HARTWELL), was sich schon in dem Verhalten der Flüssigkeit ausdrückt, indem diese von rein seröser, wäßriger oder mehr glyzerinartiger, bis zu dickflüssiger, fadenziehender Beschaffenheit sein kann. RIEDINGER hielt das Exsudat der Periostitis albuminosa für gleichartig mit dem Inhalt von „Ganglien" und schlug daher die Bezeichnung „Ganglion periostale" vor. WULSTEN hat aber schon darauf hingewiesen, daß das Exsudat der Periostitis albuminosa niemals die gallertige Beschaffenheit aufweist wie die Inhaltsmasse der Ganglien, so daß dieser Unterschied differentialdiagnostisch zur Unterscheidung einer Periostitis albuminosa von einem Ganglion herangezogen werden kann.

Die bakteriologische Untersuchung ergab in den meisten Fällen Staphylokokken (meist Staphylococcus aureus, seltener albus) (SCHLANGE, JACKSCH, MENNEN, GARRÉ, PETERS, STROPENI). Gelegentlich fanden sich auch Streptokokken (LEXER) oder Staphylo- und Streptokokken zugleich (SCHRANK, SCHEIDLER). Nach KLEMM und MERCIER können auch Typhusbacillen gefunden werden. In einem Teil der Fälle erwies sich das Exsudat als steril.

Der bakteriologische Befund stützt also die schon erwähnte Auffassung, daß die Periostitis albuminosa eine abgeschwächte, mitigierte Form der infektiösen akuten hämatogenen Osteomyelitis ist (SCHLANGE). (Auf die tuberkulöse Form gehe ich hier nicht ein.) Die immer wieder erörterte Streitfrage, ob die Periostitis albuminosa einer Infektion mit wenig virulenten Erregern ihre Entstehung verdankt oder ob sie der Ausdruck einer besonders großen Widerstandsfähigkeit des Körpers ist, kommt ziemlich auf das gleiche hinaus. Ob sie von vornherein als seröse Entzündung verläuft oder ob ein — wenn auch nur kurzdauerndes — eitriges Stadium vorausgeht, läßt sich anatomisch nicht sicher beantworten, weil die Fälle zu spät zur Untersuchung kamen. Nach den klinischen Daten scheint beides vorzukommen. Alle Fälle, welche Sequester aufweisen, setzen eine eitrige Entzündung voraus. Das gleichzeitige Vorhandensein von Periostitis albuminosa und Osteomyelitis wurde mehrfach beobachtet (ROSER, ALBERT, GARRÉ, SCHRANK u. a.). SCHEIDLER fand das Exsudat um den Sequester eitrig und in der subperiostalen Höhle „albuminös". Die Dauer des eitrigen Stadiums wird wechselnd lang sein können. TAKVORIAN fand z. B. am 10. Tage nach akutem Beginn der Erkrankung bereits das typische syrupartige Exsudat. Aus diesen Beobachtungen geht hervor, daß zwischen der Periostitis albuminosa und der akuten eitrigen Osteomyelitis alle Übergänge vorkommen. Mit der akuten eitrigen Osteomyelitis hat die Periostitis albuminosa die gleiche Bevorzugung des männlichen Geschlechtes (91,9% nach BRAILOWSKAJA), des gleichen

Lebensalters (meist das 2. Jahrzehnt) und die Bevorzugung der gleichen Knochen (meist die Tibia) gemeinsam. Nur ganz selten ist eine Periostitis albuminosa an einem platten Knochen beobachtet worden (Stropeni, Stirnbein).

d) Die eitrige Periostitis.

Hinsichtlich der eitrigen Periostitis können wir uns kurz fassen, denn das meiste wurde schon bei der Besprechung der eitrigen Osteomyelitis erörtert. Vom pathologisch-anatomischen Standpunkt aus betrachtet, ist die eitrige Periostitis von geringer Bedeutung, da sie selten für sich allein bestehend vom Pathologen beobachtet wird. Wenn auch eine Periostitis häufiger für sich allein vorkommt, als eine Osteomyelitis, so führt sie doch nur selten zum Tode, heilt vielmehr meist aus. Aus diesem Grunde findet man so gut wie keine histologischen Befunde im Schrifttum (M. B. Schmidt). Die eitrige Periostitis beginnt mit einer Eiteransammlung in den lockeren Schichten des Periostes, welche dem Knochen direkt aufliegen. Diese werden auseinandergedrängt und die mehr Widerstand bietende Fibroelastika wird vom Knochen abgehoben. Dabei werden die vom Periost zum Knochen ziehenden Gefäße angespannt und zum Teil auch zerstört. Hierdurch leidet die Ernährung des Knochens, so daß bei größerer Ausdehnung der Eiterung manchmal die oberflächlichen Knochenschichten absterben: superfizielle Nekrose. Werden die so gebildeten Nekrosen abgestoßen und damit zu Sequestern, so spricht man auch von einer „Exfoliation". Tiefer gehende Nekrosen und dickere Sequester bilden sich nur, wenn die Eiterung von außen durch die Haversschen Kanäle weiter in den Knochen eindringt. Daß dies gelegentlich vorkommt, kann nach den Befunden von Schmorl nicht zweifelhaft sein. Rost betont diese Tatsache und weist darauf hin, daß man aus dem Befund von hervorquellendem Eiter aus den Haversschen Kanälen nicht mit völliger Sicherheit auf das Bestehen eines Markabszesses schließen kann, weil die Eiterung gelegentlich auch von außen in den Knochen eindringt. Steht das abgehobene Periost unter starkem Druck oder sind die Erreger sehr virulent, so wird die Fibroelastika auf größere oder kleinere Strecken eingeschmolzen oder auch als nekrotische Fetzen abgestoßen. Dann steht der Eiterung der Weg in die umgebenden Weichteile, vor allem in die Muskelinterstitien offen. Es kommt zu einer phlegmonösen oder auch mehr umschriebenen abszedierenden Entzündung, die meist nach einiger Zeit die Haut durchbricht, falls nicht schon vorher eine operative Eröffnung des Abszesses vorgenommen wurde. Phlegmonöse Entzündungen haben eine schlechte Prognose und führen nicht selten durch Bildung metastatischer Abszesse zum Tode. Die meisten auf das Periost beschränkten eitrigen Entzündungen sind nicht durch Staphylokokken, sondern durch andere Erreger, vor allem Typhusbacillen hervorgerufen: Typhusperiostitis (M. B. Schmidt, Lit.!, Braza, Tourneux und Ginesty).

e) Die Periostitis fibrosa und ossificans.

Über die Periostitis fibrosa und ossificans ist gleichfalls nur noch wenig nachzutragen. Auch hier handelt es sich in den meisten Fällen nicht um eine für sich bestehende Erkrankung, sondern um Folge- und Ausheilungszustände nach akuten Entzündungen im Knochen oder in seiner Umgebung. (Es wurde schon darauf hingewiesen, daß die nicht-infektiösen periostalen Knochenneubildungen nicht Gegenstand der Besprechung in diesem Kapitel sind. Auch die „traumatische Periostitis" im Anschluß an Überbeanspruchung der Knochen der unteren Extremitäten soll hier nicht weiter erörtert werden, weil sich herausgestellt hat, daß es sich hier um eine Kallusbildung im Anschluß an Umbauzonen handelt[1].) Kurz besprechen will ich nur die periostalen Knochenneubildungen, die sich nicht selten an chronische Unterschenkelgeschwüre anschließen, weil hier eine entzündlich bedingte periostale Knochenneubildung vorliegt. Im Bereiche eines chronischen Ulcus cruris ist der Knochen oft mit rinden- oder auch pilzförmigen Verdickungen versehen, die von einem sehr derben und vielfach mit Hämosiderinpigment-haltigen Zellen durchsetzten narbigen Bindegewebe umgeben sind. Die Osteophyten können sich über den ganzen Umfang der Tibia erstrecken und sogar zu einer knöchernen Brückenbildung zwischen ihr und der Fibula führen (E. KAUFMANN, eigene Beobachtung, s. Abb. 31). Manchmal sind die knöchernen Auswüchse auch ganz scharf begrenzt, entsprechend der Ausdehnung des Unterschenkelgeschwüres.

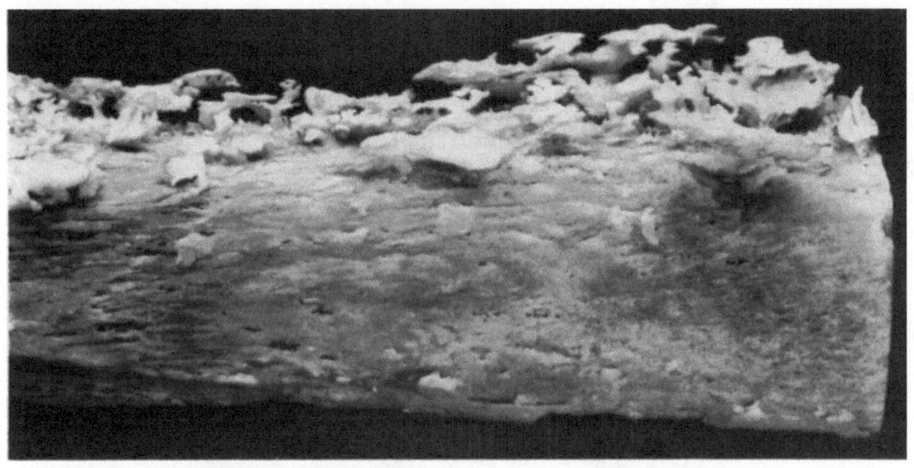

Abb. 30. Periostitis ossificans. Pilzförmige periostale Knochenneubildungen auf der Tibia unter chronischem Ulcus cruris. Außerdem bestand eine starke sklerosierende Osteomyelitis der Tibia (s. Abb. 31). 70jähriger Mann. S. 217/37, Nürnberg. Panphot-Aufnahme der Firma Leitz-Wetzlar.

In einem erst kürzlich sezierten Fall konnte ich besonders schön ausgebildete pilzförmige Exostosen beobachten, die sich im Bereich eines chronischen Unterschenkelgeschwüres bei einem 70jährigen Mann fanden, der allerdings daneben auch noch an einer chronischen Osteomyelitis gelitten hatte. Über die Vorgeschichte ist nur wenig bekannt, da der Kranke moribund mit einer Apoplexie in das Krankenhaus eingeliefert wurde und selbst keine Angaben mehr machen konnte. Die Angehörigen wußten nur, daß er schon seit der Kindheit nach einer Verletzung, die erst nach einigen Jahren ausheilte, sein Bein sehr schonen mußte, damit es nicht wieder „aufbrach". Bei der Sektion (Nr. 217/37, Nürnberg) fand sich eine etwa die mittlere Hälfte der Tibia einnehmende bräunliche Verfärbung der stark gespannten Haut des linken Unterschenkels. Die Haut war über dem Schienbein nicht verschieblich, sondern mit dem Knochen fest verwachsen. Der Knochen war sehr stark verdickt und — wie sich beim Einschneiden in die Haut zeigte — von einer bis zu 1 cm dicken Schicht von sehr derbem, narbigem Bindegewebe bedeckt. Dieses Narbengewebe war stark bräunlich verfärbt und enthielt anscheinend diffus verstreute knöcherne Einlagerungen. Auf dem Querschnitt durch die Tibia zeigte sich eine ziemlich gleichmäßige spongiöse Beschaffenheit des ganzen Querschnittes, die keine deutliche Knochenrinde und keinen nennenswerten Markraum erkennen ließ. Tibia und Fibula waren durch eine Knochenbrücke miteinander verbunden. Nachdem eine Scheibe aus der Tibia und Fibula herausgesägt war, wurde der Rest der Knochen mazeriert. Es ergab sich das in Abb. 30 dargestellte Bild: Die ganze mediale Fläche der Tibia ist mit dicht stehenden pilzförmigen Exostosen bedeckt. Die laterale und hintere Fläche sind nur etwas rauh und stärker porosiert als der normale Knochen (vgl. den Querschnitt der zum Vergleich in derselben Höhe entnommenen Scheibe aus der rechten Tibia (Abb. 31 B). Nirgends fanden sich Fisteln im Knochen und auch keine entzündlichen Herde.

---

[1] Siehe dieses Handbuch, Band IX/3, S. 296ff.

Der Querschnitt der Tibia hat große Ähnlichkeit mit den Schnitten durch den Oberschenkelknochen der Abb. 13 und 14. Hier wie dort die ziemlich gleichmäßige Ausfüllung des Markraumes mit spongiösem Knochen und eine Auflockerung der Rinde des im ganzen nicht unbeträchtlich verdickten Knochens. Das auffallendste sind die pilzförmigen Auswüchse, von denen zwei in dem Querschnitt der Abb. 31 A getroffen sind (*P*). Der Gesamtbefund spricht für eine chronische, wahrscheinlich von vornherein „nichteitrige Osteomyelitis" und Periostitis. Die Pilzform der Exostosen ist wohl so zu erklären, daß sich die Knochenneubildung vorwiegend in den vom Knochen abgehobenen Schichten des Periostes gebildet hat. Die Abhebung ist wahrscheinlich, entsprechend der langsamen Exsudatbildung auch langsam vor sich gegangen, und zwar so, daß die meisten Gefäße nicht zerrissen, sondern erhalten und durchströmt blieben. So konnte sich auch um den senkrecht zum Knochen verlaufenden Abschnitt der Gefäße ein „osteoplastisches Milieu" bilden,

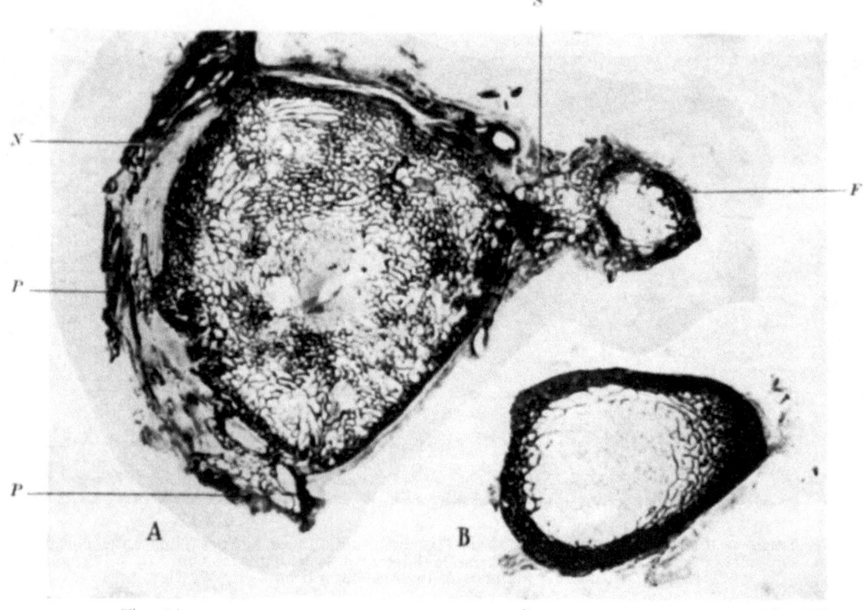

Abb. 31 A und B. Schnitt durch die Unterschenkelknochen der Abb. 30. Tibia und Fibula (*F*) sind durch eine Knochenbrücke (*S*) verbunden. *P* Querschnitte der pilzförmigen Exostosen; *N* narbig verdicktes Periost; *B* Querschnitt der rechten Tibia des gleichen Patienten zum Vergleich.

in dessen Bereich die „Stiele" der Pilze entstanden. Mit Sicherheit ist jedoch die Bildungsweise dieser Exostosen aus dem histologischen Präparat nicht mehr abzulesen, weil der Knochen inzwischen schon umgebaut wurde und auch im Bereich der „Pilze" nicht mehr die ursprüngliche Struktur aufweist.

Das Gewebe zwischen den einzelnen „Pilzen" besteht aus sehr derbem, narbigem Bindegewebe mit zahlreichen hämosiderin-pigmentierten Zellen. Auf dem Knochen liegt nur eine schmale Periostschicht; der Hauptteil des Periostes wird sozusagen von den „Hüten der Pilze" getragen und geht ohne scharfe Grenze in das Unterhautzellgewebe über (s. Abb. 31 A).

Andere Formen der periostalen Knochenneubildungen in Form von borkenartigen Verdickungen oder auch zapfen- und tropfsteinartigen Gebilden (Abb. 17) wurden bereits besprochen, so daß sich weitere Ausführungen über die Periostitis fibrosa und ossificans erübrigen (s. auch Abb. 36 und 37).

Anhang: Phosphornekrose der Kiefer, Perlmutter- und Jutestaubosteomyelitis.

Anhangsweise seien noch kurz einige früher gelegentlich beobachtete Berufskrankheiten erwähnt: die „Phosphornekrose der Kiefer", die sog. Perlmutter- und die Jutestaub-Ostitis und Periostitis. Alle diese

Erkrankungen haben nur noch historisches Interesse, da sie infolge wirksamer gewerbehygienischer Maßnahmen nicht mehr vorkommen. Ich beschränke mich daher auf ganz kurze Bemerkungen und verweise hinsichtlich des Schrifttums auf die zusammenfassende Darstellung von M. B. SCHMIDT in den Ergebnissen der Pathologie (LUBARSCH-OSTERTAG), Jahrg. 5, 1898 und auf das „Handbuch der Berufskrankheiten" von KOELSCH. Die Phosphornekrose der Kiefer stellte eine eitrig-jauchige Entzündung der Kiefer dar, die sich von der durch die Phosphordämpfe geschädigten Mundschleimhaut aus entwickelte. Es kam zu ausgedehnten Knochennekrosen und anschließend zu Totenladenbildungen, die sich von denen bei Osteomyelitis aus anderen Ursachen nicht unterschieden. Das Verbot der Verwendung des weißen Phosphors zur Zündholzherstellung hat die „Phosphornekrose der Kiefer" zum Verschwinden gebracht.

Bei den beiden anderen obengenannten Gewerbekrankheiten ist es sehr fraglich, ob der Perlmutterstaub und der Jutestaub überhaupt etwas mit der angenommenen, aber histologisch nicht näher untersuchten Knochenerkrankung (M. B. SCHMIDT) zu tun hatte. Es besteht durchaus die Möglichkeit, daß es sich um Fälle von Knochentuberkulose gehandelt hat (KOELSCH).

IV. Über die Beziehungen zwischen den Knochenentzündungen und dem übrigen Körper.

A. Infektionswege und -quellen. Erreger der Osteomyelitis.

Für das Verständnis der Entstehung, der Lokalisation und der Bedeutung der Knochenentzündungen für den übrigen Körper ist es notwendig, sich zu vergegenwärtigen, was wir über die Beziehungen zwischen den Entzündungsherden im Knochen und dem übrigen Körper wissen.

Da die Knochen normalerweise nirgends mit der Außenwelt in direkter Beziehung stehen, kann es zu einer Ansiedlung von Krankheitserregern im Knochen nur kommen, wenn die Keime an irgendeiner anderen Stelle in den Körper eingedrungen sind. Für die Knochenentzündungen, die sich an eine offene Fraktur, eine den Knochen freilegende Operation oder an eine in der Umgebung des Knochens ablaufende Entzündung anschließen, erübrigt sich eine Besprechung des Infektionsweges. Auch die selteneren Knochenentzündungen, die im Anschluß an eine Infektionskrankheit auftreten und durch den gleichen Erreger hervorgerufen sind wie die vorausgegangene Infektionskrankheit, bereiten für das Verständnis keine Schwierigkeiten, wenn man weiß, daß bei den meisten Infektionskrankheiten die Erreger wenigstens zeitweise im Blute kreisen und mit Vorliebe im Knochenmark abgefangen werden (E. FRÄNKEL, HARTWICH u. a.). Wir müssen annehmen, daß sie hier gewöhnlich bald abgetötet werden. Sie können aber auch längere oder kürzere Zeit in infektionstüchtigem Zustand liegen bleiben und bald im Anschluß an die Infektionskrankheit oder auch erst einige Zeit später, ja in einzelnen Fällen erst nach Jahren, metastatische Entzündungsherde bedingen. Dies geht mit Sicherheit daraus hervor, daß manchmal erst Monate, ja Jahre nach Ablauf der Infektionskrankheit osteomyelitische Herde aufflackern, die durch den Erreger der vorausgegangenen Infektionskrankheit hervorgerufen sind, ohne daß sich irgendwelche Anhaltspunkte für eine Neuinfektion finden ließen. Man beobachtet dies vor allem nach Typhus (MADELUNG, HASELHORST, HORSCH: Osteomyelitis typhosa 6 Wochen und 5 Jahre nach dem Typhus), dann nach Paratyphus (BRUDNICKY, JUST, Lit.!), Paratyphus-N (MATROSOFF: Ausbruch der Paratyphusosteomyelitis 5 Jahre später anläßlich einer Rekurrensinfektion). In anderen Fällen schließt sich die Osteomyelitis unmittelbar an die Infektionskrankheit an, so auch nach Typhus und Paratyphus, dann nach Gonorrhöe (Palew, Green und Shannon). Grippe (von Redwitz, Lit.!), ferner an Pneumonien (meist bei jüngeren Kindern, Lexer, Soupault), an Pocken (W. L. Brown und C. P. Brown, Brinkmann, Eickenbary und le Cocq). Von selteneren Erregern seien ferner noch genannt Meningokokken (Chiari), Bacillus (Salmonella) suipestifter [9 Fälle mit unklarer Quelle der Infektion (Milch?) bei Weaver und Sherwood, Gayzago], Mikrococcus melitensis (Segre, experimentell). Streptococcus viridans wurde erst wenige Male gefunden (Compere: in Taluszyste, Day). Auch Kolibazillen kommen nur selten in Betracht (Naegeli, Camera).

Wie nach Infektionskrankheiten, so können wir auch bei dem Bestehen von isolierten Entzündungsherden im Körper voraussetzen, daß von ihnen aus gelegentlich Keime in die Blutbahn gelangen und als Quelle einer Knocheninfektion in Betracht kommen. Genaue anamnestische Erhebungen lassen als vermutliche Quellen der Infektion die verschiedenartigsten Entzündungsherde erkennen: Anginen, Tonsillarabszesse, Ekzeme, Furunkel und andere eitrige Hautentzündungen, wie vereiterte Blasen an Händen oder Füßen, infizierte Kratzwunden u. dgl. Schwerer aufzufinden sind Entzündungsherde im Inneren des Körpers; im Bereich der Atmungsorgane sind Bronchiektasien (C. Sternberg) und Pneumonien (besonders bei Pneumokokkenosteomyelitis der Kleinkinder) sowie eitrige Nebenhöhlenentzündungen zu nennen, dann Otitis media (auch vorwiegend bei Kindern, Blecher). Im Bereich der Harnorgane kommen pyelonephritische Herde und Prostataabszesse in Betracht, ferner Restzustände nach Appendizitis, Pfortaderthrombosen (Payr). Da wir wissen, daß auch Keime, die von irgendwelchen Entzündungsherden in die Blutbahn und damit in das Knochenmark gelangt sind, dort manchmal längere Zeit latent liegen bleiben, darf man wohl annehmen, daß nicht selten der primäre Entzündungsherd längst abgeheilt ist, wenn aus irgendeinem Grunde die im Knochenmark festgehaltenen Keime wieder virulent werden und einen osteomyelitischen Herd zur Entstehung bringen.

Trotz eifrigster Nachforschung bleibt nun aber noch eine große Anzahl von Fällen übrig, in denen auch die sorgfältigste Anamnese keinen vorausgegangenen Infekt aufzudecken vermag, der mit einiger Wahrscheinlichkeit als Ausgangspunkt für die Osteomyelitis angesehen werden kann, so daß vielfach nicht der geringste Anhalt zu gewinnen ist, wo die Erreger in den Körper eingedrungen sind (Wilensky, Askanazy in Aschoffs Lehrbuch u. v. a.). Meist handelt es sich dann um Infektionen mit Staphylokokken und zwar ganz überwiegend mit Staphylococcus aureus (nach der Sammelstatistik von Sobernheim z. B. in 87,8%), weniger häufig mit Staphylococcus albus, Streptokokken (etwa 12%, Sobernheim) oder um Mischinfektionen. Als Beispiel für die Beteiligung der verschiedenen Erreger an den Osteomyelitisfällen führe ich nur die Befunde der chirurgischen Klinik in Bonn (Naegeli) an:

Staphylococcus aureus	78,9%	Koligruppe	1,7%
Staphylococcus albus	5,2%	Pneumokokken	1,7%
Streptokokken	5,2%	Typhusbazillen	1,7%
Staphylo- und Streptokokken.	3,5%		

Ganz ähnlich sind die auch sonst im Schrifttum mitgeteilten Zahlen. Bei Kleinkindern verschiebt sich das Verhältnis mehr zugunsten der Streptokokken. So geben z. B. Green und Shannon für Kleinkinder 63% Streptokokken und nur 30% Staphylokokken an. Der Rest bestand aus Pneumokokken- und einer Gonokokkeninfektion. Über weitere Unterschiede gegenüber der Osteomyelitis älterer Kinder s. S. 59.

Da man in so vielen Fällen trotz sorgfältigster Suche keine Eintrittspforte der Erreger in den Körper nachweisen kann (nach Chilewitsch gelang es z. B.

bei 61 Fällen der SAUERBRUCHschen Klinik nur 16mal), so hat man schon seit langem angenommen, daß die Erreger auch durch die intakte Haut und die wenigstens nicht nachweisbar geschädigten Schleimhäute in den Körper eindringen und in das Blut gelangen können (KOCHER, GARRÉ, LEXER, PAYR, SOBERNHEIM u. v. a). Besonders die Talgdrüsen (ISELIN) und die lymphatischen Organe des Verdauungskanals werden als Eintrittsstellen in Anspruch genommen. Der bekannte Selbstversuch GARRÉS beweist ja, daß man durch Einreiben von Staphylokokken in die intakte Haut diese Keime in den Körper hineinbringen kann. Es ist daher sehr wohl möglich, daß dieser Weg auch bei der Osteomyelitis in Betracht kommt, ohne daß es in der Haut selbst zu nachweisbaren entzündlichen Veränderungen kommt. Bei der Häufigkeit kleiner und kleinster Entzündungsherde in der Haut bei Kindern ist es aber auch sehr gut denkbar, daß vielen Osteomyelitisfällen ein solcher, nicht weiter beachteter Herd in der Haut vorausgegangen ist oder daß eine der so häufigen Entzündungen der Tonsillen die erste Lokalisation der Erreger im Körper war. So nimmt SPATH an, daß 15% der Osteomyelitisfälle postangiös entstehen und fordert, die Tonsillektomie häufiger auszuführen. Auch WAKELY glaubt eine Ursache der Abnahme der Osteomyelitisfälle in den jetzt häufiger ausgeführten Tonsillektomien zu finden. Mit Sicherheit kennen wir aber heute die Eintrittspforte der Erreger der Osteomyelitis in den Körper vielfach nicht und müssen uns mit der Tatsache abfinden, daß die Erreger nicht selten mit dem Blutstrom in das Knochenmark gelangen, ohne daß wir ihren Weg im Körper und ihre Herkunft näher verfolgen können.

B. Die Bedingungen für das Angehen der Infektion und die Lokalisation der Osteomyelitis. Geschlechtsverteilung. Altersbesonderheiten.
Rolle der Gefäßversorgung des Knochens.

Es erhebt sich nun die Frage, unter welchen Umständen kommt es denn nun zur Entwicklung einer Osteomyelitis, wenn Keime im Knochenmark abgefangen wurden? Daß die Anwesenheit der Keime im Knochenmark allein nicht ausreicht, geht ja aus den Befunden von E. FRÄNKEL (s. S. 53) und vielen anderen hervor und folgt auch aus der Tatsache, daß bei chronischer Osteomyelitis die Erreger jahrelang im Knochenmark liegen können, ohne ständig entzündliche Veränderungen zu unterhalten. Hier würde die Frage also lauten, unter welchen Umständen flackert ein osteomyelitischer Herd wieder auf?

Auf beide Fragen können wir heute noch keine ganz befriedigende Antwort geben. Wir können aber auf verschiedenen Wegen Anhaltspunkte gewinnen, die eine Beantwortung wenigstens mit Wahrscheinlichkeit ermöglichen. Theoretisch wird es von dem Verhältnis der Aggressivität der Erreger zu dem Abwehrvermögen des Körpers, also von der Reaktionslage im Organismus abhängen, ob eingedrungene Keime sofort eine Entzündung hervorrufen, ob sie abgetötet oder in lebendem Zustand zunächst abgekapselt werden. In gleicher Weise wird es von dem Verhältnis von Virulenz zur Abwehrfähigkeit des Körpers abhängen, ob eine akute eitrige Osteomyelitis entsteht oder eine chronische eitrige oder nichteitrige Entzündung in ihren verschiedenen Formen, sei es diffus oder umschrieben nach Art eines BRODIE-Abszesses. Leider haben wir noch kaum Mittel, die Reaktionslage im einzelnen zu beurteilen. Nach GROSS soll der Antitoxingehalt des Blutserums ein brauchbarer Indikator für die Beurteilung der Prognose sein. Hoher Antitoxintiter bald nach Beginn der Entzündung soll für gute Abwehrfähigkeit und damit für günstigen Verlauf sprechen. Zu ähnlichen Anschauungen kam neuerdings auch H. MILLER (Lit.!).

Übersieht man eine größere Anzahl von Osteomyelitisfällen, so fallen einige Besonderheiten auf, die darauf hinweisen, daß sowohl eine gewisse lokale

Gewebsdisposition wie eine Alters- und vielleicht auch eine Geschlechtsdisposition für die Lokalisierung der Entzündungsherde eine Rolle spielt. Was zunächst die Geschlechtsdisposition angeht, so wird allgemein angegeben, daß das männliche Geschlecht etwa dreimal so oft betroffen ist als das weibliche, wenn man sämtliche Altersstufen zusammen betrachtet. Im höheren Alter verschiebt sich das Verhältnis noch mehr zugunsten der Männer auf etwa 6,5 : 1, während im Kleinkindesalter noch kein Überwiegen der Erkrankungsfälle bei Knaben zu beobachten ist (PRASS, GREEN und SHANNON u. a.). Früher hat man ziemlich allgemein angenommen, daß das Überwiegen des männlichen Geschlechtes hauptsächlich auf die stärkere Gefährdung durch Unfälle aller Art zu beziehen ist. Diese Ansicht setzt voraus, daß das Trauma eine wichtige Rolle für die Lokalisation der Osteomyelitis spielt. Wie später noch näher ausgeführt wird, neigt man heute immer mehr dazu, dem Trauma keine nennenswerte Rolle mehr zuzugestehen (s. S. 59), wenigstens nicht in dem Sinne, daß es einen „locus minorus resistentiae" in dem betroffenen Knochen schaffen soll. Es ist aber durchaus möglich, daß die Knaben dadurch stärker gefährdet sind, daß sie sich sehr viel häufiger als Mädchen kleine infizierte Hautverletzungen zuziehen, die dann als Eintrittspforte der Erreger dienen. Vielleicht spielen außerdem auch noch andere Faktoren eine Rolle, über die wir allerdings nichts Näheres wissen.

Klarere Vorstellungen haben wir über die Ursache der ebenso auffallenden Altersbesonderheiten hinsichtlich des Sitzes der osteomyelitischen Herde. Es wurde schon mehrfach darauf hingewiesen, daß die langen Röhrenknochen weit häufiger von der Osteomyelitis betroffen werden als die kurzen und platten Knochen. Wenn wir nun die Röhrenknochen näher auf den Sitz der osteomyelitischen Herde betrachten, so finden wir in allen Aufstellungen übereinstimmend eine ganz ausgesprochene Bevorzugung der unteren Gliedmaßen und hier wieder des Femur und der Tibia. Die Reihenfolge dieser beiden Knochen wird zwar in den Statistiken verschieden angegeben (s. Tabelle), übereinstimmend ist aber der große Abstand, in welchem dann die übrigen langen Röhrenknochen folgen. Der Humerus ist noch verhältnismäßig oft betroffen, Radius, Ulna und Fibula jedoch viel seltener.

Von den zahlreichen statistischen Mitteilungen im Schrifttum habe ich hier nur drei Angaben aus weit auseinanderliegenden Städten Deutschlands nebeneinander gestellt. Sie zeigen, daß die Häufigkeit des Sitzes der Osteomyelitis in den einzelnen Knochen überall fast die gleiche ist, jedenfalls bewegen sich die Zahlen durchaus in der gleichen Größenordnung.

	Tübingen (TRENDEL)	Breslau (REISCHAUER)	Bonn (NAEGELI, MENNICKEN)
Femur	45,8%	40,6%	34,15%
Tibia	34,8%	37,7%	42,3%
Humerus	9,3%	10,3%	12,55%
Fibula	3,2%	3,5%	5,5%
Radius	7,2% { 3,9%	4,2% { $-^1$	5,5% { 4,0%
Ulna	{ 3,2%	{ $-^1$	{ 1,5%

Betrachtet man den Sitz der osteomyelitischen Herde in den einzelnen Knochen, so zeigt sich eine auffällige Bevorzugung der Enden der Knochen, und zwar der Gegend um die Epiphysenlinie, der Metaphysen. Eine Ausnahme macht in einzelnen Aufstellungen die Fibula, die sich öfters auch in der Mitte der Diaphyse betroffen zeigt (REISCHAUER). Auch bei noch weiter gehender Differenzierung des Sitzes der Entzündungsherde finden sich ganz allgemein-

---

[1] Nicht einzeln angegeben.

gültige Übereinstimmungen in der Häufigkeit des Betroffenseins der einzelnen Metaphysen. Ich bringe als Beispiel nur die Angaben von REISCHAUER aus der Breslauer Chirurgischen Klinik in dem etwas umgezeichneten Schema der Abb. 32.

Die Reihenfolge ist klar ersichtlich:

untere Femurmetaphyse,	untere Tibiametaphyse,
obere Tibiametaphyse,	obere Femurmetaphyse.

Die gleiche Reihenfolge findet sich immer wieder mit nur geringen Abweichungen. So fand z. B. MENNICKEN die untere Femur- und obere Tibiametaphyse mit der gleichen Zahl von Fällen (je 21,1%) beteiligt. Es folgte die untere Tibiametaphyse mit fast der gleichen Anzahl (20,1%) und die obere Humerusmetaphyse mit 6,8%, dann die obere Femurmetaphyse mit 6,3%. Immer sind aber die um das Kniegelenk herumgelegenen Knochenabschnitte am meisten befallen.

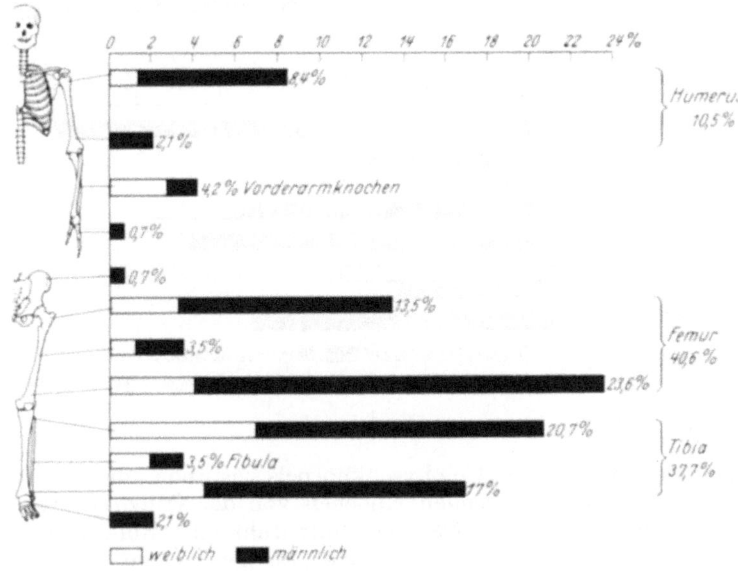

Abb. 32.

Diese auffallenden Lokalisationseigentümlichkeiten werden verständlicher, wenn man sie mit den Altersbesonderheiten der Erkrankungen an Osteomyelitis in Beziehung bringt. Es ist schon lange bekannt, daß die Osteomyelitis vorwiegend eine Erkrankung des Wachstumsalters ist (GARRÉ). Die im Schrifttum mitgeteilten Kurven zeigen zwar Abweichungen in der Beteiligung der einzelnen Lebensjahre und weisen nicht immer die Gipfel an der gleichen Stelle auf. Es ist aber für unsere Zwecke nicht erforderlich, die hier zu findenden Unterschiede im einzelnen zu besprechen, da sie für unsere Betrachtungen unwesentlich sind. Wichtig ist nur, daß etwa 97% aller Osteomyelitisfälle vor dem 25. Lebensjahr beginnen und nur etwa 3% primär ältere Leute betreffen (GARRÉ, LEXER u. v. a.), bei denen das Längenwachstum der Knochen bereits abgeschlossen ist. MENNICKEN hat die Erkrankungen der einzelnen Metaphysen in Beziehung zu dem Abschluß des Längenwachstums am gleichen Knochenabschnitt gebracht und fand eine überraschend genaue Übereinstimmung zwischen der Verknöcherungszeit und dem Höchstalter der an der betreffenden Metaphyse erkrankten Personen. Nach erfolgter Verknöcherung der

Epiphysenlinie traten nur an der unteren Tibiametaphyse vereinzelt noch Erkrankungen an akuter Osteomyelitis auf, aber auch nur noch 1 Jahr länger (s. Tabelle Abb. 33).

Diese Beobachtungen, die sich immer wieder bestätigten, lassen darauf schließen, daß Besonderheiten im Bau der Knochen, die nur während der Wachstumsperiode der Knochen vorhanden sind, die Ansiedlung der Erreger im Knochenmark, und zwar gerade an der Epiphysenlinie begünstigen. Lexer hat schon vor vielen Jahren darauf aufmerksam gemacht, daß sich die Metaphysen der wachsenden Knochen vor allem hinsichtlich der Blutversorgung von den frühkindlichen und den ausgewachsenen Knochen unterscheiden. Der Reichtum der Gefäße ist im Wachstumsalter ganz erheblich größer als später[1]. Außerdem bestehen nur ganz vereinzelte Verbindungen zwischen den Gefäßen der Metaphyse und der Epiphyse, solange der Epiphysenknorpel noch vorhanden ist. Die kleinen Arterien an der Epiphysenlinie gehen in sehr weite Kapillarschlingen über, so daß eine starke Stromverlangsamung

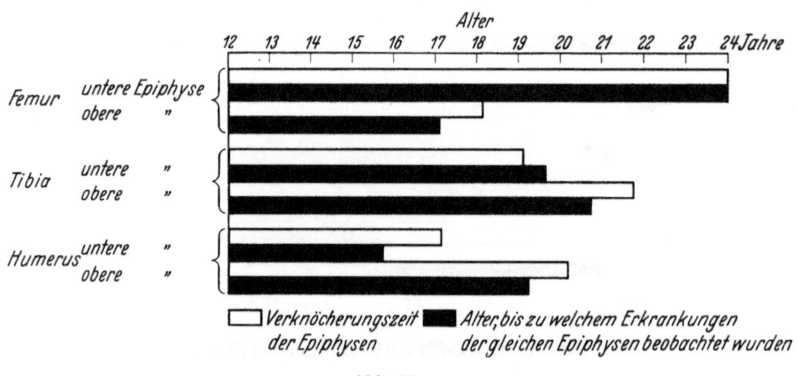

Abb. 33.

an der metaphysären Seite des Epiphysenknorpels zustande kommt. Da ferner besonders die sehr stark wachsenden Knochen von der Osteomyelitis befallen werden, wird auch der Gesamtgröße der Blutzufuhr eine Rolle zugeschrieben (Lexer). Nussbaum wies nach, daß die meisten der kleinen Arterien in der Metaphysengegend als Endarterien aufzufassen sind und keine Anastomosen mit benachbarten Arterien haben. Auch diese anatomischen Besonderheiten werden für das besonders gute Haftenbleiben der eingeschleppten Erreger mit verantwortlich gemacht. Injektionsversuche mit Tusche und Farbstoffen weisen darauf hin, daß die auskleidenden Zellen der Gefäße an der Epiphysenlinie besonders starke „Anziehungskraft" für Fremdkörper im Blute haben, so daß die Keime gerade hier abgefangen werden. Bei mangelhafter Abwehrfähigkeit werden hier liegenbleibende Keime nicht abgetötet, sondern wuchern und können zur Bildung von Entzündungsherden Veranlassung geben (Shioda). Nach W. Schulze sind überdies im Mark der Metaphysenseite die für die Abwehr wichtigen Zellen nur in geringer Zahl vorhanden. Die in den Kapillarschlingen wuchernden Keime führen gelegentlich zu Kreislaufstörungen und zur Bildung keilförmiger Nekrosen (W. Schulze). Auch in die Mitte der Markhöhle eingebrachtes Material sammelt sich mit Vorliebe an der Epiphysenlinie (W. Müller). Die vorwiegende Beteiligung der Staphylokokken an den Osteomyelitisfällen wird von Lexer in Zusammenhang mit der eigentümlichen

---

[1] Siehe die Injektionspräparate in der letzten zusammenfassenden Arbeit von Lexer über dieses Thema in der „Neuen Deutschen Chirurgie", Bd. 56, Abb. 20—24.

Wuchsform in haufenförmigen Kolonien gebracht. Die Staphylokokken sollen wegen dieser Form ihrer Kolonien leichter in den Kapillaren stecken bleiben und auch die Kapillaren später bei weiterem Wachstum leichter verschließen. Foà fand aber außerdem auch eine elektiv das Knochenmark schädigende Wirkung der Staphylokokkentoxine (GROSS). Nach neueren Untersuchungen ist weiter auch der Vitamingehalt des Körpers, vor allem der Gehalt an Vitamin C von Bedeutung für die Funktion der Abwehrzellen (TAKAHASHI, KUWAHATA, WACHSMUTH und HENRICK). Es sollen daher besonders solche Menschen (vor allem Kinder) empfänglich für das Angehen der Staphylokokkeninfektion sein, bei denen eine allgemeine „Abwehrschwäche" infolge relativen Vitamin-C-Mangels besteht, die sich, wie KUWAHATA es ausdrückt, in einem nicht voll ausgebildeten „BARLOW-Zustand" befinden. Ist die „Abwehrschwäche" sehr ausgesprochen, so soll es zu einer „Polyosteomyelitis" kommen, d. h. zu einem primär multiplen Auftreten von osteomyelitischen Herden[1].

Für das Haftenbleiben der Keime im Knochenmark ist weiterhin vielleicht eine gewisse „Sensibilisierung" des Mesenchyms im Knochenmark durch die entzündlichen Veränderungen an der Eintrittsstelle der Keime in den Körper von Bedeutung.

Zweifellos sind mehrere, wenn nicht viele Faktoren, für das Angehen der osteomyelitischen Infektion von Wichtigkeit. Es muß aber zugegeben werden, daß die Besonderheiten der Gefäßversorgung eine ausschlaggebende Rolle spielen, denn sie allein ermöglichen das Verständnis für die Zusammendrängung der Erkrankungsfälle in dem Wachstumsalter und die so auffällige Bevorzugung der Metaphysen der am stärksten wachsenden Knochen. Im ersten Kindesalter, wenn die Knochen noch klein und ihre Gefäße verhältnismäßig weit sind, fallen die Unterschiede in der Häufigkeit der Lokalisation der Herde auf bestimmte Knochen und bestimmte Knochenabschnitte, die wir im späteren Kindesalter finden, fort. Die Herde sitzen vielmehr häufiger auch in der Diaphyse und auch in den Epiphysen. Daher ist in den ersten Lebensjahren die sekundäre Beteiligung der Gelenke verhältnismäßig noch häufiger (MOLTSCHANOFF, SANTI, GREEN) und die Sequesterbildung seltener. Auch entfallen die später so krassen Unterschiede hinsichtlich der Häufigkeit der Erkrankung der langen Röhrenknochen und der kurzen und platten Knochen. So sind z. B. im Säuglingsalter die Schädelknochen verhältnismäßig viel häufiger Sitz der Osteomyelitis als bei älteren Kindern und Erwachsenen (AMBERG und GHORMLEY).

Es zeigt sich hier wie auf vielen Gebieten der Pathologie: Das tiefere Eindringen in die Lebensvorgänge läßt immer mehr erkennen, wie verwickelt die Dinge liegen und wie viele Faktoren eine Rolle spielen oder spielen können. Diese Erkenntnis soll uns davor bewahren, einen Faktor überzubewerten, wie es früher zweifellos vielfach geschehen ist. So hat man dem Trauma eine viel zu große Rolle zugeschrieben. Man meinte, es müsse die Abwehrfähigkeit des Körpers lokal durch ein Trauma herabgesetzt sein, damit die auf dem Blutweg eingeschleppten Keime zur Vermehrung kommen und krankmachende Wirkung entfalten könnten.

C. Osteomyelitis und Trauma.

Da die Frage nach der Rolle des Traumas für die Lokalisation der Osteomyelitis von großer praktischer, besonders versicherungsrechtlicher Bedeutung ist und in dem Schrifttum eine große Rolle spielt, muß ich auf diese Frage etwas näher eingehen.

---

[1] Multiple Knochenherde kommen nach GARRÉ, TRENDEL u. a. etwa in 15—20% der Fälle vor. TRENDEL fand z. B. 122mal 2 Knochen, 31mal 3 Knochen, 10mal 4 Knochen, 2mal 5 Knochen und 1mal 10 Knochen befallen unter 1058 Gesamtfällen.

Bis in die jüngste Zeit wird in den meisten Lehrbüchern der Chirurgie und Pathologie (Kaufmann, Herxheimer 1927, Tendeloo) dem Trauma eine bedeutende Rolle für den Ausbruch der Osteomyelitis insofern zugeschrieben, als es durch Schädigung des Knochenmarkes den „locus minoris resistentiae" schaffen soll, denn man glaubt, voraussetzen zu müssen, um das Angehen der Infektion erklären zu können. Gegenüber diesen Angaben in den chirurgischen und pathologisch-anatomischen Arbeiten (Sobernheim, Friedemann, Hübler) findet man in den Lehr- und Handbüchern der Unfallheilkunde und Begutachtung (Magnus-König, Liniger) neuerdings durchweg die Auffassung vertreten, daß das Trauma nur eine sehr geringe Rolle spielt (s. auch Molineus). Während z. B. Thiem 1909 noch in 14% der Fälle, A. Schmidt (Garré) in 31,8%, Mennicken 1934 (v. Redwitz) in 30% der Fälle dem Trauma eine Bedeutung zumessen, wird dem Trauma in den Handbüchern der Unfallheilkunde höchstens in 5% eine Mitwirkung zugesprochen. Diese 5% sind aber keineswegs als gesichert anzusehen. Es sind vielmehr nur die Fälle, bei welchen die heute geltenden Mindestanforderungen für die Anerkennung eines ursächlichen Zusammenhangs zwischen Trauma und Osteomyelitis erfüllt sind. Am eindringlichsten hat Reischauer die Tatsachen zusammengestellt, welche uns veranlassen sollten, die ursächlichen Zusammenhänge zwischen Trauma und Osteomyelitis sehr kritisch zu betrachten.

Die Anerkennung eines ursächlichen Zusammenhanges zwischen Trauma und Osteomyelitis (es ist natürlich immer die akute auf dem Blutweg entstandene Osteomyelitis gemeint) setzt heute voraus:

1. den sicheren Nachweis, daß der Knochen von einer schweren Gewalteinwirkung betroffen worden ist, die offenbar eine nennenswerte Schädigung des Knochens zur Folge hatte;

2. die Übereinstimmung vom Orte der Gewalteinwirkung mit der Lokalisation der Osteomyelitis;

3. bestimmte zeitliche Voraussetzungen, die erfüllt sein müssen.

Zu diesen drei Punkten ist im einzelnen zu sagen:

Zu 1.: Der in den Krankengeschichten immer wiederkehrende „Fall auf dem Eise, bei Spielen, Tritt gegen das Schienbein" u. dgl. reicht im allgemeinen nicht aus, um eine genügend starke Schädigung des Knochens annehmen zu können. Nicht selten ist das Hinfallen wohl auch wegen des Schmerzes der schon bestehenden Entzündung erfolgt (Wakeley). Derartige „Traumen" sind überdies so häufig, daß man sie nachträglich wohl in den allermeisten Fällen bei Jugendlichen innerhalb der meist geforderten Zeit von 5—6 Tagen vor dem Beginn der Osteomyelitis angegeben bekommt. Es kommt aber nicht darauf an, daß die Einwirkung eines Traumas behauptet wird, sie muß nachgewiesen werden. Wenn wirklich so geringfügige Traumen für den Ausbruch einer akuten Osteomyelitis eine Rolle spielen würden, dann müßte die Osteomyelitis heute, im Zeitalter des Sportes, erheblich zugenommen haben. Das ist aber keineswegs der Fall. Nach Reischauer ist z. B. von etwa 100000 Mitgliedern des Deutschen Schiverbandes in den daraufhin genauer bearbeiteten Wintern 1925/26 und 1929/30 kein einziger Fall von Osteomyelitis gemeldet worden, obwohl doch gerade beim Schisport viele erhebliche Unfälle mit Knochenbrüchen vorkommen und sich ein großer Teil der Mitglieder im „Osteomyelitisalter" befindet. Auch das große Material der Unterstützungskasse der Deutschen Turnerschaft ergab, daß in den 6 Jahren von 1925—1930 nur 11 Fälle von Osteomyelitis gemeldet wurden. Dabei betrafen $^3/_4$ der gesamten gemeldeten Unfälle Mitglieder im Alter von 10—25 Jahren. Unter diesen Sportunfällen waren allein 137 tödliche, so daß eine sehr große Zahl von mittelschweren Unfällen vorauszusetzen ist, die eine stärkere Schädigung des Knochens anzunehmen gestatten. Die genannten

11 Fälle von Osteomyelitis sind nun nicht etwa als Unfallfolge anerkannt, denn eine Nachprüfung solcher Beziehungen hat nicht stattgefunden. REISCHAUER gibt ferner noch an, daß 1927 unter 10000 Unfällen von 3 Millionen Versicherten der Frankfurter Allgemeinen Lebens- und Unfallversicherung nur 15 Osteomyelitisfälle waren. Von diesen ist nur in 3 Fällen mit Wahrscheinlichkeit eine traumatische Genese anerkannt worden. Sichere Fälle sind jedenfalls außerordentlich selten. So haben sowohl MAGNUS wie LINIGER trotz sehr großer Erfahrungen überhaupt noch keinen einwandfreien Fall gesehen. Es ist auch darauf hinzuweisen, daß es ungewöhnlich selten ist, daß eine geschlossene Fraktur vereitert, obwohl hier doch mit Sicherheit eine erhebliche Schädigung des Knochenmarkes vorausgesetzt werden kann[1].

Zu 2. ist zu sagen, daß die Übereinstimmung zwischen der Einwirkungsstelle des Traumas und der Lokalisation der Osteomyelitis auch bewiesen sein muß. Es genügen hier nicht die Angaben der Patienten oder der Angehörigen, sondern es müssen die Folgen des Traumas über dem Knochen festzustellen gewesen sein, an dem sich später die Osteomyelitis entwickelte. Die geradezu typischen Angaben in den Krankenblättern: Am x. x. Stoß gegen das Knie, erst am nächsten Tage Schmerzen an dieser Stelle oder: „Am x. x. Fall auf die rechte Seite. Bei der Untersuchung am nächsten Tage war lokal nichts besonderes festzustellen" (s. auch Krankengeschichte S. 21) sind nicht ausreichend.

Was nun 3. die zeitlichen Verhältnisse anlangt, so wird heute zur Anerkennung eines ursächlichen Zusammenhanges im allgemeinen verlangt, daß die akute Osteomyelitis nicht vor 6 Stunden nach dem Unfall und nicht später als 14 Tage nachher einsetzen darf. Diese Grenzen sind aber, wie REISCHAUER richtig bemerkt, viel zu weit gezogen. Das Mindestintervall ist auf wenigstens 12 Stunden heraufzusetzen und das Maximum an Zwischenzeit auf 5—6 Tage zu verringern. Nur innerhalb dieser Zeiten ist ein ursächlicher Zusammenhang überhaupt als möglich zu erörtern. Ob er wahrscheinlich ist, hängt von den weiteren Umständen ab. MAGNUS fordert, daß die Entzündung unmittelbar im Anschluß an das Trauma auftritt und gibt als zeitliche Grenzen 24—72 Stunden an. Diese noch engere Begrenzung ist auch aus allgemein-pathologischen Gründen den eben genannten vorzuziehen, denn es ist zu bedenken, daß merkbare entzündliche Veränderungen die vorherige Vermehrung der Erreger voraussetzen. Soweit wir wissen, teilen sich aber die Kokken selbst unter günstigen Bedingungen nur etwa alle 20 Minuten einmal. Die von ISELIN vorgeschlagenen Zeiten von 4 Tagen als untere und 14 Tagen als obere Grenze dürften nur für die subakuten und primär-chronischen Fällen in Frage kommen. Es ist MAGNUS voll zuzustimmen, wenn er sagt, daß es außerordentlich selten ist, daß ein Unfall durch Schaffung eines „locus minoris resistentiae" den Ausbruch einer akuten Osteomyelitis nach sich zieht. Selbst dann, wenn durch den Unfall eine infizierte Wunde in den bedenkenden Weichteilen gesetzt wurde, läßt sich in vielen Fällen nicht genügend sicherstellen, daß ein ursächlicher Zusammenhang zwischen der unfallbedingten Wunde und der später auftretenden Osteomyelitis besteht.

Gegen die Häufigkeit ursächlicher Beziehungen zwischen Trauma und Osteomyelitis sprechen in gewissem Grade noch weitere Tatsachen, die ich kurz anführen möchte. Zunächst stimmt die Häufigkeit, mit welcher bestimmte Knochenabschnitte von Traumen betroffen werden nicht mit der Reihenfolge überein, welche ziemlich gleichlautend in allen statistischen Zusammenstellungen die Knochenabschnitte zeigen hinsichtlich der Häufigkeit, Sitz der akuten Osteomyelitis zu sein.

[1] Siehe LAUCHE: Dieses Handbuch, Bd. IX/3, S. 282.

Das Trauma bevorzugt die untere Tibia (etwa 45%), es folgt die obere Tibia (38%), unteres Femur (23%) und oberes Femur (19%). Die Reihenfolge hinsichtlich der Osteomyelitis ist aber: untere Femurmetaphyse (23—24%), obere Tibia (20—21%), untere Tibia (etwa 17%) und obere Femurmetaphyse mit 13—14%. Diese Zahlen sind allerdings nicht so beweisend wie Reischauer meint, denn es könnten ja Besonderheiten im Bau des Knochens (Gefäßverhältnisse) die wichtigste Rolle spielen. Wichtiger scheint mir die Tatsache zu sein, daß 15—20% der akuten Osteomyelitisfälle primär multipel auftreten und daß selbst unter einem großen Material von Unfällen leichterer und mittelschwerer Art, wie es heute infolge der Zunahme der Verkehrsunfälle in jeder größeren Stadt zur Verfügung steht, so gut wie niemals während der klinischen Beobachtung das Auftreten einer Osteomyelitis beobachtet wird (Reischauer, Kreuter, persönliche Mitteilung für Nürnberg).

Nach allen diesen Tatsachen kann man für die Erklärung der Lokalisation der akuten hämatogenen Osteomyelitis dem Trauma bzw. dem durch das Trauma geschaffenen „locus minoris resistentiae" nur für seltene Fälle eine genügend sichergestellte ursächliche Bedeutung zuerkennen (s. auch Wakeley, Stich). Bisher wurde dem Trauma in dreifacher Hinsicht eine Rolle zugeschrieben (Lexer):

1. Die Erreger sollten sich an dem durch das Trauma geschaffenen „locus minoris resistentiae" ansiedelt, wenn sie sich schon vorher in dem Blute befanden.

2. Das Trauma sollte im Knochen latent vorhandene Keime zur Weiterentwicklung bringen können.

3. Es sollte einen im Knochen befindlichen Herd sprengen und die in ihm noch vorhandenen entwicklungsfähigen Keime mobilisieren.

Zu diesen drei Punkten ist zu sagen, daß, wie schon ausgeführt, die meisten angeschuldigten Traumen zu geringfügig waren, als daß man eine Schädigung des Knochenmarkes durch sie annehmen könnte. Außerdem ist ein Bluterguß nicht als ein besonders guter Nährboden für die Erreger der Osteomyelitis anzusehen, da so selten eine Infektion einer geschlossenen Fraktur oder eines sonstigen Hämatoms beobachtet wird.

Zu Punkt 2 ist zu bemerken, daß wir keinen Anlaß haben, bei einem gesunden Kinde im Knochenmark latent liegende Keime vorauszusetzen. Daß solche bei infektiösen Erkrankungen dort häufig gefunden werden, ist für die Erklärung der akuten „primären" Osteomyelitis belanglos. So sind auch die so häufig herangezogenen Befunde von E. Fränkel, Hartwich (s. S. 53) u. a. nicht zur Erklärung der akuten eitrigen Osteomyelitis zu verwerten, da in diesen Fällen akute Infektionskrankheiten vorausgegangen waren. Außerdem wurden die Untersuchungen erst an Leichenmaterial ausgeführt. Bei der bakteriologischen Untersuchung von Knochenmark, welches Lebenden während aseptischer Knochenoperationen entnommen worden war, konnte Reischauer niemals Keime nachweisen. Er konnte auch die Angaben von Fiori nicht bestätigen, nach denen unter 22 geschlossenen Frakturen 12mal irgendwelche Keime im Knochenmark gefunden wurden. Fiori fand den häufigsten Erreger der Osteomyelitis den Staphylococcus aureus übrigens nur ein einziges Mal, dafür alle möglichen, nicht näher indentifizierbaren Keime, die vielfach nicht tierpathogen waren. Sie sind wohl zum größten Teil, wenn nicht sämtlich als Verunreinigungen anzusehen.

Die an 3. Stelle genannte Rolle des Traumas, die Sprengung eines alten Herdes, kommt nur für die chronische bzw. rezidivierende Osteomyelitis in Betracht, bei welcher das Trauma zweifellos gelegentlich eine Bedeutung hat, aber nicht für die akute eitrige Osteomyelitis.

Sicherlich ist das letzte Wort in der Frage nach der Häufigkeit einer traumatisch ausgelösten Osteomyelitis noch nicht gesprochen. Die obengenannten Tatsachen zwingen jedenfalls zu größter Zurückhaltung und sehr kritischer Einstellung bei der gutachtlichen Behandlung einschlägiger Fälle. Wenn auch eine traumatische Schädigung hie und da einmal die Lokalisation eines osteomyelitischen Herdes bestimmen mag, so spielt die mehr oder weniger häufige traumatische Schädigung der einzelnen Knochen sicher keine wesentliche Ursache für die vorzugsweise Lokalisation der Osteomyelitis in bestimmten Abschnitten einzelner Knochen.

D. Folgen der Osteomyelitis für den übrigen Körper.
Beteiligung der Gelenke. Sitz und Häufigkeit der Metastasen.
Maligne Tumoren auf dem Boden einer chronischen Osteomyelitis.

Nachdem wir die Bedeutung des Gesamtkörpers für die Entstehung und Lokalisation der Osteomyelitis erörtert haben, wenden wir uns nun zu der Frage, in welcher Weise der osteomyelitische Herd den übrigen Körper beeinflußt und welche Folgen die Osteomyelitis für den Körper hat.

Wenn wir auch von der Osteomyelitis nicht in der gleichen Weise, wie etwa von der lobären Pneumonie die ganz gesetzmäßige Beeinflussung der Reaktionsweise des Körpers auf weitere entzündungserregende Reize kennen (F. KAUFMANN, BECKER), so wurden doch bereits einige Beobachtungen mitgeteilt, die darauf hinweisen, daß auch der Ablauf der Entzündung im Knochen eine Änderung der Reaktionslage im Körper bedingt. Vor allem hat man mehrfach beobachtet, daß das Auftreten eines weiteren Entzündungsherdes, den Ablauf der Osteomyelitis beeinflußt, und zwar meist im günstigen Sinne. So bemerkt z. B. SCHULZ (PELS-LEUSDEN), daß das Auftreten eines weiteren metastatischen Knochenherdes anscheinend manchmal einen günstigen Einfluß auf den primären Herd ausübt. Auch Weichteilabszesse sollen gelegentlich die gleiche günstige Wirkung auf den Knochenherd haben. Aus diesem Grunde hat z. B. MAKAI versucht, durch künstliche Anlegung von Weichteilabszessen den Ablauf der Osteomyelitis günstiger zu gestalten (s. auch ROLLY). „Primär multiple" Osteomyelitis verläuft gleichfalls meist nicht so ungünstig, wie viele Fälle mit nur einem Knochenherd. Durch systematische Untersuchungen mit der von F. KAUFMANN angegebenen Methode (Kantharidenquaddel der Haut) wäre es möglich, ebenso wie bei der Pneumonie einen tieferen Einblick in die Umgestaltung der Reaktionsweise während des Verlaufes einer Osteomyelitis zu gewinnen. Meines Wissens sind aber entsprechende Versuche noch nicht angestellt worden. Wir wissen auch noch nicht sicher, wodurch das Aufflackern alter Osteomyelitisherde zustande kommt, nachdem der Herd manchmal Jahre, ja Jahrzehnte geruht hat (ASKANAZY u. a.). Gelegentlich kann man hier wohl einem Trauma eine Rolle zusprechen (PAYR u. a.; s. auch die Krankengeschichte S. 70, die in mancher Hinsicht ganz bezeichnend ist), oft ist aber auch keine greifbare Ursache zu finden (FRIEDEMANN).

Genauer sind wir über die Folgen der Osteomyelitis für die Umgebung des Knochenherdes und die metastatische Ausbreitung der Entzündung auf entfernt gelegene Organe unterrichtet. Daß die Entzündung oft auf die dem erkrankten Knochen anliegende Muskulatur und andere Weichteile übergreift, wurde bereits mehrfach erwähnt und ist ja auch ohne weiteres verständlich, so daß sich eine nochmalige Erörterung erübrigt.

Einer Besprechung bedarf aber die Beteiligung der Gelenke an der Osteomyelitis. Da Chiari in dem Abschnitt über die eitrigen Gelenkentzündungen[1] bereits auf die Beziehungen zwischen Osteomyelitis und Gelenkentzündung eingegangen ist, werde ich mich, um Wiederholungen zu vermeiden, vorwiegend auf die Besprechung von Arbeiten und Fragen beschränken, die dort nicht näher erörtert wurden. Die nahen Lagebeziehungen zwischen den Gelenken und den Entzündungsherden im Knochen, vor allem an den Epi- und Metaphysen, machen es sehr verständlich, daß eine Beteiligung der Gelenke zu den häufigsten Komplikationen der eitrigen Osteomyelitis gehört (etwa in 20% der Fälle, Hübler). Bei der Osteomyelitis der kurzen Knochen ist ein Übergreifen der Entzündung auf die angrenzenden Gelenke durchaus die Regel. Wir sehen dies besonders häufig an den Hand- und Fußwurzelknochen. Da diese Knochen aber im ganzen selten von der Osteomyelitis befallen werden, so ist die absolute Zahl der sekundären Entzündungen dieser Gelenke klein. Viel öfter sind die Gelenke an den Enden der vorwiegend von der Osteomyelitis betroffenen langen Röhrenknochen beteiligt. Klemm fand unter 269 Fällen von eitrigen Osteomyelitis 56mal ein Gelenk ergriffen, und zwar 43mal das Hüftgelenk, je 4mal das Schultergelenk und das Ellenbogengelenk und je dreimal das Knie- und das Sprunggelenk. Meist handelte es sich um Sitz der Osteomyelitis in den Epiphysen (s. auch Aschkanasy, gleichzeitige Erkrankung der Skapula und des Humeruskopfes). Die von Klemm mitgeteilte Reihenfolge wurde auch sonst gefunden. Die besonders häufige Beteiligung des Hüftgelenkes hängt mit verschiedenen Besonderheiten dieses Gelenkes zusammen. Einmal liegt ein Teil der Metaphyse des Femur innerhalb der Gelenkkapsel (s. Abb. 1 bei Chiari[1], so daß ein Übergreifen der Entzündung auf das Gelenk bei dem bevorzugten Sitz der Osteomyelitis in der Metaphyse ohne weiteres gegeben ist. Dies Übergreifen ist um so leichter möglich, als der Oberschenkelhals keinen Knorpelüberzug besitzt, der das Vordringen der Eiterung in das Gelenk erschweren würde. Die knorpelige Epiphysenlinie bei Jugendlichen verhindert an anderen Gelenken wenigstens eine Zeitlang das Vordringen der Entzündung von der Metaphyse in die Epiphyse und damit auch in das Gelenk (K. L. Müller). Der Gelenkknorpel stellt dann eine weitere schwerer zu überwindende Barriere dar. Diese wird oft erst überwunden, wenn die Einschmelzung des Knochens zu einem Einbruch des Gelenkknorpels geführt hatte. Am Ellenbogengelenk und auch am Schulter-, Fuß- und Handgelenk kommt der Einbruch in das Gelenk meist dadurch zustande, daß die Osteomyelitis zunächst auf das Periost und dann auf die Ansatzstelle der Gelenkkapsel sich ausdehnt, daß also die knorpeligen Hindernisse umgangen werden (Freund).

In weiter fortgeschrittenen Fällen ist manchmal nicht mehr mit Sicherheit zu entscheiden, ob die Vereiterung des Gelenkes von einem zunächst entstandenen Herd im Knochen aus zustande kam, oder ob der umgekehrte Weg eingeschlagen wurde, daß nämlich der Knochen sekundär von einer eitrigen Gelenkentzündung aus befallen wurde (Klemm, Ziehm). Diese zweite Möglichkeit läßt sich nicht selten noch mit Sicherheit feststellen. Ich verweise dieserhalb auf die Ausführungen von Chiari[2] und die ausführliche Darstellung von Freund (1932). Freund beschreibt in seiner Arbeit „Über die allgemeine chronische Gelenkeiterung als neues Krankheitsbild" die verschiedenen Stadien und Formen, die sich beim Übergreifen einer eitrigen Gelenkentzündung auf den angrenzenden Knochen beobachten lassen.

Das erste ist in solchen Fällen die Zerstörung des Gelenkknorpels. Erst wenn dieser hier und da bis auf die knöcherne Grenzlamelle zerstört ist, kommt es

---

[1] Chiari: Dieses Handbuch, Bd. IX/2, S. 13.   [2] Chiari: Dieses Handbuch, Bd. IX/2.

zu einer Infektion des darunter gelegenen Knochenmarkes. Zuerst bilden sich kleine Eiterherde in der subchondralen Schicht (Abb. 34). Von diesen ausgehend kann dann eine Ausbreitung der Eiterung auf dem Lymphwege vor sich gehen (Abb. 35), die manchmal zu einer Phlegmone wird und zum Absterben ausgedehnter Teile des Markes führt. Die Kokken werden wohl zum Teil mechanisch in das Knochenmark eingepreßt, denn man findet in der subchondralen Markschicht manchmal auch kleine Knorpelsplitter, die offensichtlich mechanisch hier hinein gedrückt wurden (FREUND). Die Einwanderung von Granulocyten in den Knorpel (HATSCHEK, CHIARI) hat eine vorherige Auflockerung des Knorpels zur Voraussetzung.

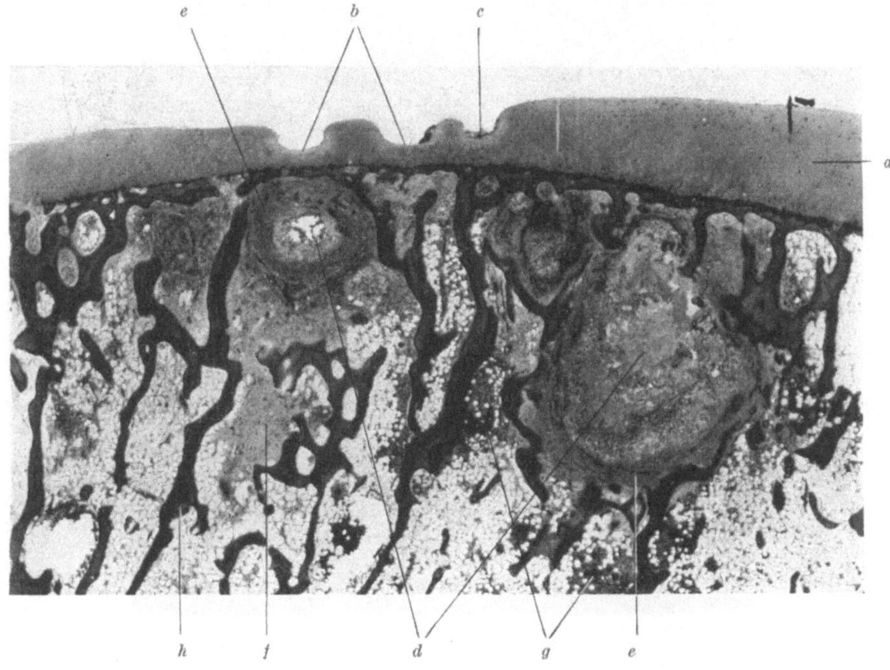

Abb. 34. Subchondrale osteomyelitische Herde. *a* Abgestorbener aufgehellter Gelenkknorpel. *b* und *c* kleine Einschmelzungsherde im Knorpel; *d* subchondrale Abszesse, mit dicken bindegewebigen Kapseln (*e*); *g* frischere osteomyelitische Herde; *f* Gallertmark; *h* rarefizierte Spongiosa. (Nach FREUND: Virchows Arch. 284.)

Das gleichzeitige Befallensein von Knochen und Gelenk — mag die Entzündung nun primär im Knochen oder im Gelenk lokalisiert gewesen sein — hat häufig ausgedehnte Sequesterbildung zur Folge. Kommt es bei Jugendlichen zu einer Epiphysenlösung, so ist die Epiphyse als Ganzes als Sequester anzusehen. In anderen Fällen bilden sich nur keilförmige Sequester mit einem Überzug von Knorpel, der allerdings im Laufe der Zeit aufgelöst wird (SPURRIER), und zwar von den proteolytischen Fermenten der Gelenkflüssigkeit. Da der umgebende Knochen meist porosiert wird, ist der Sequester oft dichter als die Umgebung, zumal der abgestorbene Knochen vom Eiter nicht angegriffen wird wie der kalkfreie Gelenkknorpel. Die Zerstörung des Gelenkknorpels über einem Sequester führt oft zu einer Schädigung und Abschleifung auch anderer Teile des Gelenkknorpels und schafft damit die Vorbedingung für eine bindegewebige oder knöcherne Ankylose des Gelenkes.

FREUND hat die verschiedenen Ausheilungsmöglichkeiten der eitrigen Gelenkentzündung eingehend beschrieben. Wenn das Übergreifen der Osteomyelitis

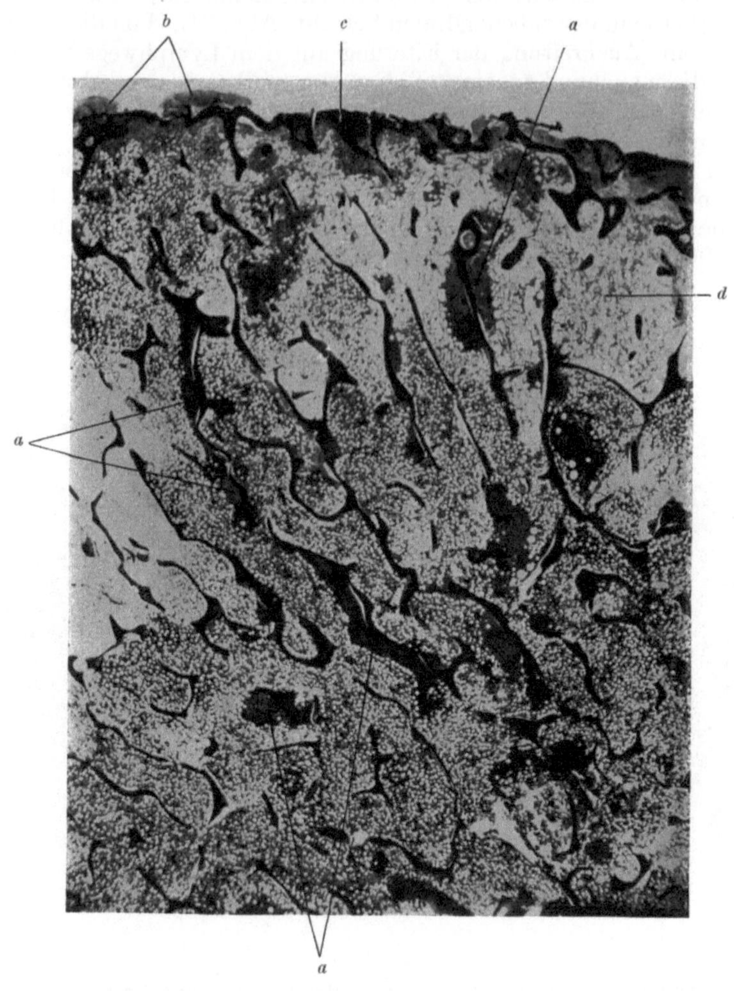

Abb. 35. Vom vereiterten Gelenk ausgehende Osteomyelitis. *a* frische Eiterung, entlang den verschmälerten Knochenbälkchen; *b* Reste des nekrotischen Gelenkknorpels; *c* Granulationspfropf ausgehend von dem freigelegten Knochenmark; *d* Fettmark. (Nach FREUND Virchows Arch. 284.)

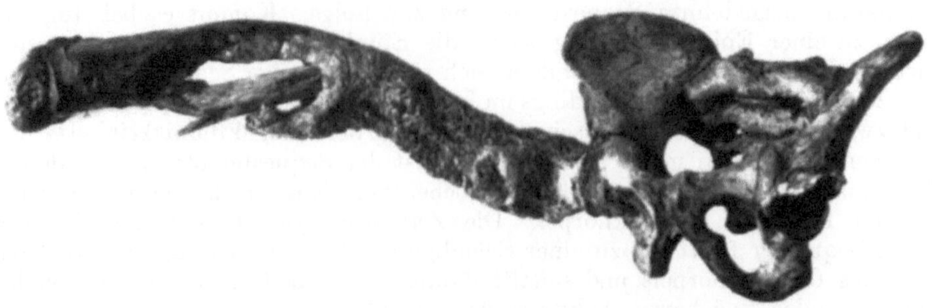

Abb. 36. Chronische Osteomyelitis des Femur mit großem Sequester und Totenladenbildung. Ankylose des des Hüftgelenkes in rechtwinkeliger Abduktionsstellung. Sammlung München. Bild Nr. 23/49 Prof. RÖSSLE.

auf ein oder mehrere Gelenke nicht zum Tode führt, kann es zu einer Heilung mit oder ohne Ankylosierung des Gelenkes kommen. Es hängt vorwiegend von der Ausdehnung der Knorpelzerstörung ab, ob eine Regeneration des Knorpels möglich ist und damit eine Ausheilung unter Erhaltung der Gelenkfunktion oder ob es zu einer Versteifung in Form einer bindegewebigen oder knöchernen Ankylose kommt.

In Abb. 37 gebe ich ein Beispiel von einer 20 Jahre alten mit knöcherner Ankylose geheilten Oberschenkelosteomyelitis und Koxitis. S. 884/27, Nürnberg. 44jähriger Mann,

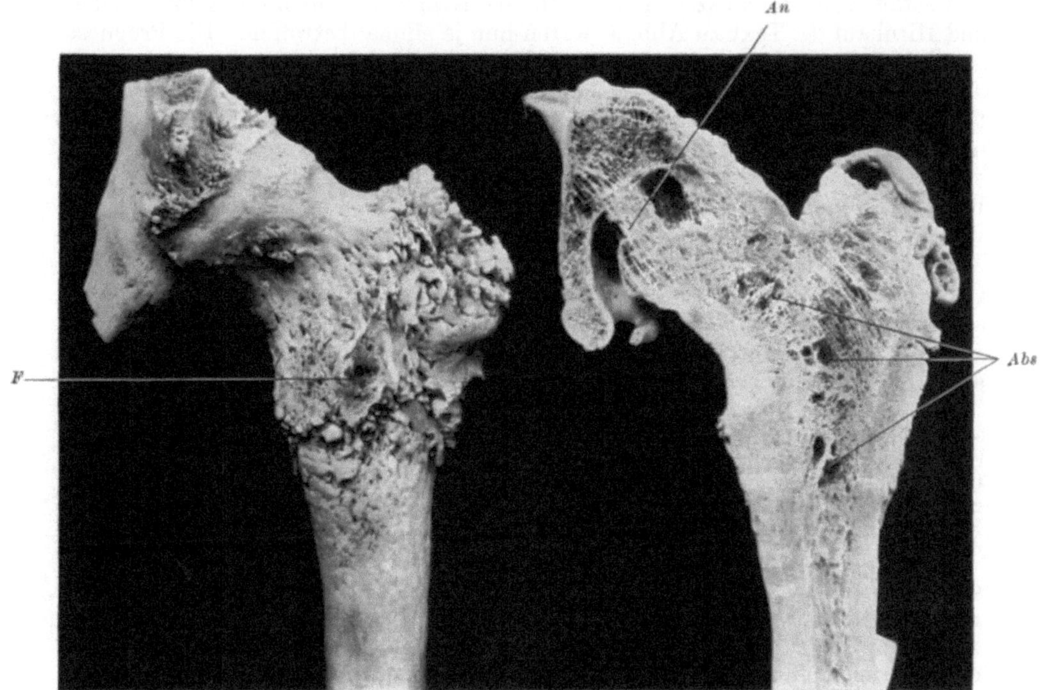

Abb. 37. Chronische Osteomyelitis des Oberschenkels mit knöcherner Ankylose des Hüftgelenkes. 44jähriger Mann. Seit 20 Jahren krank. Tod an Lungenabszeß. S. 884/27, Nürnberg. Kulturell: Staphylococcus aureus. *An* Ankylose, darüber Abszeß im Gelenkkopf; *Abs.* Abszesse im Schenkelhals und in der oberen Metaphyse; *F* Fistelöffnung, die in den mittleren Abszeß führt.

der vor 20 Jahren eine Osteomyelitis des linken Oberschenkels mit Beteiligung des Hüftgelenkes durchgemacht hatte. Es trat eine Ankylose des Hüftgelenkes ein. Vor 10 Jahren Aufflackern der Entzündung und Abstoßung eines Sequesters. 8 Tage vor dem Tode erneutes Rezidiv. Die Sektion (THOREL) ergab als Todesursache einen vereiterten Infarkt in dem linken Lungenoberlappen und herdförmige Pneumonie im linken Unterlappen. Großer Abszeß in den Weichteilen an der Vorderseite des Oberschenkels. Bohnengroße Abszeßhöhle in der Mitte des Schenkelhalses. Starke Schwartenbildung über dem Hüftgelenk. Kulturell Staphylococcus aureus.

Eine Vereiterung der Gelenke kommt nicht nur durch direktes Übergreifen der Knochenentzündung auf das benachbarte Gelenk vor, sondern auch diskontinuierlich als echte auf dem Blutwege entstandene Metastase. A. SCHULZ, der die akuten Osteomyelitisfälle der Greifswalder Chirurgischen Klinik hinsichtlich der Bedeutung und Häufigkeit der Metastasen bearbeitet hat, fand unter 203 Fällen in 7,3% eine direkte Gelenkbeteiligung und in 4,4% Gelenkmetastasen auf dem Blutweg. Letztere waren oft mit Metastasen in andere Organe vergesellschaftet. Dadurch wurde die Prognose sehr verschlechtert, während das metastatische Befallensein eines einzigen Gelenkes oft von unverkennbar günstigem Einfluß auf den Primärherd war (s. S. 63).

Metastasen in inneren Organen fanden sich nach Schulz am häufigsten in den Lungen (19mal), dann in den Nieren (13mal), ferner in der Milz (9mal). Es sind dies ja die Organe, die auch bei anderen septischen Prozessen vorwiegend betroffen sind. Sehr oft (15mal) gab auch eine metastatische Beteiligung des Herzens die Todesursache ab, meist als eitrige oder eitrig-hämorrhagische Perikarditis (s. auch Krankengeschichten S. 69), als Endokarditis, seltener auch in Gestalt von Herzabszessen (s. auch die Krankengeschichten S. 69). Leber und Hirnhaut (s. Text zu Abb. 3) waren nur je einmal betroffen. Die Prognose ist in allen diesen Fällen sehr schlecht. Nur ganz ausnahmsweise kommt es trotz des Bestehens von Lungenabszessen noch zu einer Heilung (Bertelsmann). Gelegentlich hat man den Eindruck, daß sich die Lungenabszesse erst nach der Aufmeißelung des Knochens gebildet haben. So war es z. B. in einem eigenen Falle, von dem Abb. 64 in Bd. III/1 dieses Handbuches stammt. Rösner, der in einem Lungenabszeß eine Fettembolie fand, warf auch die Frage auf, ob nicht die vorausgegangene Aufmeißelung des Knochens die Embolie verursacht hat. Eine Antwort ist schwer zu geben, denn wir wissen, daß bei jeder schweren eitrigen Osteomyelitis eine Lipurie besteht (Hedri, Nakata, Matsubayashi u. a.), also freigewordene Fettmassen aus dem Knochenmark in das Blut eingeschwemmt werden. Auch findet man Lungenabszesse nicht so selten, ohne daß ein Eingriff am Knochen vorausging.

So fand ich kürzlich bei der Sektion eines 14jährigen Mädchens (S. 432/37, Nürnberg) sehr zahlreiche Lungen- und Herzabszesse bei einer lokal überhaupt nicht behandelten Oberschenkelosteomyelitis (nicht als Osteomyelitis erkannt, moribund eingeliefert). Die Osteomyelitis saß in der Diaphyse des rechten Oberschenkels, hatte zur Bildung eines großen subperiostalen Abszesses um das untere Drittel des Femur und zur Vereiterung des Kniegelenkes geführt. Die Metaphyse des Knochens war nicht beteiligt.

Wie man einerseits manchmal Lungen-, Herz- und Milzabszesse findet, ohne daß der Knochen eröffnet wurde, so bilden sich andererseits nach den meisten Aufmeißelungen trotz der Erschütterung des Knochens keine metastatischen Entzündungsherde. Vergleichende Reihenuntersuchungen mit und ohne Aufmeißelung des Knochens haben verschiedene Ergebnisse gehabt und sind auch nicht ohne weiteres miteinander zu vergleichen, da — wie schon gesagt — regionäre Verschiedenheiten im Verlauf der Osteomyelitis bekannt sind. Rost fand in dem Heidelberger Material nach Aufmeißelung 14% Mortalität gegen 7% bei konservativer Behandlung und 6,25% bei Inzision der Weichteilabszesse. Auch fand Wilensky nach operativen Eingriffen die Zahl der Keime im Blut stark vermehrt: Vor der Operation 10 Keime je Kubikzentimeter, nach der Operation 120 Keime in der gleichen Blutmenge. Wenn man auch die Anwesenheit von Keimen im Blut bei der akuten eitrigen Osteomyelitis häufig voraussetzen muß (s. auch Friedemann), so fordern die eben genannten Befunde von Rost und Wilensky, den Knochen möglichst schonend zu behandeln, wenn er operativ angegangen wird, um die durchaus mögliche Einschwemmung der Keime in die Blutbahn auf ein Minimum zu beschränken (Philippowics).

Zur Illustrierung der Tatsache, daß auch ohne Eingriffe am Knochen nicht selten sehr ausgedehnte und zahlreiche metastatische Absiedelungen bei der akuten eitrigen Osteomyelitis zu finden sind, führe ich nachstehend einige Beobachtungen aus dem Bonner Pathologischen Institut an. Sie geben gleichzeitig Beispiele für die Vielgestaltigkeit der Folgen der akuten eitrigen Osteomyelitis für den gesamten Organismus:

S. 379/28. Osteomyelitis des Beckens. 5jähriges Mädchen. Osteomyelitis des Os ileum und des horizontalen Astes des Os pubis. mit eitriger Periostitis, die auf das

Hüftgelenk und den Femurhals übergreift. Nekrosen am Knorpelüberzug des Femurkopfes und der Hüftgelenkpfanne. Phlegmonöse Entzündung des Beckenbindegewebes. Operative Eröffnung eines Abszesses in der rechten Leistenbeuge. Multiple metastastische Abszesse in den Lungen, in der Herzmuskulatur und in beiden Nieren. Pleura- und Epikardnekrosen bei fibrinöser Pleuritis und Perikarditis. Retroösophagealer Abszeß dicht unterhalb des Pharynx und Abszeß in der rechten Ellenbeuge.

S. 7/29. Osteomyelitis des rechten Oberarmes. $14^3/_4$ Jahre altes Mädchen. Inzidierter subperiostaler Abszeß um das obere Drittel des rechten Oberarmknochens. Multiple Lungen- und Myokardabszesse, eitrig-fibrinöse Pleuritis und Perikarditis (500 ccm Exsudat im Herzbeutel), multiple Abszesse in beiden Nieren, Abszeß im Beckenbindegewebe mit beginnender DOUGLAS-Peritonitis, infektiöse Milzschwellung.

S. 245/32. Osteomyelitis des Oberkiefers. 15jähriges Mädchen. Septische Thrombophlebitis der Halsgefäße. Multiple Abszesse in beiden Lungen, Nieren und im Myokard. Eitrig-fibrinöse Pleuritis. Weichteilabszesse am Hals und an der Außenseite des linken Oberschenkels, Vereiterung des linken Fußgelenkes.

S. 200/31. Osteomyelitis des Os naviculare pedis rechts. 50jähriger Mann. Eitrige Entzündung der Mittelfuß- und Fußwurzelgelenke, operativ eröffnet. Embolische Abszesse in beiden Lungen und Nieren sowie in der Leber. Frische fibrinöse Pleuritis und Perikarditis. Toxische Blutungen in die Schleimhaut des Magens, der Nierenbecken und der Harnblase sowie in Pleura und Perikard.

Daß die Osteomyelitis bei besonderer Lokalisation auch auf andere, ungewöhnlichere Weise zum Tode führen kann, wurde bereits bei der Besprechung der Osteomyelitis der kurzen und platten Knochen erwähnt (s. auch die Krankengeschichten und Sektionsbefunde). Diese Beispiele mögen genügen, um die vielfältigen Folgen der Osteomyelitis für den Gesamtkörper zu erläutern.

Während also die Hauptgefahr für den Körper bei der akuten eitrigen Osteomyelitis in der Bildung metastatischer Entzündungsherde besteht, schädigt die chronische Osteomyelitis den Gesamtorganismus in anderer Weise. Die häufigste schädigende Folgeerscheinung ist die Ablagerung von Amyloid in den verschiedensten Organen. Am häufigsten ist die Milz betroffen, es folgt die Leber und Niere, dann der Darm, die Nebennieren, seltener andere Organe, so z. B. gelegentlich die Gefäße in der Umgebung des osteomyelitischen Herdes (FREUND).

Der refraktometrisch festzustellende Serumalbumingehalt des Blutserums sinkt bei schwerer Osteomyelitis mit drohender oder schon vorhandener Amyloidose. Der normal 1,2—1,6 betragende Quotient Serumalbumin: Serumglobulin sinkt dabei bis auf 0,6 (LOMBARD). PENTSCHEW sah einmal eine tödliche Blutung aus einer punktierten Amyloidmilz erfolgen. Unter günstigen Umständen kann das Amyloid anscheinend zum Teil wieder abgebaut werden, und zwar hauptsächlich auf humoralem Wege, weniger durch Zelltätigkeit (MÉTRAUX).

Bestehen Fisteln, so drohen weitere Gefahren. Einmal kann es zu dauernden kleinen Blutungen aus dem Granulationsgewebe kommen, die schließlich zu einer so hochgradigen Anämie führen, daß der Tod eintritt, falls nicht noch rechtzeitig das betreffende Glied amputiert wird. Manchmal kommt es auch zu starken Blutungen, wenn ein größeres Gefäß arrodiert oder durch einen Sequester angespießt wird. Lange Zeit hindurch bestehende Fistelkanäle werden von der Haut aus epithelialisiert. Meist wird das Epithel aber in der Tiefe der Fistel immer wieder von der Eiterung zerstört. In selteneren Fällen wächst es in die Tiefe und kann die ganze Sequesterhöhle im Knochen auskleiden (MOLDOVAN, MILGRAM). Wie auch andere chronisch-entzündliche Prozesse, so kann auch eine chronische Osteomyelitis zur Entwicklung einer malignen Geschwulst führen. Es handelt sich hier fast stets um eine Karzinomentwicklung im Bereich lange bestehender Fisteln.

Im Weltschrifttum sind etwa 70 Fälle von Karzinombildung bei chronischer Osteomyelitis beschrieben worden. Es handelt sich fast stets um Männer und immer um die untere Extremität.

Die Fistelkarzinome wachsen entweder als papilläre Karzinome aus den Fistelkanälen heraus oder dringen als infiltrierende Plattenepithelkarzinome in den Knochen ein.

Als ganz bezeichnendes Beispiel einer solchen Karzinombildung auf dem Boden einer osteomyelitischen Fistel gebe ich nachstehend eine Schilderung eines eigenen Falles, den ich vor einigen Jahren in Nürnberg untersucht habe:

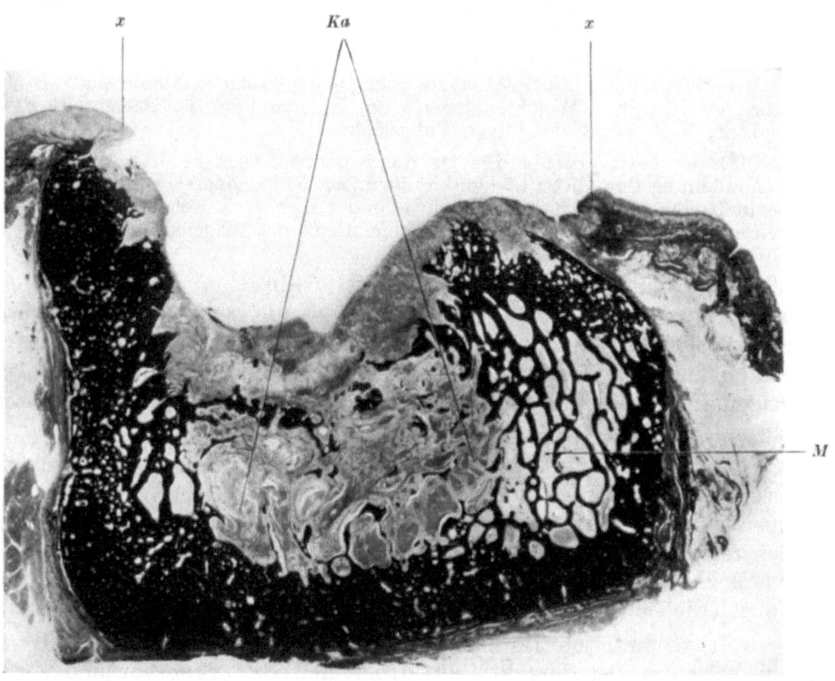

Abb. 38. Fistelkarzinom auf dem Boden einer chronischen Osteomyelitis der Tibia. 45jähriger Mann. Unters. Nr. 6201/34, Nürnberg. Die Osteomyelitis bestand 33 Jahre, die Fistel 9 Jahre. *Ka* mit Karzinomgewebe gefülltes Mark; *M* noch freie Markräume; *x—x* Grenze des Karzinoms gegen die umgebende Haut.

Unters.-Nr. 6201/34. Nürnberg. 45jähriger Mann. Vor 33 Jahren akute Osteomyelitis der linken Tibia, die durch Aufmeißelung behandelt wurde. Bis 1925 keine Beschwerden. Verletzung der alten Narbe durch Stoß an einem Stapel großer Bleche. Bei der ersten ärztlichen Untersuchung 2 Tage nach dem Unfall wurde an der Stelle der Narbe eine kleine Quetschwunde festgestellt, in deren Grunde sich rauher Knochen fand. Die Wunde wurde mit Salbenumschlägen behandelt, heilte aber nicht. Der Knochen im Grunde verfärbte sich schwärzlich und stieß sich Ende 1925 ab. Auch danach heilte die Wunde nicht, sie war wechselnd groß und bestand bis zum März 1934. Zu dieser Zeit fanden sich wieder kleine Knochenstücke in der Tiefe. Das Geschwür dehnte sich bis zu Handtellergröße aus, war übelriechend belegt und blutete sehr leicht. Da der Kranke unerträgliche Schmerzen hatte, begab er sich endlich wieder zum Arzt, nachdem er sich inzwischen mehrere Jahre selbst behandelt hatte. Das Geschwür erweckte den Verdacht auf eine bösartige Neubildung. Die zunächst gemachte Probeexzision vom Geschwürsrand ergab keinen sicheren Anhalt für Karzinom. Es fanden sich nur verdächtige atypische Epithelwucherungen am Rande von unspezifischem Granulationsgewebe. Da sich der Zustand des Kranken dauernd verschlechterte und die Blutungen aus der Fistel andauerten, wurde der Unterschenkel amputiert. Die Untersuchung des amputierten Beines ergab ein verhornendes Plattenepithelkarzinom, welches bereits tief in den Knochen eingedrungen war (s. Abb. 38 und 39). Es hatte sich im wesentlichen in der Tiefe der Fistel entwickelt und reichte zunächst nur an einer Stelle, die aber von der Probeexzision nicht erfaßt worden war, an die Oberfläche. (Für die klinischen Daten bin ich Herrn Dr. Franz, Nürnberg, zu Dank verpflichtet.)

Ganz kürzlich konnte ich einen weiteren einschlägigen Fall untersuchen, von dem Abb. 40 gewonnen wurde. Es handelt sich um ein Karzinom, welches sich an einem 40 Jahre bestehenden Pirogow-Stumpf entwickelte. Die wichtigsten klinischen Daten, die ich der hiesigen chirurgischen Klinik verdanke sind kurz folgende: Der jetzt 52 jährige Mann wurde als 12jähriger Knabe vom Zuge überfahren. Der zertrümmerte Fuß wurde nach Pirogow abgesetzt. Wundheilung und weiterer Verlauf angeblich ohne Besonderheiten. Erst vor einigen Monaten soll sich unter Rötung der Haut eine nässende, schmerzende Fistel an der lateralen Seite des Stumpfes gebildet haben. Röntgenologisch beginnender

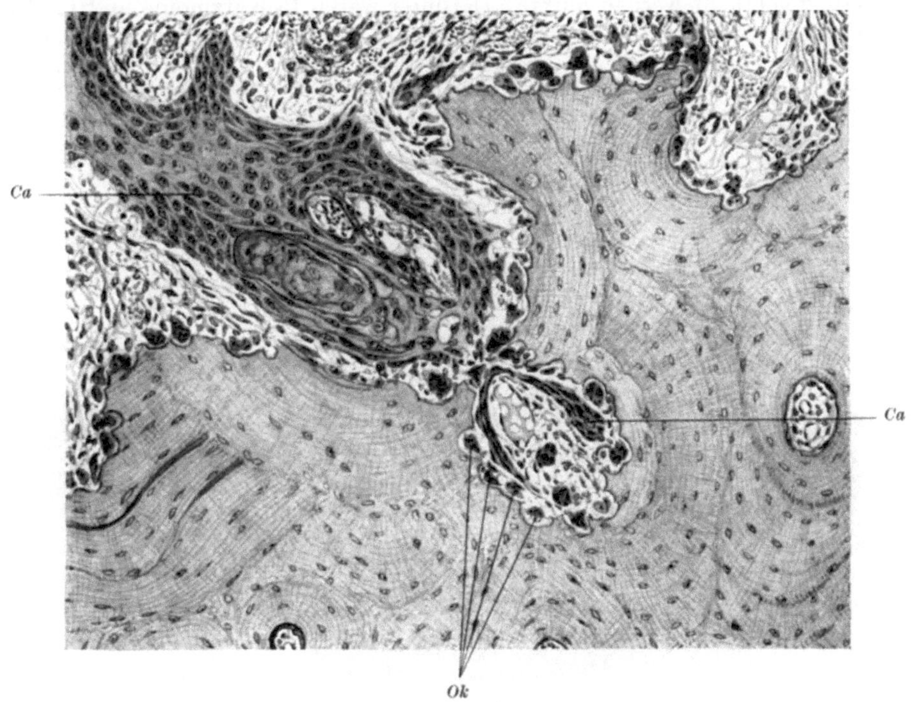

Abb. 39. Randteil von Abb. 38 bei stärkerer Vergrößerung. *Ca* Krebszapfen gegen den Knochen vordringend; *Ok* zahlreiche Osteoklasten zwischen den Krebszapfen und dem Knochen.

destruierender Knochenprozeß. Amputation des Unterschenkels. Die makroskopische Untersuchung des amputierten Stumpfes (Chir. Nr. 924/37) ergab einen 3 cm tiefen Fistelgang an der lateralen Seite des Stumpfes. Er sonderte etwas seröse Flüssigkeit ab. Aus dem Präparat wird eine mittlere Scheibe herausgesägt und nach Entkalkung und Einbettung zur Herstellung eines Übersichtsschnittes verwendet (Abb. 40). Die Innenfläche des Fistelganges ist mit epithelbekleideten bindegewebigen Zotten ausgekleidet (*P*). An den mir *Ca* bezeichneten Stellen dringt das Epithel zwischen den hier etwas dichter stehenden Knochenbälkchen in die Tiefe und grenzt vielfach direkt an den Knochen, der zahlreiche Osteoklasten trägt. Das Knochengewebe an dem Stumpf ist im übrigen stark rarefiziert. Nähere Bechreibung der beiden Fälle bei Elstner (Diss. med. Würzburg 1939).

Der hier geschilderte Verlauf ist ganz charakteristisch und findet sich in ähnlicher Form in allen mitgeteilten Fällen immer wieder (Hundhausen, Lit.!). Die Karzinome bilden sich auf dem Boden von Regenerationswucherungen, die immer wieder durch die Eiterung im Fistelkanal zerstört werden (Fischer-Wasels). Der ursächliche Zusammenhang der Krebsbildung mit der chronischen Osteomyelitis ist hier sicher, da die örtlichen und zeitlichen Voraussetzungen für die Annahme eines solchen Zusammenhanges ohne Zweifel gegeben sind (s. auch den Abschnitt über die Knochengeschwülste in diesem Handbuch). Henderson und Swart fanden in dem großen Material der Mayo-Klinik unter

2396 Fällen von chronischer Osteomyelitis nur 5mal eine Karzinomentwicklung. Es handelte sich um 4 Männer und 1 Frau, stets war die untere Extremität betroffen.

In einer soeben erschienenen Arbeit aus dem Frankfurter pathologischen Institut von P. Scheid ließ Fischer-Wasels die Geschwulstbildungen nach Schußverletzungen zusammenstellen. Es fanden sich 31 Fälle, in denen die Geschwulst in ursächliche Beziehung zu der vorausgegangenen Schußverletzung gebracht werden mußte. Darunter waren 13 Karzinome und 11 Sarkome (der Rest besteht aus 7 Hirntumoren). Wenn man bedenkt, daß nach

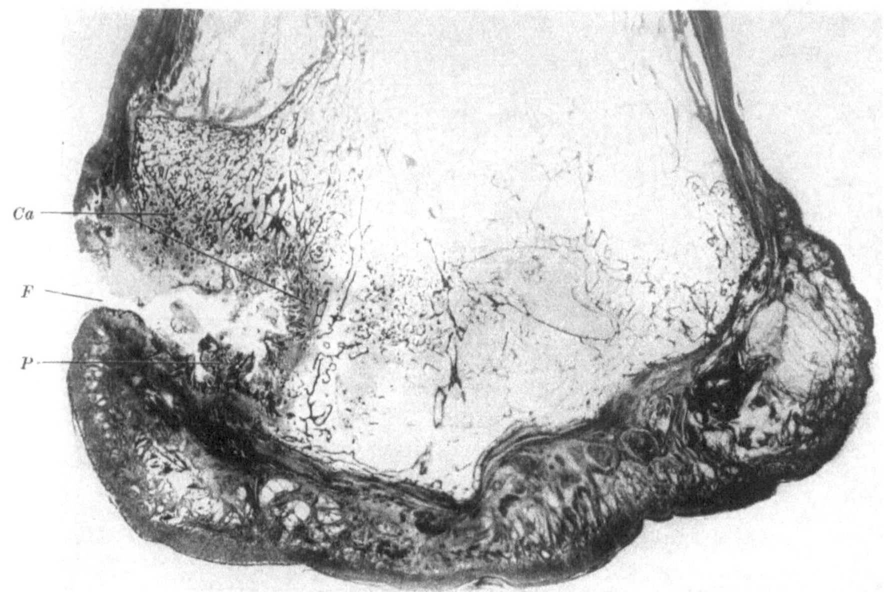

Abb. 40. 20 Jahre alter Pirogow-Stumpf mit Fistelkarzinom. 52jähriger Mann. Unters. Nr. Chir. 924/37, Nürnberg.

Angabe des Sanitätsberichtes über das deutsche Heer 3710371 Fälle von Schußverletzungen in den Lazaretten in Behandlung kamen, so kommen auf 1000000 Verletzungen 5,3 Tumoren, also ein sehr geringer Hundertsatz. Es besteht natürlich die Möglichkeit, daß nicht alle Fälle veröffentlicht wurden und daß sich vielleicht noch einige weitere entwickeln werden. Trotzdem geht aus den Zahlen eindeutig hervor, daß die Entwicklung einer bösartigen Geschwulst auf dem Boden einer chronischen Osteomyelitis zu den größten Seltenheiten gehört und in jeden Einzelfalle streng zu prüfen ist.

Die Bildung von Sarkomen auf dem Boden einer chronischen Osteomyelitis ist noch seltener beobachtet, als die Carcinomentwicklung. Zu den 11 von Scheid angeführten Beobachtungen nach Schußverletzungen kommen noch einige weitere nach anderweitig bedingten chronischen Knochenentzündungen. Klemm (zit. nach E. Kaufmann) sah Rundzellensarkome, Simon ein Spindelzellensarkom nach chronischer Tibiaosteomyelitis. Eve berichtet über ein Spindelzellensarkom auf dem Boden einer sequestrierenden Femurosteomyelitis. Volkmann sah ein Spindelzellensarkom in der Narbe eines Panaritium ossale der 1. Daumenphalanx, 3 Monate nach der akuten Entzündung. Die letzte mir bekannt gewordene Mitteilung von Rossi betrifft ein Rundzellensarkom auf dem Boden einer 23 Jahre bestehenden Knochenfistel im proximalen Abschnitt des 1. Femur und zwei von DIETRICH in den neueren Ergebnissen auf dem Gebiet der Krebskrankheiten erwähnte Fälle von Sarkom des Tibiakopfes in einer dauernd fistelnden Granatsplitterwunde und Sarkom der Hand ebenfalls nach Granatsplitterverletzung.

Schrifttum [1].

Allgemeines.

ALBERTINI, V.: Über tumorförmige Osteomyelitis. Verh. dtsch. path. Ges., 21. Tagg 1926, 131. — ANGERER: Beitrag zur Kenntnis seltener Folge- und Begleitumstände chronischer Osteomyelitis. Beitr. path. Anat. 87, 1 (1931). — ASKANAZY: Knochenmark. Handbuch der speziellen Pathologie und Histologie, Bd. I/2. 1927. — AXHAUSEN: Ernährungsunterbrechungen am Knochen. Handbuch der Pathologie, Bd. IX/3. 1937.

BIEBL: Osteomyelitis nach Drahtextension. Arch. klin. Chir. 192, 1 (1938). — BRÜNING: Über Regeneration bei Knochensystemerkrankungen des kindlichen Körpers. Chirurg 3, 728 (1931).

CARPENTER and PIERCE: Pathological fractures in osteomyelitis. J. Bone Surg. 301, 501 (1932). — CASSAIGNAC: Mémoire sur l'ostéomyélite. Gaz. méd. Paris 1854. Zit. nach M. B. SCHMIDT. — CHIARI: Die eitrigen Gelenkentzündungen. Handbuch der speziellen Pathologie, Bd. IX/2. — COENEN: Med. Klin. 1929 I. — COMPERE: Streptococcus viridans osteomyelitis. J. Bone Surg. 30, 244 (1932).

DIETRICH: Grundriß der speziellen Pathologie. Leipzig: S. Hirzel 1937.

ELLIOTT: Chronic osteomyelitis presenting distinct tumor formations simulating clinically true osteogenetic sarcoma. J. Bone Surg. 16, 137 (1934).

FISCHER, W. A.: Die Osteomyelitis, ein Sammelbegriff. Mschr. Unfallheilk. 40, 221 (1937). FREUND, E.: Über Osteomyelitis und Gelenkseiterung. Virchows Arch. 283, 323 (1932).

GARRÉ: (a) Einige seltene Erscheinungsformen der akuten eitrigen Osteomyelitis. Festschrift für KOCHER, 1891. (b) Über besondere Formen und Folgezustände der akuten infektiösen Osteomyelitis. Bruns' Beitr. 10, 241 (1893).

HERXHEIMER: Grundriß der pathologischen Anatomie. 19. Aufl. 1927. — HEYDEMANN: Osteomyelitis und vermehrtes Wachstum. Chirurg 5, 16 (1933).

INTHORN: Über akute Osteomyelitis. Bruns' Beitr. 167, 595 (1938).

KALLIUS: Experimentelle Untersuchungen über die Lymphgefäße der Röhrenknochen. Bruns' Beitr. 155, 109 (1932). — KAUFMANN, E.: Lehrbuch der speziellen Pathologie, 7. u. 8. Aufl. 1922. — KLEMM: Über die chronische Form der sklerosierenden Osteomyelitis und ihrer Varianten. Bruns' Beitr. 80, 54 (1912). — KOCHER: Die akute Osteomyelitis mit besonderer Berücksichtigung ihrer Ursachen. Dtsch. Z. Chir. 11, 87, 218 (1879). — KREUSCHER and HUEPER: The histology of the postoperative healing process in chronic osteomyelitis ans its prognostication from biopsy sections. J. Bone Surg. 28, 541 (1930).

LANGER: Zur Behandlung der Osteomyelitis im Kindesalter. Arch. klin. Chir. 181, 640 (1935). — LEXER: Allgemeine Chirurgie, 1928. — LOEWE u. v. PANNEWITZ: Osteomyelitis diffusa acuta. Bruns' Beitr. 159, 382 (1934). — LOOSER: Die infectiöse Osteomyelitis. Schweiz. med. Wschr. 1938 I, 125—129.

MAGNUS: Osteomyelitis. Handbuch der gesamten Unfallheilkunde, Bd. 1, S. 233. 1932. — MANASSE: Über die akute Osteomyelitis des Gesichtsschädels bei akuten Nebenhöhleneiterungen. Sonderband zu Zbl. Path. 33 (1923). — MARBURG and PECKHANS: Brodies abscess of radius, due to typhoid. J. amer. med. Assoc. 107, 1284 (1936). — MAREK: Über postoperative Schädelosteomyelitis. Arch. klin. Chir. 181, 78 (1934). — MELCHIOR: Zur Kenntnis der nichtspezifischen hämatogenen Knochenabscesse. Bruns' Beitr. 163, 425 (1936).

ORSÓS: Über die Histologie der Osteomyelitis infectiosa. Verh. dtsch. path. Ges., 21. Tagg 1926, 110.

PHEMISTER and GORDON: The etiology of solidar bone cyst. J. amer. med. Assoc. 87, 1429 (1926). — PHILIPOVICZ: Die blutige und unblutige Behandlung der akuten und chronischen Osteomyelitis. Erg. Chir. 28, 364 (1935). Lit.!

ROSENBACH: Beiträge zur Kenntnis der Osteomyelitis. Dtsch. Z. Chir. 10, 492 (1878). — RITTER: (a) Zur Entstehung des Eiterdurchbruches. Münch. med. Wschr. 1929 II, 1705. (b) Das Verhältnis von Knochennekrosen und Eiterung. Arch. klin. Chir. 114, 1013 (1920).

---

[1] Siehe Bemerkung auf S. 3.

Schmidt, M. B.: Allgemeine Pathologie und pathologische Anatomie der Knochen. Erg. Path. 4, 531 (1897); 5, 893 (1898). Dort das ältere Schrifttum. — Schmidtmann, M.: Das Vorkommen der Arteriosklerose bei Jugendlichen und seine Bedeutung für die Ätiologie des Leidens. Virchows Arch. 255, 206 (1925). — Schönbauer, L.: Die Chirurgie der Knochen. Kirchner-Nordmanns Handbuch der Chirurgie, Bd. 2/2, S. 1583. 1930. — Speed: Longitudinal overgrowth of long bones. Surg. etc. 36, 787 (1923).

Tendeloo: Allgemeine Pathologie, 2. Aufl. Berlin: Julius Springer 1925. — Tichy: Die geographische Verbreitung der akuten eitrigen Osteomyelitis. Beitr. klin. Chir. 124, 381 (1921). — Trendel: Beitrag zur Kenntnis der akuten infektiösen Osteomyelitis und ihrer Folgeerscheinungen. Beitr. klin. Chir. 41, 607 (1904).

Wakeley, C.: Acute osteomyelitis in children. Brit. med. J. 1932, 752.

Chronischer Knochenabszeß (Brodie).

Brickner: Conservativ surgery in chronic osteomyelitis. Ann. Surg. 90, 954 (1929). — Brodie: (a) An account of some cases of chronic abscess of the tibia. Med.-chir. Trans. 17, 239 (1834). (b) Patholog. and surg. observations on the diseases of joints, p. 354. London: Lengmann 1836. (c) Lecture on abscess of the tibia. Lond. med. Gaz. 1845, Nr 36, 3199.

Compere: Streptococcus viridams osteomyelitis. J. Bone Surg. 30, 244 (1932).

Esau: Aussprache zu Rupp. Zbl. Chir. 1931, 3109.

Freund: Über Osteomyelitis und Gelenkseiterung. Virchows Arch. 283, 323 (1932).

Garré: Über besondere Formen und Folgezustände der akuten infektiösen Osteomyelitis. Bruns' Beitr. 10, 241 (1893). — Gross: Zur Kenntnis des osteomyelitischen Knochenabscesses der langen Röhrenknochen in besondere Berücksichtigung seines anatomischen Verhaltens. Bruns' Beitr. 30, 321 (1901).

Kasakow u. Pokrowski: Primäre chronische Herdosteomyelitis. Arch. klin. Chir. 174, 417 (1933). — Kment: Diagnostik und Behandlung chronischer Knochenabscesse. Bruns' Beitr. 155, 129 (1932). — König: Chronische Osteomyelitis. Handbuch der gesamten Unfallheilkunde (König-Magnus), Bd. 3, S. 14. Stuttgart: Ferdinand Enke 1934.

Marburg and Peckhaus: Brodies Abscess of radius, duo to typhoid. J. amer. med. Assoc. 107, 1284 (1936). — Mariupolski: zit. Kasakow u. Pokrowski.. — Melchior: Zur Kenntnis der nichtspezifischen hämatogenen Knochenabscesse. Bruns' Beitr. 163, 425 (1936). — Meyer-Borstel: Der Brodiesche Knochenabsceß. Chirurg 1931, H. 12, 560.— Möller: Über den Brodie-Absceß mit zwei Fällen als Beitrag zur Kasuistik. Med. Welt 1938, Nr. 34, 1209.

Phemister and Gordon: The aetiology of solitary bone cysts. J. amer. med. Assoc. 87, Nr 17 (1926). — Piquet et Cyssau: Les absces chroniques des os. Rev. de Chir. 68 (1928).

Reinberg: Der Brodiesche Knochenabsceß und seine Röntgendiagnostik. Fortschr. Röntgenstr. 36, 51 (1927). — Roser: Die pseudorheumatische Knochen- und Gelenkentzündung im Jünglingsalter. Arch. Heilk. 1865, 136. — Rupp: Über Brodiesche Knochenabscesse. Zbl. Chir. 1931, 3109.

Seemen, v.: Schleichende eitrige Osteomyelitis. Myositis ossificans circumscripta. Knochensarkom. Zusammenhänge und Abgrenzung. Dtsch. Z. Chir. 239, 160 (1933). — Siwon: Die praktische Bedeutung des chronischen Knochenabscesses. Bruns' Beitr. 145, 463 (1929).

Wehner: Beobachtungen über blande Osteomyelitis. J. f. orthop. Chir. 57, 211 (1932). Wilensky: Chronic abscess of bone (Brodie). Amer. J. Surg. 5 (1928).

Osteomyelitis der kurzen und platten Knochen.

d'Abren: Lancet 1933 II, Nr 25, 1369. — Albertini, v.: Über tumorförmige Osteomyelitis. Verh. dtsch. path. Ges., 21. Tagg 1926, 131. — Altmann: Osteomyelitis mandibulae und des Jochbogens. Diss. med. Kiel 1932. — Amorin: Beitrag zur Histopathologie der fortgeschrittenen Stadien des phthisischen Primärkomplexes. 2. Mitt. Beitr. path. Anat. 95, 349 (1935). — Anschütz: Erkrankungen der Knochen. Wullstein-Küsters Lehrbuch der Chirurgie, 8. Aufl., Bd. 2, S. 329. — Apffelstädt: Beitrag zum Krankheitsbild der Osteomyelitis cranii rhinogenen Ursprungs. Arch. Ohr- usw. Heilk. 144, 315 (1938). — Aschkanasy: Über die akute Osteomyelitis im Bereiche des Schultergelenkes. Diss. med. Königsberg 1932. — Axhausen: Über die Notwendigkeit zahnärztlicher Mitarbeit bei der Behandlung der akuten Kieferosteomyelitis. Dtsch. Z. Chir. 248, 523 (1937).

Balters: Die Kieferosteomyelitis der Kinder und Säuglinge und ihre Folgen. Dtsch. Mschr. Zahnheilk. 43, 197, 229 (1925). — Bercovitz and Chu: A unusual case of osteomyelitis of the clavicle. J. amer. med. Assoc. 82, Nr 25 (1924). — Block: Beiträge zur akuten primären und subakuten Osteomyelitis der Wirbelsäule. Arch. klin. Chir. **168**, 284 (1931). — BLUMENSAAT: Zur Entstehung der Kniescheiben-Osteomyelitis. Chirurg **1936**, H. 16. — BORCHERS: Über die primäre akute und subakute Osteomyelitis purulenta der Wirbel. Arch. klin. Chir. **158**, 168 (1930) Lit.! — BRONNER: Zur Kieferosteomyelitis des Säuglings. Bruns' Beitr. **133**, 163 (1925). — BRUDNICKY: Osteomyelitis paratyphosa. Ref. Klin. Wschr. **1932** II, Nr 36, 1525.

CUSTODIS: Über die entzündlichen Erkrankungen der Orbita bei Oberlieferosteomyelitis des Säuglings. Klin. Mbl. Augenheilk. **87** (1931). Ref. Zbl. Path. **55**, 236 (1932).

DONATI: Über die akute und subakute Osteomyelitis, purulenta der Wirbelsäule. Arch. klin. Chir. **79**, 1116 (1906). — DÜMIG: Die akute Oberkiefer-Osteomyelitis beim Säugling. Dtsch. Zahn-, Mund- u. Kieferheilk. **2**, 371 (1935).

EICKEN, v.: Anatomische Demonstration zur Frage der Entstehung der Osteomyelitis cranii. Sitzgsber. otolaryng. Ges. Berlin **1933**, 25. — Dtsch. med. Wschr. **1935** II, 1926.

FISSER: Chronische Osteomyelitis nach Schußverletzungen der Scapula und ihre Behandlung. Diss. med. Greifswald 1919. — FRITZ: Über akute Osteomyelitis der Rippen. Beitr. klin. Chir. **68**, 69 (1910).

GANNON, J. A.: Typhoid abscess about lower end of sternum. J. amer. med. Assoc. **105**, 113 (1935). — GAZA, v.: Die Bedeutung der Gewebszerfallstoffe für das regenerative Geschehen. Arch. klin. Chir. **121**, 378 (1922). — GEISSENDÖRFER: Beiträge zum Krankheitsbild der Rippenosteomyelitis und seiner Differentialdiagnose. Bruns' Beitr. **162**, 553 (1935). — GERKE u. LEPP: Klinisch-röntgenologische und pathohistologische Studie zum Krankheitsbild der Kieferosteomyelitis im Kleinkindalter. Dtsch. Zahn-, Mund- u. Kieferheilk. **4**, 489, 617 (1937), Lit.! — GUILLEMINET u. CREISSEL: Osteomyelitis der Hüfte mit Durchbruch in die Blase. Zbl. Chir. **1928**, Nr. 31.

HEINONEN: Beitrag zur Kenntnis der akuten hämatogenen Osteomyelitis im Schulterblatt. Ref. Z.org. Chir. **31**, 408 (1925). — HINDERFELD: Osteomyelitis des 2. Mittelhandknochens mit Totalsequesterbildung und Epiphysenlösung. Diss. med. Münster 1935. — HUDACSEK: Beitrag zur Kenntnis der Knochen- und Gelenkpanaritien. Bruns' Beitr. **161**, 264 (1935).

KAESTNER: Seltene Lokalisationen der Osteomyelitis. Arch. klin. Chir. **153**, 750 (1928). KAMNITZER: Ein Fall von geheilter Osteomyelitis sterni. Arch. klin. Chir. **175**, 283 (1933). — KAUFMANN, E.: Lehrbuch der speziellen Pathologie, 7. u. 8. Aufl. 1922. — KECHT: Zur Kenntnis der subakuten eitrigen Osteomyelitis des Atlas. Wien. klin. Wschr. **1934** I. — KLEMM: Die akute Osteomyelitis des Beckens und Kreuzbeins. Bruns' Beitr. 80, 1 (1912). — KNOLL: Fußosteomyelitis. Diss. med. Würzburg 1930. Lit.! — KRAINZ u. LANG: Die Osteomyelitis des Schädeldaches. Wien. klin. Wschr. **1938** II, 1029.

LADEWIG: Über eine intrauterin entstandene umschriebene Osteomyelitis des Schädeldaches. Virchows Arch. **289**, 395 (1933). — LANDSBERG, FR.: Über Aufnahme von Rippensequestern in die Lunge. Virchows Arch. **277**, 781 (1930). — LANGER: Zur Behandlung der Osteomyelitis im Kindesalter. Arch. klin. Chir. **181**, 640 (1935). — LEMERE: Progressive osteomyelitis of the frontal bone. J. amer. med. Assoc. 80, Nr 9 (1923). — LEPP, H.: Zur Pathogenese der Kieferosteomyelitis im Säuglingsalter. Dtsch. zahnärztl. Wschr. **1938** I, 201. — LEUCH: Osteomyelitis acuta des os sphenoidale. Diss. med. Basel 1920. — LINK, K. H.: Klinische und experimentelle Untersuchungen über Muskelschäden nach Kieferbrüchen. Arch. klin. Chir. **181**, 24 (1934). — LYONS: Metastatic osteomyelitis of the mandible and maxillae. Dent. Cosmos **75**, 105 (1933).

MAHLO u. PFLÜGER: Ein Fall von sequestrierender Zahnkeimentzündung. Münch. med. Wschr. **1930** I, 579. — MAKINS and ABBOTT: On acute primary osteomyelitis of the vertebrae. Ann Surg. **1890**. — MANASSE: Über die akute Osteomyelitis des Gesichtsschädels. Sonderbd. zu Zbl. Path. **33** (1923). Festschr. f. M. B. SCHMIDT. — MAREK, F.: Über postoperative Schädelosteomyelitis. Arch. klin. Chir. **181**, 78 (1934). — MASLOV: Infectiöse Brustbeinosteomyelitis und ihre Komplicationen. Russ. Ref. Z.org. Chir. **40**, 83 (1928). — MAUCLARK: Osteomyelitis of the patella. Lancet **1933** I, Nr 8, 416. — MICHELSON, FR.: Ein Beitrag zur Frage der primären infectiösen Osteomyelitis der Rippen. Arch. klin. Chir. **122**, 314 (1923). Lit.! — MOELTGEN: Akute Osteomyelitis der Patella. Diss. med. Heidelberg 1910.

NEFF: Beitrag zur Lehre von der otogenen akuten progressiven Osteomyelitis des Schläfenbeins beim Kinde und beim Erwachsenen. Diss. med. Basel 1920.

ONODI: Die Nasennebenhöhlen beim Kind. Zit. BRONNER.

PARCELIER et CHAUVENET: L'ostéomyeliti primitive des côtes. Rev. de Chir. **43**, 671 (1924). Ref. Z.org. Chir. **31**, 161 (1925). — PARTSCH: Die eitrige Entzündung der Kieferknochen. Handbuch der Zahnheilkunde, Bd. 1. München 1924. — PHILIPOWICZ: Die blutige und unblutige Behandlung der akuten und chronischen Osteomyelitis. Erg. Chir. **28**, 364 (1935). Lit.! — PLAUT, H.: Umschriebene Osteomyelitis des Schambeins unter dem Bilde der tuberkulösen Analfistel bei einem Kinde. Klin. Wschr. **1923 I**, 262. — Przyrembel: Die Osteomyelitis der Patella. Diss. med. Berlin 1935.

Radt: Über chronische Osteomyelitis der Wirbelsäule und des Kreuzbeins. Mitt. Grenzgeb. Med. u. Chir. **41**, 389 (1929). — Raszeja: Beitrag zur Klinik und Therapie unspezifischer Wirbelerkrankungen. Mitt. Grenzgeb. Med. u. Chir. **44**, 401 (1936). — Rebaudi, F.: Osteomieliti a localizzazione rara. Chir. Org. Movim. **20**, 281 (1934). Ref. Z.org. Chir. **70**, 81 (1935). — Rehm: Über trockene, nicht eitrige Osteomyelitis des Unterkiefers. Diss. med. Berlin 1927. — Remky: Zur Osteomyelitis des Oberkiefers beim Säugling. Z. Augenheilk. **75** (1931). Ref. Zbl. Path. **57**, 205 (1933). — Reschke: Die akute Osteomyelitis der Hüftgelenksgegend. Arch. klin. Chir. **173**, 208 (1932). — Riedel: Das Verhalten der Ruppenknorpel und Rippenknochen gegenüber Infectionen. Dtsch. Z. Chir. **134**, 537 (1915). — Römer: Die Pathologie der Zähne. Handbuch der speziellen pathologischen Anatomie und Histologie, Bd. 4/2, S. 135. 1928. — Röpke: Zur Kenntnis der Tuberkulose und Osteomyelitis der Patella. Arch. klin. Chir. **73**, 492 (1904). — Rosenbach: Die akute Osteomyelitis der Patella. Arch. klin. Chir. **118**, 402 (1922). — Rosenberg: Ref. Zbl. Chir. **1927**, Nr 30, 1919.

Schaechtl: Über Osteomyelitis sterni. Diss. med. Berlin 1924. — Schmorl u. Junghanns: Die gesunde und kranke Wirbelsäule im Röntgenbild. Fortschr. Röntgenstr., Erg.-Bd. **43** (1932). — Sedgenidse: Vergleichende pathologisch-anatomische und röntgenologische Angaben über Knochenpanaritien. Virchows Arch. **293**, 207 (1934). — Shorter: Osteomyelitis of the pubic bones after normal labour. Lancet **1937 II**, 742. — Siegmund-Weber: Pathologische Histologie der Mundhöhle. Leipzig: S. Hirzel 1926. — Singer: Über entzündliche Erkrankungen des Mittelohrs und der pneumatischen Hohlräume des Schläfenbeins. Z. Hals- usw. Heilk. **32**, 130 (1932). Lit.! — Söderlund: Über die septische Osteomyelitis im os pubis. Acta chir. scand. (Stockh.) **67**, 850 (1930). — Steenhuis u. Nauta: Osteolyse der ganzen Mandibula durch chronische Entzündung. Röntgenprax. **1936**, Nr 9, 607. — Sterberg, H.: Wirbelsäulenosteomyelitis und Spondylitis infectiosa. Wien. klin. Wschr. **1934 I**, 492. Ref. Dtsch. med. Wschr. **1934 I**, 806.

Thoma: J. Bone Surg. **15**, 494 (1933). Zit. nach Steenhuis u. Nauta. — Trendel: Beitrag zur Kenntnis der akuten infectösen Osteomyelitis und ihrer Folgeerscheinungen. Bruns' Beitr. **41**, 607 (1904).

Volkmann: Über die primäre akute und subakute Osteomyelitis purulenta der Wirbel. Dtsch. Z. Chir. **132**, 455 (1915).

Walter: Beitrag zur eitrigen Osteomyelitis der Patella. Arch. klin. Chir. **108**, 371 (1916). — Waton et Aimes: Rev. d'Orthop. **8**, 23 (1921). Zit. nach Bronner. — Wilensky: Association of osteomyelitis of the skull and nasal accessory sinus disease. Arch. of Otolaryng. **15**, 805 (1932). — Wilensky and Samuels: Osteomyelitis of the sternum. Ann. Surg. **83**, 206 (1926). — Williams, G. A.: Osteomyelitis of the scapula. J. Bone Surg. **25** (9) 308 (1927). — Winterstein: Über die Osteomyelitis der Rippe. Schweiz. med. Wschr. **1931 II**, 1211. — Woodward: Osteomyelitis of the skull. J. amer. med. Assoc. **95**, 927 (1930). Ref. J. Bone Surg. **1931**, 212. — Wustrow: Osteomyelitis im Bereich der Kiefer. Med. Welt **1932**, Nr 44 u. 46, 1567 u. 1643.

Periostitis.

Albert: Beiträge zur Lehre von der spontanen Ostitis. Allg. Wien. med. Ztg **1883**, Nr 31. Zit. nach M. B. Schmidt.

Brailovskaja: Über Periostitis albuminosa. Nov. chir. Arch. **14**, 408 (1929). Russ. Ref. Z.org. Chir. **44**, 150 (1930). — Braza: Elf Fälle von Periostitis typhosa. Wien. klin. Wschr. **1913 II**, 1985. — Burckhardt: Zur Histologie der Periostitis und Ostitis albuminosa. Frankf. Z. Path. **8**, 91 (1911).

Campbell: Periostal lymphatics. Arch. Surg. **18**, 2099 (1929). — Catuffe: Contribution a l'étude de la périostite albumineuse ou exsudative. Thèse de Paris **1883**.

Duplay: Périostite externe rheumatismale (Périostite albumineuse d'Ollier). Arch. gén. Méd. **1880 II**, 728. Zit. nach M. B. Schmidt.

Garré: Über besondere Formen und Folgezustände der akuten infectiösen Osteomyelitis. Bruns' Beitr. **10**, 241 (1893).

Hartwell: Periostitis albuminosa. Proc. N. Y. path. Soc. **10**, 3, 4. Ref. Zbl. Chir. **1910**, Nr 43, 1404. — Heinemann: Periostitis serosa infolge Trauma. Berl. klin. Wschr. **1916 II**.

Jacksch: Zur Lehre von der Periostitis albuminosa. Wien. med. Wschr. **1890**.

Klemm: Die Knochenerkrankungen im Typhus. Arch. klin. Chir. **46**, 862 (1893). — Kocher u. Tavel: Vorlesungen über chirurgische Infectionskrankheiten, Teil 1. 1895.

Zit. nach M. B. Schmidt. — Koelsch: Handbuch der Berufskrankheiten. Jena: Gustav Fischer 1935/37.

Lannelongue: Aussprache zu le Dentu. Bull. Soc. chir. 1881. Zit. nach M. B. Schmidt. — Lexer: Zur Kenntnis der Streptokokken- und Pneumokokken-Osteomyelitis. Arch. klin. Chir. 57, 879 (1898). — Lotsch: Zur sog. Osteomyelitis albuminosa. Zbl. Chir. 1921, 776.

Martin: Über die osteogenetische Fähigkeit des Periostes. Arch. klin. Chir. 144, 498 (1937). — Mennen: Zur Kenntnis der Ostitis albuminosa. Diss. med. Jena 1892. — Mercier: Le fièvre typhoide et le périostite. Rev. mens. Méd. et Chir. 3, 21 (1879). Zit. nach M. B. Schmidt. — Müller: Osteomyelitis albuminosa. Diss. med. Breslau 1926.

Naumer: Die Blutgefäße des Periostes bei entzündlichen Veränderungen. Virchows Arch. 286, 767 (1932). — Nicaise: Des abscès séreux. Rev. de Chir. 1892, 512. Zit. nach Garré.

Ollier s. Poncet.

Peters: Die seltenen Formen der Osteomyelitis. Bruns' Beitr. 117, 186 (1919). — Petersen: Histologie und mikroskopische Anatomie. München: J. F. Bergmann 1935. — Poncet: Dela périostite albumineuse. Gaz. Méd. et Chir. 1874, 133, 179. Zit. nach M. B. Schmidt. — Poulet et Bousquet: Traité de pathologie ext., Tome 1, p. 710. 1885. Zit. nach M. B. Schmidt.

Reinbach: Untersuchungen über den Bau verschiedener Arten von menschlichen Wundgranulationen. Beitr. path. Anat. 30, 102 (1901). — Reh: Periostitis infectiosa. Zur Frage der Periostitis rheumatica. Dtsch. Z. Chir. 169, 361 (1922). — Riedinger: Über Ganglion periostale (periostitis albuminosa). Festschr. f. A. Kölliker, S. 281. 1887. Zit. nach M. B. Schmidt. — Roser: Zur Lehre von der Periostitis albuminosa. Zbl. Chir. 1887, 929. — Rost: Muß man bei akuter Osteomyelitis den Knochen aufmeißeln... ? Münch. med. Wschr. 1920 II, 1492.

Scheidler: Zur Periostitis albuminosa (Ollier). Bruns' Beitr. 68, 480 (1910). — Schlange: Über einige seltene Knochenaffectionen. Arch. klin. Chir. 36, 97 (1887). — Schmidt, M. B.: (a) Allgemeine Pathologie und pathologische Anatomie der Knochen. II. Teil. Erg. Path. 5, 895 (1900). Lit.! (b) Der Bewegungsapparat. Achoffs Lehrbuch der Pathologie, 8. Aufl., Bd. 2, S. 176. 1936. — Schrank: Zwei Fälle von „Periostitis albuminosa" (Ollier). Arch. klin. Chir. 46, 724 (1893). — Schulz: Das elastische Gewebe des Periostes und der Knochen. Anat. H. 6, 117 (1896). — Sleeswijk: Über die sogen. Periostitis albuminosa (Ollier). Diss. med. Jena 1894. — Stropeni: Periostite albunimosa dell'osso frontale da stafilocco piogene albo. Bull. Soc. piemont. Chir. 3, 315 (1933). Ref. Z.org. Chir. 63, 314 (1933).

Takvorian: De la périostite dite albumineuse. Thèse de Paris 1878. Zit. nach M. B. Schmidt. — Touneux et Ginesty: Contribution a l'étude des ostéo-périostites post-typhiques. Presse méd. 26, 229 (1913). Ref. Z.org. Chir. 2, 908 (1913).

Vollert: Über die sogen. Periostitis albuminosa nach Erfahrungen aus der chirurgischen Klinik zu Halle. Slg klin. Vortr. 1890, Nr 352. Ref. Zbl. Path. 1891, 26.

Weidenreich: Das Knochengewebe. Handbuch mikroskopischer Anatomie. Bd. 2/2. 1930. Lit.! — Wulsten: Hygroma „migrans" der Bursa semimembranosa. Zugleich ein Beitrag zur Differentialdiagnose des Hygroms und der Periostitis albuminosa. Bruns' Beitr. 147, 559 (1929).

Beziehungen zwischen Osteomyelitis und übrigem Körper.

Amberg and Ghormley: Osteomyelitis among children. J. of Pediatr. 5, 177 (1934). — Anschütz: Erkrankungen der Knochen. Wullstein-Küttners Lehrbuch der Chirurgie, 8. Aufl., Bd. 2, S. 329. 1923. — Aschkanasy: Über die akute Osteomyelitis im Bereiche des Schultergelenkes. Diss. med. Königsberg 1932. — Aschoff: Lehrbuch der pathologischen Anatomie, 8. Aufl., Bd. 1. 1936. — Askanazy: Aschoffs Lehrbuch der pathologischen Anatomie, 8. Aufl., Bd. 1, S. 145. 1936.

Becker, Jos.: Die mesenchymalen Abwehrleistungen des jungen Organismus. Krkh.-forsch. 5, 343 (1928). — Bertelsmann: Die Allgemeininfection bei chirurgischen Infectionskrankheiten. Dtsch. Z. Chir. 72, 209 (1904). — Blanco: Squamous-cell epithelioma organisating chronic osteomyelitis-cavities. Amer. J. Canc. 19, 373 (1933). — Blecher: Zur Kasuistik der Pneumokokken-Osteomyelitis. Dtsch. Z. Chir. 48, 413 (1898). — Braza: Elf Fälle von Periostitis typhosa. Wien. klin. Wschr. 1913 II, 1985. — Brinkmann: Frühzeitige Epiphysenverknöcherung und Osteomyelitis variolosa. Z. orthop. Chir. 57, 208 (1932). — Brown, W. L. C. u. P. Brown: Osteomyelitis variolosa. J. amer. med. Assoc. 81, 1414 (1923). — Brudnicky: Osteomyelitis paratyphosa. Ref. Klin. Wschr. 1932 II, 1525. — Brunn, V.: Geschichtliche Einführung in die Chirurgie. Kirschner-Nordmanns Chirurgie, Bd. 1, S. 69. 1926.

Camera: L'osteomyelite da bacterium coli. Arch. ital. Chir. **12**, 348 (1925). Ref. Z.org. Chir. **32**, 865 (1925). — Chiari: Verh. dtsch. path. Ges., 3. Tagg **1901**, 14. Aussprache zu Orth. — Chilewitsch: Beitrag zur Osteomyelitis purulenta im Kindesalter. Diss. med. Berlin 1935. — Compere, E. L.: Streptococcus viridans-Osteomyelitis. J. Bone Surg. **30**, 244 (1932).

Day: Zit. nach Compere. Persönliche Mitteilung. — Dietrich, A.: Krebs in der ärztlichen Begutachtung. Neuere Ergebnisse auf dem Gebiete der Krebskrankheiten. Leipzig: S. Hirzel 1937. — Dumont: Experimentelle Beiträge zur Pathogenese der akuten hämatogenen Osteomyelitis. Dtsch. Z. Chir. **122**, 116 (1913). Lit.!

Eickenbary and le Cocq: Osteomyelitis variolosa. J. amer. med. Assoc. **96**, 584 (1931). Enderlen: Histologische Untersuchungen bei experimentell erzeugter Osteomyelitis. Dtsch. Z. Chir. **52**, 293 (1899). Lit.! — Eve: Trans. path. Soc. Lond. **50**, 39 (1888).

Felsenthal: Über Staphylokokkensepsis. Mitt. Grenzgeb. Med. u. Chir. **42**, 185 (1930). — Fiori: Arch. ital. Chir. **12**, 293 (1925). Zit. nach Reischauer. — Fischer-Wasels: Allgemeine Geschwulstlehre. Bethe-Ellingers Handbuch der Physiologie, Bd. 14/2, S. 1341. 1927. — Flemming: Suppuration in a closed fracture of the clavicle. Lancet **1934 I**, 346 (5765). — Fränkel, E.: (a) Über Erkrankungen des roten Knochenmarks, besonders der Wirbel bei Abdominaltyphus. Mitt. Grenzgeb. Med. u. Chir. **11**, 1 (1903). (b) Über Erkrankungen des Knochenmarks, speziell der Wirbel und Rippen bei akuten Infectionskrankheiten. Mitt. Grenzgeb. Med. u. Chir. **12**, 419 (1903). — Freund, E.: (a) Über Osteomyelitis und Gelenkseiterung. Virchows Arch. **283**, 323 (1932). (b) Die allgemeine chronische Gelenkeiterung als Krankheitsbild. Virchows Arch. **284**, 384 (1932). — Friedemann: Akute Osteomyelitis. Zbl. Chir. **1935**, Nr 17, 787.

Garré: (a) Einige seltene Erscheinungsformen der akuten eitrigen Osteomyelitis. Festschr. f. Kocher, 1891. (b) Über besondere Formen und Folgezustände der akuten infectiösen Osteomyelitis. Bruns' Beitr. **10**, 241 (1893). — Gayzágó, D.: Osteomyelitis suipestifera. Amer. J. Dis. Childr. **49**, 1270 (1935). — Green: Osteomyelitis in infancy. J. amer. med. Assoc. **105**, 1835 (1935). — Green u. Shannon: Osteomyelitis of infants. A disease different from ostemyelitis of older children. Arch. Surg. **32**, 462 (1936). — Gross: (a) Die experimentellen Grundlagen einer Serumtherapie der Osteomyelitis. Klin. Wschr. **1933 II**, 1990. (b) Die Fermente und Giftstoffe der Staphylokokken. Erg. Hyg. **13**, 516 (1932). Lit.! (c) Ist eine geeignete Serumtherapie der Osteomyelitis möglich und erfolgversprechend? Arch. klin. Chir. **175**, 454 (1933).

Hartwich: Bakteriologische und histologische Untersuchungen am Fettmark der Röhrenknochen (Oberschenkel) bei einigen akuten Infectionskrankheiten. Virchows Arch. **233**, 425 (1921). — Haselhorst: Zit. nach v. Redwitz. — Hatschek: Über das mikroskopische Bild der akuten metastatisch-pyämischen Gelenkseiterung. Beitr. path. Anat. **82**, 606 (1929). — Hedri: Wann und wie soll die Osteomyelitis im akuten Stadium operiert werden Arch. klin. Chir. **138**, 596 (1925). — Hellner: (a) Fistelcarcinome auf dem Boden chronischer Osteomyelitis. Fortschr. Röntgenstr. **49** (1934). (b) Die Knochengeschwülste. Berlin: Julius Springer 1938. — Henderson u. Swart: Chronic osteomyelitis associated with malignancy. J. Bone Surg. **18**, 56 (1936). — Hobo: Zur Pathogenese der akuten hämatogenen Osteomyelitis mit besonderer Berücksichtigung der Vitalfärbungslehre. Acta. Scholae. med. Kioto 4, 1 (1920). Ref. Z.org. Chir. **15**, 1 (1922). — Horsch: Klinischer Beitrag zur Ostitis typhosa. Dtsch. Z. Chir. **245**, 425 (1935). — Hübler: Ein Beitrag zur akuten Osteomyelitis des Kindesalters. Wien. med. Wschr. **1927 II**, 1456. — Hundhausen: Carcinom auf dem Boden einer chronischen Osteomyelitis. Diss. med. Bonn 1930. Lit.!

Iselin: Beurteilung der akzidentell-traumatischen akuten Osteomyelitis adolescentium. Chirurg 6, 797 (1934).

Just: Osteomyelitis und Ostitis paratyphosa. Dtsch. Z. Chir. **249**, 105 (1937).

Katzenstein: Zur Biologie des Knochenmarks I. Experimentelle Untersuchungen an jungem und altem Knochenmark unter besonderer Berücksichtigung der Infection mit Staphylokokken. Virchows Arch. **258**, 337 (1925). — Kaufmann, F.: Die örtliche entzündliche Reaktionsform als Ausdruck allergischer Zustände. II. Mitt. Krkh.forsch. **2**, 448 (1926). — Klemm: (a) Über die chronische Form der sclerosierenden Osteomyelitis. Bruns' Beitr. **80**, 54 (1912). (b) Über die Gelenkosteomyelitis, speziell die osteomyelitische Coxitis. Arch. klin. Chir. **97**, 414 (1912). — Kocher: Die akute Osteomyelitis mit besonderer Berücksichtigung ihrer Ursachen. Dtsch. Z. Chir. **11**, 87, 218 (1879). — Kuwahata: Neue experimentelle Untersuchungen über die Entstehung der akuten eitrigen Osteomyelitis. Dtsch. Z. Chir. **222**, 379 (1930).

Lexer: (a) Zur experimentellen Erzeugung osteomyelitischer Herde. Arch. klin. Chir. **48**, 181 (1894). (b) Zur Kenntnis der Streptokokken- und Pneumokokken-Osteomyelitis. Arch. klin. Chir. **57**, 879 (1898). (c) Die Entstehung entzündlicher Knochenherde und ihre Beziehungen zu den Arterienverzweigungen der Knochen. Arch. klin. Chir. **71**, 1 (1903).

(d) Allgemeine Chirurgie 1928. (e) Die pyogenen Infectionen und ihre Behandlung. Neue deutsche Chirurgie, Bd. 56. Stuttgart: Ferdinand Enke 1936. Lit.! — LINIGER, WEICHBRODT u. FISCHER: Handbuch der ärztlichen Begutachtung, Bd. 1, S. 417. 1931. — LOMBARD: Les perturbations de l'équilibre des albumines sériques au cours de l'ostéomyélite aiguë des adolescents. Bull. Soc. nat. Chir. Paris 60, 1339 (1934). Ref. Z.org. Chir. 71, 82 (1935). — LOOSER: Die infectiöse Osteomyelitis. Schweiz. med. Wschr. 1928 I, 125.

MADELUNG: Die Chirurgie des Abdominaltyphus. Neue deutsche Chirurgie, Bd. 30a. 1923. — MAGNUS-KÖNIG: Handbuch der gesamten Unfallheilkunde, Bd. 1. 1932. — MAKAI: Förderung der Selbstheilung entzündlicher Prozesse durch Entzündungsprodukte. Dtsch. med. Wschr. 1923 II, 1147. — MATROSSOFF: Über einen seltenen Fall von multipler Osteomyelitis nach Paratyphus-N (Erzindjan) im Gefolge eines Rückfallfiebers. Dtsch. Z. Chir. 196, 336 (1926). — MATSUBAYASHI: Eine neue Färbemethode für Fetttröpfchen im Osteomyelitisblut. Dtsch. Z. Chir. 224, 266 (1930). — MENNICKEN: Zur Entstehung der hämatogenen eitrigen Osteomyelitis. Diss. med. Bonn 1934. — MÉTRAUX, P.: Rückbildungsvorgänge bei menschlicher Amyloidose. Frankf. Z. Path. 37, 279 (1929). — MICHELSON: Ein Beitrag zur Frage der primären infectiösen Osteomyelitis der Rippen. Arch. klin. Chir. 122, 314 (1922). — MILGRAM: Epithelisation of cancellous bone in osteomyelitis. Another case of persistent drainage. J. Bone Surg. 29, 319 (1931). — MILLER, H.: Staphylokokken-Antitoxin-Titer bei chronischer Knochenmarkeiterung und seine differentialdiagnostische Verwertbarkeit. Bruns' Beitr. 165, 464 (1937). Lit.! — MOLDOVAN: Totale Epidermisierung der Sequesterhöhle in einem Calcaneus nach Osteomyelitis. Festschr. f. CHIARI. Zit. nach REHN. Bruns' Beitr. 66, 147 (1910). — MOLINEUS: Osteomyelitis und Unfall. Chirurg 1, 1048 (1929). — MOLTSCHANOFF: Über die epiphysäre Osteomyelitis des Kleinkindesalters (russ.). Ref. Z.org. Chir. 31, 197 (1925). — MÜLLER, L. K.: Osteomyelitis des Tibiakopfes. Wien. klin. Wschr. 1934 I, 105. — MÜLLER, W.: (a) Untersuchungen über die Infection des Knochenmarks und die Erzeugung eitriger Osteomyelitis. Zbl. Chir. 1930, 3132. (b) Untersuchungen über die Lokalisation von Abscessen in jugendlichen Knochen nach direkter Injektion in die Markhöhle. Arch. klin. Chir. 164, 722 (1931).

NAEGELI: Die Behandlung der akuten eitrigen Osteomyelitis mit primärer Knochentrepanation. Münch. med. Wschr. 1921 I, 817. — NAKATA: Zur Frage der Osteomyelitis. Dtsch. Z. Chir. 213, 132 (1929). — NORINDER, E.: Carcinomentwicklung bei chronischen osteomyelitischen bzw. osteitischen Processen. Acta orthop. scand. 8, 381 (1937). — NOWICKI: Die Entstehung der hämatogenen Ostitis infectiosa (Osteomyelitis) in langen Röhrenknochen. Wien. med. Wschr. 1931 II, 1431. — NUSSBAUM: Beziehungen der Knochengefäße zur akuten Osteomyelitis. Zbl. Chir. 1922, 700. — NUSSBAUM, A.: Über die Gefäße des unteren Femurendes und ihre Beziehungen zur Pathologie. Bruns' Beitr. 129, 245 (1923) Lit.!

PALEW: Osteomyelitis of gonococcus origin in an infant. Amer. J. Surg., N. s. 13, 246 (1931). — PAYR: (a) Erkrankungen der Knochen und Gelenke. Lehrbuch der Chirurgie von WULLSTEIN-WILMS, 3. Aufl., Bd. 3. 1912. (b) Gelenksteifen und Gelenkplastik. Berlin: Julius Springer 1934. — PENTSCHEW: Über die akute und subakute primäre eitrige Wirbelsäulen-Osteomyelitis. Arch. klin. Chir. 147, 740 (1927). — PHEMISTER: (a) Silent lociof localized osteomyelitis. Ref. Zbl. Chir. 1924, 2697. (b) Newer knowledge of pyogenic infections of bone. Proc. Inst. Med. Chicago. 7, 169 (1929). Zit. nach COMPERE. — PHILIPOWICZ: Die blutige und unblutige Behandlung der akuten und chronischen Osteomyelitis. Erg. Chir. 28, 364 (1935). Neuere Lit.! — PLACINTEANU u. DOBRESCU: Fistelkarzinom auf dem Boden chronischer Osteomyelitis. Zbl. Chir. 1937, 1447. — PRASS: Über primäre Altersosteomyelitis. Dtsch. Z. Chir. 236, 644 (1932).

REDWITZ, E. v.: Die Chirurgie der Grippe. Erg. Chir. 14, 57 (1921). Lit.! — REISCHAUER: Trauma und hämatogne Knocheninfection. Bruns' Beitr. 156, 411 (1932). Lit.! — RÖSNER: Ausspr. Breslauer chir. Ver.igg, 10. Dez. 1923. Zbl. Chir. 1924, 532. — ROLLY: Über den therapeutischen Effekt von lokalen Entzündungen und Absceßbildungen bei Sepsis. Münch. med. Wschr. 1923 I, 139. — ROSENBURG: Osteomyelitis und Unfall. Arch. orthop. Chir. 21, 595 (1923). — ROSSI: Über Fistelsarkome. Dtsch. Z. Chir. 249, 208 (1937). — ROST: Muß man bei akuter Osteomyelitis den Knochen aufmeißeln, wenn schon ein periostaler Absceß vorhanden ist? Münch. med. Wschr. 1920 II, 1492. — ROST u. SAITO: Über die Verwertbarkeit der serologischen Staphylokokkenreaktion in der chirurgischen Diagnostik. Dtsch. Z. Chir. 126, 320 (1914).

SANTI: L'osteomielite nei primi anni della vita. Arch. ital. Chir. 38, 1 (1934). — SCHEID, P.: Über Geschwulstbildung nach Schußverletzungen. Frankf. Z. Path. 51, 446 (1937). — SCHMIDT, A.: Osteomyelitis und Unfall. Bruns' Beitr. 133, 144 (1925). — SCHMIDT, M. B.: Lehrbuch der Pathologie von ASCHOFF, 8. Aufl., Bd. 2, S. 173. 1936. — SCHULZ, A.: (a) Welche Bedeutung haben die Metastasen für den Verlauf einer akuten Osteomyelitis? Diss. med. Greifswald 1930. (b) Über die Ursache der Bakterienablagerung im Knochen. Arch. klin.Chir. 177, 450 (1933). — SEGRE: Osteomyelitis durch Mikrococcus melitensis. Arch. ital. Chir. **21**, 235 (1928). — Shioda: Experimenteller Beitrag zur Frage der akuten eitrigen Osteomyelitis. Arch. klin. Chir. **185**, 141 (1936). — Simon: (a) Sarkomentwicklung auf einer Narbe. Z. Krebsforsch. **10**, 210 (1911). (b) Die praktische Bedeutung des chronischen Knochenabscesses. Bruns' Beitr. **145**, 463 (1929). — Sobernheim: Die Ätiologie der Osteomyelitis. Schweiz. med. Wschr. **1928 I**, 121. — Soupault: Ostéomyélite a pneumobacilles de Friedländer. Bull. Soc. Chir. Paris **56**, 496 (1930). — Spath: Die Beziehungen der akuten hämatogenen Osteomyelitis zur postanginösen Pyämie. Dtsch. Z. Chir. **233**, 239 (1931). — Spurrier: Joint sequestra of osteomyelitis. J. Bone Surg. **27**, 747 (1929). — Sternberg, C.: Osteomyelitis als Folge einer Bronchiektasie. Med. Klin. **1935 II**, 1555. — Stich: Osteomyelitis und Trauma. Med. Welt **1933**, 469.

Takahashi: Zur Frage der Infection bei Vitaminmangel, insbesonders der Entstehung der akuten infectiösen Osteomyelitis. Arch. klin. Chir. **181**, 103 (1934). — Thiem: Handbuch der Unfallerkrankungen, 2. Aufl., Bd. 1. Stuttgart: Ferdinand Enke 1909. — Thorel: Zwei Fälle von akut spontaner Osteomyelitis ohne Knocheneiterung. Diss. Erlangen 1891. — Trendel: Beiträge zur Kenntnis der akuten infectiösen Osteomyelitis. Beitr. klin. Chir. **41**, 607 (1904).

Volkmann: Zit. nach Pitha-Bilroth, Bd. 2, II, S. 448, 1882.

Wachsmuth u. Heinrich: Hypovitaminose und Osteomyelitis. Klin. Wschr. **1938 I**, 269. — Wakeley: Acute oesteomyelitis in children. Brit. med. J. **1932**, 752. — Weaver and Sherwood: Hematogenosus osteom. and pyarthrosis due to salmonella suipestifer. J. amer. med. Assoc. **105**, 1188 (1935). — Wilensky: The mechamism of acute osteomyelitis Ann. Surg. **82**, 781, (1925).

Ziehm: Osteomyelitis der Hüftgegend. Diss. med. Greifswald 1933. Lit.!

7. Metastatische Knochengeschwülste.

Von

Werner Schopper - Leipzig.

Mit 56 Abbildungen.

A. Allgemeiner Teil.
1. Einleitung, Statistik.

Die Knochenmetastasen bösartiger Geschwülste, noch vor wenigen Jahrzehnten als seltene Erscheinung betrachtet und oft verkannt, spielen heute in der Knochenpathologie, nicht zuletzt unterstützt durch die Fortschritte der Röntgentechnik, eine beachtliche Rolle. Auf Grund des verschiedenartigen Aufbaues der Primärtumoren stehen die metastatischen bösartigen Knochengeschwülste an Mannigfaltigkeit der Erscheinungsformen den primären malignen Knochentumoren kaum nach, und wenn KOLODNY noch vor einigen Jahren auf Grund einer großen klinischen Zusammenstellung zu dem Schluß kommt, daß die Hälfte der Knochensarkomdiagnosen falsch sei, so beruht das wohl nicht zuletzt auf einer Vortäuschung von Knochensarkomen durch Knochenmetastasen. Das von PUTTI und CAMURATTI mit 31:85 angegebene Verhältnis der sekundären Knochenherde zu den primären bösartigen Geschwülsten ist für die ersteren bei Beurteilung verschiedener Altersstufen wahrscheinlich noch zu niedrig berechnet; bereits zwischen 40—50 Jahren sind nach SABRAZÉS 50% der bösartigen Knochenveränderungen sekundär oder metastatisch.

Im vorliegenden Abschnitt beschränke ich mich auf eine Besprechung der Knochenmetastasen von Primärtumoren außerhalb des Skeletsystems, während die Knochenmetastasen von Primärtumoren des Skeletes und die sog. Fistelkarzinome von GG. HERZOG bearbeitet werden. Bei Betrachtung der Knochenmetastasen gewinnt man den Eindruck, daß die metastatischen epithelialen Knochenherde nicht nur absolut, sondern auch relativ viel häufiger sind als mesenchymale sarkomatöse Metastasen. Während unter den Knochensarkomen vor allem die EWINGschen Tumoren nicht selten Tochterherde in verschiedenen Knochenabschnitten aufweisen, zeigen die Sarkomzellen von Primärtumoren außerhalb des Skeletsystems keine besondere Neigung zur metastatischen Ansiedlung im Skeletsystem. Bei den malignen epithelialen Tumoren wird von vielen immer wieder darauf hingewiesen, daß große, lokal mächtig entwickelte Primärgeschwülste nur in beschränktem Umfange Knochenmetastasen bilden, während gar nicht selten bei ganz kleinen Primärtumoren, z. B. der Prostata oder Mamma, gewaltige Karzinosen des Skeletsystems auftreten. Diese Beobachtung läßt sich zwar in einer ganzen Reihe von Fällen bestätigen, und das Mißverhältnis zwischen den zuweilen nur kirschgroßen Primärtumoren und den ausgedehnten Knochenkarzinosen ist mitunter erstaunlich, aber im allgemeinen bestehen wohl zwischen der Größe des Primärtumors und der Ausdehnung und Menge der Knochenmetastasen keine gesetzmäßigen Beziehungen. Die bei großen Primärtumoren seltenere Metastasierung im Knochen ist wohl nicht zuletzt darauf zurückzuführen, daß in solchen Fällen, vor allem wenn sie lebenswichtige Organe betreffen, meist ein relativ rasches Wachstum des Primärtumors für eine ausgedehntere sekundäre Ansiedlung im Knochen keine Zeit läßt.

Die Schwierigkeiten einer übersichtlichen Erfassung der Knochenmetastasen liegen in der oft symptomenlosen Entwicklung der Herde, in der in vielen Fällen auch röntgenologisch nicht sicheren Erkennung und Deutung, wenn Kompakta- und Spongiosastruktur wenig verändert sind, und schließlich in der Unmöglichkeit, bei Sektionen immer das gesamte Skeletsystem makroskopisch und mikroskopisch auf Geschwulstwucherungen zu untersuchen. Diese Voraussetzungen machen auch eine statistische Erfassung der Knochenmetastasen überaus schwierig. Um in Zukunft eine einigermaßen genaue statistische Darstellung über Knochenmetastasen zu ermöglichen, wäre es sehr erwünscht, wenn bei jeder Obduktion eines bösartigen Tumors wenigstens Wirbelsäule, Oberschenkel, Brustbein und Schädel auf metastatische Veränderungen untersucht würden. HELLY hat in diesem Handbuch Bd. I/2 bereits einige statistische Angaben über Knochenmetastasen gebracht. In der hier eingefügten Tabelle soll eine Zusammenfassung der wesentlichsten Statistiken wiedergegeben werden, die allerdings infolge der verschiedenen Untersuchungsmethoden ziemlich große Differenzen aufweisen. Am besten sind noch die Verhältnisse bei Mamma-, Prostata-, Schilddrüsen- und malignen Grawitztumoren geklärt, während bei den anderen Tumoren eine systematische pathologisch-anatomische Untersuchung des Skeletsystems bisher nur selten vorgenommen worden ist.

Tabelle 1. Häufigkeit der Knochenmetastasen

Name	Gesamtzahl der Ca.-Fälle		Mamma		Prostata		Hypernephroide Geschwülste	
	Zahl der Fälle	Davon mit Knochen-Metastasen %	Zahl der Fälle	Davon mit Kn.-Met. %	Zahl der Fälle	Davon mit Kn.-Met. %	Zahl der Fälle	Davon mit Kn.-Met. %
1907 NISNJEWITSCH (E. KAUFMANN) .	1078	104 10	63	33 52	19	15 78,9		
1922 KITAIN (LUBARSCH)	452	41 8,8	41	23 56	7	3 42		
1931 GESCHICKTER und COPELAND .			1914	100 5,2	1040	134 12,8	63	22 34,9
1931 ROHRHIRSCH (SCHMORL)	1000	221 22,1	50	39 78	24	18 75	36	11 30,6
1902 E. FRAENKEL		20						
1905 FISCHER-DEFOY	45	11 24,4						
1908 SCHMORL		30–32						
1916 MIYAUCHI	35	28						
1921 DEELMANN	76	19,7						
1922–26 Berl. Path. Institut (LUBARSCH) .	1083	12,6						
1880 TÖRÖK und WITTELSHÖFER . .			366	45 12,3				
1886 LEUZINGER			500	71 14,2				
1905 REDLICH				20,8				50
1909 J. PERLMANN				52,3		78,9		
1919 BEJACH (BENDA)				45,7		44,4		
1930 CARNETT und HOWELL			267	161 38				
1931 LENZ und FREID			168	81 50				
1902 COURVOISIER (E. KAUFMANN) .					22	16 70		
1926 BUMPUS					539	123 21		
1929 PÜRKHAUER (OBERNDORFER) . .					55	30 54,4		
1931 ZEMGULYS (SCHMORL)					34	20 58,8		
1902 KÜSTER							261	9
1905 ALBRECHT							18	8 44,0
1923 LUBARSCH							163	32
1930 LJUNGREN								22
1902 EHRHARDT								
1926 WEGELIN								
1934 WÜLFING (ASCHOFF)								
1896 PÄSSLER								
1924 SEYFAHRT								
1925 KIKUTH								
1927 PROBST								
1928 V. ZALKA								

o. n. A. ohne nähere Angabe der untersuchten Knochen. W Wirbelsäule, O Oberschenkel, unverdächtige Stellen mikroskopisch untersucht. [3] nur

Gehen wir etwas näher auf die statistischen Ergebnisse ein, so ergibt die Gesamtzählung aller Karzinomfälle einen Durchschnitt von 20—30% Karzinomfällen mit Knochenmetastasen, wobei vor allem die Angaben von E. FRÄNKEL 20%, FISCHER-DEFOY 24%, ROHRHIRSCH-SCHMORL 22,1%, MIYAUCHI 28,6% und SCHMORL 30% zu berücksichtigen sind, da diese Autoren eine systematische Untersuchung der Knochen mindestens der Wirbelsäule in allen Karzinomfällen durchgeführt haben. MIYAUCHI und SCHMORL kommen zu etwas höheren Zahlen, weil sie außerdem noch ausgedehnte mikroskopische Untersuchungen an makroskopisch unverändert erschienenen Knochen vornahmen. Die Zahlen von GESCHICKTER und COPELAND, KITAIN, NISNJEWITSCH u. a. bieten geringere Hundertsätze; nähere Angaben, welche Teile des Skeletsystems von ihnen untersucht worden sind, fehlen. KITAIN weist direkt auf die Unvollständigkeit seiner Prozentzahlen hin. Trotz des großen klinisch gut ausgewerteten Materials von GESCHICKTER und COPELAND bleiben ihre Zahlen über Knochenmetastasen bis auf die Angaben über die Hypernephrommetastasen weit hinter anderen zurück, da ein großer Teil der Fälle nicht zur

bei den verschiedenen Primärtumoren.

Schilddrüse			Lunge und Bronchien			Magen			Dickdarm			Ösophagus			Uterus			Untersuchte Knochenabschnitte
Zahl der Fälle	Davon mit Kn.-Met.	%	Zahl der Fälle	Davon mit Kn.-Met.	%	Zahl der Fälle	Davon mit Kn.-Met.	%	Zahl der Fälle	Davon mit Kn.-Met.	%	Zahl der Fälle	Davon mit Kn.-Met.	%	Zahl der Fälle	Davon mit Kn.-Met.	%	
											14,9							o. n. A.[1]
3	1	33,3	16	4	25	112	2	1,8	66	1	1,5	28	1	3,6	49		2	o. n. A.[1]
15	6	40	24	4	16,6	537	7	1,3	497	3	0,6				86	5	5,6	o. n. A.[4]
7	3	42,9	121	45	37,2	214	32	14,9	63	9	14,4	39	4	10,3	95	11	11,6	W. O. St. Sch.[1]
																		W.[1]
																		W. O. St. R.[1]
																		W. O. St. R. Sch.[2]
																		W.[2]
																		o. n. A.[1]
																		o. n. A.[1]
		3,5																o. n. A.[1]
															200	7	3,5	o. n. A.[1]
					20,6													o. n. A.[1]
								2,5										o. n. A.
					24,2													o. n. A.[1]
																		o. n. A.[3]
																		o. n. A.[4]
																		W. O. St. R. Sch.[1]
																		o. n. A.[3]
																		W. O. Sch.[1]
																		W. O. St. Sch.[1]
																		o. n. A.
																		o. n. A.[4]
																		o. n. A.[1]
																		o. n. A.[1]
238	66	27,7																o. n. A.
		40,5																o. n. A.[1]
38	16	42,1																o. n. A.[1]
					16,2													o. n. A.[1]
			307	14	4,5													o. n. A.
			246	48	19,5													o. n. A.[1]
			76	17	22,4													o. n. A.[1]
			80		20													o. n. A.[1]

St Sternum, R Rippe, Sch Schädel. [1] durch Sektion festgestellt. [2] auch makroskopisch klinisch geprüft. [4] klinisch und autoptisch geprüft.

Sektion kam; die von ihnen mitgeteilten großen Prozentsätze bei den malignen GRAWITZ-Tumoren sind auf die oft klinisch frühzeitig in Erscheinung tretenden Veränderungen von seiten der Knochenmetastasen zurückzuführen.

Exakte statistische Angaben über Knochenmetastasen bestimmter Primärtumoren an Hand von Sektionsbefunden bringen ZEMGULYS-SCHMORL mit 78% Knochenmetastasen bei Mammakarzinomen, 60% bei Prostatakarzinomen, PÜRKHAUER-OBERNDORFER 54% bei Prostatakarzinomen, WÜLFING 24%, WEGELIN 40,5% bei malignen epithelialen Tumoren der Schilddrüse.

Bei Mammakarzinomen, die schon wegen ihrer primären Häufigkeit die Mehrzahl aller Knochenmetastasen stellen, sind weitere zahlreiche klinische und von Sektionsmaterial stammende statistische Untersuchungen vorgenommen worden, die von geringen Prozentzahlen bis fast 100% Befallensein der Knochen in ganz fortgeschrittenen Fällen (SABRAZÉS, JEANNENEY und MATHEY-CORNAT) berichten. Während in älteren Sektionsstatistiken (GROSS) 20% angegeben werden, sind es nach BEJACH, E. KAUFMANN, KITAIN 40—50%, nach ZEMGULYS-SCHMORL 78%. Die klinischen Statistiken sind sehr unterschiedlich, je nachdem ob frischere oder ältere Fälle verwertet worden sind; sie stützen sich zum großen Teil auf Röntgenbefunde (MEYERDING und GARVIN 3,5%, COPELAND 5%, INGRAHAM 16%, SABRAZÉS, JEANNENEY und MATHEY-CORNAT 30%, FORT 36%, CARNETT-HOWELL 38%, LENZ und FREID 80%); SABRAZÉS findet fast in allen weit fortgeschrittenen Fällen Knochenmetastasen in der Wirbelsäule. — Brustdrüsensarkome machen in seltenen Fällen Metastasen im Knochen; statistisch sind sie bisher nicht erfaßt worden. FINSTERER fand unter 40 Fällen von Brustdrüsensarkomen 3 Fälle mit Knochenmetastasen.

Die Knochenmetastasen bei Prostatakarzinomen, erst seit v. RECKLINGHAUSEN beachtet, daher in älteren Karzinomstatistiken (LEUZINGER) noch nicht erwähnt, finden sich nach OBERNDORFER-PÜRKHAUER in 54% der Fälle; wenn von ihnen nur die bereits makroskopisch diagnostizierbaren, also den Hauptbefund darstellenden Prostatakarzinome berücksichtigt werden, dann ergeben sich in 71,8% deutliche, makroskopisch sichtbare Metastasen in Becken, Wirbelsäule, Oberschenkel oder Schädel, auch E. KAUFMANN kommt auf 72%. Die klinisch-röntgenologischen Zahlen liegen bedeutend tiefer, COPELAND 12,8%, FORT 16%, BUMPUS 21%. Über Knochenmetastasen bei Prostatasarkomen berichtet BETTONI in Höhe von 12%, einzelne Fälle mit Metastasen beschreiben KAUFMANN (Rhabdomyosarkom), TASCHIRO, DUPRAZ u. a.

Bei den Schilddrüsentumoren ist zu erwähnen, daß in der Hauptsache nur epitheliale Geschwülste, etwa in 40% der Fälle, in die Knochen metastasieren (COPELAND. ROHRHIRSCH-SCHMORL, WEGELIN, WÜLFING), während bei Sarkomen WÜLFING unter 10. WEGELIN in den Jahren 1897—1921 unter 28 Sarkomfällen der Schilddrüse keine Knochenmetastasen und LIMACHER nur in einem Falle eines Endothelioms der Schilddrüse Knochenmetastasen feststellen konnte. Dagegen kommt EHRHARDT bei einer statistischen Zusammenstellung von 238 Schilddrüsentumoren aus der Literatur auf 66 Fälle = 27% mit Knochenmetastasen; darunter waren 107 Sarkome, davon mit Knochenmetastasen 23. Sowohl die hohe Zahl der Sarkome als auch die Zahl ihrer Knochenmetastasen stehen in etwas auffälligem Gegensatz zu den neueren Angaben von WEGELIN und WÜLFING.

Bei der Bearbeitung der Nierengeschwülste (in diesem Handbuch Bd. VI, 1) betont LUBARSCH, daß von den meisten Autoren die hypernephroiden und karzinomatösen Nierengeschwülste nicht scharf genug unterschieden würden. Da sich aber bei beiden Formen keine wesentlichen Unterschiede in der Art und Weise der Metastasierung finden, spielt diese Frage hier für die Statistik keine Rolle. Er fand 115 hypernephroide Tumoren, davon 30mal = 26% mit Knochenmetastasen und 48 Karzinome, davon 12 = 27% mit Knochenmetastasen. Die in der Tabelle wiedergegebene Prozentzahl 32% bezieht sich nur auf Prozentzahlen von Nierentumoren mit Metastasen, während hier in den Gesamtzahlen auch Tumoren ohne jede Metastase enthalten sind. Da die Nierentumoren frühzeitig Erscheinungen von seiten der Knochenherde verursachen, liegen auch die röntgenologisch-klinisch festgestellten Prozentzahlen recht hoch: COPELAND 34,9% und LJUNGREN 22%. KÜSTER (1902) fand unter seinen 261 Fällen 23 = 9% mit Knochenmetastasen. Auch hier fallen wie bei Schilddrüse, Mamma und Prostata die Sarkome bei statistischer Betrachtung auf Knochenmetastasen fast vollkommen aus. Unter 76 Sarkomen fand LUBARSCH 3 Fälle mit Knochenmetastasen und unter 137 teratoiden Mischgewächsen der Niere keinen Fall mit Knochenmetastasen. — Harnblasenkarzinome zeigen in einem relativ hohen Prozentsatz Knochenherde. ROHRHIRSCH-SCHMORL sahen bei 12 Harnblasentumoren vom Mann in 5 Fällen = 41,7% Knochenmetastasen, während sie beim weiblichen Geschlecht unter 9 Fällen nur 1 Fall = 11,1% angeben.

Für die Knochenmetastasen nach Lungen- und Bronchialkarzinomen ergibt sich ein Durchschnitt von 20—30%. KIKUTH, ZALKA geben 20%, BEJACH, PROBST etwa 25% und MATERNA und STRUNTZ 33%, ROHRHIRSCH-SCHMORL 37% an. Allerdings liegen die Verhältnisse so, daß außer bei Rohrhirsch-Schmorl in keinem Falle exakte Angaben über die Art der Skeletuntersuchung vorhanden sind. Ask-Upmark findet bei 2080 malignen Tumoren der Lunge metastatisch am meisten die Leber und an zweiter Stelle das Skeletsystem befallen. — Statistische Angaben über Knochenmetastasen von Sarkomen der Lunge sind in der Literatur nicht angeführt.

In den Aufstellungen über Magen- und Darmkarzinome werden meist nur 2 bis 5% Knochenmetastasen angegeben (Kitain, Nisnjewitsch, Perlmann), während Rohrhirsch-Schmorl 14% nachweisen.

Unter den Leberkarzinomen schreibt Bersch dem hepatozellulären Typ große Neigung zur Knochenmetastasierung zu.

Knochenmetastasen bei Uteruskarzinomen werden von Rohrhirsch-Schmorl mit 11% und von Copeland mit 5,6% angegeben.

Die malignen Marktumoren der Nebennieren zeigen in einem hohen Prozentsatz vor allem bei Kindern große Neigung zu Knochen-(Schädel-)Metastasen, ebenso die malignen Neuroepitheliome oder Gliome der Retina.

Die Zahlen über Knochenmetastasen, die von den malignen Geschwülsten der übrigen Organe und Gewebe ausgehen, bleiben nach den bisherigen Ergebnissen meist unter 5%; allerdings liegen größere Statistiken nicht vor. Nur aus dem Schmorlschen Institut berichtet Junghanns über 27 Pankreaskarzinome, die in 3 Fällen = 11% Knochenmetastasen aufwiesen; unter 26 Ovarialkarzinomen fanden sich nur in einem Falle = 3,8% Knochenmetastasen, 11 Karzinome der Vagina zeigten keine Knochenherde.

Nach diesen statistischen Angaben verdienen die Knochenmetastasen maligner Tumoren in Zukunft mehr Beachtung, als ihnen bis jetzt zuteil geworden ist, da sie viel häufiger auftreten, als im allgemeinen vor allem auf Grund der oft fehlenden oder wenig beachteten klinischen Symptome angenommen wird.

2. Verbreitungsweg und Sitz der Knochenmetastasen.

Seit den Arbeiten von Courvoisier, Erbslöh, Fischer-Defoy, v. Recklinghausen, M. B. Schmidt u. a. wird von vielen bestätigt, daß die erste Ansiedlung metastatischer Geschwulstwucherungen im Knochen in der Mehrzahl der Fälle auf dem Blutwege erfolgt. v. Recklinghausen gab dafür folgende Begründung: 1. Die Metastasen entwickeln sich im allgemeinen in der Marksubstanz und erreichen erst sekundär das Periost. 2. Metastatische Herde im Periost liegen im allgemeinen im Bereiche von Durchtrittsstellen größerer Gefäße. 3. Die Karzinomzellen liegen in der Marksubstanz häufig in deutlichen Kanälen, die er für Blutgefäße hielt, da er sichere Lymphgefäße im Knochenmark nicht nachweisen konnte. Neben dieser hämatogenen ist außerdem eine lymphogene Ausbreitung und ein unmittelbares Einwachsen in Knochen von Primärtumoren und ihren Metastasen aus möglich, so z. B. von Lymphknotenmetastasen entlang der Aorta oder von Ösophagus- und Kehlkopfkarzinomen auf die Wirbelsäule, ferner von Uterus- und Prostatakarzinomen auf das knöcherne Becken u. ä. Aber für die Fernmetastasen dürfen wir wohl allgemein den hämatogenen Weg als gegeben annehmen (s. auch experimentelle Metastasen). Während in größeren zusammenfassenden Arbeiten bei den Franzosen Sabrazés, Jeanneney und Mathey-Cornat und im amerikanischen Schrifttum Sutherland, Decker und Cilley in der Hauptsache die hämatogene Entwicklung gelten lassen, treten in letzterem besonders Handley, Carnett und Howell für eine allgemeine lymphogene Ausbreitung der Metastasen auf das Knochensystem ein.

Carnett und Howell beobachteten röntgenologisch häufig ein Befallensein des Schultergürtels bei Brustkarzinomen. Von 101 Fällen war 54mal der Schultergürtel, davon 23mal auf der gleichen Seite, 24mal auf beiden Seiten und 7mal allein auf der anderen Seite befallen; den letzteren Befund erklären sie damit, daß die Wucherungen auf die Lymphwege der anderen Seite übergegriffen haben und andererseits die der gleichen Seite aus irgendeinem Grunde unwegsam geworden sind. Die lymphogene Ausbreitung geht durch die Achselhöhle zuerst nach dem Oberarmkopf und von dort aus auf das Schulterblatt über. Unterarme und -schenkel werden infolge der lymphogenen Ausbreitung nie befallen, bevor nicht Oberarme oder Oberschenkel ergriffen sind. Ein erstes Auftreten

von Metastasen bei Mammakarzinom im Becken oder Femur ist nach ihnen selten, häufiger
dagegen in der unteren Brust- und oberen Lendenwirbelsäule. Die Ausbreitung des Brustkrebses nach dem Becken und Oberschenkel geht entlang den Lymphwegen um die großen
Blutgefäße. Die Untersuchungen von CARNETT beruhen in der Hauptsache auf klinischer
Beobachtung, daher sind ihm auch die Häufigkeit der Einbrüche von Geschwulstwucherungen in die Gefäße im Bereiche der Primärtumoren z. B. der Mamma, Schilddrüse und
Niere, auch von Metastasen, z. B. von Lymphknoten in die Gefäßbahnen und andererseits
auch die nicht selten in den Gefäßen der Knochenmetastasen anzutreffenden Geschwulst-
zellemboli nicht geläufig. Aber die gerade auf die letztere Frage gerichteten Untersuchungen
von PINEY erkannten CARNETT und auch HANDLEY an, ferner auch die häufige Erstansied-
lung der Metastasen im Knochenmark. Um diese Tatsache mit der von ihnen vertretenen
Ansicht in Einklang zu bringen, halfen sie sich damit, daß ihrer Ansicht nach die Krebswucherungen bis zum Periost lymphogen und von hier aus durch Einbruch in die Gefäßräume der HAVERSschen Kanäle hämatogen in das Knochenmark vordringen.

Für die lymphogene Entstehung führt HANDLEY unter anderem noch an,
daß in vielen Fällen keine Lungenmetastasen vorhanden seien, ferner daß bei
einseitigen Spontanfrakturen diese immer auf der Seite des primären Mamma-
karzinoms auftreten, was hämatogen nicht erklärbar sei, was aber von anderer
Seite, z. B. von LEE, der unter 14 Fällen 11mal kontralaterale Knochenmetastasen
beobachtete, nicht bestätigt wird. Das häufige Fehlen von Lungenmetastasen
läßt sich auch für HANDLEYs Ansicht kaum verwenden, da wir wohl mit M. B.
SCHMIDT annehmen dürfen, daß wie andere Zellen so auch nicht selten Karzinomzellen die Lungenkapillaren passieren können. — PINEY tritt für die hämatogene
Ausbreitung ein; nach ihm sind die Bedingungen im Knochenmark ebenso wie
in der Leber infolge des ziemlich stagnierenden Blutstromes für Ansiedlung
und Vermehrung von Tumorzellen besonders günstig. EWING ist der Ansicht,
daß eine hämatogene wie auch lymphogene Metastasierung im Knochen möglich
ist. GESCHICKTER und COPELAND schließen sich dieser Ansicht an, wobei nach
ihnen die Dauer und der Charakter der Geschwulst im Zusammenhang mit der
Behandlung eine Rolle spielen. So fehlen nach ihrer Ansicht z. B. bei Knochenmetastasen nach frühzeitiger Operation der Mamma besonders solche in unmittel-
barer Nachbarschaft des Primärherdes, da die entsprechenden Lymphbahnen
unterbrochen sind. Bei Besprechung dieser Fragen berichten sie auch über ein
Fortschreiten von Geschwulstwucherungen des knöchernen Beckens durch das
Ligamentum teres auf den Kopf des Oberschenkels bei Prostatakarzinom. In
den letzten Jahren wird auch bei uns die lymphogene Ausbreitung von einigen
Untersuchern mehr anerkannt (CEELEN, JUNGHANNS, SCHMORL u. a.), und möglicherweise sind bereits auch die früheren Angaben von M. B. SCHMIDT, daß
die Hauptstätten für Knochenmetastasen aus Schilddrüsentumoren mehr in
der oberen Körperhälfte und die bei Prostatakarzinomen mehr in den Knochen
der unteren Körperhälfte auftreten, in diesem Sinne zu deuten.

In einer kürzlich erschienenen Arbeit erkennt HELLNER einerseits die hämatogene Entstehung zahlreicher entfernter Knochenherde an, tritt aber andererseits sehr für die lymphogene Form der Metastasierung ein, wozu wohl auch die
von ihm erwähnte zentrifugale Ausbreitung der Metastasen vom Primärherd
aus zu rechnen ist. Er stützt sich vor allem auf die Ergebnisse von CARNETT
und HANDLEY, ferner auf Untersuchungen von KOLODNY, der in das Knochenmark
eingespritzte Tusche in den regionären Lymphknoten wiederfand und damit
Lymphbahnen der Knochenmetastasen feststellen konnte. KOLODNY erklärt
auf Grund seiner Versuche die Entstehung der Knochenmetastasen bei Karzinomen hauptsächlich durch lymphogenen Rückfluß bei Ausfüllung der Lymphbahnen und -knoten mit Krebszellen. Die Ansicht von KOLODNY, daß die
Schilddrüsen- und Brustkrebse auf Grund dieser Lymphzirkulationsverhält-
nisse den Schädel und die oberen Gliedmaßen bei der Metastasierung bevorzugen und die Prostata- und Uteruskrebse das Becken und untere Gliedmaßen
befallen, wird von HELLNER allerdings in bezug auf die ersteren nicht geteilt,
andererseits herrscht nach ihm aber über die lymphogene Ausbreitung des

Uterus- und Prostatakrebses in Beckenknochen, Kreuzbein und Lendenwirbel kein Zweifel. Auch Philipp und Schäfer, ferner Roberts, Paladini teilen diese Meinung. Roberts beschreibt in einem Falle den Lymphweg von Prostatametastasen über sakrale Lymphknoten in den Wirbelkanal, hier entlang den Lymphspalten der langen Wirbelbänder und der intraspinalen Flächen der Bogen bis zur Schädelbasis. Auf diesem intraspinalen Lymphweg erklärt Hellner auch die Schädelmetastasen eines eigenen Prostatakarzinomfalles, ferner ähnliche Fälle von Assmann und Roberts und schließlich auch eine Metastase im Dens des Epistropheus von Hamperl und Maller, die selbst auf diese Frage in ihrem Fall nicht eingehen. Ceelen hält eine lymphogene Ausbreitung des Brustkrebses in die Brustwirbelkörper für möglich; Schmorl und Junghanns deuten Lendenwirbelmetastasen bei Bronchialkarzinomen ebenfalls lymphogen. Hellner äußert sich zusammenfassend dahin, daß sicherlich manche Tumorformen, z. B. die Hypernephrome, den hämatogenen Weg, andere den lymphogenen Weg bevorzugen. — Die Ausbreitung in entferntere Gebiete einfach lymphogen auf Rückstauung zurückzuführen (Carnett, Kolodny), dürfte sicher zu weit gehen; ein Befallenwerden der entsprechenden regionären Lymphknoten läßt sich in solchen Fällen leichter umgekehrt, also sekundär von einem hämatogen entstandenen Knochenherd erklären, z. B. eine Metastasierung im Halslymphknoten bei Schädelmetastasen. Diese Ansicht wird auch von H. Walther vertreten, der unter neuen beachtenswerten Gesichtspunkten die Züricher Obduktionsfälle mit Tumoren auf Metastasen untersuchte. Nach ihm ist die Metastasierung in das Knochensystem vorwiegend hämatogen. Metastasen im Sternum, die ziemlich häufig bei allen Karzinomen auftreten, können wohl vom Mammakarzinom lymphogen befallen werden, aber wohl kaum von anderen entfernt gelegenen Primärherden, wie das Hellner für viele Fälle annimmt.

Die Frage nach der Ausbreitung der Metastasen innerhalb des Skeletsystems wurde besonders durch die klassischen Untersuchungen von v. Recklinghausen über den Prostatakrebs (1891) gefördert, der, wie heute noch allgemein angenommen wird, den Beginn der Knochenmetastasierung in der Hauptsache in das Mark verlegte. Deuschler, Sasse und einige andere treten auch für die primäre Entwicklung der Metastasen im Periost ein, was nach Ribbert aber selten der Fall ist. Nach ihm sind auch die oft ausgedehnten subperiostalen ossifizierenden Wucherungen, besonders am Becken, Femur und Humerus, im allgemeinen sekundärer Natur. In den Fällen von Lang und Krainz wurden besonders Rindenbezirke der Knochen befallen, worauf diese sehr häufig mit periostaler Osteophytbildung unter Einbeziehung Sharpeyscher Fasern antworteten. Daß sich die Knochenmetastasen primär meist im Knochenmark und selten im Periost ansiedeln, liegt wohl u. a. darin begründet, daß die malignen Tumoren mit Knochenherden im allgemeinen erst im höheren Alter auftreten, in dem das Periost infolge fehlender oder geringer Aufbaufunktion nicht mehr so locker und zellreich ist wie das jugendliche, ferner nur noch spärlich mit Gefäßen versorgt wird; daher entwickeln sich die Periostherde bei älteren Menschen im allgemeinen erst sekundär vom Knochenmark aus durch die Haversschen Kanäle. Anders liegen dagegen die Verhältnisse am wachsenden Knochen bei jungen Individuen; hier sind die Ansiedlungsbedingungen im Periost besser, und so lassen sich z. B. bei den vor allem bei Kindern auftretenden Nebennierenmarktumoren, ferner bei Retinagliomen und vor allem im Experiment bei jungen Tieren mit dem Brown-Pearceschen Tumor nicht selten ausgesprochen periostale Metastasen (s. Abb. 54) unabhängig von Herden im Knochenmark beobachten. Diese in den Tierversuchen festgestellten periostalen Metastasen sind sichere hämatogene Herde (weiteres darüber siehe S. 169). In meinem sonstigen Tumormaterial von älteren Menschen fand ich nur in wenigen Fällen primär periostal entstandene Metastasen.

Kienböck teilt nach dem Sitz der Metastasen zentrale, kortikale und den Gesamtquerschnitt befallende „querossale" Formen ein. Am häufigsten sind die zentralen, oft ohne Veränderung der Knochenform; die querossale Form führt zuweilen zur Auftreibung des Knochens, zu Frakturen. Die kortikale, d. h. die subperiostale Form ist auch nach Kienböck überaus selten.

Die Frage, welche Knochen am häufigsten Metastasen aufweisen, wird allgemein dahin beantwortet, daß in der Hauptsache die gefäß- und blutreichen spongiösen Knochen befallen werden (Sternberg); an den Röhrenknochen sind die proximalen Abschnitte von Humerus und Femur bevorzugt. Über die Reihenfolge der einzelnen am meisten befallenen Abschnitte machen die Untersucher verschiedene Angaben, die sicherlich zum Teil durch das zugrunde liegende spezielle Tumormaterial bestimmt sind (s. auch spezieller Teil).

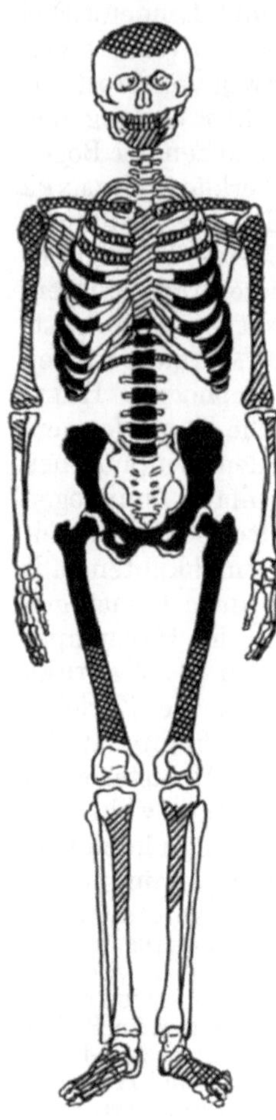

Die häufig wiedergegebene Reihenfolge von LUBARSCH: Schädel, Wirbelsäule, Becken, Humerus, Femur, Sternum, Rippen paßt in ihrer Voranstellung des Schädels vor allem auf die Hypernephrome und Schilddrüsentumoren, die eine gewisse Bevorzugung des Schädeldaches erkennen lassen, während die Prostatakarzinome ein ausgesprochen häufiges Befallensein der Wirbelsäule aufweisen: die dafür gesetzmäßige Reihenfolge lautet nach M. B. SCHMIDT: 1. Wirbelsäule (vorwiegend Lendenteil), 2. Femur und Becken. 3. Rippen und Brustbein, 4. Humerus, 5. seltener platte Schädelknochen, 6. ausnahmsweise Unter- und Vorderarm. Diese Reihenfolge hat sich, allgemein auf die Knochenmetastasen bezogen, auch an unserem eigenen Material bestätigt. Dabei sind in der Verteilung keine Unterschiede für osteoklastische und osteoplastische Metastasen festzustellen. J. ERDHEIM sagt: die Schilddrüsentumoren bevorzugen den Schädel, die der Prostata das Becken und die Mammakarzinome Wirbelsäule, Rippen und Brustbein. GESCHICKTER und COPELAND demonstrieren sehr klar an dem hier wiedergegebenen Schema die bei ihrem großen Material von etwa 4500 malignen Tumoren am meisten befallenen Skeletabschnitte (Abb. 1). Über den Sitz von fast 1400 Metastasen im Skeletsystem geben SUTHERLAND, DECKER und CILLEY die in Tabelle 2 zusammengefaßte Aufstellung, während auf Tabelle 3 eine Zusammenstellung von 900 Fällen mit Knochenmetastasen nach dem Alter geordnet wiedergegeben wird.

COURVOISIER hat den Versuch gemacht, von Metastasen bevorzugte Stellen an den einzelnen Knochen festzustellen. An den Beckenknochen fand er die Außen- und Innenfläche der Darmbeinschaufeln bevorzugt. Am Femur sind nach ihm am häufigsten der oberste Teil der Markhöhle der Diaphyse, der Femurhals und -kopf, seltener der Trochanter befallen, noch seltener der untere Teil der Diaphyse und die untere Epiphyse. Auch am Humerus bleiben die distalen Abschnitte meist verschont. Am Schädel sind am häufigsten die Scheitelbeine Sitz der Metastasen, an den Rippen die Gegend des Angulus und die vorderen Abschnitte; im Sternum ist die Ausbreitung diffus. An den Wirbeln konnte er keine besonders bevorzugten Abschnitte feststellen. —

Abb. 1. Verteilung der metastatischen Knochengeschwülste im Skelet. (Schema nach GESCHICKTER und COPELAND.) Die schwarzen Abschnitte zeigen den häufigsten Sitz, die kreuzschraffierten den nächsthäufigen, die schräg schraffierten den gelegentlichen und die weißen den seltenen Sitz der Metastasen an.

Tabelle 2. Sitz der Metastasen im Skeletsystem (nach SUTHERLAND, DECKER und CILLEY).

| Sitz des Primärtumors | Kopf | Wirbelsäule | | | Becken | Oberschenkel | Schultergürtel | Rippen | Oberarm | Untere Extremität | Obere Extremität | Zusammen |
		Hals-	Brust-	Lenden-								
Mamma	31	8	29	130	213	74	34	85	18	1	5	628
Prostata	2	2	8	149	266	37	9	29				502
Niere	7	1	1	19	19	9	3	7	4	1	3	74
Harnblase	1		2	1	5	1		1		1		12
Hoden							2					2
Schilddrüse			3	4	5	2	1	2				22
Lunge			5	8	3		1	4				21
Magen			4	4	3		1	5				18
Pankreas			1					1				2
Leber			3	6	11	1	1	3	3			28
Dickdarm			2	5	7	1						15
Kiefer, Gesicht, Hals				3	7	2	1	1		1		16
MelanotischeTumoren			1	1		1	1	2	1			9
Uterus und Ovarium			1	1	13	4		2		2		28
zusammen												1377

Tabelle 3. Tumoren mit Knochenmetastasen in verschiedenen Lebensaltern (nach Sutherland, Decker und Cilley).

Sitz des Primärtumors	1.–9. Jahr	10.–19. Jahr	20.–29. Jahr	30.–39. Jahr	40.–49. Jahr	50.–59. Jahr	60.–69. Jahr	70.–79. Jahr	80.–89. Jahr	Zusammen
Mamma			5	56	148	119	61	2	2	393
Prostata				1	7	70	161	52	5	296
Niere	1		2	8	8	18	12	2		51
Harnblase				2	2		2	3		9
Hoden			1	1						2
Schilddrüse				1	5	8	5			19
Lunge				1	6	3	3			13
Magen				1	4	9	3	3		20
Pankreas							2			2
Leber				4	7	7	8	1		27
Dickdarm				2	10	5	9	3		29
Kiefer, Gesicht, Hals		1	1	1	3		3			9
Melanotische Tumoren		1	2	2		2	1			8
Uterus und Ovarium		1	1		5	11	3	1		22
zusammen										900

Überblickt man die große Masse der Knochenmetastasen, so lassen sich die von Courvoisier gemachten Angaben über die Lokalisation, besonders hinsichtlich der Röhrenknochen, im allgemeinen bestätigen; doch sind andererseits die Metastasen in ihrer Ansiedlungsform so mannigfaltig, daß eine Festlegung bevorzugter Skeletabschnitte nur in ganz grober Form möglich ist (s. Schema von Geschickter und Copeland).

3. Über die Entstehung der Knochenmetastasen.

Die Ursache für die Entstehung der Knochenmetastasen, insbesondere die Bevorzugung des Knochensystems bei Metastasierung bestimmter Karzinomarten ist trotz vieler Arbeiten und Theorien keineswegs befriedigend geklärt.

v. Recklinghausen, später Erbslöh, Fischer-Defoy u. a. machen die besonderen Zirkulationsverhältnisse im Knochenmark dafür verantwortlich. Die verhältnismäßig weiten venösen Kapillaren, der stark verlangsamte Blutstrom und die mangelhafte Anpassung der dünnwandigen, muskelarmen Venen in den knöchernen Kanälen an die Druckschwankung im zuführenden Arteriensystem geben nach v. Recklinghausen günstige Ablagerungs- und Ansiedlungsbedingungen für Karzinomzellen; er spricht von „ruhenden Wandschichten", in denen Zellen einen günstigen Boden zu Anlagerung und Wachstum fänden. Thermische und mechanische Reize, die auf die zuführenden Arterien einwirken, können nach Erbslöh dabei eine weitere Rolle spielen. Ferner sollen besonders die Knochenteile, die der größten mechanischen Beanspruchung im Körper ausgesetzt sind, z. B. die Wirbelsäule, am häufigsten erkranken, wahrscheinlich wiederum infolge besonderer Einwirkung auf die Zirkulationsverhältnisse. Sasse bestreitet dies, da Skeletteile, die häufiger solchen Reizen ausgesetzt wären (z. B. Hand- und Fußwurzelknochen), am wenigsten von Metastasen befallen werden; dagegen ist der Reichtum der einzelnen Knochenabschnitte an Blutgefäßen nach Sasse wichtig für die Metastasierung. Erbslöh weist bei seinen Prostatakarzinomfällen unter besonderer Begründung darauf hin, daß es vor allem kleinzellige Wucherungen sind, die auf Grund eines besonderen Verhaltens im Blutstrom für Ansiedlung im Knochenmark geeignet sind. — Auch Lubarsch hat früher einmal die Vermutung ausgesprochen, daß besonders kleinere Zellen für Ansiedlung in den Knochenkapillaren geeignet seien, was wohl für Prostata- und auch Mammakarzinome mitunter zutrifft, aber sich sonst für Knochenmetastasen nicht verallgemeinern läßt.

Piney unterscheidet die gutgeformten Gefäße des Fettmarkes von den zahlreichen dünnwandigen Kapillaren des roten Markes. Im roten Knochenmark soll der Blutstrom infolge Weiterwerden der Gefäße und infolge des komplizierten Gefäßverlaufes langsamer werden. Aus diesen Gründen sei z. B. am Femur das proximale Ende, das oft rote Knochenmarkinseln behält, mehr befallen als das distale; Fettmark wird seltener von Metastasen befallen, spongiöser Knochen wird bevorzugt. Der Blutreichtum der spongiösen Abschnitte im Zusammenhang mit einer Verlangsamung des Blutstromes wurde schon von Sasse, E. Kaufmann und Courvoisier als wesentlich für die Ansiedlung angesehen. Courvoisier betont im Gegensatz zu v. RECKLINGHAUSEN, daß, je weniger ein blutgefäßreicher Knochen mechanischen Insulten und Bewegungen ausgesetzt ist, um so günstigere Bedingungen für die Niederlassung von Krebskeimen bestehen.

Daß die proximalen Teile der Röhrenknochen prädisponiert sind, führt KOLISKO darauf zurück, daß der Blutstrom durch die Vasa nutritia in der Hauptsache nach unten geleitet würde, nach oben umbiegen müsse und daher hier schwächer sei. COURVOISIER macht die kompliziert angeordneten Gefäßnetze in den proximalen Gefäßabschnitten der Röhrenknochen für die Ansiedlung verantwortlich. — Hier sei noch erwähnt, daß SCHMORL bei der Fahndung nach Krebswucherungen in Knochen ohne makroskopisch nachweisbare Metastasen feststellte, daß oft kleine, tiefrote Flecke im Fettmark der Röhrenknochen auf die Anwesenheit von kleinsten Metastasen hinweisen. Am Sitz solcher Metastasen sei das Mark stets lymphoid umgewandelt; allerdings ist das Vorhandensein solcher Flecke kein sicheres Kriterium für die Anwesenheit von Krebszellen.

Wenn auch die mechanischen Gründe von v. RECKLINGHAUSEN u. a. für die Ansiedlung im Knochen nicht unterschätzt werden sollen, so müssen doch noch andere wesentliche Momente dafür maßgebend sein, was u. a. aus den Beobachtungen SCHMORLs über das Auftreten karzinomatöser Geschwulstmetastasen im heteroplastischen Knochen und Knochenmark, z. B. im verknöcherten Kehlkopf, in Trachealknorpeln, sogar in einem Knochenherd der Aortenwand hervorgeht. Diese Veränderungen wurden im Kehlkopf und heterotop entstandenen Knochen sowohl bei osteoklastischen als auch osteoplastischen Formen nach Mamma- und Prostatakarzinomen beobachtet. Es müssen nach SCHMORL im Knochenmark besonders günstige Entwicklungsbedingungen für bestimmte Geschwulstzellen vorliegen, da in solchen Fällen oft in keinem anderen Organ Metastasen vorhanden sind. Worauf diese Bedingungen beruhen, läßt sich bisher allerdings noch nicht sagen; er denkt dabei an besondere Wuchsstoffe. RIBBERT weist in diesem Zusammenhang darauf hin, daß besonders je ein drüsiges Organ des Genitalsystems, Mamma und Prostata zur Metastasierung im Knochen neigen. WEGELIN deutet an Hand seiner Schilddrüsenbefunde auch darauf hin, daß das Problem der Metastasenbildung kein einfach mechanisches, sondern ein biochemisches sein muß; denn während er bei bösartigen epithelialen Schilddrüsentumoren in 40,5% Knochenmetastasen beobachtete, konnte er in seinen Schilddrüsensarkomfällen keine Metastase und nur einmal ein direktes Überwuchern auf das Sternum beobachten. MIYAUCHI vertritt den Standpunkt, daß dem Knochenmark im allgemeinen gegenüber anderen Organen keine bevorzugte Stellung bei der Metastasierung der Krebse zukommt, da sich in seinen Karzinomfällen aus den verschiedensten Organen meist auch Metastasen in Lungen und Leber beobachten ließen. Er fühlt sich daher auch nicht zu der Annahme gezwungen, daß die Existenzbedingungen für die Epithelien im Knochenmark besonders günstig sein müssen. Weitere Ansichten über die Frage der Ansiedlung finden sich bei BAMBERGER und PALTAUF, COURVOISIER, KAUFMANN, NEUSSER u. a., die aber keine wesentlichen anderen Gesichtspunkte bieten.

Nach dem Kriege (1920 HUFELAND-Gesellschaft) beobachtete UMBER an seinem klinischen Material eine Häufung von Knochenmetastasen bei bösartigen Geschwülsten; er dachte damals an eine erhöhte Metastasenbereitschaft des Knochensystems unter dem Einfluß der chronischen Unterernährung; VERSÉ bestätigte die Befunde, schloß sich aber in der Diskussion v. HANSEMANN an, der eine Zunahme ablehnte und die angebliche frühere Seltenheit darauf zurückführte, daß man die Knochen bei Karzinomen gewöhnlich nicht genügend untersuchen und sezieren würde. Auch in neueren Arbeiten vertreten HAMMER und LAUCHE, PHILIPP und SCHÄFER u. a. die Ansicht, daß heutzutage ausgedehnte Knochenmetastasen häufiger beobachtet werden als früher, was sie darauf zurückführen, daß die Kranken durch die intensive Behandlung der Primärtumoren länger leben, während sie früher dem Primärtumor oft schon erlagen, bevor die Knochenmetastasen nennenswerte Größe erreicht hatten; für manche Fälle mag das sicher zutreffen, im wesentlichen hängt aber wohl die Zahl der Feststellungen auch heute noch in der Hauptsache davon ab, wie eingehend das Skeletsystem sowohl klinisch als auch pathologisch-anatomisch auf Knochenherde untersucht wird. Im Zusammenhang mit der Ansicht von UMBER sei erwähnt, daß TADENUMA und OKONEGI experimentell an Mäusekarzinomen feststellten, daß bei künstlicher, durch Blutung hervorgerufener Anämie eine größere Zahl von Metastasen zur Entwicklung kommen als in den Kontrolltieren. SABRAZÉS schreibt auch, daß wiederholter Aderlaß das Wachstum von Spontantumoren bei Tieren begünstigt, als ob der Entzug von viel Blut den Körper in der Gewalt des Krebses ließe, andererseits berichtet allerdings STEPP, daß im Veronaldauerschlaf durch Hungern Metastasen mitunter zurückgehen. Nach BORST, COHNHEIM, HELLNER u. a. spielen ein allgemeines und lokales Erlahmen oder Versagen von humoralen Abwehrkräften für das Angehen von Geschwulstzellen an einem anderen Ort nach der Verschleppung eine wesentliche Rolle. BORST unterscheidet eine prämetastatische Phase, in der Tumorzellen im Blute kreisen, aber nicht angehen können, und eine metastatische Phase, die das Versagen der Schutzkräfte anzeigen würde. Über die Frage der physikalisch-chemischen Faktoren für die Ansiedlung von Metastasen siehe unter anderem SOLOWIEV.

Nach allem ist wohl neben den Kreislaufbedingungen als Ursache vor allem der Annahme besonderer günstiger Ernährungsbedingungen für bestimmte Geschwulstzellen mit einem Versagen der lokalen Abwehrkräfte bei der Ansiedlung im Skeletsystem zuzustimmen. Daß die Zirkulationsverhältnisse eine wesentliche Rolle spielen, zeigen beispielsweise auch die Parasiten der Knochen, die sich gleichfalls besonders in der spongiösen Knochensubstanz der Wirbelsäule und des Beckens, dagegen weniger in anderen Knochen ansiedeln (s. Knochenparasiten, dieser Band). Diese Fragen lassen sich aber morphologisch-histologisch wohl kaum einer weiteren Klärung entgegenbringen.

4. Die verschiedenen Formen der Knochenmetastasen.

Das Bild der sog. Osteomalacia carcinomatosa wurde schon 1843 von Dr. RAMPOLD in Eßlingen klar geschildert und der Prozeß in Zusammenhang mit Karzinom gebracht, wie überhaupt die osteoklastischen Karzinommetastasen viel früher bekannt waren als die osteoplastischen; sie wurden nur nicht immer richtig gedeutet. So glaubt noch FOERSTER 1861 bei einigen Fällen mit osteomalazischen Veränderungen, daß die ausgebreitete Knochenkarzinose gegenüber einem gleichzeitig vorhandenem Mammakarzinom das Primäre darstelle. Es war das zu einer Zeit, in der noch zahlreiche derartige Fälle als primäre Knochenkarzinome beschrieben wurden, bis die THIERSCH-WALDEYERsche Lehre bezüglich des Ausgangspunktes bei multiplen Karzinomen hier Wandlung schuf. (Über primäre Karzinome im Knochen s. Knochengeschwülste, I. Teil.)

Auch die früher große Zahl der primären Knochenendotheliome hat sich wesentlich verkleinert, seitdem öfters kleinste Karzinome als Primärtumoren für diese angeblichen primären Knochengeschwülste gefunden worden sind. Allerdings wird die Entscheidung gegenüber tatsächlichen Knochenendotheliomen (s. primäre Knochentumoren: Endotheliome), vor allem wenn ein epithelialer Primärtumor nicht nachgewiesen wird, in manchen Fällen recht schwierig sein.

Früher waren Deformierungen des Skelets und Spontanfrakturen die wichtigsten Symptome für Skeletveränderungen bei Karzinomkranken. Es ist ein Verdienst von FOERSTER und von VOLKMANN, daß diese osteomalazieartigen Veränderungen, die vorher immer auf einfache atrophische Zustände des Skelets zurückgeführt wurden, als Zerstörungen durch Krebswucherungen erkannt wurden. Diese destruktiven Veränderungen der Knochen waren das Hauptsymptom, und nach ihnen wurde die Häufigkeit der metastatischen Knochenveränderungen beurteilt. Das Mammakarzinom bildete die Hauptquelle, und BRUNS berechnete auf 71 Spontanfrakturen bei Tumoren 59mal den Primärtumor in der Brustdrüse. Diese Verhältnisse änderten sich mit den Beobachtungen von v. RECKLINGHAUSEN, als er feststellte, daß sich besonders bei Prostata- und Mammakarzinomen neben osteoklastischen nicht selten osteoplastische Knochenveränderungen entwickeln, die klinisch bis auf die häufig auftretenden Schmerzen oft gar keine Symptome verursachen, da eine Brüchigkeit und Biegsamkeit des erkrankten Knochens ausbleibt. Auf diese Untersuchungen v. RECKLINGHAUSENs, die einen wichtigen Fortschritt in der Erforschung der Knochenmetastasen darstellten, bauten sich die Arbeiten von ERBSLÖH, FISCHER-DEFOY, M. B. SCHMIDT u. a. auf, die dann auch bei anderen Karzinomen derartige osteoplastische Metastasen feststellten.

Die metastatischen Geschwulstwucherungen im Knochen bilden sich im wesentlichen in 3 verschiedenen Formen aus, die mehr oder weniger ineinander übergehen können. Bei der ersten Form kommen die Geschwulstwucherungen innerhalb des Knochenmarkes zur Entwicklung, ohne stärkere Veränderungen an dem Knochengerüst selbst zu verursachen; sie wird von J. ERDHEIM als indifferente Form bezeichnet (s. Abb. 51). Dazu gehören Fälle, die röntgenologisch nicht nachweisbar sind, zuweilen sogar erst mikroskopisch als metastatische Wucherungen geklärt werden und oft wohl nur als Vorstufen der zweiten und dritten Art, der osteoplastischen und osteoklastischen Wucherungen anzusehen

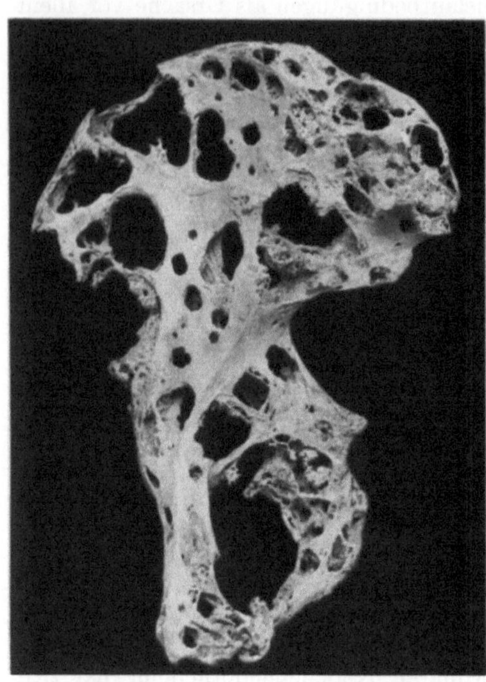

sind. Am häufigsten sind die osteoklastischen Veränderungen (Abb. 2); sie treten oft in Kombination mit osteoplastischen auf (Abb. 3), die wiederum bei bestimmten Karzinomarten vorherrschen können und zuweilen durch enorme Knochenneubildungen das Mark des Röhrenknochen förmlich zumauern und spongiösen Knochen in kompakten umwandeln (Abb. 4).

Nach KIENBÖCK werden röntgenologisch jeweils nach der Knochenreaktion 4 Formen unterschieden: 1. Die osteolytische Form, auch Myelomtyp genannt, da röntgenologisch mit Myelomherden zu verwechseln, am häufigsten bei Hypernephrom- und Mammakarzinommetastasen, 2. die schalig-zystische (Abart von 1), am meisten bei malignen Schilddrüsenadenomen und Grawitztumoren, 3. die fleckig gemischte, d. h. osteoklastisch - osteoplastische Form, am häufigsten bei Mamma- und Prostatakarzinom, 4. osteoplastisch-eburnisierende Metastasen bei Prostatakarzinom und Scirrhus der Mamma. Zwischen diesen Formen sind

Abb. 2. Vorwiegend osteoklastische Metastasierung im Becken bei Karzinose des gesamten Skeletes nach Adenokarzinom der Mamma; 45j. ♀. (Sammlung LAUCHE-Nürnberg.)

alle Übergänge zu beobachten. Weiterhin unterscheidet KIENBÖCK 1. alleinstehende, solitäre Metastasen, 2. wenige, sporadige Herde, 3. multiple Herde, 4. die ausgedehnte generalisierte Form der multiplen Metastasen, die allgemeine Knochenkarzinose. Die erste Form ist pathologisch-anatomisch überaus selten, da sich häufig auch bei den Grawitztumoren und malignen Strumen, die nicht selten klinisch Solitärmetastasen zeigen, weitere Herde bei der Obduktion aufdecken lassen. Sämtliche Formen der Metastasen beschränken sich meist auf den Knochen und das Periost; ein größerer Einbruch in die umgebenden Weichteile ist selten, da die Faserschicht des Periosts zwar häufig breit abgehoben wird, aber selbst bei weitgehender Zerstörung der Kortikalis oft erhalten bleibt. Auffallend ist weiterhin das sehr seltene Übergreifen der Krebswucherungen auf die Zwischenwirbelscheiben und die Gelenkknorpel; in manchen schweren osteoklastischen Fällen werden allerdings auch diese ausgedehnt zerstört (MAKRYCOSTAS, s. auch Abb. 24).

Zur Nomenklatur der metastatischen Knochenveränderungen sei kurz erwähnt, daß schon frühzeitig der Begriff der Osteomalacia carcinomatosa (ROKITANSKY

1844) geprägt wurde, begründet durch die mitunter täuschende Ähnlichkeit mit dem makroskopischen Bild echter Osteomalazie bei diffuser Durchsetzung des Skeletes mit osteoklastischen Karzinomwucherungen. VOLKMANN verglich später die „diffuse karzinomatöse Infiltration der spongiösen Knochensubstanz" mit einer Ostitis und sprach von einer „diffusen karzinomatösen Ostitis". v. RECKLINGHAUSEN hat diesen Ausdruck Ostitis carcinomatosa vor allem für osteoplastische Fälle verwendet wegen der aktiven Beteiligung des Knochens gegenüber seinem rein passiven Verhalten bei der malazischen „osteoklastischen" Form. CHRISTELLER, der für die Ostitis fibrosa (v. RECKLINGHAUSEN) die Bezeichnung Osteodystrophia fibrosa geprägt und sie auch wegen ihrer Ähnlichkeit mit der Osteomalazie als Pseudoosteomalazie bezeichnet hatte, schlug für Karzinomfälle, die weitgehende Ähnlichkeit mit osteomalazischen Prozessen oder solchen der Osteodystrophia fibrosa zeigen, den Namen Osteodystrophia carcinomatosa vor; auch MAKRYCOSTAS-ERDHEIM, PFEILSTICKER u. a. sprechen von einer Osteomalacia carcinomatosa. Im allgemeinen hält sich die Mehrzahl der Autoren aber an die Bezeichnung

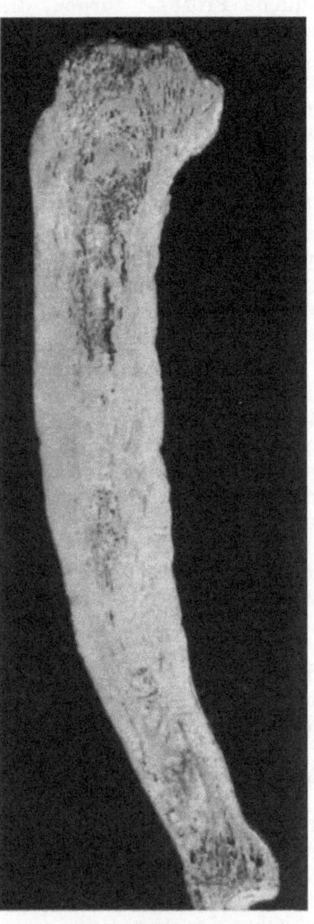

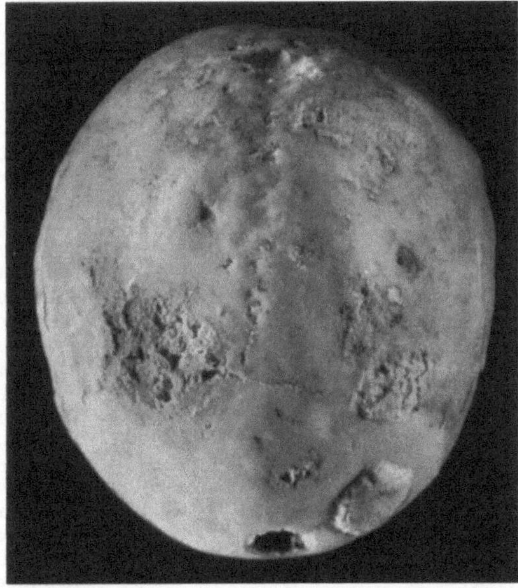

Abb. 3. Osteoklastische und osteoplastische Metastasen
im Schädeldach bei Mammakarzinom; 49j. ♀.
(Sammlung RÖSSLE-Berlin.)

Abb. 4. Osteoplastische Karzinose
der Tibia. Mazerationspräparat.
(Sammlung FAHR-Hamburg.)

osteoklastische, osteoplastische oder gemischt osteoklastisch-osteoplastische Metastasen oder Karzinosen, die je nach Lage und Gestalt noch durch Zusätze wie periostal, zentral, zystisch-schalig, mit Osteophytbildung u. a. ergänzt werden können. Es besteht keine Notwendigkeit, von diesen Begriffen abzugehen. Wenn auch gewisse Anklänge an andere Krankheitsbilder vorhanden sind, so bestehen durch das Vorhandensein der Krebswucherungen und ihre charakteristische Einwirkung auf die Knochen Besonderheiten, die die Verschmelzung mit anderen Krankheitsbegriffen (Osteomalazie u. a.) wohl nicht angezeigt erscheinen lassen.

5. Zur Ursache der osteoplastischen Veränderungen in den Metastasen.

Die Frage, wie sich die Knochenan- und -neubildungsvorgänge in den Metastasen erklären lassen, ist im Laufe der Jahre verschieden, aber bisher nicht befriedigend beantwortet worden.

v. RECKLINGHAUSEN beobachtete in seinen Fällen immer eine hochgradige Hyperämie der befallenen Knochenabschnitte, ferner krebsige Thromben in den kleinen Knochenmarks-

venen und führte im Zusammenhang damit die osteoplastischen Vorgänge auf eine Stauungshyperämie zurück in Analogie zu anderen Wucherungserscheinungen am Bindegewebe und
Knochen bei Stauung (ossifizierende Periostitis der Extremitätenknochen, Trommelschläger-
finger bei jugendlichen Herzkranken und Bronchiektatikern, Beschleunigung der Frakturheilung bei künstlicher Stauungshyperämie u. a. mehr). In zweiter Linie erkannte aber
auch schon v. RECKLINGHAUSEN einen chemischen Reiz an, der von den eindringenden
Krebszellen ausgehen sollte.

COURVOISIER, E. KAUFMANN und LEUZINGER führten die Neubildung auf chronisch entzündliche Prozesse zurück, die im Zusammenhang mit dem Einwuchern der Karzinomzellen in das Knochenmark eintreten und über eine starke Bindegewebsentwicklung zur
Knochenbildung anregen sollten, was übrigens auch von v. RECKLINGHAUSEN dadurch
anerkannt wird, daß er von einer karzinomatösen Ostitis besonders bei den osteoplastischen Metastasen spricht. — BRAUN, FISCHER-DEFOY und GOETSCH fanden keine derartigen entzündlichen Prozesse in den Metastasen. FISCHER-DEFOY sah die Ursache wie
v. RECKLINGHAUSEN in der Stauung und GOETSCH in chemischen, durch die Krebsinvasion
hervorgerufenen Prozessen. — W. SCHMIDT ist der Ansicht, daß nicht nur eine lokale Einwirkung von Tumorwucherungen auf das zur Knochenbildung befähigte Gewebe vorkommt,
sondern auch allgemeine Stoffwechselstörungen bei den Karzinomen eine Rolle spielen
können, wobei er vergleichend an die osteosklerotischen Anämien denkt; denn er beobachtete bei einer Skeletkarzinose nach Uteruskarzinom im Oberschenkelmark Knochenneubildung, wo nur vereinzelte kleine Karzinomzellnester vorhanden waren, denen er für
die Neubildung ursächlich keine Bedeutung beimißt.

ASKANAZY und ASSMANN weisen darauf hin, daß Nekrosen, nekrotische Knochenbalken
den Kern für umfangreiche Knochenanbildung abgeben können. Sie beobachteten direkte
Anlagerung lebender Knochensubstanz an den toten Knochen. Neben der Anerkennung
chemischer Einwirkungen durch Karzinomzellen und von Stauungseinflüssen üben diese
toten Knochen nach ASKANAZY-ASSMANN einen besonderen Reiz aus; es kommt zum langsamen Schwund des toten Knochens und Ersatz durch neuen an der Grenzlinie zwischen
beiden Zonen nach dem Modus der „insensiblen Resorption". Diese Art des Knochen-
umbaues, ein unmerkliches Verschwinden toten Knochens unter dem Einfluß lebender
Knochensubstanz, wurde zuerst von BARTH und MARCHAND bei Knochenimplantation
beschrieben. ASSMANN beobachtete in der Umgebung miliarer Nekrosen zwischen erhaltenem
Bindegewebe und Tumormassen noch weithin Nekrosen der Knöchenbälkchen. Die Sklerose
der Knochen bei diesen Karzinommetastasen ist nach ihm nicht nur durch Knochenneubildung, sondern wesentlich auch durch Persistenz toten Knochens bedingt. Die Nekrosen
treten durch Verschluß der Kapillaren oder wie sonst oft in Karzinomen auch ohne erkennbare Ursache auf. Die Nekrosen rufen wahrscheinlich Knochenbildungen hervor, indem
sie erst bindegewebige, dann knöcherne Vernarbung verursachen. Durch die miliaren
Nekrosen treten auch weitgehende Änderungen der statischen Verhältnisse ein, die ASSMANN
für wichtig hält. Dadurch entstehen nach ihm auch die von GOETSCH beobachteten Knochenneubildungen in weiterer Entfernung vom Krebs, die dieser auf chemische Einflüsse zurückführt. Nach J. PERLMANN treten osteoplastische Karzinome nur bei Menschen auf, die
auch sonst zu pathologischen Knochenneubildungen im Bindegewebe, in den Gelenkbändern
und Muskeln neigen. — Das Alter spielt allem Anschein nach für die Entwicklung osteoplastischer Vorgänge keine wesentliche Rolle. So sah ASKANAZY osteoplastische Metastasen
schon bei einem 26jährigen Mann mit Pyloruskarzinom, GATHMANN bei 34jähriger Frau
nach Mammakarzinom, MIYAUCHI 31- und 42jährige Fälle mit osteoplastischen Metastasen
und ZEMGULYS bei einem 34jährigen Mann mit Lungenkarzinom und einer 41jährigen Frau
mit Mammakarzinom osteoplastische Knochenherde, während die ausgedehnten osteoplastischen Karzinosen bei Prostatakarzinom selten vor dem 60. Lebensjahr auftreten. —
Bei diesen Knochenbildungsvorgängen ließen sich endokrine Einwirkungen nach Untersuchungen im Institut von SCHMORL, besonders in bezug auf die Epithelkörperchen, ebenfalls
nicht feststellen. Auch statische Einflüsse, die sonst im Knochensystem bei Umbauvorgängen
eine Rolle spielen, haben sicherlich keine wesentliche Bedeutung für die Anbauvorgänge.

Nach WAGONER entwickelt sich bei den Knochenmetastasen eine lokale Ostitis fibrosa.
Die Entstehungsbedingungen dafür liegen unter Berücksichtigung der Kreislaufverhältnisse
in der durch die Krebsentwicklung herabgesetzten Festigkeit des Knochens sowie in den
dabei gegebenen Stauungs- und reaktiven örtlichen Reizungs- und Entzündungszuständen,
die nach ihm ihrerseits wieder vielleicht mit den nicht so selten anzutreffenden Ausheilungs-
befunden in ursächlichem Zusammenhang stehen. Hierzu sei kurz erwähnt, daß zwar eine
fibröse Umwandlung des Knochenmarkes sowohl bei osteoklastischen als auch bei osteoplastischen Metastasen häufig zu beobachten ist, daß aber der sonst für die Ostitis fibrosa
typische Knochenbefund in den Metastasen im allgemeinen fehlt.

Die Stauung genügt zur Erklärung einer osteoplastischen Karzinose nach
ASSMANN, AXHAUSEN, SCHMORL u. a. nicht, da entsprechende Stauungsvorgänge,

die die zuweilen hochgradigen Knochenanbildungsprozesse hervorrufen könnten, oft nicht vorhanden sind. Auch die von v. RECKLINGHAUSEN angeführten Blutungen und Pigmentablagerungen sind nur gelegentliche Befunde und werden andererseits auch bei osteoklastischen Metastasen nachgewiesen. — Von M. B. SCHMIDT, SCHMORL u. a. wird betont, daß es sich bei den osteoplastischen Karzinommetastasen nicht nur um einen einfachen Anbau von Knochen, sondern um einen Umbau mit Aufeinanderfolgen von Resorption und Apposition handelt, der nicht allein durch mechanisch zirkulatorische Einwirkung hervorgerufen sein kann. Auch entzündliche Vorgänge als alleinige Ursache von Knochenneubildung werden von den meisten abgelehnt. Wenn auch in gewissem, ursächlichem Zusammenhang mit chronisch entzündlichen Veränderungen und Nekrosen oft ausgedehnte Umbauvorgänge in den Knochen zu beobachten sind (denn auch eine aseptische Nekrose im Knochen ruft in der Umgebung Knochenneubildung hervor; AXHAUSEN, MARCHAND), so ist doch andererseits zuzugeben, daß osteoplastische Vorgänge eintreten können ohne jeden Nachweis entzündlicher Prozesse und Nekrosen, so daß ein solcher allein ursächlicher Zusammenhang wohl nicht besteht oder wenigstens nicht für alle Fälle zutrifft.

AXHAUSEN, MIYAUCHI und SCHMORL ist wohl darin zuzustimmen, daß man immer eine lokale Abhängigkeit der Verknöcherung von den Karzinomzellen beobachten kann. Unter ihrem Einfluß kommt es zur Entwicklung eines bindegewebigen Stroma und zu Knochenan- und -neubildung. Wo kein Karzinomgewebe vorhanden ist, gibt es im allgemeinen auch keine Knochenbildungen. Es ist dies auch in der sekundären Ausbreitung im Periost zu beobachten. SCHMORL betonte schon vor AXHAUSEN den chemischen Reiz. Nach ihm spielt erstens der desmoplastische Reiz der Krebszellen wie beim Szirrhus und zweitens die Wachstumsgeschwindigkeit der Krebszellen eine wesentliche Rolle. Darüber besteht wohl kein Zweifel, daß die Reaktion des Knochenmarkes und auch des Knochens sehr weitgehend abhängt von der Art und Geschwindigkeit der Tumorausbreitung. Bei langsam wachsenden Knochenmetastasen besteht Zeit zur Knochenbildung. Das Eigenartige ist aber, daß in einem Falle die Krebswucherungen eine Weiterentwicklung des ossifikationsfähigen Bindegewebes zu Knochen bewirken, in anderen Fällen dagegen zu osteoklastischen Vorgängen, so daß wohl nicht ein und derselbe Reiz die Bindegewebs- und Knochenbildung verursacht.

Downs und HASTINGS unterscheiden bei den Knochenmetastasen hinsichtlich der Bindegewebsbildung negative und positive Fälle mit drei Graden der Bindegewebsbildung. Die ersteren zeigen im allgemeinen destruierende Metastasen. Sie vermuten, daß die hochzellulären anaplastischen Geschwülste in ihren Knochenmetastasen osteolytische Veränderungen hervorrufen. Neben den Wechselbeziehungen zwischen der Bindegewebsreaktion im Primärtumor und dem Typ der Metatasen spielen nach DOWNS und HASTINGS konstitutionelle Faktoren, besonders die Beschaffenheit des Kalkstoffwechsels, eine wesentliche Rolle. Einen Faktor, der die Sklerosierung verhindert, sehen sie in der Osteoporose alter Leute; auch bei allgemeiner Knochenkarzinose sei keine Sklerosierung zu erwarten, da das verfügbare Kalzium hierzu nicht ausreiche. Dagegen sprechen die ausgedehnten osteoplastischen Karzinosen bei alten Prostatakarzinomfällen. Nach HELLNER ist der Faktor „Bindegewebsentwicklung im Primärtumor" von untergeordneter Bedeutung für den Typ der Metastasen, während die Wachstumsgeschwindigkeit und die Aggressivität des Krebsgewebes ausschlaggebend ist. Szirrhöse Krebse wachsen aber sehr häufig langsam, und so kommt er für die osteoplastischen Krebse zu folgender Erklärung: „Langsam wachsende und zur Bindegewebeproduktion neigende Krebsmetastasen lassen dem befallenen Knochengewebe genügend Zeit, den unvermeidlich bei der Besiedlung mit fremdem Geschwulstgewebe einsetzenden Abbau durch Knochenneubildung auszugleichen".

Alle Untersucher sind sich darin einig, daß szirrhöse Karzinome häufiger als andere Tumorformen die Grundlage für osteoplastische Metastasen abgeben.

SUTHERLAND betont, daß die bösartigsten Formen der Karzinome mehr osteoklastische, während die Karzinome geringerer Malignität Metastasen von osteoklastisch-osteoplastischem Typ bilden. Neben der Einwirkung der Krebszellen machen LANG und KRAINZ noch Änderungen des Blut- und Gewebedruckes, Stauungserscheinungen für den Umbau geltend, so halten sie z. B. die Osteophytbildungen im Periost für eine Folge der Stauung der in der Nähe liegenden Gefäße, was zu abnormen Druck- und Spannungsverhältnissen im Periost führt. Im Inneren sei die Umwandlung des lymphoiden Markes in Fasermark wichtig.

RIBBERT lehnt formative Reize ab und kann sich daher der Ansicht von AXHAUSEN und SCHMORL nicht anschließen. Die Krebszellen veranlassen nach seiner Ansicht wie in jedem anderen Organ reaktive Wucherungen; das sich neubildende Gewebe ist aber nach RIBBERT kein gewöhnliches Bindegewebe, sondern knochenbildendes osteogenes Gewebe, und als solches bildet es Knochen wie überall, wenn es proliferiert (wie bei Blutungen, Frakturen usw.). — Unter Umständen kommt es aber zu Knochenbildung bei szirrhösen Karzinomen auch außerhalb des Knochensystems. So beobachtete LAUBMANN einen Magenszirrhus mit Lungenmetastasen, die sehr reichliche metaplastische Knochenbildungen aus dem bindegewebigen Stroma zeigten; es kam zur Bildung von osteoidem, stellenweise auch von knorpeligem Gewebe. Ferner beobachtete GRUBER in einem Magenszirrhus Knochenbildungen in der Submukosa des Magens und bezeichnet ihn geradezu als ein osteoplastisches Karzinom κατ'εξοχήν. In diesen beiden Fällen handelt es sich um szirrhöse Karzinome, in deren Stroma es bei entsprechender Konstitution doch wohl infolge eines formativen Reizes der Krebszellen sogar außerhalb des Knochensystems zur Knochenbildung kam. Auch MICSEH fand in einem Gallenblasenkrebs und seinen Metastasen ausgedehnte Knochenbildung. Die Knochenbildung in diesen Fällen soll nur die Einwirkung der Krebszellen auf das Stroma demonstrieren, ohne damit die osteoplastischen Knochenmetastasen mit den in diesen Tumoren auftretenden Veränderungen ohne weiteres auf gleiche Stufe zu stellen. Knochenmetastasen waren in diesen Fällen nicht beobachtet worden.

Die Wechselwirkungen zwischen Krebszellen und Stroma zeigen sich noch in anderer Form; so konnte z. B. SCHMORL in Lungen- und Knochenmetastasen eines Prostatakarzinoms eine sarkomatöse Entartung des Stroma nachweisen, die im Primärtumor noch nicht vorhanden war. Irgendein anderes Primärsarkom ließ sich nicht feststellen; erst in den Lungen- und Knochenmetastasen traten typische osteochondrosarkomatöse Wucherungen auf, die aber immer Krebszellen in sich einschlossen. SCHMORL konnte später noch ein Ösophagus- und ein Prostatakarzinom mit umschriebener sarkomatöser Entartung des Stroma in Knochenmetastasen feststellen.

6. Über den Knochenabbau in Knochenmetastasen.

Es handelt sich im allgemeinen bei osteoklastischen und osteoplastischen Knochenmetastasen nicht um einen einfachen Ab- oder Anbau, sondern um einen Umbau der Knochensubstanz. Vorwiegend übernehmen die typischen mehrkernigen Osteoklasten den Knochenabbau in den Metastasen (Abb. 5); da aber beim Knochenabbau in den Metastasen die Zahl der gefundenen Riesenzellen in zahlreichen Fällen in keiner Weise dem reichlichen Abbau von Knochensubstanz entspricht, so nahmen APOLANT, ERBSLÖH, E. KAUFMANN, V. RECKLINGHAUSEN u. a. außerdem eine Destruktion nach Art der osteomalazischen Vorgänge mit Halisterese an. Der Begriff der Halisterese wurde später von V. RECKLINGHAUSEN selbst durch den der Thrypsis ersetzt, da auch er anerkannte, daß die kalklosen osteoiden Säume um die Knochenbälkchen ein Zeichen für Anbau und nicht für Abbau durch Entkalkung darstellen.

Auf Grund ihrer Befunde an osteoklastischen Metastasen traten COMISSO, DEELMANN, FISCHER-DEFOY, GESCHICKTER und COPELAND, GOETSCH, LEWIN (CHRISTELLER), SEEMANN, R. WOLFF u. a. dafür ein, daß neben einem Abbau durch Osteoklasten ein Abbau des Knochens durch die Karzinomzellen selbst stattfindet. Nach GOETSCH nagen sich oft mächtige Krebszapfen in die Kompakta lakunenartig ein, ohne daß Osteoklastenbildung dabei zu beachten ist. LEWIN-CHRISTELLER beschreiben solche Abbauvorgänge eingehend an einem Fall schwerster Knochenkarzinose, den sie wegen der klinischen und makroskopisch-anatomischen Ähnlichkeit mit der Osteodystrophia (Ostitis) fibrosa als Osteodystrophia carcinomatosa bezeichnen. Von vielen wird die Beteiligung der Karzinomzellen am Abbau abgelehnt, weil es sich um eine Funktion handle, die sonst nur bestimmten Zellen des Mesenchyms zukommt. Nach RIBBERT sprechen Karzinomzellen in Lakunen noch nicht für eine Entstehung der Lakunen durch die Krebszellen, sondern diese können die vorher hier entstandenen Riesenzellen verdrängt haben und lediglich hineingewachsen sein. In gleicher Form äußert sich J. Erdheim. Auch Lang und Krainz sahen keine direkte Einwirkung der Karzinomzellen auf den Knochen. Die Bälkchen zeigen ihrer Ansicht nach in solchen Abschnitten, in denen Tumorzellen den Bälkchen direkt anliegen, ein ausgesprochenes aplastisches Verhalten, d. h. die Gewebe liegen reaktionslos nebeneinander. Dagegen beobachteten sie oft, daß Kapillaren den Bälkchen dicht anliegen und Endothelzellen flache Lakunen an den Knochenbälkchen hervorrufen, und schon Pommer berichtet über eine derartige „vaskuläre Form der Resorption". Er spricht den Gefäßwandzellen, die in Howshipschen

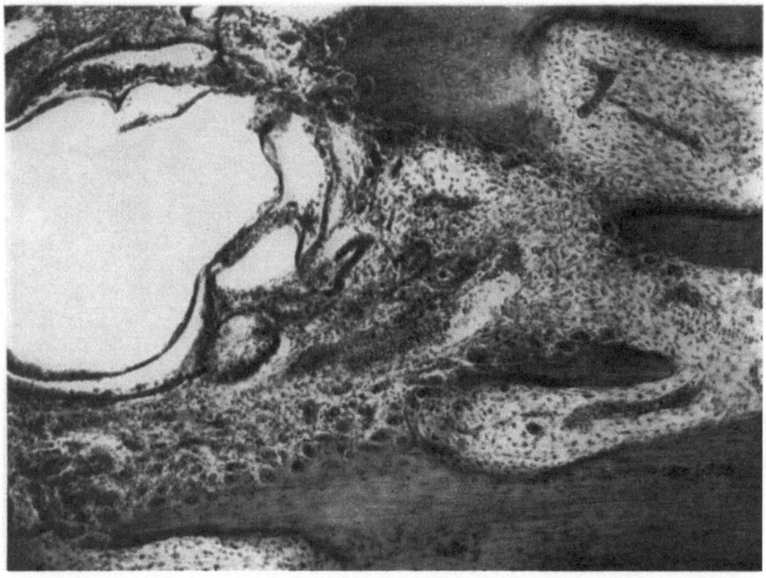

Abb. 5. ' Osteoklastische Oberschenkelmetastase bei adenomatösem Bronchialkarzinom; 42j. ♀. (L. N. 428/33). Das Knochenmark ist im Bereiche der Metastase in Fasermark umgewandelt. Die in der Nähe der zum Teil zystisch umgewandelten Karzinomwucherungen liegenden Knochenbälkchen werden von großen Mengen von Riesenzellen abgebaut. Leitz Obj. 3, Ok. 6×, Vergr. 75×.

Lakunen liegen, die Fähigkeit der Osteoklasie in Form einer Arrosionswirkung zu und läßt auch die Osteoklasten von ihnen abstammen, eine Ansicht, die vor allem auch von Gg. Herzog vertreten wird (siehe auch Knochengeschwülste, Abschnitt I). Derartige Abbauvorgänge durch Gefäßwandzellen spielen in den Knochenmetastasen eine wesentliche Rolle (Abb. 6); denn man sieht sehr häufig Kapillarschlingen tiefere Lakunen ausfüllen oder auch flachen Lakunen Gefäßwandzellen anliegen, die wohl zum Teil den einkernigen spindeligen Osteoklasten (Axhausen) entsprechen.

Nach Ernst sind drei verschiedene Resorptionsarten bei Knochenmetastasen möglich. 1. Lakunäre Erosion mit Howshipschen Lakunen und Osteoklasten. 2. Fehlen von Riesenzellen, aber doch gelegentliches Vorkommen von Lakunen, in die Geschwulstzellen vordringen und gleichsam die Stelle von Osteoklasten versehen. 3. Lamelläre Abspaltung, Zerbröckelung zu Schollen und Zerfall zu Knochensand. Die Karzinome haben nach Ernst im Knochen nur die Möglichkeit der Resorption durch Riesenzellen, haben keine eigene resorbierende Fähigkeit, während Sarkomzellen in Knochenmetastasen ohne Riesenzellen arbeiten. Eine lamelläre Abspaltung wurde von Ernst bei Sarkommetastasen beobachtet. Matsuoka beobachtete Zersplitterung und Zerteilung des Periostes, der Kompakta und Spongiosa durch krebsige Infiltration; Riesenzellen und HOWSHIPsche Lakunen seien nicht unbedingt notwendig zu Knochenresorption. Die lamelläre Abspaltung wurde dann weiterhin in einer Arbeit von v. MURALT beschrieben; diese Abspaltung wird aber von den meisten Untersuchern als Kunstprodukt angesprochen. Von v. MURALT wurden ferner auch einkernige Osteoklasten bei Knochensarkomen beobachtet und hier in engen Zusammenhang mit Tumorwucherungen gebracht. — Nach AXHAUSEN, ERDHEIM, RIBBERT, SCHMORL u. a. spielen weder eine Halisterese noch ein Abbau durch Karzinomzellen eine Rolle (RIBBERT sagt 1911: heute denkt niemand mehr bei der Knocheneinschmelzung durch Karzinom an Halisterese); nach ihnen kommt

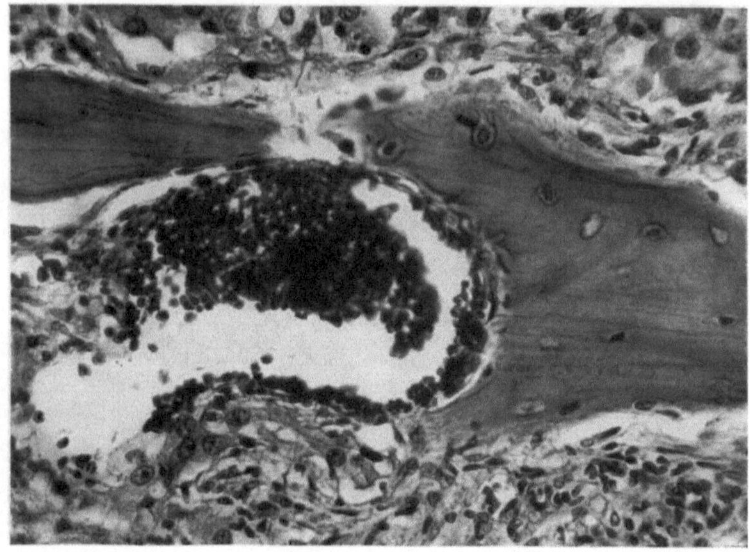

Abb. 6. Knochenmetastase eines malignen GRAWITZschen Tumors. Vaskuläre Resorption eines Knochenbälkchens inmitten von Geschwulstwucherungen. (Starke Vergr. aus Abb. 32.) Leitz Obj. 1/7a Öl, Ok. 6×. Vergr. 350×.

nur ein lakunärer Abbau mit Riesenzellen in Frage, der bei osteoklastischen Karzinomen sowohl in der Kompakta als auch in der Spongiosa deutlich hervortritt; daneben finden sich zuweilen zwei- und einkernige Zellen in ganz flachen Lakunen (AXHAUSEN, MIYAUCHI). — Diese Zellen sind flach, endothelzellartig und lassen sich deutlich von den anliegenden Karzinomzellen unterscheiden. Diese flachen Zellen finden sich nach AXHAUSEN immer dort, wo fortschreitende Resorption besteht und nicht an Stellen von Apposition. An einer anderen Stelle seiner Arbeit sagt er allerdings, daß diese einzelligen Osteoklasten unter uns nicht erklärbaren Einflüssen eventuell auch in Osteoplasten übergehen und dann Knochensubstanz anbauen können. — Diese Zellen sind morphologisch nicht unterscheidbar; nur an der jeweiligen Einwirkung auf die betreffende Knochensubstanz läßt sich ihr Charakter erkennen. Diese einkernigen Osteoklasten halten KOELLIKER, POMMER sowie LANG und KRAINZ für unreife Stadien ihrer Entwicklung, wofür Endothel- und Adventitialzellen als Ausgangsmaterial in Frage kommen. — MIYAUCHI spricht neben lakunärer Resorption den thryptischen Prozessen im Sinne von v. RECKLINGHAUSEN (1910) eine Rolle bei der Destruktion alten Knochens zu. Es kommt dabei zu einer ganz allmählichen Abschmelzung der Spongiosa, so daß ihre Bälkchen vom Rande her langsam zerfallen ohne wesentliche Beteiligung einer lakunären Osteoklastenresorption.

v. Recklinghausen beschreibt die Thrypsis als „eine langsam verlaufende Verflüssigung fester Substanzen, welche mit einer Lockerung des Zusammenhanges, einem Mürberwerden beginnt und im weiteren Verlauf die widerstandsfähigen Bestandteile, Fäserchen, Kapseln und Scheiden, sobald der Kitt oder die Grundmasse verflossen oder geschwunden ist, stärker hervortreten läßt, die andererseits Bröckel und Bruchstücke schafft, Trümmer, Schollen und Krümel zustande bringt und endlich durch weiteres Einschmelzen Schrumpfung, Verflüssigung und schließlich sogar den Untergang des festen Gebildes herbeiführt". Als ein wesentliches Merkmal dieses Vorganges bezeichnet er die Onkose der Knochenkörperchen, worunter er „eine Vergrößerung, eine Volumenzunahme, eine Anschwellung eines zelligen Elementes versteht, welche sichtbarlich zur Zerstörung seiner Individualität, zum Zerfall in Stücke sowie zu seinem Untergang und Schwund führt".

Miyauchi beobachtete in Knochenmetastasen gleichfalls Onkose (Schwellung) und Zerfall der Knochenkörperchen mit Auflockerung der Knochengrundsubstanz und oft feine krümelige Beschaffenheit der peripheren Schicht der Knochenbälkchen als Zeichen des Zerfalls. Auch die lakunäre Resorption durch die Osteoklasten scheint ihm durch Thrypsis mit Erweichung und Auflösung der Knochensubstanz vor sich zu gehen.

Nach alledem sind die Meinungen über die Art der Knochenresorption in Knochenmetastasen noch geteilt. Allerdings findet die Form der lakunären Resorption durch mehr- und einkernige Osteoklasten und durch Gefäßwandzellen fast allgemeine Anerkennung, während die Frage noch offen ist, wieweit noch andere Resorptionsformen in Frage kommen.

Auch in dem mir zur Verfügung stehenden Material von Knochenmetastasen findet in zahlreichen Fällen ein lakunärer Abbau durch Riesenzellosteoklasten statt (Abb. 5, 31, 56), in anderen sind Riesenzellen mehr oder weniger unbeteiligt an den Abbauprozessen, und die Lakunen sind nur mit flachen, einkernigen, endothelartigen Elementen ausgekleidet (die einkernigen Osteoklasten von Axhausen, Pommer, Miyauchi u. a.). Auf die Frage, wie diese Zellelemente in allen ihren Übergangsformen bis zu den Riesenzellosteoklasten den Knochen abbauen, möchte ich noch kurz eingehen. Gerade bei der Knochenzerstörung durch metastatische Geschwulstwucherungen gewinnt man immer wieder den Eindruck, daß nicht einzelne Zellen den komplizierten Knochenabbau tätigen, sondern daß komplexe Stoffwechselvorgänge dabei eine wesentliche Rolle spielen. Es wiederholt sich in vielen osteoklastischen Metastasen dasselbe Bild, daß auf der Seite der andrängenden Karzinomwucherungen der Knochen abgebaut wird, während auf den Karzinomwucherungen abgekehrten Seite der Knochenbälkchen Neigung zum Knochenanbau durch Osteoplastenanlagerung (s. auch Abb. 31 und 45) besteht. Dabei ist es ganz gleichgültig, ob Riesenzellen vorhanden sind oder ob nur einzellige Elemente die Knochensubstanz lakunär resorbieren; in ersterem Falle geht allem Anschein nach der Prozeß rascher, da in solchen Gebieten der Abbau weiter fortgeschritten ist, die Lakunen tiefer und breiter sind. Das Wesentliche bleiben die eindringenden Karzinomwucherungen und ihr Einfluß auf den Stoffwechsel; damit hängt es auch zusammen, daß mitunter dicht nebeneinander oder auch zeitlich hintereinander aus morphologisch anscheinend gleichen Zellen einmal Knochen aufbauende und das andere Mal abbauende Elemente hervorgehen. Die Zellformen gestatten nicht immer eine exakte Klassifizierung, mehr der Erfolg ihrer Tätigkeit gibt ihnen den Stempel. So haben auch die Osteoplasten nicht immer die übliche kubische Form und bilden nicht immer dichte reihenförmige Zellbeläge, sondern sind mitunter flacher und mehr unregelmäßig angeordnet bei ihrer Aufbautätigkeit.

Für die von POMMER als vaskuläre Resorption bezeichneten Abbauvorgänge konnte ich bei verschiedenen Karzinommetastasen, besonders aber an solchen von malignen Schilddrüsentumoren und Grawitzgeschwülsten typische Bilder beobachten; gar nicht selten fanden sich schmale Kapillarschlingen und auch größere erweiterte Gefäße in tiefen Lakunen der Knochensubstanz, die zweifellos auf die Arrosionswirkung dieser Gefäße und ihrer Zellen zurückzuführen waren (Abb. 6, s. auch Abb. 32, 42).

Schließlich noch einiges zur Frage der direkten Beteiligung von Geschwulstzellen am Knochenabbau. Während bei Sarkomwucherungen ganz allgemein den Geschwulstzellen eine Beteiligung an den Abbauvorgängen zugestanden wird, ist sie bei den Karzinommetastasen sehr umstritten. Ich bin dieser Frage an meinem Material besonders nachgegangen und habe in vielen Fällen keinen Anhaltspunkt für eine Beteiligung der Karzinomzellen gefunden, aber in einer Anzahl weiterer Fälle mit hochgradigem Abbau von Knochensubstanz sowohl in großen als kleinen Lakunen der Knochenbälkchen Tumorzellen festgestellt, ohne daß andere Zellformen in der Nähe lagen. Die Möglichkeit, daß die darin liegenden Osteoklasten unter der Einwirkung der vordringenden Kar-

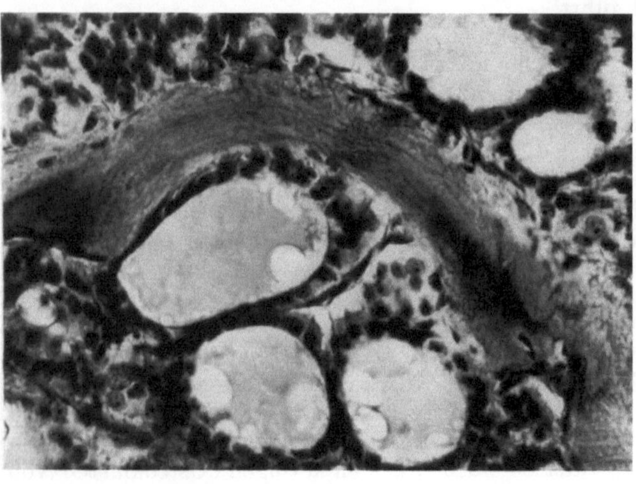

Abb. 7. Schädelmetastase bei wuchernder Struma. Zerstörung eines Knochenbälkchenrestes unter Einwirkung follikulärer Wucherungen. Leitz Obj. 1/7a Öl, Ok. 6×, Vergr. 400×.

zinomzellen zugrunde gegangen sind, läßt sich allerdings nicht ohne weiteres bestreiten, ich habe aber andererseits dafür auch keinerlei Anhaltspunkte gefunden. Abb. 7 zeigt Resorptionsvorgänge an dem Rest eines Knochenbälkchens aus einer Schädelmetastase eines metastasierenden Adenoms der Schilddrüse unter direkter Einwirkung der Tumorwucherungen (s. auch Abb. 36b). In diesem Zusammenhang seien bereits kurz die später noch näher zu besprechenden Befunde bei experimentell mit dem BROWN-PEARCESchen Kaninchentumor erzeugten Knochenmetastasen erwähnt. Es handelt sich um einen sehr malignen Tumor, dessen metastatische Knochenherde vor allem nach intravenöser Injektion von Tumorbrei innerhalb weniger Wochen spongiöse Knochenbälkchen und auch Teile der Kompakta zerstören, daneben aber auch in den Randbezirken von Periostmetastasen ausgedehnte Osteophytbildung hervorrufen. Auch bei diesem Tumor läßt sich in manchen Herden innerhalb der Marksubstanz und auch an den periostalen Osteophytbildungen eine Zerstörung der Knochensubstanz unter Einwirkung der epithelialen Tumorzellen feststellen (Abb. 8). Riesenzellosteoklasten sind nur bei einem Tier in größerer Zahl in der Nähe der Tumorwucherungen aufgetreten (Abb. 56).

Die Schwierigkeit der Beurteilung des Knochenabbaues liegt darin, wieweit wir bei den Geschwulstmetastasen überhaupt in der Lage sind, morphologisch die Resorptionsvorgänge festzustellen; denn es handelt sich dabei zweifellos nicht allein um die Funktion einzelner Zellen, sondern um komplexe Stoffwechseländerungen, die durch das Auftreten der Karzinomwucherungen zustande kommen und manchmal mit großen Mengen von Riesenzellen, den typischen Osteoklasten, oder nur unter geringer Beteiligung solcher Zellformen vor sich gehen; ein anderes Mal sind einkernige endothelartige Zellformen beim Abbau tätig, schließlich können diese ganz fehlen, und die Knochenbälkchen erliegen der histologisch schwer faßbaren direkten Einwirkung der Karzinomzellen. Bis zu einem gewissen Grade lassen sich dabei die von MIYAUCHI mitgeteilten Befunde bestätigen (Abb. 8).

7. Über Knochenan- und -neubildungsvorgänge in den Knochenmetastasen.

Während die zuerst von KOLISKO als osteoklastisch bezeichneten rarefizierenden Knochenmetastasen bei größerer Ausdehnung sehr bald zu Deformierungen und auch zu Spontanfrakturen führen können, gehören solche Prozesse bei ausgesprochen osteoplastischen Formen zu den Ausnahmen. Allerdings sind rein osteoplastische Fälle selten; meist sind sie mit osteoklastischen Veränderungen kombiniert, so daß sich oft ein gewaltiger Umbau der Knochenarchitektur ergibt. So sehen wir dann feste Sklerosierung, Eburneation des Knochens an Stellen, wo wir sonst lockere Spongiosa oder leere Höhlen finden, und außen moosartige oder dichtgruppierte stachelige oder, was besonders am Becken mitunter zu sehen ist, wulstig höckerige Knochen-

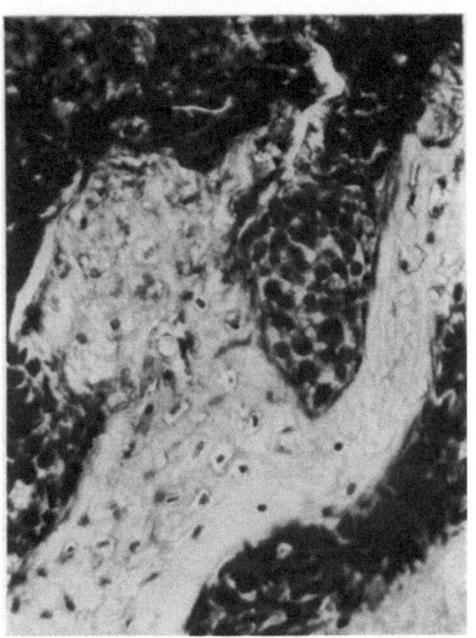

Abb. 8. Experimentell erzeugte periostale Metastase des Femur. (BROWN-PEARCEscher Kaninchentumor.) Zerstörung neugebildeter osteoider Bälkchen durch direkte Einwirkung von Tumorzellen. 4 Wochen nach intravenöser Tumorbreiinjektion. Leitz Obj. 1/7a Öl, Ok. 6×, Vergr. 400×.

massen und oft dicht daneben eine weitgehende Resorption und Osteoporose der Kompakta, wodurch die äußere Gestalt der Knochen hochgradig deformiert wird (Abb. 34). Besonders an der Wirbelsäule sehen wir oft in buntem Wechsel kondensierte und rarefizierte Abschnitte, Osteoplasie und Osteoklasie dicht nebeneinander (Abb. 9a, 9b). Auch innerhalb eines Knochens selbst können osteoklastische und osteoplastische Vorgänge nebeneinander vorkommen (s. Abb. 10).

Das Überwiegen der Knochenneubildung zeigen schon von außen die zuweilen massigen knolligen Knochentumoren am Becken oder die diffusen Verdickungen der Röhrenknochen (s. Abb. 4), ferner die mitunter einen ganzen Röhrenknochen überdeckenden, stalaktitenartig dicht nebeneinander stehenden Spikula. Häufig aber lassen die Knochen äußerlich keinerlei Deformierungen sehen, während sie im Innern hochgradig umgebaut, mit einer steinharten, dichten Knochenmasse oder noch öfter mit einem feinporigen, kallusartigen Knochengewebe ausgefüllt sind, wie das bei Mamma- und Prostatakarzinomen an Röhrenknochen, Schädeldach oder Wirbelsäule besonders schön zu sehen ist. Die Grenze zwischen Spongiosa und Kompakta ist oft vollkommen verwaschen. An den Wirbeln sind häufig die Wirbelkörper, weniger die Bögen befallen. Infolge des Fehlens von Deformierungen entgehen diese Metastasen mitunter

der klinischen Beobachtung; nur die häufig zu beobachtenden dumpfen Spontan-
und Druckschmerzen der Knochen, die meist anfangs als rheumatisch angesehen
werden, deuten darauf hin; sie sind nach S. ERDHEIM auf Kompression und
Reizung der im Periost sich ausbreitenden Nervenfasern durch die zentral sich
entwickelnden Metastasen und die dadurch bedingten Zirkulationsstörungen
oder auch durch Infraktionen und geringe Verbiegungen zu erklären. Auch die
Ummauerung der durch die Inter-
vertebrallöcher austretenden Nerven

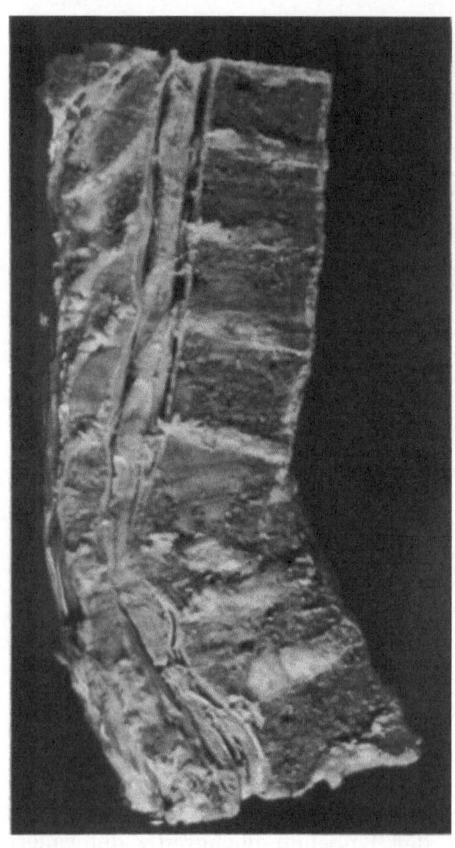

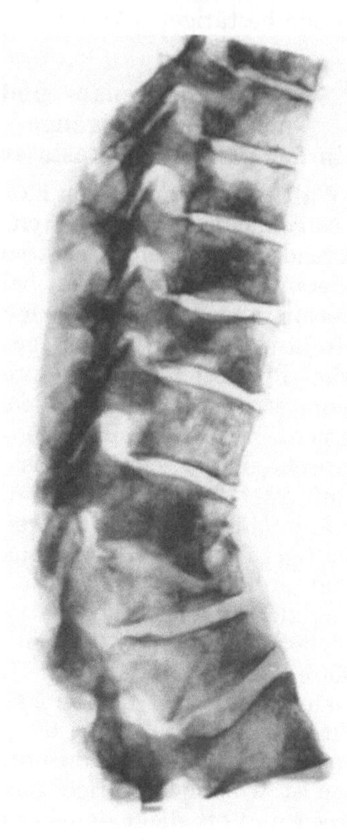

Abb. 9a.   Abb. 9b.

Abb. 9a. Osteoklastische und osteoplastische Metastasen der Wirbelsäule mit Kompressionsfraktur und Abknickung der Wirbelsäule in einem osteoklastischen Herd bei Mammakarzinom; helle glatte Bezirke osteoplastisch eburnisiert.

Abb. 9b. Röntgenaufnahme zu Abb. 9a mit deutlicher Darstellung der osteoklastischen und -plastischen Veränderungen an den Wirbeln.

kommt wohl ursächlich dafür in Frage. Bei hochgradigen osteoplastischen Karzinomen findet sich weiterhin zuweilen der auffällige und auch klinisch diagnostisch
verwertbare Befund, daß trotz schwerster Kachexie keinerlei Gewichtsabnahme,
in manchen Fällen sogar eine Gewichtszunahme festzustellen ist. Unter anderem
berichtet OBERNDORFER über eine solche osteoplastische Karzinose nach Prostatakarzinom; hier waren nicht nur die Spongiosaräume der Knochen, sondern
auch die Markhöhlen der Diaphysen in den Röhrenknochen von harten Knochenmassen ausgefüllt. Der Patient selbst hatte angegeben, daß er das Gefühl
gehabt hätte, als wären seine Glieder mit Blei ausgegossen.

Es sei hier noch eingefügt, daß sich die osteoplastischen Metastasen meist auf den
Knochen beschränken und selbst nach ausgedehnter Durchsetzung der Kortikalis selten

das Periost durchbrechen, auch dann, wenn sie sich weit im subperiostalen Gewebe ausbreiten und das Periost stark vorwölben. Ebenso widerstehen die Zwischenwirbelscheiben und der Knorpelüberzug der Gelenke lange Zeit den andringenden Krebszellen bzw. werden nur stellenweise angenagt (SCHMORL).

Es war schon oben erwähnt worden, daß Knochenneubildung in den Metastasen nicht nur in solch ausgesprochen osteoplastischen Fällen zur Entwicklung kommt, sondern sogar in typisch osteoklastischen, wenn auch nur mikroskopisch, nachweisbar ist (MAKRYCOSTAS u. a.). Es erscheint wesentlich, darauf hinzuweisen, daß osteoplastische Vorgänge nicht unbedingt mit stark vermehrter fibröser Stromabildung einhergehen müssen und andererseits eine

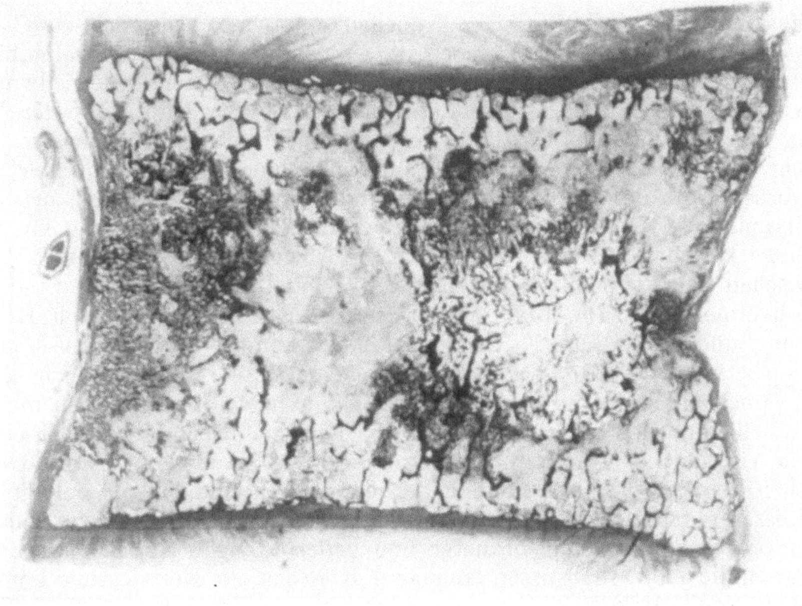

Abb. 10. Gemischte osteoklastisch-osteoplastische Metastase in einem Wirbel bei solidem kleinzelligem Mammakarzinom einer 40j. ♀; Zwischenwirbelscheiben vollkommen intakt. (Sammlung LAUCHE-Nürnberg.)

sehr intensive reaktive Bindegewebsentwicklung in Krebsmetastasen nicht immer mit reichlicher Knochenbildung verbunden ist; so zeigten z. B. bei ERDHEIM osteoklastische Metastasen der Wirbelsäule mit hochgradigster Bindegewebsentwicklung nur geringe Ansätze zur Knochenneubildung.

Die osteoplastischen Wucherungen können auf verschiedene Art und Weise entstehen. Nach COMISSO, ERBSLÖH, v. RECKLINGHAUSEN, REICHMANN-SCHMORL u. a. besorgen vor allem die Osteoplasten den Anbau des Knochens. FISCHER-DEFOY sah in der Hauptsache eine Umwandlung des Krebsstroma in jungen Knochen durch Osteoplasten; das Vorkommen von Metaplasie schließt er aber andererseits vor allem daraus, daß von den breiten Grenzbalken der mit Krebszellen ausgefüllten Hohlräume zuweilen Knochenspangen ausgehen, deren Zellen eine zu denen der alten Bälkchen um 90° verschiedene Richtung annehmen, die Achsen der Zellen also senkrecht zueinander stehen. Bei GOETSCH finden sich sowohl endostal als auch periostal metaplastische Neubildungsvorgänge aus dem faserigen Stroma der Krebswucherungen; seltener fand er Anbildung durch Osteoplasten, mitunter um metaplastisch gebildetes proosteoides Grundgewebe.

AXHAUSEN läßt die Metaplasie nur für bestimmte Knochenbildungen in den Metastasen gelten. Da zwischen Knochen und Bindegewebe Übereinstim-

mung in den Fibrillen besteht, ist bei der Knochenbildung nur organische
Zwischensubstanz zur Homogenisierung der Fibrillen und ferner Kalk abzulagern.
Auf Grund entsprechender Bindegewebsanordnung kommt es seiner Meinung
nach entweder zur Bildung von parallel oder geflechtartig angeordneter Knochensubstanz, während es für lamellären Knochen keine entsprechend vorgebildete
Bindegewebsstruktur gibt. Daher kann nach Axhausen lamellärer Knochen
nicht auf metaplastischem, sondern nur auf osteoplastischem Wege entstehen.
Ein präexistierendes fibrilläres Bindegewebe kann nicht direkt als fibrilläre
Grundlage des zu bildenden lamellären Knochen benutzt werden, sondern mit
dem Akt der lamellären Knochenneubildung muß auch erst die fibrilläre Grundlage selbst geschaffen werden. Mit Hilfe von Osteoplasten kann aber auch
parallelfaseriger und geflechtartiger Knochen entstehen. Die sich zu Osteoplasten entwickelnden Zellen brauchen dabei nicht immer einen regelmäßigen
reihenförmigen Besatz zu bilden; immerhin ist aber eine intensivere Zellwucherung in der Umgebung des neugebildeten Knochens notwendig. Mit der Vermehrung der Zellen tritt eine starke Neubildung fibrillärer Substanz auf, was
aber nicht immer deutlich wird, da die Homogenisierung meist sehr rasch erfolgt.
Neben dieser Form der Knochenneubildung gibt es nach Axhausen auch eine
reine Metaplasie in Knochenmetastasen, die ohne jede Zellwucherung vor sich
geht; dabei kommt es zuerst zu feinkörniger Ablagerung der Kittsubstanz in
und zwischen den Zellen und sehr bald zu einer sternförmigen Umwandlung
ohne Zellvermehrung. Die Bindegewebsfasern zeigen dann sehr rasch Homogenisierung und Verkalkung. Nach Axhausen kommt also metaplastischer
und neoplastischer Anbau bei Knochenmetastasen in Frage, jedoch keine
Bildung lamellär geordneten Knochengewebes durch Metaplasie. Nach ihm ist
jeder Lamellenknochen stets osteoplastischer Knochen, aber nicht jeder osteoplastische ein Lamellenknochen. — Lang und Krainz finden bei den osteoplastischen Vorgängen keinen Befund, der nicht durch eine den physiologischen
Verhältnissen entsprechende, aber vermehrte Osteoplastentätigkeit zu erklären
sei. Nur ist es hier ein ungeordneter und geflechtartiger Knochen, während
unter gewöhnlichen Verhältnissen lamellärer Knochen zur Entwicklung kommt.
Nach M. B. Schmidt kommt Knochenbildung in den Metastasen vor allem auf
metaplastischem Wege zustande. Geschickter und Copeland sprechen von
einem Versuch der Abwehr und Wiederherstellung zerstörter Knochenbezirke
durch direkte Umwandlung von Fibroplasten in Osteoplasten und osteoides
Gewebe zwischen den Krebszellnestern. Bei Fällen, die mit Erfolg bestrahlt
wurden, stellten sie eine starke Vermehrung des Bindegewebes mit Neubildung
von Knochen fest. — Nach Reichmann und Schmorl kommt eine Knochenneubildung in Knochenmetastasen von Karzinomen immer durch Osteoplasten
zustande, während bei Sarkomzellen direkt von den Zellen unter Bildung homo-
gener Zwischensubstanz die Knochenbildung ausgeht. J. Erdheim beschreibt
bei Heilungsvorgängen ausgedehnter osteoklastischer Knochenmetastasen in
den Randpartien der befallenen Wirbel eine Bildung von geflechtartigem
Knochen, der allmählich in echtes lamelläres Knochengewebe übergeht, ähnlich
wie bei Neugeborenen. Es kommt bei den Heilungsvorgängen zu einem enormen
Ab- und späterem Anbau mit Bildung einer neuen Kortikalis und Spongiosa.
Nach ihm sind hier „alle Arten vom primitivsten bis zum reifen Typus bei der
Knochenneubildung vertreten. Der neue Knochen ist bald lamellär, bald
geflechtartig, bald noch primitiver oder bloß eher ein verkalktes Bindegewebe
als Knochen. Der Anbau geschieht bald durch Osteoplasten, bald auf binde-
gewebiger Grundlage, und das Osteoid bleibt stets sehr dünn". Die in diesem
Falle zu beobachtenden Heilungsvorgänge und Knochenneubildung haben nach
Erdheim nichts Spezifisches an sich, da sie überall auftreten können, wo

kalkhaltiges Material abgebaut wird. Er faßt diese Knochenneubildung innerhalb des Narbengewebes nicht als osteoplastische, unter dem unmittelbaren Einfluß des Krebsgewebes entstandene Komponente der Karzinommetastasen auf.

COURVOISIER, C. KAUFMANN, SASSE, R. WOLF u. a. lassen in ihren Fällen auch Karzinomzellen als Osteoplasten funktionieren. Eine Beteiligung der Karzinomzellen am Knochenaufbau wird aber heutzutage zum Unterschied von ihrem Einfluß auf den Knochenabbau allgemein abgelehnt.

ZEMGULYS beschäftigte sich besonders mit der Osteophytbildung, die er nur an osteoplastischen Fällen beobachten konnte. Osteophyt bildet sich nach v. RECK-LINGHAUSEN, ZEMGULYS u. a. nur an Stellen, an denen primär in der Spongiosa Karzinomgewebe vorhanden ist, und nicht bei primär vom Periost ausgehenden

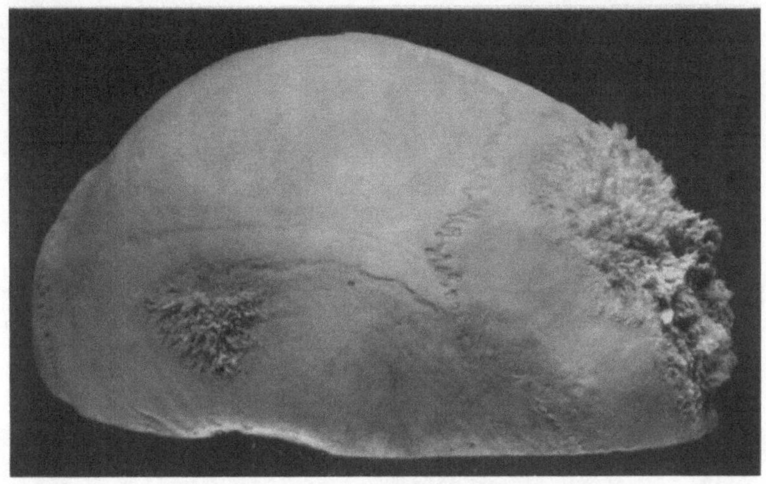

Abb. 11. Periostale Osteophytbildungen bei Krebsmetastasen des Schädeldaches. (Sammlung RÖSSLE-Berlin.)

Metastasen. Es entwickelt sich an rauhen Stellen der Knochen, aber nicht wie bei der Osteomalazie an Muskel- und Sehnenansätzen, sondern die Wege für den Durchbruch sind die Gefäßkanäle, ferner durch osteoporotische Atrophie entstandene Lücken und schließlich durch Karzinomwucherungen entstandene lochförmige Defekte der Kortikalis; auch hier an den Rändern solcher Stellen schießen Osteophyten unter Beteiligung des Periostes auf, an den Wirbeln zuweilen auch in anliegende Bandscheiben hinein. Die Osteophytose ist bei osteoplastischen Prostatakarzinommetastasen am häufigsten und am stärksten ausgeprägt vor allem an den langen Röhrenknochen, am Becken und an der Wirbelsäule, in selteneren Fällen auch an anderen Knochen z. B. am Schädel (s. Abb. 11) (s. Knochenmetastasen bei Prostatakarzinom). In geringer Ausdehnung ist Osteophytbildung auch bei anderen Formen, selbst bei ausgesprochen osteoklastischen Metastasen wie im Falle MAKRYCOSTAS oder auch bei primären periostalen Metastasen (s. Abb. 46, 54) zu beobachten. Vor allem in den Randbezirken periostaler Herde antwortet das Periost nicht selten mit mehr oder weniger starker Neubildung senkrecht zur Oberfläche gestellter Knochenspieße (siehe Abb. 12). Wie das Periost so kann auch das Endost entsprechende Anbildung von Knochensubstanz durch reihenförmige Osteoplastenanlagerung zeigen und endostales Osteophyt bilden, wenn die Geschwulstzellen von außen nach innen vordringen (Abb. 13). Anfangs ist es für die Periostreaktion gleichgültig, ob es sich um osteoklastische oder osteoplastische Metastasen handelt; es besteht nur

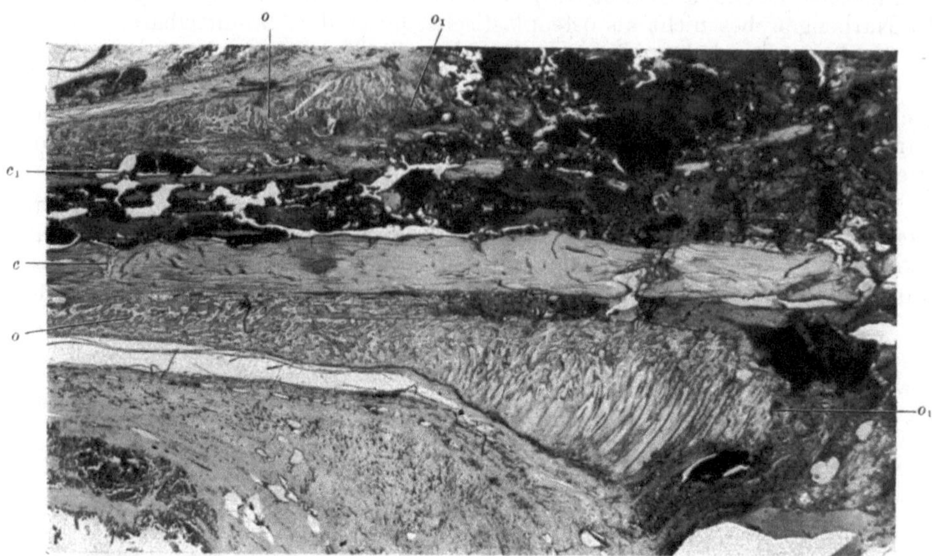

Abb. 12. Periostale Osteophytbildung in den Randbezirken einer osteoklastischen Rippenmetastase bei malignem Teratom des Mediastinum; 19j.♂ (L. N. 310/34). *c* erhaltene Kompakta, *c₁* durch medulläre epitheliale Wucherungen weitgehend zerstörte Kompakta, *o* periostale Osteophytbildungen, *o₁* Zerstörung des Osteophyts durch vordringende Karzinomwucherungen; die schwarzen Herde sind Nekrosen und Blutungsherde. Leitz, Obj. Summar 42 mm, Vergr. 8×.

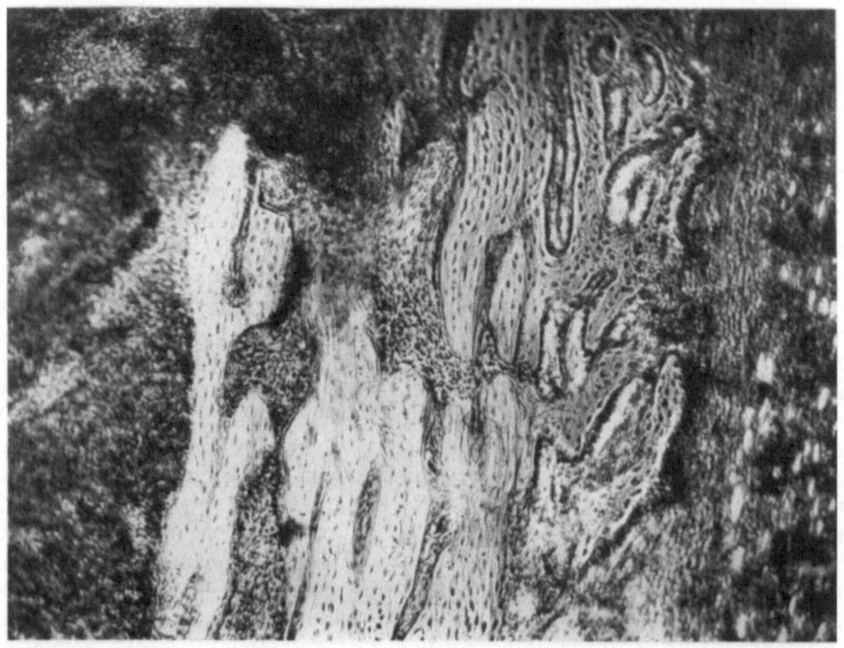

Abb. 13. Periostale Oberschenkelmetastase (BROWN-PEARCEscher Tumor). Links (etwas verwaschen) die zerstörend in die Kompakta eindringenden Tumorwucherungen, rechts endostale Neubildung von Knochenbälkchen durch Osteoplastenanlagerung, Fasermarkbildung (4 Wochen nach intravenöser Tumorbreiinjektion). Leitz Obj. 3, Ok. 6×, Vergr. 100×.

der Unterschied, daß bei ersteren die neugebildete Knochensubstanz sehr bald unter der Einwirkung der andringenden Karzinommassen wieder abgebaut wird (Abb. 12).

Bei den experimentellen Periostmetastasen des BROWN-PEARCESCHEN Kaninchentumors sind im Periost neben der üblichen Bildung durch Osteoplasten mitunter auch spießartige metaplastische Knochenneubildung und Verkalkung des Stroma innerhalb der malignen Wucherungen ohne Beteiligung von Osteoplasten festzustellen (Abb. 14). Nach LANG und KRAINZ liegt die Ursache für

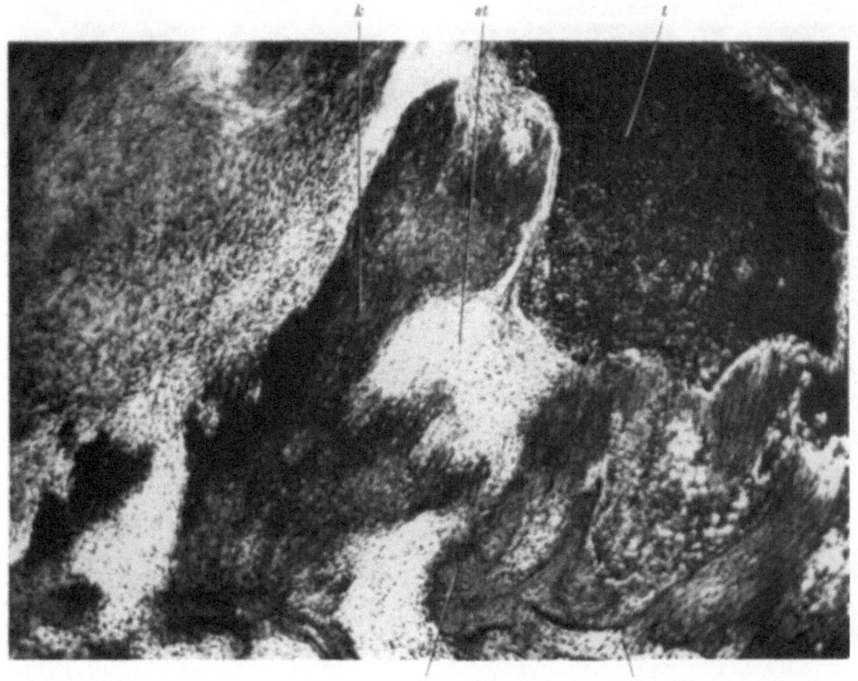

Abb. 14. Metaplastisch entstandene Knochensubstanz in einer periostalen Metastase. Rand der Kompakta (c), Tumorzellen der Periostmetastase (t), Verkalkung und beginnende Knochenbildung (k), im periostalen Stroma (st). (BROWN-PEARCEScher Tumor, 4 Wochen nach Tumorbreiinjektion.) Leitz Obj. 3, Ok. 6×, Vergr. 70×.

die Osteophytbildung in Zirkulationsstörungen und in der Ansiedlung der Karzinomzellen in den Rindenbezirken. Für Kreislaufstörungen, die auch von BAMBERGER als ursächlich angenommen werden, konnte dagegen ZEMGULYS in seinen Fällen keinen Anhaltspunkt finden. Es handelt sich wohl auch hier wie bei der Knochenneubildung im Mark um eine reaktive Wucherung auf die in der Rindenschicht sich ausbreitenden Karzinomzellen; besondere Zirkulationsstörungen ließen sich auch in unserem Material nicht feststellen.

Zusammenfassend läßt sich über die Knochenbildungsvorgänge bei Karzinommetastasen im Skelet folgendes sagen: Eine Knochenneubildung kann am Rande vorhandener Spongiosabälkchen oder der Kompakta sowohl am lebenden als auch toten Knochen mit Hilfe von Osteoplasten im Bereiche des Periosts oder Endosts vor sich gehen (Abb. 15). Die Osteoplasten sind dabei meist kubisch und dicht reihenförmig angeordnet. Auch an den periostalen Osteophytbildungen ist im allgemeinen ein deutlicher Osteoplastenbelag vorhanden. Im Innern der Knochenherde können die Osteoplasten auch flacher sein und sich mehr in unregelmäßigen Abständen den Knochenbälkchen anlagern, so daß ihr Charakter mitunter mehr durch den Erfolg ihrer Tätigkeit als durch ihre Zellform hervortritt. Vor allem wenn es sich um sehr langsam vor sich gehende Anbauprozesse wie bei Prostatakarzinomen handelt, ist nicht immer ein zusammenhängender Osteoplastensaum an der neugebildeten Knochensubstanz zu erkennen, da an vielen Stellen der Anbauprozeß allmählich zum Stillstand kommt, wenn die Spongiosa schon weitgehend in eine kompakte Knochenmasse umgewandelt ist. Weiterhin entwickelt sich im Fasermark auf metaplastischem Wege neue Knochensubstanz. Es kommt innerhalb des Fasermarkes unter Homogenisierung und Verdichtung

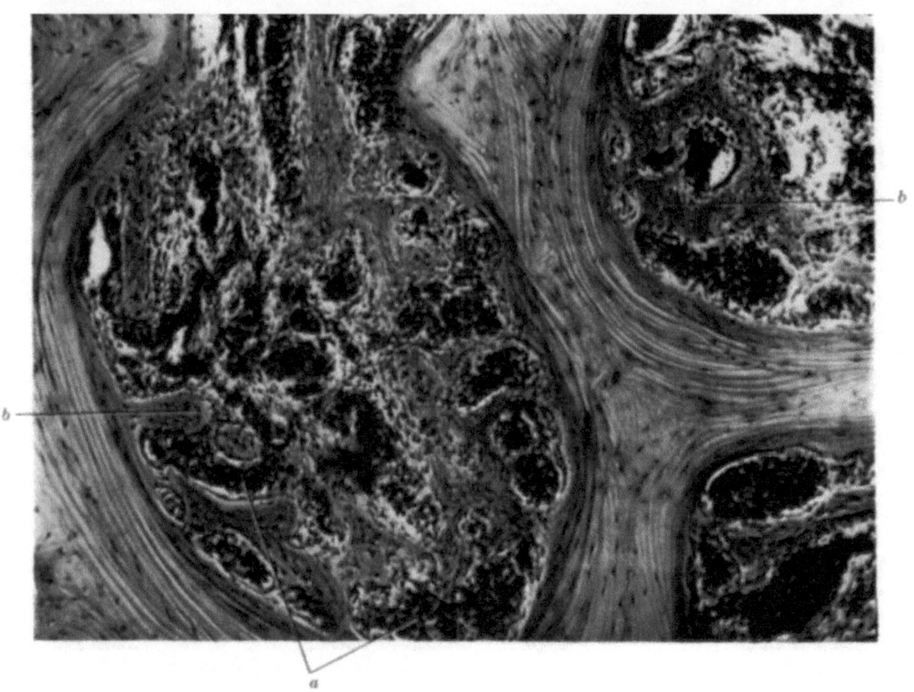

Abb. 15. Osteoplastische Metastase des Schädeldaches bei Prostatakarzinom; 62j. ♂. *a* kleinzellige Karzinomzapfen, *b* an alte lamelläre Spongiosa angelagerte Bälkchen aus geflechtartigem Knochen mit Osteoplastenüberzug. (Starke Vergr. aus Abb. 28.) Leitz Obj. 3, Ok. 6×, Vergr. 100×.

der Fibrillen zur Bildung geflechtartigen Knochens mit oder ohne Vermehrung der zelligen Bestandteile, die allmählich in den zentralen Abschnitten eines solchen Herdes sternförmig werden und sich zu typischen Knochenzellen entwickeln (Abb. 16). Diese Bezirke stehen mitunter anfangs nicht in Verbindung mit alter Knochensubstanz. An solchen Herden können Zellsäume entstehen, die sich weiterhin nach Art der Osteoplasten verhalten und weitere Knochensubstanz anbilden. Derartige Vorgänge sind bereits von Goetsch als Knochenneubildung mit Osteoplasten um metaplastisch gebildete proosteoide Bälkchen beschrieben, aber von Axhausen abgelehnt worden, da sich schwer nachweisen ließe, daß dieses eingeschlossene Knochengewebe wirklich metaplastisch gebildet und nicht ein Produkt der deckenden Osteoplasten ist. Genau so wie man hier Übergänge von Metaplasie zur Neubildung durch Osteoplasten findet, so gibt es solche Vorgänge auch bei der Anlagerung von osteoider Knochensubstanz an alte Knochenbälkchen (Abb. 17). Axhausen hat die These aufgestellt, daß metaplastisch entwickelter Knochen nur parallelfaserig oder geflechtartig, aber nicht lamellär und jeder Lamellenknochen stets osteoplastischer, aber nicht

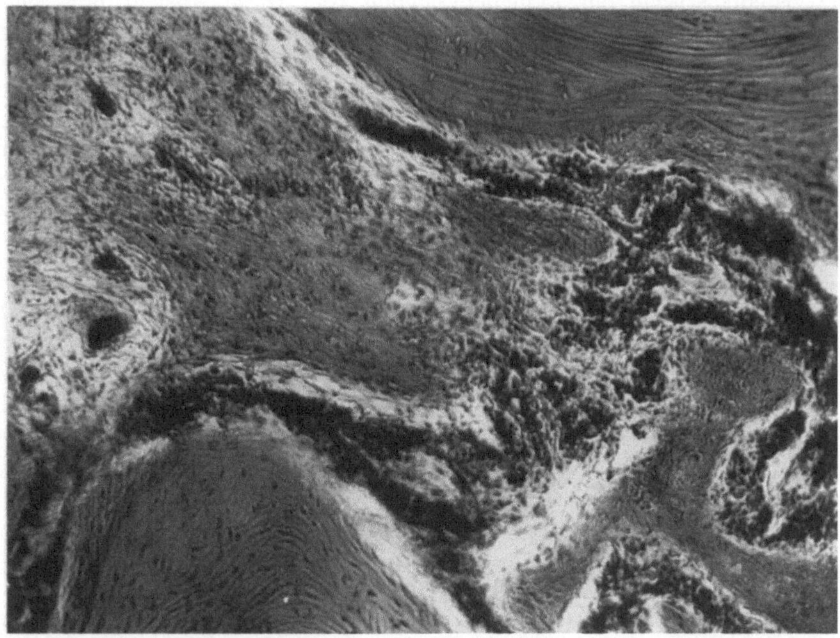

Abb. 16. Osteoplastische Wirbelmetastase bei Prostatakarzinom; 69j. ♂. Metaplastische Knochenbildung im fibrös umgewandelten Knochenmark. Leitz Obj. 3, Ok. 6×, Vergr. 100×.

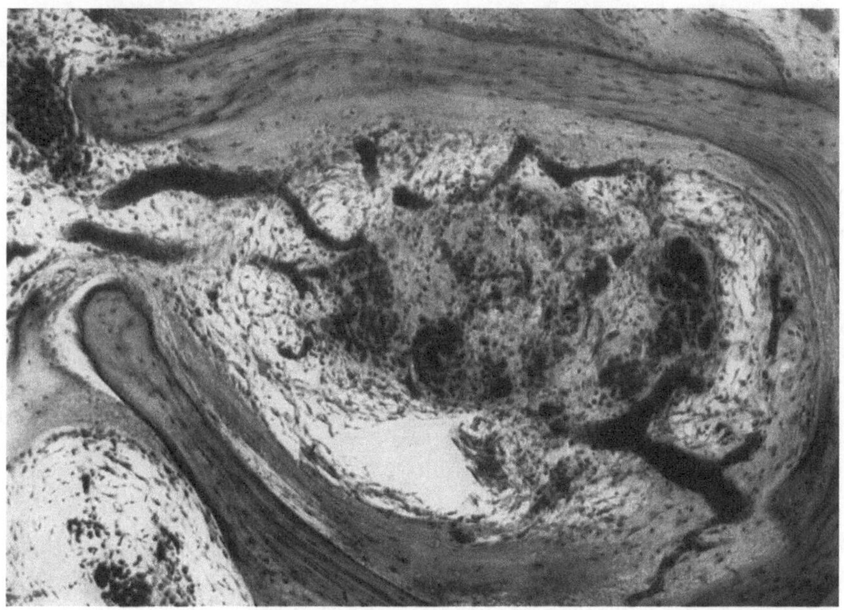

Abb. 17. Osteoplastische Wirbelmetastase eines kleinzelligen Bronchialkarzinoms; 49j. ♂ (L. N. 46/35). Geschwulstzellthromben in kleinen Kapillaren, hochgradige Stauung im Kapillarsystem des fibrös umgewandelten Knochenmarkes. Reichliche Anlagerung osteoider Knochensubstanz an alte Knochenbälkchen, nur stellenweise mit deutlichen Osteoplastensäumen. (Dazu schw. Vergr. s. Abb. 38.) Leitz Obj. 3, Ok. 6×, Vergr. 100×.

jeder osteoplastische ein Lamellenknochen ist. Diese Ansicht läßt sich für die Knochenmetastasen insofern bestätigen, als der unter der Einwirkung der Krebswucherungen gebildete Knochen, auch der durch Osteoplasten gebildete, im allgemeinen ein geflechtartiger oder parallelfaseriger Knochen ist; nur an alten eburnisierten Knochenherden fand ich die neugebildete kompakte Knochenmasse typisch lamellär angeordnet. Wie sie entstanden war, ließ sich nicht mehr feststellen; jüngere Bildungsbezirke deuteten auf eine Entstehung durch Osteoplasten hin. Aber auch hier war die unter der Krebseinwirkung gebildete

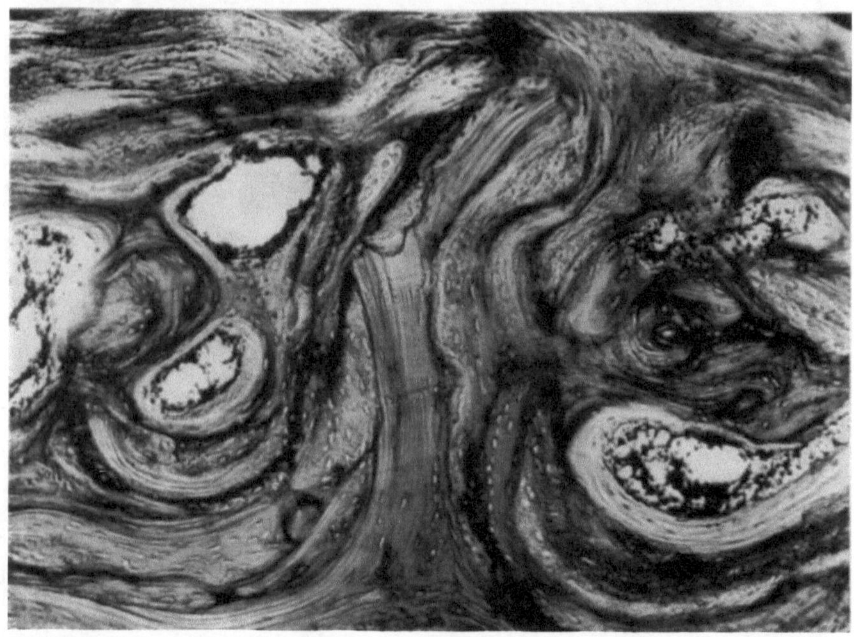

Abb. 18. Osteoplastische Wirbelmetastase bei Prostatakarzinom; 62j. ♂. Umwandlung der Wirbelspongiosa in eine Kompakta, in der Mitte Rest eines alten, deutlich lamellär gezeichneten, etwas zerklüfteten Bälkchens, in seiner Umgebung in unregelmäßigen Zügen angeordneter neuer Knochen mit allen Übergängen von geflechtartiger in lamelläre Substanz. Anlagerung osteoider Säume um die kleine Tumorzellen enthaltenden Kanälchen (makroskopisches Präparat dazu s. Abb. 26). Leitz Obj. 3, Ok. 8×, Vergr. 100×.

kompakte lamelläre Knochenmasse an vielen Stellen auf Grund der unregelmäßigen Struktur und des Zellreichtums noch als pathologisches Knochengebilde zu erkennen und oft deutlich von alten Knochenbälkchenresten zu unterscheiden (Abb. 18). — Für eine Beteiligung der Geschwulstzellen am Knochenaufbau, wie das COURVOISIER, KAUFMANN, SASSE u. a. annehmen, fand ich im gesamten Tumormaterial keinerlei Anhaltspunkte.

8. Spontanfrakturen und Heilungsvorgänge in den Knochenmetastasen.

Der gebräuchliche Ausdruck „Spontan"fraktur wird von einigen Untersuchern durch die Bezeichnung pathologische Fraktur ersetzt, da nur in wenigen Fällen ohne jede äußere Einwirkung allein durch die Karzinomwucherungen die vollkommene Trennung der Knochenstruktur eintritt. Verbiegungen, Infraktionen und Spontan- oder pathologische Frakturen werden bei Knochenmetastasen relativ häufig beobachtet. Heutzutage lassen sich mit Hilfe der modernen Röntgendiagnostik auch bei noch nicht nachgewiesenen Primärtumoren nicht selten bereits klinisch solche Frakturen als metastatische Tumorveränderungen diagnostizieren (KIENBÖCK).

SEYFARTH sah 14 Mammakarzinomfälle mit Knochenmetastasen, darunter 5mal Spontanfrakturen in Femur, Humerus und Rippen. GESCHICKTER und COPELAND berichten an ihrem großen Material von Mammakarzinom mit Knochenmetastasen über 15% Frakturen vor allem des Oberschenkels (Schenkelhals) und Oberarms, bei Hypernephromen von 22 Fällen in 45% Frakturen des Femur, Humerus und der Rippen, in 6 Fällen von Schilddrüsentumoren 2mal Frakturen des Femur und der Klavikula, in 4 Fällen von Bronchialkarzinom 1mal Rippenfrakturen, bei 37 klinisch nicht geklärten Primärtumoren 15mal Spontanfrakturen. Typisch ist dagegen die geringe Zahl der Spontanfrakturen bei den meist osteoplastischen Prostatakarzinommetastasen. Unter 134 Fällen sahen GESCHICKTER und COPELAND nur 3 = 2,2% mit Frakturen, und zwar immer im Bereiche des Beckens. Die große Zahl der Frakturen nach Hypernephromen, Mamma- und Schilddrüsentumoren ist allgemein bekannt und auf die vorwiegend osteoklastische Form der Metastasen zurückzuführen. Abb.19 zeigt multiple osteoklastische Metastasen mit Spontanfraktur im Oberschenkel bei Mammakarzinom. LENZ und FREID fanden unter 81 Knochenmetastasen von Mammakarzinom 21 = 26% Spontanfrakturen (9mal Oberschenkel und Oberarm, 2mal Rippen und 1mal Schlüsselbein). Die Diagnose der Rippenfrakturen ist klinisch schwer und wird zuweilen auch röntgenologisch übersehen. Noch häufiger als bei den Knochenmetastasen beobachteten LENZ und FREID bei den multiplen Myelomen in 62% und bei Knochenzysten in 45% Spontanfrakturen, während sie bei den eigentlichen Knochensarkomen nur in 5—8% der Fälle Brüche feststellten.

Neben Frakturen an Oberschenkel, Oberarm, Rippen und Schlüsselbein können auch an der Wirbelsäule bei ausgedehnter Metastasenbildung Infraktionen und Frakturen eintreten, die zu einem allmählichen Zusammen-

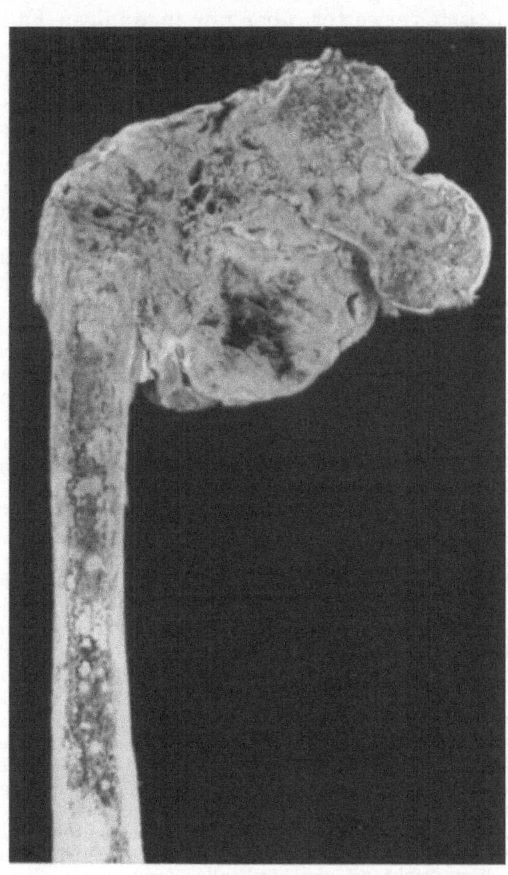

Abb. 19. Multiple Metastasen und Spontanfraktur eines Oberschenkels bei Mammakarzinom einer 43j. ♀. (Sammlung RÖSSLE-Berlin.)

sinken der Wirbelkörper mit Gibbusbildung (NEAL und ROBNETT, SIEGEL, DELVAL und P. MARIE u. a.) oder zuweilen auch zu einem plötzlichen Zusammenbruch einzelner Wirbelkörper führen (BENDER und LARDENNOIS, GOTTESMAN, SCHULTZ-BRAUNS u. a.). ERNST und RÖMELT haben ferner eine Anzahl Metastasen in der Lendenwirbelsäule mit Querfortsatzbrüchen nach Mamma-, Magen-, Schilddrüsen- und Hautkarzinomen zusammengestellt; in manchen Fällen waren die Querfortsätze, wenigstens nach dem Röntgenbefund, isoliert befallen.

Spontanfrakturen treten nicht selten multipel auf (BEATSON, BRUNS, CANIGIANI, CARNETT, COPELAND, LEHMANN, NEAL und ROBNETT u. a.) (s. auch Abb. 33). So sahen NEAL und ROBNETT eine totale Karzinose des Skeletes nach Mammakarzinom bei einer 56jährigen Frau mit Frakturen beider Oberarme, der Oberschenkel, der Fibula und Tibia und der Wirbelsäule. Nur am linken Oberschenkel war eine ausgedehnte Kallusbildung und Konsolidation der Fraktur eingetreten. Die Gelenkflächen der langen Röhrenknochen waren nirgends von Tumormetastasen befallen. HAWLEY berichtet über so starke Brüchigkeit bei Karzinommetastasen, daß Spontanfrakturen der Rippen bei klinischer Untersuchung eintraten.

Solche Beobachtungen über Frakturen bei Knochenmetastasen werden in der pathologisch-anatomischen Literatur hier und da wohl erwähnt und statistisch verwertet, aber nur in wenigen Fällen wird näher auf die Befunde eingegangen. Früher glaubte man allgemein, daß Frakturen bei Karzinommetastasen im Knochen nicht zur Heilung kommen könnten, und mitunter wurde die bereits gestellte Diagnose auf Bruch in einer Knochenmetastase in Fällen mit Konsolidation der Fraktur wieder in Frage gestellt.

Noch 1905 schreibt GRUNERT, daß im Gegensatz zu den Frakturen bei Knochensarkomen solche bei Karzinommetastasen nicht zur Heilung kommen würden. „Einzelne Fälle von Knochenbrüchigkeit bei Karzinomen gehören eigentlich in die Gruppe, wo die Knochenbrüchigkeit die Folge nicht einer lokalen, sondern einer allgemeinen Diathese, einer allgemeinen Knochenatrophie ist. Man findet dann an der Frakturstelle keine Spur von Karzinomzellen. In solchen Fällen ist es vielleicht allgemein möglich, daß die Fraktur sich wieder konsolidiert." So deutet er auch die bereits damals von anderen mitgeteilten Fälle derartiger Frakturheilungen (RICHET und RITCHIE). Im Falle von MIDDELDORPF mit Frakturen beider Oberarme und Oberschenkel bei Schilddrüsenkarzinom, die sämtlich heilten, führte er die Konsolidation auf die Wechselwirkung zwischen Schilddrüse und Knochensystem zurück, wodurch die Heilung, die 3 Jahre anhielt, begünstigt worden sei. OLOW betont, daß mit Rücksicht auf die Unwahrscheinlichkeit der Heilung einer Spontanfraktur die röntgenologisch gestellte Diagnose nach wie vor offen gehalten und an die Möglichkeit gedacht werden muß, daß keine echte Geschwulstmetastase vorliegt. Auch BLOCH sah zwar in einigen Fällen Konsolidation, zweifelt aber an einer echten Heilung. Andererseits beschrieb aber schon 1854 ROSSAENDER exakt einen Fall von Humerusfraktur bei Mammakarzinom, der bereits nach 6 Wochen eine feste Verbindung der Frakturenden zeigte. Die Sektion ergab in der Frakturstelle Karzinommetastasen, die ROSSAENDER für sekundär in der Frakturstelle angesiedelte Krebswucherungen hielt. BRUNS konnte 1886 4 Fälle mitteilen, in denen durch die Sektion die eingetretene Konsolidation nachgewiesen wurde. Allerdings war auch er der Ansicht, daß in der Mehrzahl der Fälle keine knöcherne Vereinigung eintritt, da die meisten Patienten vor einem Festwerden der Fraktur an Kachexie oder inneren Metastasen ad exitum kommen. LEUZINGER berichtet über 73 Fälle von Spontanfrakturen, die er aus der Zeit von 1723 (Fall J. L. PETIT) bis 1886 gesammelt hat, davon waren 75% im Femur und 22% im Oberarm. Der Primärtumor war 53mal in der Brustdrüse. 30% der Femurfrakturen und 20% der Humerusfrakturen heilten. Die Heilungszeit war öfters gegenüber sonstigen Brüchen etwas verlängert. Wesentlich ist, daß es sich meist um myelogene, zirkumskripte oder diffuse Metastasen handelte, die infolge des erhaltenen Periostes mit reichlicher periostaler Kallusbildung heilen konnten. LEUZINGER berichtet unter anderem über eine Femurfraktur nach Mammakarzinom im mittleren unteren Drittel, die heilte; nach einem Jahr trat erneute Fraktur desselben Femur nicht an gleicher Stelle, sondern im oberen Drittel ein; dieses Mal entstand aber nur noch eine fibröse Verbindung der Frakturenden (ähnliche Beobachtungen über Frakturen bei CANIGIANI, CARNETT und HOWELL, DEAVER und MACFARLAND, EWING, LEWIN, NEAL und ROBNETT, TROELL u. a.). Bei CANIGIANI handelte es sich um eine totale osteoklastische Karzinose $3^1/_2$ Jahre nach Amputation der Mamma wegen Karzinom. Zuerst linke Oberarmfraktur; die Fraktur heilte einfach dadurch, daß Patientin infolge der Schmerzen gezwungen war, den Arm ruhig zu halten. Später trat eine Fraktur des Oberschenkels im mittleren Drittel ein, die bei der Röntgenuntersuchung außerdem eine bereits geheilte Fraktur im oberen Drittel des Femur erkennen ließ.

Heilung der Frakturen tritt kaum ein, wenn das Periost weitgehend durch den Tumor zerstört ist oder wenn die Tumorwucherungen sehr rasch wachsen. MAKRYCOSTAS sah allerdings selbst bei einer hochgradigen osteoklastischen Karzinose noch Ansätze zur Frakturheilung durch parostalen Kallus.

Noch 1919 wendet sich TROELL, der über einen Fall von Frakturheilung eines Oberarms nach Mammakarzinom berichtet, gegen die klinisch ziemlich verbreitete Ansicht, daß Spontanfrakturen besonders infolge osteoklastischer Metastasen nicht heilen können. Inzwischen hatte unter anderen schon SCHMORL auf der Pathologentagung 1908 Frakturheilungen des Humerus bei Prostatakarzinom und des Oberschenkels bei Mammakarzinom demonstriert; doch sind auch nach SCHMORL solche längere Zeit bestehende Heilungen selten. ERDHEIM berichtet 1929 über eine knöcherne Vereinigung einer Spontanfraktur des Humerus nach Mammakarzinom und ferner einer solchen des Femur nach Schilddrüsenkarzinom.

Im letzten Falle betätigte sich die Frau nach der Heilung sogar touristisch, so daß der Chirurg von der richtiggestellten Diagnose wieder abkam. Nach $2^1/_2$ Jahren trat aber an der gleichen Stelle erneut eine Fraktur ein. J. ERDHEIM weist darauf hin, daß vor allem in osteoklastischen Knochenmetastasen sehr häufig Mikrofrakturen der Knochenbälkchen nachweisbar sind, die bei reichlichem Auftreten die Gesamtform des Knochens beeinflussen können.

Die Frage, ob Spontanfrakturen unter Röntgenbestrahlung besser zur Konsolidation kommen, wird verschieden beantwortet. PANCOAST schätzt die Festigung mit oder ohne Strahlenbehandlung auf 40% der Fälle. STAHNKE und ELIASON sahen pathologische Frakturen in Tumormetastasen, die teils mit, teils ohne Strahlenbehandlung zur Festigung oder Ausheilung kamen. BECK, HANDLEY, HOLFELDER, KIENBÖCK, KOHLER u. a. berichten über gute Erfolge der Strahleneinwirkungen bei Spontanfrakturen. HUMMEL betont an Hand dreier Fälle mit Spontanfrakturen, daß es schwer sei, den Erfolg der Strahlentherapie zu prüfen, da es auf die Entwicklung des durch den Frakturreiz gebildeten Kallus ankäme und nicht auf Knochenneubildung durch osteoplastische Vorgänge im Zusammenhang mit den Karzinomwucherungen. Er sah bei der mikroskopischen Untersuchung der verheilten Frakturstellen typischen periostalen Kallus, der zum Teil frei von Karzinomzellen, zum Teil bereits aber erneut von Karzinomzellen durchsetzt war.

Wenn wir auch bei der Heilung der Spontanfrakturen die in den Metastasen unter dem Frakturreiz mitunter vermehrten osteoplastischen Vorgänge nicht ganz außer acht lassen dürfen, da ja selbst in osteoklastischen Herden Ansätze zu osteoplastischen Vorgängen vorhanden sind, so besteht doch kein Zweifel darüber, daß wie sonst bei jeder Fraktur auch hier vor allem die durch den Bruch angefachte periostale Kallusbildung für die Festigung ausschlaggebend ist. Danach richten sich die Heilungsaussichten; ist das Periost durch die Geschwulstwucherungen weitgehend geschädigt oder handelt es sich um stark proliferierende und den neugebildeten Kallus rasch wieder zerstörende Karzinomwucherungen, so sind dementsprechend auch die Heilungsaussichten gering und umgekehrt. Erst in zweiter Linie kommen die durch die Karzinomwucherungen bedingten und unter der Fraktur angefachten osteoplastischen Vorgänge. Daß sich diese bei einer Reihe von Spontanfrakturen durch Bestrahlung beeinflussen lassen, ist schon aus der sonst bei Bestrahlung von Knochenmetastasen mitunter zu beobachtenden vermehrten Bildung von Knochensubstanz zu entnehmen.

(Weiteres über Spontanfrakturen und ihre Ausheilung siehe in den Spezialabschnitten.)

Im Zusammenhang mit dem Festwerden von Spontanfrakturen ist weiterhin allgemein die Frage von Heilungsvorgängen in Metastasen selbst von Interesse. Dabei ist vorauszuschicken, daß alle die bisher beobachteten Fälle von Bruchheilung nur in dem Sinne als Heilung aufzufassen sind, als von einer Konsolidation des Bruches, aber nicht von einer Ausheilung der Metastase die Rede sein kann. Meistens folgten in den beobachteten Fällen früher oder später, wenn nicht der Tod vorher eintrat, erneute Frakturen an den betreffenden Stellen; nur in seltenen Fällen kam es zu so ausgedehnter Kallusbildung oder zu so starken osteoplastischen Veränderungen durch die Geschwulstzellen, daß trotz fortschreitender Karzinomwucherungen die Konsolidation bestehen blieb.

Wie weit sich Knochenmetastasen an sich zurückbilden können, ist bisher mit Sicherheit nicht bekannt. Nach J. ERDHEIM kann eine Spontanheilung von Knochenmetastasen vorkommen; KIENBÖCK, HOLFELDER beobachteten an Hand von laufenden Röntgenuntersuchungen weitgehende Heilungsvorgänge bei Knochenmetastasen. HATSCHEK sah bei einem Epipharynxkarzinom nach Röntgenbestrahlung Ausheilung einer Wirbelmetastase unter histologischer Kontrolle bei Obduktion.

ERDHEIM konnte am histologischen Material osteoklastischer Wirbel- und Sternummetastasen eines malignen Ovarialkystoms ausgedehnte fibröse Heilungsvorgänge feststellen. Die Wirbelkörper zeigten bei ziemlich gut erhaltener Form auf dem Durchschnitt im Zentrum ein glasig festes, ödematöses Bindegewebe von der Beschaffenheit einer Pleuraschwarte. Das Karzinom hatte die Wirbelkörper im Innern zerstört und narbig umgewandelt; zu stärkerer Schrumpfung war es aber nicht gekommen, da die Narbenmassen in starrem Knochen eingeschlossen waren. Die Karzinomwucherungen hatten allmählich auf das parostale Gewebe übergegriffen, während in den Wirbeln selbst nur noch das gefäßreiche Narbengewebe zurückblieb. Obwohl sich die Karzinomwucherungen sonst im allgemeinen auf den Knochen beschränken, drangen sie hier allmählich in das parostale Gewebe vor, während ein Wiedereinwuchern in die zentrale Narbenmasse des Wirbelkörpers nicht stattfand, als ob dort dem Geschwulstgewebe schädliche Stoffe vorhanden gewesen wären (ERDHEIM). ERDHEIM spricht unter Vorbehalt von einer lokalen Immunität der Narbenmasse gegen das Karzinom, während späterhin bei Entwicklung von Fettgewebe innerhalb dieses Bindegewebes die Karzinomwucherungen stellenweise wieder in das Innere vordringen.

Nach WEBER und BRANDT ist eine spontane Rückbildung von karzinomatösen Knochenmetastasen durchaus möglich. Diese Rückbildung ist ihrer Ansicht nach nicht an bestimmte Knochen gebunden, kommt aber in größerem Ausmaße selten vor. Sie beschreiben solche Vorgänge an Schädel- und Rippenmetastasen bei einer 36jährigen Frau mit einem Szirrhus der Mamma. Besonders zeigen sie Röntgenbilder von ausgedehnten osteoklastischen Metastasen am Schädel, die nach $^3/_4$ Jahr kaum noch zu erkennen sind. Es handelt sich in solchen Fällen wohl um eine Umwandlung osteoklastischer Prozesse in osteoplastische, wie sie zum Teil mit, zum Teil ohne Röntgenbestrahlung auch HELLNER, KIENBÖCK, GESCHICKTER und COPELAND beobachteten. Nach WEBER und BRANDT geht der Mechanismus der „Rückbildung" (besser wohl Umbildung) mit Hilfe von Osteoplasten in Form von Schalenknochenbildung oder metaplastisch durch Verknöcherung vorgebildeter Bindegewebsstrukturen vor sich. Diese Vorgänge sind auch nach Ansicht der Autoren nicht einer Heilung in anatomischem Sinne gleichzusetzen; denn die dichten osteoplastischen Wucherungen enthalten sowohl in ihrem Innern als auch in den Randbezirken stellenweise noch gut erhaltene Krebszellnester.

HAMMER beobachtete bei einem 67jährigen Mann eine Geschwulst des rechten Akromion. Nach schwerem Heben trat ein rißartiger Schmerz und Schwellung der rechten Schulter ein. Der Tumor war später nicht größer, aber härter geworden; klinisch bestanden keine besonderen Beschwerden. Nach 8 Jahren starb der Mann an einem Lungenkarzinom. Der faustgroße Tumor des Akromion erschien auf dem Durchschnitt hyalin, von einzelnen Knochenbalken durchzogen, mit einer dünnen Knochenschale. Die pathologisch-anatomische Diagnose lautete auf altes organisiertes Hämatom, während HAMMER und KIENBÖCK nach dem Röntgenbild den Tumor als Metastase des Lungenkarzinomes ansprachen. HAMMER nimmt an, daß es nach der Fraktur zu einer starken Blutung und später Heilung der Metastase durch Organisation gekommen ist. Immerhin ist der Zeitraum von 8 Jahren zwischen der ausgeheilten Metastase und dem Tod an einem Lungenkarzinom ziemlich groß. — Zu umschriebenen Heilungsvorgängen kommt es mitunter in den Wirbelherden vor allem nach Prostatakarzinomen bei hochgradigen osteoplastischen Prozessen unter Umwandlung der Spongiosa in eine elfenbeinharte kompaktaähnliche Knochensubstanz; dann fehlt auf Strecken zuweilen jegliches Krebsgewebe, und große Abschnitte der Schnittfläche zeigen im histologischen Bilde ganz unregelmäßig dicht aneinandergelagerte, schmale und breite Knochenlamellen ohne jedes Zwischengewebe, nur hier und da findet sich noch eine Lichtung mit Gefäßen und einigen Stromazellen, Karzinomzellen können ganz fehlen. Aber von einer vollkommenen Ausheilung der Metastasen kann dabei keine Rede sein; denn wie in dem Falle von ERDHEIM bleiben die Karzinomwucherungen in den Randbezirken der Wirbel erhalten und breiten sich subperiostal und zuweilen auch im parostalen Gewebe aus. — MERKULOFF beobachtete lange Zeit nach Entfernung eines Adenokarzinoms der Mamma an vielen Stellen des Körpers, auch am Schädeldach Metastasen, die Erweichungen und Neigungen zur Abheilung zeigten. Eine histologisch nachgewiesene Ausheilung einer Knochenmetastase ist bisher im Schrifttum nur von HATSCHEK mitgeteilt worden.

9. Knochenmetastasen und Blutbild.

Über die Zusammenhänge zwischen Knochenmetastasen und Blutbild hat bereits HELLY in diesem Handbuch, Bd. I/2 kurz berichtet; darauf aufbauend sollen noch einige neuere Befunde über die Frage beigefügt werden, ob und wie weit es möglich ist, aus besonderen Veränderungen des Blutbildes Schlüsse auf das Vorhandensein und eventuell auch die Ausdehnung von Knochenmetastasen zu ziehen.

Das Knochenmark selbst verhält sich in den einzelnen Fällen verschieden gegen die eindringenden Tumorzellen. In vielen Fällen erkennt man geradezu am histologischen Präparat die toxische Einwirkung der Karzinomwucherungen auf das umgebende Zellmark. Schon in der weiteren Umgebung der vordringenden Geschwulstzellen wird das dichte Zellmark immer lockerer, heller und zellärmer, und in der Nähe der Karzinomzellen liegt oft nur noch ein zellarmes Retikulum mit reichlichen Kapillaren und eingestreuten Fettzellen (s. Abb. 45), oder es entwickelt sich sowohl bei osteoklastischen als auch bei osteoplastischen Herden ein lockeres, gefäßreiches, bindegewebiges Mark aus spindeligen Fibroplastenformen, das alle Übergänge zu einem ausgesprochenen Fasermark ohne jede Einlagerung von blutbildenden Elementen zeigen kann (u. a. Abb. 5, 17). In anderen Fällen macht das rote Mark histologisch einen ziemlich unbeteiligten Eindruck und zeigt keine stärkere Gewebsreaktion; die malignen Wucherungen und die Knochenmarkszellen liegen dicht aneinander, ohne daß am Zellmark, abgesehen von pyknotischen Kernveränderungen der Markzellen dicht an den Geschwulstzellen stärkere reaktive Veränderungen eintreten; solche Befunde fand ich besonders häufig an Metastasen von malignen Grawitz- und Schilddrüsentumoren (Abb. 20). Das rote Mark schwindet, und an seine Stelle tritt Tumorgewebe. Ferner findet sowohl im roten als auch im Fettmark bei sehr rasch wachsenden Metastasen mitunter neben dem infiltrativen ein expansives Wachstum statt, das zur Verdrängung und Druckatrophie der angrenzenden Marksubstanz führen kann.

SCHMORL wies darauf hin, daß er im Fettmark häufig in der Umgebung von Karzinomwucherungen rotes blutbildendes Knochenmark feststellen konnte, das ihm bei dem Suchen nach nur mikroskopisch feststellbaren Karzinomherden mitunter als Wegweiser diente; ob dessen Entstehung auf die eindringenden Krebswucherungen zurückzuführen war oder ob das Zellmark bereits vorher herdförmig innerhalb des Fettmarkes vorhanden und als günstiger Ansiedlungsort anzusehen war, ließ er unentschieden.

Die Zusammensetzung des peripheren Blutes ist bei den Knochenmetastasen durchaus nicht immer ein Spiegelbild der lokalen Knochenmarksveränderungen; es besteht allem Anschein nach keine gesetzmäßige Abhängigkeit von der räumlichen Ausdehnung der Knochenherde.

Nach Zadek und Sonnenfeld ist allen Tumorfällen mit Knochenmetastasen eine mehr oder weniger erhebliche Anämie gemeinsam, die teils toxisch teils mechanisch infolge Verdrängung des erythropoetischen Markanteiles zustande kommt. Sie halten das Vorhandensein von Normoblasten im peripheren Blute als Folge der Markreizung für wesentlich, da sie durch solche Befunde mitunter auf die Diagnose von osteoklastischen Geschwulstwucherungen im Knochenmark gekommen sind. Das hämatologische Bild kontrastiert bei ihren osteoklastischen und osteoplastischen Karzinosen durchaus. Während sie bei osteoklastischen Herden sekundäre Anämie mit Normoblasten, Leukozytosen mit wechselndem Grade von Linksverschiebung und relativer Lymphozytose beobachteten, fanden sie bei ausgedehnten osteoplastischen Karzinosen sekundäre Anämie mit Fehlen kernhaltiger roter Blutkörperchen, Leukopenie und relative Lymphozytose in extremen Fällen, also ausgesprochen aplastische Züge wie bei osteosklerotischer Anämie. Andererseits fiel in ihren Fällen mit osteoplastischen Metastasen nicht selten das Mißverhältnis zwischen Ausdehnung der Metastasen und der Geringfügigkeit des hämatologischen Befundes auf. Ähnliche Befunde gibt Assmann an; allerdings betont er, daß die Blutveränderungen bei malignen·Tumoren nicht immer durch die Knochenmetastasen bedingt sind, sondern verschiedenartige Ursachen haben können. Er sah bei ausgedehnteren Herden im Skeletsystem fast stets eine sekundäre Anämie, sehr häufig dabei Zeichen einer Blutregeneration mit Auftreten von Normoblasten im Blut; ein reichliches Auftreten solcher Zellen, und zwar der kleinen Normoblastenformen, betrachtet auch er als einen Hinweis auf Knochenherde. Als Zeichen der Knochenmarksreizung betrachtet er ferner vitalgranulierte Erythrozyten; die Leukozyten

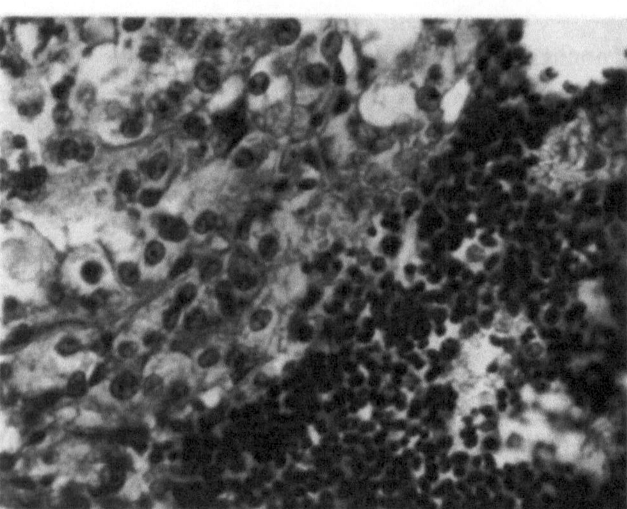

Abb. 20. Metastase eines malignen Grawitztumor im roten Mark eines Oberschenkels; 36j. ♂ (L. N. 512/35). Auflockerung des Zellmarkes und pyknotische Markzellen am Rand der Metastase. Leitz Obj. 1/7a Öl, Ok. 6×, Vergr. 500×.

sind in solchen Fällen häufig vermehrt bis 10—15000, in selteneren Fällen bis zu 50000, in einem Fall von Knochenkarzinose, von Kast mitgeteilt, war die Zahl auf 120000 angestiegen. In Fällen, in denen sich auch sonst Zeichen von Regeneration ergeben, sind unter den Leukozyten auch Myelozyten, aber die Zahl der Normoblasten ist im allgemeinen verhältnismäßig höher in entsprechenden Fällen mit Regeneration. Andererseits beobachtete er besonders bei osteoplastischen Karzinosen nach Prostatakarzinom Leukopenie mit relativer Lymphozytose als Zeichen mangelhafter Regeneration des Knochenmarkes.

Seemann und Krasnopolski beschreiben bei einem diffus infiltrierendem Magenkarzinom mit ausgedehnter Metastasierung im Knochenmark eine akute „Leukanämie" mit starker extramedullärer Blutbildung in Milz und Leber. Die primäre Insuffizienz der Blutbildung mit sekundärer pathologisch-regenerativer Erythropoese äußerte sich klinisch in Erscheinungen „der perniziösen Anämie", die ausgleichende myeloide Hyperplasie in einer Reizungsmyelozytose. Die histologischen Veränderungen in der Leber und Milz näherten sich weitgehend den Bildern primär-leukämischer Hyperplasien.

Einen ähnlichen Fall klinisch nicht geklärter sog. Leukanämie beobachteten Müller und Werthemann bei einer 68jährigen Frau mit einem kleinen Magenkarzinom, das zu ausgedehnter Metastasierung in Femur, Rippen, Wirbelsäule und Sternum, ferner auch zu diffuser Karzinominfiltration der Leber und Milz geführt hatte, so daß der gesamte Blutbildungsapparat von Krebswucherungen durchwachsen war. Es bestand eine hochgradige Anämie 1,1 Mill. Erythrozyten, Färbeindex 1,3 und 33000 Leukozyten bei relativer Lymphozytose, 63%, also auch hier ein für Karzinomanämie typisches Verhalten der Leukozyten, ferner im Ausstrich als typischer Befund reichlich Normoblasten, Megaloblasten und Myelozyten. Im Knochen war die Blutbildung überall auf ein Minimum reduziert, und auch in der Milz und Leber konnte sich die Blutbildung infolge der ausgedehnten Krebsinfiltration nicht voll entfalten. Markoff, Rohr und Hegglin diagnostizierten

Knochenmetastasen durch Feststellung von Tumorzellen bei Sternalpunktion; den häufigen Befund unreifer Vorstufen von Erythro- und Leukozyten im peripheren Blut führen letztere nicht auf einen Knochenmarksreiz zurück, sondern auf metaplastische Neubildungsherde besonders in Leber und Milz. KURPJUWEIT kommt an Hand der Blutbefunde einer Reihe von Magen-, Mamma-, Uterus-, Prostata-, Gallenblasenkarzinomen und Lymphosarkomen mit ausgedehnten Knochenmetastasen zu der Ansicht, daß bei dem Symptomenbilde einer schweren Anämie das Auftreten von Myelozyten in größerer Zahl die Diagnose maligner Tumor mit Knochenmetastasen rechtfertigt, auch wenn ein primärer Tumor klinisch nicht festgestellt werden kann. Unter Berücksichtigung des Blutbefundes lassen sich solche Fälle von einer perniziösen Anämie trennen. Er schloß sich damit vor allem der Ansicht von EPSTEIN an, der als erster die Beziehung zwischen Knochenmetastasen und Blutveränderungen in dieser Richtung festlegte. v. ROZNOWSKI schließt aus seinen Befunden an verschiedenen Tumoren mit Knochenmetastasen, daß das Auftreten von Myelozyten in Mengen von mehreren Prozenten im Blute kachektischer Individuen, besonders solcher mit nachweisbar malignem Tumor, neben dem Symptomenbild schwerer sekundärer Anämie mit meist auffällig großen Mengen von Normoblasten, bisweilen auch Megaloblasten mit oder ohne gleichzeitige Leukozytose mit großer Wahrscheinlichkeit für das Vorhandensein von Knochenmetastasen eines malignen Tumors spricht. Über die Ausdehnung derselben lassen sich aus dem Blutbefund keine Schlüsse ziehen. In zweifelhaften Fällen ist nur der positive Blutbefund diagnostisch verwertbar, da er mitunter auch in Fällen mit ausgedehnten Knochenmarksmetastasen das Blutbild völlig normal fand.

HANHART betont dagegen, daß sich die von vielen als typisch für Skeletkarzinose angesehene Reizungsmyelozytose und Normoblasten mehr in Ausnahmefällen finden. In systematischer Verfolgung dieser Fragen hat er an 22 Fällen gezeigt, daß recht oft trotz vieler Markmetastasen ein erythroblastisch-myelozytotisches Blutbild fehlt, so zeigten 2 Fälle mit zahlreichen Spontanfrakturen nur eine mäßige Anämie mit 1% Myelozyten und sehr wenig Normoblasten. Auch HIRSCHFELD sah 2mal trotz außerordentlich verbreiteter Metastasen keine nennenswerten Abweichungen. Ferner stellte WEINGARTEN bei 17 Fällen eine ganz ausgedehnte Metastasierung im Skelet fest und sah nicht ein einziges Mal diese als typisch angegebenen Veränderungen. In 6 Fällen fand er eine Anämie mittleren Grades, eine hochgradige nur 1mal bei einem Magenkarzinom mit Blutbrechen. Im weißen Blutbild ergab sich eher eine Lymphozytose als eine Neutrophilie. Pathologische Formen der weißen Blutkörperchen wurden nur 1mal beobachtet. Nach SCHILLING entsteht bei Knochenmarkskarzinosen eine myelophthisische Anämie ohne regeneratives Erythrozytenbild. Diese ist durch eine Verminderung des erythropoetischen Gewebes ohne Blutbildveränderung, also lediglich durch eine Oligämie ausgezeichnet, mitunter soll ein megalozytär regeneratives Blutbild mit reichlichen Normoblasten und Megaloblasten sowie Polychromasie vorkommen. Im weißen Blutbild hat auch SCHILLING hyperregenerative Veränderungen, ein leukämisches Blutbild mit Myelozyten zuweilen festgestellt.

NAEGELI faßt seine Ansicht dahin zusammen, daß im allgemeinen Karzinome zu sekundärer Anämie führen; Störungen der Erythropoese sind dabei am auffälligsten, auch Abnormitäten bei den Leukozyten infolge der verschiedensten Ursachen (Toxine des malignen Tumors, Blutungen, Sekundärinfektionen, Störung der Erythropoese durch Markmetastasen). Das Blutbild der perniziösen Anämie kommt bei der Karzinose des Knochenmarkes nicht vor; die häufig starke Leukozytose mit oft zahlreichen Myelozyten und die dauernd ungewöhnlich hohe Zahl der Erythroblasten mit Überwiegen der Normoblasten und Makroblasten, eine Polychromasie der Makrozyten spricht gegen perniziöse Anämie. NAEGELI sagt: „Wer mit diesen Bildern nur einigermaßen vertraut ist, wird sofort die Perniziosa ausschließen und direkt Karzinosis des Knochenmarkes diagnostizieren." Die Lokalisation des Primärtumors ist für das Auftreten der Anämie sehr wichtig. Abgesehen von Karzinomen mit Knochenmetastasen zeigen besonders Magen und Darmkarzinome (nicht die des Ösophagus) auch ohne jede Komplikation hochgradige Blutarmut. Während sich aber eine Vermehrung der Leukozyten sehr häufig bei Karzinomen findet, sind reichlich Myelozyten bei stärkerer Leukozytose geradezu wegleitend bei Knochenkarzinose; er fand mitunter 10—20% Myelozyten; er führt auch einen Fall von HIRSCHFELD mit Knochenkarzinose an, bei dem wegen dauernder Anwesenheit von Myelozyten im Blut und myeloischer Milzpulpa (Punktat) an aleukämische Myelose gedacht wurde.

Andererseits sah NAEGELI aber auch ausgedehnte Karzinosen des Knochenmarkes ohne Blutveränderungen. Das Problem ist nach alledem kein mechanisches, sondern ein biologisches, und seiner Ansicht nach spielt das Alter der befallenen Individuen dabei eine wesentliche Rolle, die Reaktion ist in der Jugend stark, dagegen nicht im Alter. NAEGELI erwähnt noch, daß die Erythroblasten- und Myelozytenzahlen nicht parallel gehen. Einzelne Fälle überraschen durch große Zahlen kernhaltiger roter Blutkörperchen, haben aber nur mäßig Myelozytenwerte, selten ist es umgekehrt der Fall, die einfachen sekundären Anämien, die sonst bei Karzinomen auftreten, sind von anderen sekundären Anämien sehr schwer zu unterscheiden (bei NAEGELI Zusammenstellung der Literatur über Blutbefunde bei Knochenmetastasen).

In seiner Arbeit über Knochenmetastasen berichtet HELLNER über die Blutbefunde bei 20 verschiedenen malignen Tumoren mit Knochenmetastasen. Seiner Ansicht nach gibt es kein typisches Blutbild für Knochenmetastasen, weder für osteoplastische noch für osteoklastische Formen. Er fand meist eine myelophthisische, im allgemeinen nicht hochgradige Anämie, ein regeneratives Blutbild wurde nicht beobachtet, gelegentlich sah er geringe Myelozytenvermehrung. Das Blutbild wird nach ihm besonders durch Sitz, Ausdehnung und sekundäre Veränderungen (Nekrose, Infektion) des Primärtumors beeinflußt; besonders bei Magen-Darmkarzinomen können sich die oben mehrfach angeführten Veränderungen des weißen und roten Blutbildes auch ohne Knochenmetastasen finden und können andererseits bei solchen mit Knochenmetastasen fehlen. Bei der großen Ausdehnung des roten Knochenmarkes und bei dem schnellen Eintreten anderer Gebiete infolge Ausfalls eines umschriebenen Bezirkes vom roten Mark lehnt er eine derartige Beeinflussung durch die Knochenherde ab.

Eine osteosklerotische Anämie bei einem Hautkrebs mit diffuser Karzinose des Skelets beschreiben RUSK und MILES von einem 52jährigen Mann. Neben typischen Zeichen sekundärer Anämie waren Markzellen (Myelozyten, Megaloblasten usw.) im Ausstrich nachzuweisen. Die Milz wies Zeichen einer myeloischen Metaplasie auf. Eine thrombopenische Purpura sahen LAWRENCE und MAHONEY bei einem 43jährigen Mann mit Magenkarzinom, das ausgedehnte Metastasen vor allem in Leber und Knochen gesetzt hatte. Im Knochenmark erschienen die Megakariozyten an Zahl etwas vermindert, aber von normalem Bau. — Eine 21jährige Frau starb unter den Symptomen einer essentiellen Thrombopenie; bei der Sektion fand sich ein Magenkarzinom mit ausgedehnten Metastasen in den inneren Organen und in den Sinus des Knochenmarkes, was STEBBINS und CARNS als Ursache der Verminderung der Thrombozyten ansahen.

Überblickt man das Schrifttum, so zeigt sich, daß kein gesetzmäßiger Parallelismus zwischen Knochenmetastasen und Blutbildveränderungen besteht, wenn sich auch in einer Reihe von Fällen ein für Knochenmetastasen typischer und nur bei ihnen zu beobachtender Blutbefund feststellen läßt. Auch die in letzter Zeit erschienenen Arbeiten von CISNEROS, ETCHEVERRY sowie von DUCUING, MILETZKY und MARQUÈS bringen keine wesentlichen neuen Ergebnisse zu den vorliegenden Fragen. Wie schon die lokale Reaktion des Markes auf die eindringenden Geschwulstwucherungen überaus wechselnd ist, so ist andererseits das Blutbild nicht nur von der Ausdehnung der Knochenherde, sondern auch von Art, Ort und Ausdehnung des Primärtumors, von den Stoffwechselstörungen und dem Allgemeinzustand und nicht zuletzt von der Ausdehnung der extramedullären Myelopoese weitgehend abhängig.

B. Spezieller Teil[1].

1. Knochenmetastasen bei Mammatumoren.

Das Mammakarzinom steht bezüglich der absoluten Häufigkeit von Knochenmetastasen im Vergleich mit den andern zu Knochenmetastasen neigenden Karzinomen an erster Stelle. Bereits im Jahre 1723 schildert J. L. PETIT einen Fall von Mammakarzinom, in dessen Verlauf schmerzhafte Schwellungen zahlreicher Knochenabschnitte und multiple Frakturen eintraten. LEUZINGER konnte von dieser Zeit bis 1886 aus der Literatur 71 Spontanfrakturen bei Mammakarzinomen zusammenstellen, dagegen nur einige Fälle mit Knochenmetastasen nach anderen Primärtumoren.

Die statistischen Angaben über die Häufigkeit der Knochenmetastasen schwanken sehr, je nachdem ob frische oder ältere klinische Fälle und klinisches oder Sektionsmaterial verwertet wurde (näheres Statistik, Allgemeiner Teil).

Die Reihenfolge der bei Mammakarzinomen am häufigsten befallenen Skeletabschnitte wird ebenfalls von den einzelnen Autoren verschieden angegeben; nach den bisherigen Statistiken ist anzunehmen, daß Wirbelsäule, Sternum und Rippen, ferner Becken, Oberschenkel und Oberarm am meisten von Metastasen befallen werden. Es fällt auf, daß auch bei Sektionsstatistiken das Sternum verhältnismäßig wenig genannt wird; nach unseren Erfahrungen zeigt es häufig Metastasen, worauf auch GESCHICKTER

---

[1] Dieser Abschnitt ist als Ergänzung zu den bereits erschienenen einzelnen Organbearbeitungen abgefaßt; auf die entsprechenden Artikel im Handbuch sei jeweils verwiesen.

und Copeland hinweisen. Nach Sutherland sind am meisten Lendenwirbelsäule, Becken, Rippen und Oberschenkel befallen. Carnett und Howell geben bei 101 Brustkrebsen folgende Reihenfolge an: Schultergürtel (54), Becken (45), Lenden- (44) und Brustwirbel (41), Rippen (35), Oberschenkel (32), Schädel (14), Halswirbel (10), Unterschenkel- (7), Vorderarm- (6) und Fußknochen (4). Carnett und Howell berichten ferner, daß sich unter den 54 Schultergürtelmetastasen 23 auf der gleichen Seite wie das Mammakarzinom, 24 auf beiden Seiten und 7 auf der anderen Seite fanden. Neben diesen Herden sahen sie bei laufenden Röntgenuntersuchungen die ersten Herde mitunter auch in der unteren Brust- und oberen Lendenwirbelsäule oder auch im Becken. Schulterblatt und Schlüsselbein werden ihrer Meinung nach viel häufiger betroffen, als man allgemein annimmt. Für Carnett und Howell gilt die lymphogene Ausbreitung der Karzinomzellen in das Knochensystem als die einzig gegebene; unter ihren Fällen sind ihrer Meinung nach nur 2 mit hämatogener Entstehung der Knochenmetastasen. Mit Hilfe laufender röntgenologischer Unter-

suchungen stellten sie fest, daß sowohl im Humerus als auch im Femur die ersten Herde im Kopf auftraten und sich allmählich nach unten ausbreiteten. Sie glauben, daß der gewöhnliche Weg zum Femur durch die intraabdominalen und Beckenlymphwege und schließlich durch das Ligamentum teres verläuft, eine Ansicht, die wohl nur von wenigen geteilt wird. Hellner fand bei laufenden Röntgenuntersuchungen, daß im allgemeinen erst nach ausgedehnterer Karzinose des Rumpfskeletes auch ein Befallensein kleinerer peripherer Knochenabschnitte eintritt. Nach Neal und Robnett sind die Knochen um so häufiger Sitz von Metastasen, je näher sie dem Primärherd liegen. Carnett und Howell halten es für unnötig, bei dem Fehlen von Herden in Rippen, Schultergürtel, Wirbelsäule oder Becken nach Mammakarzinom weitere Abschnitte des Skeletes daraufhin zu untersuchen (s. dazu Abschn. A. 2).

Wie bei anderen Karzinomen, so fällt auch hier die Seltenheit von Metastasen in peripheren Abschnitten des Knochensystems auf. Immerhin konnten Carnett und Howell in Unterschenkelknochen 7-, in Vorderarmknochen 6-, in Hand- und Fußknochen je 4mal Metastasen nachweisen.

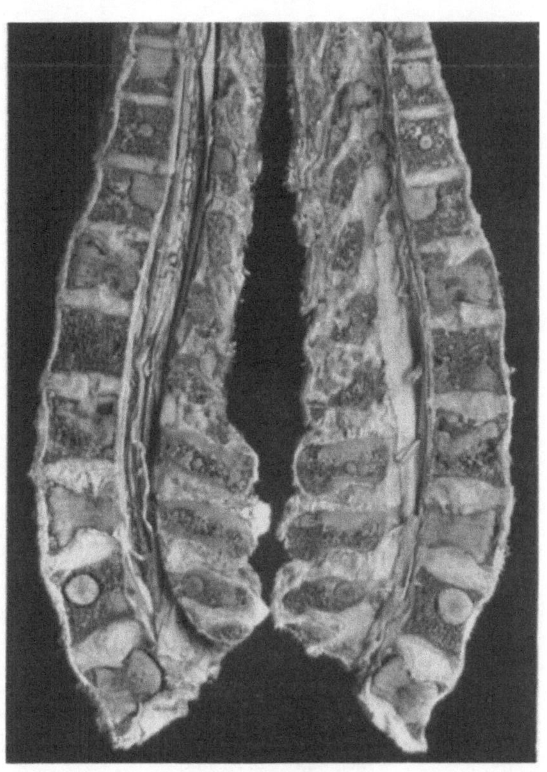

Abb. 21. Multiple Karzinommetastasen in den Wirbelkörpern und Dornfortsätzen bei Mammakarzinom einer 45j. ♀. (Sammlung Rössle-Berlin.)

Batzaroff, Güldner, Kluger, Partsch, Schlesinger, Sonntag u. a. beschreiben metastatische Krebswucherungen im Ober- und Unterkiefer, Neal und Robnett im Jochbein, Neubürger und Sekiguchi im Keilbein, Moseaux, Schlittler und Alt im Felsenbein, Friedmann in der Patella und Schmorl im verknöcherten Kehlkopf und in der Pulpahöhle eines Zahnes. In fast allen Fällen waren auch sonst ausgedehnte metastatische Wucherungen im Skelet vorhanden.

Die makroskopische Form der Metastasen ist sehr wechselnd. Häufig kommt es zur Entwicklung von umschriebenen grauweißlichen oder graurötlichen Knoten, in anderen Fällen oder an anderen Stellen ist schon makroskopisch keine scharfe Abgrenzung, sondern ein diffus infiltrierendes Wachstum festzustellen (Abb. 21). Die Ansiedlung beginnt in der Marksubstanz; eine primäre subperiostale Metastasierung ist überaus selten. In der überwiegenden Mehrzahl der Fälle handelt es sich um osteoklastische oder osteoklastisch-osteoplastische Metastasen. Rein osteoplastische Herde teilen FRITSCH, HELLNER, KIEWE, SABRAZÉS, M. B. SCHMIDT mit. M. B. SCHMIDT weist darauf hin, daß die szirrhösen Formen genau wie bei der Prostata zu osteoplastischen Metastasen neigen.

In dem Material von LENZ und FREID sind etwa 77% aller Metastasen nach Mammakarzinom osteoklastisch, während die restlichen gemischte, mehr oder weniger osteoplastische Veränderungen zeigen. SUTHERLAND, DECKER und CILLEY sahen unter 393 Knochenmetastasen 375 rein osteolytische, 5 fleckig gemischte und 13 osteoplastische, CARNETT und HOWELL unter 99 nur 2 osteoplastische. Die osteoklastischen Formen führen im allgemeinen unter fibröser Umwandlung des Markes zu weitgehender Zerstörung der Spongiosabälkchen, in der Hauptsache durch gesteigerte Osteoklastentätigkeit, bei größeren Herden auch zu Zerstörungen der Kortikalis, zuweilen mit Auftreibung des Knochens unter Entwicklung einer periostalen Knochenschale. THOMPSON und KEILLER beschreiben derartige Veränderungen mit kugelförmiger Auftreibung beider Oberarmknochen. Bei PETREN waren im Becken ausgedehnte zystische Metastasen entstanden, die wasserklaren Inhalt und stellenweise nur eine ganz dünne Knochenschale aufwiesen. Eine Durchwucherung des Periostes und damit eine Ausbreitung in das parostale Gewebe ist bei Mammametastasen relativ selten.

Im allgemeinen treten Mammakarzinommetastasen multipel auf. Nur in wenigen Fällen werden röntgenologisch einzelne Herde nachgewiesen, denen sich aber größtenteils bei der Autopsie noch weitere hinzugesellen. Wenn sie überhaupt bei Mammakarzinomen vorkommen, dann wohl nur im Anfangsstadium der Knochenmetastasierung.

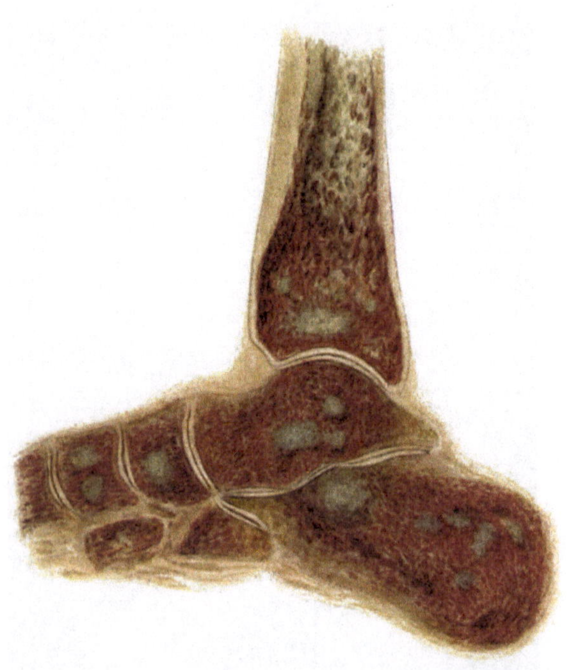

Abb. 22a. Multiple, zum Teil indifferente, zum Teil osteoplastische Karzinomherde in der unteren Tibia und in den Fußwurzelknochen bei allgemeiner osteoplastischer Karzinose nach Szirrhus der Mamma bei 62j. ♀ (L. N. 611/35).

GESCHICKTER und COPELAND geben auf Grund der Röntgenbefunde etwa ¼ ihrer Metastasen als Einzelherde an, deren Sitz meist in der Wirbelsäule oder im Femur war; LENZ und FREID fanden unter 81 Fällen 14 Einzelmetastasen. Osteoplastische Einzelmetastasen bilden MATHEY-CORNAT und HELLNER ab. GINSBURG sah eine osteoplastische Umwandlung des Schädels 17 Jahre nach Mammaamputation, die bis zur Untersuchung der Probeexzision für eine PAGETsche Ostitis deformans gehalten wurde.

Im Röntgenbild sind die Metastasen erst von einer gewissen Größe an nachweisbar, so deckten SUTHERLAND, DECKER und CILLEY, ZEMGULYS-SCHMORL u. a. in zahlreichen Fällen in den Wirbelkörpern bei negativem Röntgenbefund durch die Sektion bis kirschgroße Metastasen auf, vor allem wenn die Krebsmetastasen noch keine stärkeren Knochenveränderungen in Form von Resorption oder Apposition hervorgerufen hatten. Ferner wurden durch Versuche mit Ausbohrung in Wirbelkörpern festgestellt, daß bis kirschgroße Defekte im Röntgenbild nicht nachweisbar sind (CHASIN, BÖHMIG und PREVOT). Nach CHASIN gibt es röntgenologisch eine Grenze der Darstellbarkeit von Spongiosaherden; Herde bis zu 1,5 cm Durchmesser können, wenn sie die Kortikalis nicht

erreichen, der Beobachtung entgehen (Abb. 22a und 22b). Ebensowenig konnte
er bei ventrodorsaler Aufnahme eine Schattenbildung feststellen, wenn fast
die ganze Wirbelkörperspongiosa bis auf die hintere Kortikalis und die Deck-
und Grundplatte entfernt war. H. SNURE und GEORGE D. MANER kamen zu
ähnlichen Ergebnissen bei Röntgenversuchen an Knochenherden.

WINTER kommt auf Grund seiner Röntgenuntersuchungen der Knochenmetastasen bei Mammakarzinomen zu der Ansicht, daß die anatomisch als
Knochenumbau bezeichneten Veränderungen, die in der Richtung der Osteoplasie oder -klasie gehen, nur als verschiedene Phasen des neoplastischen Wachstums betrachtet werden können. Die Feststellung von Neubildung oder Untergang von Knochen ist nach ihm nur von der Zeit der Beobachtung abhängig.
Auch HELLNER ist der Ansicht, daß osteoplastische und osteoklastische Metastasen nur bestimmte Phasen gleicher Vorgänge sind. So sah er einen Fall
mit generalisierter Skeletkarzinose, bei dem sich nach anfangs rein osteolytischen Metastasen
später eine fleckig ge-
mischte, d. h. osteo-
lytisch - osteoplastische
Karzinose entwickelte.
Eine derartige osteo-
plastische Umwandlung
kommt somit nicht nur,
wie das häufig zu beob-
achten ist (KIENBÖCK,
HOLFELDER u. a.), als
Folge von Bestrahlung
vor; HELLNER sowie GE-
SCHICKTER und COPE-
LAND konnten eine sol-
che Umwandlung auch
in Gebieten, die nicht
bestrahlt wurden, nach-
weisen.

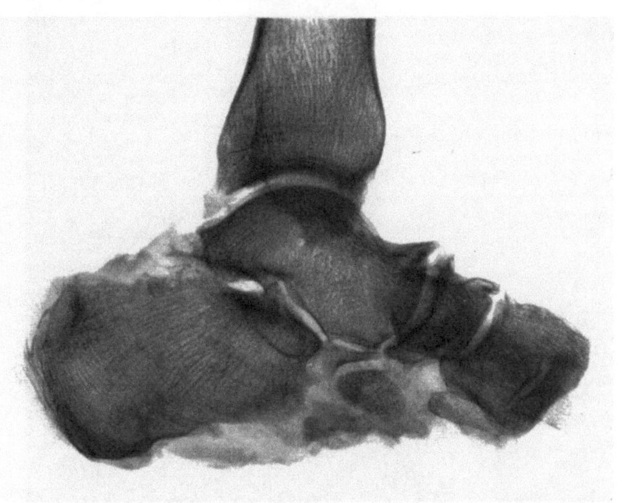

Entsprechend den
vorwiegend osteoklasti-

Abb. 22b. Röntgenaufnahme zu Abb. 22a.

schen Veränderungen treten häufig Verbiegungen, Infraktionen und Frak-
turen bei Knochenmetastasen nach Mammakarzinom auf (Abb. 19).
Bei Spontanfrakturen der Röhrenknochen kommt in Fällen mit erhaltenem
Periost immer eine gewisse periostale Kallusbildung zustande, die trotz osteo-
klastischer Metastasenform, wenn die Karzinomwucherungen nicht zu rasch
proliferieren, zu einer weitgehenden Konsolidierung führen kann (BRUNS,
CANIGIANI, CARNETT, LEUZINGER, NEAL und ROBNETT, SCHMORL, TROELL u. a.).
In der relativen Häufigkeit der Spontanfrakturen wird bei COPELAND das
Mammakarzinom (15%) nur vom Hypernephrom (45%) übertroffen; LENZ und
FREID geben 26% Spontanfrakturen bei Mammakarzinommetastasen an. Be-
vorzugt befallen werden Femur, Humerus, Rippen und Klavikula. Auch an der
Wirbelsäule kann es bei ausgedehnter Metastasierung zur Infraktion der erhaltenen
dünnen periostalen Knochenschale (CARNETT, NEAL und ROBNETT, SIEGEL,
ZEMGULYS u. a.) und zum Zusammensinken einzelner oder mehrerer Wirbelkörper
mit mehr oder weniger ausgesprochener Gibbusbildung kommen (Abb. 9a und 9b).
Selten sind Frakturen der Querfortsätze von Lendenwirbeln (ERNST und
RÖHMELT) und Frakturen des Sternums (PFEILSTICKER). Über multiples Auftreten
von Frakturen berichten BEATSON, BRUNS, CANIGIANI, CARNETT, COPELAND,
LEWIS, MEYER-BORSTEL, NEAL und ROBNETT, NEUBÜRGER, TROELL u. a.

Generalisierte vorwiegend osteoklastische Karzinosen sind bei Mammakarzinomen wiederholt beschrieben worden (BECKER, BEATSON, CANIGIANI, CARNETT und HOWELL, FOLIASON und MENIÈRE, FOSTE, GEDDA, GIERKE, GILES, GINSBURG, HAWLEY, LABORDE, JOUVEAU-DUBRENIL und ROQUES, LUSCINIAN, MEYER-BORSTEL, NEAL und ROBNETT, PFEILSTICKER, RITCHIE, SABRAZÉS, JEANNENEY und MATHEY-CORNAT, SNOW, THOMPSON und CEILLER u. a.).

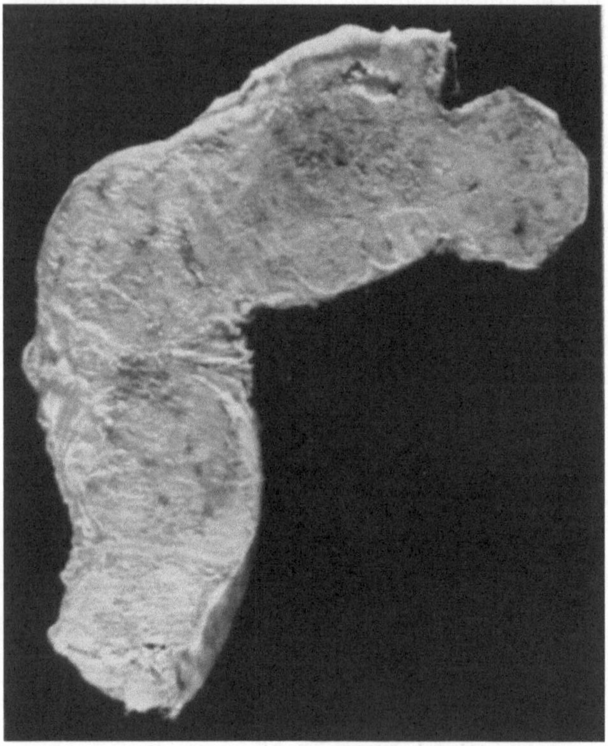

Es folgen kurz einige besondere Fälle: CANIGIANI beschreibt eine osteoklastische Karzinose des Skeletes bis in die Hand- und Fußwurzelknochen ohne äußere Formveränderung des Skelets. Es handelt sich um eine teils kleinherdige, teils diffus osteoklastische Form ohne röntgenologisch nachweisbare osteoplastische Knochenreaktion. Dabei waren multiple Frakturen an Oberarm und Oberschenkel aufgetreten, die zum Teil durch periostale Wucherungen geheilt waren (ähnliche Fälle bei CARNETT und HOWELL, BENEDICK und JACOBS). Als osteoplastisches Gegenstück sei ein eigener Fall eines szirrhösen Karzinoms der Mamma bei einer 62jährigen Frau angeführt, in dem eine osteoplastische Karzinose bis in die Fußwurzelknochen teils in zirkumskripter, teils in diffuser Form mit Verdickung der Kompakta an den langen Röhrenknochen und Eburnisation der Wirbel ohne äußere Deformierungen aufgetreten war. An dem abgebildeten Röntgenbilde der Unterschenkel- und Fußwurzelknochen sind keinerlei Veränderungen festzustellen, obwohl das makroskopische Präparat sehr reichlich Kno-

Abb. 23. Hochgradige Deformierung des Oberschenkels bei totaler, vorwiegend osteoklastischer Karzinose nach Mammakarzinom bei einer 46j. ♀ (L. N. 583/34). Obere Hälfte des Oberschenkels: Knorpelüberzug des stark deformierten Oberschenkelkopfes weitgehend durch Karzinomwucherungen zerstört. Starke Verbiegung des hochgradig verdickten Schaftes unterhalb der Trochanteren; Kompakta vollkommen zerstört.

chenherde erkennen läßt (Abb. 22a u. 22b). — Unter den Fällen von MEYER-BORSTEL war eine 63jährige Frau, die einige Jahre nach Entfernung eines Mammacarcinoms ohne Radikaloperation eine ausgedehnte zystische Karzinose des gesamten Skelets mit multiplen Frakturen aufwies; nur der Schädel, die Hand, Fuß, Unterarm und Unterschenkelknochen blieben frei. Besonders hochgradig waren die Veränderungen am Becken und an der Wirbelsäule. Nach dem Röntgenbild dachte man zuerst an multiple Myelome. Die Anamnese, ferner das Freibleiben des Schädeldaches, das neben den Rippen den Lieblingssitz für Myelome abgibt, sprachen für eine seltene osteoklastisch-zystische Karzinose.

Unter der klinisch-röntgenologischen Diagnose „Osteodystrophia fibrosa generalisata" lief eine Karzinose, die LEWIN mitteilt. In einem Zeitraum von 12 Jahren nach Mammaamputation hatte sich bei einer 48jährigen Frau eine ausschließliche Metastasierung im Skeletsystem in Form einer vorwiegend osteoklastischen Karzinose mit hochgradiger Deformierung der Oberschenkel und Arme entwickelt. Die Kortikalis der großen Röhrenknochen war meist papierdünn; sie zeigten Verbiegungen, multiple Infraktionen und Frakturen, die Wirbelkörper waren streifenförmig zusammengepreßt, zahlreiche Rippen waren angebrochen. Das mazerierte Becken und der Schädel boten schwere osteoklastische und stellenweise geringe osteoplastische Veränderungen. Mikroskopisch ist die Kortikalis der langen Röhrenknochen nur an manchen Stellen noch erhalten; die medullären

Karzinomwucherungen sind zum Teil bis in die Muskulatur vorgedrungen. Im Bereiche der Rinde finden sich stellenweise auch zahlreiche neugebildete Knochenbälkchen mit allen Übergängen von fibrillärer Grundsubstanz zu osteoiden und verkalkten Bälkchen. An Schnitten von Wirbeln ist eine starke Osteoklasie zu beobachten; in den Lakunen sind aber nur selten osteoklastische Riesenzellen, häufiger Krebszellhaufen anzutreffen; aber auch hier sind osteoide Säume an alten Knochenbälkchen und in Form der fortschreitenden Umwandlung des faserig bindegewebigen Krebsstroma fibrometaplastischer geflechtartiger Knochen nachzuweisen.

Ein ähnliches Bild bot eine 46jährige Frau (L.N. 583/34), bei der vor 5 Jahren eine Mammaamputation (mikr. Ca. simplex) vorgenommen wurde; im letzten Jahre traten an zahlreichen Röhrenknochen Verkrümmungen und Spontanfrakturen auf. Bei der Sektion fanden wir Herde im Schädel und in fast allen Rippen; sämtliche Röhrenknochen, ebenso

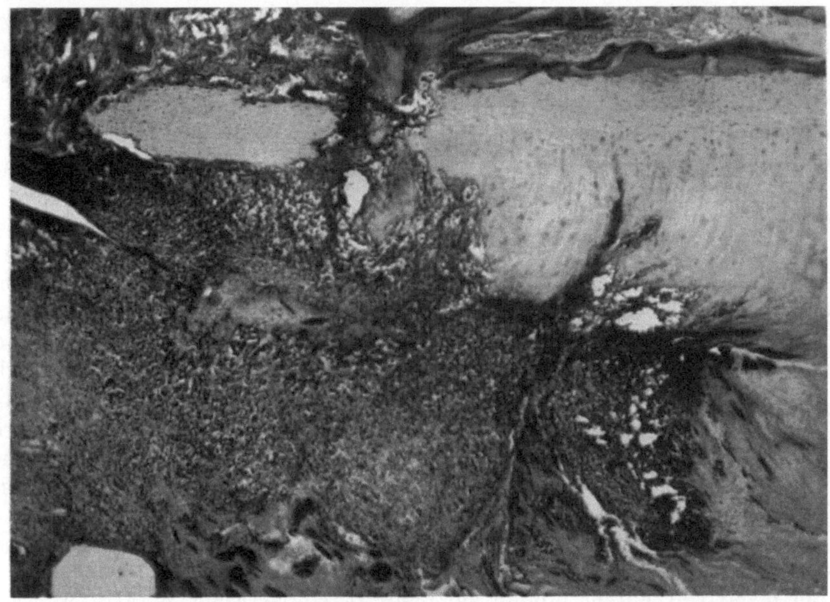

Abb. 24. Wirbelmetastase bei totaler, vorwiegend osteoklastischer Karzinose nach Mammakarzinom; 46j. ♀ (L. N. 583/34). Einbruch der Karzinommetastase in die Bandscheibe. Links oben Karzinomwucherungen in der Spongiosa, rechts erhaltener Knorpel mit schmaler Knochenleiste, links kleiner Knorpelrest innerhalb der tief in die Bandscheibe vorgedrungenen Karzinomwucherungen. Leitz, Obj. 1, Ok. 6×.

die Wirbelsäule waren abnorm beweglich und ließen sich nach allen Richtungen biegen, ohne daß deutliche Frakturen festzustellen waren. Wirbelsäule, Becken und Oberschenkel ließen sich ohne weiteres mit dem Messer schneiden. Leider sind nur rechter Oberschenkel und einige Wirbelabschnitte zur weiteren Untersuchung herausgenommen worden; in seinem oberen Drittel ist der Oberschenkel unregelmäßig verdickt und hirtenstabartig gekrümmt, auf dem Durchschnitt ist eine Kompakta nicht mehr festzustellen (Abb. 23). Der Knorpelüberzug des Gelenkkopfes ist nur noch in Resten erhalten und durch die Karzinomwucherungen von den Randpartien und von unten her angenagt und zerstört. Mikroskopisch ist bis auf die untere Epiphyse im ganzen Oberschenkel von normaler Skeletstruktur nichts mehr zu erkennen. Zwischen stark zerklüfteten Resten alten lamellären Knochens ist reichlich osteoider Knochen durch Osteoplastenwucherungen vom Periost aus oder durch Anlagerung an alte Knochenbälkchen entstanden; an anderen Stellen hat sich aus dem faserreichen Stroma metaplastisch osteoider Knochen gebildet mit allen Übergängen von fibrillärer Grundsubstanz zu osteoiden und hier und da auch zu verkalkten Knochenbälkchen. Die Wirbelsäule zeigt besonders im Bereiche der Lendenwirbel schwere Deformierungen; mehrere Wirbel sind vollkommen zusammengesunken und bestehen nur noch aus einem mehr oder weniger zell- und gefäßreichen Stroma mit schmalen Karzinomzapfen und -schläuchen; dazwischen liegen spärliche Reste alter und neugebildeter Knochenbälkchen. Die Schwere der Veränderungen zeigt sich auch an einer ausgedehnten Einwucherung der Krebszellen in die Bandscheiben, was sonst sehr selten eintritt (Abb. 24). In schmalen und breiten Zapfen dringen sie unter Begleitung von Gefäßsprossen zerstörend in den Knorpel vor, meist durch eine Schicht schmaler, spindeliger Zellen vom Knorpel getrennt.

Im allgemeinen können Knochenmetastasen nach allen Krebsformen auftreten. Nach Sabrazés überwiegt der Szirrhus als Primärtumor, auch nach Copeland (mit etwa 58%). Aber auch ein Carcinoma simplex, ein medulläres Karzinom, ein Adeno- oder Gallertkarzinom der Mamma können zu Knochenmetastasen führen. Die Struktur der Knochenmetastasen ist fast immer die des Primärtumors; in manchen Fällen kann sie typischer, höher differenziert sein als im Primärtumor (Sabrazés).

Lenz und Freid stellten auf Grund der histologischen Befunde an 60 Primärtumoren eine Einteilung der Tumoren in 3 Malignitätsgruppen auf unter Berücksichtigung von verschiedener Größe und Färbbarkeit der Zellen und Kerne, Zahl und Unregelmäßigkeit der Mitosen, Sekretvakuolen, Drüsendifferenzierung, infiltrativem Wachstum, Bindegewebsreaktion, Rundzellinfiltration und Nekrosen. Diesen drei verschiedenen histologischen Formen entsprach bis zu einem gewissen Grade das klinische Verhalten der Tumoren; so belief sich im Durchschnitt die Zeit von der Aufdeckung des Tumors bis zum Auftreten von Knochenmetastasen bei Gruppe I auf 46 Monate, bei Gruppe II auf 29 und bei Gruppe III auf 10 Monate. Die Lebensdauer nach der Feststellung des Tumors betrug für Gruppe I 30 Monate, für Gruppe II 23 Monate und für Gruppe III 17 Monate im Durchschnitt. Sutherland, Decker und Cilley teilen mit Broders 4 Malignitätsgruppen nach ähnlichen Grundsätzen ein. Karzinome 3. und 4. Grades sind geneigter, Metastasen zu bilden als die 1. und 2. Grades. Karzinome 4. Grades bilden mehr osteoklastische, Karzinome geringerer Malignität (1. und 2. Grades) mehr Metastasen vom gemischten osteoklastisch-osteoplastischen Typ. Je langsamer ein Tumor wächst, desto mehr ist seine Metastasierung von proliferierendem osteoplastischem Typ. Ewing lenkte zuerst die Aufmerksamkeit auf diese Frage bei der Feststellung der Radioresistenz verschiedener Geschwülste mit ausgesprochener Desmoplasie; darnach teilten Dowens und Hastings, um die Radioresistenz ihrer Fälle abschätzen zu können, ihre Karzinomfälle mit Knochenmetastasen in negative und positive Fälle mit 3 Graden der Bindegewebsbildung ein. Bei negativen Fällen fanden sie mehr osteoklastische Metastasen. Fälle mit stärkstem Grad der Bindegewebsbildung neigten zur Sklerosierung, aber auch hier fanden sich unter anderem ein Szirrhus der Mamma, der destruierende Metastasen mit nur geringer Sklerosierung gebildet hatte. Bei uns hat diese histogenetische Gruppierung der Mammatumoren und anderer maligner Geschwülste bisher nicht die gleiche Bedeutung erlangt, da wohl die Beurteilung von Malignität und Prognose eines Tumors von Fall zu Fall mehr auf der Grundlage einer großen Erfahrung als mit Hilfe einer schematischen Einteilung mit Erfolg durchzuführen ist. In letzter Zeit hat Siemens an Hand eines großen Brustdrüsenkrebsmaterials der Chirurgischen Klinik Kiel diese Fragen wieder untersucht und ist zu dem Schluß gekommen, daß die histogenetische Gruppierung wohl für allgemeine Richtlinien und Betrachtungen brauchbar ist, aber nicht für spezielle Erörterungen. Seiner Meinung nach stimmt das klinische und mikroskopische Verhalten der Tumoren nicht immer überein, wenn man die von Anschütz aufgestellte klinische Gruppeneinteilung zugrunde legt. Die Pathologen haben von jeher darauf hingewiesen, daß zwar im allgemeinen aber keineswegs immer diejenigen malignen Geschwülste am bösartigsten sind, die den geringsten Grad der Ausreifung besitzen, und nicht immer die am gutartigsten, die mehr zur Ausreifung gelangt sind. Der Malignitätsindex ist nach den oben angegebenen Richtlinien auch deshalb schwer objektiv festzustellen, weil das Bild der Wucherungen in den einzelnen Abschnitten der Tumoren meist sehr wechselnd ist und immer die Schwierigkeit besteht, welcher Zelltyp des Tumors und welche entsprechenden Veränderungen als vorherrschend anerkannt werden sollen. So läßt sich im Zusammenhang mit der Frage der Skeletmetastasen der Malignitätsindex bisher nicht mit Befriedigung verwerten. Alle Karzinomformen können Knochenmetastasen verschiedener Art hervorrufen; allerdings ist zuzugeben, daß das Carcinoma simplex und die szirrhösen Formen häufiger zu osteoplastischen Veränderungen in Knochenmetastasen als andere Brustdrüsenkrebse führen.

Fälle mit Knochenmetastasen bei männlichem Brustkrebs werden u. a. von HELLNER, LENZ und FREID, COPELAND sowie von BORTIN und BOLTON beschrieben. Meist handelt es sich um Metastasen in der Wirbelsäule. In unserem Material findet sich ein szirrhöses Karzinom der Brustwarze bei einem 65jährigen Manne mit ausgedehnten, teils osteoklastischen, teils osteoplastischen Metastasen im Schädeldach, Brustbein, Femur, ferner in der Wirbelsäule, in mehreren Rippen und in beiden Hüftbeinen.

Während im allgemeinen Mammakarzinomfälle mit Knochenmetastasen innerhalb einiger Monate bis höchstens 5 Jahre ad exitum kommen, berichtet PETRÉN über einige, die erst 6—8 Jahre nach Auftreten der Geschwulst oder nach Mammaamputation Knochenmetastasen aufwiesen; hierunter waren sowohl osteoklastische als auch osteoplastische Herde. 7 Jahre nach Amputation der Mamma beobachteten RITCHIE und STEWART eine Deformierung des Rumpfskeletes nach Art der Osteomalazie, und in Fällen von SNOW dauerte es 10 und 11 Jahre, bevor Symptome der Metastasen auftraten. Im Fall LEWIN zeigten sich 8 Jahre nach der Amputation Knochenschmerzen. und erst nach 14 Jahren trat der Tod unter schwerer allgemeiner Knochenkarzinose ein. 17 Jahre nach Mammaamputation sah GINSBURG eine osteoplastische Karzinose des Schädeldaches.

Hinsichtlich der Knochenmetastasen bei Mammasarkomen ist die Ausbeute wie allgemein bei den Sarkomen sehr gering. Eingehende Befunde, wie sich derartige Metastasen im Knochen verhalten, werden in den entsprechenden Arbeiten nicht mitgeteilt. Es finden sich nur kurze Hinweise; so berichtet H. SIMON unter 15 teils aus dem Schrifttum gesammelten, teils eigenen Fällen nur über einen eigenen Fall von Mammasarkom bei einer 35jährigen Frau, die 4 Jahre nach der Amputation der Mamma an Metastasen der Wirbelsäule starb; unter 40 Brustdrüsensarkomen fand FINSTERER 3 mit Knochenmetastasen. Es handelte sich in allen 3 Fällen um ältere Frauen; die Metastasierung war immer in der Wirbelsäule, bei einem Spindelzellsarkom außerdem noch in einer Rippe und bei einem Alveolärsarkom diffus im Knochensystem, besonders im linken Humerus, aufgetreten. Im letzten Falle lautet die histologische Diagnose des Primärtumors zwar auf Alveolärsarkom, der Obduktionsbericht aber auf Karzinomrezidiv mit diffuser Karzinose des Skeletes. Ein Hämangioendotheliom der Mamma bei einer 22jährigen Frau führte zu multiplen osteolytischen Herden im Becken und in der Halswirbelsäule ohne end- oder periostale Knochenreaktion (SCHINZ und UEHLINGER). Weitere Mammasarkomfälle mit Knochenmetastasen werden von COPELAND, GROSS, MOURE und de JONG und ZALEISON erwähnt. Über ein Sarkom der Mamilla mit Knochenmetastasen berichtet BONCINELLI.

2. Knochenmetastasen bei Tumoren des männlichen Geschlechtsapparates.

Während noch LEUZINGER (1886) in seiner Statistik über Knochenmetastasen bei Karzinomen die des Prostatakarzinoms gar nicht erwähnt, werden, z. T. angeregt durch die Untersuchungen von v. RECKLINGHAUSEN (1891), der als erster auf die Häufigkeit der Knochenmetastasen bei Prostatakrebsen, insbesondere auf die von ihnen bevorzugte osteoplastische Form der Metastasierung hinwies, zahlreiche derartige Beobachtungen besonders mit osteoplastischen Veränderungen mitgeteilt (ASKANAZY, BENEKE, VAN BOGAERT, VAN CANTEREN und SCHERER, BRAUN, CONE, COURVOISIER, ERBSLÖH, FISCHER-DEFOY, E. FRÄNKEL, E. KAUFMANN, PALTAUF und BAMBERGER, SASSE, VIGNOLES und IMHOFF, R. WOLFF u. a.). Vor v. RECKLINGHAUSENs Publikation hatten allerdings schon JULLIEN, THOMPSON und SILCOCK je einen Fall von Prostatakarzinom mit Knochenmetastasen beobachtet.

v. RECKLINGHAUSEN hat bereits auf die nahe Verwandtschaft und gewisse Übereinstimmungen zwischen Mamma und Prostata hinsichtlich der Knochenmetastasierung aufmerksam gemacht mit dem Hinweis, daß die Vorsteherdrüse zu den männlichen Geschlechtsorganen in ähnlichem akzessorischen Verhältnis wie die Brustdrüse zum Genitalsystem des Weibes steht. Die Prostatakarzinome stehen mit den Mammakarzinomen in bezug auf die relative Häufigkeit von Knochenmetastasen an erster Stelle, hinsichtlich der osteoplastischen Metastasierung übertreffen sie noch das Mammakarzinom. **Das Auftreten von osteoplastischen Geschwulstmetastasen bei alten Männern deutet auch bei fehlendem klinischen Befund an der Prostata fast immer auf Prostatakarzinom hin.**

Die klinisch-röntgenologischen Angaben über Knochenmetastasen bei Prostatakarzinomen liegen zwischen 20 und 30% (BUMPUS), während die Sektionsstatistiken zwischen 40 und 70% schwanken [KITAIN-(LUBARSCH), PÜRKHAUER-(OBERNDORFER), ZEMGULYS-(SCHMORL) u. a.] (Statistik siehe Allgemeiner Teil).

Noch mehr als bei den Mammakarzinomen bevorzugen hier die Metastasen die untere Wirbelsäule, Becken und proximale Abschnitte der Oberschenkel; nach E. KAUFMANN und M. B. SCHMIDT folgen dann der Häufigkeit nach Rippen, Humerus, Sternum, Schädel, Tibia, Skapula und Fibula, nach PÜRKHAUER-OBERNDORFER platte Schädelknochen, Rippen, Sternum, Humerus, Tibia und Schädelbasis. BUMPUS fand unter 539 Prostatakarzinomen 123 Herde im Becken, 107 in der Wirbelsäule, und nur in 16 Fällen waren der Femur und in 10 die Rippen, meist auch in Verbindung mit Beckenveränderungen befallen. CARNETT machte in allen seinen Fällen die Beobachtung, daß zuerst die Knochen in der Nähe der Prostata und dann die nächst anliegenden Skeletabschnitte befallen werden; Knochenherde in Unterarmen und Unterschenkeln treten spät und nicht vor Oberschenkel- und Oberarmherden auf, und bevor Metastasen in Hand- und Fußknochen entstehen, kommen die Patienten meist ad exitum. CARNETT sah niemals isolierte Herde in der Peripherie des Skeletes, wie sie z. B. KINNAY in der Skapula, BLUMER in Stirnbein, Tibia und Skapula und BUMPUS in den Rippen nach Prostatakarzinom beobachteten. Diese systematische, vom Zentrum zur Peripherie gerichtete Ausbreitung der Metastasen im Knochensystem, das sehr häufige Fehlen von Metastasen in den Lungen bei Prostatakarzinomen sprechen nach CARNETT gegen eine hämatogene und für eine lymphogene Entstehung der Knochenherde; er lehnt PINEYs und vieler anderer Ansicht von der hämatogenen Ausbreitung ab und nimmt die Beobachtung von KOLODNY, der Lymphverbindungen zwischen Periost und Knochenmark festgestellt hat, als Stütze für seine lymphogene Theorie. Auch nach OBERNDORFER schreitet der Prozeß der Metastasierung bei Prostatakarzinommetastasen anscheinend gesetzmäßig von den unteren Stammteilen zur Peripherie hin fort (siehe auch SPROULL). (Allgemeines zur Frage der Ausbreitung im Skeletsystem, s. Abschn. A. 2.) Als Eigenart des Prostatakarzinoms ist festzuhalten, daß in vielen Fällen die Skeletherde allen anderen Metastasen gegenüber in den Vordergrund treten, oft sogar allein vorhanden sind.

Von E. KAUFMANN wird darauf hingewiesen, daß nicht nur bestimmte Knochen, sondern an einzelnen Knochen wieder bestimmte Stellen von Metastasen besonders häufig befallen werden. An den Röhrenknochen ist für alle Metastasen nicht nur für die Prostatakarzinome allgemein bekannt, daß die proximalen Teile nicht nur des Femurs, sondern auch des Humerus und der seltener befallenen Tibia und Fibula bevorzugt werden. Am Schädel sind nach ihm besonders die Scheitelbeine und das Stirnbein und an den Rippen die Gegend des Angulus sowie die vorderen Abschnitte Sitz der Metastasen. Für das Becken gibt er als bevorzugte Lokalisation die Fossa iliaca und die Außenfläche der Darmbeinschaufel an.

Die Mehrzahl der Prostatakrebsmetastasen ist entweder rein osteoplastisch oder fleckig gemischt, osteoplastisch-osteoklastisch; Knochenneubildungen sind auch bei letzteren immer reichlich festzustellen; osteoklastische Metastasen sind sehr selten (HELLNER). Bei den Prostatakarzinomen bestätigt sich die bereits bei den Mammakarzinomen mitgeteilte Beobachtung, daß besonders szirrhöse Karzinomformen zu osteoplastischen Metastasen neigen.

Die osteoplastische Karzinose ist weniger durch umschriebene Tumorbildungen als vielmehr durch eine diffuse karzinomatöse Infiltration mit Anbauvorgängen neuer Knochensubstanz im Innern, sehr oft auch an der Oberfläche der Knochen ausgezeichnet. Allgemein wird angenommen (COURVOISIER, v. RECKLINGHAUSEN, M. B. SCHMIDT, ZEMGULYS-SCHMORL u. a.), daß die primäre Anlage der Metastasen großenteils im Knochenmark stattfindet und die an der Oberfläche entstehenden periostalen Osteophytbildungen erst sekundär infolge Vordringens der Karzinomwucherungen auf verschiedenen Wegen in den subperiostalen Lagen entstehen. Sowohl an den Röhrenknochen als auch an den spongiösen Knochen kann es zu ausgedehnter Eburnisierung der Marksubstanz mit Bildung einer steinharten dichten, gelbweißen Knochenmasse oder auch eines feinporigen, kallusartigen Knochengewebes kommen, während sich außen moosartige oder dichtgruppierte, stachelige sowie wulstig höckerige Knochenmassen anlagern. Dicht neben solchen gewaltigen Neubildungen können rarifizierende osteoklastische Vorgänge Platz greifen. An der Wirbelsäule liegen mitunter zwischen vollkommen eburnisierten Wirbeln solche mit osteoklastischen Veränderungen. Am Becken sind die osteoplastischen Wucherungen in Form höckerig wulstiger Veränderungen mitunter besonders stark ausgeprägt (allgemeines über osteoplastische Metastasen siehe Allgemeiner Teil). — Ein eindrucksvolles Beispiel von osteoplastischer Karzinose mit sehr schönen Abbildungen, auf die besonders hingewiesen sei, bringt OBERNDORFER in diesem Handbuch, Bd. VI/3.

Zur Frage der Osteophytbildung sei erwähnt, daß OBERNDORFER wie auch andere Untersucher betonen, daß derartige osteoplastische Knochenwucherungen besonders an normalerweise rauhen Stellen der Knochenoberfläche auftreten. Während aber OBERNDORFER die Meinung vertritt, daß diese Veränderungen wahrscheinlich besonders an Stellen stärkster Zugwirkung, an Ansatzstellen von Muskeln und Sehnen einsetzen, weisen ZEMGULYS-SCHMORL und vor ihnen schon COURVOISIER, E. KAUFMANN und v. RECKLINGHAUSEN darauf hin, daß im Gegensatz zur Osteomalazie, bei der diese Stellen für Oesteophytbildung besonders bevorzugt werden, bei den Metastasen besonders die rauhen Stellen mit Gefäßein- und austritten befallen werden, da vor allem hier die Karzinomwucherungen nach außen durchbrechen (s. Allgemeiner Teil). Die karzinomatöse Osteophytose ist nach ihrer Ansicht nur an den Stellen der Knochenoberfläche anzutreffen, an denen in der darunter liegenden Spongiosa Karzinomgewebe vorhanden ist. — Auch in die Bandscheiben können in seltenen Fällen osteophytäre Wucherungen eindringen. Nach zahlreichen Beobachtungen von SCHMORL findet Knochenbildung in den Bandscheiben nur dann statt, wenn in sie Blutgefäße und mit ihnen osteogenes Gewebe eindringen. Diese Befunde sind deshalb von Wichtigkeit, weil auch hier die Knochenbildung nur stattfindet, wenn mit den in die Bandscheibe einwuchernden Krebszellen Blutgefäße und damit osteogenes Gewebe hineinwachsen. ZEMGULYS zieht daraus den Schluß, daß auch die sich an der Oberfläche der Knochen entwickelnden karzinomatösen Osteophyten ihr knöchernes Gerüst aus knochenbildenden Zellen aufbauen, die mit dem Krebsstroma an die Oberfläche gelangt sind; andererseits lehnt er aber auch eine Beteiligung des Periosts an der Osteophytbildung nicht ab. PÜRKHAUER, ZEMGULYS geben an Hand mehrerer Fälle eine klare Beschreibung der makroskopischen Veränderungen an verschiedenen Skeletabschnitten bei Osteophytosis carcinomatosa. In ausgesprochenen Fällen finden sich an der Wirbelsäule, an Schädel-, Becken- und Oberschenkelknochen teils stachelige, zerbrechliche, bis 1 cm lange Nadeln und Lamellen, teils mehr moos- oder schwammartige Auswüchse, an anderen Stellen wiederum warzige knollige Knochenbildungen (Abb. 25). Die karzinomatöse Osteophytose wird am häufigsten und im größten Ausmaße bei Prostatakarzinomen angetroffen.

Andererseits weisen in zahlreichen osteoplastischen Fällen die Skeletabschnitte äußerlich keine Formveränderungen auf, während sie im Innern hochgradig umgebaut und mit einer marmorharten oder feinporigen kallusartigen Knochenmasse ausgefüllt sein können (Abb. 26)[1].

Wie am makroskopischen Präparat (Abb. 26) bereits zu erkennen ist, ist allerdings die Eburnisation nicht immer gleichmäßig. Die mikroskopischen Präparate zeigen, daß im Innern eine dichte Kompakta entstanden ist, die in ihrer lamellären Struktur in nichts mehr an die Spongiosa eines Wirbels erinnert. An manchen Stellen sind die alten Knochenbälkchen innerhalb der kompakten Knochenmassen noch an ihrem geringeren Zellgehalt

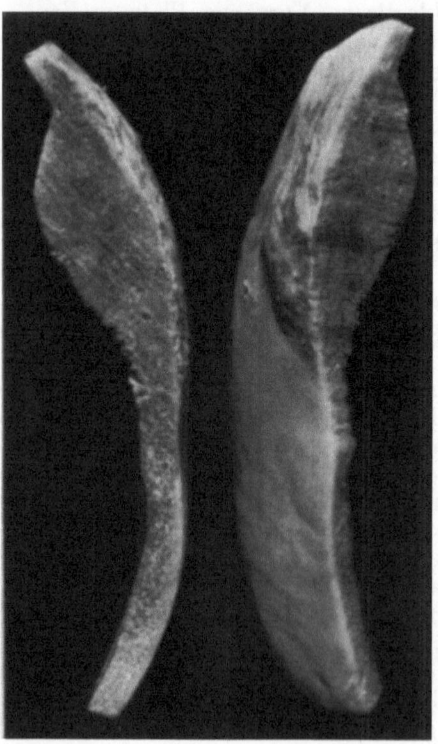

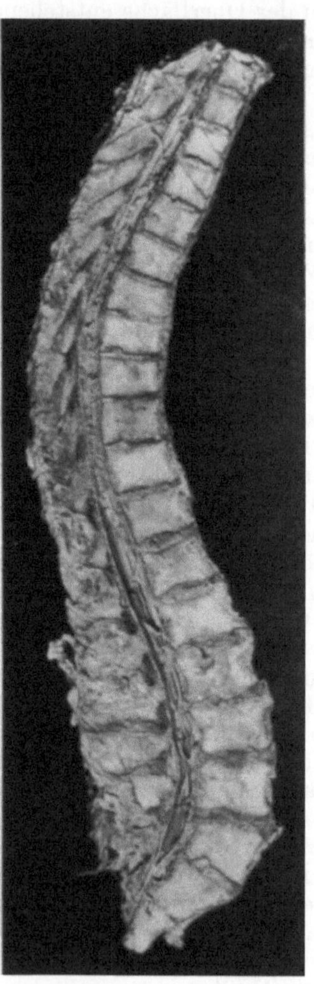

Abb. 25.   Abb. 26.

Abb. 25. Osteoplastische Metastase im Schädeldach bei Prostatakarzinom eines 60j. ♂.

Abb. 26. Diffuse osteoplastische Karzinose der Wirbelsäule mit kleinen osteoklastischen Herden, besonders in den Randbezirken der Lendenwirbel bei Prostatakarzinom eines 62j. ♂. (Aus dem Kreuzbein stammen Abb. 18 und 27.) (Sammlung Siegmund-Kiel.)

und ihrer deutlicheren lamellären Struktur zu erkennen (s. Abb. 18), während sie an anderen Stellen unscharf in neugebildeten lamellären Knochen übergehen. In den Randpartien entwickeln sich die kleinen Krebszellen in breiter Front und dringen unter Zerstörung der Kompakta bis in das Periost vor (Abb. 27). Eine Beteiligung von Riesenzellen bei dem Abbau von Knochensubstanz ist nicht festzustellen, dagegen eine Einwirkung der Krebszellen. Allerdings ist häufig eine feine spindelzellige Stromaschicht zwischen

---

[1] Einige Fälle mit osteoplastischen Metastasen wurden mir liebenswürdigerweise von Herrn Siegmund-Kiel zur Verfügung gestellt.

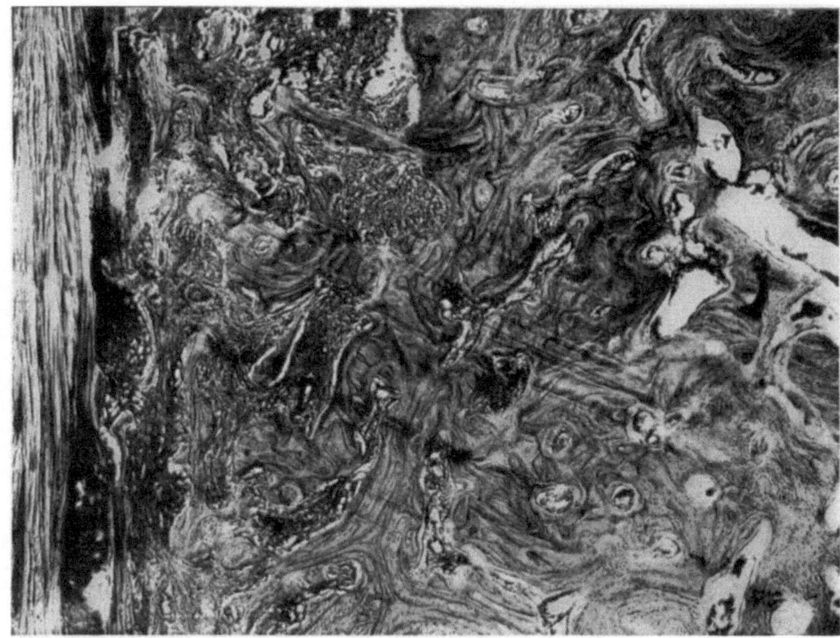

Abb. 27. Übersichtsbild einer osteoplastisch-osteoklastischen Wirbelmetastase bei Prostatakarzinom eines 62j. ♂. Rechts Eburnisation der Spongiosa, links osteoklastische Veränderungen mit Zerstörung der Rinde und Einbruch der kleinzelligen (schwarz gefärbten) Karzinomwucherungen in das parostale Gewebe; das Zellmark ist vollkommen geschwunden. Leitz Obj. 1, Ok. 6×, Vergr. 25×.

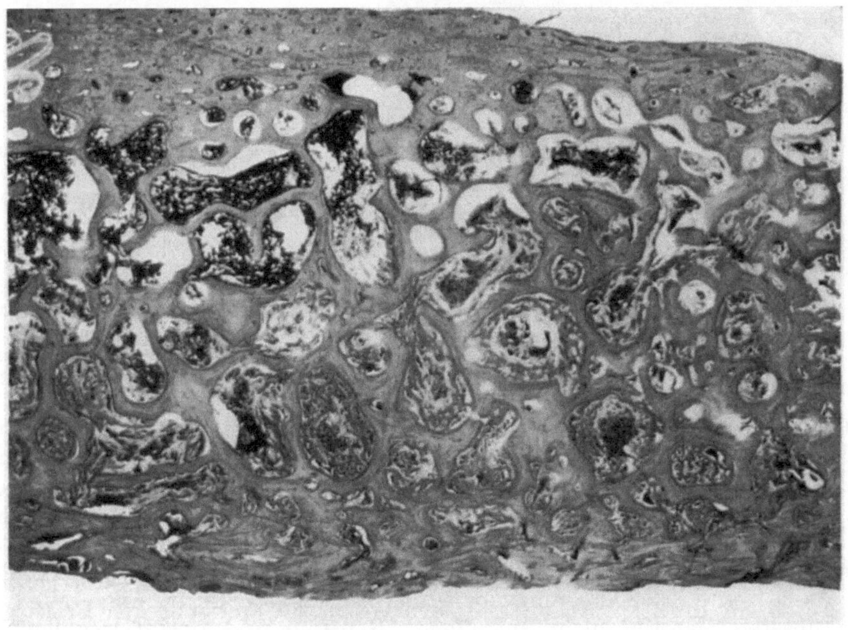

Abb. 28. Diffuse osteoplastische Karzinose des Schädeldaches bei Prostatakarzinom 62j. ♂. Links oben noch Reste von Zellmark in der Diploe. Verdickung der Knochenbälkchen und Ausfüllung der Markräume mit netzförmig angeordneten neugebildeten Knochenbälkchen; die feinen schwarzen Stränge dazwischen sind Karzinomzapfen. (Starke Vergr. s. Abb. 15.) Leitz Obj. Summar 35 mm, Vergr. 10×.

Karzinomzellen und Knochen vorhanden. (S. dazu Abschnitt A. 6.) Es handelt sich somit um hochgradige Umbauvorgänge, wobei die Neubildungsprozesse im Vordergrund stehen. Auffällig ist dabei, daß auch in Abschnitten mit verhältnismäßig spärlichem Stroma und reichlichen Karzinomzellen ein ausgedehnter Anbau stattfinden kann. Bei einer durch Schwere und allgemeine Verdickung ausgezeichneten Karzinose des Schädeldaches finden sich mikroskopisch, unregelmäßig begrenzte Geschwulstherde, die aus schmalen Epithelsträngen und einem sehr reichlich entwickelten, lockeren, faserigen Stroma bestehen. Überall dort, wo die Krebszapfen gegen das rote Mark vordringen, wird dieses immer lichter und zellärmer und allmählich vollkommen durch Fasermark ersetzt. Häufig ist eine intrakapilläre Lagerung der Tumorzellen festzustellen. Durch die Einwirkung der Krebswucherungen sind reichlich neue, feine, netzartig miteinander verbundene Knochenbälkchen unter reichlicher Anlagerung von Osteoplasten an alte Knochenbälkchen entstanden, die die Diploe fast zumauern (Abb. 28). Ausgedehntere Abbauvorgänge sind nirgends festzustellen. Nur stellenweise dringt das Karzinomgewebe in breiten Zügen gegen die Kompakta ohne stärkere Stromaentwicklung vor und läßt an der ganz unregelmäßigen Begrenzung der Knochenbälkchen deutlich einen Abbau der Knochensubstanz erkennen. Tiefe und flache Lakunen sind hie und da mit Riesenzellen, häufiger mit Kapillarschlingen und Geschwulstwucherungen ausgefüllt.

Bei einem von uns sezierten 58jährigen Kriegsverletzten (L.N. 36/36) mit amputiertem Oberschenkel fand sich eine gleichartige diffuse, osteoplastische Karzinose. Bei ihm wurde im Jahre 1934 ein haselnußgroßes Spindelzellsarkom entfernt, das sich unter der Kreuzungsstelle der Prothesetragegurte in der Rückenhaut entwickelt hatte. Die im Laufe des Jahres 1935 auftretenden Kreuzschmerzen wurden anfangs auf Sarkommetastasen im Skelet bezogen. Die Obduktion ergab ein Prostatakarzinom und als Ursache für eine schwere sekundäre Anämie eine diffuse osteoplastische Karzinose. Auch in dem Amputationsstumpf der Kriegsverletzung waren osteoplastische Karzinomwucherungen entstanden (Abb.29). Sarkommetastasen fehlten.

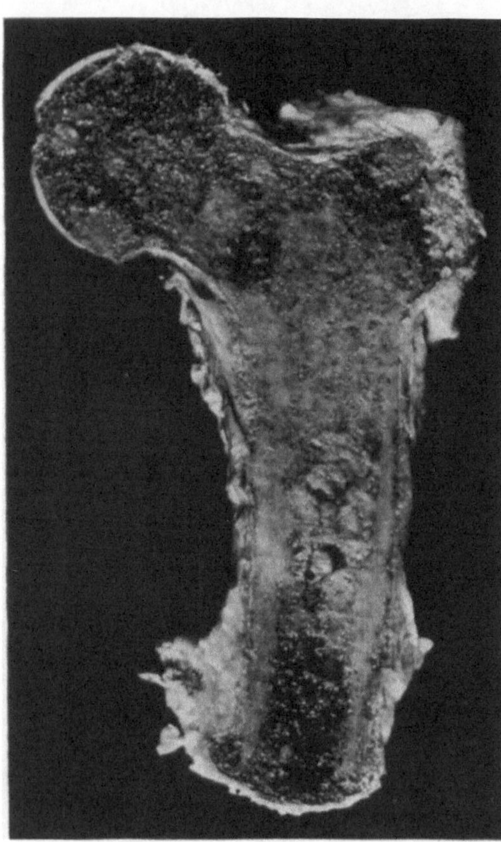

Abb. 29. Osteoplastische Karzinomwucherungen bei Prostatakrebs in einem Amputationsstumpf nach Kriegsverletzung. 58j. ♂ (L. N. 36/36).

OBERNDORFER weist darauf hin, daß in manchen Fällen, in denen das gesamte Skelet krebsig osteoplastisch verändert ist, trotz des Fehlens von Ödemen und trotz Kachexie nicht nur keine Gewichtsabnahme, sondern mitunter sogar eine Zunahme eintreten kann, was klinisch in manchen Fällen bei fehlendem Lokalbefund an der Prostata auf die Diagnose hindeuten kann.

Daß die Metastasen der Wirbelsäule stets nur die Wirbelkörper befallen, wie GEORGE und LEONARD annehmen, und nie auf die Bögen übergreifen, ist nach unserem Material nicht zutreffend. SCHMORL und JUNGHANNS konnten sogar isolierte Herde in allen Teilen der Wirbel an anatomischen Präparaten feststellen. Es fällt dagegen allgemein auf, daß sowohl an den Wirbeln als auch an den Röhrenknochen die Gelenke bei Knochenmetastasen selten befallen werden; der Knorpelüberzug bleibt lange Zeit vollkommen intakt.

Neben den am häufigsten zu beobachtenden multiplen Metastasen kommen bei den Prostatakarzinomen auch einzelne fernliegende vor, ohne daß die sonst bevorzugte Wirbelsäule mitbetroffen ist.

Eine seltene Metastasierung im Dens des Epistropheus mit Spontanfraktur sahen HAMPERL und MALLER bei einem 74jährigen Mann. Die Spontanfraktur hat zu weitgehender Dislokation des Schädels gegenüber der Halswirbelsäule geführt, ohne daß klinisch oder autoptisch Läsionen im Bereiche des Nervensystems nachzuweisen waren. Das Herabsinken des vorderen Bruchstückes und die damit verbundene Verkürzung des Wirbelkanals hatte die Möglichkeit eines bogenförmigen Verlaufes ohne schädigenden Druck auf das Rückenmark gegeben. Weiter seien als seltene Herde erwähnt: osteoplastische Wucherungen in der linken Orbita neben Wirbelsäulenmetastasen, ferner ein osteoplastischer Herd im Os naviculare (HELLNER), im Schädel mit Verdickung der Gesichtsknochen (SUTHERLAND), diffuse und knotige Karzinose des Schädels und karzinomatöse Pachy- und Leptomeningitis (B. MUELLER), Metastasen im verknöcherten Kehlkopf (SCHMORL-MOLINEU) und schließlich im Felsenbein (ALTMANN, ASSMANN, SCHRÖDER). Eine weder röntgenologisch noch makroskopisch-anatomisch erkennbare Metastasierung der Wirbelsäule deckte SIMPSON durch histologische Untersuchung als diffuse Karzinose ohne jede Knochenveränderung nach einem medullären Prostatakarzinom auf.

Osteoklastische Metastasen sind bei Prostatakarzinomen sehr selten, sie kommen bei medullären Prostatakarzinomen vor (CARNETT, DICKSON, CARNEGIE und HILL, MALCHARTZECK, SIMPSON, eigene Fälle). BUMPUS fand unter 362 Prostatakarzinomen mit Knochenmetastasen nur einige osteoklastische. JAMES und MATHESON unter 50 nur eine in der Tibia. Bei 295 Fällen von SUTHERLAND, DECKER und CILLY waren 277 von osteoplastischem, 14 von gemischtem und 5 von osteoklastischem Typ. Die letzten 5 waren Herde im Sitzbein, die wahrscheinlich durch direktes Übergreifen entstanden waren. Unter unserem Material fand sich ein medulläres Prostatakarzinom (L.N. 730/35) mit unscharf begrenzten osteoplastischen Herden in der Wirbelsäule, während das Kreuz- und Steißbein sowie die rechte Darmbeinschaufel durch osteoklastische Wucherungen fast vollkommen zerstört waren und sich an ihrer Stelle nur noch weiche graurötliche Tumormassen fanden. — Fälle mit zerfallenden, brüchigen Metastasen in Becken- und Lendenwirbeln beschreiben auch PÜRKHAUER und WIESINGER.

Spontanfrakturen sind bei Prostatakarzinommetastasen auf Grund der meist starken Knochenneubildung ein verhältnismäßig seltener Befund (nach COPELAND etwa in 2% der Fälle, bei JAMES und MATHESON unter 50 Fällen nur eine Spontanfraktur der Klavikula). PÜRKHAUER beschreibt bei einem 72jährigen Mann eine Spontanfraktur des rechten Trochanter mit hochgradiger osteoplastischer Karzinose des oberen Bruchstückes (weitere Fälle bei HELLNER, SILCOCK).

Bei SCHMORL-REICHMANN boten Prostatakarzinommetastasen makroskopisch das typische Bild einer osteoplastischen Karzinose; mikroskopisch wurden zusammen mit den Krebswucherungen osteochondrosarkomatöse Veränderungen nachgewiesen, die als sekundär in den Metastasen entwickelt aufgefaßt wurden, da weder ein primäres Sarkom im Knochen noch Sarkomwucherungen in der Prostata vorhanden waren. Ein halbes Jahr vor dem Tode trat eine Spontanfraktur des linken Oberarmes ein, die klinisch heilte. Bei der Sektion waren die Fragmentenden und eine mäßige Kallusbildung noch deutlich zu erkennen. — Ausgedehnte Zysten entwickelten sich in osteoplastischen Metastasen eines Prostatakarzinoms bei einem 27jährigen Mann (LANG und KRAINZ). Allerdings ist die Herkunft von einem Prostatakarzinom nicht sichergestellt, da der bei der Sektion festgestellte Prostatatumor infolge ungünstiger Kriegsverhältnisse verloren ging und mikroskopisch nicht untersucht wurde. Mikroskopisch fanden sich drüsige und solide Krebswucherungen mit reichlich Knochenneubildung an den Knochenbälkchen und am Periost unter der Einwirkung der Krebszellen; das Zellmark war im Bereiche der Wucherungen überall in Fasermark umgewandelt. Die Gefäße waren an vielen Stellen mit Tumorwucherungen ausgefüllt, stark erweitert und gestaut. Die Zysten, die sich besonders reichlich unter dem Periost und in der Nähe der Gelenkflächen fanden, boten deutliche Epithelauskleidung dar. Die besonders reichliche Bildung von Zysten unter dem Periost führen sie darauf zurück, daß die Zysten sich nach dem Periost zu in der Richtung des geringsten Widerstandes entwickelten.

9*

Das Prostatasarkom zeigt gegenüber dem Karzinom geringe Neigung zu Fernmetastasen.

E. Kaufmann stellte aus dem Schrifttum 24 Sarkomfälle zusammen; davon entfielen allein 10 auf das erste Jahrzehnt, die keinerlei Fernmetastasen setzten, während bei den Erwachsenen Metastasen häufiger auftraten. Von 9 Fällen mit Metastasen in zahlreichen Organen ergaben 6 Metastasen im Skelet. Bettoni berechnet in der Hälfte der Fälle Metastasen, davon 12% im Knochen. Ein Rhabdomyosarkom bei 26jährigem Mann wies zahlreiche Gefäßeinbrüche im Primärtumor auf (E. Kaufmann). Ergriffen waren das Schädeldach, das kirschkerngroße, lochförmige Defekte aufwies, ferner Sternum, rechter Oberschenkel, Oberarm und Wirbelsäule mit diffus infiltrierenden, osteoklastisch-osteoplastischen Herden, die klinisch als primäre Sarkomatose angesprochen worden waren. Ein Lymphosarkom der Prostata bei $24^1/_2$ Jahre altem Mann bot Metastasen in Femur, Tibia und Schädeldach (E. Kaufmann). In weiteren Fällen sind Schädeldach (Graetzer), Lendenwirbel (Matthias) und Schulterblatt (Dupraz) von Knochenherden befallen; bei letzterem war das Sarkom der Prostata als einfache Hypertrophie und der schmerzhafte metastatische Schulterblatttumor, der die zwei oberen Drittel, den Processus coracoideus und das Akromion eingenommen und zur Subluxation des Humerus geführt hatte, als primärer Tumor angesehen und operativ angegriffen worden.

Bösartige Tumoren der Samenblase wurden von Junghanns unter 2021 Karzinomen nur zweimal gefunden. In beiden Fällen hatten die Karzinome zu ausgedehnter Ansiedlung in der Wirbelsäule geführt. Trachsler fand ein primäres Karzinom der linken Samenblase mit Metastasierung in die Nieren und Wirbelsäule in Form osteoklastischer Veränderungen in verschiedenen Hals- und Brustwirbeln mit Spontanfraktur des 1. Brustwirbelkörpers.

Nach Trachsler sind bisher 12 Karzinome der Samenblase beschrieben; davon zeigten nur die Fälle von Junghanns und sein eigener Fall Knochenmetastasen; in den drei bisher beschriebenen Sarkomen der Samenblase sind keine Knochenveränderungen beobachtet worden.

In einer Zusammenstellung von 220 Sektionsfällen von malignen Hodentumoren fand Greiling 8mal = 3,6% Knochenmetastasen in Wirbelsäule, Femur, Schädeldach, Rippen und Keilbein.

Unter anderem teilt Most einen malignen hämangioendothelialen Hodentumor bei einem $2^1/_2$jährigen Knaben mit, der neben zahlreichen inneren Metastasen osteoklastische Absiedlungen im linken Os parietale des Schädels und im rechten Femur gesetzt hatte. Das untere Femurende war durch Geschwulstwucherungen verdickt, die Kompakta weitgehend zerstört und mehrfach gebrochen (ähnlicher Fall bei P. W. Philipp). Bei einem 30jährigen Mann entwickelte ein solides Teratom im 1.—4. Lendenwirbel rotgelbverfäbte sklerosierte Tochterherde (Mori), mikroskopisch boten die Wucherungen das typische Bild eines Adenokarzinoms; Kocher-Quinke fanden einen kleinen markigen rötlichen Krebs im rechten Hoden mit ausgedehnten Metastasen in Lungen, Mediastinum und einer kopfgroßen Metastase vor der Wirbelsäule, die sich in die Wirbelkörper und den Rückenmarkskanal ausgebreitet hatte und in vivo als Spondylitis tuberculosa imponierte. Weitere kurze Angaben über Knochenmetastasen bei malignen Hodentumoren machen Gaillard, Kocher (Wirbelsäule, Dura mater spinalis); Kayser (Keilbeinhöhle, linke Orbita), Emanuel, Dillmann (Wirbelsäule), Fritze (Schädeldach), Hedinger (Schädeldach, Femur). Eingehende Beschreibung eines Seminoms bei Kryptorchismus mit Knochenmetastasen bei Pinelli und Guglielmi. Geschickter und Copeland hatten unter 13 Seminomen einen Tumor mit Knochenmetastasen bei einem 40jährigen Mann, der mit 18 Jahren eine Orchitis durchgemacht hatte. Es war zu einer Atrophie des Hodens und später zu einem Tumor mit destruktiven Metastasen an der 4. und 5. Rippe gekommen, die auf Röntgenbestrahlung hin ausgedehnte Verkalkung, wahrscheinlich Umwandlung in eine osteoplastische Form zeigten. In einem zweiten Fall handelt es sich um ein Teratom (unter 42 Teratomen des Hodens) mit einer Solitärmetastase im Stirnbein oberhalb des Sinus frontalis. Sutherland, Decker und Cilley sahen Metastasen im Schlüsselbein und Schulterblatt bei zwei bösartigen Hodentumoren. Beide Knochenherde waren klinisch als primäre Knochensarkome angesprochen worden.

Zum Schluß sei noch ein Peniskarzinom mit einer Metastase im Schambein erwähnt, das von Kocher beobachtet worden ist und von C. Kaufmann mitgeteilt wird.

3. Knochenmetastasen bei Nieren- und Harnblasentumoren.

Von den zu dieser Gruppe zusammengefaßten Geschwülsten sollen die Metastasen aller bösartigen epithelialen Geschwülste der Niere gemeinsam abgehandelt werden, da einerseits die verschiedenen epithelialen Formen im Schrifttum nicht immer scharf getrennt werden, andererseits bei ihnen keine wesentlichen Unterschiede hinsichtlich der Metastasenbildung im Knochen festzustellen sind.

Für die „ortsfremden" epithelialen Geschwülste der Niere hat LUBARSCH an Stelle des alten Ausdrucks Hypernephrom die Bezeichnung „Hypernephroid" bzw. „hypernephroider Tumor" vorgeschlagen, um zum Ausdruck zu bringen, daß es sich um Tumoren handelt, die zwar oft eine deutliche suprarenale Struktur zeigen, in manchen Fällen aber auf Grund ihres atypischen Zellaufbaues ihre Herkunft nicht sicher entscheiden lassen. Diese Bezeichnung hat sich eingebürgert und soll neben der von STOERK u. a. vorgeschlagenen Bezeichnung „GRAWITZscher Nierentumor" im folgenden zur Anwendung kommen.

Diese Tumoren zeigen eine verhältnismäßig große Neigung zur Knochenansiedlung. GESCHICKTER und COPELAND errechneten von 63 malignen Grawitztumoren 22 = 34,9%, LJUNGREN an seinem Material 22% Fälle mit Knochenmetastasen bei klinisch-röntgenologischer Betrachtung, während am Sektionsmaterial LUBARSCH auf 32,2% und ALBRECHT auf 44% kommen; von 14 Fällen, die überhaupt Metastasen machten, waren bei ALBRECHT 8 mit Knochenmetastasen. Unter 1032 Tumoren mit Knochenmetastasen fanden SUTHERLAND, DECKER und CILLEY 51 hypernephroide Tumoren mit ausgesprochen destruierenden osteoklastischen Tochterherden in den verschiedensten Knochenabschnitten (weiteres s. Statistik, Allgemeiner Teil).

Betrachtet man das Material in bezug auf die **Häufigkeit der Metastasen in den einzelnen Skeletabschnitten**, so fällt die reichliche Beteiligung des Schädeldaches in dieser Tumorgruppe auf.

Unter Berücksichtigung von 63 Fällen von ALBRECHT, CARCEAU, DRESSER und LJUNGREN gibt HELLNER für die von hypernephroiden Metastasen befallenen Knochen folgende Reihenfolge:

Metastasen der Wirbelsäule 15	Metastasen des Beckens 5
„ des Oberschenkels 12	„ des Schlüsselbeins 4
„ des Schädels 9	„ des Schulterblattes 2
„ der Rippen 6	„ in Kiefer, Schienbein, Mittel-
„ des Humerus 6	handknochen und Sternum je 1

An Hand seiner 22 Fälle errechnet COPELAND eine andere Häufigkeitsskala: Humerus, Wirbelsäule, Femur, Becken, Rippen, Schädel, Sternum.

Überschaut man das ganze Material an weiteren Statistiken, so sind nach allem am häufigsten Femur, Wirbelsäule, Schädel, Humerus und Rippen befallen.

Als besondere Knochenansiedlungsherde sind weiter zu nennen: Metastasen im Oberkiefer, Siebbein und Orbita (ARROWSMITH, DUYSE und MARBAIX, ESAU, PREYSING), in der unteren rechten Nasenmuschel (STRORATH), in Nase und Nebenhöhlen (ATKINS), in Stirnhöhle und Siebbeinzellen (CARNEVALE RICCI, HEINDL), im Alveolarfortsatz (CARPENTER, MACCORTY), im Mittelohr (ALEXANDER, BENESI, BERBERICH, KÜMMEL, VOSS), in Ulna und Radius (SUTHERLAND, DECKER und CILLEY), in den Schulterblättern zum Teil erst nach mehreren Jahren nach Operation des Primärtumors (SCHINZ und UEHLINGER, ALBRECHT). Bei BERBERICH handelt es sich um einen 63jährigen Mann. Das Röntgenbild ergab ausgedehnte Einschmelzungen der Schädelbasis im Bereiche der Sella turcica. Nach Extraktion eines Zahnes wegen Wurzelgranulom bot sich histologisch in dem Granulom das Bild eines Hypernephroms. Die Obduktion bestätigte ein Hypernephrom der linken Niere mit Metastasen in der Schädelbasis, im linken Oberkiefer und Keilbein, mikroskopisch auch in beiden Felsenbeinen. In einigen Fällen wurde Pulsation festgestellt; die Farbe der Metastasen war nur in zwei Fällen gelbgrau, sonst immer infolge des reichlichen Blutgehaltes tiefrot-graurot. Die Fälle von ALBRECHT, HEINDL und PREYSING wurden als Solitärmetastasen angesehen.

Da der ausgedehnte Einbruch der primären Geschwulstwucherungen in die Blutbahn gerade bei dieser Tumorgruppe so auffällig ist, wird auch von den sonst ausgesprochenen Anhängern der lymphogenen Entwicklung der Knochenmetastasen der hämatogene Weg fast allgemein anerkannt; nur für die Wirbelmetastasen möchte HELLNER auf Grund der Häufigkeit der Lymphknotenmetastasen im Bauchraum in der Mehrzahl der Fälle die lymphogene Metastasierung annehmen.

Die Metastasen treten als ausgesprochen destruierende osteoklastische, häufig auch als zystisch-schalige Knochenherde auf.

An den Röhrenknochen befallen sie mitunter den ganzen Querschnitt und zeigen starke Aufblähung, Neigung zu Frakturen (Abb. 33); die Kompakta ist dabei hochgradig verdünnt oder ganz geschwunden, während das Innere ein spärliches wabiges Netzwerk von Knochen aufweist.

GROSSHEINZ bildet Röntgenaufnahmen typischer osteoklastischer Metastasen in Femur, Humerus und Becken ab, in denen es ohne jede Knochenreaktion, ohne jede periostale Schalenbildung zur ausgedehnten Zerstörung der Kortikalis gekommen ist. Fleckig-gemischte, osteoklastisch-osteoplastische Metastasen gehören zu den Ausnahmen (NATHAN in der Wirbelsäule bei einer 64jährigen Frau, ALBRECHT im Hinterhauptsbein). — Nach HELLNER sind stellenweise

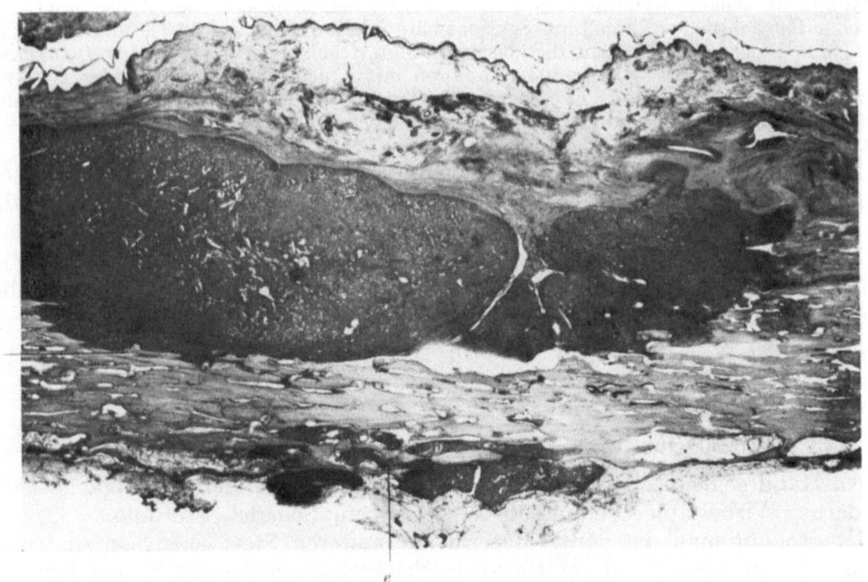

Abb. 30. Große periostale Metastase und kleine endostale Tumorherde (*e*) der Tibia bei malignem Grawitztumor; 56j. ♂ (J. N. 36/28). Die Kompakta ist durch die Tumorwucherungen von außen bereits weitgehend zerstört. *x* Stelle bei stärkerer Vergrößerung auf Abb. 31. Leitz Obj. Summar 100 mm.

reaktive periostale Wucherungen in Form von Osteophytbildung vor allem an Röhrenknochen möglich (Fall ALBRECHT); sie sind hier aber immerhin selten und überaus spärlich entwickelt im Vergleich zu den osteoklastischen und osteoplastischen bei den Prostata- und Mammakarzinomen. — In den Fällen von COPELAND fehlte in den Metastasen fast jede fibröse Markumwandlung und Knochenreaktion; sie zeigten ausgesprochen osteoklastischen Charakter und daher auch nach Bestrahlung keinerlei Knochenreaktion. Wie bei malignen Schilddrüsentumoren, Prostatakarzinomen, so ist auch hier zu beobachten, daß bei Auftreten von Knochenherden die parenchymatösen Organe mitunter von Metastasen frei bleiben. Auffallend am makroskopischen Bild der Grawitzmetastase ist zuweilen schon eine gelbe oder infolge des Blutreichtums eine fleckig gelbrote Farbe der Wucherungen, die häufig aber auch infolge von Blutungen eine braunrötliche Fleckung oder vollkommene braunrötliche Verfärbung zeigen können. So klar die mikroskopische Diagnose in dem einen Falle, so schwierig kann sie im anderen sein, vor allem gegenüber den Knochenendotheliomen (ROST). Anläßlich einer Demonstration SCHLAGENHAUFERs [endothelialer (?) Tumor des Humerus, Pathologentagung 1909], betonte DIETRICH, daß die Diagnose auf eine endotheliale Knochengeschwulst erst dann berechtigt sei, wenn durch sorgfältige Sektion ein anderer Primärtumor auszuschließen ist, da sich häufig ein malignes Hypernephrom dahinter verberge. Auch SCHINZ und UEHLINGER heben in ihrem Referat über die primären Knochengeschwülste die Schwierigkeit der histologischen Abgrenzung der Hämangioendotheliome von den Knochenmetastasen der Nieren- und Nebennierentumoren hervor.

In dem mir zur Verfügung stehenden Knochenmaterial handelt es sich immer um ganz typische Geschwulstwucherungen aus reihen- und nestförmig angeordneten hellen wabigen Zellen mit einem zarten gefäßreichen Stroma, so daß auch in solchen Fällen, in denen die Knochenherde klinisch als primäre Tumoren imponierten, ohne weiteres der hypernephroide

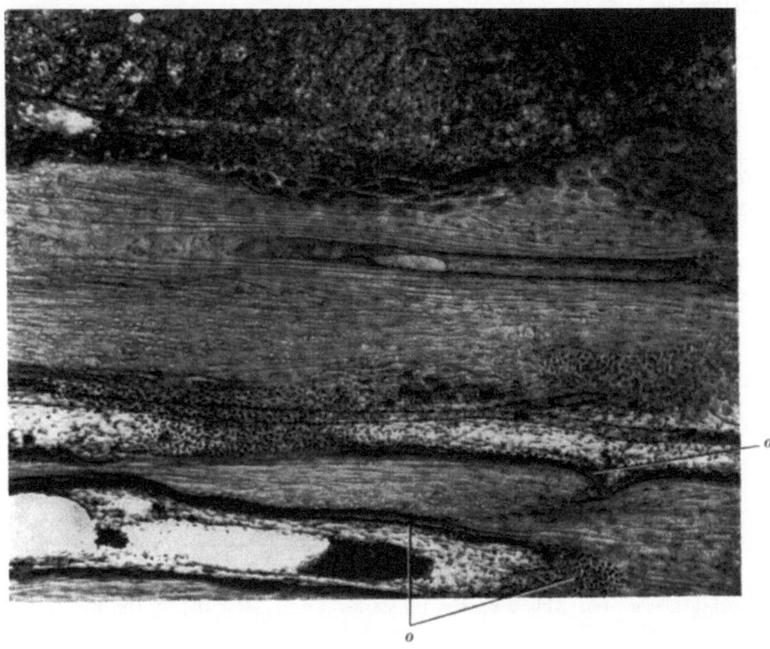

Abb. 31. Abschnitt x aus Abb. 30 bei stärkerer Vergrößerung. Oben wabige Tumorzellen; Zerstörung der Kompakta durch Riesenzellosteoklasten; reaktive Osteoplastenneubildung (o) an den den Tumorwucherungen abgekehrten Knochenabschnitten. Leitz Obj. 2, Ok. 6×, Vergr. 60×.

Charakter der Wucherungen zutage trat (Abb. 30—32, s. auch Abb. 6 und 20). Während sonst bei Karzinommetastasen das zellige Mark unter der Einwirkung der Krebszellen schwindet und durch Fasermark ersetzt wird, dringen hier wie bei den malignen Schilddrüsentumoren die Wucherungen häufig infiltrierend in das umgebende rote oder auch in das Fettmark vor, ohne daß eine stärkere mesenchymale Reaktion in Form einer fibrösen Umwandlung zu beobachten ist (Abb. 20). Wo sich die reihenförmig oder in Nestern angeordneten Geschwulstzellen ausbreiten, hält weder das Mark noch die Knochensubstanz stand, die Knochenbälkchen werden zum größten Teil vollkommen abgebaut, so daß innerhalb größerer Geschulstknoten nur noch hier und da ein kleiner Rest eines kleinen Bälkchens vorhanden ist. Der Abbau des Knochens geht in verschiedener Form vor sich. Die beiliegenden Abbildungen (Abb. 30, 31) zeigen Ausschnitte einer periostalen Metastase der Tibia, die in die Kompakta ziemlich tief eingedrungen ist und hier durch eine reichliche Entwicklung von Riesenzellen die Knochensubstanz in breiter Front zerstört. Die den Geschwulstwucherungen abgekehrten Knochenabschnitte lassen Reihen von Osteoplasten erkennen. Bei den von mir untersuchten Tumoren fällt neben einem Abbau durch Riesenzellosteoklasten und einkernigen Elementen an der Spongiosa eine ausgesprochene vaskuläre Resorption auf (Abb. 32 und 6). Die Gefäße bilden tiefe Lakunen in den Knochenbälkchen, hier und da unter Bildung von Riesenzellen aus den Adventitialzellen. Eine direkte Beteiligung der Geschwulstzellen in Form lakunärer Resorption ist an den mir zur Verfügung stehenden Grawitzmetastasen nicht nachzuweisen; zwischen den andrängenden Tumorzellen und den zerklüfteten Knochenbälkchen, dort wo keine Riesenzellen liegen, findet sich im allgemeinen eine Schicht ganz flacher spindeliger Zellen (AXHAUSENS einkernige Osteoklasten). Sie unterscheiden sich in nichts von den spindeligen Zellen des Stroma, die wir auch sonst zwischen den Tumorzellen antreffen. Wie groß ihre selbständige knochenabbauende Funktion ist, läßt sich schwer sagen, ich halte sie für gering und den humoralen Einfluß der dahinter liegenden Tumorwucherungen für wichtiger. Sobald an irgendeiner Stelle die Geschwulstwucherungen spärlicher sind und ein faseriges Stroma entsteht, kommen selbst in diesen ausgesprochen osteoklastischen Herden Ansätze zu Neubildungen, sei es durch Anlagerung von Osteoplasten an alte Knochenbälkchen oder metaplastisch aus dem Stroma, zustande; besonders in den periostalen Randbezirken der Geschwulstwucherungen sind immer Ansätze zu Osteophytbildungen vorhanden. — Der große Gefäßreichtum der Geschwulstwucherungen führt mitunter zu kleinen oder größeren Blutungen und Pigmentablagerungen, besonders in den Randgebieten der Geschwulstknoten.

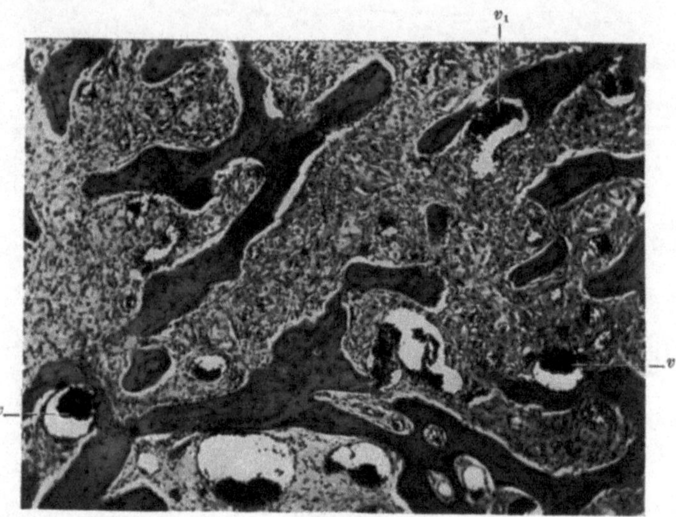

Abb. 32. Gefäßreiche Knochenmetastase eines malignen Grawitztumor mit vorwiegend vaskulärer Resorption der Knochenbälkchen (*v*). Abb. 6 zeigt v_1 bei starker Vergr. Leitz Obj. 3, Ok. 6×, Vergr. 75×.

Spontanfrakturen sind bei hypernephroiden Tumoren recht häufig (ALBRECHT, BREMER, BROSTER, COLMERS, GROSSHEINTZ, KONDO, HOFFMANN, LEHMANN, RYPINS, SUTHERLAND, DECKER und CILLEY u. a.), sie traten nach GESCHICKTER und COPELAND bei 22 Fällen mit Knochenmetastasen in 45,5% auf (6mal im Oberschenkel, 3mal im Oberarm, 1mal als multiple Rippenfrakturen. Abb. 33 zeigt eine 64jährige Frau, bei der nach einem malignen Grawitztumor eine Metastasierung in das Skelet mit Spontanfrakturen beider Oberschenkel und der linken Ulna aufgetreten war.

An den platten Knochen, vor allem am Schädeldach, finden sich infolge der Knochenzerstörungen oft weiche Tumoren, die eine Pseudofluktuation aufweisen können. Mit den später zu besprechenden Schilddrüsentumoren und mit manchen primären Knochentumoren haben diese Metastasen zuweilen das Symptom der Pulsation gemein (ALBRECHT, BROSTER, BUSSCHER, KEYSER, FOULDS, ROTH und DAVIDSON). HELLY bildet in diesem Handbuch, Bd. 1/2 das makroskopische Präparat einer solchen pulsierenden Metastase in einem Röhrenknochen ab, die vom Mark aus die ganze Kompakta durchbrochen hat und infolge ihres Gefäßreichtums eine tiefrote Farbe zeigt. LEHMANN fand unter seinen 56 gesammelten Fällen 17mal Pulsation. ALLESSANDRI unter 92 18 Knochenherde mit Pulsation. Durch eine derartige Metastase im Sternum kann mitunter ein Aortenaneurysma vorgetäuscht werden (MCLEOD und JACOBS, BULLOWA, DRESSER und ESHNER).

Die Metastasen können in der Ein- und in der Mehrzahl auftreten. Der Einzelherd im Knochensystem ist nach ALBRECHT, LEHMANN, LUBARSCH, SUTHERLAND, DECKER und CILLEY ein für die hypernephroiden Geschwülste recht charakteristischer Befund. Wenn auch die zahlreichen, klinisch zu

beobachtenden Einzelherde nicht selten autoptisch noch weitere Metastasen aufdecken lassen, so sind doch eine ganze Anzahl durch die Obduktion bestätigt
worden; und wenn das Intervall zwischen dem Auftreten der ersten und einer
weiteren Metastase mehrere Jahre beträgt, so spricht dies auch etwas dafür,
daß ursprünglich ein Einzelherd bestanden hat.

AMMER errechnet aus 152 Fällen von ALBRECHT, ALLESSANDRI, DRESSER, LJUNGREN
und LUBARSCH 43 = 28,3% Einzelmetastasen. In 56 von LEHMANN zusammengestellten
Fällen bestanden 9mal schon klinisch multiple Metastasen, während 47mal die Metastasen
scheinbar isoliert auftraten; später verblieben davon durch klinischen Verlauf oder Autopsie
gesichert 13 Einzelmetastasen. Weitere Einzelmetastasen teilen mit: BULLOWA und DEU-
TICKE, COLMERS, HELLNER, ISRAEL, MCLEOD und JACOBS,
PANCOAST, SCUDDER, SENCERT und MASSON, W. v. SIMON.

In dieser Tumorgruppe kommt es nicht
selten vor, daß die Metastasen früher in
Erscheinung treten als die Primärtumoren
und daher zuweilen als primäre Knochengeschwülste
angesehen werden.

In 92 Fällen beobachteten ALLESSANDRI 58, ALBRECHT
4 von 28 mit Frühsymptomen von seiten der Knochenmetastasen; sie wurden zum Teil als Knochensarkome
oder tuberkulöse Osteoperiostitis operiert. Weitere Fälle bei
v. BERGMANN, BREMER, BUSSCHER, HELLNER, ISRAEL und
KÜSTER. — GESCHICKTER und COPELAND beobachteten
innerhalb von 9 Monaten die Entwicklung einer Metastase
im Humeruskopf bis zur vollkommenen Zerstörung des
Kopfes, bis zur Spontanfraktur. Klinisch boten sich keine
Erscheinungen von seiten der Nieren. Der Oberarmkopf
wurde reseziert; er war vollkommen von weichen Tumormassen eingenommen; nur der Gelenkknorpel war frei-
geblieben. Mikroskopisch ergab sich der typische Befund
für Grawitztumor, 52 Monate nach dieser Operation zeigte
dieser Patient noch keinen Nierenbefund. In unserer Sammlung findet sich ein Fall (70jähriger Mann), bei dem eine
Oberschenkelfraktur 2 Jahre bestand ohne zu heilen. Die
Veränderungen an der Frakturstelle wurden röntgenologisch
wegen der wabigen Beschaffenheit als verdächtig auf
Grawitztumor angesehen. Ein klinischer Nierenbefund
wurde nicht erhoben. Pathologisch-anatomisch bestätigte
sich der maligne Grawitztumor mit Einbruch in die rechte
Nierenvene. Die osteoklastische Metastase hat den oberen
Schaftteil, die Trochanteren und den Schenkelhals vollkommen zerstört. Vom Kopf ist nur noch ein geringer
Knochenrest vorhanden; aber der Gelenkknorpel ist als
typischer Befund bei Knochenmetastasen vollkommen
intakt, die Tumorwucherungen sind in die umgebende

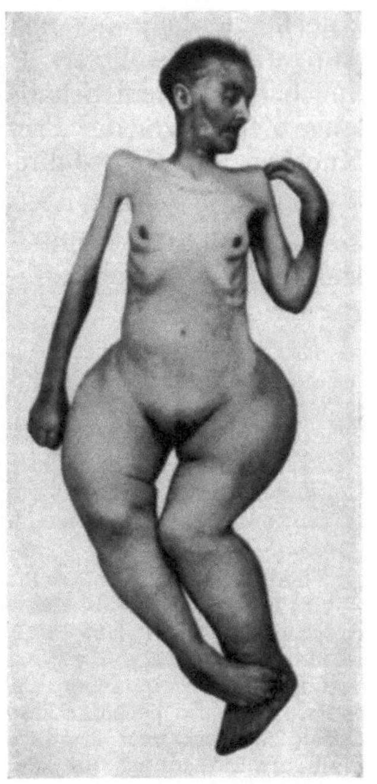

Abb. 33. Spontanfrakturen beider
Oberschenkel und der linken Ulna
durch vorwiegend osteoklastische
Metastasen bei malignem GRAWITZ-
schen Tumor der Niere. 64j. ♀.
(Sammlung RÖSSLE-Berlin.)

Muskulatur eingebrochen und enthalten stellenweise noch Knochensubstanz. — Ein
55jähriger Mann erlitt bei einem Schlag gegen den rechten Oberarm eine Fraktur, die
ausheilte; später bei Sturz auf Glatteis erneute Fraktur. Es stellte sich dabei an der
Frakturstelle ein Tumor heraus. Die als traumatisches Sarkom gedeutete Geschwulst
war eine typische Grawitzmetastase; ein Nierenbefund kam erst ein Jahr später hinzu.
Sektion ergab noch eine kindskopfgroße Metastase in der linken Beckenschaufel mit
Zerstörung der ganzen linken Beckenhälfte (LUBARSCH). Auch nach mikroskopischer
Klarstellung der Knochenmetastasen fehlen oft alle Erscheinungen von seiten der Niere
(AMMER, GESCHICKTER und COPELAND, LEHMANN, STEIN u. a.). Zuweilen bestehen solche
Solitärmetastasen lange Zeit ohne wesentliche Beschwerden. So bestand nach LEHMANN
bei einer 35jährigen Frau eine Scheitelbeinmetastase 12 Jahre, bis sie operiert und als
Grawitzmetastase erkannt wurde.

Wie solche Frühsymptome von seiten der Knochenwucherungen, so sind weiterhin Spätmetastasen besonders im Knochensystem bei den hypernephroiden
Tumoren hervorzuheben. So sah ALBRECHT in 2 Fällen 4 Jahre und in dem
anderen 7 Jahre nach der Operation des Primärtumors Knochenmetastasen

(Schädel und Skapula). BROSTER, MACKECHNIE, LJUNGREN u. a. beobachteten gleichfalls innerhalb von 6—11 Jahren Spätmetastasen nach Operationen der Nierentumoren. Somit ist die Prognose nach solchen Operationen immer mit Vorsicht zu stellen.

Fassen wir das für die Knochenmetastasen der hypernephroiden Geschwülste Typische zusammen, so ergeben sich folgende Charakteristika: 1. Ausgesprochen osteoklastische, selten osteoklastisch-osteoplastische Knochenherde, aber auch dann nur mit verhältnismäßig geringer Knochenreaktion. 2. Große Neigung zu Spontanfrakturen. 3. Häufig langsames Wachstum der Knochenherde. 4. Hochgradiger Gefäß- und Blutreichtum, zuweilen Pulsation und Schwirren in den Knochenherden, am Schädel zuweilen als prallelastische Tumoren. 5. Das Auftreten von solitären Knochenansiedlungen besonders in den langen Röhrenknochen und dem Schädeldach. 6. Das Auftreten von Knochenmetastasen, oft lange Zeit bevor der Primärtumor in Erscheinung tritt. 7. Spätmetastasen im Knochen, oft noch Jahre nach Entfernung des Primärtumors.

Die Sarkome der Niere zeigen nach den bisherigen Beobachtungen geringe Neigung zur Knochenmetastasierung. LUBARSCH errechnet bei einer Zusammenstellung von 76 sicheren Sarkomen 40mal Metastasen, davon nur 3 im Knochensystem.

Ein tubulo-adenomatöses Karzinom mit sarkomatösen Wucherungen der linken Niere bei einem 48jährigen Manne führte zu einer großen Metastase im Oberschenkel in fast reiner Spindelzellsarkomform, die nur hier und da einige tubuläre Gebilde aufwies. (Ähnlicher Fall bei BAUER.) Ein doppelseitiges Nierensarkom bei einem 10 Monate alten Knaben mit Metastasen in Schädel, in Dura, Gehirn, Orbita und Herz (WEHLAND) erscheint LUBARSCH als primäres Rundzellensarkom zweifelhaft; er neigt dazu, den Fall den Systemerkrankungen zuzurechnen, da die stark vergrößerten Nieren diffus rundzellig infiltriert waren.

Ein metastasierendes Lipom der linken Niere und Nierenkapsel entwickelte ausgedehnte, zum Teil osteoplastische Metastasen des Wirbelsäulen- und Oberschenkelmarkes (LUBARSCH). — SIEGMUND beschreibt einen ähnlich gelagerten Fall unter der Bezeichnung „lipoblastische Sarkomatose" mit fettgewebsartigen lappigen Wucherungen im Mediastinum und zahlreichen Knoten im ganzen Körper, aber immer auf Stellen beschränkt, die zur Entwicklung von Fettgewebe befähigt sind, auch im Mark von Oberschenkelknochen und der Wirbelsäule. Mikroskopisch fanden sich alle Übergänge von sehr zellreichen indifferenten mesenchymalen Elementen bis zum ausgereiften Fettgewebe. SIEGMUND greift wohl mit Recht die Frage auf, ob man in solchen Fällen von einem metastasierenden Lipom der Niere oder wie in seinem Falle, in dem sich übrigens auch in der Fettkapsel der Nieren ausgedehnte derartige Wucherungen fanden, von einem des Mediastinums sprechen solle. Er vertritt die Ansicht, daß es hierbei an den verschiedensten Stellen des fettbildenden Gewebes unabhängig voneinander, jedenfalls nicht, wie das LUBARSCH annimmt, durch metastatische Verschleppung von Geschwulstmaterial zu umschriebenen Wachstumsprozessen gekommen ist, die aus indifferenten mesenchymalen Keimlagern hervorgehen, sich in Richtung auf ausreifendes Fettgewebe differenzieren und schließlich zur Entwicklung eines völlig ausgereiften fibrolipomatösen Gewebes führen.

Bei teratoiden Geschwülsten der Niere sind bisher keine Knochenmetastasen festgestellt worden.

Während bei Karzinomen des Nierenbeckens bisher nur STOSSMANN von einem malignen papillomatösen Tumor des Nierenbeckens ausgedehnte Knochenmetastasierung, ZINNER in der Wirbelsäule, MATTHAES in der Tibia und BAUER in den Rippen Metastasen beschrieben haben, sind im Verhältnis zur Zahl der Blasenkarzinome ziemlich reichlich hämatogene Ansiedlungen im Skeletsystem festgestellt worden.

BERENBERG-GOSSLER fand bei einer Zusammenstellung von 146 Karzinomen 5 Blasenkarzinome, von denen 2 Knochenmetastasen verursacht hatten. Eine statistische Zusammenstellung von JUNGHANNS ergab von 12 Harnblasenkrebsen beim Manne in 4 Fällen = 33 % Metastasen in der Wirbelsäule und in 5 = 41 % Metastasen im ganzen Skelet, während er beim weiblichen Geschlecht von 9 Karzinomen der Harnblase nur in einem

Falle Knochenmetastasen feststellte. Graves und Militzer fanden 6 mal Knochenherde bei 43 Blasenkrebsen. Weitere statistische Angaben liegen bisher nicht vor. Schwarz sah in einem Divertikel der Harnblase ein nicht verhornendes Plattenepithelkarzinom bei einem 71jährigen Mann, das in einer Metastase des Humerus zu einer Spontanfraktur im mittleren bis unteren Drittel geführt hatte. Ein gleichartiger Fall metastasierte in den Dornfortsatz des 12. Brustwirbels. Kretschmer beobachtete Fälle von Blasenkrebs mit Wirbelsäulen-, Rippen- und Beckenmetastasen. Metastasen in den Rippen und Brustbein beschreiben Paschkis und Wellis, im Schulterblatt Geissler, im Becken Zinner und Wellis, im Schambein Paschkis, in der Tibia Geschickter und Copeland, in verschiedenen Knochen (9 Fälle) Sutherland, Decker und Cilley, im Kalkaneus E. Joseph. Bachrach erwähnt noch weitere Fälle mit Knochenherden von Woodruf und von Westerkamp. Die Metastasen hatten in einer ganzen Reihe (Bachrach, Zinner u. a.) typischen osteoklastischen Charakter. Das Becken auf Abb. 34 stammt ebenfalls von einem Harnblasenkarzinom, das das Schambein sowie die Sitzbeine vollkommen und den 5. Lendenwirbel weitgehend zerstört und in den angrenzenden Darmbeinschaufeln neben osteoklastischen Veränderungen vor allem auf der linken Seite dicke, knollige osteoplastische Wucherungen hervorgerufen hat.

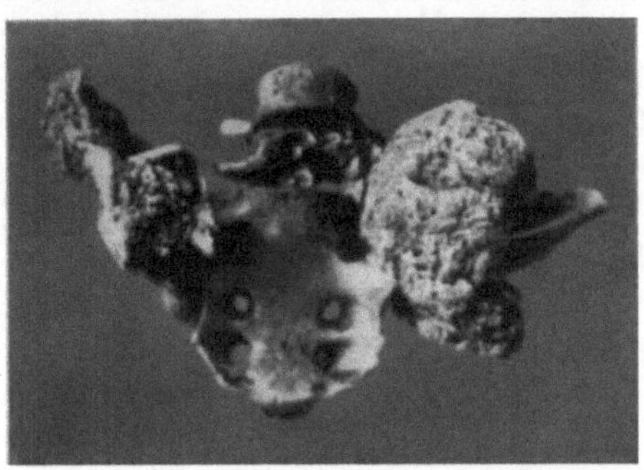

Abb. 34. Beckenmetastase bei Harnblasenkarzinom mit Zerstörung des Scham- und Sitzbeines und knolligen periostalen osteoplastischen Wucherungen besonders im Bereiche der linken Beckenschaufel. Zerstörung des 5. Lendenwirbels durch osteoklastische Wucherungen. (Sammlung Lauche-Nürnberg.)

Die oben angeführten Fälle zeigen, daß Knochenmetastasen keine solche Seltenheit bei Blasenkarzinomen darstellen, wie allgemein angenommen wird. Kretschmer und Wellis sprechen geradezu vom Knochensystem als bevorzugte Örtlichkeit der Metastasen beim Blasenkrebs (siehe auch Statistik Junghanns-Rohrhirsch). Schwarz läßt die von C. Kaufmann erwähnte Möglichkeit der Entstehung mancher Fälle von Blasenkrebs aus versprengtem Prostatagewebe offen, vor allem bei Fällen mit häufiger Skeletmetastasierung. Von Zinner und auch von Hückel (dieses Handbuch Bd. VI/2) wird diese Ansicht abgelehnt und an der Herkunft vom Harnblasenepithel festgehalten, da mitunter die papilläre Struktur des Harnblasenkrebses auch in Skeletmetastasen festzustellen sei. Immerhin sind Harnblasenkarzinome mit Knochenmetastasen beim Manne häufiger als bei der Frau.

Bei einem Karzinom der Harnröhre stellte Müller röntgenologisch einen Herd im Kreuzbein fest, und Albrecht sah einen Naevus papillaris pigmentosus der Urethra mit sarkokarzinomatösen Metastasen in mehreren Rippen, im rechten Darmbein und in der Wirbelsäule.

4. Knochenmetastasen bei Schilddrüsen- und Thymustumoren.

Bei der Besprechung der Knochenmetastasen von Schilddrüsengeschwülsten wollen wir nicht in eine Erörterung über die Einteilung der verschiedenen epithelialen Schilddrüsentumoren eintreten, sondern die von Wegelin aufgestellten Formen, das metastasierende Adenom, die wuchernde Struma, das Papillom und Karzinom als gegebene Grundlage annehmen (s- Wegelin, dieses Handbuch, Bd. VIII). Diese Schilddrüsengewächse haben in allen ihren Unterformen bis auf die Papillome, die anscheinend seltener metastasieren, eine ausgesprochene Neigung zur Ansiedlung im Skeletsystem. Wie zwischen Knochenherden der Mamma- und Prostatakarzinome, so sind auch zwischen denen der malignen Schilddrüsen- und Grawitztumoren gewisse Übereinstimmungen festzustellen.

Die bösartigen epithelialen Schilddrüsentumoren treten im allgemeinen zwischen dem 40. und 70. Lebensjahre und wie bei den einfachen Strumen häufiger beim weiblichen als beim männlichen Geschlecht auf. Sie entwickeln sich nicht selten in bereits bestehenden Strumen, so daß sie in kropfreichen Gegenden häufiger als in kropfarmen angetroffen werden (HUGUENIN, LANG-HANNS, WEGELIN, WÜLFING u. a.). v. EISELSBERG weist darauf hin, daß man in Kropfgegenden bei Knochengeschwülsten, die den Eindruck von Sarkomen machen, immer auch an Metastasen von malignen Strumen denken müsse.

Die Zahlen für die Knochenmetastasen bei epithelialen Schilddrüsen-tumoren schwanken zwischen 30 und 40% (NISNJEWITSCH-KAUFMANN 34,4%, GESCHICKTER und COPELAND 40%, WEGELIN 40,5%, WÜLFING-ASCHOFF 42,1%). Bereits 1879 konnte C. KAUFMANN in seinem Referat unter 23 Fällen von „Carcinoma strumae" 6 mit Knochenmetastasen zusammenstellen. Fast noch mehr als bei den malignen Grawitztumoren fällt hier die Metastasierung in die Schädelknochen auf, worauf bereits C. KAUFMANN, LIMACHER, METZNER, REGENSBURGER, M. B. SCHMIDT u. a. hinwiesen. M. B. SCHMIDT stellte fest, daß bei Schilddrüsentumoren die Hauptstätten für Knochenherde besonders der oberen Körperhälfte, Schädel, Unterkiefer, Sternum, Humerus, Skapula und Rippen angehören und seltener im Femur, Becken und Kreuzbein angetroffen werden. Nach EWING werden die Knochen der Häufigkeit nach in folgender Reihenfolge befallen: Schädel, Wirbelsäule, Rippen, Humerus, Femur und Becken. BÉRARD und DUNET stellten aus 110 Fällen des Schrifttums folgende Tabelle auf:

Schädel	25,6%	Rippen	8,0%
Wirbelsäule	21,0%	Becken	7,0%
Sternum	9,7%	Klavikula	4,3%
Humerus	9,5%	Kiefer	2,7%
Femur	9,0%	Radius, Kalkaneus u. a.	0,5%

Die Ausbreitung in das Knochensystem erfolgt wie bei den GRAWITZschen Tumoren zweifellos auf dem Blutwege; doch macht HELLNER auch hier eine Einschränkung für die Wirbelsäule, deren häufiges Befallensein er auf eine Beteiligung der Lymphwege zurückführt.

Schon 1876 beschrieb COHNHEIM bei einer 35jährigen Frau himbeergeleeartige Knochenmetastasen in der Wirbelsäule, im Femur und Becken, die mikroskopisch das typische Bild eines „Gallertkropf" zeigten. Er betonte zum ersten Male den Zusammenhang von Knochenherden mit einer nicht krebsig veränderten Struma. Er erklärte auch den von RUNGE mitgeteilten Tumor im Bereiche des Atlas und Epistropheus auf Grund der von v. RECKLING-HAUSEN gegebenen Beschreibung in gleicher Weise, was aber v. RECKLINGHAUSEN in einer besonderen Erwiderung als Spekulation ablehnte. Obwohl v. R. in RUNGES Arbeit selbst die Ähnlichkeit einzelner Stellen mit Schilddrüsengewebe hervorhob, lehnte er dies später ab, betrachtete die Wucherungen als einfaches Carcinom und zog in COHNHEIMs Fall Gallertkarzinommetastasen in Erwägung.

Die morphologisch oft gutartige Struktur der Knochenmetastasen hat zu zahlreichen Bearbeitungen und verschiedenen Erklärungen derartiger Fälle geführt. Von einigen Autoren (v. EISELSBERG, LIMACHER u. a.) wurde die Frage erhoben, ob nicht solche Knochentumoren aus verlagerten Schilddrüsenkeimen hervorgehen können, und für Herde im Sternum, Unterkiefer und in der Klavikula wurde auch die Möglichkeit zugegeben (BECKER, R. SCHMIDT, KEGEL). ZAPELLONI leitete sogar Tumoren im Oberarmknochen von abgesprengten Keimen der Schilddrüse her. Absprengungen von Schilddrüsengewebe kommen zwar häufiger vor, aber nach WÖLFLER finden sie sich nur in ganz bestimmten Bezirken, im vorderen und seitlichen Halsabschnitt und im Mediastinum. Daher lehnen auch die meisten Untersucher eine solche Entstehung der Knochenherde ab und treten für eine metastatische Entwicklung ein. — v. GIERKE konnte in einigen Fällen mit Schilddrüsentumormetastasen im Knochensystem weder klinisch noch histologisch eine primäre maligne Geschwulst in der Schilddrüse nachweisen und er denkt deshalb an die Möglichkeit, daß die verschleppten Schilddrüsenzellen erst an dem Ort ihrer Ansiedlung im Knochensystem die Fähigkeit zu malignem Wachstum erlangt haben.

Während Borst, Crone, v. Eiselsberg, v. Hansemann, Huguenin, C. Kaufmann, Klinge, M. B. Schmidt u. a. die metastasierenden Schilddrüsentumoren auf Grund ihres biologischen Verhaltens sämtlich für Karzinome erklären, treten Langhanns, Marchand, Wegelin u. a. wohl mit Recht dafür ein, die metastasierenden Adenome und wuchernden Strumen von den Karzinomen abzutrennen und ihnen eine Sonderstellung einzuräumen, da nach morphologischen Gesichtspunkten bemessen keine echten Karzinomstrukturen vorliegen, wenn auch zuweilen Übergänge zwischen den einzelnen Schilddrüsentumoren vorkommen.

Aus vielen Beispielen sollen nur die Fälle Feurer und Middeldorpf herausgegriffen werden. Im ersten Falle handelte es sich um einen großen Schädeltumor mit typischer Schilddrüsenstruktur; die kleinfaustgroße Struma, die von Langhanns eingehend untersucht wurde, ergab nichts von krebsiger Struktur, sondern das Bild einer wuchernden Struma und im zweiten Falle fanden sich Metastasen im Schädel, Humerus, Femur, Wirbelsäule und Kreuzbein; die von Marchand vorgenommene Untersuchung ergab in der Schilddrüse kleine rundliche Knoten, die makroskopisch und mikroskopisch nur als Adenome zu bezeichnen waren. Die Malignität der Wucherungen kam aber bereits durch den Einbruch von Geschwulstwucherungen in kleine Venen zum Ausdruck.

Daß einfache Strumen mit einfacher Hypertrophie, ja sogar eine unveränderte Schilddrüse geschwulstmäßig metastasieren können, wie das früher von Becker, Coats, Guibé, Hollis u. a. angenommen wurde, wird heutzutage fast allgemein abgelehnt. Auch Oderfeld und Steinhaus, die eine Schädelmetastase anfangs von einer normalen Schilddrüse ableiteten, fanden später bei der Sektion ihres Falles in der Schilddrüse einen Adenomknoten als Primärtumor. Wagner (Fischer-Wasels) beschreibt eine als Sarkom operierte Rippenmetastase bei einer Struma nodosa colloides ohne Zeichen von Malignität. Der primäre Tumor, z. B. ein Adenom kann auch nach Ribbert, Schmorl, Wegelin u. a. jegliche lokale Zeichen von Bösartigkeit vermissen lassen, und trotz großer Metastasenbildung völlig latent bleiben. Nach Doepfner ist auch ein in solchen Geschwülsten beobachteter Einbruch in die Blutgefäße noch nicht allein ausschlaggebend für die Metastasierung, sondern es spielt, wie Cohnheim es schon ausdrückte, die Konstitution bei dieser Frage eine wesentliche Rolle. So vermißte Doepfner eine Metastasierung bei einer größeren Anzahl von Schilddrüsenadenomen, die in Gefäße eingebrochen waren; besonders fiel ihm das bei jugendlichen Individuen auf. Doepfner fand unter 86 Adenomen mit Metastasen nur 10 aus dem 2. und 3. Jahrzehnt. Der jüngste Fall von Flateau und Köhlischer betraf ein 17jähriges Mädchen mit osteoklastischen Metastasen im Bereiche des Hinterhauptbeines und der Schläfenschuppe.

Hellner betont, daß die metastasierenden Adenome sich biologisch und dem klinischen Verlauf nach wie Karzinome verhalten; er erkennt nur wenige Fälle als Adenommetastasen an und zwar nur solche, in denen die serienmäßige Untersuchung der Schilddrüse kein Karzinom ergibt. Bei einer Zusammenstellung von 78 Fällen mit Knochenmetastasen, in denen klinisch die Schilddrüse auf Karzinom unverdächtig war, fand er nur in 10 Fällen „einigermaßen gesicherte Adenommetastasen", weiterhin 21 Karzinome; 42 Beobachtungen konnten nicht als bewiesene Adenome gelten, da die Schilddrüsen nicht untersucht wurden. Klinge weist darauf hin, daß in zahlreichen Fällen nach anfänglichem Mißerfolg durch Serienschnitte noch Karzinomwucherungen, wenn auch an ganz umschriebener Stelle im Primärtumor nachgewiesen werden konnten (Cramer, Huguenin, Wölfler). Aber auch dann, wenn eine solche histologische Klarstellung eines Karzinoms nicht möglich ist, versteht Klinge unter einer „metastasierenden Struma" ein Karzinom, in dessen Zellen die morphologisch erkennbare Veränderung zurücktritt gegenüber der biologischen Änderung des Zellcharakters, die sie zu unbeschränktem autodestruktivem Wachstum befähigt.

Im allgemeinen entsprechen die histologischen Bilder in den Knochenmetastasen denen der Primärtumoren; doch kommen im Aufbau der Tochterherde auch Abweichungen vor. So schreitet mitunter in den Knochenherden die Ausreifung weiter vor als in dem Primärtumor (DE CRIGNIS, V. EISELSBERG, LANGHANNS, WÖLFLER). In selteneren Fällen (V. EISELSBERG, CRONE, WEGELIN) werden andererseits in den Metastasen auch Entdifferenzierungen vom metastasierenden Adenom nach dem Karzinom hin beobachtet. Es ist somit nicht ohne Weiteres möglich, aus dem mikroskopischen Befund einer Metastase einen sicheren Rückschluß auf den Charakter der primären Schilddrüsengeschwulst zu ziehen.

Entsprechend ihrem Aufbau können die Knochenmetastasen aller Schilddrüsentumoren bis zu einem gewissen Grade Schilddrüsenfunktionen ausüben (M. B. SCHMIDT). So gelang es EWALD, GIERKE, STEIM u. a. Jod zum Teil in Lymphknoten, zum Teil in Knochenmetastasen nachzuweisen, während die Untersuchungen von REGENSBURGER und von ZAPELLONI auf Jod negativ ausfielen. Den besten Beweis für die Funktionstüchtigkeit der Metastasen liefert ein Fall von v. EISELSBERG, bei dem nach Totalexstirpation einer adenomatösen Struma Tetanie und eine Kachexia thyreopriva auftraten; die Ausfallserscheinungen gingen zurück mit der Entwicklung einer Metastase im Sternum, die sich als typischer Zylinderkrebs mit Kolloidbildung in den Drüsenschläuchen erwies. Nach Entfernung der Strumametastase trat der Tod unter erneuten Zeichen einer Kachexia thyreopriva ein. Wie in anderen Fällen, so war auch in dieser Metastase eine Anschwellung während der Menstruation als Ausdruck des Zusammenhanges mit dem gesamten innersekretorischen Apparat zu beobachten gewesen.

Für die Knochenmetastasen der Schilddrüsentumoren ist charakteristisch, daß sie häufig als erstes Krankheitszeichen auftreten, und nicht selten als primäre Sarkome oder tuberkulöse Knochenprozesse gedeutet werden, da die Primärherde in vielen Fällen unbemerkt bleiben oder klinisch als unverdächtige Strumen mit nur geringer Wachstumstendenz imponieren (V. EISELSBERG, FEURER, REGENSBURGER, WAGNER u. a.). SALSANO berichtet über eine Schädelmetastase bei metastasierendem Adenom, die unter der Diagnose Atherom operiert wurde. Die Metastasen wachsen oft sehr langsam, mitunter jahrelang, ehe sie stärkere Beschwerden verursachen (V. EISELSBERG, GOEBEL, HINTERSTOISSER, KLINGE, WEGELIN u. a.). Das Mißverhältnis zwischen Primärtumor und Knochenherd kann recht bedeutend sein, so sah WEGELIN eine mannsfaustgroße Metastase im Becken bei einem Primärtumor von 2 cm Durchmesser (wuchernde Struma innerhalb von Adenomknoten) und HUGUENIN einen karzinomatösen Primärtumor von 4—5 mm Durchmesser mit einer ausgedehnten osteoklastischen Metastase und Gibbusbildung der Brustwirbelsäule. (Ähnliche Beobachtungen bei DE CRIGNIS, FABRICIUS, KLINGE und WÜLFING.) — Bei Fällen, die schon klinisch die Diagnose Schilddrüsenkrebs auf Grund vermehrten Wachstums, der Konsistenzzunahme, der zuweilen auch harten und höckerigen Oberfläche u. a. erkennen lassen, erscheinen die Tochterherde meist sehr rasch nach Feststellung der malignen Struma (HELLNER).

Das Auftreten von Solitärmetastasen ist in gleicher Form wie bei den Grawitztumoren eine weitere Eigentümlichkeit des metastasierenden Adenoms und der wuchernden Struma; sie werden auch bei Karzinomen angetroffen (DE CRIGNIS, HUGUENIN u. a.). Allerdings sind Einzelherde nur auf Grund eines Sektionsbefundes anzuerkennen. Durch die Sektion bestätigte Solitärmetastasen im Knochen sind unter anderen von v. EISELSBERG, FISCHER und SCHWARZ, ODERFELD und STEINHAUS, WAGNER sowie von WEGELIN beschrieben worden. Im Schrifttum sind weiterhin eine größere Anzahl nur klinisch beobachteter Einzelmetastasen niedergelegt (CRONE, v. EISELSBERG, S. ERDHEIM, HOFFMANN, HUTCHINSON, NEUMANN, PALESEK, REGENSBURGER, SCHWARZ. (Weitere Angaben darüber bei WEGELIN.) Wie bei den hypernephroiden

Tumoren, so kommen auch hier noch Jahre nach der Entfernung des Primärtumors sog. Spätmetastasen vor (HELLNER, ROTTER, WEGELIN). Multiple Metastasen mehrere Jahre nach Operation einer klinisch unverdächtigen Struma sahen HAWARD, HELLNER, HELBING, HOLLIS, THOMSON.

Ausgesprochene makroskopische Unterschiede zwischen den Knochenherden der verschiedenen Schilddrüsentumoren sind hinsichtlich der Einwirkung auf das Skeletsystem nicht festzustellen. Auch röntgenologisch kann man die einzelnen Tumorformen nicht trennen (HELLNER). Die typische Form ist der osteoklastische Knochenherd mit der Unterform der zystischschaligen Metastase (Abb. 35), wie wir sie bereits bei den hypernephroiden Tumoren kennengelernt haben. HELLNER, SHIMADA, SCHINZ und UEHLINGER bilden typische Röntgenbilder solcher osteoklastischer Metastasen ab.

Die makroskopischen und mikroskopischen Präparate der Knochenmetastasen beweisen mitunter schlagender als die mikroskopischen Befunde der Primärtumoren den malignen Charakter an ihrem infiltrierenden Wachstum und den meist schweren destruierenden Veränderungen der Knochensubstanz mit oft vollkommenem Schwund der Spongiosa und Kompakta, obwohl auch in den Metastasen mikroskopisch eine weitgehende Nachbildung der normalen Schilddrüsenstruktur zuweilen zu beobachten ist. Bei der einfachen osteoklastischen Form kommt es allmählich zu einer Zerstörung der Spongiosa und Kortikalis, in manchen Fällen auch zur Zerstörung des Periostes und zum Durchbruch in das parostale Gewebe, während bei der schalig-zystischen Form um die Tumorwucherungen eine neue, wenn auch geringe Reaktion in der Hauptsache vom Periost aus eintritt und eine dünne Knochenschale gebildet wird. Im Röntgenbild findet sich dabei oft eine wabige Struktur des noch vorhandenen Knochengewebes. Fälle wie der

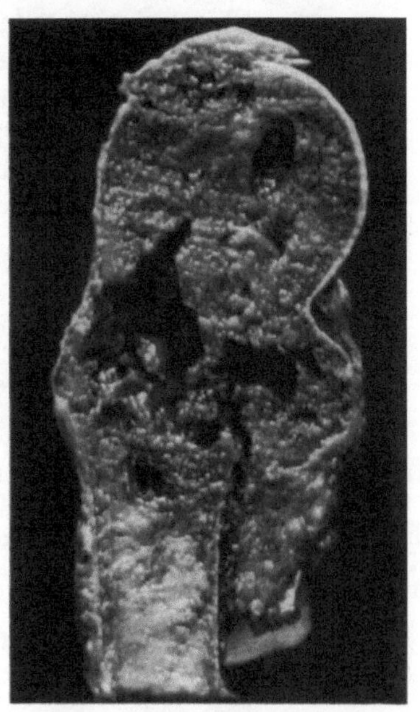

Abb. 35. Zystischer osteoklastischer Herd im oberen Abschnitt des Humerus bei metastasierendem Schilddrüsenadenom. (Sammlung WEGELIN-Bern.)

von v. EISELSBERG (Fall VII) beobachtete, in dem die an der Schädeloberfläche sitzende Geschwulst in ganzer Ausdehnung von einem dichten Osteophytenrasen durchsetzt war, gehören zu den Ausnahmen. In der Regel kommt es am Schädel zu einem bis auf die Dura reichenden Defekt und in den Diaphysen wird die Kontinuität in länger bestehenden Fällen meist vollkommen unterbrochen. In manchen Fällen deutet eine himbeergeleeartige oder transparente, weiche elastische Beschaffenheit und braun- oder gelbrote Farbe der Tumorwucherungen schon makroskopisch auf Schilddrüsengewebe hin, in anderen Fällen ist der Schilddrüsencharakter erst mikroskopisch erkennbar.

In welcher Form der Abbau des Knochens vor sich geht, ist an den Schilddrüsenmetastasen nicht immer leicht zu entscheiden. Herr WEGELIN stellte mir liebenswürdigerweise einiges histologisches Material von Schädel- und Schulterblattmetastasen bei wuchernden Strumen zur Verfügung. In der Schädelmetastase finden sich meist schlauchförmige oder kleinfollikuläre Wucherungen, die hie und da kleine Kolloidtropfen enthalten. Die meist einschichtige Epithelauskleidung besteht aus kubischen oder hohen zylindrischen Zellen. Die noch in geringer Ausdehnung vorhandene Knochensubstanz des Schädeldaches ist vollkommen zerklüftet; Riesenzellosteoklasten sind sehr spärlich. Die Epithelien liegen im allgemeinen nicht direkt den Knochen an, sondern die auch sonst vorhandenen flachen spindeligen Stromazellen, die die Follikel und Drüsenschläuche umgeben, sind noch dazwischengeschaltet. Es erhebt sich die Frage, ob diese einkernigen Stromazellen tatsächlich die wichtige Rolle bei dem Knochenabbau spielen,

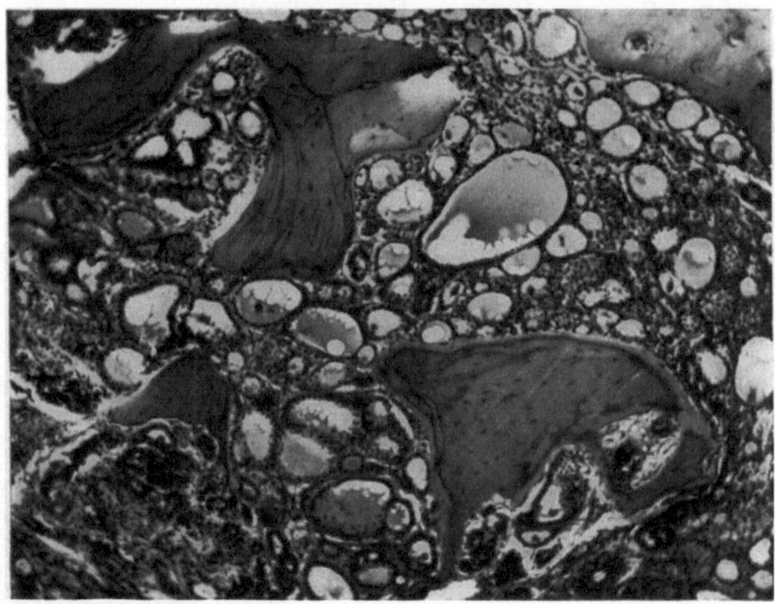

Abb. 36a. Typische follikuläre Struktur in einer Schädelmetastase bei wuchernder Struma. Reste von Knochenbälkchen zwischen den Geschwulstwucherungen. Leitz Obj. 3, Ok. 6×, Vergr. 100×.

die ihnen AXHAUSEN als einkernige Osteoklasten zuschreibt? Liegen solche Zellen den Knochen an, ohne daß Epithelien dabei sind, so ist kein Abbau festzustellen. Erst die Anwesenheit der Epithelien führt dazu. An Knochenbälkchen, an denen an der einen

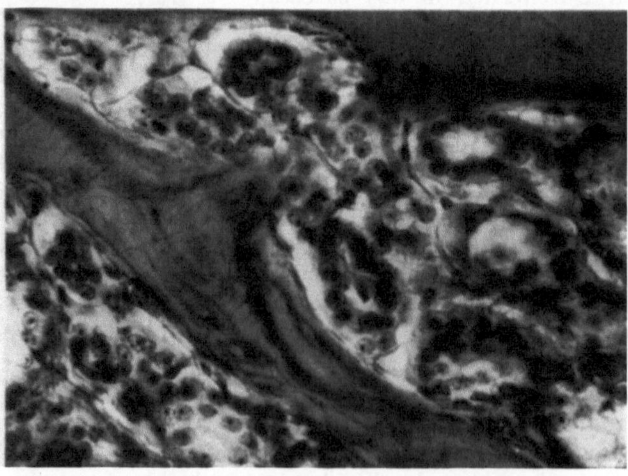

Abb. 36b. Abbau von Knochensubstanz unter Einwirkung von wucherndem Schilddrüsengewebe in einer Schädelmetastase; Zwischen Tumorzellen und Knochenbälkchen flache spindeliche Stromazellen. Leitz Obj. 1/7a Öl, Ok. 6×, Vergr. 400×.

Seite unter der Einwirkung vorwuchernder Epithelien deutlicher Knochenabbau stattfindet, bemerkt man zuweilen an der abgekehrten Seite eine reihenförmige Anlagerung von Osteoplasten, allerdings meist ohne nennenswerten Anbau. Das an die Karzinomwucherungen angrenzende Zellmark wird ohne stärkere Reaktion und ohne Umwandlung in Fasermark von den vordringenden Krebszellen durchwuchert und ersetzt.

In der Skapulametastase ist der Adenomtyp ausgesprochener. Neben drüsenschlauch-förmigen Proliferationen finden sich reichlich kleine kolloidhaltige Follikel mit einschichtiger, kubischer oder Zylinderzellauskleidung. Nirgends ist es zwischen den kleinfollikulären Wucherungen zur Entwicklung von Fasermark gekommen. Von den Knochenbälkchen sind oft nur noch kleine Bruchstücke vorhanden (Abb. 36a).

Wie im vorigen Falle liegen in den tiefen Lakunen zwischen den vordringenden Epithelien und den Knochenbälkchen oft schmale Säume von spindeligen Zellformen (Abb. 36b); da aber auch Lakunen anzutreffen sind, in denen die Epithelien in direktem Kontakt mit der Knochensubstanz stehen, erscheint mir hier die direkte abbauende Einwirkung der Epithelien, soweit das morphologisch überhaupt zu entscheiden ist, gesichert (s. auch Abb. 7). In beiden hier beschriebenen Fällen sind außerdem nicht selten Kapillaren in Lakunen anzutreffen, so daß wohl auch eine vaskuläre Resorption (POMMER) stattfindet. Erwähnt sei noch, daß bei dem Abbau der Knochenbälkchen die Knochenzellen selbst nicht immer zugrunde gehen, sondern bei der Zerstörung der Knochensubstanz zuweilen frei werden und mitunter bei der Eröffnung ihrer Kapseln noch ganz intakt erscheinen. Deutliche Ansätze zu Knochenanbauprozessen sind nicht vorhanden; nur hie und da lagern sich einige Osteoplasten an Knochenbälkchen an, wenn die Epithelproliferationen etwas entfernter liegen und eine breitere Stromaschicht am Knochen entwickelt ist. Es handelt sich bei den malignen Strumametastasen ebenso wie bei den GRAWITZ-Metastasen um ausgesprochen osteoklastische Veränderungen, wie man sie sonst bei Knochenmetastasen anderer Herkunft in diesem Ausmaß selten antrifft.

Auch nach GESCHICKTER und COPELAND, MARCHAND-METZNER u. a. findet eine direkte destruierende Einwirkung der Epithelien auf die Knochensubstanz statt. In selteneren Fällen infiltrieren die Tumorzellen nur die Markräume, ohne daß eine Einwirkung auf Spongiosa oder Kompakta festzustellen ist.

Der große Gefäßreichtum der Wucherungen und die Verdünnung der Knochenschale führt auch hier wie bei den hypernephroiden Metastasen klinisch in manchen Fällen zur Pulsation und zuweilen zur Verwechslung mit Aneurysmen (COATS, DE CRIGNIS, FEURER, FLATAU und KÖHLICHEN, E. KAUFMANN, KLINGE, MIDDELDORPF, SHEEN).

Infolge der meist osteoklastischen Veränderungen sind Spontanfrakturen besonders im Oberschenkel und Humerus nicht selten zu beobachten (Abb. 37) (CRONE, FISCHER und SCHWARZ, GOEBEL, HELLNER, C. KAUFMANN, KLINGE, MIDDELDORPF u. a.). Trotz der osteoklastischen Veränderungen tritt

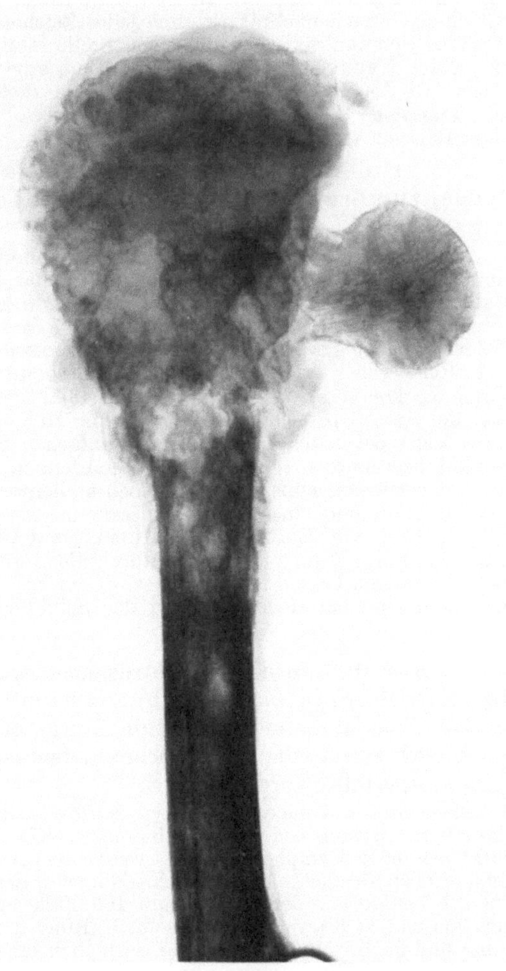

Abb. 37. Spontanfraktur bei wabig-zystischer Metastase im rechten Oberschenkel bei Karzinom der Schilddrüse. 81j. ♀. (Sammlung RÖSSLE-Berlin.)

in manchen Fällen eine Konsolidierung der Frakturen durch periostale Kallus-bildung ein (FISCHER und SCHWARZ, MIDDELDORPF, VIALLEFOND und GUIBERT, WÜLFING u. a.).

Wie allgemein bei malignen Tumoren für die Lokalisation von Knochenmetastasen durch ein Trauma der Boden vorbereitet werden kann, so sind auch hier eine Reihe von Fällen beschrieben worden, wo kurze Zeit vor der Entwicklung der Metastase an der entsprechenden Stelle ein Trauma eingewirkt hat (CRONE, v. EISELSBERG, FEURER, MORRIS, NEUGEBAUER, WEBER u. a.). Im Falle NEUGEBAUER handelte es sich um eine 57jährige Frau mit einer Oberschenkelfraktur ohne jedes Zeichen von Tumorbildung. Nach einem Jahre trat eine Spontanfraktur an derselben Stelle in einer Metastase eines Schilddrüsentumors auf. Nach NEUGEBAUER handelt es sich um eine sekundäre Tumoransiedlung im Kallus-gebiet. Ob die Metastase nicht bereits bei der ersten Fraktur bestand, ist aber bei dem oft sehr langsamen Wachstum der Knochenherde wohl zu erwägen; die Frakturheilung spricht nicht dagegen (s. Fall FISCHER und SCHWARZ).

Der großen Zahl von Knochenmetastasen bei epithelialen Schild-drüsentumoren steht nur eine geringe bei mesenchymalen Tumoren gegenüber.

WEGELIN sah von 28 Sarkomen der Schilddrüse (beobachtet von 1897—1921) nur einmal ein Überwuchern eines Sarkoms auf das Sternum. WÜLFING fand im Freiburger Material von 1919—33 bei 11 Sarkomen und 2 Karzinosarkome unter 38 malignen Strumen keine Knochenherde. HEDINGER konnte bei 7 Sarkomfällen der Schilddrüse, soweit ihm das Material zugängig war, keine Knochenmetastasen feststellen, ebensowenig SCHUPPISER an einer Reihe von Karzinosarkomen. Eine Besonderheit stellt ein von ROTTER beschriebenes Karzinosarkom der Schilddrüse bei einer 49jährigen Frau dar, das rezidivierte und 8 Jahre nach der ersten Operation eine Metastase im Humerus mit Spontanfraktur setzte. Die Meta-stase zeigte neben dem Aufbau einer einfachen Struma colloides alle Formen bösartiger Schilddrüsentumoren (metastasierendes Adenom, wuchernde Struma, Parastruma, solide Karzinomstränge), außerdem aber noch stellenweise das Bild eines verhornenden Platten-epithelkrebses und eines Spindelzellsarkoms.

Die früher von EHRHARDT, G. MÜLLER und LIMACHER für die Sarkommetastasen mit-geteilten großen Zahlen haben sich durch die Untersuchungen von WEGELIN und WÜLFING nicht bestätigen lassen. Knochenmetastasen bei Endotheliomen werden von CLIVIO, USUI und LIMACHER bei einem Teratom der Schilddrüsengegend von FRITZCHE beschrieben.

Im Anschluß an die Schilddrüsentumoren sei noch mit einigen Worten auf die Knochenmetastasen bei Thymustumoren eingegangen. In der großen Zahl der im Schrifttum mitgeteilten malignen Thymusgeschwülste finden sich eine Reihe mit Knochenmetastasen, die meist erst auf dem Sektions-tisch festgestellt wurden.

Die malignen Tumoren der Thymusdrüse werden von einigen Untersuchern allgemein als maligne Thymome oder als Karzinome bezeichnet, andere machen eine Trennung zwischen Sarkomen oder Lymphosarkomen, wenn die Tumoren von den kleinen lymphozytären Rindenzellen abzuleiten sind, und Karzinomen, die sie von der Marksubstanz herleiten. — CROSBY konnte aus dem Schrifttum 166 Fälle zusammenstellen, wobei er 122 Lympho-sarkome und 44 Karzinome unterschied. Einer näheren Betrachtung unterzieht er 78 Sar-kome und 36 Karzinome. Bei den Sarkomen ergaben sich Knochenmetastasen vor allem in Sternum und Rippen, ferner im Schlüsselbein, Schulterblatt, Humerus und in der Wirbel-säule (JANEWAY, JONES, RENAULT und PLICHET, SCHMIDTMANN, SHEMAN, SWEANY, ZAGEW-LOSCHIN, ZNINIEWICZ) Am häufigsten war infolge des meist direkten Überwucherns das Sternum befallen. Bei Karzinomen der Thymusdrüse fanden BAER, JACOBSEN, LEMANN und SMITH, O'FLYMM, ROCCAVILLA, SYMMERS und VANCE Herde in der Wirbelsäule und VOGES im rechten Oberschenkel. Nach BAER ist die Metastasierung bei Thymuskarzinomen verhältnismäßig selten und beschränkt sich in der Hauptsache auf den Thoraxraum. Er erwähnt eine mir nicht zugängliche Arbeit von KAJSER, nach der nächst den Lungen und der Pleura am häufigsten das Skelet befallen sei. SCHUSTER macht Mitteilung von einem pri-mären Gallertkarzinom des Thymus mit Metastasen im Sternum; sie leitet den Tumor von dysontogenetischen Thymuszysten ab, die gelegentlich Schleimsekretion zeigen. KOWALSKI teilt mehrere lymphoepitheliale Thymustumoren darunter eine Geschwulst eines 49jährigen Mannes mit, die u. a. Metastasen im Schädel zeigte. — Unter unserem Material ergab ein Mediastinaltumor eines 19 Jahre alten Mannes (L. N. 310/34), der makroskopisch als Thy-mustumor imponierte und hier kurz erwähnt sei, histologisch das Bild eines malignen Teratoms. Der Tumor war in großer Ausdehnung auf die linke Lunge übergewuchert.

Seine zahlreichen Knochenmetastasen im rechten Oberschenkel, in Brust- und Lendenwirbeln waren vorwiegend osteoklastische Herde und wiesen rein epitheliale karzinomatöse Struktur auf; eine Rippenmetastase (s. Abb. 12) zeigte eine Spontanfraktur.

5. Knochenmetastasen bei Lungen- und Bronchialtumoren.

Gegenüber den bisher beschriebenen Metastasen ist das Interesse für Knochenherde bei Bronchialtumoren sowohl im pathologisch-anatomischen als auch im klinischen Schrifttum verhältnismäßig gering, obwohl die Zahl der Knochenmetastasen bei Bronchialkarzinomen ziemlich groß ist.

In 2080 von Ask-Upmark zusammengestellten Lungentumoren fanden sich Metastasen vor allem in der Leber und etwas mehr als halb so oft im Skeletsystem. Bei eingehender Untersuchung des Knochengerüstes stellte Rohrhirsch unter 121 Fällen 45 = 37,2% mit Knochenmetastasen davon allein 33% in der Wirbelsäule fest, während eine ältere Zusammenstellung von Adler unter 374 nur 47 = 14% ergab. Wir fanden unter 34 Fällen 11 = 32%, Grove und Kramer 38%, Nagayo 30,2%, Kitain-Lubarsch 25%, Kraft 15,3%, Geschickter und Copeland 16% (s. auch Statistik, Allgemeiner Teil). — Eine Vermehrung der Knochenmetastasen bei Bronchialkarzinomen durch die veränderte Lebensweise während des Krieges, wie Materna annimmt, kann Probst an seinem Material, das aus der Kriegszeit und der Zeit nach dem Kriege stammt, nicht feststellen; er fand in beiden Zeitabschnitten die gleichen Prozentzahlen (23%) für Knochenmetastasen.

Überwiegend sitzen die Metastasen der Bronchialtumoren in unserem Material in der Wirbelsäule, in Rippen, Femur und Sternum, in den Fällen von Seyfahrt besonders in Sternum, Rippen, Brustwirbelsäule und in der Gegend des 6. und 7. Halswirbels. Nach Roussy und Huguenin mit Vorliebe in den platten Knochen, bei Atkin besonders im oberen Ende des Femur und Humerus. Nach Junghanns metastasierten von 405 Lungen- und Bronchialkarzinomen bei Männern 36,7%, bei Frauen 30,5% in das Knochensystem, in erster Linie in das Rumpfskelet, Wirbelsäule und Becken, dann in die Extremitätenknochen und selten in den Schädel.

Die Knochenherde werden während des Lebens ziemlich selten entdeckt. Der Grund ist wohl darin zu suchen, daß die Primärtumoren meist das klinische Bild beherrschen, während bei den bisher besprochenen Geschwülsten, besonders den malignen Grawitz- und Schilddrüsentumoren, häufig die Metastasen im Vordergrund des Krankheitsbildes stehen. Die Tochterherde ahmen im allgemeinen den Aufbau der Primärtumoren nach, so daß wir auch in den Metastasen die Struktur eines kleinzelligen Karzinoms, Carcinoma simplex, Adeno- und seltener eines Plattenepithelkarzinoms antreffen können. Sutherland, Decker und Cilley, Geschickter und Copeland, Kikuth u. a. sahen in den meisten Fällen osteoklastische Metastasen, daneben auch mehr gemischte osteoklastisch-osteoplastische und selten osteoplastische Formen (Fälle von Fischer-Defoy, Malchartzeck, Zemgulis). Die Wirbelsäule war in allen Fällen entweder allein befallen oder weitgehend an der Metastasierung beteiligt.

Spontanfrakturen werden öfters erwähnt (Fischer-Defoy, Loth). Seyfahrt fand unter 14 Fällen 5 Frakturen von Humerus, Femur, Rippen und Klavikula, Kraft unter 23 2mal Frakturen des Schenkelhalses.

Fried hebt hervor, daß vor allem die langsam wachsenden szirrhösen und epidermoidalen Karzinome als Quelle für die Knochenmetastasen in Frage kommen. Allerdings sind Plattenepithelkarzinome der Bronchien verhältnismäßig selten (Friedmann, Hochstetter und Loth).

Besonderheiten gegenüber den üblichen Befunden bei osteoklastischen Knochenmetastasen (s. allgemeiner Teil) sind im allgemeinen nicht festzustellen; daher beschränken sich die Mitteilungen im Schrifttum auf kasuistische Beiträge und Fälle, die vor allem klinisch differential-diagnostische Schwierigkeiten bereitet haben; besonders die Abgrenzung der Knochenherde gegen primäre Knochentumoren und tuberkulöse Veränderungen ist wegen der gleichzeitig bestehenden Lungenveränderungen mitunter nicht leicht (Hochstetter, W. Fischer, Gloos, Hikuth u. a.).

So führen auch mitunter Metastasen in den Handwurzelknochen wegen ihres seltenen Sitzes zur Differentialdiagnose mit Tuberkulose (Selka, Matthews).

Eine Verwechslung mit primären Knochensarkomen kommt besonders bei sehr kleinen Bronchialkarzinomen vor, die zuweilen erst auf dem Sektionstische entdeckt werden oder auf die eine Probeexzision bei einem für Sarkom gehaltenen Tumor das Augenmerk lenkt (bei Hellner Tumor einer Rippe). Auch in den Fällen von Korchov und Minz, Loth, Frangenheim und Rouslacroix täuschten Humerusmetastasen primäre Sarkome vor.

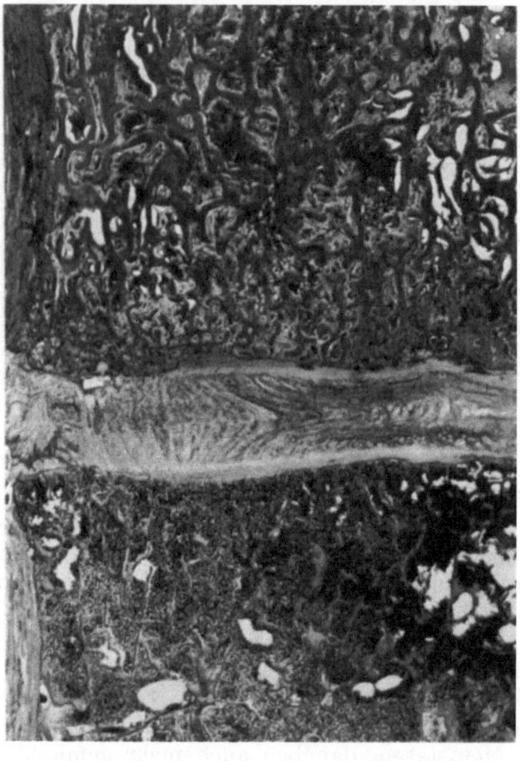

Die Schwierigkeit der klinischen Diagnose beweist weiterhin ein Fall von Lenormand, Wilmoth und Pergola, die auf die Notwendigkeit einer Probeexzision bei allen unklaren, tumorartigen Knochenkrankheiten hinweisen. In ihrem Fall handelte es sich um ein Bronchialkarzinom mit multiplen Knochenmetastasen, die klinisch zuerst die Erscheinungen einer Polyarthritis rheumatica verursachten und nach dem Röntgenbild für eine Ostitis deformans Paget gehalten wurden. — Wie schwierig zuweilen auch die histologische Entscheidung ist, zeigen 4 Fälle von Hirsch und Ryerson, in denen die Knochenmetastasen in 2 Fällen auf Grund der histologischen Untersuchungen für Endotheliome bzw. Ewingsche Knochensarkome gehalten wurden; erst die Autopsie deckte die Bronchialkarzinome mit seltenem Metastasensitz in Radius und Tibia auf. Darunter befand sich ein Tumor von einem 6jährigen (!) Knaben, bei dem die Diagnose zuerst auf Osteomyelitis und später auf Ewingsarkom gestellt wurde. Die bei den Bronchialkarzinomen sehr häufigen kleinzelligen, ziemlich indifferenten Zellformen haben wahrscheinlich in den Knochenherden die Diagnose auf Ewingsarkom veranlaßt. Thomas, Hirsch und Blaine beobachteten bei einem 38jährigen

Abb. 38a. Osteoplastische Wirbelmetastase bei kleinzelligem Bronchialkarzinom; 49j. ♂ (L. N. 46/35). Unten zwischen dem feinen Spongiosagerüst normales rotes Zellmark; oben fibröse Umwandlung des Markes mit dunklen kleinen Karzinomherden und Verdichtung des Spongiosagerüstes. Leitz Obj. Summar 100 mm.

Mann im Skelet verbreitete periostitische Prozesse neben Auftreibungen der peripheren Knochen und Gelenke, die für eine pulmonär bedingte Osteoarthropathie gehalten wurden. In den Probeexzisionen der Knochenherde waren epitheliale Wucherungen nachzuweisen, die histologisch von einigen Untersuchern auch wieder als Endotheliome angesprochen wurden; als Primärtumor ergab die Autopsie ein kleines typisch gebautes kleinzelliges Bronchialkarzinom. — Seltene Metastasen sind: Herde in beiden Kniescheiben bei einem 57jährigen Mann (Friedmann), eine große Schulterblattgeschwulst (Hochstetter) und eine unter der Diagnose Osteomyelitis mandibulae mit Sequester operierten Unterkiefermetastase bei einer 30jährigen Frau (Kluger), ferner eine Unterkiefermetastase von Dudits mitgeteilt.

Von Interesse ist ein nicht vollkommen geklärter Fall einer Metastase im Akromion bei einem 67jährigen Mann (Hammer). Nach schwerem Heben entstand unter rißartigem Schmerz eine Schwellung der rechten Schulter, die sich anfangs vergrößerte, später ganz hart wurde und etwa faustgroß blieb. Nach 8 Jahren starb der Mann an einem Lungenkarzinom. Nach Hammer und Kienböck besteht nach dem Röntgenbild kein Zweifel, daß dieser Akromiontumor eine Metastase des Lungenkarzinoms darstellt; nach der Fraktur sei es nach ihrer Ansicht zu einer starken Blutung und später durch Organisation zur Heilung der Metastase gekommen. Der faustgroße Tumor des Akromion erschien bei der Sektion auf dem Durchschnitt hyalin von einzelnen Knochenbalken durchzogen mit einer dünnen

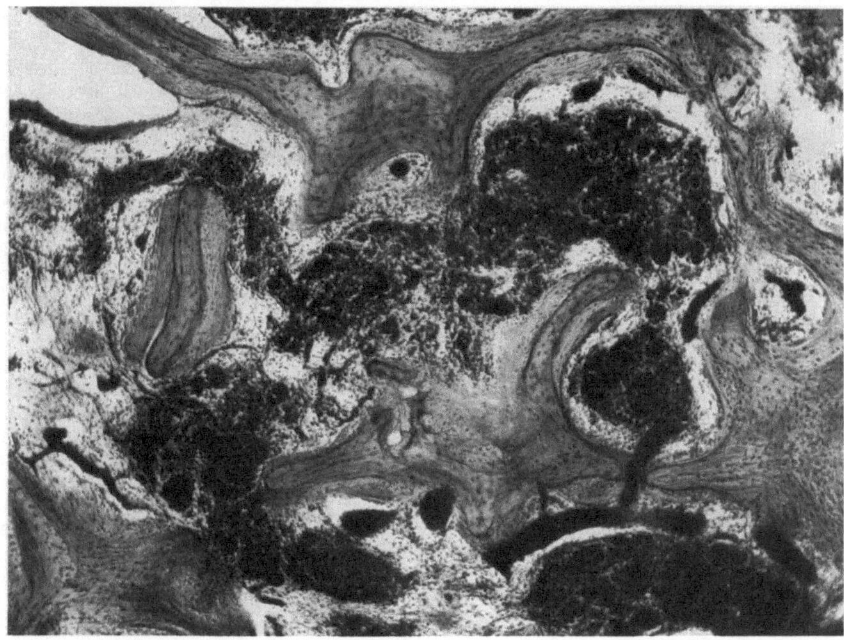

Abb. 38b. Abschnitt aus Abb. 38a bei stärkerer Vergrößerung. Kleinzellige Karzinomwucherungen liegen in und um Kapillaren nesterförmig angeordnet in dem fibrös umgewandelten Mark; die Gefäße sind zum Teil stark gestaut und erweitert; die lamellären Knochenbälkchen zeigen reichliche Anlagerung neugebildeter osteoider Knochensubstanz. Leitz Obj. 2, Ok. 6×, Vergr. 50×.

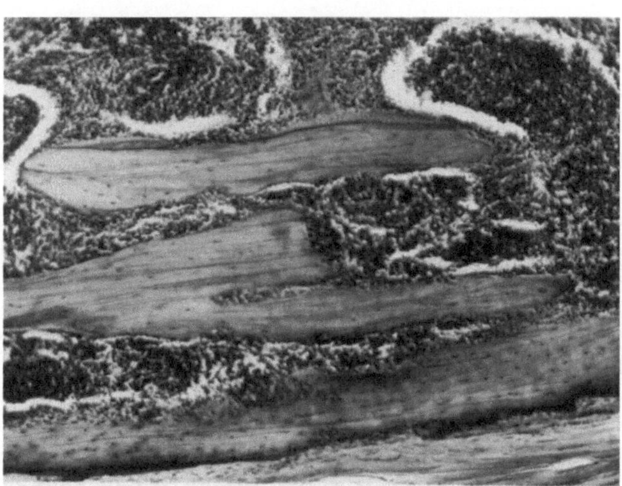

Abb. 39. Osteoklastische Rippenmetastase bei kleinzelligem Bronchialkarzinom; 49j. ♂ (L. N. 46/35). Abbau der Knochenbälkchen durch direkte Einwirkung der kleinzelligen Karzinomwucherungen, die das rote Mark vollkommen verdrängt haben. Leitz Obj. 3, Ok. 6×, Vergr. 10×.

Knochenschale umgeben. Die pathologisch-anatomische Diagnose lautete auf altes organisiertes Hämatom; metastatische Tumorwucherungen waren nicht nachweisbar. Eine vollkommene Ausheilung einer Knochenmetastase ist bisher noch nicht beschrieben worden; doch werden weitgehende fibröse narbige Heilungsvorgänge u. a. von ERDHEIM mitgeteilt.

In unserem Material handelt es sich im allgemeinen um osteoklastische oder osteo-plastisch-osteoklastische Wucherungen; nur bei einem kleinzelligen Bronchialkarzinom eines 49jährigen Mannes waren neben graurötlichen weichen Wucherungen in mehreren Rippen und im rechten Oberschenkel diffus infiltrierende osteoplastische Wirbelherde entstanden. Mikroskopisch erscheint das spongiöse Gerüst in den befallenen Wirbeln verdichtet und das Zellmark überall in ein lockeres Fasermark umgewandelt (Abb. 38a). Die kleinzelligen Karzinomwucherungen liegen im Fasermark häufig innerhalb von Gefäßen und in Form kleiner und großer Zellnester um dies herum. Dadurch sind ausgedehnte Stauungen im Gefäßsystem und Blutungen eingetreten. Ein Abbau von Knochen ist nirgends festzustellen, dagegen ein reichlicher Anbau osteoider Substanz an alte Knochenbälkchen durch vermehrte Osteoplastenbildung und auf dem Wege der Metaplasie (Abb. 38b). Die Zwischenwirbel-scheiben zeigen keine Veränderung (Abb. 38a). — In den osteoklastischen Rippenherden sind die kleinzelligen Wucherungen sehr dicht und haben im Mark zur Neubildung osteoider Substanz durch Osteoplastenanlagerung geführt, während dicht daneben alte Knochenbälk-chen, vor allem aber die Kompakta, starken lakunären Abbau zeigen. Der Abbau geht zum Teil unter direkter Einwirkung der kleinzelligen Wucherungen vor sich (Abb. 39). Typische Riesenzellosteoklasten sind spärlich, dagegen liegen häufiger schmale einkernige Zellen (die einkernigen Osteoklasten von AXHAUSEN) in den Lakunen. — In einer Ober-schenkelmetastase eines adenomatösen Bronchialkarzinoms haben die Krebszellen vom Mark aus die Kompakta weitgehend zerstört, so daß der Knochen dicht vor einer Spontanfraktur stand. Die adenomatösen Wucherungen verursachten im Gegensatz zu den oben beschrie-benen kleinzelligen Metastasen vorwiegend einen Abbau durch Riesenzellosteoklasten (s. Abb. 5). Es zeigt sich auch hier, daß das im oberen Oberschenkelabschnitt entwickelte rote Mark in der Nähe der Wucherungen immer zellärmer wird und nur noch ein Faser-gerüst aus Kapillaren und Fettzellen darstellt. Dicht an den Krebsherden entwickelt sich daraus ein faseriges, verschieden zellreiches Geschwulststroma (s. Abb. 5). Nähern sich die Krebszellen einem Knochenbälkchen, so sind bereits massenhaft Riesenzellen zur Stelle; ein Abbau unter direkter Einwirkung der Krebswucherungen ist hier nicht fest-zustellen. Am Übergang zum intakten Knochen sind im Periost Osteophytbildungen aus meist unverkalkten Knochen entstanden, die aber von den vordringenden Karzinomzellen rasch wieder zerstört werden.

Unter dieser Gruppe soll ein an der rechten Ulna beobachteter osteoklastischer Tumor eingereiht werden, der als Metastase eines bohnengroßen Plattenepithelkarzinoms der Plica aryepiglottica aufgefaßt wurde (FITTIG). DUSSA fand unter 44 Larynxkarzinomen nur 4 Fernmetastasen, darunter 2 im Skelet in beiden Fällen in oberen Abschnitten der Wirbel-säule.

6. Knochenmetastasen bei Tumoren des Magen-Darmkanals einschließlich des Pankreas und der Leber.

Die Knochenmetastasierung tritt in dieser Tumorgruppe gegenüber den bisher beschriebenen Geschwülsten sehr zurück. Es handelt sich meist um sporadisch auftretende Knochenherde; ausgedehntere Karzinosen des Knochen-systems sind selten.

Immerhin haben die eingehenden Untersuchungen des Skeletsystems im SCHMORLschen Institut unter 214 Magenkarzinomen 30 = 14,9% mit Knochenmetastasen und etwa eben-soviel bei Karzinomen des Dickdarmes ergeben. Dagegen fanden KITAIN 1,8% bei Magen- und 1,5% bei Dickdarmkarzinomen und GESCHICKTER und COPELAND 1,3% bzw. 0,6%. Eine Zusammenstellung des Schrifttums (MATTHEWS) ergab 2—15% bei Magenkarzinomen. Bei Leber- und Pankreaskrebsen sind die Zahlen noch geringer: SUTHERLAND sah unter 1032 Karzinomen mit Knochenmetastasen nur 2 primäre Pankreas- und 2 primäre Leber-karzinome, COPELAND unter 334 Fällen mit Knochenmetastasen auch nur einmal ein Leber-, Gallengangs- und Ösophaguskarzinom als Primärtumor. HERXHEIMER fand im ganzen Schrifttum 22 Leberkarzinome mit Knochenmetastasen.

Im allgemeinen treten in dieser Gruppe die Knochenmetastasen bei weit vorgeschrittenen Primärtumoren auf. Eine besondere Bevorzugung bestimmter Skeletabschnitte ist, abgesehen von der für Karzinommetastasen allgemein üblichen Lokalisation, nicht zu beobachten. GESCHICKTER und COPELAND denken bei dem verhältnismäßig häufigen Befallensein der Rippen bei den Magenkarzinomen ohne Lungenherde an eine Ausbreitung auf dem Lymphwege. Für die anderen Metastasen lassen sie den Ausbreitungsweg offen; doch gilt wohl auch hier wieder, abgesehen von der Wirbelsäule, der hämatogene Weg als der übliche.

Zusammenfassende Arbeiten über Knochenmetastasen bei Karzinomen des Magen-Darmkanals fehlen bisher; bei den im Schrifttum niedergelegten Fällen von Magenkarzinomen mit Knochenmetastasen werden letztere meist ohne nähere mikroskopische und makroskopische Befunde nur kurz erwähnt. Im allgemeinen handelt es sich, abgesehen von den kleinen Herden, die sich zuweilen, ohne irgendwelche Knochenveränderungen zu verursachen, im Knochenmark entwickeln können, um osteoklastische und vereinzelt um zystischschalige Formen (GESCHICKTER und COPELAND, ZADE). Ausgesprochen osteoplastische Knochenherde beschreiben ASKANAZY, AXHAUSEN, ERBSLÖH, FISCHER-DEFOY, FRANGENHEIM, GOETSCH, JOLL, PERLMANN, SUTHERLAND, DECKER und CILLEY.

Bei zahlreichen Magenkarzinomen mit ausgedehnten Knochenmetastasen fanden sich keine Lebermetastasen (SEEMANN und KRASNOPOLSKI, ZADE u. a.). — Über kleine, zum Teil nur mikroskopisch nachweisbare Ulkuskarzinome mit Knochenmetastasen berichten HENKE, MALCHARTZECK, KORCHOW und MINTZ. — Eigenartig verlief ein Fall von SENGE; hier fand sich bei einer 33jährigen Frau im 5. Monat der Gravidität nach unklarem, fieberhaften Krankheitsverlauf bei der Sektion ein Magenkarzinom, das zu einer weitgehenden Karzinose in Wirbelsäule, Becken und Femur und besonders zur Ansiedlung in der Plazenta geführt hatte, ohne daß sonst andere Organe, z. B. die Uteruswand, sekundär von Krebswucherungen befallen wurden. Weitere Fälle mit ausgedehnten Knochenherden bei Magenkarzinomen teilen KERR, DABNEY und BERGER, THUS, PINETELLE und CAVAILLON mit.

Mitunter kommt es bei sehr ausgedehnten Metastasierungen mit Zerstörungen des Knochensystems zu Kalkablagerungen im übrigen Organismus. So machte RENNER bei einem Kranken mit einer von einem Kardiakarzinom ausgehenden Karzinose des gesamten Skeletes die Beobachtung, daß sich mit Vergrößerung der Knochenherde ausgedehnte Kalkdepots im übrigen Körper gebildet hatten. ROESNER sah bei einem 14jährigen Jungen mit diffus infiltrierendem Magenkarzinom ebenfalls eine ausgedehnte Metastasierung im Skelet, die durch die Knochenresorption zu Kalkablagerungen in den nekrotischen Teilen karzinomatöser Lymphknoten als dystrophische Verkalkung, ferner zu Kalkmetastasen in den Nierenpapillen und in der Wand des linken Vorhofes im vorher unveränderten Gewebe geführt hatten.

HELLNER beschreibt einige charakteristische Fälle und betont das sporadische oder solitäre Auftreten der Knochenherde. — Wie rasch sich zuweilen solche Metastasen entwickeln, zeigt ein Fall von RAHNER, bei dem 40 Tage nach dem Auftreten der ersten Magensymptome ohne jeden palpatorischen Befund ein mannsfaustgroßer Tumor des Magens festgestellt wurde und bald darauf unter Schmerzen im Oberschenkel eine Spontanfraktur eintrat. Mikroskopisch ergab sich ein Adenokarzinom des Magens, dessen klinische Symptome mit Entwicklung des Knochenherdes nur etwa 2 Monate bis zum Exitus dauerten (ähnlich rasch verlaufender Fall s. später bei SEEMANN und KRASNOPOLSKI).

In unserem Material hatten 4 szirrhöse und 1 adenopapilläres Karzinom mit Knochenmetastasen bis auf geringe Knochenschmerzen klinisch keine besonderen Erscheinungen verursacht; sie bildeten bohnen-kirschgroße Herde in Wirbeln, Rippen, Sternum und Oberschenkelknochen. Solitäre Metastasen waren nicht darunter. Die größte Zahl von Metastasen in Wirbelsäule und Rippen mit Spontanfrakturen zeigte ein großes jauchig zerfallenes adenopapilläres Karzinom bei einem 53jährigen Mann (L.N. 287/32). Das Röntgenbild einer Rippe (Abb. 40) läßt deutlich erkennen, daß der Herd an der Knorpelknochengrenze sitzt und bei weitgehender Zerstörung des Knochens den Knorpel nur wenig verändert hat. — Als seltenen Sitz von Knochenherden beschreiben STIASNY eine große osteoklastisch-osteoplastische Schultermetastase, SCHWALBACH eine karzinomatöse Infiltration des Mittelohres, ESAU einen Einzelherd in der Halswirbelsäule und DAHMEN eine Metastasierung in der Dura mater unter dem Bilde einer Pachymeningitis haemorrhagica interna bei einem 25jährigen Mann.

HELMREICH weist auf die Schwierigkeit der Differentialdiagnose zwischen Leukämie und Karzinom mit Knochenmetastasen hin. Ein 33jähriger Mann mit für Karzinom uncharakteristischen Magenbeschwerden klagte über heftige Kopfschmerzen; im Blutbild starke Vermehrung der weißen Blutkörperchen (16000—42000), vorwiegend Myelozyten, Hämoglobin 30%. Die Sektion ergab ein Magenkarzinom mit ausgedehnten Knochenmetastasen.

Magen- und Darmkarzinome mit Knochenmetastasen führen sehr oft zur Veränderung des roten und weißen Blutbildes (GESCHICKTER und COPELAND, HELMREICH, JOLL, PARMENTIER und CHABROL, SEEMANN und KRASNOPOLSKI, THIEL u. a.).

Kurpjuweit sah bei Magen- und Gallenblasenkarzinomen mit Knochenmetastasen Myelozytosen mit 4—17% Myelozyten. — Harrington und Kennedy, Harrington und Teacher sowie Jordans und Barthels geben für Magenkarzinome mit Knochenmetastasen einen reichlichen Normoblastenbefund und Myelozytose bei erheblicher Anämie, gekennzeichnet durch Anisozytose und Poikilozytose, an (ähnlicher Befund bei Schlejp). Jordans und Barthels fanden bei einem Darmkarzinom mit Knochenmetastasen zuerst das Blutbild nach Art einer perniziösen Anämie mit erhöhtem Färbeindex, später eine typische Reizmyelozytose mit 20% Myelozyten. Die Reizmyelozytose mit dem gleichzeitigen Auftreten zahlreicher Normoblasten wird von Hirschfeld, Naegeli, Kurpjuweit u. a. geradezu als ein wegleitendes diagnostisches Merkmal einer Knochenmarksverdrängung durch Geschwulstmetastasen gewertet.

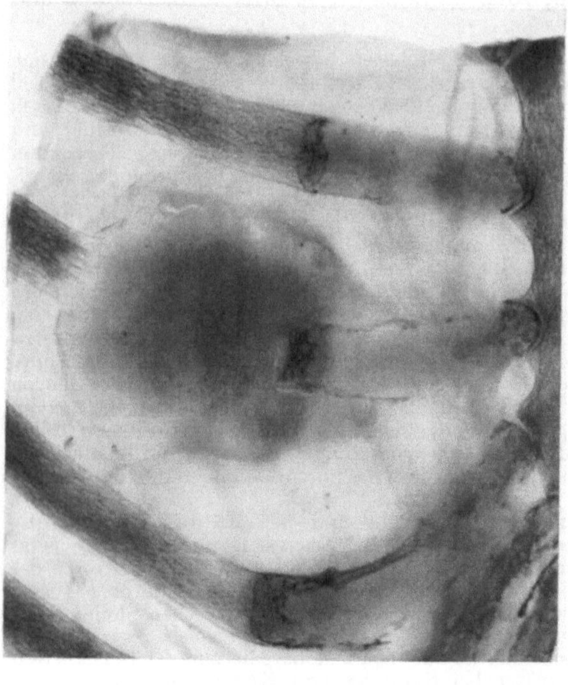

Unter dem Bilde einer akuten Leukämie innerhalb einiger Wochen verlief ein diffus infiltrierend wachsender Magenkrebs mit ausgedehnten Metastasen im Skeletsystem (Seemann und Krasnopolski), wodurch nach Seemann eine stark intra- und extramedulläre Myelozytose in Milz und Leber hervorgerufen wurde.

Nach Hellner gibt es kein typisches Blutbild bei Fällen mit Knochenmetastasen. Besonders bei den Metastasen von Magenkarzinomen, bei denen Veränderungen des Blutbildes häufig anzutreffen sind, wird mitunter der Einfluß der Knochenherde überschätzt. Da zwischen Magen und Blutbild eine gewisse Beziehung wohl dahingehend besteht, daß im Magen ein antianämisches Prinzip (Castle) vorhanden ist, bei dessen Fortfall eine Anämie entsteht, so beeinflußt der Primärtumor hier wohl mehr als bei allen anderen malignen Geschwülsten das Blutbild, wenn auch zuzugeben ist, daß eine schwere Karzinose des Skelets, besonders in osteoplastischer Form, auch von sich aus weitgehende Veränderung des Blutbildes hervorrufen kann (Joll) (s. auch Blutbild und Knochenmetastasen, Allgemeiner Teil).

Abb. 40. Metastase an der Knorpelknochengrenze einer Rippe bei adenopapillärem Magenkarzinom; 53j. ♂ (L. N. 287/32). Vollkommene Zerstörung der Knochenstruktur, relativ geringe Veränderung am knorpeligen Anteil.

Anhangsweise seien noch 3 Karzinomfälle wegen ihrer Knochenbildung in den Primärtumoren oder ihren Organmetastasen erwähnt, da sie für die Frage der Knochenbildung unter dem Einfluß von Krebswucherungen von Bedeutung sind. Im ersten Falle (Gruber) handelt es sich um einen Szirrhus des Magens, der in seinem Stroma nach Art eines osteoplastischen Karzinoms eine ausgedehnte Bildung von Knochenbälkchen aufwies. Im zweiten Falle (Micseh) kam es wahrscheinlich auch unter der Einwirkung der Krebszellen in einem Gallenblasenkarzinom und dessen Leber-, Lungen- und Lymphknotenmetastasen zur Bildung typischer Knochenbälkchen und von Knochenmarkgewebe. Schließlich konnte Laubmann bei einem Magenkrebs in Lungenmetastasen mit stellenweise sarkomartig umgewandeltem Stroma knochen- und knorpelähnliches Gewebe mit geflechtartigem Bau nachweisen. In allen Fällen bestand sonach eine Knochenentwicklung im Stroma unter dem Einfluß der Karzinomwucherungen. Knochenmetastasen wurden in keinem Falle festgestellt. Wenn wir die Vorgänge in diesen Tumoren auch nicht ohne weiteres den Vorgängen in Knochenherden gleichsetzen können, so zeigen sie doch, daß es nicht allein das osteogene Gewebe in den Knochenmetastasen an sich ist, was zur Knochenneubildung führt, wie das Ribbert annahm, sondern der Einfluß der Karzinomwucherungen und eine entsprechende Reaktion des Stroma sind wesentlich und können mitunter auch außerhalb des Skeletsystems in ähnlicher Form osteoplastische Vorgänge hervorrufen.

Ähnliche Fälle mit Knochenmetastasen wie vom Magen werden auch vom Ösophagus und übrigen Intestinaltraktus, besonders vom Rektum, mitgeteilt (Brickner und Milch, Derigs, Dussa, S. Erdheim, E. Fraenkel, Furer und Struckmeyer, Goetsch, Halluin und Desbonnet, Haslinger, R. Koenen, Lamm, Matthews, Oberndorfer, Sabrazés, Jeanneney und Mathey-Cornat, Schmorl und Junghanns, Sutherland, Decker und Colley, Risak, Strauss u. a.). Leider fehlen auch hier meist nähere Untersuchungen der Knochenherde.

Wir haben bei 23 Ösophaguskarzinomen 3 osteoklastische Metastasen in der Wirbelsäule festgestellt. Rohrhirsch, Koenen geben 10%, Geschickter und Copeland 5% und E. Kaufmann 4% Knochenmetastasen bei Ösophaguskarzinomen an. — Bei Dickdarmkarzinomen fand Rohrhirsch unter 63 Fällen 9 = 14,4%, Malchartzeck unter 35 2 mit Knochenmetastasen, während Geschickter und Copeland nur 0,6% und Kitain 1,5% angeben.

Eine große Schädelmetastase mit ausgedehnter Osteophytbildung im Bereich des linken Scheitelbeines beobachteten wir bei einer 53jährigen Frau mit einem Adenokarzinom des Rektums. 2 Jahre nach der Rektumamputation trat sie auf und entwickelte sich sowohl nach außen in Form eines wulstigen Osteophyt als auch nach innen infiltrierend in das Großhirn. Die adenomatöse Struktur der Geschwulstwucherungen war auch in der Metastase deutlich zu sehen. Der Herd zeigte vorwiegend osteoplastische Veränderungen mit reichlichem Osteophyt. — Goetsch beschreibt bei einem szirrhösen Rektumkarzinom in Knochenherden neben osteoklastischen ausgesprochen osteoplastische Prozesse. In Abschnitten mit reichlicher Epithelproliferation und starker Schleimproduktion stand der Abbau von Knochensubstanz im Vordergrund, während z. B. in Wirbelmetastasen mit spärlichen Epithelwucherungen und bei fehlender Schleimproduktion die Knochenanbildung hervortrat. — In einem Falle von Lamm kam es 3¹/₂ Monate nach Entfernung eines Adenokarzinoms des Rektums unter schwersten entzündlichen Erscheinungen mit langanhaltendem, fast septischem Fieber und heftigen Schmerzattacken in sämtlichen Gelenken besonders im Tibia-Fibulagelenk zur Bildung einer Metastase im rechten Fibulaköpfchen, dessen Umgebung stark gerötet und geschwollen war. Röntgenbild und Probeexzision bestätigten die Metastase eines Adenokarzinoms. — Eine klinisch als Epulis be-

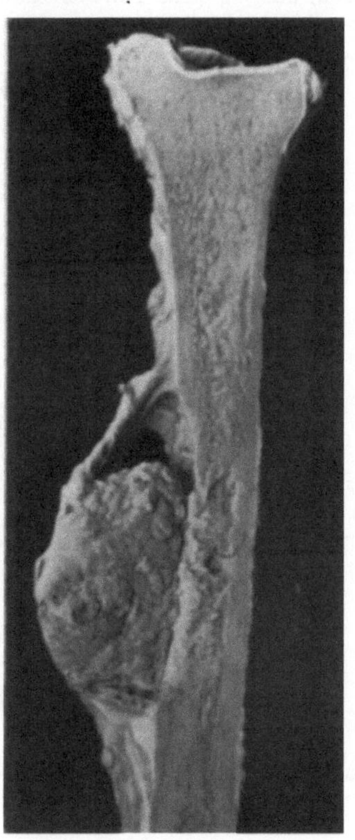

Abb. 41. Krebsmetastase der Tibia mit weitgehender Zerstörung der Kompakta bei einem Adenokarzinom des Rektums. 43j. ♀. (Sammlung Rössle-Berlin.)

trachtete Oberkiefermetastase bei einem Rektumkarzinom beschreibt Risak. Abb. 41 zeigt eine osteoklastische Metastase der Tibia mit Zerstörung der Kompakta und Ausbreitung im periostalen Gewebe. Weitere Knochenmetastasen beschreiben: S. Erdheim, Hellner, Philipp und Schäfer bei Rektumkarzinomen, Knauer, Siburg bei erbsen- und bohnengroßen Karzinoiden des Dünn- und Dickdarmes, Goldblatt bei einem polypösen, alveolär gebauten, melanotischen Rektumtumor einer 69jährigen Frau und Copeland von einem 18 Monate alten Mädchen mit einem Sarkom des Ileum.

Die Frage der Knochenmetastasen bei Leberkarzinomen ist in der Hauptsache von Bersch, Eggel, Herxheimer und Landsteiner bearbeitet worden. In einer größeren Arbeit beschäftigt sich Bersch eingehend mit der Entstehung von Knochenmetastasen bei Leberkarzinomen, die er in einen cholangio- und hepatozellulären Typ einteilt. Die neben anderen auch von Bersch verwendete Bezeichnung malignes Adenom für die hepatozelluläre Form wird von HANSEMANN, HERXHEIMER, M. B. SCHMIDT u. a. abgelehnt. Sie bezeichnen diese Fälle, da sie Gefäßeinbrüche und Metastasen aufweisen, als Adenokarzinome (s. HERXHEIMER, dieses Handbuch, Bd. V/1).

BERSCH sah unter 7 von ihm bearbeiteten Leberkarzinomen in sämtlichen 3 dem cholangiozellulären Typus angehörigen Fällen zwar zahlreiche Metastasen, aber keine Knochenherde, während bei den 4 anderen, dem hepatozellulären Typus bzw. den malignen Adenomen zuzuzählenden Fällen 3mal Metastasenbildung und zwar immer mit Beteiligung des Knochensystems vorhanden war. Einmal fand sich ein Herd in einer Rippe, im zweiten Fall im linken Femurhals mit Spontanfraktur und Becken und im dritten im Schädel; zum Teil waren es recht umfangreiche Tumorbildungen. Die Metastasen zeigten ausgesprochen osteoklastische Struktur. Der Knochen war weitgehend zerstört, die Knochenränder endeten scharf in den

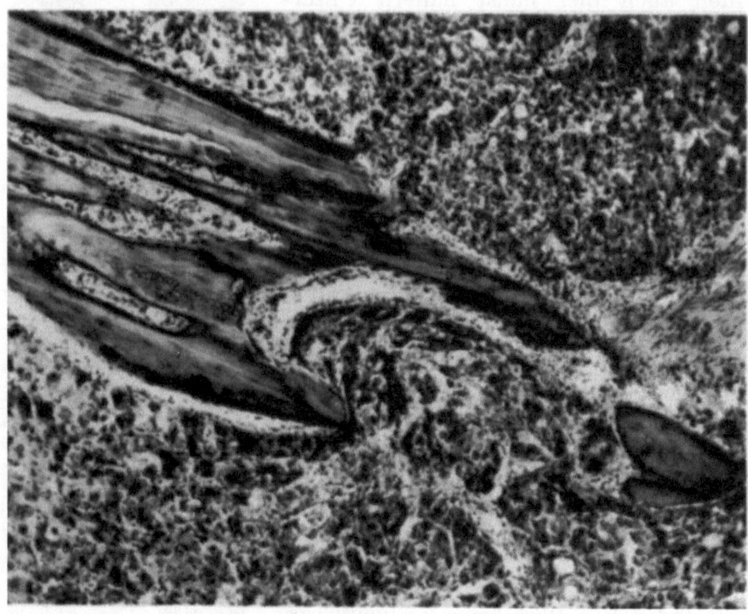

Abb. 42. Schädelmetastase; hepatozelluläres Karzinom (malignes Adenom) der Leber bei 72j. ♂. Vaskuläre Resorption an Knochenbälkchen mit Bildung von Riesenzellosteoklasten aus den Gefäßwandzellen. Leitz Obj. 3, Ok. 6×, Vergr. 100×.

Tumormassen, in denen gelegentlich kleine Knochenbälkchen sichtbar waren. BERSCH nimmt Zerstörung bzw. Resorption der Knochenbälkchen durch direkte Einwirkung der Tumorzellen an. Die Tumorzellen wiesen auch in den Metastasen eine leberähnliche Struktur auf. BERSCH macht darauf aufmerksam, daß gerade die hepatozellulären Karzinome, die er auf Grund ihrer histologisch mehr gutartigen Struktur auch als maligne Adenome bezeichnet, zu Metastasen im Skelet neigen, und fand seine Befunde auch im Schrifttum, soweit die histologischen Beschreibungen ein Urteil zulassen, bestätigt. — Die Herren v. GIERKE und BERSCH stellten mir freundlicherweise einige mikroskopische Knochenpräparate ihres Karzinommaterials zur Verfügung, wofür ich auch an dieser Stelle meinen Dank ausspreche.

An allen Schnitten der Knochenherde (BERSCH), sei es vom Schädeldach, vom Femur oder der Rippe, wiederholt sich immer dasselbe Bild einer ausgesprochen osteoklastischen Metastasierung ohne jede Andeutung von Knochenanbau. An einem Schnitt der Femurmetastase kann man schon bei schwacher Vergrößerung die Ähnlichkeit mit Lebergewebe feststellen. Die Wucherungen sind im Femurkopf bis an die Verkalkungszone des Gelenkknorpels vorgedrungen, ohne aber den Knorpel selbst zu berühren. Die wenigen Knochenbälkchen, die noch zwischen den dichten Zellwucherungen erhalten sind, sind durch tiefe und flache Gruben ausgehöhlt, in denen selten Riesenzellosteoklasten, dagegen reichlicher spindelige einzellige Elemente liegen. Vor allem fällt eine ausgedehnte vaskuläre Resorption auf; die Endothelzellen der Kapillaren bilden tiefe und flache Gruben an den Resten der lamellären Knochenbälkchen (Abb. 42), zuweilen unter Bildung von Riesenzellen aus den Adventitialzellen. Man gewinnt aber auch hier wie bei den Schilddrüsentumoren den Eindruck daß der Knochen außerdem durch direkte Einwirkung der Geschwulstzellen zerstört wird; denn nicht selten liegen die Geschwulstzellen im Bereiche von Arrosionsstellen direkt dem Knochen an. An der Schädelmetastase sind sowohl die äußere als auch die innere Tabula vitria bis auf wenige Knochensplitter zerstört. Die Wucherungen haben Periost und Dura mater in breiter Ausdehnung abgehoben, sind aber nicht darüber hinaus gewuchert. In einem weiteren Falle handelt es sich um einen 57jährigen Mann mit klinischer Diagnose Querschnittsmyelitis. Die Obduktion (v. GIERKE) ergab ein hühnereigroßes typisches „malignes Hepatom" des linken Leberlappens mit osteoklastischen Metastasen in einigen Brustwirbeln und 2 Rippen. Bei einem Adenokarzinom vom cholangiozellulären Typ mit kindskopfgroßer Beckenmetastase lautete die klinische Diagnose auf Sarkom der rechten Beckenschaufel bei einer 37jährigen Frau. Die Sektion (v. GIERKE) ergab mehrere kirsch- bis pflaumengroße Tumoren der Leber, die als Primärherde angesehen wurden. Mikroskopisch findet sich hier keine Leberstruktur, sondern typische Drüsenschlauchbildungen, die auf Herkunft vom Gallengangssystem hindeuten. Die Drüsenwucherungen sind unregelmäßig mehrschichtig und enthalten reichlich Schleim. Die Knochenbälkchen sind weitgehend zerstört und werden von ein- oder mehrkernigen Osteoklasten abgebaut. Eine direkte Beteiligung der Karzinomzellen am Knochenabbau ist nirgends festzustellen. Es handelt sich somit im letzten Falle um eine osteoklastische Metastase eines Leberkarzinoms vom cholangiozellulären Typ.

EGGEL führt in seiner Statistik von 163 Leberkarzinomen 4 Fälle mit Knochenherden an, die alle unter die Rubrik des „Karzinoms der Leberzellen" fallen. Es waren Fälle mit Metastasen im Stirnbein (ZAHN), im Sternum (HANOT und GILBERT), im Oberschenkelknochen (STAHR), im Kreuzbein, Stirn- und Brustbein (M. B. SCHMIDT). Die letzten Knochenherde sind besonders interessant. Während sich im Primärtumor Geschwulstwucherungen von mehr cholangiozellulärem Charakter mit hepatozellulären Zellen abwechseln und im Becken einfache alveoläre Krebswucherungen vorhanden sind, findet sich im histologischen Bild der Metastasen des Sternums ein „ganz besonderer Bau". Die Zellen zeigen hier eine unverkennbare Übereinstimmung mit Leberzellen, es sind große protoplasmareiche, polyedrische Zellen; stellenweise kommt durch die Gliederung der Zellen, die von Kapillaren durchzogen werden, geradezu das „Prinzip des Leberbaues" zum Vorschein.

Während in den Primärtumoren der Leber der Nachweis von Galle häufiger gelungen ist (EGGEL, LÖHLEIN u. a.), wurde Gallebildung in Knochenherden nur von ASKANAZY, M. B. SCHMIDT und CATSARAS, bei ersterem in einer schon makroskopisch gallig gefärbten Wirbelmetastase, bei letzterem in einer Femurmetastase, festgestellt. Im Frischpräparat einer Sternummetastase fand M. B. SCHMIDT zwischen Leberzellbalken Kanäle nach Art der Gallekapillaren angefüllt mit gelbgrün gallig gefärbter Substanz. Am fixierten und geschnittenen Material konnte er sie nicht mehr feststellen. Ob die Stellen im Frischpräparat die einzige dieser Art waren oder ob durch die Härtung das Material verändert war, ließ sich nicht mehr entscheiden.

BASCHO, BLUMBERG, v. BOKAY, COUNSELLER, FRIEDHEIM, GOLDZIEHER, HUGUENIN, JAKOBAEUS, McINDOE, LANDSTEINER, LÖHLEIN, SPECHT, SURBECK und VOS berichten ebenfalls über Leberkarzinome bzw. maligne Leberadenome mit Metastasen im Skeletsystem, besonders der Schädelknochen. In den Metastasen tritt mitunter die Adenomstruktur so deutlich hervor, daß im Falle HUGUENIN bereits in einem intra vitam entfernten osteoklastischen Schlüsselbeintumor histologisch die Wahrscheinlichkeitsdiagnose auf eine Knochenmetastase eines primären Leberkarzinoms gestellt werden konnte. Der ausgesprochen osteoklastische Charakter der Leberkarzinommetastasen tritt auch in den Spontanfrakturen der Fälle BERSCH, CATSARAS, GOLDZIEHER und v. BOKAY, MOON hervor.

Die aufgeführten Bilder bei den hepatozellulären Karzinomen bzw. malignen Adenomen erinnern in der Art der Knochenmetastasierung ohne weiteres an die Verhältnisse in der Schilddrüse, in der auch vor allem die „metastasierenden Adenome" eine besondere Neigung zu Knochenmetastasen aufweisen und in osteoklastischen Metastasen weitgehend die Struktur des Organgewebes nachahmen können. Auch in den zuweilen schon makroskopisch erkennbaren Einbrüchen des Primärtumoren in das Gefäßsystem findet sich ein weiteres Vergleichsmoment.

Abb. 43 zeigt eine osteoklastische Oberarmmetastase mit Spontanfraktur bei einem Leberkarzinom einer 53jährigen Frau (L.N. 422/30). Trotz weitgehender Zerstörung der Knochensubstanz im Oberarmkopf ist der Gelenkknorpel darüber noch vollkommen intakt. Im rechten Femur fand sich eine gleichartige osteoklastische Metastase mit Spontanfraktur bei vollkommener Zerstörung des Kopfes und Schenkelhalses. Der Primärtumor saß im rechten Leberlappen und war an zahlreichen Stellen in das Gefäßsystem eingebrochen. Mikroskopisch handelt es sich um ein teils solides, teils adenomatös gebautes Karzinom. Leberartiger Zellaufbau ist weder in dem Primärtumor noch in den Metastasen vorhanden.

Über Pankreaskarzinome mit Knochenmetastasen berichten AXHAUSEN, JUNGHANNS - SCHMORL, KOLISKO, MALCHARTZECK, MATTHEWS, SUTHERLAND u. a. In unserem Material waren unter 13 Fällen 2 mit Knochenmetastasen. Bei einem 61jährigen Mann (L.N. 154/34) führte ein Adenokarzinom des Pankreaskopfes zu ausgedehnten grauweißen, zum Teil gallertigen Herden in der Wirbelsäule, im Brustbein, Becken und Mark des rechten Femur, die histologisch typischen Abbau durch Riesenzellosteoklasten zeigten. — Der 2. Fall war ein medulläres Karzinom des Pankreas bei einem 54jährigen Mann mit kleinen, unscharf begrenzten Metastasen im Mark eines Oberschenkels.

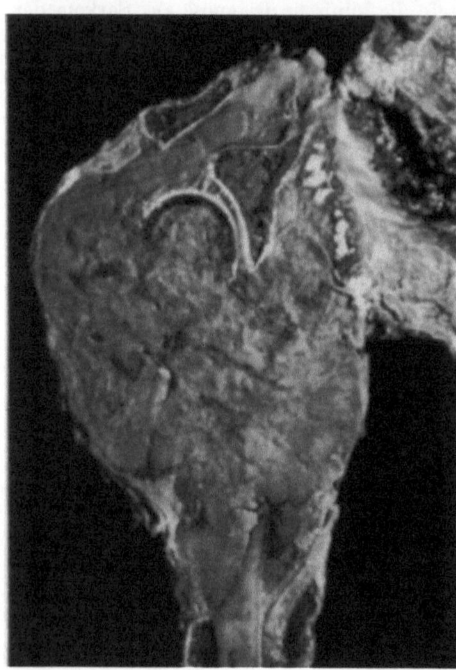

Abb. 43. Oberarmmetastase und Spontanfraktur bei Leberkarzinom; 53j. ♀. (L. N. 422/30). Vollkommene Zerstörung des oberen Schaftabschnittes und des Kopfes unter Erhaltung des knorpeligen Gelenküberzuges.

7. Knochenmetastasen bei Uterus- und Ovarialtumoren.

Knochenmetastasen bei Karzinomen des weiblichen Genitaltraktus treten in der Hauptsache im Becken auf. Früher wurden Knochenmetastasen im Schrifttum selten erwähnt; die heutzutage häufigere Beobachtung führen PHILIPP und SCHÄFER u. a. darauf zurück, daß die Lebensdauer von Karzinomfällen durch die neuen Behandlungsmethoden bedeutend verlängert wird; OETTINGER und HELFFERICH u. a. führen dies dagegen, wohl auch mit Recht, vor allem auf eine eingehendere Skeletuntersuchung zurück.

PHILIPP und SCHÄFER beschreiben im wesentlichen osteolytische Herde des Darm- und Kreuzbeins durch lymphogene Ausbreitung über die Parametrien und der Lendenwirbel über paraortale Lymphknotenmetastasen. In einem Falle ist fast eine Hälfte des knöchernen Beckens den Wucherungen zum Opfer gefallen, so daß noch während des Lebens der Oberschenkelkopf tief in die Beckenweichteile verlagert war. Histologische Befunde werden nicht mitgeteilt. — Seltener als die hinteren und die seitlichen Beckenabschnitte wird beim Genitalkarzinom der Frau das Schambein ergriffen (PHILIPP und SCHÄFER).

Die hämatogene Metastasierung tritt nach PHILIPP und SCHÄFER sowie HELLNER u. a. für diese Karzinomgruppe gegenüber der lymphogenen stark zurück. RAMIREZ CALDERON betont auch die Häufigkeit der koxofemoralen, lymphogenen Metastasierung bei Uteruskarzinomen.

Die Häufigkeit der Metastasen geben GESCHICKTER und COPELAND bei 86 Uteruskarzinomen mit 5,6%, bei 69 Ovarialtumoren mit 2,8%. Darunter waren Herde im Becken, Femur, Humerus, Schädel und Metakarpale des rechten Fußes.

SUTHERLAND, DECKER und CILLEY fanden unter 1569 malignen Tumoren mit Knochenmetastasen 27 Fälle mit Zervix- oder Ovarialgeschwülsten als Primärtumoren, davon 13 mit Beckenmetastasen. Nur bei einem Ovarial- und einem Zervixkarzinom bestand eine diffus osteoplastische Karzinose; sonst sahen sie sowohl nach Zervix- und Portio- als nach Ovarialkarzinomen osteoklastische Karzinosen und solitäre Metastasen in Femur, Rippen, Tibia, Schädel und einmal einen Herd im 7. Halswirbel. MALJEFF gibt bei 280 Sektionen von Uteruskrebsen 2 anscheinend hämatogene Einzelmetastasen an; bei 49 Ovarialkarzinomen sah er keine Knochenmetastase. LEUZINGER gibt 3,5% für Uteruskarzinome an, ROHR-HIRSCH-JUNGHANNS sahen unter 95 11 Fälle = 11,6% mit Knochenmetastasen, unter 26 Ovarialtumoren einen Fall. Die exakte Untersuchung im SCHMORLschen Institut gibt damit auch hier verhältnismäßig hohe Werte. Die größte Anzahl von Fällen (40) beobachtete KOTTMEIER bei 233 Uterus- und Ovarialtumoren. Typisch ist, daß die wahrscheinlich lymphogen entstehenden Becken- und Wirbelmetastasen im allgemeinen von Karzinomen der Portio oder Cervix uteri abstammen, während Korpuskarzinome ganz selten zu Knochenmetastasen und dann mehr zu hämatogenen als lymphogenen Herden führen.

Bei einer Durchsicht des Schrifttums konnte OFFERGELD (1908) eine ganze Reihe Uteruskarzinome mit Knochenmetastasen zusammenstellen, allerdings meist ohne nähere Angaben über die Befunde an den Metastasen.

Herde im Schädel finden sich bei CARON, DITTRICH, HABERMANN, HELLNER, HOSCH, KATZ und TEALLIER, im Femur bei CAMPBELL, DESMOS, DYBOWSKI, LOMER, TEALLIER und TRAUBE. DYBOWSKI hat 110 Uteruskarzinomfälle zusammengestellt, darunter 14 mit Knochenmetastasen meist im Becken und im Lendenwirbel, nur 3 im Femur. Tibiametastasen sahen FUNAKI und NAKAMURA, KAMANN und THORN, Metastasen in Rippen, Sternum, Hals- und Brustwirbel HABERMANN, LIMACHER, M. B. SCHMIDT, TEALLIER und TRAUBE, im Akromion GUNSETT und FOBE 6 Jahre nach operiertem nicht rezidiviertem Uteruskarzinom, im Schlüsselbein HELLNER, im Felsenbein HABERMANN und in der Patella MILLAR. Nach OFFERGELD fällt bei den Fernmetastasen neben den unteren Extremitäten, Rippen und Sternum die reichliche Beteiligung des Schädels auf, während der Schultergürtel fast vollkommen verschont bleibt. — Neben Beckenmetastasen beobachteten PHILIPP und SCHÄFER bei einer 46jährigen Frau 8 Jahre nach supravaginaler Amputation wegen eines Plattenepithelkarzinomes der Portio in der oberen Humerusdiaphyse eine Metastase, die in ihrer wabig zystischen seifenblasigen Struktur im Röntgenbild an eine Hypernephroidmetastase erinnerte. LENCROWSKI und MEISELS berichten eingehend über 9 Fälle mit Knochenmetastasen und weisen entgegen der Ansicht PHILIPPs von der späten Metastasierung der Tumoren des weiblichen Genitaltraktus auf die sehr frühzeitige Entwicklung der Knochenherde in ihren Fällen hin.

Kurz erwähnt seien Fälle von FABRICIUS und SCHILLER; im ersten war eine Krebsmetastase in den Fußwurzelknochen entstanden, deren Primärtumor im Uterus erst $2^1/_2$ Jahre später Erscheinungen machte. Bei der Obduktion fand sich neben dem Uteruskarzinom außerdem noch ein Magenkarzinom; die Metastase wird vom Uteruskarzinom hergeleitet. SCHILLER erhob den seltenen Befund einer Metastasierung in ein Kniegelenk 8 Wochen nach Entfernung eines Korpuskarzinoms des Uterus. Da in den angrenzenden Knochen auch Karzinomwucherungen vorhanden waren, ist die primäre Ansiedlung im Gelenk, der später auch eine im anderen Kniegelenk folgte, wohl nicht ganz sicher zu entschieden. SCHILLER betont die weitgehende Ausbreitung der Wucherungen in der Synovia beider Kniegelenke. Ein derartiger Befund ist bisher bei einem Uteruskarzinom noch nicht mitgeteilt worden, andererseits ist aber die Annahme des Autors, daß bei sonstigen Karzinomen, z. B. der Mamma, ein metastatisches Befallensein der Gelenke, vor allem des Hüftgelenkes, gar nicht so selten sei, bei Durchsicht des großen Materials im Schrifttum nicht zu bestätigen. Die Gelenke bleiben auch bei anderen Karzinomen relativ häufig und lange Zeit verschont.

Eine ungewöhnliche Metastasierung sah MAKRYCOSTAS bei einer 79jährigen Frau in Form einer schweren „Osteomalacia carcinomatosa" der unteren Extremitäten nach einem Portiokarzinom des Uterus. Beide Unterschenkelknochen waren stark verdickt und biegsam wie Wachs. Die Oberschenkel zeigten unveränderte Gestalt, aber auf der Schnittfläche zahlreiche zusammenfließende osteoklastische Metastasen. In den Knie- und Fußgelenken war an den Rändern der Gelenkknorpel schon makroskopisch ein Einbruch des Karzinomgewebes in Form dichtstehender Gewebsknollen zu erkennen. Der Gelenkknorpel, der auf vollkommen karzinomatös zerstörter Spongiosa ruhte, war hier noch fast vollkommen intakt geblieben. Die Gestalt der Fußwurzelknochen war zum Teil erhalten, zum Teil waren die Karzinommassen über die Knochengrenzen hinausgewuchert und hatten sie durch Geschwulstgewebe überdeckt; nur an den Gelenkspalten war die Trennung noch deutlich. Die anderen untersuchten Knochen (Oberarm, Darmbein, Wirbelsäule) waren frei von Metastasen. Mikroskopisch zeigen die Gefäße des Knochenmarkes der Unterschenkel und des parostalen Gewebes zahlreiche Geschwulstthromben. Schon bei der ersten Besiedlung einer Stelle mit Karzinomzellen nimmt die Zahl der Knochenbälkchen durch lakunären Abbau mit Osteoklasten ab. Einen Abbau durch Krebszellen lassen MAKRYCOSTAS-ERDHEIM nicht gelten; Krebszellen in Lakunen sind ihrer Ansicht nach sekundär dort angesiedelt. Trotz der ausgedehnten osteoklastischen Vorgänge kommt auch Neubildung von geflechtartigem Knochen im Stroma vor; an der Oberfläche sah MAKRYCOSTAS auch Osteophyt, das aber von innen vordringende Krebswucherungen oft wieder abbauen. Pathologische Frakturen der geschwächten Rinde samt Osteophyt heilen durch parostalen Kallus, der aber auch rasch wieder zerstört wird. Erwähnenswert ist der Einbruch der Krebswucherungen in die Gelenke, MAKRYCOSTAS spricht von einer Synovitis carcinomatosa. Der Gelenkknorpel, der sonst bei Metastasen kaum befallen wird, wird allmählich von allen drei Seiten angegriffen: von der freien Gelenkfläche in üblicher Weise durch einen Kallus und von der Spongiosaseite sowie vom Gelenkrand durch vordringende Karzinomwucherungen. Das Ende dieses Prozesses ist ein spurloses Verschwinden zahlreicher Gelenkverbindungen und einer Vereinigung der einzelnen Knochen durch Karzinomwucherungen und deren Stroma. In Gelenken ohne Tumoreinbruch wird trotz infarktartiger Nekrosen der karzinomatösen Epiphysenspongiosa bis zum Gelenkknorpel hin

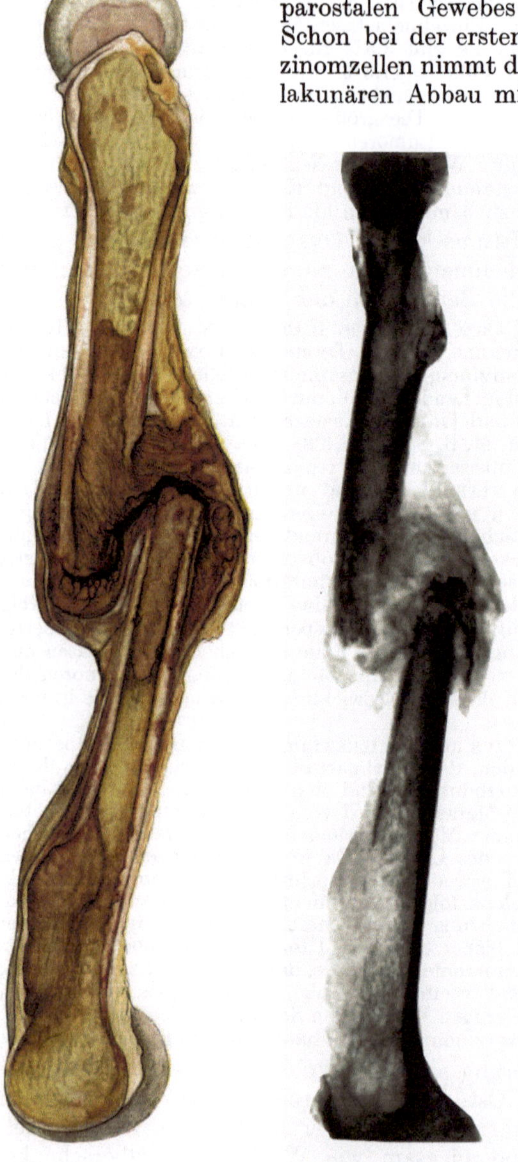

Abb. 44a und b. a 2 Monate alte Spontanfraktur des rechten Oberschenkels bei kleinem Korpuskarzinom des Uterus; 75j. ♀. (L.N. 420/30). Vollkommene Zerstörung der Kompakta und Ausbreitung der graurötlichen Tumorwucherungen in das peri- und parostale Gewebe ohne deutliche Kallusbildung. Kleinere osteoklastische Metastase im Bereiche der unteren Metaphyse. b Das Röntgenbild zeigt geringe Ansätze zur Kallusbildung.

eine Zerstörung des Knorpels meist vermißt, weil nach ERDHEIM der Gelenkknorpel wahrscheinlich von der Gelenkhöhle aus ernährt wird. Mitunter wird er aber durchgebogen durch den Gegendruck der Antagonisten; dann treten Verletzungen der Kalkschicht und Grenzlamellen ein, in die Bindegewebe einwächst.

Ein gleichfalls von J. ERDHEIM beobachtetes doppelseitiges Ovarialkystom bei einer 74jährigen Frau ergibt interessante Befunde über Heilungsvorgänge in osteoklastischen Metastasen der Wirbelsäule, die in verschieden großer Ausdehnung ein glasiges, ödematöses Bindegewebe, ähnlich einem hyalinisierten Fibrin oder Amyloid enthielten, ohne daß die Wirbel ihre Form einbüßten. Durch die noch erhaltene äußere Knochenschale kam es nicht· zu einer Schrumpfung der im Innern entstandenen Narbe, die vollkommen die Spongiosa ersetzte. Die große Neigung dieser osteoklastischen Metastasen zur Bindegewebsbildung war entscheidend für dieses eigenartige Bild. Mikroskopisch finden sich Knochenbälkchen

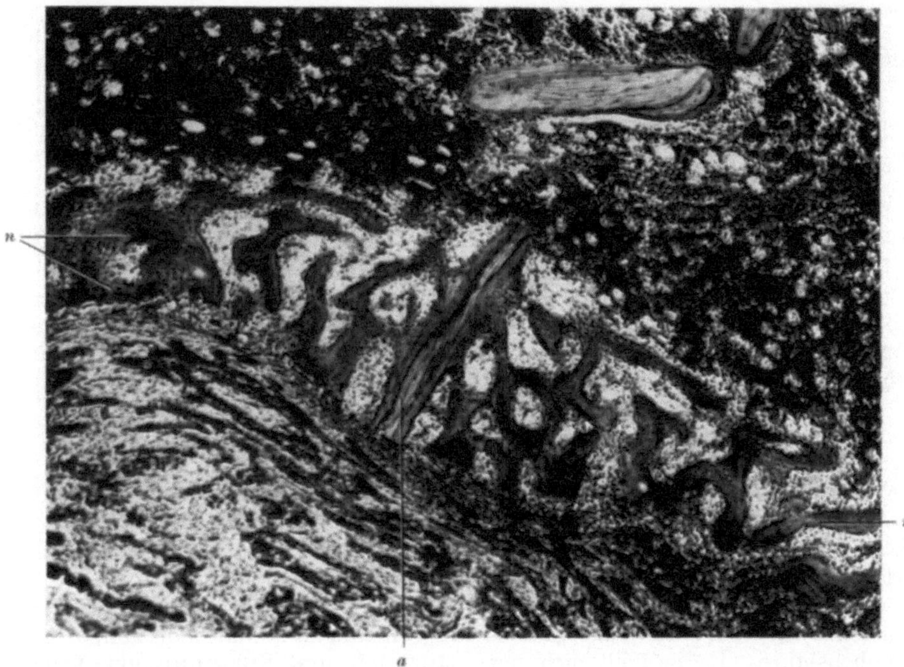

Abb. 45. Randgebiet einer Metastase im Sitzbein bei kleinem Korpuskarzinom des Uterus; 75j. ♀ (L. N. 420/30). Im Bereiche der Karzinomwucherungen (links unten) ist sämtliches Knochengewebe geschwunden. Oben normales rotes Knochenmark. Um die Karzinomwucherungen wallartiger Saum von Knochenbälkchen durch Osteoplastenreihen neugebildet. Zwischen den Bälkchen lockeres zellarmes Mark. Unter der Einwirkung der vordringenden Karzinomwucherungen werden alte lamelläre (*a*) und neugebildete geflechtartige (*n*) Knochenbälkchen abgebaut. Leitz Obj. 2, Ok. 6×, Vergr. 60×.

nur noch im Randsaum solcher Metastasen, hier stellenweise sogar mit neuen Osteoidsäumen durch Osteoplastenanlagerung und Neubildung von Knochenbälkchen. Wo Krebswucherungen an die Bandscheibe gelangen, wird nicht nur die knöcherne Grenzlamelle und verkalkte Knorpelschicht, sondern auch der kalklose Knorpel zerstört. Die Zerstörung erfolgt nach dem WEICHSELBAUM-POMMERschen Typ durch humorale Entfernung der Grundsubstanz und nicht durch Einwirkung von Chondroklasten. Das Innere der Wirbel weist unter Atrophie und Nekrose der Krebswucherungen Heilungsvorgänge mit starker Bindegewebsentwicklung auf. Während der Krebs im Innern somit gewissermaßen ausheilt, dringt er allmählich in das parostale Gewebe vor. Später kommt es zu Knochenneubildungsvorgängen an der Kortikalis und im Innern zum Umbau des Fasermarkes in Fettmark. Mitunter wächst später auch das Karzinomgewebe wieder gegen das Innere vor, aber mehr in Form eines expansiven als infiltrativen Wachstums, weshalb ERDHEIM unter Vorbehalt an eine gewisse Immunität der Narbenmasse gegen das Karzinom denkt. — SOLTMANN untersuchte eine bröcklige osteoklastische Kreuzbeinmetastase eines beiderseitigen Granulosazellgewächses des Eierstockes von einer 43jährigen Frau. Mikroskopisch fand er in den Herden große wabige Zellen mit bläschenförmigen Kernen; zum Teil waren die Zellen kubisch zylindrisch und nach Art von Primärfollikeln des Eierstockes zusammengelagert. Die Primärtumoren wiesen ein reichliches, die Knochenherde ein spärliches bindegewebiges Gerüst auf; die follikeloiden Bildungen waren in beiden zustande gekommen. Der

ausgedehnte Abbau der Spongiosa ging in der Hauptsache durch Tumorzellen und ohne
Riesenzellosteoklasten vor sich; es bestand nur eine geringe osteoide Neubildung durch
Osteoplastenanlagerung, die mitunter auch an nekrotischen Bälkchen zu sehen war.

Bei einer 75jährigen Frau mit einem etwa mandelgroßen Karzinom im Fundus uteri
fanden wir ausgedehnte Metastasen im rechten Sitzbein und im Femur mit einer Spontanfraktur, die 2 Monate vor dem Tode eintrat und kaum Kallusbildung aufwies (Abb. 44a,
44b). Die Karzinomherde im Sitzbein ergeben einen eigentümlichen histologischen Befund.
Das rote Zellmark wird in der Umgebung der adenomatösen und soliden Karzinomwucherungen allmählich immer lichter; es bleiben davon nur noch ein feines Retikulum mit einigen
Fettzellen und Kapillaren übrig, aus dem es zu Neubildung von geflechtartigen Knochenbälkchen durch Osteoplastenreihen kommt (Abb. 45). Diese Knochenbälkchen, die wall-
artig die Karzinomherde umgeben und deutlich reaktiv unter deren Einfluß entstehen,
verschwinden ebenso rasch wieder unter dem Ansturm der Geschwulstzellen, ohne daß
reichlich Riesenzellosteoklasten auftreten. Die Karzinomzellen kommen nicht in direkten
Kontakt mit den Knochenbälkchen, aber ihr indirekter, humoraler, abbauender Einfluß
wird überall deutlich. Man sieht oft einkernige Elemente (die einkernigen Osteoklasten
von AXHAUSEN) und Kapillarendothelien in flachen Lakunen, in anderen Lakunen fehlen
aber Zellen überhaupt. Bei dem Abbau werden Knochenhöhlen eröffnet und mitunter
Knochenzellen frei, die allem Anschein nach nicht immer zugrunde gehen, sondern im Stroma
erhalten bleiben können.

Von Sarkomen des Uterus mit Knochenmetastasen fand ich im
Schrifttum bei KAHR ein sarkomatös entartetes Myom und bei SILBERMANN
ein myoblastisches Sarkom mit ausgedehnten Knochenherden, ferner bei BLUM
und COLEY ein großes Sarkom des Uterus mit multiplen Knochenmetastasen
besonders im Schädeldach. In einer mir nicht zugängigen Arbeit berichtet
EERLAND über eine Struma maligna ovarii mit großer Metastase im Schädeldach bei einer javanischen Frau.

8. Knochenmetastasen bei Nebennierentumoren.

Während bösartige Neubildungen der Nebennierenrinde metastatisch häufig
die Lungen befallen, ist bei den unausgereiften Marktumoren in einem
Teil der Fälle eine ausgesprochene Metastasierung in das Skeletsystem, besonders in die Schädelknochen, zu beobachten, meist einher-
gehend mit einer schweren Anämie. Die überwiegende Mehrzahl der Fälle mit
Knochenmetastasen betrifft das Kindesalter von einigen Monaten bis zum 9. oder
10. Lebensjahre. Es handelt sich nach DIETRICH und SIEGMUND um Neuro-
blastome oder um Sympathikogoniome; GESCHICKTER, HELLNER u. a. bezeichnen
sie als Sympathoblastome (s. DIETRICH und SIEGMUND, dieses Handbuch,
Bd. VIII). Die Primärtumoren selbst bleiben zuweilen klein, können aber
ausgedehnte und zahlreiche Knochenherde setzen. Von den bisher beschriebenen
Fällen mit Schädelmetastasen ist nur bei wenigen der Primärtumor schon
frühzeitig palpatorisch nachgewiesen worden; in der Hälfte der Fälle entging
er der klinischen Beobachtung. Hochgradige teils oesteoklastische, teils osteoplastische Metastasierung mit ausgedehnter korallenriffartiger Osteophytbildung
im Bereiche der rechten Stirnschläfengegend beschreibt GREIG bei einem Kind
unter der Diagnose „Metastase bei kleinzelligem Rundzellensarkom" der rechten
Nebenniere, was aber wohl in die Reihe dieser bösartigen Nebennierenmark-
geschwülste einzureihen ist (s. DIETRICH-SIEGMUND, dieses Handbuch, Bd. VIII).

Auch in anderen früheren Fällen werden die Tumoren als Rundzellensarkome
bezeichnet (COHN, HUTCHISON, RICHARDS u. a.). Die Malignität ist meist so
hochgradig gewesen, daß innerhalb von einigen Wochen nach Auftreten der
Schädelmetastasen der Exitus eintrat. Über weitere derartige Nebennieren-
tumoren berichten AISENSTEIN, BARNARD, BOULLE, BRUCK, COLVILLE und
WILLIS, DUNN, FLEMING und DAVIDSON, FREWS, HERWEG, LEDERER, MAC-
CORTY, OGDEN und MATTHEWS, RAILTON, REIMANN und RICHARDS, SUTHER-
LAND, DECKER und CILLEY, TILESTON und WOLBACH. Auch der von M. B.
SCHMIDT als Sarkomatose des Skelets mit Metastase in der linken Nebenniere

bei einem 2jährigen Knaben beschriebene Fall gehört wohl in diese Tumorgruppe. — COLVILLE und COLLIS fanden bei der Autopsie eines 8jährigen Mädchens mit der klinischen Diagnose „Ewingsarkom des rechten Oberschenkel" ein metastasierendes Neuroblastom der rechten Nebenniere mit zahlreichen Metastasen in inneren Organen, im Schädel und in anderen Knochen. Mikroskopisch fanden sie deutliche Rosettenbildungen. Sie weisen darauf hin, daß nur in der Minderzahl der Fälle von EWINGschem Sarkom eine ausreichende Sektion gemacht worden ist und daß es sich ihrer Meinung nach in vielen dieser Fälle um Metastasen von Nebennierentumoren gehandelt hat (s. dazu primäre

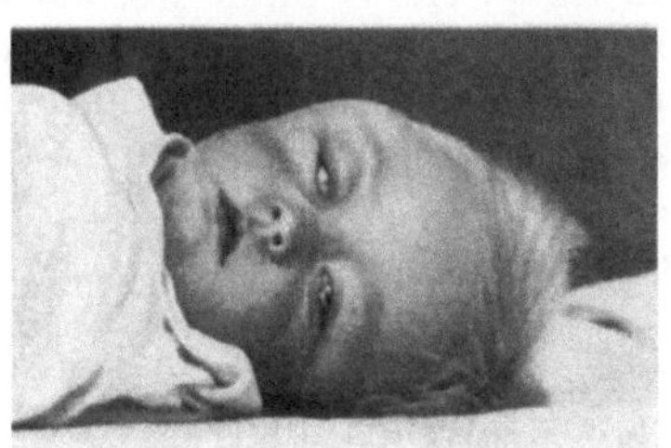

a

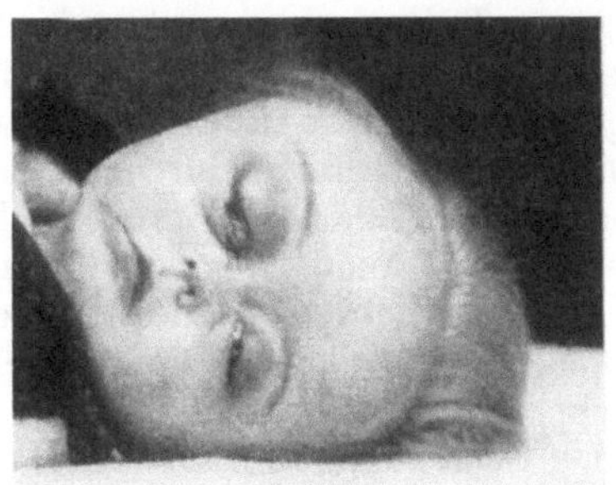

b

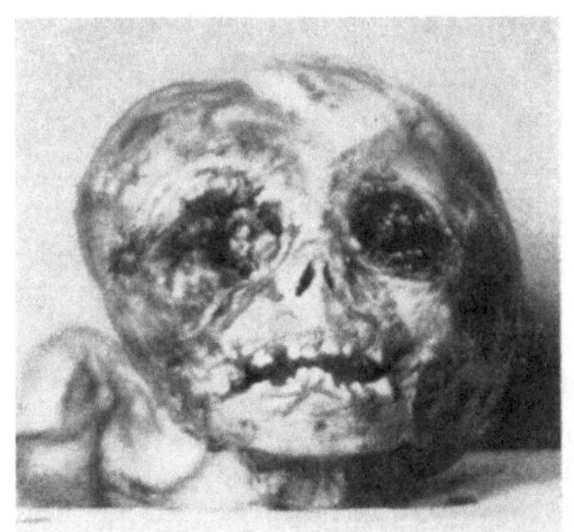

c

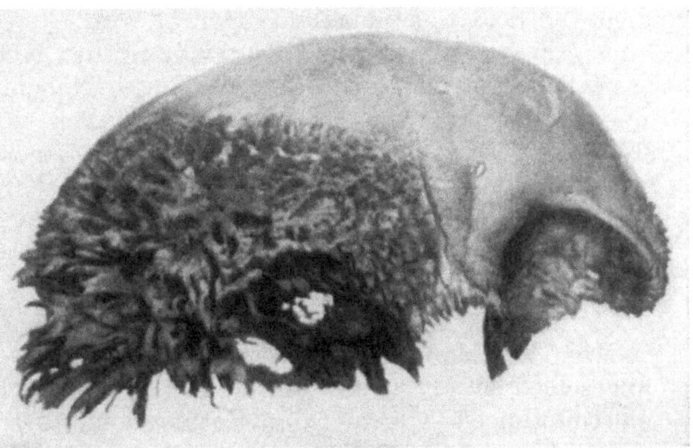

d

Abb. 46 a—d. Schädelmetastase nach einem malignen Neuroblastom der Nebenniere bei 15 Monate altem Mädchen. [Entlehnt aus GREIG: Cephalic metastase of Suprarenal blastomata. Edinburgh med. J. **36**, 25 (1929).] a 11 Monate alt. Tumor an der rechten Schläfe seit 6 Wochen bemerkt. b 13 Monate alt. c Schädel mit Tumormetastasen etwa 5—6 Monate nach dem Auftreten der ersten Erscheinungen. d Ausgedehnte korallenstockartige Osteophytbildungen im Bereiche des rechten Stirn- und Scheitelbeines.

Knochengeschwülste: Ewingsarkom). Daß es ein primäres EWINGsches Sarkom der Knochen gibt, wird damit von ihnen nicht bestritten. Der von SABRAZÉS und DUPERIE als „Sympathome embryonaire" bei einem Säugling bezeichnete Bauchtumor mit Schädelmetastasen gehört wohl gleichfalls zu diesen Nebennierengeschwülsten. HUTCHISON konnte 7 Fälle an Kindern im Alter von 9 Monaten bis 9 Jahren beobachten. Das Bild war in seinen Fällen so typisch, daß er die späteren schon bei der äußeren Betrachtung auf Grund der meist ausgesprochenen Vorwölbung des Schädels und der Protrusio bulbi erkannte. Er sah neben Schädelveränderungen Metastasen im übrigen Skeletsystem, in Wirbelsäule, Rippen, Sternum und nur einmal in den langen Röhrenknochen; wahrscheinlich sind letztere nicht immer untersucht worden. Die größtenteils im Bereiche des Stirnbeins oder der Scheitelbeine gelegenen Wucherungen waren Ursache für die Protrusio bulbi. Die Metastasierung erfolgte zweifellos auf dem Blutwege, während die meist mitergriffenen Hals- und Nackenlymphknoten sekundär beteiligt waren. Herde in inneren Organen waren selten. Charakteristisch war eine schwere sekundäre Anämie und ein rasches Wachstum der Wucherungen am Schädel, was einen klinischen Verlauf von nur wenigen Monaten bedingte.

Daß bei den malignen Nebennierentumoren Solitärmetastasen am Schädel vorkommen können, ergibt sich aus 2 Fällen von HUTCHISON, in denen er im Sektionsbefund besonders auf das Fehlen anderer Herde hinweist.

Aus den makroskopischen Befunden ist zu entnehmen, daß es sich zum größtem Teil um osteoklastische oder um gemischte, osteoklastisch-osteoplastische Metastasen handelt. Mikroskopische Befunde werden nicht mitgeteilt. Bei RICHARDS dringen die Wucherungen am Schädel, nur von einer dünnen, wurmstichartig durchsetzten Knochenlamelle überzogen, nach außen und innen vor. Im Falle GREIG kam es neben osteoklastischen Veränderungen zu radiär angeordneten, spießartigen und breiten, 2—3 cm langen Osteophytbildungen, so daß korallenstockartige Knochenbildungen entstanden (s. Abb. 46a—d). GREIG ist der Ansicht, daß die Tumorwucherungen in seinem Falle von außen an den Knochen herangekommen sind, sich subperiostal entwickelt und dann erst sekundär den Schädelknochen zerstört haben. An einer Unterkiefermetastase, die die Veränderungen ganz im Beginn zeigt, beschreibt er die Entwicklung der Knochenveränderungen von innen nach außen. Auch FLEMMING und DAVIDSON, ferner LEDERER, SUTHERLAND, DECKER und CILLEY, TILESTON und WOLBACH beobachteten derartige Spießbildungen an den Knochenmetastasen. FREWS nimmt eine primäre subperiostale Entwicklung der Knochenherde am Schädel an. — Auffallend ist, daß bei den malignen Nebennierentumoren im allgemeinen nur Kinder von Schädelmetastasen befallen werden, so fand RAMSAY unter 67 Fällen Erwachsener keinen Fall mit einer Schädelmetastase. HELLNER weist darauf hin, daß man bei Schädelgewächsen von Kleinkindern, besonders bei den gern angenommenen „Sarkomen" des Schädels, nach einem primären Nebennierengewächs suchen muß.

9. Knochenmetastasen bei Retinagliom.

Die Retinagliommetastasen werden an die der Nebennierenmarktumoren angeschlossen, da sie sowohl histologisch als auch biologisch weitgehende Übereinstimmungen zeigen. Die Retinagliome bestehen in ähnlicher Form aus dicht gelagerten rundlichen kleinen, zum Teil rosettenförmig angeordneten epithelialen Zellen, weswegen sie früher nicht selten als Rundzellensarkome mit perivaskulärer Anordnung aufgefaßt wurden. Knochenmetastasen sind in fortgeschrittenen Fällen von Retinagliom (auch als Neuroepithelioma, Neuroblastoma retinae bezeichnet) häufiger, als im allgemeinen angenommen wird. Sie nehmen aber bei dem raschen Krankheitsverlauf (1—2 Jahre) selten so ausgedehnten Umfang an, daß sie klinisch schwere Erscheinungen verursachen. Zwei Drittel aller Fälle kommen vor dem 3. Lebensjahr zur Entwicklung. WINTERSTEINER teilt in einer Zusammenstellung des älteren Schrifttums eine Anzahl Fälle mit Gehirn-, Schädel- und Lymphknotenmetastasen mit, während er im übrigen Skeletsystem nicht so häufig Metastasen fand. Am Schädel entwickeln sich flache halbkugelige Knoten von Kirschkern- bis Handtellergröße; sie können sich in größerer Anzahl primär in der Diploe, im Periost oder in der Dura mater entwickeln. Während die Schädelmetastasen meist deutlich isolierte Knoten darstellen, werden die Gesichtsknochen mehr kontinuierlich befallen, zuerst die Orbitalränder (LUKOWICS), dann Jochbein (LERCHE) und Oberkiefer (LEMCKE, MÜHRY, SCHIESS und HOFFMANN, SCHNEIDER, s. auch eigener Fall), harter Gaumen (KNAPP und TURNBULL, LAWFORD und COLLINS, LEMCKE); isolierte Knoten entstehen oft im Unterkiefer (BATTMANN,

DELAFIELD, HOSCH, NORRIS, SCHIESS und HOFFMANN, TURNBULL und KNAPP).
Am sonstigen Skelet beschreiben Metastasen: BABONNEIX (Wirbelsäule),
BLUMENTHAL (Sternum), BOCHERT (Ulna), DALRYMPLE (Humerus), HU (fast
im gesamten Skeletsystem), LAWRENCE und HOSCH (Rippen), MEISENBACH
(Skapula, Humerus, Ulna und Radius), MIDDLEMORE (Rippen), MONTHUS und
FAVORY (Schienbein und Jochbogen), SIEGRIST (Unterkiefer und Rippen).

SCHIECK schreibt, daß bei langer Dauer der Erkrankung in fast allen Organen,
besonders im Gehirn und Rückenmark, Metastasen auftreten; daß er die
Skeletherde nicht als häufige Metastasen erwähnt, liegt wohl daran, daß das
Primärleiden immer stark im Vordergrund steht, die Knochenmetastasen selten
klinische Erscheinungen machen und wenige Fälle zur Obduktion kommen.

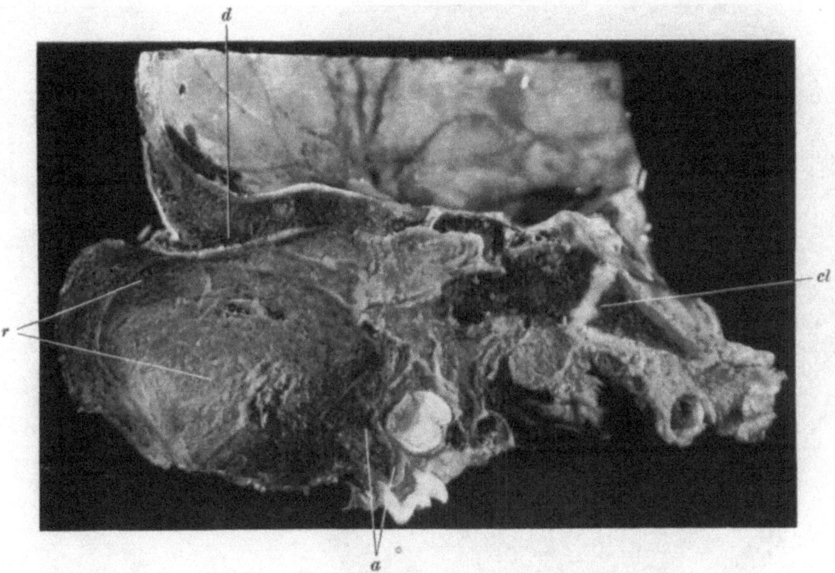

Abb. 47. Längsschnitt durch ein Retinagliomrezidiv (r); 3j. ♂ (L. N. 374/30). Zerstörung der Orbita und Einbruch der Geschwulstwucherungen in den rechten Oberkiefer bis an die Alveolarfortsätze (a) heran; erhaltenes Dach der Orbita (d); Clivus Blumenbachi (cl).

Ein eingehender Bericht über ein Retinagliom mit Knochenmetastasen
liegt bisher nur von ROMAN vor. Ein 2jähriger Knabe, der schon mit einem
großen linken Auge geboren wurde, zeigte bereits im Laufe der klinischen Beobachtung Metastasen des Schädels. Bei der Sektion fanden sich am Schädeldach außen und innen mäßig derbe flache, zum Teil mit der Dura verwachsene
Knoten. Auf einem Längsdurchschnitt waren Stirn-, Keilbein und Oberkiefer
durch weiche und dunkelrote oder graue knochenmarkähnlichsehende Wucherungen weitgehend zerstört. An den langen Röhrenknochen, vor allem am
rechten Oberschenkel und an der rechten Tibia, waren über daumendicke subperiostale Wucherungen um die ganze Zirkumferenz der Schäfte, ferner im Mark
mehr oder weniger unscharf begrenzte, dunkel- bis braunrote Herde, ebenso
in den Wirbelkörpern und unter dem Periost der rechten Skapula. — Die Tumorwucherungen ergaben überall den für Retinagliom typischen histologischen
Befund aus dicht gelagerten Zellen mit runden oder ovalen Kernen, die meist
ziemlich klein, chromatinreich oder etwas größer und heller waren. Die ersteren
Zellformen zeigten einen schmalen Protoplasmasaum, während die mit großen
Kernen versehenen verschieden lange und dicke, netzartig zusammenhängende
Ausläufer aufwiesen. In jungen Knochenmetastasen war eine gewisse Regel-
mäßigkeit der Struktur in Form einreihiger Zellstränge, stellenweise auch eine
typische Rosettenform vorhanden. Die Wucherungen hatten zu ausgedehntem

Knochenabbau und nur ganz spärlicher periostaler Osteophytbildung geführt. Die Zerstörung des Knochens ging nach ROMAN durch lakunäre Resorption mit Osteoklasten oder durch glatte Resorption vor sich, die überall dort hervortrat, wo Tumorzellen den Knochenbälkchen direkt anlagen.

Wir haben einen ähnlichen Fall untersucht. Im Februar 1930 entwickelte sich bei einem 3jährigen Knaben ein Hyphäma des rechten Auges; im Mai

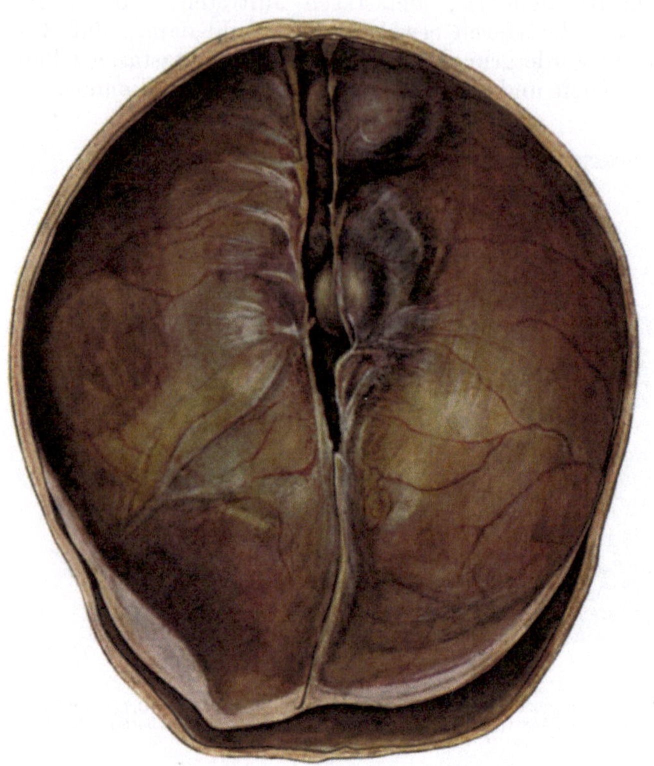
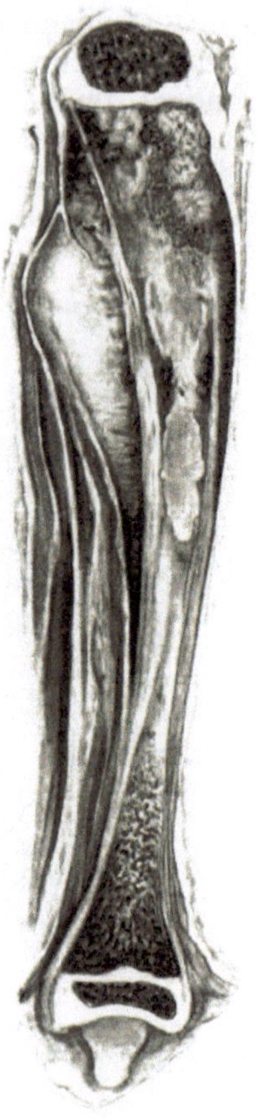

Abb. 48.   Abb. 49.

Abb. 48. Weiche osteoklastische Metastasen eines Retinagliom im Schädeldach; Sinus long. sup. aufgeschnitten; 3j. ♂ (L. N. 374/30).

Abb. 49. Metastasen eines Retinagliom in der linken Tibia; 3j. ♂ (L. N. 374/30). Ausgedehnte subperiostale Metastasierung mit Durchbruch in die angrenzende Muskulatur im Bereiche der Tibiametastase. Diffuse Ausbreitung der Tumorwucherungen innerhalb des Knochenmarkes mit weitgehender Zerstörung der Kompakta.

wurde die Extenteration vorgenommen, wobei sich hinter dem Bulbus ein kirschgroßer Tumor und ein durch Tumorwucherungen verdickter Sehnerv fand. Der aufgeschnittene Bulbus war von weißen bröckeligen Tumormassen durchsetzt. Nach einigen Monaten entstand ein Rezidiv mit Schwellung des rechten Jochbogens. Ferner traten Verdickungen des rechten Femur und der linken Tibia auf. Die Sektion (September 1930) ergab eine vollkommene Zerstörung der rechten knöchernen Orbita mit Übergreifen der Wucherungen auf das Keil- und Jochbein, den rechten Oberkiefer und Rachen (Abb. 47). Im Schädeldach waren zwei kirschgroße weiche Knoten entstanden, die das Periost nach außen und die Dura nach innen vorwölbten, aber nicht durchbrachen (Abb. 48). Der rechte Femur zeigte nach dem Abpräparieren der Muskulatur über der spindelförmigen Auftreibung eine glatte Periostoberfläche und auf dem Durchschnitt unter dem Periost bis in die Kompakta hinein graurötliche

Wucherungen, die eine zur Längsachse des Knochens senkrecht stehende lamelläre Zeichnung erkennen ließen; am linken Unterschenkel waren die Wucherungen durch das Periost in die Muskulatur eingebrochen. Im Knochenmark lagen unregelmäßig begrenzte, graurötliche, zum Teil nekrotische mehr graugelbliche Tumorherde (Abb. 49). Schließlich sind noch Metastasen in der linken Rippe zu erwähnen. — Wie im makroskopischen Bild, so entsprechen auch mikroskopisch die Wucherungen weitgehend den von ROMAN beschriebenen, nur die rosettenförmige Anordnung der Zellen fehlt. Unter der Einwirkung der Geschwulstzellen ist die Kompakta der Tibia großenteils durch lakunäre Resorption

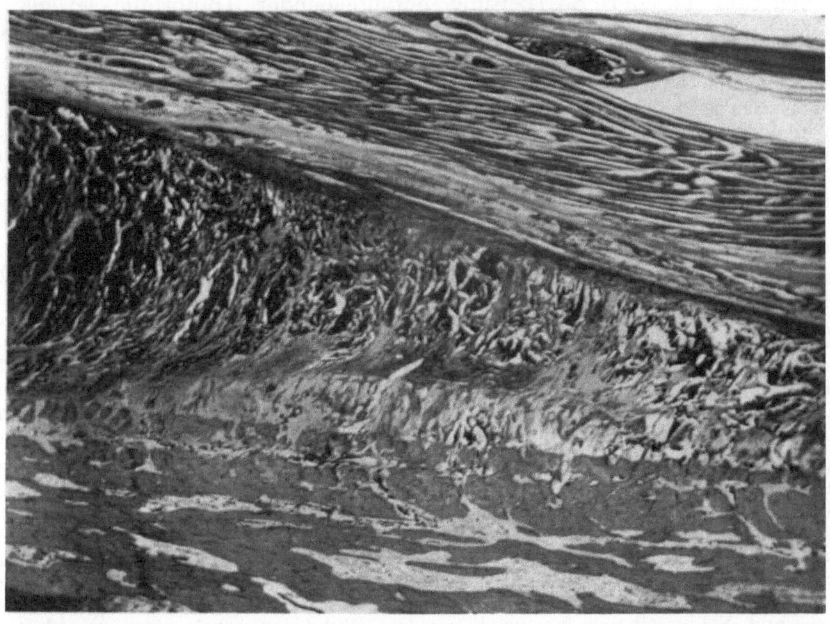

Abb. 50. Periostmetastase der Tibia bei Retinagliom; 3j. ♂ (L. N. 374/30). Unten Rest der Kompakta in einzelne Knochenspangen aufgelöst, dazwischen Tumorzellen und reichlich lockeres fibröses Stroma. Über der Kompakta mehrere Schichten neugebildetes Osteophyt ebenfalls mit deutlichen Zeichen der Resorption. Die kleinzelligen, dunkel gefärbten Geschwulstwucherungen sind durch Faserzüge zwischen Periost und Knochen senkrecht zum Knochen gestellt und durchbrechen stellenweise die äußere Schicht des Periosts. Leitz Obj. Summar 65 mm, Vergr. 6,7 ×.

und durch direkte Einwirkung der Tumorzellen bis auf eine dünne poröse Wand resorbiert worden (Abb. 50). Hier und da ist eine spärliche periostale Osteophytbildung zustande gekommen, die aber infolge der starken Ausbreitung der Tumorwucherungen im periostalen Gewebe in vielen Bezirken bereits wieder abgebaut wird. Die Kompakta ist in einzelne Bälkchen aufgelöst, zwischen denen sich Geschwulstwucherungen und fibröses Stroma breit gemacht haben. Die besonders subperiostal stark entwickelten Herde zeigen infolge der zwischen abgehobenem Periost und Knochen ausgespannten Periostfaserzüge eine senkrecht zur Längsachse des Knochens gerichtete Anordnung und brechen in der Tibiametastase an zahlreichen Stellen in die Muskulatur ein.

Anhangsweise erwähnt seien in diesem Abschnitt noch ein Melanosarkom der Aderhaut mit Tochterherd im Humerus (EBLE), ferner ein Medulloblastom des Kleinhirns mit Wirbelmetastasen von NELSON; das ist bisher der einzige Fall im Schrifttum mit Knochenmetastasen bei einem intrakranialen Tumor.

10. Knochenmetastasen bei malignen Tumoren des Mundes, der Nase und ihrer Nebenhöhlen, der Haut einschließlich der melanotischen Tumoren und verschiedene weitere metastatische Knochengeschwülste.

Die unter dieser Gruppe zusammengefaßten metastatischen Knochengeschwülste zeichnen sich im allgemeinen dadurch aus, daß sie erstens ziemlich selten sind — HELLNER rechnet nur 1% der Fälle mit Knochenmetastasen —, daß sie ferner selten in Form einer Karzinose auftreten und schließlich keine aus dem für Knochenmetastasen sonst üblichen Rahmen herausfallenden und besonders zu erwähnenden Befunde ergeben. Aus diesem Grunde werden sie im Schrifttum bei der Bearbeitung entsprechender Tumorfälle jeweils mit angeführt, aber im allgemeinen keiner eingehenden Besprechung gewürdigt.

SUTHERLAND, DECKER und CILLEY haben unter 1569 Fällen mit Knochenmetastasen nur 16 Primärtumoren des Gesichtes, Halses und des Kiefers mit solitären oder sporadischen Knochenherden gefunden (unter anderem eine Metastase im Schädel bei Kieferkarzinom, Herde in der Lendenwirbelsäule bei einem Karzinom des Gaumens, bei einem Larynx- und einem Nasopharyngealkarzinom in Halswirbeln, bei Tonsillen- und Pharynxkarzinomen in Sitz- und Hüftbein sowie im Femur). — Über seltene Metastasen berichtet LA MANNA. Bei einem 18jährigen Mädchen entwickelte sich innerhalb von einigen Jahren ein ulzeriertes Rhabdomyosarkom der linken Wange mit Lungenmetastasen und Tochterherden in der Wirbelsäule und im rechten Femur. In den Knochenmetastasen waren vor allem spindelförmige und mehr rundliche Myoblastenformen, darunter nur vereinzelte Zellen mit Querstreifung. Das Knochengerüst war durch die Wucherungen nicht wesentlich verändert worden, nur hier und da fanden sich einzelne Riesenzellosteoklasten. Im übrigen waren die Knochenbälkchen von Osteoplastenreihen umgeben. — DUSSA stellte 200 maligne Tumoren aus dem Hals- und Ohrengebiet mit 42 Fernmetastasen, darunter 11 Knochenherden, zusammen. Unter 34 malignen Tumoren des Gesichts, der Nase und Nebenhöhlen waren 3 mit Knochenmetastasen. HELLNER erwähnt Herde im Brustbein und Oberschenkel bei einem Oberkieferkarzinom und im Humerus bei einem Siebbeinsarkom.

Speicheldrüsentumoren. Schon 1864 beschrieb TOMMASSI ein sog. FRIEDRICHSches Schlauchsarkom (zylindromatösen Tumor) der Speicheldrüsen mit zahlreichen weichen Schädelmetastasen. DUSSA weist auf eine gewisse Häufigkeit von Knochenmetastasen bei diesen Tumoren hin; unter 4 Fällen sah er 3 mit Fern-, darunter 2 mit Knochenmetastasen. — In einer Mitteilung von NASSE über Speicheldrüsentumoren wird eine 58jährige Frau erwähnt, die seit 2 Jahren eine haselnußgroße Geschwulst am Oberkiefer aufwies. Bis zum Tode war der Tumor faustgroß geworden; außerdem war eine Auftreibung des rechten Humerus und Schlüsselbeins festzustellen. Die Obduktion ergab eine osteoklastische, zystisch-schalige Karzinose des gesamten Skeletes. HEINECKE schreibt im PAYR-ZWEIFEL, daß die malignen Tumoren der Speicheldrüsen frühzeitig in die Halslymphknoten, selten in die inneren Organe und dann besonders in das Knochensystem metastasieren.

Nasopharyngealtumoren. Bei GESCHICKTER und COPELAND ist der Fall eines 67jährigen Mannes mit einem Basalzellkarzinom von adenomatös zystischem, wahrscheinlich zylindromatösem Charakter erwähnt, bei dem typische osteoklastisch-osteoplastische Metastasen im Schädel, Schlüsselbein, in Schulterblättern, Halswirbeln, Rippen, Becken und Femur auftraten. — GRÄFF gelang es mit Hilfe seiner Sektionstechnik für die Halsorgane, einige klinisch nicht diagnostizierte Karzinome mit Knochenherden festzustellen. Unter 21 malignen Tumoren des Nasopharyngealraumes sah OPPIKOFER bei Lebzeiten nur bei einer 60jährigen Frau mit einem Rundzellsarkom eine hühnereigroße Metastase im Schulterblatt. 8 Fälle davon wurden seziert, nur 3 boten innere Organmetastasen, aber keine Knochenherde. (Weitere Fälle bei GASTON, HELLNER und MILOSLAVOV.) HATSCHEK bestrahlte eine Wirbelmetastase bei Epipharynxkarzinom mit Erfolg. Nach HATSCHEK handelt es sich um eine histologisch bei der Abduktion kontrollierte Ausheilung des Knochenherdes.

Lymphoepitheliale Geschwülste der Gaumentonsillen, des weichen Gaumens und des Epipharynx mit Metastasen im Skeletsystem haben DREIGS, JOVIN, REVERCHON und COUTARD beschrieben. — Kürzlich konnten KIENBÖCK und SELKA einen Fall mit selten ausgedehnter Skeletmetastasierung untersuchen. Ein 40jähriger Mann, der vor einigen Jahren einen Schädelbasisbruch erlitten hatte und seitdem dauernd in klinischer Behandlung war, erkrankte an einer Geschwulst der rechten Rachenseite. Die Probeexzision ergab Plattenepithelkarzinom, vielleicht SCHMINCKE-Tumor, Lymphoepitheliom. Nach Radiumbehandlung vollkommenes Schwinden des Tumors, 1½ Jahre später Schmerzen in beiden Beinen, besonders in den Unterschenkeln. Röntgenologisch fanden sich in den Unter- und Oberschenkeln unterhalb der Trochanteren verschwommene Zerstörungsherde, meist die Knochenoberfläche betreffend, an manchen Stellen, z.B. an der linken Ulna, mit Auflagerungen von kalkhaltigem Geschwulstgewebe, Osteophytbildung. Innerhalb von 1½ Jahren wurde fast das ganze Skelet befallen. Die Herde zeigten eine für Metastasen eigenartig verschwommene Form im Röntgenbild; leider liegen histologische Untersuchungen nicht vor.

Tumoren der Haut. Während die verschiedenen Formen der Hautkarzinome bei entsprechendem Sitz nicht selten in darunterliegendes Knochengewebe destruierend einwachsen, sind echte Metastasen in das Knochensystem recht selten.

Unter der großen Zahl der Knochenmetastasen von GESCHICKTER und COPELAND stammen nur 2 von Hautkarzinomen. Ganz selten ist eine generalisierte Skeletkarzinose, wie sie KONDO noch dazu von einem 12jährigen Knaben mitteilt. Ein an der linken Hand unter der Oberfläche der Haut gelegenes Plattenepithelkarzinom, bei dem der Autor an ein maligne entartetes Atherom denkt, hat osteoklastische Metastasen in Form weißlicher, weicher knotiger oder unscharf umschriebener Herde im ganzen Skelet gesetzt, die sich in der Wirbelsäule auch subperiostal unter Einengung des Halsmarkes entwickelten; die Oberschenkel standen dicht vor der Spontanfraktur infolge weitgehender Zerstörung der Kompakta. — WILLIS beschreibt ein Unterlippenkarzinom einer 65jährigen Frau mit Einbruch der Wucherungen in die Vena facialis, Metastasen und Spontanfrakturen in Oberarm und Oberschenkel sowie Tochterherde im Sternum.

Von branchiogenen Karzinomen teilt HELLNER 2 Fälle mit. Bei einem 60jährigen Mann trat vor 30 Jahren eine Geschwulst an der rechten Halsseite auf. Seit 3 Jahren bestanden ziehende Schmerzen in den Beinen. Klinisch fand sich ein faustgroßer verschieblicher Tumor, der histologisch ein solides Karzinom ergab. Die Röntgenaufnahme zeigt in sämtlichen Beckenknochen und beiden Oberschenkeln erbsen- bis walnußgroße osteoplastische Herde, daneben osteoklastische Veränderungen der rechten Darmbeinschaufel. Bei einem 68jährigen Mann entwickelte sich vor 16 Jahren an der linken Halsseite ein kleiner Knoten, der vor 2 Jahren infolge Umwachsung der Halsgefäße nicht mehr radikal zu entfernen war. Nach Fall auf das Gesäß trat eine Spontanfraktur des 1. Lendenwirbels ein, der allmählich ohne jede Kallusbildung vollkommen zusammensank. — DUSSA stellte 14 branchiogene Karzinome zusammen, von denen 6 Fern-, darunter 2 Wirbelmetastasen aufwiesen. Unter unseren Fällen war ein 54jähriger Mann, der erst seit einem Jahr eine kleine Geschwulst am Halse bemerkte; der Tumor wuchs rasch zu Apfelgröße an und wurde vor einem halben Jahr entfernt. Im Sternum fand sich ein apfelgroßer Herd, der den Knochen vollkommen zerstört und breit auf das umgebende Gewebe übergegriffen hatte. Weitere, zum Teil derbe, zum Teil weiche osteoklastische Herde saßen in den Wirbeln und in den Rippen.

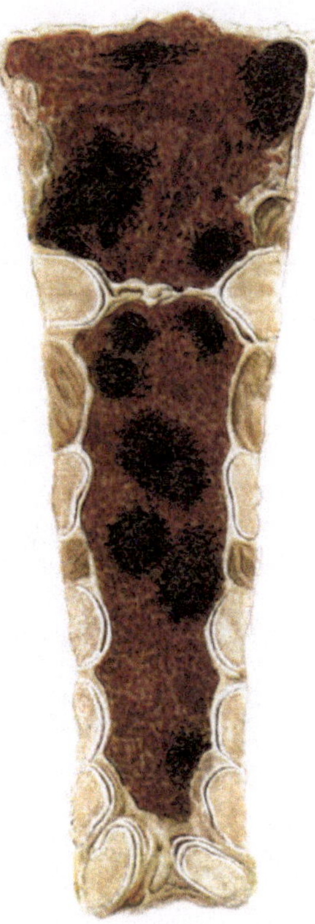

Abb. 51. Metastasen im Sternum bei malignem melanotischen Tumor der Ferse; 73j. ♂ (L. N. 378/32). Vorwiegend indifferente Form der Metastasierung; das Spongiosagerüst ist innerhalb der Tumorwucherungen großenteils noch deutlich zu erkennen.

Von Sarkomen der Haut konnte ich im Schrifttum nur bei GESCHICKTER und COPELAND 2 Fälle mit zahlreichen Knochenherden und bei HELLNER ein Weichteilsarkom an der rechten Schläfe eines 27jährigen Mannes finden, das bereits bei der Exzision 2 Jahre ante exitum die Muskulatur infiltriert und den Schädel oberflächlich arrodiert hatte. Ein Jahr später fand sich ein walnußgroßer Defekt am Schädel und eine wabig-zystische Metastase im rechten Radius mit periostaler Osteophytbildung, die nach Röntgenbestrahlung deutliche Sklerosierung aufwies. Hinzutretende Kreuzschmerzen führten zur Entdeckung von osteoklastischen Beckenmetastasen.

Maligne melanotische Tumoren. Bei der großen Neigung der malignen melanotischen Tumoren zur Metastasierung zeigen ältere Fälle neben den oft reichlichen Haut- und Lebermetastasen auch Herde im Skelet besonders in seinen spongiösen Abschnitten; diese treten klinisch nur vereinzelt in Erscheinung, da sie sich häufig als indifferente Formen in der Marksubstanz entwickeln und bei dem meist raschen Krankheitsverlauf selten zu größerer Zerstörung des Knochens führen. — COPELAND fand unter 169 malignen Melanomen der Haut nur 3 mit größeren Knochenmetastasen. — SUTHERLAND, DECKER und CILLEY sahen osteoklastische melanotische Herde im Stirnbein und im Bereiche der Sella turcica, ferner in einem Brustwirbel von einem melanotischen Tumor am Fuß, weiterhin eine Spontanfraktur der Klavikel und mehrere Fälle mit ausgedehnten Rippenmetastasen nach melanotischen Tumoren der Haut und Achsellymphknoten. — Unter 200 malignen Tumoren aus dem Hals-, Nasen- und Ohrengebiet fand Dussa 2 in das Skelet metastasierende melanotische Tumoren des äußeren Ohres, ferner einen der linken Halsseite bei einem 70jährigen Manne mit unpigmentierten Herden in der Wirbelsäule. — Bei Barth ergab die Sektion eines apfelgroßen Tumors des Gehörganges und der Ohrmuschel neben inneren Organmetastasen erbsen- bis halsenußgroße Herde im Schädeldach, in den Wirbeln, Oberschenkelknochen und im Sternum. Über die Veränderungen am Skelet wird nichts näheres mitgeteilt. — Wir sahen metastatische Wucherungen in der Wirbelsäule, im Sternum und Femur bei einem 73jährigen Mann (L.N. 378/32), der seit $2^1/_2$ Jahren einen Tumor an der rechten Ferse hatte und schon mit Metastasen der Haut und Leistendrüsen in die Klinik kam. Die Knochenherde waren erbsen- bis kirschgroß, zum Teil unscharf gegen das umgebende Mark abgesetzt und ließen im Inneren schon makroskopisch noch eine deutliche

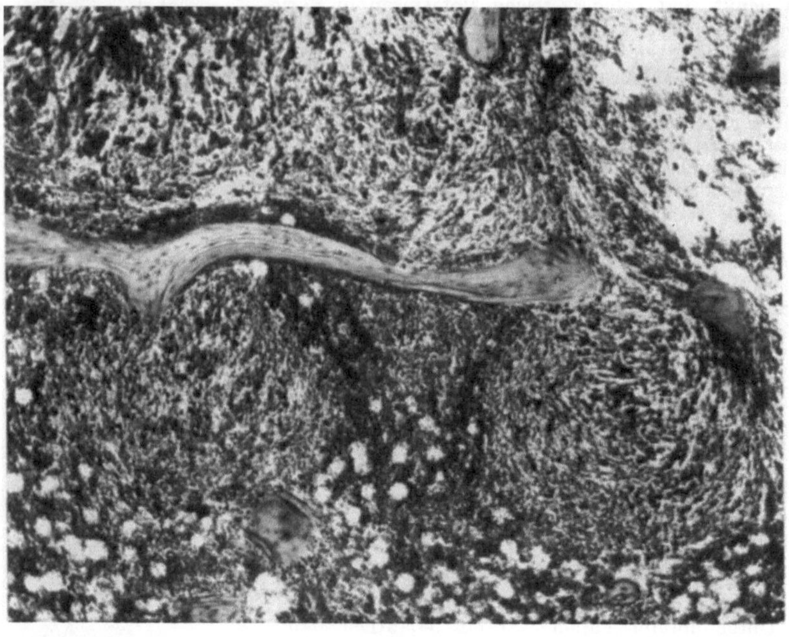

Abb. 52. Abschnitt aus einer melanotischen Sternummetastase. (L. N. 378/32, Abb. 51.) Reichlich pigmenthaltige Tumorwucherungen, die ohne Zerstörung der Knochenbälkchen gegen das rote Mark (unten) infiltrierend und expansiv vordringen. Pigmenthaltige Zellen groß, unregelmäßig gestaltet, schwarz. Leitz Obj. 2, Ok. 6×, Vergr. 60×.

Spongiosastruktur erkennen (s. Abb. 51). Mikroskopisch sieht man in der Spongiosa der Sternumherde unregelmäßig begrenzte, von Nekrosen und Blutungen durchsetzte Geschwulstknoten. Die Wucherungen dringen infiltrierend in das Zellmark vor, das hier und da unter der Einwirkung der andrängenden Zellen lichter und zellärmer geworden ist. Stellenweise breiten sich die Zellen nicht nur infiltrierend sondern auch expansiv aus und führen zur Verdrängung und Druckatrophie des angrenzenden Zellmarkes. Eine stärkere Veränderung an der Spongiosa ist nicht festzustellen; nur vereinzelt sieht man Lakunen mit Riesenzellosteoklasten, die zum Teil auch Pigment enthalten. Die Wucherungen entwickeln sich mehr in Form indifferenter Metastasen mit Umwachsung der Knochenbälkchen und ohne Neubildungs- und Resorptionsvorgänge (Abb. 52). (Ähnliche Bilder in Melanommetastasen bei Hada.) — Walnußgroße Schädel- und Rippenmetastasen und eine große Metastase im unteren Abschnitt des linken Humerus erwähnt Balcereck bei einem 58jährigen Manne, der seit der Geburt eine erbsengroße pigmentierte Warze an der rechten hinteren Achselfalte hatte, die bereits vor 20 Jahren als walnußgroßer Tumor entfernt wurde und vor mehreren Jahren rezidivierte. Eine stark ausgedehnte metastatische Melanosarkomatose des Skelets beschreibt Tilling.

T. Vasiliu untersuchte Herde im Knochensystem, die klinisch als Kahlersche Krankheit gedeutet wurden. Die anatomische Diagnose schwankte zuerst zwischen großzelligem Rundzellensarkom und Ewingtumor; später stellte Vasiliu die Diagnose auf multiple Knochenmetastasen nach Hypophysenadenom. Die Hypophyse war bei der Sektion nicht vergrößert, zeigte aber histologisch eine Störung der Architektonik. Die Metastasen waren osteoklastische weiche Herde im Schädel, Brustbein, in den Rippen und Röhrenknochen und bestanden aus großen runden epitheloiden Zellen mit stark eosinophil färbbarem Protoplasma ähnlich den Zellen in der Hypophyse. Wieweit die Knochenherde histologisch von der Hypophyse abzuleiten sind, läßt sich auf Grund der mitgeteilten Befunde nicht sicher entscheiden.

11. Knochenmetastasen bei Transplantationstumoren.

Während sich die große Zahl der verschiedenen Transplantationstumoren bei der Metastasierung meist auf die angrenzenden Lymphgebiete beschränkt und nur in wenigen Fällen zu umfangreicher Ausbreitung in andere Organe führt, haben wir in dem schon einige Male erwähnten Brown-Pearce-Kaninchenhodentumor eine epitheliale Geschwulst, die nach Einimpfung in den Hoden oder in die Blutbahn rasch Metastasen setzt. Nach den Erfahrungen vieler Untersucher (Apolant, Bashort, Fichera u. a.) gehen die Geschwulstzellen bei intravenöser Tumorbreiinjektion sonst meist zugrunde, hier dagegen tritt nach einer solchen Injektion eine schlagartige Ausbreitung der Tumorwucherungen ähnlich einer Miliartuberkulose in fast allen Organen innerhalb von wenigen Wochen ein.

Für die Knochenuntersuchungen sind vor allem intravenös geimpfte Tiere geeignet, da dabei die Ausbeute an Knochenmetastasen reichlicher ist als bei Hodenimplantation (Schopper) [1]. Das Skeletsystem zeigt in vielen Fällen bereits nach 3—4 Wochen ausgedehnte Knochenherde;

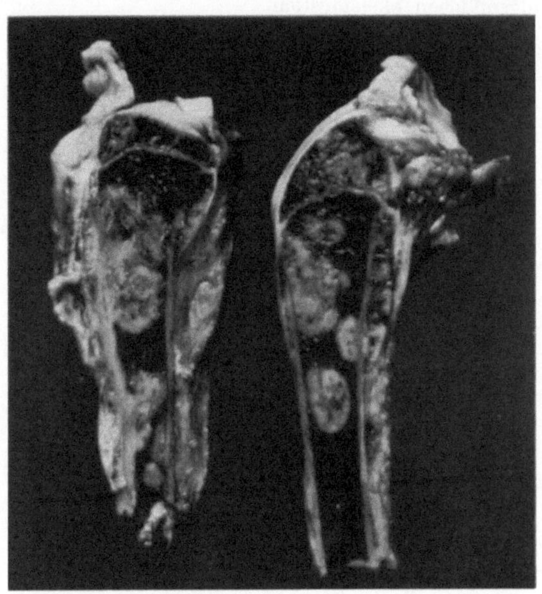

Abb. 53. Metastasen im Mark und Periost in der Dia- und Epiphyse von Femur und Tibia eines Kaninchens (Brown-Pearcescher Kaninchentumor, 4 Wochen nach intravenöser Tumorbreiinjektion).

es wurden vor allem Metastasen in der Wirbelsäule und in den langen Röhrenknochen untersucht (Abb. 53). Während an den Wirbelherden hinsichtlich der Art der Ansiedlung im Vergleich zu sonstigen Metastasen nichts Besonderes zu erwähnen ist, fällt an den Tumorwucherungen der Röhrenknochen auf, daß sich neben Herden im Mark auch reichlich periostale Knoten entwickeln. Während sonst im allgemeinen bei malignen Tumoren primär periostale Metastasen selten beobachtet werden, sind sie hier im Experiment sehr häufig (Abb. 54); mitunter findet sich allerdings an entsprechender Stelle im Mark gleichfalls ein Tumorknoten, so daß sich in manchen Fällen schwer entscheiden läßt, welcher von beiden der primäre Absiedlungsherd ist (Abb. 53).

Die verhältnismäßig häufige Ausbreitungsform im Periost hängt wohl vor allem damit zusammen, daß für die Versuche meist junge Tiere mit einem sehr gefäßreichen noch stark am Knochenaufbau beteiligten Periost verwendet wurden, in dem reichliche Ansiedlungsmöglichkeiten für die im Blute kreisenden Zellen vorhanden sind. v. Recklinghausen u. a.

---

[1] Herr Domagk hatte die Liebenswürdigkeit, mir Brown-Pearce-Tumormaterial für Gewebezüchtungszwecke zur Verfügung zu stellen; bei dieser Gelegenheit habe ich die geimpften Tiere auch auf Knochenmetastasen untersucht und in einer größeren Anzahl von Fällen Tumorherde im Skelet feststellen können, die durch weiteres freundlicherweise von Herrn Domagk überlassenes Skeletmaterial noch vermehrt wurden.

betonen, daß die Periostherde beim Menschen im allgemeinen erst sekundär vom Mark aus entstehen. Dies liegt wohl daran, daß maligne Tumoren meist bei älteren Leuten auftreten, bei denen das periostale Gefäßsystem infolge geringer Funktion nicht mehr so reichlich entwickelt ist wie am wachsenden Knochen; denn wie im Experiment so sind auch bei jugendlichen Individuen mit malignen Tumoren periostale metastatische Knochenherde gar nicht so selten, z. B. bei Nebennierentumoren am Schädel; auch ein Teil der von Retinagliomen beschriebenen Metastasen gleichen in ihrer primären periostalen Anlage weitgehend den bei den Tieren zu beobachtenden Periostmetastasen; auch hier sieht man unabhängig von Markmetastasen breite Periostherde, so daß wir zusammenfassend sagen können: die bei den Menschen auftretenden Periostherde sind wohl meist sekundär vom Mark aus durch die HAVERSschen Kanäle entstanden. Es können aber sicherlich auch primär Periostmetastasen auftreten; sie sind nur an alten Knochen bedeutend seltener als am wachsenden jugendlichen Skeletsystem.

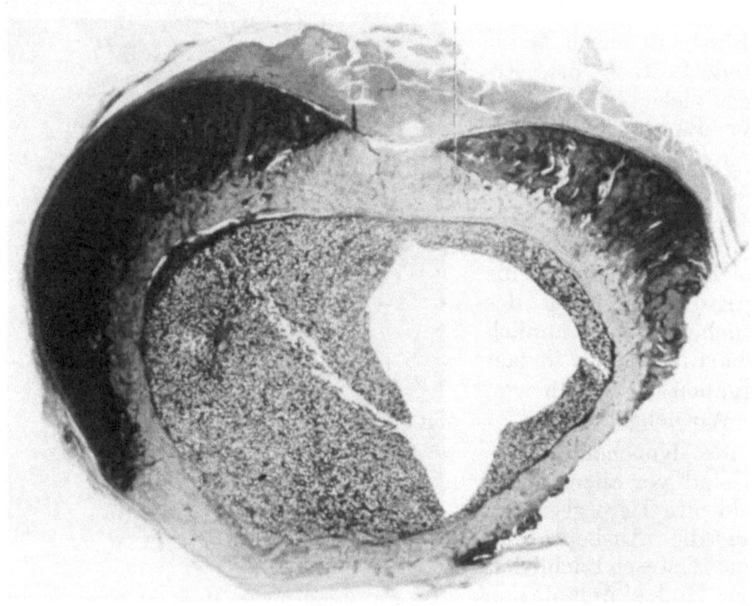

Abb. 54. Übersichtsbild zweier periostaler Metastasen, die stellenweise schon tief in die Kompakta eindringen. An den Randpartien der Geschwulstherde periostale Osteophytbildungen. Querschnitt durch den Femur eines vor 4 Wochen mit Tumorbrei injizierten Kaninchens. x Ausschnitt für Abb. 55. Leitz Obj. Summar 65 mm.

Die makroskopischen Knochenpräparate bei BROWN-PEARCE-Tumoren gleichen vollkommen medullären Karzinommetastasen im Knochen; sie zeigen grauweiße—graurote Farbe und markig weiche Beschaffenheit, sind mehr oder weniger scharf abgegrenzt und mitunter von Blutungen durchsetzt. Mikroskopisch handelt es sich um typische medulläre epitheliale Wucherungen, die zum Teil zapfenförmig, zum Teil mehr in verschieden großen Nestern angelegt sind und ein spärliches gefäßreiches Stroma aufweisen. Größere Knoten sind im allgemeinen im Zentrum ausgedehnt nekrotisch. Die periostalen Tumorherde, die die äußeren Schichten des Periostes meist breit abheben aber im allgemeinen nicht durchbrechen, verursachen sehr oft vor allem in ihren Randbezirken am Übergange zum normalen Periost eine reichliche Osteophytbildung (Abb. 54). Durch starke Vermehrung und reihenförmige Anlagerung von Osteoplasten entstehen senkrecht zur Oberfläche schmale meist unverkalkte geflechtartig angeordnete Knochenspieße, die durch SHARPEYsche Fasern, zum Teil noch mit den abgehobenen äußeren Schichten des Periostes in Verbindung stehen (Abb. 55). Viel seltener kommen in periostalen Metastasen osteophytäre Knochenbildungen auf metaplastischem Wege durch Verdichtung und

Homogenisierung der Bindegewebsfibrillen mit Kalkeinlagerungen zustande (s. Abb. 14).

Wie vom Mark nach dem Periost zu vordringende Geschwulstwucherungen periostale Knochenbildungen anregen können, so rufen hier zuweilen von außen nach innen sich entwickelnde Geschwulstzellen unter Osteoplastenvermehrung am Endost entsprechende Neubildungen von Knochenbälkchen hervor. Von Interesse ist dabei auch die in so kurzer Zeit auftretende Umwandlung des Zellmarkes in fibröses Mark, die mitunter bereits bei dem ersten Eindringen der Geschwulstzellen in die äußeren Schichten der Kompakta eintritt und wohl

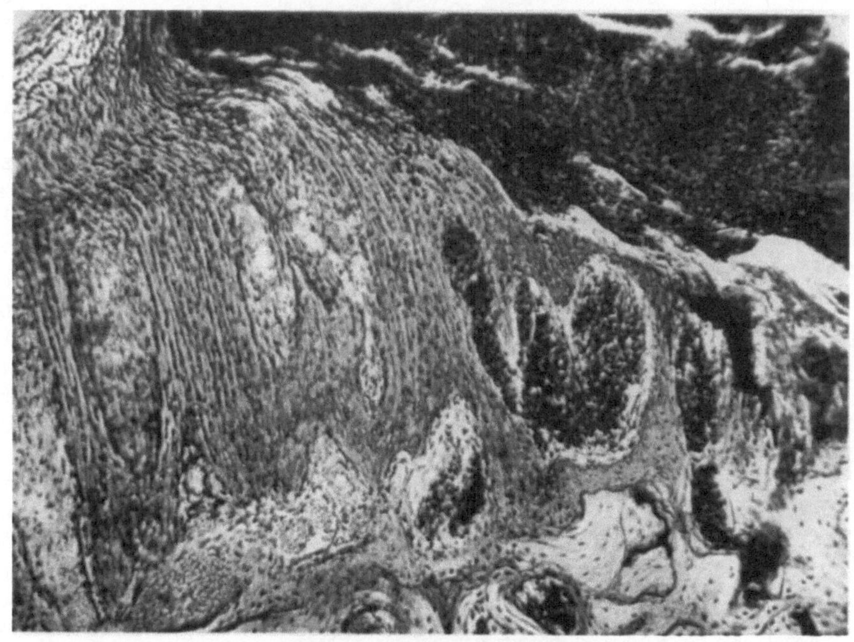

Abb. 55. Beginnende Osteophytbildung am Rande einer periostalen Metastase (s. Abb. 54). Rechts oben Geschwulstwucherungen, unten Kompakta. Links oben abgehobene Faserschicht des Periosts, dazwischen beginnende Osteophytbildung, Osteoplastenreihen und SHARPEYsche Fasern. (4 Wochen nach intravenöser Tumorbreiinjektion.) Leitz Obj. 3, Ok. 6×, Vergr. 100×.

durch die veränderten Stoffwechselbedingungen bzw. toxischen Einflüsse der Geschwulstwucherungen bedingt ist (Abb. 13).

An den Metastasen im Mark fällt auf, daß sie an vielen Stellen neben infiltrativem Wachstum wahrscheinlich infolge der enorm raschen Zellvermehrung eine Art expansives Wachstum aufweisen, indem sie die angrenzenden Zellen ineinanderschieben; nur an den Knochenbälkchen brechen sich gewissermaßen die andrängenden Wellen der Tumorzellen; aber sobald die Bälkchen rings von Tumorzellen umschlossen sind, werden sie allmählich abgebaut, ohne daß immer eine deutliche Resorptionsform festzustellen ist; die Bälkchen bekommen unregelmäßig gezackte Gestalt unter der Einwirkung der sie umschließenden Tumorzellen; Riesenzellen fehlen im allgemeinen. Die Bildung von Fasermark ist wechselnd; in manchen Fällen ist es reichlich entwickelt, in anderen fehlt es vollkommen, was wahrscheinlich von der Ausbreitung und Dauer der Karzinomeinwirkungen, schließlich nicht zuletzt von der Reaktionsform des geimpften Tieres abhängt. In einem Knochenherd eines Femur (Abb. 56), der nach Tumorbreiinjektion innerhalb von 4 Wochen entstanden ist, zeigt sich in der Peripherie der Tumorherde eine hochgradige Fasermarkentwicklung mit einer in den anderen Fällen nicht wieder beobachteten reichlichen Entwicklung von Riesenzellosteoklasten mit deutlichem lakunären Abbau. Gar nicht selten sieht man Tumorzellabsiedlungen bis in die kleinsten Gefäße dicht an der Knorpelknochengrenze. Sie dringen mit den Gefäßen in den Knorpel vor, eine direkte Einwirkung und ein direkter Abbau des Knorpels durch Tumorzellen ist nicht mit Sicherheit festzustellen; aber die Markräume sind oft erweitert, so daß mindestens unter dem Einfluß der Karzinomzellen eine stärkere resorptive Einwirkung der Gefäßwandzellen stattfindet, da auch die Entwicklung der Knochenbälkchen an solchen Stellen gestört ist; sie sind unregelmäßig gestaltet, mitunter kommen sie gar nicht zur Entwicklung. Nach allem handelt es sich bei diesen experimentell erzeugten Geschwulstzellabsiedlungen um Knochenherde, die sich ganz typisch wie sonstige Knochenmetastasen maligner Geschwülste verhalten. Vorwiegend handelt es sich im Mark um osteoklastische und im Periost um osteoklastisch-osteoplastische Veränderungen, wobei auch hier die ersteren überwiegen und die periostalen Osteophytbildungen meist bald wieder zum Schwund kommen. Sehr ausgedehnte Zerstörungen sowie Deformierungen und Spontanfrakturen kommen allerdings nicht zustande, da die Tiere meist schon 2 bis 4 Wochen nach der Tumorbreiinjektion

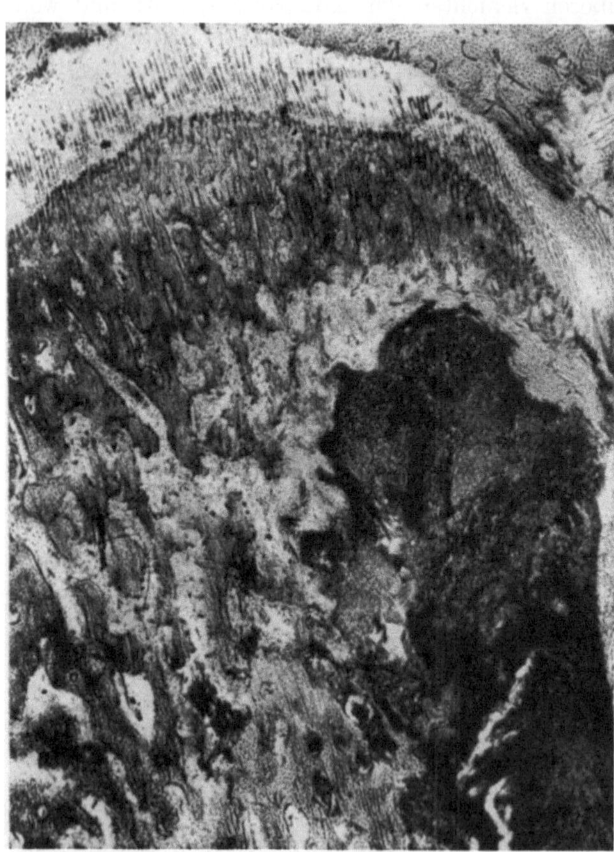

Abb. 56. BROWN-PEARCE-Geschwulstmetastase im Mark eines Femur 4 Wochen nach intravenöser Tumorbreiinjektion. Um den dunkel gefärbten medullären Tumorherd ist sehr reichlich Fasermark entstanden; die Knochenbälkchen um die Metastase werden durch sehr zahlreiche Riesenzellosteoklasten abgebaut, die am Rande der Knochenbälkchen als kleine schwarze Punkte in der Figur deutlich zu erkennen sind und dicht am Tumor bereits sämtliche Bälkchen resorbiert haben. Oben schmaler Rest der knorpeligen Epiphysenlinie. Leitz Obj. 1, Ok. 6×, Vergr. 20×.

infolge ausgedehnter Metastasierung in die inneren Organe ad exitum kommen. Außer diesen Untersuchungen von Skeletherden bei BROWN-PEARCE-Tumoren (SCHOPPER) sind noch Knochenmetastasen bei dem KATOschen Kaninchensarkom von YAMAMOTO untersucht worden, der vor allem Untersuchungen darüber anstellte, wieweit Röntgenbestrahlung der Primärtumoren die Metastasierung beeinflußt. Er fand häufiger Knochenmetastasen bei bestrahlten Primärtumoren als bei unbestrahlten. Allerdings war das Ergebnis sehr abhängig von der Dosierung und von dem Zeitpunkt der Bestrahlung nach der Überpflanzung.

Schrifttum.

ABRAMI, P. et P. FOULON: Un type nouveau de tumeurs osseuses multiples. Soc. anat. Paris. Ann. d'Anat. path. **6**, 427 (1929). — ADLER, I.: Primary malignant growth of the lung and bronchi. New York 1912. — D'AGATA, G.: Knochenmetastasen des Hypernephroms. Tumori **5**, 272 (1917). — AISENSTEIN, S. M.: Beiträge zur Kasuistik der Nebennierentumoren im Kindesalter. Inaug.-Diss. Zürich 1905. — ALAMARTINE et BONNET: Un cas de goître bénin métastatique. Lyon chir. **5**, 605 (1911). — ALAMARTINE et JABOULAY: Goître ayant simulé un sarcome anéorismatique de l'extrémité supérieure de l'humérus. Lyon méd. **111**, 859 (1908). — ALBERT: 4 Fälle von Strumametastasen im Knochen. Wien. klin. Wschr. **1897**. — ALBRECHT, E.: Grundprobleme der Geschwulstlehre. Frankf. Z. Path. **1**, 221 (1907). — ALBRECHT, H.: Ein Naevus papillaris pigmentosus der Pars prostatica der Urethra mit sarco-carcinomatösen Metastasen. Verh. path. Ges. **14**, 253 (1910). — ALBRECHT, P.: Beiträge zur Klinik und pathologischen Anatomie der malignen Hypernephrome. Arch. klin. Chir. **77**, 1073 (1905). — ALESSANDRI, R.: Sui tumori pulsante delle ossa et in modo speciale sulle metastasi d'ipernefromi nello scheletro. Policlinico **33**, 273 (1926). — ALESSANDRY, Z.: Thyroid and parathyroid bone tumors without primary lesion of the thyroid gland. Surg. **45**, 35. — ALEXANDER: Hypernephrom im Gehörgang. Internat. Zbl. Ohrenheilk. **18**, 164 (1920). — ALT: Verh. österr. otol. Ges. 28. Okt. **1901**. — ALTMANN, F.: Zur Kenntnis der metastatischen Carcinome des Gehörorgans. Wien. med. Wschr. **1931 II**, 1560. — AMMER, J.: Knochenmetastasen bei Hypernephrom. Inaug.-Diss. Kiel 1932. — APOLANT: Über die Resorption und Apposition von Knochengewebe bei der Entwicklung bösartiger Tumoren. Virchows Arch. **131**, 40 (1895). — ARROWSMITH: Malignant Hypernephrom of the ethmoidal region. The Laryngoscope **26**, 909 (1916). — ASCHOFF, A.: Verbreitung des Carcinoms in Berlin. Jena 1902. — ASKANAZY, M.: (a) Beiträge zur Knochenpathologie. Festschrift für MAX JAFFÉ. Königsberg 1901. (b) Funktionen des Geschwulstgewebes. Z. Krebsforsch. **43**, 405 (1936). — ASK-UPMARK, E.: On the location of malignant metastases with special regard to the behaviour of the primary malignant tumours of the lung. Acta path. scand. (Københ.) **9**, 239 (1932). — ASSMANN, H.: (a) Zum Verständnis der Knochenneubildung bei osteoplastischer Karzinose. Virchows Arch. **188**, 32 (1907). (b) Die klinische Diagnose der multiplen Knochengeschwülste. Med. Klin. **1924 I**, 108. — ASTRALDI, A., G. JACAPRARO y I. S. FERNANDEZ: Allgemeine Knochenmetastasen in einem Falle von Prostatakrebs. Bol. Inst. Med. exper. Canc. Buenos Aires **10**, 274 und deutsche Zusammenfassung, S. 276. 1933. — ATKIN, E. E.: Primary carcinoma of the bronchi. J. of Path. **34**, 343 (1931). — ATKINS: Metastatic hypernephroma of the nasal septum and accessory sinuses. The Laryncoscope **34**, 740 (1924). — AUERBACH, B.: Osteomalacia carcinomatosa. Münch. med. Wschr. **1903 II**, 1707. — AUFSES, A. H.: Skeletal metastases from carcinoma of the rectum. Report of eight cases. Arch. Surg. **21**, 916 (1930). — AXHAUSEN, G.: Histologische Studien über die Ursache und den Ablauf des Knochenumbaus im osteoplastischen Carcinom. Virchows Arch. **195**, 358 (1909).

BABONNEIX: Diskussionsbemerkung zu: MONTHUS et FAVORY: Tumeurs de la rétine avec métastases multiples. Bull. Soc. Pédiatr. Paris **30**, 237 (1932). Ref. Zbl. Ophthalm. **27**, 727 (1932). — BACHRACH: Demonstration eines Röntgenbildes von Knochenmetastasen eines Blasencarcinoms im Malleolus internus. Z. urol. Chir. **27**, 164 (1929). — BAER, M.: Zur Kenntnis der Thymuskrebse. Schweiz. med. Wschr. **1930 I**, 732. — BALCERECK, H.: Multiple intrathorakale Metastasen nach maligner Degeneration eines Naevus pigmentosus. Berl. klin. Wschr. **1921 II**, 1327. — BAMBERGER u. PALTAUF: Ein Fall von osteoplastischem Prostatacarcinom. Wien. klin. Wschr. **1899 II**, 1100. — BARNARD: Schädelmetastasen eines Nebennierentumors. Trans. clin. Soc. Lond. **37**, 216 (1903/04). — BARONI, B.: Carcinoma primitivo della prostata con carcinosi del midollo osseo e porpora trombopenica. Arch. ital. Anat. e Istol. pat. **2**, 393 (1931). — BARRET, M.: Métastase osseuse d'un cancer épithélial et traumatisme. Ann. Méd. lég. etc. **1934**, No 7, 518. — BARTH, H.: Über die malignen Geschwülste des Ohres. Z. Hals- usw. Heilk. **25**, 369 (1930). — BATTMANN, O. TH.: Drei Fälle von intraocularen Geschwülsten. Inaug.-Diss. Leipzig 1870. — BATZAROFF: Zit. nach PERTHES. Die Verletzungen und Krankheiten der Kiefer. Stuttgart 1907. — BAUER, TH.: Zur Kenntnis der malignen Geschwülste der Niere und des Nierenbeckens. Beitr. path. Anat. **50**, 532 (1911). — BAUMANN, E.: Schädelmetastase bei wuchernder Struma Langhans. Schweiz. med. Wschr. **1929 II**, 1069. — BEATSON, G. T.: (a) Diffused cancer of female mammary. Lancet **1911 II**, 356. (b) Case of osseous metastasis from primary carcinoma of the right mamma. Brit. J. Surg. **12**, 473 (1924/25). — BECK: Zur Strahlenbehandlung von Knochenmetastasen nach Mammacarcinom. Strahlenther. **35**, 513 (1930). — BECKER: (a) Über einen Fall von gutartiger Metastase der Clavicula ohne Struma. Verslg dtsch. Naturforsch. u. Ärzte, Sekt. Chir., Aachen 1900. (b) Über Knochencarcinose im Röntgenbild. Fortschr. Röntgenstr. **15** (1910). — BEDFORD, G. V.: A case of carcinoma of the thymus with extensive metastases in a new-born child. Canad. med. Assoc. J. **23**, 197 (1930). — BEJACH, H. E.: Beiträge zur Statistik des Carcinoms. Z. Krebsforsch. **16**, 159 (1919). — BELL, F. G.: Structure variations in thyroid metastases in bone. Brit. J. Surg. **12**, 331 (1924). — BÉLOT et LEPENNETIER: Métastases osseuses des cancers du sein. J. Radiol. et Électrol. 9, 409 (1925). — Benassi, E.: Ein neuerlicher Röntgenbefund von Knochenmetastasen eines latenten Tumors. Giorn. Clin. med. 10, 722 (1929). — Bender, X. et G. Lardennois: Cancer du sein récidivé avec généralisation. Envahissement d'un corps fibreux de l'uterus. Bull. Soc. Anat. Paris 79, 671 (1904). — Bendick, A. I. and A. W. Jacobs: Report of a case of extensive generalized skeletal metastases following primary carcinoma of the breast. Amer. J. Roentgenol. 14, 35 (1925). — Beneke: Über osteoplastische Carcinome nach Prostatacarcinom. Münch. med. Wschr. 1908 I, 1105. — Benesi: Hypernephrom des Gehörorgans. Mschr. Ohrenheilk. 54, 961 (1920). — Bérard et Ch. Dunet: Cancer thyroidien. Paris 1924. — Berberich: Zwei seltene Tumoren im Bereiche der Felsenbeine. Z. Laryng. usw. 20, 136 (1930). — v. Berenberg-Gossler: Über Wirbelkarzinom. Inaug.-Diss. Kiel 1908. — v. Bergmann: Verh. dtsch. Ges. Chir. 1887, 30. — Bergmark, G.: A case of cancer of prostata with extensive metastases of the skeleton without local functional symtomes. Acta med. scand. (Stockh.) 26, Suppl., 238 (1928). — Le Berre, Perves et Dupas: Métastase osseuse cervicale d'un cancer rénal méconnu. Soc. Anat. Paris. Ann. d'Anat. path. 10, 964 (1933). — Bersch: Über primäre epitheliale Lebergeschwülste mit besonderer Berücksichtigung der Lebercarcinome und ihrer Metastasenbildung im Knochensystem. Virchows Arch. 251, 297 (1924). — Bettoni: Über einen eigenartigen Fall von Sarkom der Prostata. Z. Urol. 17 (1923). — Bierring, W. L. and H. Albert: Secondary Manifestations of Hypernephromata. J. amer. med. Assoc. 43 (1904). — Birch-Hirschfeld, F. V.: Sarkomatöse Drüsengeschwulst der Niere im Kindesalter. Beitr. path. Anat. 24, 343 (1898). — Bloch: Zit. nach Troell. — Bloodgood, I. A.: Bone tumors. Amer. J. Surg. 34, 929 (1920). — Blum, D. M. and W. B. Coley: Large malignant tumor (sarcoma) of the uterus with multiple bone metastases (femur, pelvic bones and skull). A case successfully treated by hysterectomy and Coley's toxins. Amer. J. Surg., N.s. 23, 47 (1934). — Blumberg, F.: Über das Adenoma maligna hepatis. Inaug.-Diss. Leipzig 1911. — Blumenthal, L.: Ein Fall von Glioma retinae. Petersburg. med. Wschr. 1893 I. — Blumer, G.: A report of two cases of osteoplastic carcinoma of the prostate with a review of the literature. Bull. Hopkins Hosp. 20, 200 (1909). — Bochert, P.: Untersuchungen über das Netzhautgliom. Inaug.-Diss. Königsberg 1888. — Böhmig, R. u. R. Prevot: Vergleichende Untersuchungen zur Pathologie und Röntgenologie der Wirbelsäule. Fortschr. Röntgenprax. 43, 541 (1931). — Börner, W.: Über Metastasen nach Mammacarcinom in der Wirbelsäule. Inaug.-Diss. Berlin 1886. — Bogaert, Ludo van, G. van Cauteren et H. J. Scherer: La forme ostéoplastique généralisée des métastases du cancer prostatique. Presse méd. 1936 II, 1816—1819. — Bogoljubow: Zur pathologischen Anatomie und Klinik der Hypernephrome. Russ. Arch. Chir. 1906. — Boncinelli, U.: Un caso non commune di sarcoma ulcerato della mammella con metastasi cutanee. Polmonari ed ossee. Giorn. ital. Dermat. 77, 985—994 (1936). — Bontsch: Über das Vorkommen von Metastasen bei gutartigen Kröpfen. Inaug.-Diss. Freiburg i. Br. 1893. — Boris-Bontsch-Osmolowsky: Über das Vorkommen von Metastasen bei gutartigen Kröpfen. Inaug.-Diss. Freiburg 1893. — Borrmann: Pathologie der Geschwülste. Erg. Path. 7 (1902). — Borst, M.: (a) Die Lehre von den Geschwülsten 1902. (b) Allgemeine Pathologie der malignen Geschwülste. Leipzig: S. Hirzel 1924. — Bortin, A. and L. J. Bolton: Carcinoma of the breast in the male, with metastases to the internal organs, skeletal system and to skin. Med. J. a. Rec. 133, 230 (1931). — Boulle, M.: Les métastases orbitaires des tumeurs malignes de la région réno-surrénale chez l'enfant. (Syndrome d'Hutchinson.) Inaug.-Diss. Paris 1933. — Braun: Zit. nach Kondo: Ein Hautkrebs mit generalisierten Knochenmetastasen im Kindesalter. Inaug.-Diss. Greifswald 1909. — Braun, L.: Über osteoplastisches Carcinom der Prostata. Wien. med. Wschr. 1896 I, 481. — Bregmann u. Steinhaus: Lymphosarkom des Mittelfells mit Übergang in den Rückgratskanal. Virchows Arch. 172, 410 (1903). — Bremer, J.: Über Spontanfrakturen und Knochenmetastasen maligner Strumae suprarenales aberratae. Inaug.-Diss. Greifswald 1904. — Bretschneider, K.: Knochenneubildung und Knochenzerstörung bei sekundärer Karzinose des Skeletes. Inaug.-Diss. München 1896. — Brickner, W. M. and H. Milch: Pathological Fracture of the Humerus from carcinomatous Metastases, Oesophageal. Internat. Clin. 1, 207 (1926). — Broster, L. R.: A case of secondary Hypernephroma in the femur with spontaneous fracture. Brit. J. Surg. 11, 287 (1923/24). — Bruck: Ein Fall von kongenitalem Lebersarkom und Nebennierensarkom mit Metastasen. Jb. Kinderheilk. 62, 84 (1905). — Bruns: Die Lehre von Knochenbrüchen. Dtsch. Chir. 1886, H. 27, 44. — Brunschwig, A.: Reaction of Bone to invasion by carcinoma. Surg etc. 63, 273 (1936). — Bulliard, H. et Ch. Champy: Deux cas de tumeurs d'oiseaux. Sarcom ovarien avec métastase granuliforme. Adénome coelomique. Bull. Assoc. franç. Étude Canc. 20, 206 (1931). — Bullowa, I. G.: Hypernephroma with spinal metastases. Med. Clin. N. Amer. 5, 1113 (1922). — Bumpus, H. C.: Prostatacarcinom. Klinische Studien über 1000 Fälle. Surg. etc. 43, 150 (1926). — Burrows, M. T.: The mechanisme of cancer metastasis. Arch. int. Med. 1926, 453. — Buschmann, T. W.: Spinal metastases of hypernephroma. Northwest med. 22, 439 (1923). — Busscher, J. de: Métastase cranienne solitaire et à évolution rapide d'un hypernéphrome. J. belge Neur. 35, 741—745 (1935).

CAMPBELL, D.: Eine osteoplastische Krebsmetastase ungewöhnlicher Art im Femur. Röntgenprax. 1, 553 (1929). — CANIGIANI, TH.: (a) Ein Fall von universeller Skeletmetastasenbildung nach Mammacarcinom. Röntgenprax. 1, 255 (1929). (b) Zur Differentialdiagnose der multiplen osteoplastischen Carcinommetastasen und der Ostitis deformans PAGET. Röntgenprax. 5, 85 (1933). (c) Zur Differentialdiagnose der universellen osteolytischen Carcinommetastasen und des multiplen Myelomes. Fortschr. Röntgenstr. 52, 386 (1935). — CANNATA, G. M.: Sarcoma osteogenico suiluppato in un focolaio di frattura. Pathologica (Genova) 25, 709 (1933). — CARCEAU: Tumours of the Kidney. New York 1909. — CARNETT, J. B.: (a) Scirrhous carcinoma of breast with extensive metastases. Surg. Clin. N. Amer. 7, 7 (1927). (b) Cancer of the prostate with extensive bone metastases. Surg. Clin. N. Amer. 7, 31 (1927). — CARNETT, J. B. and I. C. HOWELL: Bone metastases in cancer of the breast. Ann. Surg. 91, 811 (1930). — CARNEVALE, RICCI: Metastasi nel seno frontale di un ipernefroma latente. Arch. ital. Otol., IV. s. 48, 73—82 (1936). — CARON: Thèse de Paris 1884, No 369. — CATSARAS, J.: Contribution à l'étude des métastases cancéreuses des os. Adénocarcinome du foie avec métastase osseuse. Ann. Méd. 10, 295 (1921). — CAULK, J. R. and S. B. BOON-ITT: Carcinoma of the prostate. Amer. J. Canc. 16, 1024 (1932). — CAVE, P.: Osteoplastic metastases in prostatic carcinoma. Brit. J. Radiol. 5, 745 (1932). — CELLI, P.: Über das Gaumencylindrom. Frankf. Z. Path. 47, 469 (1935). — CHARBONNEL et MASSÉ: Cancer généralisé à tout le squelette. Arch. Électr. méd. 27, 113 (1929). — CHASIN, A.: Die Dimensionen der destruktiven Veränderungen in den Wirbelkörpern, die röntgenographisch bestimmt werden können. Fortschr. Röntgenstr. 37, 529 (1928). — CHRISTELLER, E.: Referat über die Osteodystrophia fibrosa. Verh. dtsch. path. Ges. Freiburg i. Br., April 1926. — CHRISTENSEN, F. C.: Bone tumors. Analysis of one thousand cases with special reference to location, age and sex. Ann. Surg. 81, 1075 (1925). — CHRISTMANN, F., M. ESTIU y P. ROJAS: Multiple Metastasen infolge Scirrhus der Mamma. Rev. Assoc. méd. argent. 44, 411 (1931). — CISNEROS, A. D., M. A. ETCHEVERRY y J. L. EZZAONI: Hämatologisches Krankheitsbild als Früherscheinung einer sekundären Carcinomatose des Knochenmarkes. Rev. méd.-quir. Pat. fem. (span.) 9, 49—53 (1937). — CITELLI: Über 10 Fälle von primären und malignen Tumoren des Nasenrachens. Z. Laryng. usw. 4, 331 (1912). — CLIVIO: Tumori tiroidei di origine endotheliale. Pathologica (Genova) 14, 337 (1921). — COATS: Case of simple diffuse goitre with secondary tumors of the same structure in the bones of the skull. Trans. path. Soc. Lond. 38, 399 (1887). — COHN, M.: Primäres Nebennierensarkom bei einem 9monatigen Kinde. Berl. klin. Wschr. 1894 I, 266. — COHNHEIM: Einfacher Gallertkropf mit Metastasen. Virchows Arch. 68, 547 (1876). — COHNHEIM, J. u. H. MAAS: Zur Theorie der Geschwulstmetastasen. Virchows Arch. 70, 161 (1877). — COLMERS: Z. Urol. 10 (1922). — COLVILLE, H.C. and R. A. WILLIS: Neuroblastoma metastases in bones, with a criticism of Ewing's endothelioma. Amer. J. Path. 9, 421 (1933). — COMISSO: Über osteoplastisches Karzinom. Wien. klin. Wschr. 1902 II, 1330. — CONE: A case of carcinoma metastasis in bone from a primary tumor of the prostate. Bull. Hopkins Hosp. 1898. — COPELAND, M. M.: (a) Skeletal metastases arising from carcinoma and from sarcoma. Arch. Surg. 23, 581 (1931). (b) Bone metastases. A study of 334 cases. Radiology 16, 198 (1931). — CORDES: Ostitis fibrosaartige Knochenmetastasen bei Röntgencarcinomen. Zbl. Chir. 1928, 415. — COSMETTATOS: Epithélioma récidevant de la conjonctive bulbaire, mort par métastase. Annales d'Ocul., Jan. 1918. — COSTE: Le cancer vertébral. Thèse de Paris 1925. — COURVOISIER: Das Prostatacarcinom. Inaug.-Diss. Basel 1901. — COUSIN, G.: Deux cas de cancer des paupières propagés à l'orbite et au sinus ethmoidal. Traitement et évolution. Bull. Soc. franç. Ophtalm. 43, 445 (1930). — COUTARD, H.: Strahlenther. 33, 249 (1929). — CRAMER: Beiträge zur Struma maligna. Arch. klin. Chir. 36 (1883). — DE CRIGNIS: Zur Kasuistik der metastasierenden, anscheinend gutartigen Struma. Frankf. Z. Path. 14, 88 (1913). — CRONE: Über Strumametastasen. Bruns' Beitr. 93, 83 (1914). — CROSBY, E. H.: Malignant tumors of Thymus gland. Amer. J. Canc. 16, 461 (1932). — CRUMP, C.: Histologie der allgemeinen Osteophytose (Osteoarthropathie hypertrophiante pneumonique). Virchows Arch. 271, 467 (1929). — CURTIUS: Ein Fall von ausgebreiteter Karzinose der Meningen im Anschluß an ein Mammacarcinom. Inaug.-Diss. München 1903.

DAHMEN, F. Pachymeningitis carcinomatosa. Z. Krebsforsch. 3, 300 (1905). — DALRYMPLE: Pathology of the human eye. London 1852. Zit. nach KNAPP: Die intraokularen Geschwülste. Karlsruhe 1868. — DALZELL: Primary sarcoma of diaphragma with secondary deposits in skull and femur, leading to fracture of the latter bone. Glasgow med. J. 27, 298 (1887). — DEAVER, J. B.: Cancer of the breast. Amer. J. Surg. 14, 276 (1931). — DEELMANN, H. T.: (a) Das metastatische Karzinom im Knochensystem. Nederl. Tijdschr. Geneesk. 65, Nr 9 (1921). (b) Het metastatisch carcinoom in het beenstelsel. Nederl. Tijdschr. Geneesk. 65, Nr 9 (1921). — DELAFIELD: Über Netzhautgeschwülste. Arch. Augenheilk. 2, H. 1, 172 (1871). — DELANNOY et DHALENIN: Les goîtres benins dits „métastatiques". Cancer thyreoidien latent à métastases. Arch. franco-belg. Chir. 25, 1047 (1921/22). — DELBET, P.: (a) Sur les épithéliomes sécondaires des os. Bull. Assoc. franç. Étude Canc. 14, 10 (1925). (b) Sur les tumeurs sécondaires des os. Bull. Acad. Méd.

Paris 84, 231 (1930). — DELBET, P. et A. MENDARO: Der Brustkrebs. Paris: Masson & Cie. 1927. — DERCUM, F. X.: Thyreoid metastases in spine. J. nerv. Dis. 33, 153 (1906). — DERIGS: Lymphoepitheliales Karzinom des Rachens mit Metastasen. Virchows Arch. 244, 1 (1923). — DESMOS: Zit. nach WAGNER: Der Gebärmutterkrebs. Eine pathologisch-anatomische Monographie. Leipzig: B. G. Teubner 1858. — DEUTICKE, P.: Dtsch. Z. Chir. 231, 767 (1931). — DICKSON, W. E., CARNEGIE and T. R. HILL: Malignant adenoma of the prostata with secondary growths in the vertebral column simulating POTT's disease. Brit. J. Surg. 21, 677 (1934). — DIETLEN: Beitrag zum röntgenologischen Nachweis der osteoplastischen Karzinose der Wirbelsäule. Fortschr. Röntgenstr. 13, 40 (1908). — DIETRICH, A. u. H. SIEGMUND: Die Nebenniere und das chromaffine System. Handbuch von HENKE-LUBARSCH, Bd. 8, S. 951. 1926. — DIJKSTRA: Ein Fall von primärem Leberkarzinom mit merkwürdigen Metastasen. Nederl. Tijdschr. Geneesk. 69, 1 (1925). — DITTRICH: Vjschr. prakt. Med. 3, 99 (1848). — DOEPFNER, J.: Über das Verhalten des Schilddrüsenadenoms und der wuchernden Struma zur Kapsel und zu den Blutgefäßen. Frankf. Z. Path. 44, 461 (1933). — DOWNS, E. E. and W. S. HASTINGS: (a) Factors influencing the types of metastatic carcinoma of bone. Amer. J. Roentgenol. 29, 1 (1933). (b) Observation in a preliminary study of tumor histology and bone metastases. Radiology 21, 76 (1933). — DREESMANN: Über Strumametastasen. Med. Klin. 1925 II, 1871. — DRESSER, R.: Metastasenbildung von Hypernephromen im Knochen. Amer. J. Roentgenol. 13, 342 (1925). — DUCUING, J., O. MILETZKY et P. MARQUÈS: Document pour l'étude de l'ostéose cacéreuse diffuse et de l'anémie «myélogénétique». Presse méd. 1937 II, 1693—1695. DUDITS: Krebsmetastasen im Unterkieferknochen bei primärem Lungenkrebs. Dtsch. Zahn-, Mund- u. Kieferheilk. 2, 543 (1935). — DUNN, J. S.: Neuroblastoma and Ganglio-Neuroma of the Suprarenal Body. J. of Path. 19, 456 (1915). — DUPAS, J.: Sur un cas de tumeur osseuse secondaire du bassin métastase d'un cancer visceral méconnu. Rev. d'Orthop. 21, 13 (1934). — DUPRAZ, A. L.: Le sarcome de la prostate. Rev. méd. Suisse rom. 16, 465, 509 (1896). — DURAND: Fracture spontané de l'extrémité supérieure du femur dans un metastase de cancer thyreoidien. Désarticulation de la hauche. Lyon chir. 20, 378 (1923). — DUSSA, E.: Über die Häufigkeit der Fernmetastasen bei primären bösartigen Tumoren aus dem Gebiete des Hals-, Nasen- und Ohrenarztes. Z. Hals- usw. Heilk. 33, 405 (1933). — DUYSE ot MARBAIX: Métastases ethmoido-orbitale d'un hypernéphrome latent. Arch. d'Ophtalm. 39, 396 (1922). — DYBOWSKI: Inaug.-Diss. Berlin 1880.

EBERTH: Zur Kenntnis des Epithelioms der Schilddrüse. Virchows Arch. 55, 254 (1872). EBLE, FRIEDRICH J.: Ein seltener Fall von Melanosarkom der Aderhaut mit Metastasenbildung im Humerus. Diss. Heidelberg 1935 (1937). — EERLAND, L. D.: (a) Struma malignum ovarii mit großer Metastase im Schädeldach bei einer javanischen Frau. Nederl. Tijdschr. Verloskde 39, 137—149, franz. Zusammenfassung S. 149 (1936). — (b) Über Tumormetastasen im Schädeldach. Geneesk. Tijdschr. Nederl.-Indië 1936, 2710—2730. — EFREMOW, V.: Primäres Lymphosarkom der Parotis. Beitr. path. Anat. 73, 486 (1925). — EGGEL: Über das primäre Carcinom der Leber. Beitr. path. Anat. 30, 506 (1901). — EGGERT, K.: Über Spätrecidive bei Mammakarzinom. Inaug.-Diss. Kiel 1921/22. — EHNSLIE, R. C.: The diagnosis of endosseal tumours. St. Bartholomeus Hosp. Rep. 48, 73 (1912). — EHRHARDT, O.: Zur Anatomie und Klinik der Struma maligna. Bruns' Beitr. 35 (1902). — EHRLE: Über einen Fall von Strumametastase am Schädel. Inaug.-Diss. Freiburg 1902. — EISELSBERG, v.: (a) Über Knochenmetastasen des Schilddrüsenkrebses. Arch. klin. Chir. 46, 430 (1893). (b) Über physiologische Funktion einer im Sternum zur Entwicklung gekommenen krebsigen Schilddrüsenmetastase. Arch. klin. Chir. 48 (1894). (c) Die Krankheiten der Schilddrüse. Deutsche Chirurgie, Lief. 38. 1901. (d) Über Knochenmetastasen des Schilddrüsenkrebses. Arch. klin. Chir. 73 (1904). — EISEN, D.: Malignant tumors of thyreoid: Analysis of seven cases with study of structure and function of metastases. Amer. J. med. Sci. 170, 61 (1925). — ELIASON: Pathological fractures. Surg. etc. 56, 504 (1933). — ELIASON, A. and CH. McLAUGHLIN: Carcinoma of both legs superimposed upon chronic osteomyelitis. Ann. Surg. 97, 947 (1933). — EMANUEL: Über chorionepithelartige Wucherungen in Hodentumoren. Mschr. Geburtsh. 21 (1905). — EMMERICH, E.: Über die Variabilität im histologischen Bau der Metastasen bei Struma maligna mit besonderer Berücksichtigung der Knochenmetastasen. Inaug.-Diss. München 1909. Ann. städt. allg. Krk.haus München 13 (1903/05). — ENDERLEN: Strumametastasen von über Handtellergröße im linken Scheitelbein. Münch. med. Wschr. 1916 II, 1092. — ENGELHARDT, G.: Zur Kasuistik der Prostatacarcinome. Virchows Arch. 158, 568 (1899). — EPSTEIN, J.: Blutbefunde bei metastatischer Karzinose des Knochenmarkes. Z. klin. Med. 30, 121 (1896). — ERBSLÖH, W.: Fünf Fälle von osteoplastischem Carcinom. Virchows Arch. 163, 20 (1901). — ERDHEIM, J.: Über Heilungsvorgänge in Knochenmetastasen. Virchows Arch. 275, 383 (1930). — ERDHEIM, S.: Untersuchungen über Primärgeschwulst vortäuschende Metastasen. Arch. klin. Chir. 117, 274 (1921). — ERNST: Verschiedene Arten der Knochenresorption durch Metastasen maligner Geschwülste. Verh. dtsch. path. Ges. 4. Tagg Hamburg 1901. — ERNST, M. u. RÖMELT: Über traumatische und pathologische Querfortsatzbrüche der Lendenwirbelsäule. Dtsch. Z. Chir. 237, 580 (1932). — ESAU:

Frühzeitige Fernmetastasen bei verborgenem Carcinom. Med. Klin. 1925 II, 1086. — Eshner, A. A.: Hypernephroma of kidney with metastasis to manubrium simulating aneurysma of aorta. J. amer. med. Assoc. 1908 I, 1787. — Etcheverry, Miguel Angel: Blutveränderungen infolge von Knochenmarksmetastasen bösartiger Geschwülste. Rev. méd.-quir. Pat. fem. (span.) 10, 383—402 (1937). — Ewald, K.: (a) Kropfmetastasen (Scapula, Jochbogen). Gesellschaft der Ärzte Wiens, Juni 1893. (b) Über den Jodgehalt des Adenocarcinoms der Schilddrüse und seiner Metastasen. Wien. klin. Wschr. 1896. — Ewing, J.: Neoplastic diseases, S. 755. Philadelphia: W. B. Saunders Co. 1922.

Fabricius: Knochenmetastasen eines Uteruskarzinoms. Diskussion zu einer Demonstration von Lihotzki. Zbl. Gynäk. 34, 1782 (1913). — Fell Chenfeld: Statistik und Kasuistik des Karzinoms. Inaug.-Diss. Leipzig 1901. — Fernando: Report of a case of melanosarcoma of the conjunctiva. Graefes Arch. Ref. Zbl. Ophthalm. 10, 361. — Ferrari: Cancer du col de l'utérus Wertheim. Pendant les suites de couches métastases multiples. Bull. Soc. Obstétr. Paris 3, No 5 (1914). — Feurer: Paradoxe Strumametastase. Festschrift für Kocher. Wiesbaden 1891. — Fevre, M.: Métastase vertébrale d'une tumeur maligne du rein chez un enfant de deux ans. Ann. d'Anat. path. 7, 891 (1930). — Finsterer, J.: Über das Sarkom der weiblichen Brustdrüse. Dtsch. Z. Chir. 86, 352 (1907). Fischer, B.: Über Gallengangskarzinome, sowie über Adenome und primäre Krebse der Leberzellen. Virchows Arch. 174, 544 (1903). — Fischer, W.: Die Gewächse der Lunge und des Brustfells. Handbuch der speziellen pathologischen Anatomie und Histologie von Henke-Lubarsch, Bd. 3, 3, S. 556. 1931. — Fischer-Defoy: Vier Fälle von osteoplastischem Prostatakarzinom. Z. Krebsforsch. 3, 195 (1905). — Fischer-Defoy u. Lubarsch: Pathologie des Carcinoms. Erg. Path. 10, 850 (1906). — Fischer u. Schwarz: Demonstration zur Struma maligna. Münch. med. Wschr. 1923 I, 448. — Fittig: Ein Plattenzellcarcinom der Ulna. Allg. med. Z.ztg 69, 1115 (1900). — Flaks, J.: Untersuchungen über Metastasen des Rattensarkoms. Bull. internat. Acad. polon. Sci., Cl. Méd. 1932, 341. — Flatau, E. u. J. Koelichen: Carcinoma ossis temporalis occipitalis et cerebelli bei einem 17jährigen Mädchen als Metastase eines Adenoma colloides glandulae thyreoideae. Dtsch. Z. Nervenheilk. 31, 177 (1906). — Fleming, R. A. and J. Davidson: A case of Neuroblastoma (Neurocytoma). Trans. med.-chir. Soc. Edinburgh 39, 142 (1925). — Foerster: Über die Osteomalazie bei Krebskrankheiten. Würzburg. med. Z. 2, 1 (1861). — Folliason, A. et L. Meniere: Métastases osseuses généralisées dans un cancer du sein. Soc. Anat. Paris. Ann. d'Anat. path. 8, 6 (1931). — Ford, F. A.: Distant metastases in Carcinoma of the Cervix of the Uterus. Minnesota Med. 13, 489 (1930). — Foresti, C. B. u. Th. F. Cozzolino: Metastase im knöchernen Schädel nach Operation eines Neoplasmas des Sinus. An. Fac. Med. Montevideo 14, 134 u. französische Zusammenfassung, S. 141. 1929. — Fort, W.: Cancer metastatic to bone. Radiology 24, 96 (1935). — Foster, J. S.: Adenocarcinoma of the breast. Case rep. Radiology 16, 759 (1931). — Fraenkel: (a) Metastatischer Wirbelsäulenkrebs. Dtsch. med. Wschr. 1899 I, 189. (b) Fortschr. Röntgenstr. 16, 245. — Fränkel, E.: (a) Sekundäre Knochenkrebse. Münch. med. Wschr. 1902 I, 383. (b) Große Metastasen, welche von kleinen primären Karzinomen ausgehen. Münch. med. Wschr. 1902 II, 1440. — Frangenheim, P.: Die bösartigen Geschwülste der Extremitäten. Klinik der bösartigen Geschwülste von Zweifel-Payr, Bd. 2. Leipzig: S. Hirzel 1925. — Frank: Das maligne Hypernephrom im Kindesalter. Bruns' Beitr. 66 (1910). — Fraser, J.: Tumors of bone. Trans. med.-chir. Soc. Edinburgh 109, 15 (1929/30). — Frese: Über schwere Anämie bei metastatischer Knochenkarzinose und über eine „myeloide Umwandlung" der Milz. Dtsch. Arch. klin. Med. 68 (1900). — Freudenthal: Über das Sarkom des Uvealtractus. Graefes Arch. 37, 137 (1891). — Frew, R. S.: On carcinoma originating in the Suprarenal Medulla in Children. Quart. J. Med. 4, 123 (1911). — Fried, B. M.: Primary carcinoma of the lungs. Arch. int. Med. 35, 1 (1925); 40, 340 (1927). — Friedheim: Über primäre Krebse der Leber, Gallengänge und Gallenblase. Bruns' Beitr. 44 (1904). — Friedmann, A. F.: Carcinommetastasen in der Patella. Inaug.-Diss. Würzburg 1932. — Fritsch: Mitteilung eines Falles von osteoplastischen Wirbelmetastasen bei Mammacarcinom. Fortschr. Röntgenstr. 41, 802 (1930). — Fritz: Diskussion zu Felber, Steinpyonephrose mit Nierenbeckencarcinom. Wien. urol. Ges., Sitzg 22. Juni 1927. — Fritze: Beiträge zur Kenntnis der Chorionepitheliome beim Manne. Z. Krebsforsch. 15, 154 (1916). — Fritzsche: Malignes embryonales Teratom der Schilddrüsengegend. Arch. klin. Chir. 114 (1920). — Fruchaud, F. Busser et Merand: Epithélioma primitif latent du rein révelé par une métastase fémorale. Ann. d'Anat. path. 7, 729 (1930). — Fuchs: Über Pigmentierung, Melanom und Sarkom der Aderhaut. Graefes Arch. 94, 43 (1917). — Fuchs, M.: Zur Frage der Metastasenbildung bei Carcinoma mammae. Inaug.-Diss. Basel 1916. — Funaki, Fumio u. Shintara Nakamura: Die Tibiametastase des Uteruscarcinoms. Ogayanca-Igakkai-Zasshi (jap.) 49, 1355—1361 (1937). — Furer: Ein Beitrag zur Pathologie des Oesophaguscarcinoms. Inaug.-Diss. Zürich 1919.

Gaillard: Carcinoma du testicule ectopié. Bull. Soc. Anat. IV. s. Paris 1880, 5. — Gandullia, G.: Contributo allo studio dei tumori secondari delle ossa. Ceva: G. Odello 1931. — Gaston, A.: Métastase osseuse d'un néoplasme pharyngo-laryngé. Ann. d'Otolaryng. 1934, No 4, 431. — GATHMANN, A.: Ein Fall von allgemeiner Karzinose des Knochensystems 4 Jahre nach der Amputation einer karzinomatösen Mamma. Inaug.-Diss. Leipzig 1902. — GAUTHIER-VILLARS, P. et F. BUSSER: A propos des métastases osseuses révéletrices d'un épithélioma du rein. Bull. Assoc. franç. Étude Canc. 19, 683 (1930). — GEDDA, L.: Die osteoplastische Karzinose. Arch. ital. Anat. 2, 673 (1931). — GEISLER: Beitrag zur Frage der primären Knochenkarzinome. Arch. klin. Chir. 45, 704 (1893). — GEORGE and LEONARD: The vertebrae. Roentgenologically consideret. Ann. of Roentgenol. 8 (1929). — GERAGHTY: Knochenmetastasen bei Blasenkarzinom. Zit. nach KRETSCHMER: Carcinoma of the bladder with bone metastases. Surg. etc. 34, 241 (1922). — GESCHICKTER, CH. F.: (a) Metastatic carcinoma. Radiology 16, 172 (1931). (b) Tumors of the suprarenal gland. Arch. of Path. 15, 775 (1933). — GESCHICKTER, CH. F. and M. M. COPELAND: Tumors of bone. Mode of metastases. Amer. J. Canc. 1931, 542. — GESSNER: VEITs Handbuch der Gynäkologie, 1. Aufl., Bd. 3, S. 2. 1899. — GHON, A. u. B. ROMAN: Über das Lymphosarkom. Frankf. Z. Path. 19, 1 (1916). — GIBSON, A. and I. C. BLOODGOOD: Metastatic hypernephroma with special reference to bone metastases. Surg. etc. 37, 490 (1923). — GIERKE, E.: Über Knochentumoren mit Schilddrüsenbau. Virchows Arch. 170, 464 (1902). — GILES, R. G.: Skeletal metastasis from primary carcinoma of the breast. Amer. J. Roentgenol. 14, 442 (1925). — GINSBURG, S.: Osteoplastic skeletal metastases from carcinoma of the breast. Report of a unusual case. Arch. Surg. 11, 219 (1925). — GIROU: Hypernéphrome avec localisation secondaire dans l'olécrane gauche. Bull. Soc. nat. Chir. Paris 38, 1393 (1912). — GLOBIG, H.: Über eine eigenartige Knochenerkrankung mit multipler Tumorbildung im Skeletsystem bei einem Kinde. Jb. Kinderheilk. 125, 90 (1929). — GLOOR, W.: Beitrag zur Differentialdiagnose der Miliartuberkulose und der miliaren Carcinosis der Lunge. Schweiz. med. Wschr. 1929 I, 151. — GOEBEL: (a) Über eine Geschwulst von schilddrüsenartigem Bau im Femur. Dtsch. Z. Chir. 47 (1898). (b) Zur Frage der Strumametastasen. Dtsch. Z. Chir. 78 (1905). — GÖRÖG, D.: Malignes Melanom der Rückenmarkshaut. Ärztl. Ges. Pécs, Sitzg 18. April 1932. Ref. Zbl. Path. 56, 17 (1932/33). — GOLDBLATT, M. E.: Melanoma of the rectum. J. amer. med. Assoc. 84 (1925). Ref. Zbl. Path. 39, 33 (1927). — GOLDZIEHER, M. u. Z. v. BOKAY: Der primäre Leberkrebs. Virchows Arch. 203, 75 (1911). — GONZALEZ-AGUILAR, J.: Der Krebs der Wirbelsäule. Arch. españ. Oncol. 3, 343 und französische Zusammenfassung S. 362. 1932. — GORDON, W.: Carcinomatous metastases in bones. Brit. med. J. 1927, Nr 3492, 1091. — GOTTESMAN, J.: Cancer of the Breast. Surg. Clin. N. Amer. 8, 421 (1928). — DE GRAAG: Über Strumen mit Knochenmetastasen. Mitt. Grenzgeb. Med. u. Chir. 11, 625 (1903). — GRÄFF, S.: Über die bösartigen Geschwülste und geschwulstähnliche Neubildungen des Epipharynx. Beitr. path. Anat. 94, 276 (1934). — GRAWITZ, D.: Dtsch. med. Wschr. 1907 II, 1371. — GRAVES and MILITZER: Bone metastases from carcinoma of urinary bladder. J. of Urol. 31, 769 (1934). — GREIG, D. M.: The cephalic metastases of suprarenal blastomata in children. Edinburgh med. J. 36, 25 (1929). — GREILING, E.: Beitrag zur Kenntnis der Metastasen bei Hodentumoren. Inaug.-Diss. Marburg 1927. — GRIPEKOVEN: Knöcherne Hypernephrommetastasen. J. belge Urol. 4, 366 (1931). — GROSHEINTZ: Über das Hypernephrom der Niere. Inaug.-Diss. Basel 1907. Z. Urol. 1907. — GROSS, S.: Osteome carcinomateux de la mammelle. Med. News 42, 494 (1883). — GROSS, S. W.: (a) Sarcoma of the female breast based on a study of one hundred and fifty six cases. Amer. J. med. Sci. 94, 17 (1887). (b) Tumors of the breast. Amer. Syst. Gynec. 2, 247 (1888). (c) Sceletal metastases in Carcinoma of the Breast. Amer. J. med. Sci., N. s. 95, 219 (1888). — GROVE, J. S. and S. E. KRAMER: Primary carcinoma of the lung. Amer. J. med. Sci. 171, 250 (1926). — GRUBER: Knochenbildung in einem Magencarcinom. Beitr. path. Anat. 55, 368 (1913). — GRUNERT: Über pathologische Frakturen, allgemeiner Überblick über die verschiedenen Arten. Dtsch. Z. Chir. 76, 254 (1905). — GÜLDNER, F.: Über einen Fall von Mammacarcinommetastasen im Unterkiefer. Inaug.-Diss. Leipzig 1927. — GUIBÉ: Tumeur de la clavicule d'origine Thyroidienne. Bull. Soc. Chir. Paris 1909. — GUIBÉ et LEGUEU: Tumeur de la clavicule d'origine thyroidienne. Bull. Soc. Chir. Paris 35, 117 (1909). — Bull. Assoc. franç. Étude Canc., Mai 1912. — GULECKE: Beitrag für Statistik des Mammacarcinoms. Arch. klin. Chir. 64, 3 (1901). — GUNSETT et FOBE: Métastase cancéreuse de l'acromion secondaire à un cancer du corps utérin opéré plus de 6 ans et non récidivé localement. Bull. Soc. Radiol. méd. France 24, 168—169 (1936). — GUSSENBAUER: Verh. dtsch. Ges. Chir. 1893. — GUTIERREZ, A. y V. RUIZ: Über 307 Fälle von Mammacarcinom. Rev. Cir. 10, 341 (1931).

HABERMANN: Metastatisches Carcinom des Gehörorgans. Prag. Z. Heilk. 8, 347 (1887). — HADA, B.: Zur Kenntnis der Melanome. Virchows Arch. 215, 216 (1914). — HAECKEL: Über eine Geschwulst von schilddrüsenartigem Bau im Unterkiefer. Korresp.bl. allg. ärztl. Ver. Thüringen 1889. — HAENISCH, F. u. QUERNER: Über Tumorbildung bei leukämischen Erkrankungen, besonders am Skelettsystem. Z. klin. Med. 88, 28 (1919). — HALBRON, P.: Cancer thyroidien développé un niveau du sternum et simulant un aneurisme de l'aorte. Boll. Soc. Anat. Paris 1904, 373. — HALLUIN, D'BELLE et DESBONNETS: Cancer de l'oesophage révélé par une tumeur métastatique du coude. Bull. Soc. Radiol. méd. France 22, 404 (1934). — HALPÉRINE: Strumametastasen im Skelett. Thèse de Zürich 1906/07. —

HAMBURGER, E.: Metastase eines Hypernephroms im Schädeldach. Fortschr. Röntgenstr. 40, 856 (1929). — HAMMER, G. u. A. LAUCHE: Vergleich zwischen Röntgenbild und pathologisch-anatomischen Befund bei primären und metastatischen Knochengeschwülsten. Münch. med. Wschr. 1936 I, 123. — HAMMER, H.: Ein Fall von Krebsmetastasen im Knochen mit Spontanheilung. Fortschr. Röntgenstr. 38, 864 (1928). — HAMPERL, H. u. A. MALLER: Spontanfraktur (Krebsmetastase) des Dens epistrophei ohne Schädigung des Rückenmarks. Wien. klin. Wschr. 1932 I, 24. — HANDLEY, W.: The origin of bone-deposits in breast cancer. Surg. Clin. N. Amer. 7, 1 (1927). — HANDLEY, W. S.: Cancer of the breast and its treatment. New York: P. B. Hoeber 1922. London: John Murray 1906. — HANHART: Knochenmarkscarcinose. Schweiz. med. Wschr. 1923 I, 619. — HANOT et GILBERT: Études sur les maladies du foie. Paris 1888, 1. — HANSEMANN, D. v.: (a) Bösartige Geschwülste. Berlin 1897. (b) Über die Stellung des Adenoma malignum in der Onkologie. Virchows Arch. 161, 453 (1900). (c) Diskussionsbemerkung. Pathologentagg 1909. — HARBURGER, A. et J. AGOSTINI: Schädel-Hirnhaut-Metastase eines verborgenen Hypernephroms. Ann. d'Anat. path. 3, 75 (1926). — HARDING II, G. WARREN and FRANKLYN D. HANKINS: Post mortem observations of 118 carcinomas of the large bowel. Dep. of Path., Los Angeles County Gen. Hosp., Los Angeles, California. — HARET, G. et J. DUVAL: (a) Metastases osseuses d'un néoplasma thyroidien. J. Radiol. et Électrol. 15, 297 (1931). (b) Knochenmetastasen bei einem Fall von Struma maligna. J. belge Radiol. 20, 239 (1931). — HARMER: Schilddrüsenmetastasen in der Nasenhöhle. Wien. klin. Wschr. 1899 I, 628. — HARRING, A. P.: Sarcome of the vomer, with extensive involvement of the adjacent structures and metastases in the cranium. Amer. J. med. Sci. 130, 209 (1905). — HARRINGTON and KENNEDY: Bone marrow metastases and anaemia in gastric cancer. Lancet 1913 I, 378. — HASLINGER: Handbuch von DENKER-KAHLER, Bd. 9. — HATSCHEK, OTTO: Anatomische Ausheilung einer röntgenbestrahlten Knochencarcinommetastase. Radiol. Rdsch. 6, 24—27 (1927). — HAUG: Arch. Ohrenheilk. 32 (1891); 36 (1894). — HAWARD, W.: Cases of bronchocele, with secondary growths in bones and viscera. Trans. path. Soc. Lond. 33, 291 (1882). — HAWLEY, G. W.: (a) Skeletal carcinomatis. Ann. Surg. 51, 636 (1910). (b) Spontaneous fracture in carcinom of the bones. Amer. J. orthop. Surg. 11, 139. Ref. Zbl. Chir. 1913, 1929. — HEDINGER, E.: Über Intima-Sarkomatose von Venen und Arterien in sarkomatösen Strumen. Virchows Arch. 164, 199 (1901). — HEGENER: Z. Ohrenheilk. 37 (1900). — HEINDL: Über Geschwülste der Stirnhöhle. Mschr. Ohrenheilk. 64, 128 (1930). — HEINECKE: Bösartige Geschwülste der Speicheldrüsen. ZWEIFEL-PAYRs Klinik der bösartigen Geschwülste, Bd. 1, S. 760. 1924. — HELFERICH: Ein Fall von tiefliegendem Carcinom an Vorderarm nebst Bemerkungen über schwer diagnostizierbare Carcinome. Dtsch. med. Wschr. 1890 II. — HELLNER, H.: (a) Unfall und Krebsmetastasen im Knochen. Mschr. Unfallheilk. 40, 65 (1933). (b) Knochengeschwülste. Zbl. Chir. 1933, 331. (c) Knochenmetastasen bösartiger Geschwülste. Erg. Chir. 28, 72 (1935). (d) Die Knochengeschwülste. Berlin: Julius Springer 1938. — HELLY, K.: Leukämien. Handbuch der speziellen pathologischen Anatomie, Bd. 1, 2, S. 1063. 1927. — HELMREICH: Über das Blutbild bei carcinomatösen Knochenmetastasen. Dtsch. med. Wschr. 1921 II. — HENKE, F.: (a) Vagina, Haut, Knochen (2 Fälle) Hypernephrommetastasen. Ber. Verh. dtsch. path. Ges. 10. Tagg. Stuttgart 1906. (b) Ungewöhnliche Metastasen kleiner Magencarcinome. Med. Klin. 1927 I, 890. — HERRENDENN, R. E.: Changes in primary and metastatic bone tumors following various doses of Roentgen ray. Radiology 13, 326 (1929). — HERWEG: Ein malignes Sympathoblastom der linken Nebenniere unter dem Bilde des Chloroms. Inaug.-Diss. München 1917. — HERXHEIMER, G.: (a) Diskussionsbemerkung. Pathologentagung 1909. (b) Über Tumoren des Nebennierenmarkes, insbesondere des Neuroblastoma sympathicum. Beitr. path. Anat. 57, 112 (1914). (c) Lebergewächse. Handbuch der speziellen pathologischen Anatomie und Histologie von HENKE-LUBARSCH, Bd. 5, 1, S. 797. — HEUER, GG. J.: The tumors of the sternum. Report of removal of a large mediastinal sternal chondromyxoma. Ann. Surg. 96, 830 (1932). — HILDEBRANDT, O.: Strumametastase im Femur. Zbl. Chir. 40, 1819 (1913). — HINTERSTOISSER: Beitrag zur Lehre vom Schilddrüsenkrebs. Festschrift für BILLROTH, 1892. — HINTZE: Knochenmetastasen beim Mammacarcinom. Zbl. Gynäk. 1932, 547. — HIRSCH, E. F. and E. W. RYERSON: Metastases of the bone in primary carcinoma of the lung. A review of so-called endotheliomas of the bones. Arch. Surg. 16, 1 (1928). Zit. nach Ref. Z. Krebsforsch. 27, 86 (1928). — HIRSCHFELD: SCHITTENHELMs Handbuch der Krankheiten des Blutes und der blutbildenden Organe. Berlin 1925. — HIRSCHFELD, H.: Spezielle Pathologie und Therapie innerer Krankheiten von KRAUS-BRUGSCH, Bd. 8. — HOCHSTÄTTER: Tuberkulose und Carcinom der Lunge. Klin. Wschr. 1926 II, 1091. — HOFFMANN, v.: Vier Fälle von Strumametastasen im Knochen. Wien. klin. Wschr. 1897 II. — HOFFMANN, E.: Über Hypernephrommetastasen. Dtsch. med. Wschr. 1907 I, 303. — HOLFELDER: Die Erfahrungen mit der Röntgentherapie der malignen Tumoren an der SCHMIEDENschen Klinik. Strahlenther. 15, 728. — HOLLIS, W. A.: A case of paraplegia where in multiple tumors of a thyroid nature were found in the cerebrospinal meninges and elsewhere after death. Lancet 1903 I, 884. — HONSELL: Über gutartige metastasierende Strumen. Bruns' Beitr. 24 (1899). — HOSCH: (a) Einseitiges Netzhautgliom mit multiplen Metastasen. Klin.

Mbl. Augenheilk. 1878, 114. (b) Arch. Augenheilk. 28, 311 (1898). — HU, C. H.: Neuroepithelioma (glioma) of retina with metastases. Amer. J. Path. 6 (1930). Ref. Zbl. Path. 48, 118 (1930). — HÜCKEL: Die Gewächse der ableitenden Harnwege. Handbuch der speziellen pathologischen Anatomie und Histologie von HENKE-LUBARSCH, Bd. 6,2, S. 565. 1934. — HÜNERMANN: Die Geschwülste des Rachens. DENKER u. KAHLERs Handbuch der Hals-, Nasen- und Ohrenheilkunde, Bd. 5. 1929. — HUGUENIN: Kasuistisches und Kritisches zur Lehre des Carcinoms der Schilddrüse. Dtsch. Z. Chir. 73, 104. — HUGUENIN, R. et F. AMAN-JEAN: Métastases osseuses d'un epithélioma du col utérin. Bull. Assoc. franç. Étude Canc. 19, 82 (1930). — HUGUENIN, W.: Über multiple primäre Carcinome der adenomatösen Leber. Zbl. Path. 22, 241 (1911). — HULTÉN, O.: Ein Fall von Elfenbeinwirbel bei Lymphogranulomatose. Acta radiol. (Stockh.) 8, 245. — HUMMEL, R.: Zur Frage der Festigung von Spontanfrakturen bei Carcinommetastasen im Knochen. Fortschr. Röntgenstr. 50, 529 (1934). — HUNTER, D. and H. M. TUMBULL: Hyperparathyroidism. Generalised ostitis fibrosa with observation upon the bones, the parathyroid tumours and normal parathyroid glands. Brit. J. Surg. 19, 203 (1931). — HUTCHISON: Cylindrical cancer of the humerus. Trans. path. Soc. Lond. 37 (1886). — HUTCHISON, R.: On suprarenal sarcoma in children with metastases in the skull. Quart. J. Med. 1, 33 (1907/08).

INDOE, MC and COUNSELLER: Primary carcinoma of the liver of possible multicentric origin etc. Amer. J. Path. 2 (1926). — INGRAHAM, R.: Carcinomatous metastasis to bone. Surg. Clin. N. Amer. 7, 877 (1927). — ISELIN: Strumametastasen im Schädel und im Becken. Korresp.bl. Schweiz. Ärzte 1914, 1169. — ISRAEL: Strumametastasen im Humerus. Zbl. Chir. 40, 1819 (1913). — ISRAEL, J.: (a) Dtsch. med. Wschr. 1893 I. (b) Erfahrungen über Nierenchirurgie. Arch. klin. Chir. 47 (1894). — ISRAEL, J. u. W.: Chirurgie der Niere. Leipzig 1925.

JABOULAY: Goître métastatique avec tumeur secondaire de la clavicule. Gaz. Hôp. 1909, 1243. — JABOULAY et ALAMARTINE: Goître cliniquement bénin avec métastases etc. Soc. Sci. méd. Lyon, 8. Juli 1908. — JACOBSEN, V. C.: Primary carcinoma of the thymus. Arch. int. Med. 41, 847 (1923). — JÄGER: Über Strumametastasen. Bruns' Beitr. 19 (1897). — JAKOBAEUS, H. C.: Metastasierendes Schilddrüsenadenom unter dem Bilde einer Wirbelgeschwulst mit Kompressionsmyelitis nebst einer Methode zu Probeexcisionen von Knochenmark aus tiefliegenden Knochen. Dtsch. Z. Nervenheilk. 49, 74 (1913). — JAMES, T. G. ILLTYD and N. M. MATHESON: Observations on carcinoma of the prostate. Brit. J. Urol. 6, 235 (1934). — JAN, R.: Contribution à l'étude des métastases osseuses révélatrices des cancers ignorés de la prostate. Inaug.-Diss. Paris 1932. — JANEWAY: Zit. nach CROSBY, H. E. Malignant Tumors of Thymus gland. Amer. J. Canc. 16, 461 (1932). — JEANNENETZ, G., CH. WANGERMEZ et ROSSET-BRESSAND: Les métastases dans le cancer du col utérin. Gynéc. et Obstétr. 22, 97 (1930). — JENKINSON, E. L.: Primary Carcinoma of the Gastro-Intestinal Tract accompanied by Bone Metastasis. Amer. J. Roentgenol. 11, 411 (1924). — JOLL, C. A.: Metastatic tumors of Bone. Brit. J. Surg. 11, 38 (1923/24). — JONES: Zit. nach H. E. CROSBY: Malignant tumors of Thymus gland. Amer. J. Canc. 16, 461 (1932). — JORDANS, G. u. H. BARTHELS: Über Veränderungen im Blutbild bei metastatischen Knochenmarksgeschwülsten. Nederl. Tijdschr. Geneesk. 1929 I, 2150. — JOSEPH: Knochenmetastase im Calcaneus bei Blasencarcinom. Röntgenatlas der Harnorgane. Zit. nach BACHRACH: Demonstration eines Röntgenbildes von Knochenmetastasen eines Blasencarcinoms im Malleolus internus. Z. urol. Chir. 27, 164 (1929). — JOVIN, J.: Ann. Mal. Oreille, 45, 729 (1926). — JUNGHANNS, H.: (a) Der Krebs der Lungen, Bronchien und oberen Luftwege. Z. Krebsforsch. 28, 573 (1929). (b) Über Carcinome der Samenblase. Dtsch. Z. Chir. 224 (1930). — JUNGHANNS-ROHRHIRSCH: Siehe JUNGHANNS: Pathologie der Wirbelsäule. Handbuch der speziellen pathologischen Anatomie und Histologie von HENKE-LUBARSCH, Bd. 9,4.

KAHR, H.: Sarkomatös entartetes Myom bei Morbus Recklinghausen mit Knochenmetastasen. Zbl. Gynäk. 59, 2615 (1935). — KAIJSER: Acta path. scand. (Københ.) 4, 221 (1927). — KALLIUS, H. U.: Experimentelle Untersuchungen über die Lymphgefäße der Röhrenknochen. Bruns' Beitr. 155, 109 (1932). — KAMANN: Breslau. gynäk. Ges., 21. Nov. 1905. Ref. Zbl. Gynäk. 1906, 1052. — KANOKY, J. P.: Thyroid tumors of bones. Surg. etc. 22, 679 (1916). — KAPLAN, I.: Benign metastatic bone involvement from thyroid tumors. Amer. J. Surg. 23, 559 (1934). — KAST: Dtsch. Arch. klin. Med. 76. — KASTNER: Inaug.-Diss. München 1908. — KATZ, H.: Metastase in der Schädelkapsel bei Carcinoma colli uteri. Geburtsh.-gynäk. Ges. Wien, 12. Juni 1928. — KAUFMANN, C.: (a) Die Struma maligna und Carcinoma strumae. Dtsch. Z. Chir. 11 (1878). (b) Sechs weitere Fälle von Struma maligna. Dtsch. Z. Chir. 14 (1881). (c) Verletzungen und Krankheiten der männlichen Harnröhre und des Penis. Deutsche Chirurgie, Lief. 50a. 1886. — KAUFMANN, E.: (a) in SOCIN BURCKHARDT: Die Verletzungen und Krankheiten der Prostata. Pathologische Anatomie der malignen Neubildungen. Deutsche Chirurgie, Lief. 53, S. 381. 1902. (b) Lehrbuch der speziellen pathologischen Anatomie. Berlin u. Leipzig 1922. — KAYSER: Über Hodensarkome. Jb. Hamb. Staatskrk.anst. 6 (1897/98). — KECHNIE, H. N. MC: Metastatic hypernephroma of the femur producing spontaneous fracture. Surg. Clin. N. Amer. 4, 765 (1924). — KEGEL, R.: Über eine thyreogene Geschwulst des Unterkiefers. Vjschr. Zahnheilk. 1932, 2077. —

Kelly: Über Hypernephrome der Niere. Beitr. path. Anat. 23, 280, Fall IX, S. 304. — Kerr, H., Daney and Raymond A. Berger: Bone metastasis in carcinoma of the stomach. Report of five cases. Amer. J. Canc. 25, 518—529 (1935). — Keyser and Foulds: Extension of Hypernephroma by way of the Renal Vein. J. of Urol. 1922, 463. — Kienböck, R.: (a) Über die Frühdiagnose der Krebsmetastasen im Skelett. Wien. med. Wschr. 1928 II, 1383. (b) Carcinom und Skelett. Wien. med. Wschr. 1931 I, 843. (c) Carcinom und Skelett. Wien. klin. Wschr. 1931 II, 1115. (d) Differentialdiagnose der geschwulstigen Knochenerkrankungen. Wien u. Berlin: Urban & Schwarzenberg. (e) Ein Fall von Chondrosarkom der Knochen. Bruns' Beitr. 154, 475 (1932). Ref. Zbl. Path. 59, 106. — Kienböck, R. u. A. Selka: Über das Lymphoepitheliom der Rachenmandel (Schmincke-tumor). Fortschr. Röntgenstr. 52, 227 (1935). — Kiewe: Osteoplastische Carcinose am 5. Lendenwirbel. Fortschr. Röntgenstr. 41, 780 (1930). — Kikuth, W.: Über Lungen-carcinom. Virchows Arch. 255, 107 (1925). — Kitain: Zur Kenntnis der Häufigkeit und der Lokalisation von Krebsmetastasen mit besonderer Berücksichtigung ihres histologischen Baues. Virchows Arch. 238, 289 (1922). — Klinge: Über die „metastasierende Kolloid-struma". Dtsch. Z. Chir. 187, 317 (1924). — Kluger, G.: Über Kiefermetastasen maligner Gewächse. Inaug.-Diss. Breslau 1934. — Knapp: Die intraocularen Geschwülste. Karls-ruhe 1868. — Knapp u. Turnbull: Ein Fall von Retinagliom mit zahlreichen subperiostalen metastatischen Geschwülsten. Arch. Augen- u. Ohrenheilk. 4,1, 73 (1874). — Knauer, B.: Über einen Fall von malignem psammösen Darmcarcinoid. Frankf. Z. Path. 49, 102 (1935). — Kocher: Die Krankheiten der männlichen Geschlechtsorgane. Deutsche Chirurgie, Lief. 50B. 1887. — Kocher, Th.: Zur klinischen Beurteilung der bösartigen Geschwülste der Schild-drüse. Dtsch. Z. Chir. 91, 197 (1907). — Koenen, R.: Statistisches über Speiseröhrenkrebs auf Grund des Sektionsmaterials. Z. Krebsforsch. 42, 46 (1935). — Kohler: Die Behandlung pathologischer Frakturen mit Röntgenstrahlen. Dtsch. med. Wschr. 1921 I. — Kolb, K.: Ein Beitrag zu den Knochentumoren thyreogener Natur. Bruns' Beitr. 82, 331 (1912). Ref. Zbl. Chir. 24, 183 (1913). — Kolisko: Knochencarcinom. Ver.ber. Wien. med. Presse 1896, Nr 5, 192. — Kolodny, A.: (a) The relation of the bone marrow to the lymphatic system. Arch. Surg. 11, 690 (1925). (b) Bone Sarkoma. Chicago 1927. — Kondo, K.: Ein Hautkrebs mit generalisierten Knochenmetastasen im Kindesalter. Inaug.-Diss. Greifswald 1909. — Konjetzny, G. E.: Knochensarkome und ihre Begrenzung. Arch. klin. Chir. 176, 357 (1933). — Korchow, V. u. M. Minz: Über Krebsmetastasen in den Knochen, welche ein primäres Sarkom vortäuschten. Vestn. Rentgenol. (russ.) 9, 404 und deutsche Zusammenfassung S. 445 (1931). — Kottmeier: Zit. nach Lenczowski u. Meisels. Ginek. polska 15, 725—752 u. franz. Zusammenfassung S. 751—754 (1936). — Kraft, J. A.: Pathologische Anatomie und Histologie des primären Lungenkrebses. Z. Krebsforsch. 41, 51 (1934). — Kraske, P.: Knochenmetastasen des Schilddrüsenkrebses. Verh. 22. Chir.kongr. 22, 86 (1893). — Kretschmer, H. L.: (a) Carcinoma of the bladder with bone metastases. Surg. etc. 34, 241 (1922). (b) Knochenmetastasen bei Blasen-carcinom. Zit. nach Bachrach: Demonstration eines Röntgenbildes von Knochenmeta-stasen eines Blasencarcinoms im Malleolus internus. Z. urol. Chir. 27, 164 (1929). — Krische: Ein Fall von Fibro-Myom des Uterus mit multiplen Metastasen bei einer Geistes-kranken. Inaug.-Diss. Göttingen 1889. — Kroenlein: Bruns' Beitr. 41, 170 (1904). — Kümmel: Drei ungewöhnliche Neubildungen des Felsenbeins. Passow-Schaefers Beitr. 21, 251 (1924). — Küster, E.: Die Chirurgie der Nieren. Deutsche Chirurgie, Lief. 52b. 1896—1902. — Kundrat: Über Lymphosarkomatosis. Wien. klin. Wschr. 1893 I. — Kurpjuweit, O.: Zur Diagnose von Knochenmarkmetastasen bei malignen Tumoren aus dem Blutbefund. Dtsch. Arch. klin. Med. 77, 575 (1903).

Laborde, S., Jouveau-Dubrenil, H. et A. Roques: Lésions osseuses multiples chez une femme operée d'un épithélioma du sein. Bull. Assoc. franç. Étude Canc. 14, 485 (1925). — Laborde, S. et N. Kyriaco: Propagation à l'os iliaque d'un cancer du col de l'utérus. Bull. Assoc. franç. Étude Canc. 18, 311 (1929). — La Manna: Über Myoblastome. Virchows Arch. 294, 663 (1935). — Lamm: Knochenmetastasen nach Rectumcarcinom. Zbl. Chir. 1928, 1687. — Landsteiner: Über das Carcinom der Leber. Sitzgsber. Akad. Wiss. Wien, Math.-naturwiss. Kl. 116, 175 (1907). — Lang, F. J. u. W. Krainz: Über das cystische osteoplastische Carcinom im Vergleich zu seiner verdichtenden Form. Frankf. Z. Path. 28, 526 (1922). — Langhans: (a) Über die epithelialen Formen der malignen Struma. Virchows Arch. 189, 69 (1907). (b) Weitere Mitteilungen über die epitheliale Struma. Virchows Arch. 206, 419 (1911). — Laubmann, W.: Beitrag zur osteoplastischen Carcinose. Virchows Arch. 285, 169 (1932). — Lawford and Teacher Collins: Notes on glioma retinae. Roy. Lond. ophthalm. Hosp. Rep. 13, Nr 1, 12 (1890). — Lawrence: A treatise on the disease of the eye, 1833. p. 627. — Lawrence, J. S. and E. B. Mahoney: Thrombopenic purpura associated with carcinoma of the stomach with extensive metastases. Amer. J. Path. 10, Nr 3 (1934). — Lazarus, J. A.: Renal neoplasme. Report based upon twenty five cases of malignant tumors of the kidney. Ann. Surg. 98, 92 (1933). — Lederer, M.: Neuroblastoma of the Adrenal Gland. J. Canc. Res. 10, 377 (1926). — Leegard, Ch. u. F. Harbitz: Tilfälde af Jackson's Epilepsi og karcinometastase til hjermen og hjernehinderne etc. Norsk Mag. Laegevidensk., Juni **1904**. Ref. Z. Krebsforsch. **2**, 375 (1904). — LEHMANN, . H.: Über Hypernephrommetastasen. Arch. klin. Chir. **170**, 331 (1932). — Münch. med. Wschr. **1931** II, 2063. — LEMANN, J. J. and J. SMITH: Primary carcinoma of the report of a case. Arch. int. Med. **38**, 807 (1926). — LEMCKE: Über Gliome im Cerebrospinalsystem und seinen Adnexen. Arch. klin. Chir. **26**, H. 3, 525 (1881). — LENCZOWSKI, J. u. E. MEISELS: Knochenmetastasen von Gebärmutterkrebs und von bösartigen Neubildungen der Eierstöcke. Ginek. polska **15**, 725—752 u. franz. Zusammenfassung S. 752—754 (1936). — LENORMANT, W. et PERGOLA: Notwendigkeit der Biopsie bei multiplen Knochenveränderungen. Presse méd. **1934** I, 449. — LENZ, E.: Beitrag zur Lymphosarkomatose. Virchows Arch. **295**, 534 (1935). — LENZ, M. and J. R. FREID: Metastases to the skeleton, brain and spinal cord from cancer of the breast and the effect of radiotherapy. Ann. Surg. **93**, 278 (1931). — LEOD, Mc J. u. W. F. JAKOBS: Hypernephrom des Brustbeins. Med. Rec. **100**, 279 (1921). Zit. nach H. LEHMANN. — LERCHE: Vermischte Abhandlungen aus dem Gebiete der Heilkunde von einer Gesellschaft praktischer Ärzte in Petersburg, 1. Sammlung, Nr. 14. 1821. — LEUZINGER: Die Knochenmetastasen bei Krebs. Inaug.-Diss. Zürich 1886. — LEVIN, J.: Skeletal metastasis of carcinoma. Proc. N. Y. path. Soc. **1916**, 100. — LEWIN, H.: Knochenmarkscarcinose unter dem Bilde einer dystrophischen Skeletterkrankung (Metastasen eines Mammacarcinoms im Knochensystem). Z. Krebsforsch. **26**, 494 (1928). — LEWIN, I.: Skeletal metastases in carcinoma of the thyroid. Amer. J. Path. **6**, 563 (1930). Ref. Zbl. Path. **50**, 360 (1931). — LEWIS, D.: Tumours of bone. New England J. Med. **202**, 11 (1930). — LIMACHER, F.: Über Blutgefäßendotheliom der Struma mit einem Anhang über Knochenmetastasen der Struma maligna. Virchows Arch. **151**, Suppl., 1131 (1898). — LIPPMANN, H.: (a) Über einen Fall von akuter hämatogener Carcinose. Z. Krebsforsch. **3**, 289 (1905). (b) Über einen Fall von Carcinoma sarcomatodes mit gemischten und reinen Sarkommetastasen. Z. Krebsforsch. **3**, 293 (1905). — LJUNGREN: Studien über Klinik und Prognose der GRAWITZschen Nierentumoren. Acta chir. scand. (Stockh.) **66**, Suppl., 16 (1930). — LÖHLEIN, W.: 3 Fälle von primärem Lebercarcinom. Beitr. path. Anat. **42**, 531 (1907). — LOMER: Z. Geburtsh. **50**, 369. — LORENZ: Multiple Metastasen einer Struma maligna. Wien. klin. Wschr. **1914** II, 1130. — LORENZ, H. E.: Das branchogene Carcinom. Beitr. klin. Chir. **85**, 599 (1913). — LOTH, F.: Primäres Bronchialcarcinom mit Metastase im Humerus. Zbl. Chir. **1931**, 535. — LÖWENHARDT: Zur Kenntnis maligner Nierentumoren. Dtsch. Z. Chir. **28** (1888). — LUBARSCH, O.: (a) Adenoma osteoblastomatosum. Festschrift für VIRCHOW 1895. (b) Hyperplasie und Geschwülste. Erg. Path. 1/2, 289 (1895). (c) Einiges zur Metaplasiefrage. Verh. dtsch. Ges. Path. **1906**, 198. (d) Erg. Path. **2**, 607; **7**, 904; **10**, 850. (e) Die destruierenden Nierengewächse. Handbuch der speziellen pathologischen Anatomie und Histologie von HENKE-LUBARSCH, Bd. 6, I, S. 607. Berlin: Julius Springer 1925. — LUCARELLI, G.: Carcinoma polimorfo - cellulare del pulmone con metastasi nella colonna vertebrale. Genova: E. Oliveri 1931. — LÜCKE: Über Gewächse mit hyaliner Degeneration. Virchows Arch. **35**, 530 (1866). — LUKOWICS, M. v.: Beitrag zur Prognostik des Glioma retinae. Inaug.-Diss. Halle-Wittenberg 1884. — LURJE: Über ein Teratom der Schilddrüse. Inaug.-Diss. Zürich 1908. — LUSCINIAN, J. H.: Metastatic carcinoma in bone. Amer. J. Roentgenol. **15**, 530 (1926).

MÄRTENS: Eine primäre bösartige epitheliale Geschwulst des Augeninnern beim Erwachsenen. Arch. Augenheilk. **89**, 1 (1921). — MAKRYCOSTAS, K.: Zur Histologie der Osteomalacia carcinomatosa. Frankf. Z. Path. **40**, 501 (1930). — MALCHARTZECK, H. W.: Über Carcinommetastasen im Knochensystem. (Auf Grund von 67 klinischen Fällen und 449 Sektionen.) Inaug.-Diss. Rostock 1934. — MALJEFF, M. J.: Zur Frage der Krebsmetastasen. Auf Grund des Sektionsmaterials von 6 Moskauer Krankenhäusern. Arch. Gynäk. **131**, 339 (1927). — MARKOFF, NICOLA: Zur Frage der Knochenmetastasierung bösartiger Geschwülste. Ergebnisse der Sternalpunktion. Dtsch. Arch. klin. Med. **182**, 47 (1938). — MARTIN et SARASIN: Trois types de maladies osseuses généralisées. Rev. méd. Suisse rom. **52**, 705 (1932). — MATERNA: Zit. nach PROBST: Die Häufigkeit des Lungencarcinoms. Z. Krebsforsch. **25**, 431 (1927). — MATHEY-CORNAT, R.: Le diagnostic radiographique et le traitement des metastases osseuses. Arch. Électr. méd. **40**, 97 (1932). — MATSUOKA, M.: (a) Über die Knochenresorption durch maligne Geschwülste. Dtsch. Z. Chir. **73**, 204 (1904). (b) Beitrag zur Lehre vom osteoplastischen Carcinom. Dtsch. Z. Chir. **77**, 389 (1905). — MATTHAES: Zur Kasuistik der primären Nierenbeckentumoren. Dtsch. Z. Chir. **205**, 410 (1927). — MATTHEWS: Secondary carcinoma of the bone. N.Y. med. J. **101**, 1150 (1915). — MATZ, PH. B.: A study of bone tumors among ex-service men. Radiology **16**, 664 (1931). — MATZEN: Ein Fall von metastasierender Schilddrüsenneubildung mit Querschnittslähmung. Münch. med. Wschr. **1933** II, 1610. — MAYER, C.: Primäres, myelogenes Plattenepithelcarcinom der Ulna. Bruns' Beitr. **26**, 553 (1900). — McCORTY, C.: Ein Fall von malignem Hypernephrom bei einem Kinde. Berl. klin. Wschr. **1905** I, 115. — MEISENBACH: Report of a case of gliosarcoma. St. Louis med. J. **44**, 351 (1883). — MERKULOFF, J.: Zur Frage der spontanen Metastasenresorption bei malignen Neubildungen. Vopr. Onkol. (russ.) **6**, 218 (1934). — METZNER: Über einen Fall von Struma mit multiplen Knochenmetastasen. Inaug.-Diss. Marburg 1894. — MEYER, A.: The nature of metastatic tumors of the thyroid. Ref. Z.org. Chir. 1, 348 (1913). — MEYER, E.: Über das maligne Adenom der Schilddrüse. Arch. f. Laryng. 5 (1896). — MEYER, M.: Über das Carcinom des Siebbeins. (Mit neuen Beiträgen zur Knochenbildung in diesen Geschwülsten.) Z. Hals- usw. Heilk. 1, 285 (1922). — MEYER-BORSTEL, H.: Die cystische Knochenmarks-carcinose und verschiedene andere Typen von generalisierter Skeletcarcinose im Röntgen-bild. Röntgenprax. 2, 604 (1930). — MEYERDING, C. and GARVIN: Metastases to the bones from carcinome of the breast. Röntgenol. studier. Radiology 5, 486 (1925). — MICSEH, G.: Knochenbildung im Gallenblasenkrebs und in seinen Metastasen. Frankf. Z. Path. 44, 430 (1933). — MIDDELDORPF: Zur Kenntnis der Knochenmetastasen bei Schilddrüsen-tumoren. Arch. klin. Chir. 48 (1894). — MIDDLEMORE, R.: Observations on fungus hematodes of the eye. Lond. med. Gaz. 6, 878 (1830). — MIDDLETON, J. C.: Case of carcinoma of stomach with secondary carcinoma of the bone marrow. Glasgow med. J. 83, 274 (1915). — MIESCHER, G.: Melanom. Handbuch der Haut- und Geschlechtskrankheiten, Bd. 12, 3, S. 1007. 1933. — MIGNON et BELLOT: Métastase d'un cancer latent. Presse méd. 1910, 809, 29. Okt. 1910. — MILLAR, WILLIAM M.: Carcinoma of the cervix with patellar metastases. Case report. Amer. J. Canc. 29, 122—124 (1937). — MILOSLAVOV: Zit. nach DUSSA: Über die Häufigkeit der Fernmetastasen bei primären bösartigen Tumoren aus dem Gebiete des Hals-, Nasen- und Ohrenarztes. Z. Hals- usw. Heilk. 33, 405 (1933). — MIYAUCHI, K.: Zur Kenntnis der Carcinommetastasen im Knochensystem. Inaug.-Diss. Basel 1916. — MOCQUOT, P., A. HERRENSCHMIDT et R. WORMS: Métastases diffuses du squelette chez des malades atteintes de cancer du sein. Bull. Assoc. franç. Étude Canc. 22, 327 (1933). — MOIROUD, P. et J. COTTALORDA: Tumeur osseuse de structure thyroïdienne avec intégrité apparente du corps thyroïde. Ann. d'Anat. path. 9, 123 (1932). — MONTHUS et FAVORY: Tumeurs de la rétine avec métastases multiples. Bull. Soc. Pédiatr. Paris 30, 237 (1932). Ref. Zbl. Ophthalm. 27, 727 (1932). — MONTPELLIER, J. et S. BOUGUET: Métastase osseuse d'un epithélioma latent. Soc. anat. Paris. Ann. d'Anat. path. 5, 351 (1928). — MOON, V. H.: Primary carcinoma of the liver with metastasis to bone. Arch. of Path. 8, 938 (1929). — MOORE, A. B.: A roentgenological study of metastatic Malignancy of the bones. Amer. J. Roentgenol., N. s. 6, 589 (1919, Dez.). — MORF: Sarcoma of the thyroid gland. J. amer. med. Assoc., April 1899. — MORI, T.: Über ein metastasierendes Hodenteratom. Virchows Arch. 207, 99 (1912). — MORRIS: Pulsating tumors of the left parietal bone, associated with other similar tumors of the right clavicle and both femora and with great hypertrophie of the heart. Trans. path. Soc. Lond. 31, 259 (1880). — MOSES, P. J.: Beitrag zur Differentialdiagnose zwischen Hypernephrommetastasen und primären Knochengeschwülsten. Inaug.-Diss. Köln 1922. — MOSSEAUX, A.: Généralisation à la base du crâne et aux méninges d'un cancer du sein. Bull. Soc. Anat. Paris 77, 677 (1902). — MOST: Über maligne Hoden-geschwülste und ihre Metastasen. Virchows Arch. 154, 138 (1898). — MOURE, P. et DE JONG: Sarcome massif du sein. Bull. Soc. Anat. Paris 89, 32 (1914). — MUELLER, B.: Ein Beitrag zur Knochencarcinose. Virchows Arch. 249, 305 (1924). — MÜHRY, A. A.: Ad parasitorum malignorum imprimis ad fungi medullaris oculi historiam symbolae liaquot. Gottingae 1833. — MÜLLER: Kankroid der Urethra. Schweiz. med. Wschr. 1921 I, 213. — MÜLLER, C.: Beiträge zur Kenntnis der Metastasenbildung maligner Tumoren. Inaug.-Diss. Bern 1892. — MÜLLER, M.: Fehldiagnose bei Geschwulstmetastasen im Skelett. Schweiz. med. Wschr. 1928 I, 100. — MÜLLER, W.: Zwei Fälle von Epithelioma cylindrocellulare. Jena. Z. Med. u. Naturwiss. 6 (1871). — MÜLLER, A. u. CH. WERTHEMANN: Unter dem Bilde der sog. Leukanämie verlaufende Carcinose des Knochenmarkes bei kleinen versteckten Mamma-carcinomen. Fol. haemat. (Lpz.) 46, 429 (1932). — MURALT, V.: Über verschiedene Formen der Knochenresorption durch Metastasen maligner Geschwülste. Inaug.-Diss. Zürich 1901. Verh. dtsch. path. Ges. 73. Verslg 1901, 241. — MURDOCH: Contribution à l'étude des métastases osseuses des cancers du sein et de la prostata. J. belge Radiol. 13, 432 (1924).

NAEGELI, O.: Blutkrankheiten und Blutdiagnostik. Leipzig: Veit & Co. 1908 und Berlin: Julius Springer 1931. — NAGAOKA, T.: Experimentelle Studien über das Wachs-tum und die Metastasenbildung des Kaninchensarkoms. Trans. jap. path. Soc. 15, 282 (1925). — NAGAYO: Gann (jap.). Extra Number. Tokyo 1933. — NAKAHARA, T.: Zur Kenntnis der auf Knochen übergreifenden Plattenepithelkrebse. Dtsch. Z. Chir. 101, 418 (1909). — NANOKAWA: Periostales Fibrosarkom des Hüftbeines mit fast ausschließlicher Metastasierung im Knochensystem. Berl. klin. Wschr. 1908. — NASSE, D.: Die Ge-schwülste der Speicheldrüsen und verwandte Tumoren des Kopfes. Arch. klin. Chir. 44, 233. — NATHAN, W.: Hypernephrommetastase unter dem Bilde eines Elfenbein-wirbels. Röntgenprax. 3, 994 (1931). — NATHER, K. u. H. SCHNITZLER: Zum Problem der Krebsmetastasen. Wien. klin. Wschr. 1926 II, 1358. — NEAL, M. P.: Malignant tumors of the male breast. Arch. Surg. 27, 427 (1933). — NEAL, M. P. and D. A. ROBNETT: Gene-ralised osseous Metastases secondary to atrophie Scirrhous carcinoma of the breast. Arch. Surg. 14, 529 (1927). — NEILL, W. jr.: A metastatic testicular carcinoma of the rib. Amer. J. Roentgenol. 25, 632 (1931). — NELLER u. NEUBÜRGER: Über atypische Epithelwucherungen und beginnendes Carcinom der Prostata. Münch. med. Wschr. 1926 I, 57. — NELSON, ARTHUR A.:

Metastases of intracranial tumours. Amer. J. Canc. 28, 1—12 (1936). — NEUBÜRGER, K.: Diabetes insipidus bei Zerstörung des Hypophysenhinterlappens. Berl. klin. Wschr. 1920 I, 10. — NEUGEBAUER, F.: Adenocarcinom der Schilddrüse mit Knochenmetastasen an ehemaliger Bruchstelle. Bruns' Beitr. 147, 247 (1929). — NEUMANN: Ein Fall von metastasierender Kropfgeschwulst. Arch. klin. Chir. 23 (1879). — NEUSSER: Klinisch-hämatologische Mitteilungen. Wien. klin. Wschr. 1892 I, 41, 64. — NILSSEN, A.: Carcinoma prostatae mit Metastasen des Peritoneum und der Wirbelsäule. Norsk Mag. Laegevidensk. 1907. — NISEGGI, C. H.: Allgemeine metastatische Carcinose des Skelets. Rev. med. lat.-amer. 16, 499 (1931) und französische Zusammenfassung S. 506. — NISNJEWITSCH: Die Metastasen des Carcinoms in das Knochensystem. Inaug.-Diss. Basel 1907. — NONNE: Über akute Querlähmung bei allgemeiner Knochencarcinose. Berl. klin. Wschr. 1903 II, 728. — NORRIS: Glioma of the retina with numerous metastases. Philadelphia med. Times, 8. Febr. 1873. — NOVE-JOSSERAND et TAVERNIER: Les tumeurs malignes des os. Paris: Masson & Co. 1927.

OBERNDORFER: Osteoplastische Karzinose des Skelets bei Prostatacarcinom. Münch. med. Wschr. 1910 II, 1098. — OBERNDORFER, S.: Die inneren männlichen Geschlechtsorgane. Handbuch der speziellen pathologischen Anatomie und Histologie von HENKE-LUBARSCH, Bd. 6, 3. — O'CROWLEY, C. R., TRUBECK and GOLDSTEIN: Osseous metastases in carcinoma of the prostate. J. of Urol. 26, 665 (1931). — O'DAY: Bone tumors of thyroid origin. N.Y. med. J. 3, 374 (1920). — ODERFELD u. STEINHAUS: Zur Kasuistik der Knochenmetastasen von normalem Schilddrüsengewebe. Zbl. Path. 12, 209 (1901); 14, 84 (1903). — OETTINGEN u. HELFFERICH: Beitrag zur Frage der Knochenerkrankungen nach Carcinom. Zbl. Gynäk. 1932, 1574. — OFFERGELD: Beteiligung des hämatopoetischen Systems an der Metastasierung beim Uteruskarzinom. Z. Geburtsh. 63, 217 (1909). — O'FLYM, J. A.: A malignant tumor of the thymus gland. J. roy. nav. M. Serv. 17, 5 (1931). — OGDEN, O. W. u. P. MATTHEWS: A case of Sarcoma with Secondary Intracranial growths in a child of five. Brit. J. Childr. Dis. 111, 394 (1906). — OLOW: Ett egendomligt fall av spontan (?) fraktur pa humerus. Allm. scand. Läkartidn. 13, 70 (1916). Zit. nach TROELL. — OPPIKOFER, E.: (a) Über die primären malignen Geschwülste des Nasenrachenraumes. Arch. f. Laryng. 27, 526 (1913). (b) Die Hypernephrommetastasen in den oberen Luftwegen und im Gehörorgan. Arch. Hals- usw. Heilk. 129, 271 (1931). — ORTH: Lehrbuch der speziellen pathologischen Anatomie, Bd. 2. — OSWALD: Über den Jodgehalt der Schilddrüse. Z. physiol. Chem. 23.

PÄSSLER: Das primäre Carcinom der Lunge. Virchows Arch. 145, 191 (1896). — PALTAUF, R.: Lymphosarkom etc. Erg. Path. 1897. — PANCOAST, H. K.: Amer. J. Roentgenol. 13, 353 (1925). — PARABUCEV, A.: Histologische Veränderungen in den röntgenbeleuchteten Unterkiefer- und Halsmetastasen eines primären Krebses des Gaumens. Jzv. sev. kavkask. Univ. (russ.) 1, 103 (1929). — PARMENTIER, E. et E. CHABROL: Anémie grave et métastases cancéreuses dans la moelle des os. Bull. Soc. méd. Hôp. Paris 28, 341 (1909). — PARTSCH: Ein Fall von Carcinom in einer Kiefercyste. Berl. klin. Wschr. 1918 II, 959. — PASCHEN, R.: Das Schicksal der wegen Grawitztumor Operierten. Arch. klin. Chir. 107, 213 (1916). — PASTEUR-VALLERY-RADOT-STEHELIN, I. et GAUTHIERS-VILLARS: Epithéliomo du rein avec métastases osseuses multiples. Soc. anat. Paris. Ann. d'Anat. path. 6, 690 (1929). — PATEL: Tumeurs bénignes du corps tyroïde donnant des métastases. Rev. de Chir. 29, 398 (1904). — PATEY, D. H.: Some notes on the clinical features and the distribution of secondary deposits in bone following carcinoma of the breast. Brit. J. Surg. 15, Nr 58 (1927). — PATTARIN, P.: Le metastasi allo scheletro da tumori occulti. Tumori, II. s. 18, 634 (1932). — PELLECHIA, ETTORE: Metastasi rara ossea in un caso di cancro prostato-vesicale. Atti Soc. ital. Urol. 1937, 200—203. — PENTIMALLI, F.: Über Metastasenbildung beim Hühnersarkom. Z. Krebsforsch. 22, 62 (1924). — Zbl. Path. 35, 706. — PERLMANN, J.: Ein osteoplastisches Magencarcinom. Inaug.-Diss. Königsberg 1909. — PERUSSIA: Il riconoscimento radiologico precore delle metastasi neoplastiche dello scheletro. Radiol. med. 18, 18 (1931). — PETIT. J. L.: Knochenbrüche von MALGAIGNE, Bd. 1, S. 14. 1723. — PETOURAND: Le cancer rachidien. Thèse de Lyon 1926. — PETRÉN, K.: Beiträge zur Symptomatologie der Carcinose des Rumpfskeletes. Grenzgeb. inn. Med. u. Chir. 14, 505 (1905). — PETRESCO, M. et UHRY: Généralisation osseuses d'un épithélioma mammaire. Soc. Anat. Paris. Ann. d'Anat. path. 8, 777 (1931). — PFAHLER, G. E.: Roentgen Diagnosis of Metastatic Malignant Disease of bone, with special reference to spinal column. Amer. J. Roentgenol. 4, 114 (1917). — PFEILSTICKER, W.: Über einen Fall von Osteomalacia carcinomatosa infolge von Mammacarcinom. Inaug.-Diss. Tübingen 1904. — PHILIPP, E.: Uteruscarcinom und Knochensystem. Dtsch. med. Wschr. 1934 I, 710. — PHILIPP, P. W.: Über maligne Mischgeschwülste des kindlichen Hodens. Z. Krebsforsch. 7, 462 (1909). — PHILIPP, E. u. G. SCHÄFER: Metastasen und Recidive im Knochen bei Genitalcarcinom der Frau und ihre Darstellung im Röntgenbild. Berlin: Julius Springer 1933. — PICHLER, J.: (a) Adenocarcinoma metastaticum ossis parietalis sinistri. Jb. Wien. Krk.anst. 6, 352 (1897). (b) Zur Krebsfrage; eine Übersicht der neuesten einschlägigen Arbeiten. Wien. klin. Wschr. 1900 I, 213. — PINATELLE et CAVAILLON: Deux cas de métastase d'un cancer gastrique dans le crâne et les méninges. Province med. 1906. — PINELLI, LUIGI et GUSTAVO

GUGLIELMI: Carcinosi ossea metastatica da seminoma testicolare ritenuto nella cavità addominale. Chir. Org. Movim. **21**, 351—360 (1935). — PINEY: Carcinoma of the Bonemarrow. Brit. J. Surg. **10**, 235 (1922). — PITTS, B.: Columnarcarcinoma of the humerus secondary to tumor of upper part of rectum. Stethoscope **20**, 66 (1922). — PLESCHNER, H. G.: Z. urol. Chir. **1**, 309 (1913). — POMMER, G.: (a) Über die lakunäre Resorption im erkrankten Knochen. Sitzgsber. Akad. Wiss. Wien, Math.-naturwiss. Kl. III **83**, 33 (1881), I. Abschn., S. 63. (b) Über die Osteoplastentheorie. Virchows Arch. **92**, 296 (1883). — POOL, E. H.: Malignant growths of the thyroid. Ann. Surg. **85**, 120 (1927). — POSER: Über Metastasenbildung gutartiger Kröpfe. Inaug.-Diss. Jena 1906. — PREYSING: Einige Beispiele von diagnostischen Irrtümern und selteneren Tumoren. Med. Klin. 1909 II, 1741. — PROBST, R.: Die Häufigkeit des Lungencarcinoms. Z. Krebsforsch. **25**, 431 (1927). — PÜRKHAUER, R.: Das Prostatacarcinom, seine Häufigkeit und seine Metastasen mit Mitteilung eines Falles von gigantischer osteoplastischer Carcinose bei Prostatacarcinom. Z. Krebsforsch. **28**, 68 (1928). — PUHR, L.: Die Geschwülste der Knochen. Ref. Z.org. Chir. **64**, 470 (1933). — PUTTI e CAMURATI: Trattamento dei tumori ossei. Bibliograf. ortopedica Bologna 1927. Zit. nach J. SABRAZÉS. — PUTTI, V. e G. FALDINI: Carcinosi osteoplastica diffusa dello scheletro da carcinoma primitivo della prostata clinicamento ignoto. Chir. Org. Movim. **14**, 505 (1930).

RAHNER: Ein Fall von rapid verlaufenem Magencarcinom mit Metastasen im Femur. Münch. med. Wschr. 1907 II, 1826. — RAILTON, T. C.: A case of disseminated Sarcoma with Haemorrhages into the Skin and elsewhere. Brit. med. J. **1895**, 1087. — RAMIREZ CALDERÓN, H.: Knochenmetastasen beim Brust- und Gebärmutterkrebs. Bol. Inst. Med. exper. Cánc. Buenos Aires 8, 432 (1932) und deutsche Zusammenfassung S. 440. — RAMPOLD (EISLINGER): Med. Ann. **1843**. — RATTI, A.: Efficacia della röntgenterapia in metastasi carcinomatose delle ossoe. Riv. Radiol. e Fisica med. **2**, 389 (1930). — RECKLINGHAUSEN, F. v.: (a) Bemerkungen zu dem Aufsatz des Herrn COHNHEIM. „Einfacher Gallertkropf mit Metastasen." Virchows Arch. **70**, 153 (1877). (b) Demonstration von Knochen mit tumorbildender Ostitis deformans. 62. Verslg dtsch. Naturforsch. u. Ärzte Heidelberg 1889. — (c) Die fibröse oder deformierende Ostitis, die Osteomalazie und die osteoplastische Carcinose in ihren gegenseitigen Beziehungen. Festschrift für VIRCHOW 1891. Zbl. Path. **3**, 824 (1892). — REDLICH: Sektionsstatistik des Karzinoms. Inaug.-Diss. Breslau 1907. — REGENSBURGER: (a) Über tumorartige Metastasen von Schilddrüsengewebe im Knochen. Inaug.-Diss. Straßburg 1911. (b) Schilddrüsenmetastasen im Knochen. Berl. klin. Wschr. **1912** I. — REICHMANN: Kombination von osteoplastischer Carcinose mit Osteo-Chondrosarkom. Z. Krebsforsch. **7**, 539 (1909). — REICHMANN (-SCHMORL): Prostatacarcinom mit chondrosarkomatösen und carcinomatösen Metastasen. Z. Krebsforsch. **7**, 639 (1909). — REIMANN: Melanotisches Karzinom der Nebenniere bei einem 3 Monate alten Säugling. Prag. med. Wschr. **1902** I, 297. — REINHARDT, H.: Strumametastase in der Wirbelsäule. Struma adenomatosa metastatica maligna. Inaug.-Diss. Freiburg 1911. Münch. med. Wschr. **1917** II, 1467. — RENANDER, A.: (a) Knochenmetastasen bei einem Fall von Ostéoarthropathie hypertrophiante pneumonique. Acta radiol. (Stockh.) **12**, 29 (1931). (b) Hypernephrommetastasen. Acta radiol. (Stockh.) **12**, 29 (1931). — RENNER: Zit. nach MATTHEWS. — RIBBERT: (a) Über senile Osteomalacie und Knochenresorption im allgemeinen. Virchows Arch. 80, 436 (1880). (b) Das Karzinom des Menschen. Bonn 1911. — RICHARDS, O.: Growths of the Kidney and Adrenals. Guy's Hosp. Rep. **59**, 310 (1905). — RIECHELMANN: Krebsstatistik. Inaug.-Diss. Rostock 1902. — RIEDEL: Verh. Chir.kongr. **1893**. — RISAK: Wien. Arch. klin. Chir. **147**, 1. — ROBERTS, O. W.: Some notes on carcinoma of the prostate. Brit. J. Surg. **15**, 652 (1927/28). — ROCCAVILLA, A.: Sopra una rara forma di mielite transversa secondaria a reviviscenza neoplastica maligna di origine tradiva di un thymus persistenz. Riforma med. **29**, 1037 (1913). — RÖDELIUS, E. u. F. KAUZ: Wirbelsäulenmetastasen. Fortschr. Röntgenstr. **35**, 461 (1927). — ROESNER: Allgemeine Knochencarcinose und Kalkablagerungen bei jugendlichem Magencarcinom. Klin. Wschr. **1927** II, 1449. — ROHR, K. u. R. HEGGLIN: Metastasennachweis maligner Geschwülste im Knochenmark. Dtsch. Arch. inn. Med. **179**, 61 (1936). — ROMAN, B.: Ein Beitrag zu den metastatischen Tumoren des Knochensystems. Beitr. path. Anat. **53**, 69 (1912). — ROMITI, Z. e P. MAINOLDI: Su alcune neoplasie secondaire dello scheletro. Atti 2. Conv. naz. Lotta contro Canc. **1931**, 404. — ROSCHER, F.: Bösartige Geschwülste in den großen Röhrenknochen. Norsk Mag. Laegevidensk. 94, 1081 (1933). — ROSSI, A.: Röntgenologische und klinische Diagnose der Knochenmetastasen. Radiol. med. **15**, 586 (1928). — ROST, F.: Differentialdiagnose von primärem Knochenendotheliom und Hypernephrommetastase nebst Histogenese der Grawitztumoren. Virchows Arch. **208**, 53 (1912). — ROTH, L. J. and H. B. DAVIDSON: Metastatic pulsating tumours of the sternum secondary to renal hypernephroma. J. of Urol. **37**, Nr 4, 480 (1937). — ROTKY, H.: Über einen Fall von Knochencarcinose, der unter den Erscheinungen der perniziösen Anämie verlief. Prag. med. Wschr. **1906** I. — ROTTER, W.: (a) Die Oberarmmetastase einer malignen Struma. Zbl. Path. **41**, 484 (1928). (b) Über eine ungewöhnliche Geschwulst der Schilddrüse. Zbl. Path. **42**, 289 (1928). — ROUSLACROIX: Bull. Assoc. franç. Étude Canc. **15**, 345. — ROUSSY, G. et

HUGUENIN: Essai du classification anatomo-clinique des cancers primitifs du poumon. Ann. d'Anat. path. 5, 713 (1928). — ROZNOWSKI, J.: Zur Diagnostik der metastatischen Knochenmarkstumoren aus dem Blutbefund. Z. klin. Med. 81 (1915). — RUBASCHOW, S.: Eine bösartige Thymusgeschwulst. Virchows Arch. 206, 141 (1911). — RUNGE, M.: Tumor des Atlas und Epistropheus bei einer Schwangeren. Virchows Arch. 66, 366 (1876). — RUSK, G. Y. and W. L. MILES: Osteosklerotic anaemia secundary to epidermoid carcinoma. Amer. J. Path. 3 (1927). — RYAN, J. T.: Hypernephroma of kidney associated with repeated attacks of haematuria and metastases in the bones. Canad. med. Assoc. J. 13, 911 (1923). — RYPSINS, E. L.: Union of pathological fractures following metastatic hypernephroma. Amer. J. Canc. 20, 594 (1934).

SABRAZÈS et DUPÉRIE: Sympathome embryonairé. Zit. nach SABRAZÈS, JEANNENEY et MATHEY-CORNAT. — SABRAZÈS, J. JEANNENEY, G. et R. MATHEY-CORNAT: Les tumeurs des os. Paris: Masson & Cie. 1932. — SALSANO, DOMENICO: Su di un caso di adenoma metastatico della tiroide. Rilievi clinici ed istologici. Riv. Chir. 1, 656—664 (1935). — SASSE, F.: Ostitis carcinomatosa bei Carcinom der Prostata. Arch. klin. Chir. 48, 493 (1894). — SAVIOZZI: Adenocarcinoma tiroideo pulsante dell'estremo dell'omero tumori, Anno 2, Fasc. 4. 1913. — SCHAEDEL, W.: Über Struma maligna. Münch. med. Wschr. 1922 II, 1282. — SCHAFSTEIN, E.: Über einen Fall von Mammacarcinom mit Knochenmetastasen. Inaug.-Diss. München 1889. — SCHAUER: Über Metastasenbildung der Struma maligna mit Bericht über einen Fall von Strumametastase. Inaug.-Diss. Halle 1913. — SCHEEL: Carcinoma mammae mit ausgebreiteten Metastasen. Z. Krebsforsch. 4, 490 (1906). — SCHENK: Fehldiagnose „Leukämie" bei Krebskranken. Dtsch. med. Wschr. 1923. — SCHIECK, F.: Die Geschwülste der Netzhaut. Handbuch für Ophthalmologie SCHIECK und BRÜCKNER, Bd. 5, S. 590. 1930. — SCHIESS-GEMUSEUS u. C. E. E. HOFFMANN: Beiderseitiges Netzhautgliom, links intraokular, rechts auch peribulbär. Multiple Metastasen. Virchows Arch. 44, H. 3, 286 (1869). — SCHILLER, W.: Corpuscarcinom mit einer Metastase im Kniegelenk. Gynäk. Ges. Breslau, 22. Jan. 07. Mschr. Geburtsh. 25, 953 (1907). — SCHINZ, H. R. u. E. UEHLINGER: (a) Knochengeschwülste. Erg. med. Strahlenforsch. 5, 491 (1931). (b) Scapulageschwülste. Röntgenprax. 4, 273 (1932). (c) Das Hypernephrom und seine Knochenmetastasen. Acta radiol. (Stockh.) 14, 56 (1933). — SCHLAGENHAUFER: Ein endothelialer (?) Tumor des Humerus. Verh. dtsch. path. Ges. 13. Tagg 1909, 222. — SCHLEIP, K.: Zur Diagnose von Knochenmarkstumoren aus dem Blutbefunde. Z. klin. Med. 59, 261 (1906). — SCHLESINGER: Eine typische Geschwulstmetastase im Unterkiefer mit Lähmung des Trigeminus. W. K. R. 1919, Nr 47. — SCHLESINGER, H.: Beiträge zur Klinik der Rückenmarks- und Wirbeltumoren. Jena 1898. — SCHLITTLER, E.: Über das metastatische Karzinom des Gehörorgans und über dessen Beziehungen zur Meningitis carcinomatosa. Arch. Ohr- usw. Heilk. 103, 121 (1919). — SCHMERTMANN: Über metastatische Knochengeschwülste. Münch. med. Wschr. 1929 I, 1111. — SCHMIDT, K.: Über einen Fall von anscheinend gutartiger Struma adenomatosa mit Metastasen in der Wirbelsäule und in einer Rippe. Inaug.-Diss. München 1908. — SCHMIDT, M. B.: (a) Über Sekretionsvorgänge in Krebsen der Schilddrüse und der Leber und ihre Metastasen. Virchows Arch. 148, 43 (1897). (b) Allgemeine Pathologie und pathologische Anatomie der Knochen. Erg. Path. 7, 221 (1900/01). (c) Die Verbreitungswege der Carcinome und die Beziehung generalisierter Sarkome zu den leukämischen Neubildungen. Jena: Gustav Fischer 1903. (d) Der Bewegungsapparat. ASCHOFFS Pathologische Anatomie, Bd. 2 (5), S. 193. Jena: Gustav Fischer 1921. — SCHMIDT, R.: Zur Kasuistik und Statistik der Knochentumoren mit Schilddrüsenbau. Inaug.-Diss. Rostock 1906. — SCHMIDT, W.: Über die Ursachen der Knochenneubildung bei der osteoplastischen Karzinose des Skelets. Erscheint Virchows Arch. 1937. — SCHMIDTMANN, M.: Zur Kenntnis seltener Krebsformen. Virchows Arch. 226, 100 (1919). — SCHMORL, G.: (a) Über feine Knochenstrukturen und Eisenablagerung. Verh. dtsch. path. Ges. 8, 144 (1904). (b) Über Krebsmetastasen im Knochensystem und sarkomatöse Degeneration derartiger Metastasen. Zbl. Path. 19, 405 (1908). (c) Über Krebsmetastasen im Knochensystem. Verh. dtsch. path. Ges. 12. Tagg Kiel 1908, 89. (d) Verh. dtsch. path. Ges. (Diskussion) 13, 234 (1909). (e) Krebsmetastase in der Pulpahöhle eines Backzahnes. Münch. med. Wschr. 1910 I, 605. (f) Schilddrüsencarcinom, Metastasen im Schädeldach und in den Lungen. Münch. med. Wschr. 1910 I, 605. (g) Zur Kenntnis der Ostitis fibrosa. Verh. dtsch. path. Ges. 21. Tagg Freiburg, April 1926. — SCHMORL, G. u. H. JUNGHANNS: Die gesunde und kranke Wirbelsäule im Röntgenbild. Leipzig: Georg Thieme 1932. — SCHNEIDER, F. H. C.: Diss. Inaug. de Fungo haematode. Berolina 1821. — SCHOLTZ, A.: Zur Kenntnis der Wirbelveränderungen bei Karzinose. Mitt. Grenzgeb. Med. u. Chir. 42, 178 (1930). Ref. Zbl. Path. 51, 29 (1931). — SCHOPPER, W.: Knochenmetastasen bei Transplantationstumoren. Virchows Arch. 289, 527 (1937). — SCHRIDDE: Melanocarcinom des Auges mit Metastasen. Med. Klin. 1914 I, 261. — SCHUCHARDT, K.: Knochenmetastasen bei Mamma- und Prostatakrebs. Deutsche Chirurgie, Bd. 28, S. 255. 1899. — SCHULTZ-BRAUNS, O.: Die Geschwülste der Brustdrüse. Handbuch der speziellen pathologischen Anatomie von HENKE-LUBARSCH, Bd. 7, 2, S. 209. 1933. — SCHUPPISSER: Über das Karzino-Sarkom der Schilddrüse. Z. Krebsforsch. 21, 19 (1923). — SCHUSTER, H.: Ein Beitrag zu den malignen Thymusgeschwülsten epithelialer Herkunft

(Adenocarcinoma gelatinosum). Beitr. path. Anat. 75, 403 (1926). — SCHWALBACH: Anatomie der Taubstummheit, Lief. 4. — SCHWARZ, O.: Über Carcinom in Divertikeln der Harnblase. Z. urol. Chir. 13, 47 (1923). — SCIMADA, T.: Eine große Strumametastase im rechten Humerus, welche mit Myeloidsarkom verwechselt und operiert wurde. Zbl. Chir. 1, 448 (1933).— SCUDDER, CH. S.: Knochenmetastasen bei Hypernephrom. Ann. Surg. 52, 533 (1910). — SEEMANN u. KRASNOPOLSKI: Akute „Leukanämie" mit starker extramedullärer Blutbildung als Folge ausgedehnter Knochenmarksverdrängung durch Krebsmetastasen. (Zugleich ein Beitrag zur Kenntnis der diffus infiltrierenden Carcinome.) Virchows Arch. 262, 697 (1926).— SEKIGUCHI, S.: Hypophysial Disorder in Mammary Cancer and its Relation to Diabetes insipidus. Ann. Surg. 63, 297 (1916). — SELBERG: Das maligne Adenom. Virchows Arch. 160, 552 (1900). — SELKA: Handwurzelmetastasen bei Bronchuscarcinom. Fortschr. Röntgenstr. 37, 524 (1928). — SENCERT, J. et P. MASSON: Bull. Soc. nat. Chir. Paris 49, 748 (1923). Zit. nach H. LEHMANN. — SENGE: Sekundäre Karzinosis der Placenta bei primärem Magencarcinom. Beitr. path. Anat. 53, 532 (1912). — SEYFARTH: Primäre Lungen- (Bronchial-) Carcinome in Leipzig. Dtsch. med. Wschr. 1924 II. — SHEEN: A case of secondary thyreoid growth. Brit. med. J. 1899. — SHEMANN, T.: Tumors of Mediastinum and lung. J. of Path. 31, 365 (1928). — SIBURG, F.: Über einen Fall von sog. Karzinoid des Rectums mit ausgedehnter Metastasenbildung. Frankf. Z. Path. 37, 254 (1929). — SICARD, GALLY, HAGUENAU et WALLICH: Le cancer vertébral. Revue neur. 35, 489 (1928). — SIEGEL, D. et P. MARIE: Cancer secondaire du rachis. Bull. Soc. Anat. Paris 81, 240 (1906). — SIEGMUND, H.: Lipoblastische Sarkomatose. Virchows Arch. 293, 458 (1934). — SIEGRIST: Seltene Art der Ausbreitung von Gliomen der Retina. Ber. 39. Verslg dtsch. ophthalm. Ges. 1913, 390. — SIEMENS, W.: Die Prognose des Mammacarcinoms unter Berücksichtigung der Klinik, Histologie, des Reifegrades und des „Malignogramms". Arch. klin. Chir. 181, 599 (1935). — SILBERBERG, J.: Über Metastasenwege beim Mammacarcinom. Vestn. Chir. (russ.) 1929, H. 53, 168. — SILBERMANN, J.: Ausgedehnte Knochenmetastasen bei myoplastischem Sarkom des Uterus. (Wien. Ges. Röntgenkde.) Wien. klin. Wschr. 1928 I, 647. — SILCOCK, A.: Cancer of the prostate with secondary ossific deposits in the cranium and femur. Trans. path. Soc. 35, 244 (1884). — SIMON, H.: Die Sarkome. Neue Deutsche Chirurgie, Bd. 43. 1928. — SIMPSON, W. M.: (a) Diffuse vertebral metastasis of prostatic carcinoma without bony changes. Amer. J. Roentgenol. 15, 534 (1926). (b) Three cases of thyreoid metastases of bones. Surg. etc. 42, 489 (1926). — SMITH, G. G. and ALLAN C. GILBERT: Malignant papilloma of the kidney pelvis. J. of Urol. 13, 25 (1925). — SNURE, HENRY and GEORGE D. MANER: Roentgen-ray evidence metastatic malignancy in bone. Radiology 28, 172—177 (1937). — SOLCARD, R. et QUERANGAL DES ESSARTS: Carcinomatose osseuse généralisé consécutive à un cancer du sein. Ann. d'Anat. path. 9, 552 (1932). — SOLOWIEV, B. M.: The physicochemical factors and the problem of the distribution in the organism of metastasis of malignant tumours. Arch. internat. Méd. expér. 3, 113 (1927). — SOLTMANN, C. H.: Über eine ungewöhnlichen Fall von Granulosazellgewächs des Eierstocks mit Knochenmetastasen. Virchows Arch. 284, 466 (1932). — SONNTAG (Leipzig): Zbl. Chir. 1926 II. — SONODA, S.: Experimentelle Studie über die Transplantation von malignen Tumoren in die Blutgefäße, besonders über die Entwicklung des metastatischen Sarkoms in der Nasenhöhle. Kioto-Ikadaigaku-Zasshi (jap.) 2, 631 (1928) und deutsche Zusammenfassung S. 51. — SOUCUP: Zbl. Hals- usw. Heilk. 10 (1927). — SPECHT: Über bemerkenswerte Fälle von Knochenkarzinose. Münch. med. Wschr. 1928 II, 1659. — STAEMMLER, M.: Spontanfrakturen infolge Knochentumoren. Med. Welt 1928, Nr 14, 257. — STAHNKE: Zur Frage der Heilung und Behandlung von Spontanfrakturen bei Karzinom- und Sarkommetastasen. Arch. f. Orthop. 24, 154 (1927). — STAHR: Über einen Fall von primärem Leberkarzinom mit multiplen Metastasen. Inaug.-Diss. München 1896. — STEBBINS, G. G. and M. L. CARNS: Thrombocytopenic purpura associated with adenocarcinoma of the stomach in a joung aduet. Arch. of Path. 20, 247 (1935). Ref. Zbl. Path. 64, 237 (1936).— STEFANIK, S.: Zur Frage der Knochenmetastasen beim Uteruscarcinom. Porodn. Klin. univ. Bratislava. lek. Listy 14, 30 (1934) und deutsche Zusammenfassung S. 6. — STEIM, O.: Über kolloidhaltige Metastasen der Schilddrüsenkrebse. Inaug.-Diss. Freiburg 1904. — STEINER: Über das Karzinom der Leber. Sitzgsber. Akad. Wiss. Wien, Math.-naturwiss. Kl. 116, 175 (1907). — STEINER, VIKTOR: I. Knochenmetastasen bei Uteruskrebsen. II. Herzmetastase bei Portiokrebs. Ceskoslov. Gynaek. 1, 250—252 (1936). — STENIUS, F.: (a) Studien über Pathologie und Klinik der Papillome und Carcinome der Harnblase. Arb. path. Inst. Helsingfors (Jena) 3, 27 (1922). (b) Über Sarkokarzinome der Harnblase nebst Mitteilung eines einschlägigen Falles. Arb. path. Inst. Helsingfors (Jena) 3, 473 (1925).— STERNBERG, C.: (a) Ein Fall von Sklerosierung des ganzen Skeletts bei malignem Ovarialtumor. Jb. Wien. Kr.anst. 5 II, 47 (1896). (b) Entstehung von Metastasen. Wien. klin. Wschr. 1929 II, 1621. (c) Die Lymphknoten. Handbuch der speziellen pathologischen Anatomie, Bd. 1, 1, S. 324. 1926. — STIASNY, H.: Schulterblattmetastase bei einem Magencarcinom. Zbl. Chir. 1933, 2016. — STIEDA: Metastase der Struma im Manubrium sterni. Münch. med. Wschr. 1913 II, 1739.— STOERK: Zur Histogenese der GRAWITZschen Nierengeschwülste. Beitr. path. Anat. 43, 393 (1908). — STORATH: Ein Fall von Hypernephrommetastase in der Nasenhöhle. Z. Ohrenheilk. 69, 157 (1913). — STOSSMANN, R.: Papillom des Nierenbeckens.

Orvosképzés (ung.) **12**, 156 (1922). — STRAUSS, M.: Primärer latent verlaufender Speise-röhrenkrebs. Metastasen am Schädeldach als Unfallfolge. Münch. med. Wschr. **1912 I**, 366. — STRUCKMEYER: Fall von Oesophaguscarcinom. Inaug.-Diss. Göttingen 1920. — SURBECK, K. u. J. VOS: Über Knochenmetastasen bei primärem Krebs der Leber und über primärem Leberkrebs bei Kindern. Geneesk. Tijdschr. Nederl.-Indië **75**, 239 (1935). — SUTHERLAND, CH. G., F. H. DECKER and EARL J. L. CILLEY: Metastatic malignant lesions in bone. Amer. J. Canc. **16**, 1457 (1932). — SWEANY: Zit. nach H. E. CROSBY: Malignant tumors of Thymus gland. Amer. J. Canc. **16**, 461 (1932). — SYMMERS, D. and B. M. VANCE: Epitheliomata of thymic origin. Arch. int. Med. **28**, 239 (1921).

TADDEL: Arch. ed atti Soc. ital. Chir. 1908. — TADENUMA, K. u. S. OKONOGI: Experi-mentelle Untersuchungen über Metastasen bei Mäusecarcinom. Z. Krebsforsch. **21**, 168 (1924). — TARTAGLI, D. ed ANGELO SOLI: Sopra un caso di carcinosi metastatica di tipo osteoblastica dello scheletro da neoplasia primitiva della prostata. Chir. Org. Movim. **15**, 543 (1931). — TASCHIRO-NOBUNONI: Zur Lehre der Sarkome der Prostata. Z. Urol. **18** (1924). TAVERNIÉR, L.: Les tumeurs secondaires des os du bassin. Lyon chir. **28**, 438 (1931). — TÉALLIER: Gazette médicale par Sanson, 1834. — TEICHMANN: Pulsierende Schilddrüsen-metastasen in der Talx. Wien. klin. Wschr. **1932 II**, 1429. — TETZNER, E.: Lymphogranu-lomatose in der Wirbelsäule. Frankf. Z. Path. **42**, 545 (1931). — THIEL, H.: Cancer pylori mit ausgebreiteten Knochenmetastasen, das klinische Bild einer Anaemia gravis darbietend. Norsk Mag. Laegevidensk. 1906. — THOINOT et DELAMARE: Cancer du sein avec métastases hypophysaires, parahypophysaires et osseuses. Arch. Méd. expér. **1904**, No 1. — THOMA, E.: Die Zwischenwirbellöcher im Röntgenbild, ihre normale und pathologische Anatomie. Z. orthop. Chir. **55** (1931). — THOMAS, H. B., E. F. HIRSCH and E. S. BLAINE: Unusual bone changes caused by a small primary bronchiogenic carcinoma. J. amer. med. Assoc. **90**, Nr 2 (1928). — THOMPSON: Die chirurgische Krankheit der Harnorgane, 1877. Zit. nach COURVOISIER. — THOMPSON, I. E. and V. H. KEILLER: Multiple skeletal metastases from cancer of the breast. Surg. etc. **38**, 367 (1924). — THOMSEN: Multiple Strumameta-stasen. Bruns' Beitr. **115** (1919). — THORN: (a) Z. Geburtsh. **28**. (b) Münch. med. Wschr. **1897**. — THUS: Cancer pylori mit ausgebildeten Metastasen im Knochensystem. Norsk Mag. Laegevidensk., Sept. **1906**. — TILLING, HILDEGARD: Über einen Fall von besonders ausgedehnter metastatischer Melanosarkomatose des Skelettsystems. Diss. Münster i. W. 1937. — TOBIAS, J. W.: Knochenlokalisation des sarkomatösen Lymphogranuloms. Trab. Clin. Escudero **3**, 244 (1928). — TÖROK, v. u. WITTELSHÖFER: Zur Statistik des Mamma-carcinoms. Arch. klin. Chir. **25**, 873 (1880). — TOMMASSI, V. A.: Über die Entstehungs-weise des FRIEDRICHschen Schlauchsarkom. Virchows Arch. **31**, 111 (1864). — TOUCHE: Cancer du rein, généralisation au squelette. Cancer de la colomne vertébrale, paraplégie. Bull. Soc. Anat. Paris, VI. s. **75 II**, 68 (1900). — TRACHSLER, W.: Über einen Fall von primärem Samenblasencarcinom mit Metastasen in der Wirbelsäule bei klinisch fraglicher KÜMMELscher Krankheit infolge von Trauma. Z. Krebsforsch. **41**, 382 (1935). — TREU-HERZ, W.: Ein Beitrag zur Kenntnis der melanotischen Tumoren. Dermat. Wschr. **1920 I**, 963. — TROELL, A.: Über die knochenbildende Fähigkeit des Kankers, mit besonderer Berücksichtigung auf die Möglichkeit von Knochenheilung bei karzinomatöser Spontan-fraktur. Arch. klin. Chir. **111**, 565 (1919). — TSCHERNIAKOWSKY: Inaug.-Diss. Basel 1906.

UFFREDUZZI, O.: Tumori, metastasi neoplastichege latenza. Ist. e Clin. Pat. Chir. Univ. Turino Canc. **1**, 55 (1930). — USUI: Über ein sarkomatöses Haemangioendotheliom der Schilddrüse. Berl. klin. Wschr. **1911 II**.

VASILIU, T.: Durch ein Hypophysenadenom hervorgerufene multiple Knochenmetastasen. Virchows Arch. **276**, 141 (1930). — VELHAGEN: Gliomähnliche Geschwulst des Ziliarkörpers. Klin. Mbl. Augenheilk. **62**, 571 (1919). — VIALLEFONT, H. et H. L. GUIBERT: Etude histo-pathologique d'une tumeur thyroidienne (épithélioma adénoide) à foyers secondaires ganglionnaires et osseux (rachis, clavicule, sternum). Bull. Assoc. franç. Étude Canc. **20**, 502 (1931). — VIGNOLES, M. u. J. D. IMHOFF: Diffuse osteoplastische Carcinomatose des Skelets bei primärem Prostatakrebs. (Multiple Myelome, KAHLERsche Krankheit.) Rev. méd. del Rosario **24**, 539 (1934). — VÖLKER: Über einen seltenen Tumor im linken Felsen-bein. (Metastasierendes Schilddrüsenadenom.) Klin. Wschr. **1928 II**, 1349. — VOGES, H.: Ein Fall von Thymuscarcinom. Frankf. Z. Path. **33**, 501 (1926). — VOLKMANN, R.: PITHA-BILLROTHS Handbuch der Chirurgie, Bd. 2, S. 472. 1882. — VOLPE, A. et N. L. BLOISE: Lymphosarcomes abdominaux avec des métastases cranio-faciales masque chloromateuse. Arch. Méd. Enf. **30**, 73 (1927). — VOSS: Handbuch der speziellen Chirurgie des Ohres und der oberen Luftwege von KATZ, PREYSING, BLUMENFELD, Bd. 2, S. 34, 54 (Lit.). Würz-burg 1912.

WADSWORTH: A case of intraocular glioma in which the disease remained latent for twenty months after perforation of the cornea. Trans. amer. ohpthalm. Soc. **1873**, 11. — WAGNER, J.: Über die solitäre Knochenmetastase bei Struma maligna. Inaug.-Diss. Frank-furt 1936. — WAGNER, R.: Zur Kenntnis der Knochenmetastasen bei Schilddrüsen-tumoren. Münch. med. Wschr. **1902**. — WAGONER: Ostitis fibrosa bei metastatischem Knochenkrebs. Arch. klin. Chir. **161**, 671 (1930). — WALDEYER: Die Entwicklung des Carcinoms. Virchows Arch. **55**, 67 (1872). — WALTER, HANS E.: Untersuchungen über Krebsmetastasen. Z. Krebsforsch. **46**, Nr 5, 313 (1937). — WALTHER, M.: Tumeur de la dure-mère d'origine thyroidienne. Presse méd. 1910, 192. — WARREN, S., P. N. HARRIS and R. C. GRAVES: Osseous metastases of carcinoma of the prostate with special reference to the perineural lymphatics. (Amer. Assoc. Path. 1936.) Amer. J. Path. 12, Nr 5, 795 (1936). — WARREN, S. and E. M. WITHAM: Studies on tumor metastasis. II. The distribution of metastases in cancer of the breast. Surg. etc. 57, 81 (1933). — WEBER, E. u. M. BRANDT: Spontane Rückbildung von Knochenmetastasen. Fortschr. Röntgenprax. 52, 511 (1935). — WEBER, O.: Über das Adenoma malignum der Schilddrüse und seine Metastasenbildung im Unterkiefer. Inaug.-Diss. Zürich 1913. — WEELS, H. G.: Bone metastasis from primary carcinoma of the urinary bladder. J. of Urol. 7, 383 (1922). — WEGELIN, C.: Schilddrüse. Handbuch der speziellen pathologischen Anatomie von HENKE-LUBARSCH, Bd. 8. Berlin: Julius Springer 1926. — WEHLAND: Diffuses doppelseitiges Nierensarkom. Inaug.-Diss. Tübingen 1898. — WEINGARTEN, R.: Zur Klinik der metastatischen Knochengeschwülste. Zbl. inn. Med. 1932, Nr 18a, 739. — WEISS, K.: Über osteoneutrale Krebsmetastasen. Fortschr. Röntgenstr. 48, 250 (1933). — WEISSMANN, S.: Über das diffuse primäre Alveolarepithelcarcinom der Lunge. Frankf. Z. Path. 47, 534 (1935). — WELTI: Über einen Fall von Prostatasarkom im Kindesalter. Inaug.-Diss. Zürich 1898. — WESSON, M. B.: Carcinoma of the prostata: Unusual metastases. Amer. J. Surg. 12, 537 (1931). — WESTENHOEFFER: Pachymeningitis carcinomatosa haemorrhagica interna productiva mit Colibacillosis agonalis. Virchows Arch. 175, 364 (1904). — WEVILL, L. B.: Malignant disease of the breast. A statistical survey of 1000 case records. Edinburgh med. J. 39, 714 (1932). — WIESINGER: Prostatakarzinom. Münch. med. Wschr. 1900 I, 237. — WILENSKIJ, M.: Materialien zur Krebsstatistik nach den Obduktionsresultaten der Krankenhäuser zu Leningrad während 25 Jahren (1900—1924). Voenno-med. Ž. (russ.) 1, 118 (1930). Z. Krebsforsch. 31, 72 (1930). — WILLIS, R. A.: (a) Epidermoid carcinoma of the head and neck, with special reference to metastasis. J. of Path. 33, 501 (1930). (b) J. of Path. 17 (1932). (c) The spread of tumors in the human body. London: J. and A. Churchill 1934. — WINTER, ST.: Metastatische Krebsveränderungen im Knochensystem. Polski Przegl. chir. 12, 650 (1933). — WINTERSTEINER, H.: Das Neuroepithelioma retinae. Leipzig u. Wien: Franz Deuticke 1897. — WISSMER-KOWARSKY: Les tumeurs malignes du corps Thyreoide. Rev. méd. Suisse rom. 33 (1913/14). — WÖLFLER: Über die Entwicklung und den Bau des Kropfes. Arch. klin. Chir. 29 (1883). — WOLFF, G.: Wuchernde Struma, ein Beitrag zur Lehre von den epithelialbösartigen Geschwülsten der Schilddrüse. Bruns' Beitr. 121, 56 (1920). — WOLFF, J.: Die Lehre von der Krebskrankheit, 2. Teil. Jena: Gustav Fischer 1911. — WOLFF, R.: (a) Über ein Recidiv nach einer wegen Prostatahypertrophie vorgenommenen Castration. Dtsch. Z. Chir. 52, 338 (1899). (b) Zur Kenntnis der metastatischen Erscheinungen des Prostatacarcinoms. Dtsch. Z. Chir. 52, 397 (1899). (c) Über die bösartigen Geschwülste der Prostata. Dtsch. Z. Chir. 53, 126. — WRZOSEK, A.: Über die Bedingungen der Entstehung von makroskopischen Metastasen bei carcinomatösen Mäusen. Z. Krebsforsch. 11, 507 (1912). — WÜLFING, H. W.: Beitrag zur Frage der Struma maligna. Z. Krebsforsch. 41, 74 (1934).

YAMAMOTO, T.: (a) An experimental study on the effect of X-ray to the metastasis of malignant tumor, especially in the bones. Pt. II. On the metastasis of malignant tumor, especially the occurence in the bones. (I.) Metastasis in the case that one of the two transplanted tumors was irradiated with X-ray. Jap. J. Obstetr. 19, 559—562 (1936). (b) An experimental study on the effect of X-ray to the metastasis of malignant tumor, especially in the bones. Pt. III. On the metastasis of malignant tumors, especially the occurence in the bones. (II.) Metastasis in the case that one transplanted tumor was cured incompletely by X-ray irradiation. Jap. J. Obstetr. 19, 562—565 (1936). (c) An experimental study on the effect of X-ray to the metastasis of malignant tumor, especially in the bones. Pt. IV. On the metastasis of the transplantable rabbit sarcoma in the case of the complete curing by X-ray irradiation. Jap. J. Obstetr. 19, 565—569.

ZADE, M.: Ein Fall von primärem Magencarcinom mit zahlreichen Skelettmetastasen und Stauungspapille. Giglis Beitr. 7 (1905). — Beitr. path. Anat. 37 (1904). — ZADEK, J.: Pathological fracture of the neck of the femur, dues to thyroid metastasis. Ann. Surg. 57, 689 (1923). — ZADEK, J. u. A. SONNENFELD: Das klinische und hämatologische Krankheitsbild der metastatischen Knochengeschwülste. Klin. Wschr. 1930 II, 2245. — ZAHN, W.: Über Geschwulstmetastasen durch Capillarembolie. Virchows Arch. 117, 1 (1889). — ZAJEWLOSCHIN, M. N.: Carcinoma der Thymus. Virchows Arch. 254 (1925). — ZALKA, E. v.: Über die Häufigkeit der Lungencarcinome. Z. Krebsforsch. 26, 130 (1928). — ZAPELLONI: Tumori epiteliali primitivi delle ossa a tipo tiroideo e paratiroideo. Tumori 2 (1913). — ZEHLE: Zur Frage der bösartigen Epithelgeschwülste der Schilddrüse. Virchows Arch. 197, 240 (1909). — ZEMGULYS, J.: Krebsmetastasen im Knochensystem mit besonderer Berücksichtigung der Wirbelsäule und der Osteophytosis carcinomatosa. Z. Krebsforsch. 34, 266. — Zbl. Path. 53, 261 (1931/32). — ZIEGLER, E.: Über Proliferation, Metaplasie und Resorption des Knochengewebes. Virchows Arch. 73, 355 (1878). — ZINNER, A.: (a) Papillomatose des Nierenbeckens und Ureters. (Totale Nephroureterectomie mit Osteumresection.) Z. urol. Chir. 29, 300 (1930). (b) Seltene Metastasierungsformen des Blasencarcinoms. Z. urol. Chir. 30, 482 (1930). — ZNINIWICZ, J.: 4 Fälle von Lymphosarcoma thymicum. Inaug.-Diss. Greifswald 1911.

3. Parasiten des Knochensystems.

Von

Friedrich Boemke-Gießen.

Mit 12 Abbildungen.

Im Knochensystem des Menschen kamen bisher nur zwei Arten von tierischen Parasiten zur Beobachtung, die Finne des sog. Hundebandwurms, Taenia echinococcus, auch Blasen- oder Hülsenwurm genannt, und die Finne des bewaffneten Bandwurms, der Taenia solium, der Cysticercus cellulosae.

I. Echinococcus cysticus hydatidosus unilocularis und Echinococcus alveolaris multilocularis.

Eine praktische Bedeutung ist aber lediglich dem Echinokokkus beizumessen, bei dem wir zwei Arten, den unilokulären bzw. einkammerigen hydatidosen Echinococcus cysticus und den vielfächerigen oder vielkammerigen Echinococcus alveolaris sive multilocularis unterscheiden müssen (weiteres s. unten).

1. Geographie, Verbreitung, Infektionsweg, Ausbreitung im menschlichen Körper.

Das Ausbreitungsgebiet für den zystischen Echinokokkus befindet sich in Europa vor allem in Island, Teilen Deutschlands (Mecklenburg, Pommern, Friesland), Spanien, Sardinien, Sizilien, Jugoslavien, Ungarn, Bulgarien, Rumänien, Griechenland, Rußland, in Teilen Frankreichs und von außereuropäischen Ländern vorzüglich in Australien, Südamerika und in Südafrika, vereinzelt auch in Nordafrika und sehr selten in China (MADELUNG, BAHR. LEHMANN, SCHWARZ, VEGAS und CRANWELL, POSSELT, IVANISSEVICH, TOOLE, GERULANOS, BEHN, HSIEH u. v. a.). Das Vorkommen des Alveolarechinokokkus begrenzt sich auf Süddeutschland, die Schweiz, Tirol und einzelne Gebiete Rußlands. Sehr selten wurde er auch in Frankreich, Bulgarien, in Japan und Nordamerika beobachtet (POSSELT, DARDEL, KLAGES, BEIGEL, KATSURASHIMA u. a.).

Als Übertragungsmöglichkeiten kommen der direkte Weg vom Hund auf den Menschen und nach THOMAS, v. LENDENFELD, FINSEN, PAPAIOANNOU, STEMPELL u. a. Infektionen auf indirektem Wege durch verunreinigtes Wasser oder mit Proglottiden oder Eiern versehene Viktualien in Betracht. Auch Übertragung durch Staub, also für den Lungenechinokokkus auf dem Bronchialwege, und direkte Inokulation durch Hundebiß sind beschrieben. Im Magen-Darmkanal werden die Embryonen frei und bohren sich mit Hilfe ihrer drei Hakenpaare in die Darmwand ein.

Die Ansichten darüber, ob es sich dabei um einen aktiven oder passiven Vorgang handelt, sind geteilt. VAN BENEDEN, LEUCKART und in jüngster Zeit nachdrücklich

HOSEMANN, gestützt auf die Untersuchungen BRAUNS, der an der Taenia crassiollis, die der Taenia echinococcus nahe verwandt ist, nach Befreiung von ihrer Schale im Mäusedarm Eigenbewegungen beobachtete, treten für eine Eigenbeweglichkeit der Embryonen ein, während NEISSER sie für völlig passiv hält. Auch über die weitere Ausbreitung im menschlichen Körper bestehen verschiedene Ansichten. Nach HOSEMANN, DÉVÉ, VEGAS und CRANWELL, LEHMANN u. a. gelangen die Echinokokken in die Darmvenen, von hier aus mit dem Pfortaderblut in die Leber, dann weiter in die Lunge und von dort nach Passieren der Kapillaren auf arteriellem Wege weiter in die übrigen Organe. Eine direkte Wanderung der Echinokokken unabhängig von der Verschleppung mit dem Blutstrom hält KÜSTER für wahrscheinlich, wogegen jedoch die von LEHMANN als Gegenbeweis für den Körper aufgestellte Lokalisationsstatistik spricht. Auch eine Ausbreitung auf dem Lymphwege ist nach LEHNE im Hinblick auf das außerordentlich seltene Vorkommen der Echinokokken in den Mesenteriallymphknoten wenig wahrscheinlich. LEUCKART hat darauf hingewiesen, daß der Kapillardurchschnitt der Lungen zu klein sei, um die Embryonen ohne eigene bohrende Bewegungen das Lungenfilter passieren zu lassen. Gegen diese Ansicht weisen DÉVÉ, POSSELT und HOSEMANN auf die Anpassungsfähigkeit und elastische Nachgiebigkeit der Echinokokken hin sowie auf die veränderliche Weite der Lungenkapillaren (GRÖNDAHL).

Der zystische Echinokokkus entwickelt sich im Laufe einiger Monate aus dem Embryo und besteht aus einer weißlichen, dickwandigen Blase, die mit einer klaren, gelben Flüssigkeit vom spezifischen Gewicht 1009—1015 gefüllt ist. Diese Flüssigkeit enthält Salze, Bernsteinsäure, Zucker und Albumine. Die Wand der Blase zeigt einen Aufbau aus chitinösen Kutikulaschichten und einer Parenchymschicht, aus der sich Brutkapseln entwickeln können. Die Brutkapseln enthalten die mit 30—38 Haken versehenen Köpfe (Skolezes), die jeweils 4 Saugnäpfe tragen.

Der alveoläre Echinokokkus besteht aus zahllosen kleinsten Bläschen, die durch Bindegewebe miteinander verbunden sind, häufig auch miteinander kommunizieren und nur selten Skolezes enthalten.

Über das Vorkommen des Echinokokkus in den verschiedenen Organen des menschlichen Körpers sind zahlreiche statistische Berichte veröffentlicht. Nach DÉVÉ und POSSELT ist aber vor allem bei den älteren Statistiken der Unterschied, ob es sich um primäre oder sekundäre Echinokokkusherde handelt, d. h. ob sich nur in einem einzigen Organ Absiedlungen finden, oder ob verschiedene Organe des menschlichen Körpers betroffen sind, zu wenig berücksichtigt. Ebenso ist nicht genügend hervorgehoben, inwieweit klinische Erfahrungen, Operationsergebnisse oder Obduktionsmaterial die Grundlage für größere Statistiken geliefert haben, und ob nur besonders gelagerte Fälle, wie z. B. in typischen Echinokokkusgebieten, oder die gesamten zur Verfügung stehenden Beobachtungen erfaßt worden sind. IVANISSEVICH betont mit Recht, daß in den vorhandenen Statistiken vielfach auch die Angaben darüber unvollständig sind, ob es sich um bereits veröffentlichte Fälle handelt und wer sie bearbeitet hat. Ich verweise auf die Tabelle POSSELTs,

Namen der Autoren und Jahreszahl der Veröffentlichung	Gesamtzahl der Fälle	Knochen-echino-kokken
NEISSER (mit BOEKKER und DAVAINE) 1877	983 (revid. 900)	28 = 3,1%
RECZEY 1877	—	33
MADELUNG 1883	196	3 = 1,5%
BEHRENDSEN 1888	—	51 = 3%
BOBROW 1894	88	2 = 2,2%
LEHMANN (mit BAHR) 1894	60	3 = 5%
NADESHDIN 1895	258	1,2%
TEICHMANN 1898	2452	52 = 2,1%
BECKER 1906	327	4 = 1,5%
BECKER (mit MADELUNG) 1906	556	1,3%
PAPAIOANNOU 1907	232	3 = 1,2%
VEGAS und CRANWELL 1901und1910	952 bzw.963	4 = 0,42%
	1366	6 = 0,43%
DÉVÉ 1911 und 1913	2727	0,9%
LEHMANN 1928	—	1,3 %
IVANISSEVICH 1934	499 Lokalisationen bei 464 Operierten	10 = 2%
GERULANOS 1936	4325	59 = 1,3%

die einen vorzüglichen Überblick über die vorhandenen Statistiken bietet und gebe hier nur die von verschiedenen Autoren für das Knochensystem errechneten Zahlen wieder.

Bei diesen Zahlen ist zu berücksichtigen, daß TEICHMANN einen Fall von Knochenechinokokkus von BAHR anführt, den ich in BAHRs Dissertation nicht bestätigt finde. Ebenso ergibt eine Kontrolle der von NEISSER in seiner Tabelle angeführten Zahlen von 983 Fällen nur die Endsumme von 900 Fällen, so daß sich die errechneten Prozentzahlen um ein weniges verschieben.

Jedenfalls kann man mit LEHMANN und GERULANOS annehmen, daß das Skelet etwa in 1—1,5% der Fälle von Echinokokkus beteiligt ist.

2. Verteilung auf das Knochensystem.

Hinsichtlich der Verteilung der Echinokokken auf die einzelnen Knochen haben RECZEY, TARGETT, GANGOLPHE, POPPE, FRANGENHEIM, EBERLE, BAUER, IVANISSEVICH, DÉVÉ, GERULANOS u. a. statistische Übersichten aufgestellt. POPPE veröffentlicht in seiner Dissertation eine genaue Übersicht über alle Knochenechinokokkusfälle, die ihm zugänglich waren, und fand unter Berücksichtigung des Materials von RECZEY und GANGOLPHE und nach Ausschaltung falsch oder wiederholt zitierter Fälle bis zum Jahre 1889 insgesamt 60 Knochenechinokokkusfälle. Diese Zahl erhöht sich in den folgenden Jahren wesentlich durch weitere Veröffentlichungen, so daß FRANGENHEIM 1906 bereits über 102 Knochenechinokokkusfälle berichten kann. Nach seiner Aufstellung werden die einzelnen Knochen des Skelets in folgender Häufigkeit befallen:

Os frontale	3	Übertrag	13
Os parietale	3	Wirbelsäule	23
Os sphenoideum	1	Becken	29
Basis cranii	1	Humerus	14
Scapula	2	Phalanx indicis	1
Sternum	1	Femur	9
Costa	2	Tibia, Fibula	13
	13		102

LEHMANN gibt die Statistik BAUERs, der 243 Fälle gesammelt hat, wieder. Dieselbe ist auch heute noch grundlegend hinsichtlich der prozentualen Beteiligung der einzelnen Knochen an Echinokokkusfällen:

Schädel	21 = 8,6%	Übertrag	113
Schulterblatt	5	Phalangen	3
Brustbein	4	Becken	72 = 30%
Rippen	5	Femur	25 = 10,3%
Wirbel	42 = 17%	Tibia und Fibula	30 = 12,3%
Humerus	36 = 14,8%		243
	113		

Eine jüngere Arbeit (1924), die auf diesem Gebiete statistisches Material bringt, ist die YAMATOs, der die Fälle von GANGOLPHE, TITOW und FRANGENHEIM zusammenstellt und folgende Zahlen erhält:

Schulterblatt	1	Übertrag	69
Brustbein	1	Phalangen	2
Rippen	3	Beckenknochen	40
Wirbelsäule	31	Femur	24
Humerus	33	Tibia	29
	69		164

Von ausländischen Statistiken führe ich die von IVANISSEVICH in Argentinien (1934) und von GERULANOS in Griechenland (1936) gesammelten Fälle an. Die 81 argentinischen Beobachtungen setzen sich wie folgt zusammen:

Wirbelsäule	20	Übertrag	74
Beckenknochen	16	Os parietale	3
Humerus	13	Brustbein	1
Tibia	12	Oberkiefer	1
Femur	9	Schulterblatt	1
Rippen	4	Radius	1
	74		81

Die von Gerulanos (Athen) gesammelten Fälle verteilen sich auf folgende Knochen:

Wirbelsäule	16		Übertrag	45
Beckenknochen	11		Sternum	1
Femur	12		Rippen	2
Tibia	4		Schulterblatt	4
Kalkaneus	1		Oberarmknochen	4
Os zygomaticum	1		Processus mastoideus	3
	45			59

Die einzelnen Knochen des Beckens sind nach Doebbelin in folgender Weise beteiligt: am meisten befallen ist das Os ilei (bei Doebbelin 15 Fälle), nächst ihm das Os sacrum (bei Doebbelin 10 Fälle), dann das Os pubis (bei Doebbelin 6 Fälle) und schließlich das Os ischii (bei Doebbelin 4 Fälle). Diese Zahlen werden durch die Angaben Altmanns bestätigt, der gleichfalls unter den Beckenknochen prozentual das Os ilei am meisten befallen fand.

Aus dem Vergleich der 5 oben wiedergegebenen Aufstellungen ergibt sich, daß das knöcherne Becken relativ am höchsten beteiligt ist, nächst ihm die Wirbelsäule und die großen Knochen der unteren Extremitäten. Nach Lehmann fehlen bisher Beobachtungen von Knochenechinokokken in den Handwurzelknochen sowie in Radius und Ulna. Auch in der nach der Veröffentlichung Lehmanns (1928) erschienenen Literatur konnte ich, soweit sie mir zugänglich war, keine Beteiligung der genannten Knochen an Echinokokkusfällen feststellen. Über einen Echinokokkus in der Klavikula hat Ritter berichtet. Die auffallende Häufung des Befallenseins von Becken und Wirbelsäule hat nach Lehmann ihren Grund in einer besonderen Affinität des Echinokokkus zur spongiösen Substanz des Knochens, die in den genannten Knochen besonders mächtig entwickelt ist. Lehmann hebt hervor, daß auch in den großen Extremitätenknochen meist die Epiphysenenden bzw. deren Spongiosamassen den primären Sitz für Echinokokken bilden, und daß die Markräume nur relativ selten befallen werden. Für die Berechtigung dieser Auffassung spricht auch die Angabe Hammers, daß in der Wirbelsäule die oberen Brust-, die Lenden- und Sacralwirbel Prädilektionsstellen für die Ansiedlung des Echinokokkus sind, also Knochen, die sich durch einen besonderen Reichtum an spongiöser Substanz auszeichnen. Nach Frangenheim, Yamato u. a. ist der Grund für diese Affinität des Echinokokkus zur spongiösen Substanz des Knochens wohl durch die besonderen Blutkreislaufbedingungen in diesen erklärt, die, wie Yamato meint, „ein Sitzenbleiben der im Blut kreisenden Embryonen begünstigen". Auch Borchardt-Rothmann weisen darauf hin, daß der 2.—5. Brustwirbel, die Lumbal- und Sacralwirbel die häufigste Lokalisation der Echinokokken in der Wirbelsäule darstellen.

Von Arbeiten über Echinokokkus im Knochen seien hier nur kurz die wichtigen und grundlegenden genannt. Über Echinokokkus des Beckens berichtet Doebbelin an Hand von 35 Fällen; Altmann stellte 1928 53 Fälle von Knochenechinokokken des Beckens zusammen, wobei er aber den von M. B. Schmidt abgelehnten Fall Frorieps, der wahrscheinlich eine zystische Erkrankung im Sinne einer Ostitis fibrosa nach Engel-v. Recklinghausen darstellt, mitrechnet. Hammer vervollständigt die 48 von Borchardt-Rothmann gesammelten Fälle von Echinokokkus der Wirbelsäule unter kritischer Sichtung des vorhandenen und neu hinzugekommenen Materials auf 68 Wirbelsäulenechinokokken, wobei aber auch im Wirbelkanal gelegene und mit dem Knochen gar nicht oder nur mittelbar im Zusammenhang stehende Erkrankungen erfaßt sind. Nach Yamato, der sich auf Gulekes Berechnung bezieht, sind bis 1924 54 Fälle von Echinokokken der knöchernen Wirbelsäule unter Einschluß seiner eigenen Mitteilung bekannt. van Woerden stellt 64 Fälle aus der Weltliteratur zusammen (Posselt). Die grundlegende Arbeit über die Echinokokkenerkrankung der langen Röhrenknochen ist die von v. Bergmann, der aber weniger vom pathologisch-anatomischen Gesichtspunkt aus als von dem des Klinikers über das Verhalten der Echinokokken in den Röhrenknochen berichtet und 29 Fälle angeführt hat. Reich bringt einen ausführlichen anatomischen Befund über Echinokokken in den langen Röhrenknochen. Er stellt 42 Fälle aus der Gesamtliteratur zusammen, deren Mehrzahl in den unteren

Extremitäten lokalisiert ist. Von den einzelnen langen Röhrenknochen ist nach seiner Aufstellung der Humerus am häufigsten, nächst ihm die Tibia und dann der Femur befallen. Über Echinokokken der Schädelknochen berichtet Stolz. Eine ausführliche Bearbeitung der Knochenechinokokken im argentinischen Schrifttum erfolgte durch Ivanissevich. Er vervollständigte eine große Anzahl eigener Beobachtungen durch Umfragen über das Vorkommen von Echinokokken in den typischen Ausbreitungsgebieten. In seiner Arbeit stützt Ivanissevich sich im wesentlichen auf die Untersuchungen Dévés und teilt dessen Ansicht über die Ausbreitungs- und Wachstumsbedingungen der Echinokokken im Knochen. Im französischen Schrifttum berichtet Dévé über 190 Fälle von Echinokokken der Wirbelsäule. Weitere Arbeiten, so vor allem zahlreiche Dissertationen, geben an Hand einzelner zum Teil besonders gelagerter Fälle eine mehr oder minder ausführliche Kasuistik (s. Literaturverzeichnis).

3. Unitarische und dualistische Auffassungsweise.

Eine der interessantesten und zugleich schwierigsten Fragen der Lehre vom Echinokokkus ist sein Verhalten im Knochensystem. Während sich in allen anderen Organen des menschlichen Körpers der zystische Echinokokkus in Form einer großen oder höchstens vereinzelter größerer Blasen entwickelt, bildet er im Knochensystem zahllose kleine Zysten von unterschiedlicher Größe. Diese Erscheinung hat die Veranlassung dazu gegeben, daß viele Autoren alle Knochenechinokokkusfälle schlechthin als multilokulär bzw. alveolär aufgefaßt haben, daß andere wieder gerade in dem besonderen Verhalten des Echinokokkus in den Knochen einen Beweis für ihre Auffassung erblicken, daß überhaupt nur eine Art von Echinokokkus existiert. Wieder andere Autoren — und diese wohl mit Recht — lassen nur solche Fälle als echte alveoläre Knochenechinokokken gelten, die auch in anderen Organen den typischen alveolären und kleinzystischen Bau aufweisen. Wie schwierig diese Fragen zur Zeit noch liegen, beweist der Umstand, daß neuerdings Dévé behauptet, daß zwischen dem zystischen und dem alveolären Echinokokkus eine Übergangsform bestehe, die sowohl große zystische Bildungen wie der Echinococcus cysticus als auch kleine alveoläre Bildungen wie der Echinococcus alveolaris hervorrufen könne[1]. Gegen diese Ansicht hat Posselt sehr scharf und entschieden unter genauer Würdigung der drei von Dévé zur Stütze seiner Ansicht benutzten Fälle Stellung genommen (näheres s. unten).

Lehmann hat die verschiedenen Auffassungen, die einander gegenüber stehen, in folgender Weise präzisiert:

„I. Der Knochenechinokokkus gehört tatsächlich zu dem multilokulären oder aber er bildet sozusagen eine Übergangsform zwischen dem multilokulären und dem zystischen Echinokokkus“ (Dévé).

Dieser Punkt wäre meines Erachtens noch dahin zu erweitern, daß, wie erwähnt, eine Anzahl von Bearbeitern dieses Gebietes auf dem Standpunkt steht, daß es überhaupt nur eine Echinokokkusart für beide Formen gibt.

„II. Der Knochenechinokokkus ist ursprünglich als solitäre parostale [d. h. neben dem Knochen liegende, zunächst nicht mit ihm in Zusammenhang stehende (Anmerkung des Verfassers)] Zyste angelegt, die zur Druckusur des Knochens führt; nach Freilegung der spongiösen Substanz öffnet sich hier die der menschlichen Kapsel entbehrende Mutterblase nach der Spongiosa hin und entleert ihre Keime in diese hinein.“

„III. Die primär im Knochen angelegte Zyste wächst im Knochen prinzipiell anders als in den Weichteilen. Die anatomischen Verhältnisse ihrer Umgebung, der allseitige Widerstand enger starrwandiger Hohlräume zwingt ihr eine andere Wachstumsform auf, so zwar, daß die in den Weichteilen expansiv wachsende und endogen proliferierende Zyste gezwungen wird, durch schlauch- und wabenartiges Wachstum sich den gegebenen Hohlräumen der Spongiosa anzupassen und vorwiegend exogen zu proliferieren durch Bildung von Tochterblasen, zumal es zu einer eigentlichen Lumenbildung bei der gegebenen Raumbeengung garnicht kommt.“

---

[1] Herr Professor Rössle hatte Gelegenheit, Dévés Präparate von „Mischformen“ in der Leber zu sehen und hält es für möglich, daß es sich dabei vielleicht um Mutationen oder Mißbildungen der Parasiten handelt.

Virchow, der eigentliche Entdecker der parasitären Natur des von Buhl sog. Alveolarkolloids, trat zunächst für die Auffassung ein, daß ein und dieselbe Taenie für beide Arten, in denen der Echinokokkus im menschlichen Körper auftritt, verantwortlich zu machen sei. Seiner Meinung, wenn auch nicht seiner Begründung, daß es sich dabei um sich vielfach wiederholende Proliferationen handele, schlossen sich unter anderen Klebs, Leuckart, Heschel, Buhl und von jüngeren Autoren Wilms und Jenckel an. Eine weitere Erörterung der verschiedenen Ansichten und Erklärungsversuche führt an dieser Stelle zu weit. Ich verweise auf Posselts ausführliche Besprechungen. Es können hier nur die für das Knochensystem wesentlichen Arbeiten von Wilms und Jenckel kurz erörtert werden.

Wilms stützt seine Auffassung im unitarischen Sinne auf mechanische Momente, die gerade im Knochensystem nach seiner Meinung dem Echinokokkus sein Wachstum im alveolären Sinne vorschreiben, und glaubt, daß eine alveoläre Wuchsform in der Leber lediglich durch eine besonders starke Bindegewebsreaktion, also auch mechanisch, nicht aber durch eine spezifische Echinokokkenart bedingt ist, und daß diese Reaktion ihrerseits wieder eine Folge einer besonderen Giftwirkung der Taenie sein kann. Außerdem beobachteten er und Jenckel auch beim zystischen einkammerigen Echinokokkus außerhalb des Knochensystems exogene Proliferationen, wie sie für den Alveolarechinokokkus als typisch von anderen Autoren in Anspruch genommen werden. Zur Frage der exogenen Proliferation beider Arten im Knochensystem, die von Dévé, Lehmann und in jüngster Zeit von Altmann auch außerhalb des Knochens beim zystischen Echinokokkus beobachtet wurde, liegen endgültige Forschungsergebnisse noch nicht vor. Lehmann erblickt darin keine Stütze der Auffassung, daß damit der Fragenkomplex im Sinne einer unitarischen Auffassung entschieden wäre; nach seiner Meinung sind die bisherigen histologischen Untersuchungen in dieser Hinsicht zu vieldeutig, um ein abschließendes Urteil zu gewährleisten.

Elenevsky hat in sehr exakter und schöner Weise beschrieben, daß für die Diagnose eines alveolären Echinokokkus zu verlangen ist, daß die Blasen auch außerhalb des Knochens bei einer Aussaat in die Umgebung bzw. bei den Röhrenknochen in der Markhöhle (Lehmann) kleinzystisch weiterwachsen. Nach Elenevskys Ansicht sind deshalb nur ganz vereinzelte Fälle als echte Alveolarechinokokkosen des Knochensystems zu werten.

Der zystische Echinokokkus ist entsprechend der Wilmsschen Ansicht auch nach der Auffassung im dualistischen Sinne gezwungen, den Raumverhältnissen im Knochen Rechnung zu tragen, wodurch Bilder zustande kommen, die einen Alveolarechinokokkus vortäuschen. Unmittelbar nach seinem Einbruch in größere Räume oder umgebende Weichteile (retroperitonealer Raum beim Becken und der unteren Wirbelsäule, hinteres Mediastinum bei der Brustwirbelsäule), ja auch im Knochenmark oder auch nach Zerstörung der das Wachstum beengenden Spongiosa in den so geschaffenen größeren Höhlen entwickelt der zystische Echinokokkus wieder größere, endogen proliferierende Blasen, wenn auch gelegentlich die Neigung zur exogenen Proliferation bei typischen Blasen des Echinococcus cysticus noch vorhanden sein kann. Jedenfalls ist abschließend nochmals zu betonen, daß nach Ansicht von Elenevsky, Lehmann, Posselt, Hosemann u. a. der alveoläre Echinokokkus seine kleinzystische, stets exogen proliferierende Wuchsform unbedingt beibehält, wenn er den Knochen verlassen hat.

Zum Punkt II seiner Aufstellung nimmt Lehmann in folgender Weise Stellung. Bei den bisher zur Beobachtung gekommenen Fällen von Knochenechinokokkus mit parostalen Weichteilzysten ist es auffällig, daß letztere fast niemals solitär, sondern meistens multipel, häufig zu beiden Seiten eines befallenen Knochens auftreten (Fälle von Westenhoeffer und Wiesinger). Wenn aber, wie es zuerst Borchardt-Rothmann, dann später Guleke und in jüngster Zeit Yamato und Gerlach voraussetzen, von einer parostalen Zyste aus eine

Arrosion des Knochens und nach Fortfall der durch eben den Knochen gebildeten menschlichen Kapsel eine Aussaat in die Spongiosa erfolgen würde, so müßte notwendig eine solche Zyste solitär vorhanden sein, da ja, wie Lehmann betont, „die primäre Zyste fast immer solitär ist". Entsprechende Ansichten enthält eine Arbeit Dévés, der bei Tieren Echinokokkensand unter das Periost spritzte und wohl die Entwicklung von Echinokokkusblasen in der Muskulatur und den umgebenden Weichteilen, nicht aber im Knochen sah. Dévé faßt die bei Knochenechinokokkosen entstehenden Weichteilzysten auch als sekundäre Bildungen, sog. „Abscesses ossifluents hydatiques" auf. Auch Klages tritt für eine sekundäre, d. h. vom Knochen her entstandene Bildung der parostalen Zysten ein. Ich muß der Erklärung dieser Autoren, daß zunächst der Knochen befallen ist und dann von diesem aus eine Aussaat in die Umgebung erfolgt, durchaus beipflichten.

Der III. Punkt der Aufstellung Lehmanns läßt sich auch mit der obigen Annahme in Einklang bringen. Das Auftreten größerer Zysten neben dem erkrankten Knochen kommt so zustande, daß jeweils die den Knochen an verschiedenen Stellen nach außen durchwuchernden kleinen Zysten in dem ihnen nun zur Verfügung stehenden freien Raum ihrer alten Tendenz zur Entwicklung einer großen Zyste — beim Echinococcus cysticus — nachgeben können und genau wie sonst in den Weichteilen nach Art des zystischen Echinokokkus wachsen. Daß diese Zysten multipel vorkommen, manchmal zu beiden Seiten eines Knochens, hat eben seinen Grund darin, daß der Knochen an den verschiedensten Stellen von innen her arrodiert werden kann und jeweils an den Arrosionsstellen Echinokokkenblasen auswachsen. Mit Recht betont Lehmann die Unwahrscheinlichkeit, die in der Annahme liegt, daß von außen her eine Zyste, die Raum genug zur Entwicklung im weichen Gewebe hat, die feste Knochensubstanz arrodiert, und daß eben die genannte Vielheit der parostalen Zysten gegen die Auffassung spricht, daß es sich dabei um einen primären Sitz des Echinokokkus handelt. Daß der Echinokokkus im Knochensystem beim Übergreifen von einem Knochen auf den benachbarten die kleinzystische Wuchsform beibehält, findet seine Erklärung eben auch in den engen räumlichen Verhältnissen, die die Entwicklung größerer Zysten in den Zwischenwirbelscheiben oder schmalen Gelenkenden nicht gestatten. Unter Umständen handelt es sich auch um ein Weiterwachsen per continuitatem in dem destruierten Gewebe (Lehmann).

Auf Grund seiner Untersuchungen kommt auch Lehmann zur Auffassung, daß zwei verschiedene Taenienarten für die verschiedenen Formen, in denen der Echinokokkus auftritt, verantwortlich zu machen sind. Morin hat als erster die Anschauung geäußert, daß für die differente Form, in der der Echinokokkus vorkommt, auch jeweils differente Taenien vorhanden sein müssen. Von ihm in dieser Meinung angestellte Fütterungsversuche scheiterten aber. Diese Versuche griffen später unter anderen Vogler, Bollinger, Mangold und Posselt wieder auf. Posselt ist der eifrigste und entschiedenste Verfechter einer dualistischen Auffassung und glaubt auch eine von der Zystikustaenie verschiedene Art gefunden zu haben, die er als Taenia alveolaris Posselt im Gegensatz zur Taenia unilocularis Siebold bezeichnet. Nach Posselt sind die Haken sowohl der Taenia wie des Echinococcus alveolaris sehr schlank und wenig gebogen und haben einen auffallend langen Wurzelfortsatz, während der Echinococcus cysticus plumpe stark gebogene Haken mit kurzem Wurzelfortsatz zeigt. Ebenso beobachtete Posselt Unterschiede in der Uterusform beider Taenien. Die Taenia alveolaris trägt nach Posselt im vordersten Teil des Endgliedes einen rundlichen Eiballen, der manchmal auch queroval ist, während der Uterus der Taenie des zystischen Echinokokkus das ganze Endglied in Form eines langen, verzweigten Schlauches einnimmt.

Posselt ist immer wieder nachdrücklich für die Berechtigung seiner Ansichten eingetreten. Als wichtigsten Punkt der Beweise für eine Dualität der Taenien bezeichnet er die Trennung in der geographischen Ausbreitung beider Formen. Seine Aufstellung ergibt für das spezifische Ausbreitungsgebiet (s. oben) 575 Fälle gegenüber 25 Fällen außerhalb dieses Gebietes (96 : 4%). Ohne Frage ist diese Beobachtung außerordentlich eindrucksvoll, und es ist nicht als ausreichender Gegenbeweis zu bewerten, wenn JENCKEL meint, Fälle von Alveolarechinokokkus seien außerhalb dieses Gebietes wegen der Seltenheit ihres Vorkommens weniger beachtet oder falsch gedeutet worden. Ein weiterer von POSSELT zur Stütze seiner Ansicht angeführter Grund liegt in der Tatsache, daß in Gebieten mit vorwiegender Schafzucht, z. B. in Mecklenburg, sowohl die Tiere wie die Pflegepersonen ausschließlich an zystischen Echinokokken erkranken, während in den alpenländischen Gegenden mit Rinderzucht bei Tier und Mensch nur der Alveolarechinokokkus auftritt, der nach der Ansicht POSSELTs sogar an bestimmte Rinderrassen gebunden sein soll. KLEINEBRECHT weist auf Grund eigener Beobachtungen und einer Kontrolle der ihm aus dem Schrifttum zugänglichen Fälle darauf hin, daß der Alveolarechinokokkus sich an bestimmte Flußgebiete — in seinen Fällen an das Stromgebiet der Donau — hält. — HAUSLADEN betont, daß die biologischen Reaktionen für die beiden Echinokokkusarten streng spezifisch sind, daß also der alveoläre Echinokokkus nicht auf die Antigenflüssigkeit des zystischen reagiert und umgekehrt. Schließlich sei auf die Beobachtung von Fällen aus Übergangsgebieten hingewiesen, in denen beide Echinokokkenarten vorkommen. Angeblich sollen nach Mitteilungen von KRÄNZLE, ZEMANN, GOLKIN und POSSELT beide Echinokokkenarten unter Beibehaltung ihrer spezifischen Wuchsform im gleichen Individuum beobachtet worden sein. Eine weitere Erörterung aller von POSSELT noch angeführten Gründe von der Lehre der Dualität führt im Rahmen dieses Abschnittes zu weit. Abschließend ist zu sagen, daß wohl die Mehrzahl der Autoren heute auf POSSELTs Standpunkt steht [ÖRTEL, MELNIKOW-RASWEDENKOW, der mit einer ausführlichen Arbeit eine Sonderstellung des Alveolarechinokokkus unter den Parasiten überhaupt annimmt, RIBBERT, ASKANAZY, LEHMANN, HOSEMANN, DARDEL, YAMATO u. a.]. Ich glaube auf Grund eigener histologischer Untersuchungen und eines kritischen eingehenden Literaturstudiums an die Berechtigung der dualistischen Auffassung.

Über das klinische Verhalten der Echinokokken im Knochen ist an dieser Stelle nur wenig zu sagen. Wie v. BERGMANN und nach ihm die Mehrzahl der Beobachter betont hat, kann ein Knochenechinokokkus jahrelang unbemerkt bleiben, da er außerordentlich langsam wächst und häufig zunächst mit dem Befallensein des Knochens keine und späterhin nach außen hin nicht sichtbare und über Jahre hingehende atypische allgemeine Symptome verbunden sind, und daß bei der Erkrankung periostale Neubildungen ausbleiben können. KIENBÖCK beobachtete einen Fall von Beckenechinokokkus über 24 Jahre, in einem anderen von ihm und MAYER beschriebenen Fall bestand eine Beckenknochenechinokokkose nachweislich 55 Jahre. REICH gibt an, daß es in den Röhrenknochen nur sehr selten, in den platten Knochen dagegen häufiger zu Anschwellungen kommt, obwohl z. B. von DOEBBELIN über einen Fall von weitgehender Zerstörung der Spongiosa der Beckenknochen ohne Verdickung berichtet wird. Oft genug ist erst die Fraktur oder, wenn die Wirbelsäule befallen ist, die Gibbusbildung das Ereignis, das den Patienten zum Arzt führt. VIERTEL führt 8 von 24, GANGOLPHE 14 von 26 Fällen an, in denen es zur Fraktur von Röhrenknochen, die von Echinokokkusblasen durchsetzt waren, gekommen ist.

Daß auch unter Zuhilfenahme der Röntgenaufnahme Verwechslungen mit primären Knochentumoren, Zystenbildungen oder Tumormetastasen im Skelet — besonders wenn gleichzeitig ein Lebertumor vorhanden ist — und mit tuberkulösen oder syphilitischen Prozessen möglich sind, ist selbstverständlich. In früheren Jahren brachte häufig erst die Operation die Diagnose. Inzwischen ist die Technik der Röntgenaufnahmen so gut geworden, und außerdem stehen neben anderen klinischen Untersuchungsmethoden verschiedene Reaktionen (Präzipitin-, Komplementbindungs- und Intrakutanreaktion, Echinokokkenantigenreaktion nach CASONI-BOTTERI) zur Verfügung, daß zumal in typischen Echinokokkusgebieten auch die Diagnose des Knochenechinokokkus nicht allzu schwierig sein wird (kontraindiziert ist die Probepunktion, die auch heute noch manchmal geübt wird, wegen der Gefahr der sekundären Keimaussaat in das umgebende Gewebe. — Bei der neuerdings von v. MATOLCY für zweifelhafte Fälle empfohlenen Probeexzision besteht meines Erachtens die gleiche Gefahr).

Im Röntgenbild finden sich, wie LEHMANN sich ausdrückt, „diffuse oder blasige Schattendefekte — große und kleine, unregelmäßige wabenartige Aufhellungen, äußerste Verdünnung der Kortikalis bei erhaltener Knochenform".

Der Knochen sieht „wie aufgeblasen" aus. Eine ausführliche Darstellung über
das Verhalten der Knochenechinokokken im Röntgenbild erfolgte durch Kienböck.

Häufig wird auch vom Patienten ein Trauma mit der Erkrankung in Zusammenhang
gebracht. Die Möglichkeit eines solchen Zusammenhanges besteht auch insoweit, als unter
einem Trauma ein bereits stark zerstörter Knochen frakturieren oder, wie Lehmann betont,
unter einer kleinen Verletzung es zu einem „umschriebenen Einbruch an der fast schon
perforierten Kortikalislamelle mit nachfolgendem Herauswachsen der Zysten" kommen
kann, die in den umgebenden Weichteilen natürlich schnell, sozusagen unter den Augen
des Patienten wachsen. Versicherungsrechtlich ist auf Grund einer solchen subjektiven
Beobachtung natürlich kein Urteil im Sinne einer „Verschlimmerung eines bestehenden
Leidens" abzugeben. Lehmann lehnt auch die Möglichkeit eines Zusammenhanges zwischen
einer vor Jahren oder Jahrzehnten stattgehabten Fraktur und später angeblich im Bereiche
dieses alten Traumas erfolgten Ansiedlung von Echinokokken ab. In einem von Thierolf
mitgeteilten Fall, bei dem es 2 Jahre nach einem Unfall mit rechtsseitiger Oberarmfraktur
zur Echinokokkenansiedlung im Bereiche des alten, gutverheilten Bruches kam, wurde
die Zusammenhangsfrage bejaht.

4. Makroskopisches Bild des Verhaltens beider Arten im Knochensystem.

Das pathologisch-anatomische makroskopische Bild des Wachstums der Echinokokken im Knochen ist kurz folgendermaßen gekennzeichnet.
Alle Untersucher stimmen darin überein, daß beide Echinokokkusarten, sowohl
der alveoläre als auch der zystische, im spongiösen Knochen zunächst in Form
von kleinen und kleinsten Bläschen wachsen. Diese Bläschen können stecknadel-
kopf- bis pfefferkorngroß sein, werden aber auch, wenn es sich um den zystischen
Echinokokkus handelt, bei gegebener Möglichkeit, d. h. nach Zerstörung der
einengenden Spongiosa zu größeren, kirsch- bis kleinwalnußgroßen Blasen
und können schließlich zu mächtigen tumorartigen Auftreibungen des Knochens
bzw. seiner Umgebung führen, wie es die Abb. 1 und 2 sehr schön zeigen.

Ich verdanke die Mitteilung dieses Falles und die beigegebenen Abbildungen
Herrn Prof. Gerulanos, Athen. Es handelt sich um eine etwa 50 Jahre alte
Frau, die mit Abszessen am Oberschenkel und in der Beckengegend hochfiebernd
in die Klinik aufgenommen wurde. Der Fall wurde anfangs als sekundär infizierte Tuberkulose des Hüftgelenkes und Beckens aufgefaßt. Bei der Eröffnung
der Abszesse fand sich aber die ganze Muskulatur von großen und kleinen
Echinokokkusblasen durchsetzt. Der primäre Sitz war jedoch der Femur,
der bei der Obduktion, wie auf dem Bilde ersichtlich, fast vollständig zerstört
und von Echinokokkusblasen durchsetzt war. Auch Gerulanos hebt hervor,
daß die Echinokokken niemals, wie bereits oben betont, von den Weichteilen
auf die Knochen übergehen, sondern daß immer die parostalen Zysten entsprechend den Ansichten Dévés, Klages' und Lehmanns sekundäre, vom
Knochen her entstandene Bildungen sind.

Typische Fälle finden sich auch in den Abhandlungen Gerlachs und
Altmanns (1930 und 1929), denen die nachfolgenden Abb. 3 und 4 entnommen sind.

Bei Altmann handelte es sich um eine 46 Jahre alte Frau, bei der sich eine ausgedehnte zystische Echinokokkose im Bereiche des Beckens und des rechten Oberschenkels
fand. Von der rechten Darmbeinschaufel war nur noch eine im Durchschnitt auf 3 cm
klaffende Höhle vorhanden, deren Wand aus Knochenresten und fibrösem Gewebe gebildet
wurde. Der Inhalt dieser Höhle bestand aus einer bräunlich-gelben Flüssigkeit mit Echinokokkusblasen, Cholesterinkristallen und einzelnen Knochensequestern. Die Höhle setzte
sich in den Schambeinast und das Sitzbein fort. Außerdem war es zu einer völligen Zerstörung des Azetabulums und des oberen Femurendes gekommen. Der Femurschaft zeigte
eine Fraktur und im Markraum eine etwa hühnereigroße Echinokokkusblase. Im Bereich
der größeren Höhlen war die Spongiosa völlig zerstört, in den Beckenknochen fand sich in

Bezirken mit erhaltener Spongiosa der Knochen von zahlreichen, etwa stecknadelkopf-
großen Bläschen durchsetzt. Auch in der umgebenden Muskulatur, vor allem im Musculus
adductor magnus und im Musculus glutaeus minimus sah man große Zysten (s. Abb. 3).

GERLACH berichtet über einen zystischen Echinokokkus der Wirbelsäule bei einem
59jährigen Mann. Im Bereich des 10. Brust- bis 1. Lendenwirbels fanden sich zahlreiche
kleinste bis kindsfaustgroße Echinokokkenblasen, die bis auf den Rückenmarkskanal
reichten und klinisch zu einer Lähmung beider Beine sowie zu Defäkations- und Miktions-
beschwerden geführt hatten. In anderen Organen
waren keine Echinokokkusblasen nachweisbar. Angeblich sind aber bei diesem Mann bereits 12 Jahre
vor dem Exitus Echinokokken aus der Rückenmuskulatur entfernt worden (s. Abb. 4).

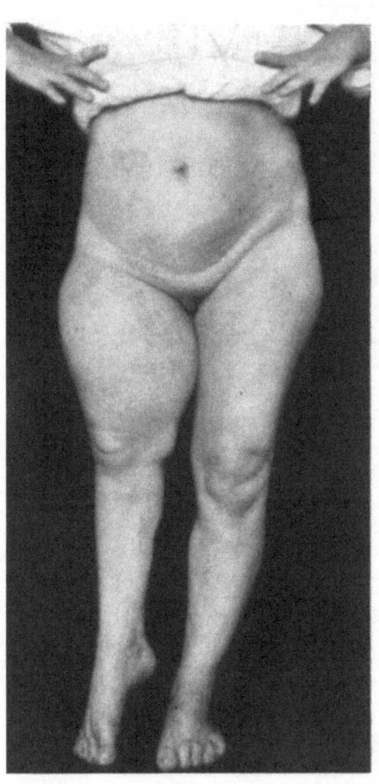

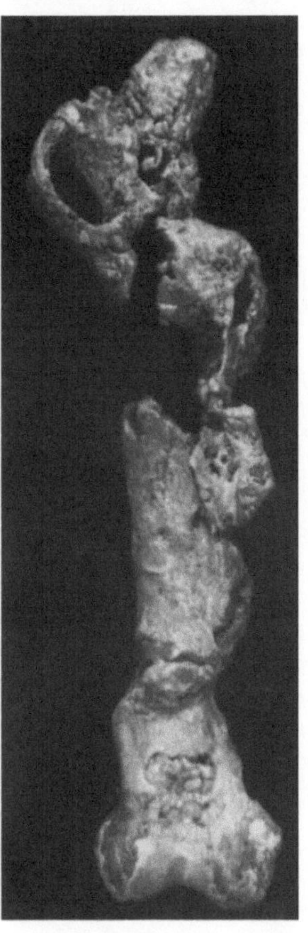

Abb. 1.Abb. 2.

Abb. 1. Zystischer Echinokokkus im rechten Oberschenkel bei einer etwa 50jährigen Frau. (Fall GERULANOS.)
Abb. 2. Zystischer Echinokokkus im rechten Oberschenkel bei einer etwa 50jährigen Frau. Völlige Zerstörung
des Knochens durch Echinokokkusblasen. (Fall GERULANOS.)

Über die Lokalisation im Knochen ist bereits das Wesentliche oben betont,
ebenso darüber, daß die Echinokokken den Knochen von innen her arrodieren
und in den umgebenden Weichteilen je nach der Art, um die es sich handelt,
in Form von großen Zysten oder bei Alveolarechinokokkus in Form multipler
kleinster Bläschen weiterwachsen. Im Knochen selbst sieht man, wie LEHMANN
sich ausdrückt, „schlauch- und guirlandenartig vorwachsende Züge des Echinokokkus mehr oder weniger größere Abschnitte von Spongiosabälkchen so um-
wachsen, daß sie völlig isoliert und von der Ernährung abgeschnitten werden
und so entweder als Sequester liegen bleiben (RITTER) oder auch abgebaut
werden (KIRCHMAYR und YAMATO)“. So entstehen beim zystischen Echinokokkus oft große Hohlräume, die von zahlreichen kleineren und manchmal

auch größeren Echinokokkusblasen eingenommen werden, und es kann bei Fortschreiten des Prozesses zu weitgehenden Zerstörungen der befallenen Knochen kommen (s. Abb. 2 und 3).

Im Röntgenbild ähneln diese Vorgänge am meisten sarkomatösen Prozessen, und es können schließlich Bildungen entstehen, wie sie in den Arbeiten RECZEYs und VIERTELs geschildert werden.

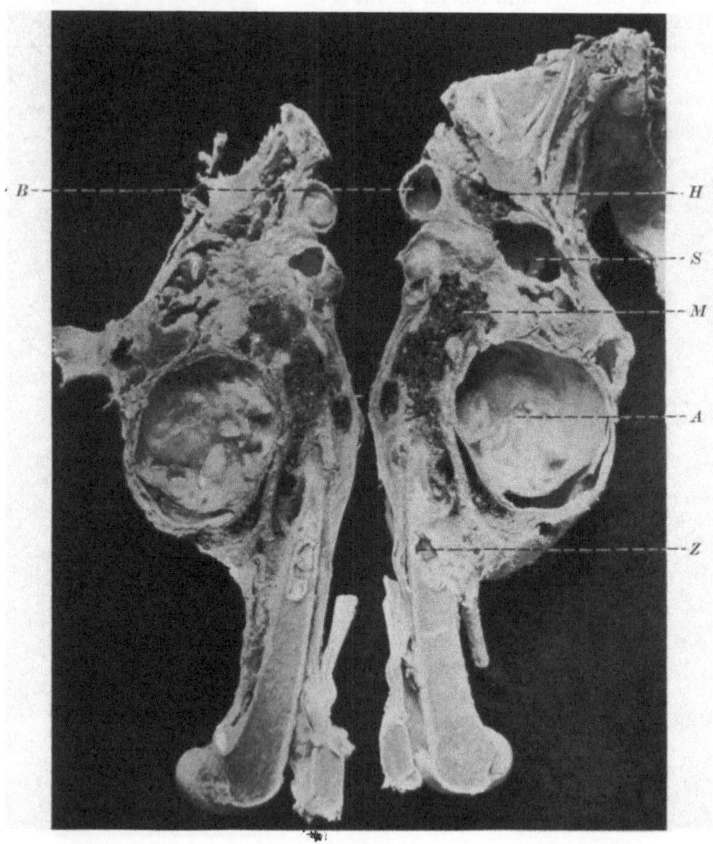

Abb. 3. Zystischer Echinokokkus im Becken und Oberschenkel bei einer 46jährigen Frau. Becken und Oberschenkel frontal durchsägt. *A* Zyste im Musculus adductor magnus, *B* Zyste im Musculus glutaeus minimus, *H* Höhle in der Darmbeinschaufel, *M* Markraumblutung, *S* Sequester, *Z* Zyste im Markraum des Femur. (Nach ALTMANN.)

VIERTEL beschreibt einen von FRICKE beobachteten Fall, bei dem der eigentliche Echinokokkenherd zwischen den nach seiner Meinung aufgetriebenen Lamellen des Os ilei lag, welches in eine große Höhle umgewandelt war, und von hier aus infiltrierend in großer Ausdehnung auf die benachbarten Knochen und Weichteile übergegriffen hatte. Die Zysten hatten Perlen- bis Taubeneigröße. Um ähnliche Fälle hat es sich nach seiner Schilderung bei den Beobachtungen ROKITANSKYs (mannsfaustgroßer Sack im linken Darmbein) und GURLTs (große Zyste im Darmbein mit Übergreifen auf Beckenhöhle, Kreuzbein und Pfannenwand) gehandelt. In RECZEYs Fall waren ebenfalls nach seiner Schilderung die beiden Darmbeinlamellen durch kleine oder größere Zysten auseinandergedrängt, der Knochen war großenteils zerstört. Auch hier hatte der Prozeß ausgedehnt auf die Umgebung übergegriffen. Nach M. B. SCHMIDTs Meinung handelt es sich bei den Echinokokkosen der platten Knochen aber nicht um ein „Aufblättern der beiden Rindenlagen", sondern er ist vielmehr der Ansicht, daß es nach der allerdings erst spät eintretenden Atrophie der Rinde vom Periost aus zu einer Neubildung der Tela ossea kommt. Da der Prozeß von innen her immer weiter fortschreitet, entstehen sich immer wieder erneuernde Knochenschalen, die häufig dünn und unvollständig sind, ja manchmal nur aus einzelnen Knochenscherben bestehen. In dieser Weise erklärt M. B. SCHMIDT den von VIERTEL beschriebenen Fall FRICKES und entsprechende Beobachtungen.

Bei den genannten Fällen wie überhaupt bei fast allen Knochenechinokokkosen handelt es sich um Erkrankungen, die durch den Echinococcus cysticus hervorgerufen werden. Aus diesem Grunde ist eine ausführlichere Würdigung des makroskopischen Bildes, das die von ELENEVSKY, KLAGES und jüngst von OBERNDORFER (1936) mitgeteilten Fälle von Alveolarechinokokkus des Knochens bieten, angebracht, zumal der Alveolarechinokokkus im Knochensystem im ganzen nur 8mal zur Beobachtung gekommen ist. Nach ELENEVSKY weist der Echinococcus alveolaris auch im Knochensystem, nicht nur in den anderen Organen des menschlichen Körpers ein von dem des zystischen Echinokokkus verschiedenes Wachstum auf. Die charakteristischen Merkmale sind folgende: Die erkrankten Knochen sehen kariös wie bei Tuberkulose, Syphilis oder Aktinomykose aus. Eigentliche Bläschen sind angeblich makroskopisch kaum erkennbar, da sie völlig kollabiert sind und nur sehr wenig Flüssigkeit enthalten. Die Ausbreitung im Knochen gleicht dem atypischen infiltrierenden Wachstum bösartiger Tumoren und wird durch das Verhalten der flüssigkeitsarmen kollabierten Bläschen begünstigt, so zwar, daß eine Invasion in die engen Interstitien der Umgebung leicht möglich ist. Dieses Verhalten der Alveolarechinokokken im Knochen ist nach der Meinung ELENEVSKYs nicht durch die anatomischen Verhältnisse des Knochenaufbaus, sondern durch die Eigenart des Parasiten erklärt. Die Parenchymschicht an der Innenfläche seiner Bläschen ist schlecht ausgebildet, worin auch

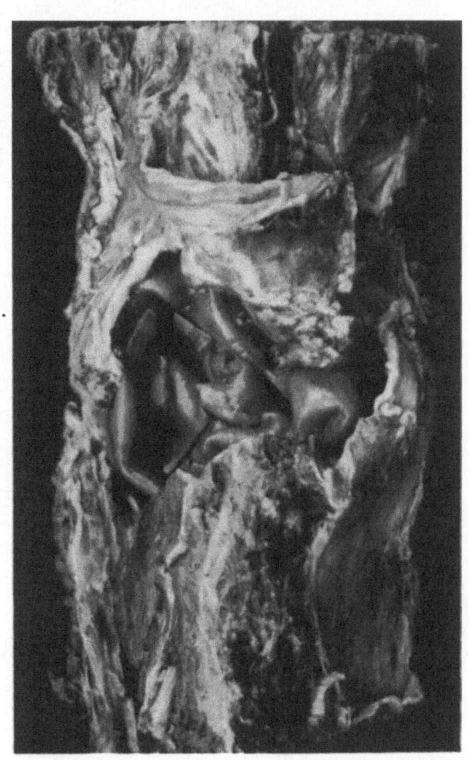

Abb. 4. Zystischer Echinokokkus im Bereiche der unteren Brust- und oberen Lendenwirbelsäule bei einem 59jährigen Manne. Die Dornfortsätze des 10. Brust- bis 1. Lendenwirbels, ein Teil des Wirbelkörpers des 11. Brustwirbels und einige Wirbelbögen sind entfernt. Man sieht deutlich die zystischen Echinokokkusblasen. (Nach GERLACH.)

der Grund für die Sterilität des Blaseninhaltes zu suchen ist. Der von ELENEVSKY besonders hervorgehobene Unterschied gegenüber dem Wachstum des zystischen Echinokokkus liegt aber, wie bereits wiederholt betont, in dem besonderen extraossalen Verhalten des Alveolarechinokokkus, der eben auch in den umgebenden Weichteilen wie in anderen Organen seine typische alveoläre Wuchsform beibehält.

OBERNDORFERS Schilderung eines Falles von disseminierter Echinokokkose in der Wirbelsäule und in den Rippen eines 55 Jahre alten Mannes entspricht völlig den von ELENEVSKY u. a. erhobenen Befunden: Die Wirbelkörper sind von kleinen gelblichen Herden durchsetzt, gelegentlich finden sich auch kleinste Zysten in der Spongiosa. Die Spongiosa selbst erscheint teils verdichtet, teils

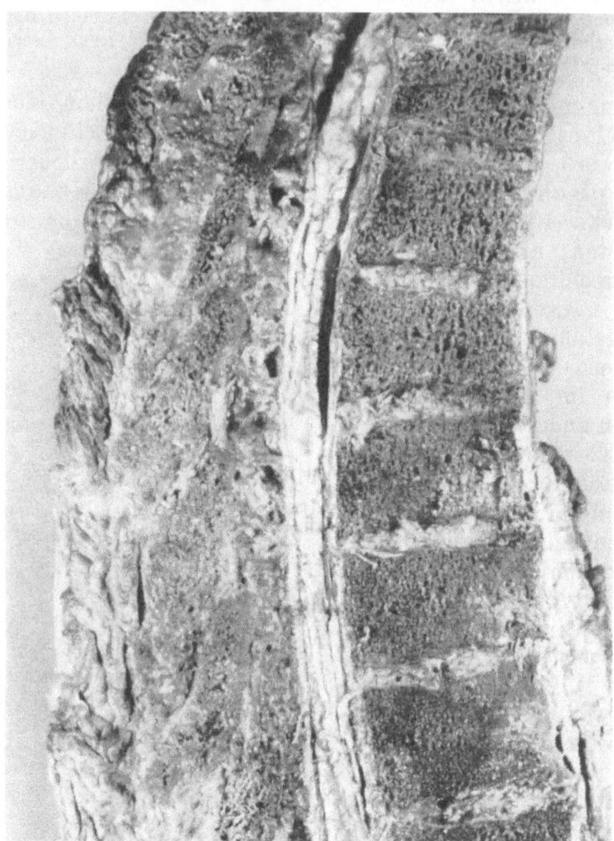

Abb. 5. Alveolarechinokokkus in der Wirbelsäule bei einem 55jährigen Mann. Die Wirbelkörper sind von
kleinen Echinokokkenherdchen durchsetzt. Die Spongiosa ist stellenweise rarefiziert und vereinzelt von kleinsten
Zystchen durchsetzt. Auch in den Dornfortsätzen kleinste Echinokokkenherde.
(Nach Oberndorfer.)

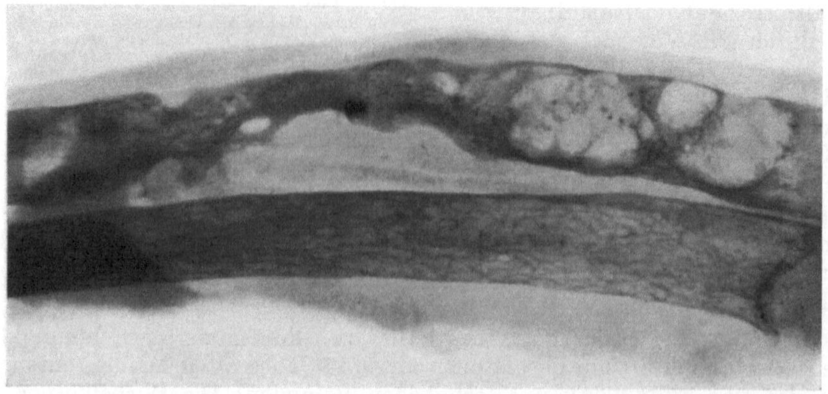

Abb. 6. Alveolarechinokokkus in der 5. Rippe bei einem 44jährigen Mann. Röntgenaufnahme der 5. und
6. Rippe. Die 5. Rippe ist atrophisch, der Knochen durch zahlreiche Echinokokkusblasen fast völlig zerstört.
In den aufgehellten Bezirken sieht man vielfach noch feine Wandungen. (Nach Bartsch-Posselt.)

rarefiziert. Außerhalb des Knochens wachsen auch in diesem Falle die Echinokokken in Form kleinster Bläschen (s. Abb. 5).

Unter strenger Berücksichtigung dieser Gesichtspunkte können nur ganz
wenige Fälle als echte Alveolarechinokokkosen des Knochens angesehen werden,
nämlich:

1. Fall von Brentano-Benda, es handelt sich um einen primären Alveolarechinokokkus
der rechten Darmbeinschaufel.

2. Fall von Elenevsky, Alveolarechinokokkus einer Nebenniere (wahrscheinlich
primärer Sitz), des Zwerchfells, der Lungen, der Wirbelsäule und der Rippen.

3. Fall von Krstitch-Klages, Alveolarechinokokkus der Wirbelsäule, der Rippen und
der Leber. Nach Klages ist der primäre Sitz in diesem Falle in der Wirbelsäule zu suchen,
da sich in der Leber nur ein kleiner Knoten befand. Auch Klages weist auf die von Elenevsky betonte Ähnlichkeit mit einer tuberkulösen Knochenkaries hin, die mit „granu-
lierender, nekrotisierender, osteoporotischer und osteoplastischer Osteomyelitis und Ostitis"
einhergeht.

4. Fall Himmelmann-Pentmann, primärer Alveolarechinokokkus des Oberarmknochens
mit Absiedlungen in Lungen und Gehirn und laut Bericht Wolochoffs Beteiligung der
Stirn- und Nasenknochen.

5. Münchener Fall Posselts, Alveolarechinokokkus der Leber mit Absiedlungen in
den Rippen.

6. Fall Bartsch-Posselt-Dialer (s. Abbildungen), Alveolarechinokokkus der Milz mit
Übergreifen von der Leber auf das Zwerchfell und den rechten Lungenunterlappen einerseits,
die rechte Nebenniere und den oberen Pol der rechten Niere andererseits, Absiedlungen
im Großhirn, Durchwucherung der Hirnhäute, Absiedlung im Schädeldach, im rechten
oberen Lungenlappen, in der 5. Rippe (s. Abb. 6, 9, 10) und in Lymphknoten.

Bei den beiden letztgenannten Fällen handelt es sich um sekundäre Absiedlungen eines
primären Leber- bzw. Milzalveolarechinokokkus.

7. Fall Miroluboff (Posselt), Alveolarechinokokkus am rechten Hüftbein.

8. Fall Oberndorfer (s. Abbildungen), Alveolarechinokokkus der Leber, des rechten
Lungenlappens, der Wirbelsäule (s. Abb. 5, 11, 12) und der Rippen mit Übergreifen auf
die Interkostal-, Rücken- und Lumbalmuskulatur. Der Fall ist deshalb besonders bemerkenswert, weil Oberndorfer aus der ungeheuren Infiltration des Knochens und der
Gleichartigkeit der entzündlichen Veränderungen den Schluß zieht, daß es sich um eine
hämatogene miliare Embolie von Parasitenkeimen handelt.

5. Mikroskopisches Bild des Verhaltens beider Arten im Knochensystem.

Das mikroskopische Bild des zystischen Echinokokkus sei hier
zuerst besprochen. In den älteren Arbeiten findet sich häufig überhaupt keine
Schilderung des histologischen Befundes, in anderen wieder nur eine unvollkommene allgemeine Erörterung, die kein klares Bild gibt. Eine ausführliche
Beschreibung enthält die Abhandlung Kirchmayrs. Er untersuchte zahlreiche
Schnitte, wobei auffällig war, daß niemals Brutkapseln oder Skolezesbildungen
nachgewiesen werden konnten. Die Keimschichten fehlten teilweise, die Herde
waren von einem Granulationsgewebe umgeben. Häufig fanden sich nur noch
kleine Membranstücke, die ebenfalls von Granulationsgewebe mit Riesenzellen
eingeschlossen waren. Diese Membranstücke waren teils gut erhalten, an anderen
Stellen gequollen und zerfallen. Nach Kirchmayr zeigt sich überall das Be-
streben des Körpers, die Echinokokkenmembran aufzulösen; nach seiner Ansicht
entstehen hierbei Gifte, die die in der Umgebung der Membran befindlichen
körpereigenen Zellen schädigen, so daß sie nicht mehr kernfärbbar sind. Kirchmayr faßt diesen Vorgang als chemischen Prozeß auf, da er in seinen Präparaten
nur wenig Makrophagen und in diesen niemals Teile von zerstörten Echinokokkusmembranen sah.

Über einen Schnitt durch einen Teil eines lebenden Echinokokkus gibt Kirchmayr
folgende Schilderung: „Die Heidenhain-Färbung zeigt im Innern des Echinokokkus eine
mäßige Keimschicht, die stellenweise hohe Pallisadenzellen aufweist. Auf diesem Bilde wie
auch an Stellen, an welchen keine Keimschichten mehr zu erkennen sind, sieht man die

eigenartige Wachstumsform des Parasiten Man kann sich des Eindrucks nicht erwehren, daß hier die ganze Energie auf das Wachstum aufgewendet wird. Dieses ist wesentlich anders als das in der Leber oder das im Bindegewebe. Während hier der Parasit in Bläschenform wächst, wuchert er dort in Form eines vielfächerigen Wabenwerkes, treibt hohlzapfenförmige Fortsätze in das umgebende Gewebe, es kommt zu unregelmäßigen Faltungen der Membran, zu Septum- und Sackbildungen in der Wand. Oft hat man den Eindruck, daß in den mächtig entwickelten Lamellen selbst sich Hohlräume bilden, von welchen es zum Weiterwachsen des Echinokokkus kommt. Die Wand ist nach allen Seiten ungleichmäßig entwickelt, hier ganz dünne parallelstreifige Lamellen, dort mächtig entwickelte, dicke wie sich vorbuckelnde Membranteile. Nicht selten findet man Stellen, in welchen sich die bedeutend verdickte Membran spaltet, so daß es den Anschein hat, daß in der Membran selbst neue Wachstumszentren entstehen. Man wird wie LEUCKART daran denken müssen, daß beim Wachstum Parenchymzellen miteingeschlossen werden, die unter Umständen zu selbständiger Entwicklung kommen, so daß sie zu neuen Proliferationszentren werden. Die Beziehungen des Parasiten zum Knochengewebe sind auch meist dadurch charakterisiert, daß vorwucherndes Bindegewebe das Knochengewebe zum Schwinden bringt. An vielen Stellen fand ich (KIRCHMAYR) allerdings auch überzeugende Bilder dafür, daß der Parasit selbst den Knochen usuriert, d. h. durch sein Andrängen ihn langsam zum Schwinden bringt."

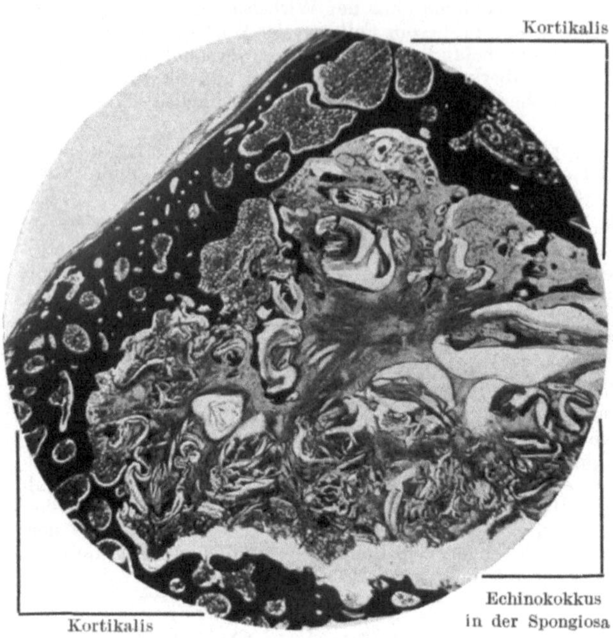

Abb. 7. Zystischer Echinokokkus in der Wirbelsäule bei einem 33jährigen Mann. Querschnitt durch den Processus transversus vertebrae. Zahlreiche Echinokokken in der Markspongiosa, umgeben von faserbildendem Granulationsgewebe. (Nach YAMATO.)

Eine sehr gute Schilderung des histologischen Bildes von Echinococcus cysticus im Knochen findet sich auch bei YAMATO. Er untersuchte Stücke von Rippen, deren pathologisch-anatomisches Bild von ihm makroskopisch als Osteomyelitis dissecans echinococcica bezeichnet wird, da sich im Anschluß an einen operativen Eingriff zu dem Echinokokkenprozeß im Knochen noch eine Osteomyelitis entwickelt hatte. Die eigentliche Knochenstruktur war völlig zerstört. Kortikalis und Spongiosa waren nicht mehr abgrenzbar. Zwischen dem mit reichlichen Rundzellinfiltraten durchsetzten Periost und einer dicken Schicht von gefäß- und zellreichem Granulationsgewebe fanden sich Knochentrümmer und Echinokokkuslamellen. Das Granulationsgewebe selbst enthielt ebenfalls Echinokokkusmembranen und Riesenzellen. Das Periost war an einer Stelle von Echinokokkenblasen zerstört, die in die anliegende Muskulatur durchwucherten. Ein Knochensequester in der Marksubstanz zeigte gleichfalls neben gut erhaltenem Gewebe Echinokokkusmembranen und zahlreiche Leukozyten.

An einem vom Processus transversus des 6. Brustwirbels stammenden Knochenstück, das YAMATO außerdem untersuchte, fanden sich Bilder, die weniger durch entzündliche Vorgänge beeinflußt einen genaueren Überblick über das Verhalten des Parasiten im Knochen boten (s. Abb. 7 und 8). Der Knochen war hier im wesentlichen erhalten und das Periost frei von stärkeren entzündlichen Veränderungen. Die Spongiosa zeigte ein myeloisches Mark mit starker Hyperämie und Blutaustritten. In dieser Spongiosa fanden sich zahlreiche, teils vereinzelte, teils in Gruppen angeordnete Echinokokkenblasen (s. Abb. 7). Wie KIRCHMAYR so sah auch YAMATO in diesen Blasen keine Haken und Skolezes, größtenteils war überhaupt ein eigentlicher Blasenhohlraum nicht mehr vorhanden, und die Membranen waren zusammengefaltet. — Das Fehlen von Skolezes braucht jedoch nicht die Regel zu sein. RAČIĆ beobachtete in einer Echinokokkusblase des Schambeins deutliche Skolezes. — Im Falle YAMATOS waren ebenso wie in dem KIRCHMAYRschen Fall stellenweise nur

noch kleine Membranstücke sichtbar. In der Umgebung dieser Echinokokkenblasen befand sich ein entzündliches, mit reichlich Lymphozyten und Leukozyten durchsetztes Granulationsgewebe, das in eine Bindegewebskapsel überging.

Im Bereiche solcher Herde lag reichlich Blutpigment, und es fanden sich Spalträume, die nach YAMATO Cholesterintafeln entsprechen. Um die Echinokokkenmembranen lagen zahlreiche sehr kernreiche Riesenzellen (s. Abb. 8), die Fremdkörperriesenzellen glichen und die ebenso wie die Zellen des Granulationsgewebes größenteils eine vakuoläre Degeneration aufwiesen. In-

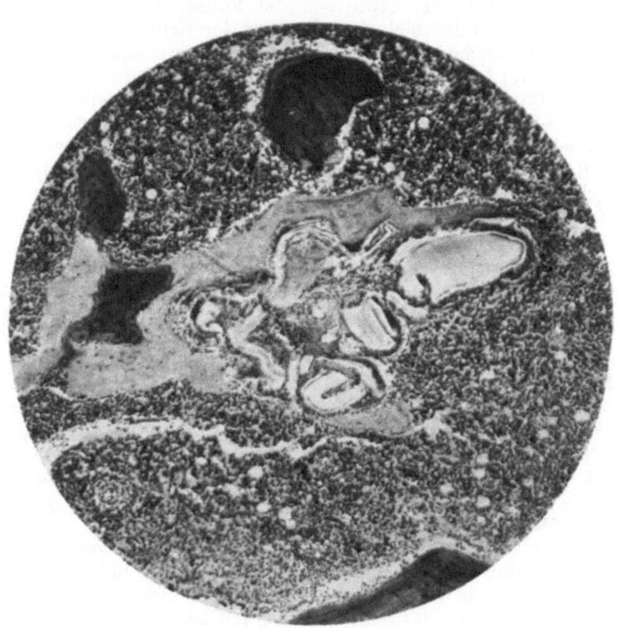

Abb. 8. Zystischer Echinokokkus in der Wirbelsäule bei einem 33jährigen Mann. Brustwirbel. Echinokokken im Markgewebe, umgeben von neugebildetem Osteoid (blaß) und Riesenzellen (dunkel). (Nach YAMATO.)

nerhalb der Herde waren von den Knochentrabekeln häufig nur noch kleine zerrissene Stückchen vorhanden, die aus osteoidem Gewebe mit verkalkten Kernen bestanden. Häufig fanden sich auch osteoide Klumpen und Bälkchen, die in ihrem Aufbau kaum noch Knochenbälkchen glichen, sondern der „Form der angelagerten Membranen und der Spalten zwischen ihnen angepaßt" waren.

Nach YAMATOS Ansicht handelt es sich bei den frei im Mark um die Membranen liegenden Massen um neugebildetes Osteoid (s. Abb. 8). Dagegen glaubt YAMATO, daß in Spongiosabälkchen mit besonderer Lage und Beschaffenheit des Osteoids, und zwar in den Bezirken, wo Echinokokkenblasen gegen die Spongiosa hin vorwachsen, auch halisteretische Vorgänge eine Rolle spielen. Zum besseren Verständnis der Ansicht YAMATOS seien seine Gedankengänge hier wörtlich wiedergegeben:

„Beim Knochenechinokokkus ist auf die Verkalkungsverhältnisse der betroffenen Knochensubstanz bisher noch kaum geachtet worden. Mit der für die Untersuchung von Knochen mit fraglichem Kalkgehalt erforderlichen POMMERschen Methode sind Knochenechinokokken überhaupt noch nicht untersucht worden. Der neueste Untersucher, KIRCHMAYR [1924, vor der Arbeit YAMATOS erschienene Veröffentlichung (Anmerkung des Verfassers)] hat zwar, wie die übrigen, histologisch Knochenzerstörung, Auflösung und Entkalkung gefunden, ohne jedoch diese Angaben in den für die pathologischen Wachstums- und

Umbauvorgänge am Skelet bekannten Tatsachenkreis einzuordnen und mit der für die heutigen Anschauungen erforderlichen Kritik zur Frage der Halisterese überhaupt Stellung zu nehmen.

An meinen (Yamato) Präparaten sind die osteoiden Teile der Knochenbälkchen größtenteils ganz ähnlich beschaffen, wie wir sie bei der Rachitis oder Osteomalazie sehen. Sie sind lamellär gebaut, umgeben die alten Trabekel, sind oft von Osteoblasten umsäumt und niemals von Osteoklasten zernagt oder zerstört.

An anderen Stellen dagegen hat das Osteoid eine ganz andere Lage und Beschaffenheit, die von derjenigen der malazischen Knochenerkrankungen abweicht.

Diese osteoiden Massen sind zwar auch lamellär. Sie liegen aber dem Knochen nicht allseitig als parallel zu dessen Oberfläche und dessen verkalkten Lamellen umlaufende Parallelbänder auf, etwa wie die konzentrischen Schichten gebänderter Konkremente, sondern sie finden sich dort, wo an der Schmalseite eines Trabekels dessen Lamellen wie querdurchbrochen scharf aufhören, und sie bilden, wie es scheint, die unmittelbare Fortsetzung der Lamellen auf ein weites Wegstück hin. Die Lamellen laufen also quer durch die Osteoidknochengrenze durch, was man an vielen Stellen schön bei eingeengtem Beleuchtungskegel sehen kann. Ein solcher querer Verlauf der Verkalkungsgrenze durch die Haversschen Lamellen quer hindurch kommt bei den Malazien nicht vor und ist auch durch die Anlagerung von unverkalktem neugebildetem Knochen nicht zu erklären, denn die Trabekel vergrößern sich nicht durch Endverlängerung alter Haversscher Lamellen, sondern durch Anlagerung neuer Lamellen längs der Oberfläche der alten.

Dazu kommt, daß man diese osteoiden Knochenteile öfter als einzige kurze Bresche in einem sonst vollständigen Spongiosaring sieht, so daß man annehmen möchte, daß hier eine alte regelmäßig runde Knochenspange vorher vorhanden war. Wäre der Vorgang im umgekehrten Sinne abgelaufen, also der Ring neu gebildet, so müßte seine Anlage an Stellen, die ganz abseits von Echinokokkusblasen liegen, begonnen haben, was schwer zu erklären wäre.“ Bilder, wie sie Yamato abbildet, sind nach seiner Meinung so zu deuten, „daß die Echinokokkenmembranen mit ihrem Riesenzellenbesatz sich an den Knochenring vorgeschoben und hier eine Lücke gerissen haben. Die Bruchenden, die diese Lücken begrenzen, zeigen zackige, offenbar durch lakunäre Resorption ausgenagte Ränder, also eine noch fortschreitende Zerstörung. Sie sind kalklos, und erst ein Stück weiter beginnt kalkhaltiger Knochen. Die Grenze zwischen diesem und dem kalklosen Knochenstück ist geradlinig, ohne Lakunenreste, die Haversschen Lamellen laufen vom kalkhaltigen Knochen ununterbrochen durch das ganze kalklose Stück durch.

Man kann solche Bilder schwer als frischen osteoiden Appositionsvorgang auffassen, ihre Deutung ist zum mindesten schwierig und läßt den Gedanken nicht ganz abweisen, ob hier nicht doch wirkliche halisteretische Vorgänge im Spiele seien.“ Gestützt auf die Versuche von Jores, der zeigte, daß bei mechanischem Druck in wechselnder Stärke im Knochen Osteoidbildung hervorgerufen werden kann und sowohl halisteretische Entstehung als auch Knochenneubildung in seinen Fällen annahm und den Druck als Wachstumsreiz ansah, glaubt auch Yamato, „das mechanische Moment, den Druck der Echinokokkusbläschen als ausschlaggebend“ ansehen zu müssen.

Auch Altmann erörtert die Möglichkeit, daß sich bei der Knochenechinokokkose halisteretische Vorgänge abspielen auf Grund von Zellen im Knochen, „an denen innerhalb der Lamellen eines Haversschen Systemes die kalkhaltige Grundsubstanz mehr weniger allmählich in kalklose übergeht“. Auch sonst deckt sich seine Beschreibung des histologischen Befundes im wesentlichen mit der Yamatos: weitgehende Zerstörung des Knochens durch lakunäre Arrosion mit Sequesterbildung, im Knochenmark ein riesenzellreiches Granulationsgewebe, am Knochen geringe, zum Teil verkalkende Osteoidbildungen. Haken und Skolezes fehlen, Bruchstücke abgestorbener Parasiten sind von Granulationsgewebe, das Riesenzellen und osteoide Massen enthält, umgeben. Sonst finden sich keine wesentlichen reaktiven Veränderungen am Knochen bzw. am Periost.

Der histologische Befund des Alveolarechinokokkus im Knochen wird eingehend nur von Elenevsky, Klages, Bartsch-Posselt und Dialer unter Berücksichtigung ihrer Fälle geschildert. Elenevsky beobachtete in den Interstitien des Knochenmarks zahllose völlig kollabierte Echinokokkenbläschen, die als solche mit bloßem Auge nicht erkennbar waren. Diese Bezirke waren teils von einem fibrösen Gewebe mit Riesenzellen, teils mit einem Wall von Leukozyten umgeben. Häufig saßen die Echinokokkenbläschen auch den Knochenlamellen unmittelbar auf, und letztere waren verdünnt und arrodiert.

Das Knochenmark der Spongiosa wies eine produktive Entzündung auf, einzelne Knochenbezirke waren völlig nekrotisch und enthielten Sequester. In Bezirken,

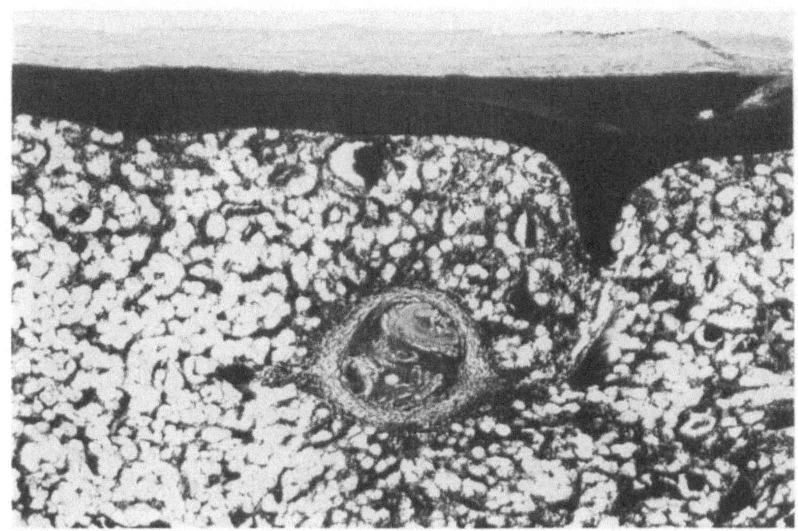

Abb. 9. Alveolarechinokokkus in der 5. Rippe bei einem 44jährigen Mann. Histologisches Bild der von Echino·kokken durchsetzten Rippe. Im Knochenmark nahe der Knorpel-Knochengrenze Herdbildungen aus Kutikula-trümmern und Riesenzellen von Bindegewebe und Leukozytenwall umgeben. Im Knochenmark außerdem in der weiteren Umgebung Myelozyten und Blutungen. (Nach BARTSCH-POSSELT.)

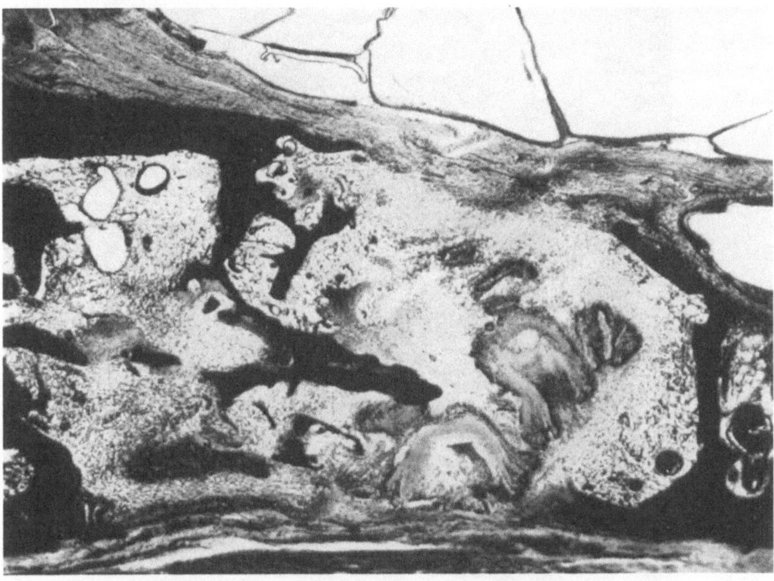

Abb. 10. Alveolarechinokokkus in der 5. Rippe bei einem 44jährigen Mann. Faserig umgewandeltes Mark zwischen den Knochenbälkchen mit Kutikularesten. (Nach BARTSCH-POSSELT.)

in denen Echinokokkenblasen vom Knochen durch Knochenmarkschichten getrennt waren und den Lamellen nicht unmittelbar aufsaßen, waren die Lamellen nach ELENEVSKYs Ansicht hypertrophiert. Im ganzen erinnerte der Prozeß stark an eine tuberkulöse Knochenkaries.

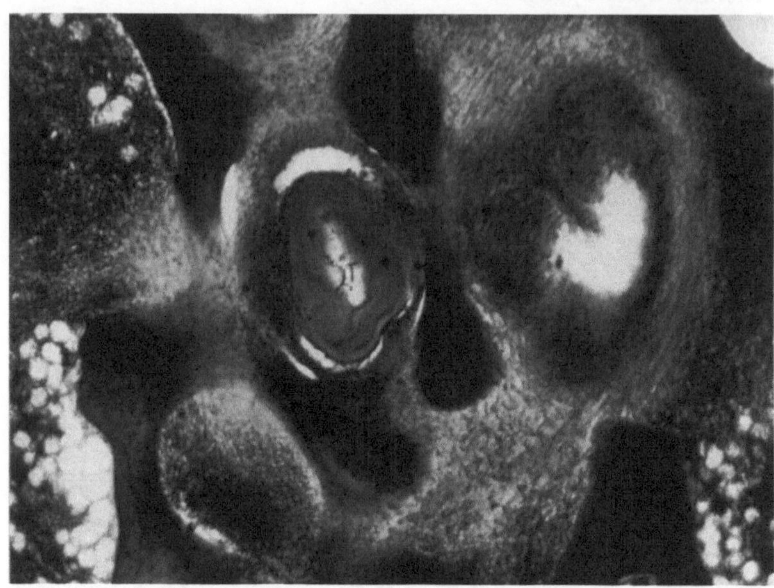

Abb. 11. Alveolarechinokokkus in der Wirbelsäule bei einem 55jährigen Mann. Histologisches Bild eines metastatischen Echinokokkus im Wirbelkörper. Nekrose und Abschmelzung des benachbarten Knochenbälkchens. Entzündliche Infiltration und beginnende Nekrose des umgebenden Markes. (Nach OBERNDORFER.)

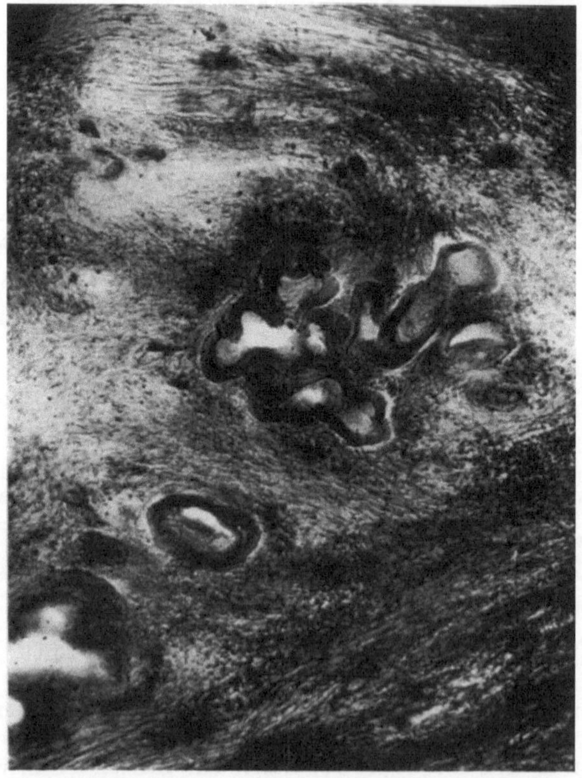

Abb. 12. Alveolarechinokokkus in der Wirbelsäule bei einem 55jährigen Mann. (Nach OBERNDORFER.)

Klages gibt folgende Zusammenfassung seiner sehr eingehenden histologischen Untersuchungen:

„Der der Kompakta des Knochens anliegende Parasit löst eine rücksichtslose mächtige Zerstörung der Weichteile, aber auch der dicken Knochenschichten aus, die sich in einer Nekrose und einer ausgedehnten lakunären Resorption auswirkt, die unter Osteoklastenwirkung vonstatten geht (rarefizierende Ostitis). An mehreren Stellen sahen wir (Klages) die Rinde der Rippen oder des Wirbels durchbrochen von jungen Parasiten selbst oder von dem Granulationsgewebe, das den benachbarten Wurm umwächst. In etwas weiterer Entfernung des Parasiten reagiert das Periost mit einer stark ausgesprochenen Knochenneubildung. Diese periostalen neugebildeten Auflagerungen mit dem Erfolg der osteophytären Säume konnten wir (Klages) beim Sitz des Parasiten sowohl außerhalb des Knochens als auch unterhalb der Rinde feststellen. Dieser Vorgang der ossifizierenden Ostitis ist als Reaktion des noch nicht besonders geschädigten, weiter abliegenden Knochens aufzufassen. In der Spongiosa bewirkt der Parasit eine Zone völliger Nekrose, die von einem Wall ausgesprochener leuko- und lymphozytärer Infiltration mit Riesenzellen umgeben wird, der in unregelmäßigen Grenzlinien in eine fibröse Kapsel übergeht. Auf Schnitten aus einem Wirbel konnten wir (Klages) feststellen, daß sich diese Kapsel aus wuchernden Retikulumzellen und dem Endost der Knochenbälkchen bildet.“

Bartsch und Posselt schildern ein ganz ähnliches Verhalten des Alveolarechinokokkus im Knochenmark einer Rippe (s. Abb. 9 und 10). In der Umgebung des parasitären Herdes, der aus Kutikularesten und Riesenzellen bestand, beobachteten Verfasser gleichfalls einen leukozytären Wall und eine bindegewebige Kapsel, wie es die Abb. 9 deutlich zeigt.

Auch der weitere von Klages am Knochen erhobene Befund deckt sich vielfach mit den von Bartsch und Posselt beschriebenen und wiedergegebenen Bildern. Klages beobachtete am Knochenmark als Reaktion auf das Eindringen der Echinokokken eine ausgesprochene toxische Nekrose im Knochenmark und in der unmittelbaren Umgebung des Echinokokkenherdes, in einiger Entfernung davon fand sich das Bild einer fibrösen Umwandlung des Markes, das erst in der weiteren Peripherie in myeloisches und schließlich in leicht hyperämisches normales Mark überging. Die Abb. 10 von dem Falle Bartsch-Posselt zeigt ebenfalls eine typische fibröse Entartung des Markes im Bereiche der Echinokokkenherde.

Im Vergleich mit den Befunden Yamatos und Altmanns glaubt Klages, auch histologisch die alveoläre Knochenechinokokkose von der zystischen Form abtrennen zu können, und zwar auf Grund der starken destruktiven Vorgänge im Knochen, der hochgradigen entzündlichen, teilweise nekrotischen Veränderungen im Knochenmark, für die Klages eine besondere Giftwirkung des Alveolarechinokokkus bzw. seiner Stoffwechselprodukte verantwortlich machen zu müssen glaubt. Auch Oberndorfer fand bei der histologischen Untersuchung des von ihm beschriebenen Falles entsprechende Veränderungen (s. Abb. 11 und 12). Halisteretische Vorgänge wie Yamato beobachtete Klages nicht. Dagegen sah er „eine breite Knochenneubildung auf Grund osteophytärer Vorgänge“, während in den Fällen Yamatos, Altmanns u. a. Reaktionen des Periosts völlig fehlen.

Der von Bartsch und Posselt veröffentlichte Fall hat eine neue Bearbeitung durch Dialer gefunden, der vor allem auf die histologischen Veränderungen im Knochen eingeht und die Deutung der oben geschilderten Befunde Yamatos und Kirchmayrs in mancher Hinsicht auf Grund seiner eigenen Untersuchungen nicht anerkennt. Die von Yamato beobachteten kalklosen Säume schildert Dialer auch, er lehnt aber die Erklärung Yamatos, daß halisteretische Vorgänge bei ihrer Entstehung eine Rolle spielen, ab. Er sieht in solchen Veränderungen Knochenanbildungen. Auch die Ansicht Kirchmayrs, daß die Parasiten den Knochen selbst usurieren und zum Schwinden bringen, hält Dialer für unrichtig. Er glaubt vielmehr, daß in Bezirken, wo Echinokokkusblasen der

Abbaufläche des Knochens ohne Zwischenschaltung von Zellen unmittelbar anliegen, früher bereits Osteoklasten tätig waren, die zugrunde gegangen sind. Nach seiner Meinung lassen sich die Vorgänge am Knochengewebe bei einer Alveolarechinokokkose als „fortschreitende Druckatrophie vergesellschaftet mit einer chronisch rarefizierenden Ostitis und Osteomyelitis" charakterisieren. — Zur genauen Klärung dieser Fragen sind meines Erachtens weitere ausgedehnte und vor allem vergleichende Untersuchungen an zahlreichen Fällen von Knochenechinokokkosen notwendig.

6. Tierversuche.

Experimente, die den physiologischen Weg, durch den der Echinokokkus in den Knochen gelangt, beschritten hätten, nämlich den durch die Arteria nutritia, sind bisher noch nicht angestellt. Der von KIRCHMAYR unternommene Versuch, nach Aufmeißelung und Anbohrung von Knochen bei Kaninchen Echinokokkenbrut in den Knochen zu bringen, ergab kein klares Bild über das Wachstum, da infolge der gesetzten Verletzungen die physiologischen Vorbedingungen für die Ausbreitung auf normale Weise nicht mehr gegeben waren. KIRCHMAYR selbst betont die Unzulänglichkeit seines Experimentes. Von drei im rechten Darmbein eines Kaninchens zur Entwicklung gekommenen Echinokokkusblasen waren zwei von dicken Bindegewebsschichten umgeben, hatten also wahrscheinlich die durch die Verletzung gesetzte Blutung und das nachfolgende Granulationsgewebe als Wachstumsboden benutzt; nur eine größere Blase von wabigem Bau saß dem Knochen unmittelbar auf, hatte ihn aufgetrieben und war von in den Knochen vorwucherndem Granulationsgewebe an vielen Stellen umgeben.

DÉVÉs Versuche mit Echinokokkeninfektionen bei Kaninchen sind bereits kurz erwähnt. Von ihm beobachtete Knochennekrosen faßt er als Folge giftiger Stoffwechselprodukte des Parasiten, als „nécrose toxihydatique" auf. Von dieser Form trennt DÉVÉ die „nécrose massive par ischémie", in der er eine Folge der durch das Echinokokkenwachstum bedingten Gefäßkompression und mangelhaften Ernährung des Knochens sieht. Diese Gedanken haben verschiedene Autoren (ALTMANN, PASQUALI, DIALER) aufgegriffen und billigen z. T. die Ansicht DÉVÉs. Endgültige Untersuchungen auf diesem Gebiete fehlen jedoch, so daß ein abschließendes Urteil noch nicht abgegeben werden kann.

Zusammenfassung.

LEHMANN faßt die Vorgänge des Echinokokkenwachstums im Knochen dahin zusammen, daß eine Reaktion des Periosts nur in Ausnahmefällen vorkommt und niemals den von innen her abgebauten Knochen ersetzen kann. Im Knochen kommt es gemäß der Auffassung YAMATOs zur lakunären Resorption und zur Bildung eines riesenzellreichen Granulationsgewebes im Knochenmark. Die Kortikalis wird aufgetrieben und zerstört, Spontanfraktur oder Gibbusbildung und Durchbruch in die umgebenden Weichteile sind die Folgen.

KLAGES faßt für den alveolären Echinokokkus seine Untersuchungsergebnisse dahin zusammen, daß es gleichfalls zu Zerstörung des Knochens, zu Entzündung des Knochenmarks, aber auch zu einer periostalen Reaktion kommen kann.

II. Cysticercus cellulosae im Knochen.

Zystizerken sind bisher nur zweimal im menschlichen Skelet beobachtet worden, und zwar handelt es sich bei dem ersten Fall um eine wiederholt zitierte Angabe Frorieps, nach der ein Zystizerkus in der Knochenhöhle der ersten Phalanx des Mittelfingers der rechten Hand bei einem 21 Jahre alten Mann gefunden wurde. Der zweite Fall stellt eine Mitteilung Bostroems dar, der in der Epiphyse der Tibia eines 50jährigen Mannes einen erbsengroßen Knoten, der verkalkt und bindegewebig abgekapselt war, als Cysticercus cellulosae erkannte. Froriep gibt seinem auch von Stanley, Röpke, Huber, M. B. Schmidt u. a. zitierten Fall eine Abbildung bei, im Bostroemschen Fall fehlen alle näheren Angaben.

Schrifttum.

Abée, C.: Über multilokulären Echinokokkus der Leber und einen Fall von Echinokokkus des Beckens und des Oberschenkels. Virchows Arch. 157 (1899). — Akselrad, L.: Über den Echinokokkus im Knochen. Röntgenprax. 3 (1931). — Alexinsky, I. P. von: Experimentelle Untersuchungen über die Verimpfung des multilokulären Echinokokkus in die Bauchhöhle. Arch. klin. Chir. 56 (1898). — Altmann, F.: Über die Echinokokkuserkrankungen der Beckenknochen. Virchows Arch. 272 (1929). — Antonin: Des kystes hydatiques des os du crane. Presse méd. 1905. Ref. Münch. med. Wschr. 1906. — Aschoff, L.: Lehrbuch der pathologischen Anatomie. Jena 1928. — Askanazy: Dtsch. med. Wschr. 1898 II.

Bahr, H.: Ein Beitrag zur Echinokokkenkrankheit in Vorpommern. Inaug.-Diss. Greifswald 1893. — Bardeleben: Über Knochenechinokokken. Berl. klin. Wschr. 1883, Sitzg Berl. med. Ges., 12. Dez. 1883. — Bardin, C.: Kystes hydatiques des os. Gaz. Hôsp. 86 (1913). — Bartsch, G. H. u. A. Posselt: Mehrherdiger Echinococcus alveolaris mit besonderer Beteiligung der Milz. Virchows Arch. 285 (1932). — Bauer: Ein Fall von Echinokokkus der Tibia. Fortschr. Röntgenstr. 19 (1913). — Bazy: De l'intervention chirurgicale dans les cas de compression de la moelle et de l'ouverture exploratice du canal rachidien. Congr. franç. Chir. 5. sess. Paris 1891. (Zit. Hammer.) — Becker, A.: Die Verbreitung der Echinokokkenkrankheit in Mecklenburg. Bruns' Beitr. 56 (1908). — Beha, R.: Zur Kenntnis des Echinococcus alveolaris der Leber. Inaug.-Diss. Freiburg 1904. — Behier: Compression de la moelle épinière par pénétration dans le canal vertébral (région dorsale) d'un ksyte hydatique. Arch. gén. Med. 1875. — Behn, F.: Echinokokken. Statistik des Pathologischen Institutes der Universität Concepción (Chile) usw. Frankf. Z. Path. 51 (1938). — Behrendsen, W.: Über die Verbreitung der Echinokokken im menschlichen Organismus. Inaug.-Diss. Berlin 1888. — Beigel, I.: Die Echinokokkuskrankheit in Sibirien. Sibir. Arch. Med. 1929, Nr 5/6, 297. — Beneden, van: Mémoires sur les vers intestinaux. Paris 1858. — Bergmann, E. v.: Über Echinokokken der langen Röhrenknochen. Berl. klin. Wschr. 1887. — Bernet: Zur Kasuistik des Echinococcus multilocularis. Inaug.-Diss. Gießen 1893. — Bilaudet: Kyste hydatique du rachis, ayant simulé un mal de Pott. Bull. Soc. Anat. Paris 1908, No 6. Ref. Zbl. Chir. 1909. — Blumenthal, G.: Echinokokkenkrankheit. Handbuch der pathologischen Mikroorganismen von Kolle, Kraus, Uhlenhuth, Bd. 6. 1929. — Bobrow, A.: (a) Über die Behandlung der Echinokokken (russ.). Chir. Ann. 1894. Zit. Zbl. Chir. 21 (1894). (b) Über ein neues Operationsverfahren zur Entfernung von Echinokokken in der Leber und anderen parenchymatösen Bauchorganen. Arch. klin. Chir. 56 (1898). — Boecker, A.: Zur Statistik der Echinokokken. Inaug.-Diss. Berlin 1868. — Böge, H.: Echinokokkus der Wirbelsäule und des Rückenmarkes. Klin. Wschr. 1922. — Bollinger: (a) Der Echinococcus multilocularis beim Rinde. Dtsch. Z. Tiermed. 2 (1875). (b) Über multilokulären Echinokokkus der Leber. Sitzgsber. Ges. Morph. u. Physiol. München 1 (1885). — Borchardt, M. u. M. Rothmann: Zur Kenntnis der Echinokokken der Wirbelsäule und des Rückenmarkes. Arch. klin. Chir. 88 (1909). — Bostroem, E.: Zur Pathogenese der Knochenzysten. Festschrift 56. Verslg Naturforsch. u. Ärzte. — Braun-Seifert: Die tierischen Parasiten des Menschen. Leipzig 1925. — Brentano: Freie Vereigg. Chir. Berlin, Sitzg 9. Febr. 1899. Ref. Berl. klin. Wschr. 1899. — Brentano-Benda: Ein Fall von multilokulärem Echinokokkus. Dtsch. Z. Chir. 52 (1899). — Broesamlen, O.: Echinokokkus der Lendenwirbelsäule mit Läsion der Cauda equina. Münch. med. Wschr. 1918. — Bruns, L.: Die Geschwülste des Nervensystems. Berlin 1908. — Buhl: (a) III. Münch. Ztg. 1852. (b) Z. rat. Med., N. F. 1854, 1857. (c) Ann. städt. Krankenh. München 1883 II.

CASTEX, GREENWAY: III. internat. Kongreß vergl. Path. Athen 1936. — CHAUSSIER: J. Méd. Corvisart 1827. (Zit. HAMMER.) — CHOLMELEY: Hydatid of femur amputation through the hip joint. Brit. med. J., 5. März 1904. — CHRISTELLER: Echinokokkus des Knochens, besonders der Wirbelsäule. Norddtsch. Pathtagg. Rostock 1924. Ref. Zbl. Path. 35. (Siehe auch YAMATO.) — COULSON: Case of hydatids of the tibia. Med.-chir. Trans. 41. — CRANWELL, D. y A. VEGAS: (a) Los quistes hidaticos. Buenos Aires 1901. (b) Les quistes hydatiques et leur traitement dans la république Argentine. Rev. de Chir. 1901, No 4. (c) Tratamiento de los quistos hidat. Buenos Aires 1910. Ref. Zbl. Chir. 1910.

DARDEL, G.: (a) Sur la répartition des deux formes de l'échinocoque en Suisse. Soc. helvet. Sci. Nat. Lucerne 1924. Rev. méd. Suisse rom., Mai 1925. (b) Das Blasenwurmleiden in der Schweiz. Bern 1927. — DAVAINE: Traité des entoz. et des maladies verm. Paris 1877. — DEMARQUAY: Hydatides de l'humerus. Gaz. Hôp. 1869. — DENK, W.: Der Echinokokkus der Wirbelsäule unter dem Bilde eines Rückenmarkstumors. Wien. med. Wschr. 1929, Nr 16. — DENONVILLIERS: Une tumeure hydatique du pubis gauche. Bull. Soc. Anat. Paris 1856. — DÉVÉ, F.: (a) De l'échinonocoque secondair. Paris 1901. (b) Echinoc. hydatique et échinoc. alvéol. Soc. Biol. 14. Nov. 1903. (c) Sur quelques caract. zool. de l'échinoc. alvéol. Bavaro-tyrolienne. Soc., Biol., 21. Jan. 1905. (d) Les kystes hydatiques du foie. Paris 1905. (e) Échinoc. alvéol. et échinoc. hydatid. I. Congr. internat. Path. comp. Paris, Okt. 1912. (f) Les localisations de l'échinoc. prim. chez l'homme. Soc. Biol. 1913. (g) Echinococcose osseuse expérimentale. Arch. Méd. expér. 27 (1916). (h) Echinococcose vertébrale. Ann. d'Anat. path. 1928. (i) Soc. Biol. Paris, 20. Mai 1933. (k) Ann. d'Anat. path. 1933. — (l) Au sujet de la nature de l'échinococcose alvéolaire. III. internat. Kongreß vergl. Path. Athen 1936. — (m) L'échinococcose alvéolaire humaine en France. Rev. Path. comp. et Hyg. gén. 1937, No 487. — DOEBBELIN: Über Knochenechinokokken des Beckens. Dtsch. Z. Chir. 48 (1898).

EBERLE, A.: Zur Frage der Echinokokken der Knochen. Z. dtsch. Chir. 3. Chirurgia (russ.) 33 (1913). — ELENEVSKY, K.: Zur pathologischen Anatomie des multilokulären Echinokokkus beim Menschen. Arch. klin. Chir. 82 (1907). — ETTORE, E.: Echinococcosi ossea. Arch. ital. Chir. 45, Fasc. 2 (1937).

FIEBIGER: Die tierischen Parasiten, 1923. — FINSEN, J.: Zur Kenntnis der in Island endemischen Echinokokken (aus dem Dänischen: Ugeskr. Laeg. 1867) nebst Bemerkungen, mitgeteilt von F. KÜCHENMEISTER. Schmidts Jb. 1867, 133, 134. — FISCHER, G.: Über den Echinokokkus in den Gelenken. Dtsch. Z. Chir. 32. — FISCHER, W.: Tierische Parasiten der Leber und der Gallenblase. Handbuch der speziellen pathologischen Anatomie und Histologie, Bd. V/1. 1930. — FRANGENHEIM, P.: Die chirurgisch wichtigen Lokalisationen des Echinokokkus. Slg klin. Vortr. 1906. — FRANK, R.: Über Beckentumoren. Inaug.-Diss. Berlin 1886. — FRICKE: Hydatiden in den Beckenknochen. Hamb. Z. Med. 7 (1831). — FRORIEP, R.: Chirurgische Kupfertafeln. Weimar 1839. — FRUSCI, F.: Cysti di echinococci de la colonna vertebrale. Ann. Clin. Osp. incurabili 1875.

GAHRMANN, F.: Über Echinokokken der langen Röhrenknochen. Inaug.-Diss. Greifswald 1908. — GANGOLPHE, M.: (a) Kystes hydatiques des os. Thèse de Paris 1886. (b) Maladies infectieuses et parasitaires des os. Paris 1894. — GERAND et MIGNOT: Kyste hydatique costale. Rev. de Chir. 1903. — GERLACH, G.: Ein zystischer Echinokokkus der Wirbelsäule. Zbl. Path. 47 (1930). — GERULANOS: III. Internat. Kongr. vgl. Path. Athen 1936. — GOLD: (a) Beckenknochenechinokokkose. Wien. klin. Wschr. 1926. (b) Über Beckenechinokokkus. Fortschr. Röntgenstr. 36 (1927). — GOLKIN: Zur Kasuistik seltener Echinokokkenformen. Nov. chir. Arch. (russ.) 5 (1924). — GONTSCHAROW: 5 ungewöhnliche Fälle von Echinokokkenkrankheit. Med. Obonzr. Nižn. Povolzja (russ.) 1902, Nr 10. — GUILLEBEAU: Über die Histologie des multilokulären Echinokokkus. Virchows Arch. 119 (1890). — GULEKE, N.: 2 seltenere Wirbelerkrankungen, Echinokokkus und Aktinomykose. Dtsch. Z. Chir. 162 (1921). — GURLT: Vergleichende pathologische Anatomie der Gelenkkrankheiten. Berlin 1853.

HAHN, E.: (a) Über Knochenechinokokkus. Berl. klin. Wschr. 1884. (b) Über Rückenmarkschirurgie. Dtsch. Z. Chir. 1902 I, 63. — HAMMER, W.: Zur Kasuistik der Echinokokken der Wirbelsäule. Inaug.-Diss. Rostock 1913. — HAUSER, G.: Primärer Echinococcus multilocularis der Pleura und der Lunge mit Entwicklung multipler Metastasen, namentlich im Gehirn. Festschr. Univ. Erlangen 1901. — HAUSLADEN, W.: Münch. med. Wschr. 1938 I, 463. — HENNEBERG, R.: Die tierischen Parasiten des Zentralnervensystems. BUMKE u. FOERSTERs Handbuch der Neurologie, Bd. XIV. 1936. — HENNIG, K.: Zur Kasuistik des Echinococcus multilocularis des Brustbeins. Okt. Krh. Vrač. Gaz. (russ.) 1928. — HESCHL: Über die ulzerierende multilokuläre Echinokokkusgeschwulst. Sitzgsber. Verslg Ärzte Steiermark Graz 1872. — HIMMELMANN, W.: Alevolarechinokokkus des Knochens mit Metastasen in Lunge und Gehirn. Omsk. med. Ž. (russ.) 4 (1929). — HINES, L. E.: Compression myelitis secondary to echinoc. disease of vertebrae and kidney. Arch. Path. a. Labor. Med. 1 (1926). — HOSEMANN, G.: (a) Die Chirurgie der parasitären Erkrankungen. Die Chirurgie von KIRSCH-

NER und NORDMANN, Bd. 5. 1927. (b) Die Echinokokkenkrankheit. Neue Deutsche Chirurgie Bd. 40. 1928. — HOUTANG: Kystes hydatiques de la colonne vertébrale. Myelite par compression. Progrès méd. 1885. — HSIEH, C. K.: Echinococcus involvement of the bones. Radiology 14, Nr 6 (1930). — HUBER, CH.: Bibliographie der klinischen Helminthologie. München 1895. — IVANISSEVICH, O.: Hidatidosis ósea. Buenos Aires 1934 (mit ausführlichem argentinischen Schrifttum).

JENCKEL, A.: (a) Über den Echinococcus multilocularis und sein Verhältnis zum Echinococcus hydatidosus. ORTH-Festschrift Berlin 1903. (b) Beiträge zur Pathologie des Alveolarechinokokkus. Dtsch. Z. Chir. 87 (1907). (c) Beiträge zur Chirurgie der Leber. Dtsch. Z. Chir. 96 (1908). — JOEST, E.: Spezielle Pathologische Anatomie der Haustiere, Bd. 5. 1929. Knochen, von A. ZUMPE. — JORES, L.: Experimentelle Untersuchungen über die Einwirkung mechanischen Druckes auf den Knochen. Beitr. path. Anat. 66 (1920).

KANZOW u. VIRCHOW: Echinokokkus und spontane Fraktur des Oberschenkels. Virchows Arch. 79 (1880). — KASSLER, O.: Beckengeschwülste und Echinokokken der Beckenknochen. Inaug.-Diss. Jena 1902. — KATSURASHIMA: Über die Echinokokkose beim Menschen. Verh. jap. path. Ges. 16 (1926). — KAUFMANN, E.: Lehrbuch der speziellen pathologischen Anatomie, 1922. — KEATE: History of a case of bony tumor. Med.-chir. trans. 10. — KIENBÖCK, R.: (a) Sitzgsber. Ges. Ärzte Wien. Wien. klin. Wschr. 1924. (b) Knochenechinokokkose. Wien-Berlin 1933. — KIENBÖCK u. MAYER: Ein Fall von Echinokokkose der Beckenknochen. Fortschr. Röntgenstr. 39 (1929). — KIRCHMAYR, L.: Zur Kenntnis des Knochenechinokokkus. Arch. klin. Chir. 128 (1924). — KLAGES, F.: Der alveoläre Echinokokkus in Genf, insbesondere sein Auftreten im Knochen. Virchows Arch. 278 (1930). — KLEBS, E.: Allgemeine Pathologie. Jena 1887. — KLEINEBRECHT, W.: Zur Kenntnis des Echinokokkus alveolaris im Bayrisch-Württembergischen Endemiegebiet. Beitr. path. Anat. 98 (1936/37). — KLEMM: Zur Kenntnis des Echinococcus alveolaris der Leber. Inaug.-Diss. München 1883. — KNEEBOHNE, I. M.: Med. J. Austral. 24 (1934). — KOCH, M.: Höhere tierische Parasiten des Menschen. Erg. Path. I 14 (1910). — KOKAL: Ein Beitrag zur Echinokokkenkrankheit. Wien. klin. Wschr. 1901. — KRÄNZLE: 5 neue Fälle von Echinokokkus multilocularis hepatis. Inaug.-Diss. Tübingen 1880. — KREUTER-PAYR-KÜTTNER: Erg. Chir. 1911. — KRSTITCH, D.: Sur une forme extraordinaire de l'échinocoque multiloculaire des os. Inaug.-Diss. Genf 1908. — KÜSTER: Ein Fall von Echinokokkus im Knochen. Berl. klin. Wschr. 1870.

LARRÉ: Étude sur le cyste hydatique des os du bassin. Thèse de Bordeaux 1896. — LE DENTU et DELBET: Maladies des os. Nouv. Traité de Chir. 1908. — LEHMANN, J. C.: Allgemeine Pathologie und Klinik der Echinokokkenkrankheit. Neue Deutsche Chirurgie, Bd. 40. 1928. — LEHMANN, R.: Ein weiterer Beitrag zur Statistik des Echinococcus hominis in Pommern. Inaug.-Diss. Greifswald 1894. — LEHNE: Über seltenere Lokalisationen des unilokulären Echinokokkus beim Menschen. Dtsch. Arch. klin. Med. 52 (1896). — LENDENFELD, V.: Taenia echinococcus. Zool. Jb. 1 (1886). — LEUCKART, R.: Die menschlichen Parasiten. Leipzig und Heidelberg 1863. — LÉVI-VALENSI, A. et F. DÉVÉ: Échinococcose „multiloculaire" du foie, à type de multisacculation diverticulaire intra-hépatique. Ann. d'Anat. path. 14, No 7 (1937). — LEYDEN, V.: Rückenmarkskrankheiten, Bd. 1. — LIEBERMEISTER, G.: Beitrag zur Kasuistik des multilokulären Echinokokkus. Inaug.-Diss. Tübingen 1902.

MADELUNG: Beiträge Mecklenburger Ärzte zur Lehre von der Echinokokkenkrankheit. Stuttgart 1885. — MAGUIRE, R.: Hydatids of spinal-canal. Brain 10 (1888). — MANGOLD: Über den multilokulären Echinokokkus und seine Taenie. Inaug.-Diss. Tübingen 1892. — MARINO, SALVADOR u. FERNICOLA: Echinokokkuszysten des Humerus. Prensa méd. argent. 12 (1925). Ref. Z.org. Chir. 33 (1926). — MARTIN, H.: Über einen Fall von Echinococcus alveolaris des Beckens als Geburtshindernis. Inaug.-Diss. Jena 1911. — MATOLCSY, T. V.: (a) Über Darmbeinechinokokkus. Dtsch. Z. Chir. 244 (1935). (b) Über Geschwülste der Wirbelsäule. Arch. klin. Chir. 187 (1937). — MELNIKOW-RASWEDENKOW, N.: (a) Ätiologie und Behandlung des Alveolarechinokokkus. Khirurgia Moskau 1898. (b) Untersuchungen über Alveolarechinokokkus beim Menschen. Verh. 7. Kongr. russ. Ärzte zum Andenken an PIROGOW. Kasan 1899. (c) Alveolarechinokokkus bei Menschen und Tieren. Khirurgia Moskau 1900. (d) Studien über den Echinococcus alveolaris sive multilocularis. Beitr. path. Anat. 4, Suppl. (1901). — MEYER-SONNTAG, F.: Über Echinokokkus im weiblichen Becken. Inaug.-Diss. Halle 1889. — MIROLUBOFF: Private Mitteilung an POSSELT. — MOLOFF: III. internat. Kongreß verg. Path. Athen 1936. — MORIN: Deux cas de tumeur à echinocoques multiloculaires. Thèse de Bern 1875. — MOST, A.: Über Knochenechinokokken. Arch. klin. Chir. 186 (1936). — MÜLLER, A.: Beitrag zur Kenntnis der Taenia Echinococcus. Münch. med. Wschr. 1893. — MÜLLER, E.: Ein Fall von Knochenechinokokkus. Beitr. klin. Chir. 2.

NADESHDIN: Zur Frage der Echinokokkenkrankheit in Rußland. Russk. chir. Arch. 1851. — NAUMANN: Echinococcus tibiae. Hygiea (Stockh.) 1884. — NEISSER, A.: Die Echinokokkenkrankheit. Inaug.-Diss. Breslau 1877. — NERESHEIMER, M.: Über einen Fall von Echinococcus alveolaris der Leber. Inaug.-Diss. München 1904. — NONNE, M.: Echinokokken der Wirbelsäule. Münch. med. Wschr. **1929 II**.

OBERNDORFER: Alveolärer Echinokokkus der Leber mit multiplen miliaren Metastasen in der Wirbelsäule. III. internat. Kongr. vgl. Path. Athen **1936**. — OERTEL, H.: A contribution to the knowledge of the multilocular echinococcus cyst of the liver. Yale med. J. **1899**. — ORLOWSKI: Zur Kasuistik des Echinokokkus mit seltenen Lokalisationen. Z. Chir. **1903**. — OSICH: Knochenechinokokkus. Radiology **14** (1930).

PAPAIOANNOU, TH.: Ein seltener Fall von Echinokokkus des Nervus opticus. Dtsch. med. Wschr. **1907**. — PARONA: L'elminthologia italiana. Genova 1894. — PARTSCH: Breslau. chir. Ges., 14. Febr. 1910. Ref. Berl. klin. Wschr. **1910**. — PASQUALI, E.: Sulla lokalisazione ossea del' echinococco. Chir. Org. Movim. **15** (1930). — PASQUINI, L.: Cystischer Echinococcus in Tucoman. Bol. Inst. Clin. quir. Univ. Buenos Aires **1929**. — PEIPER, L.: (a) Die Verbreitung der Echinokokkenkrankheit in Vorpommern. Stuttgart 1894. (b) Tierische Parasiten. Erg. Path. II 9 (1903). — PENTMANN: Siehe HIMMELMANN. — PIENTKA: Statistischer Beitrag zur Verbreitung der Echinokokkenkrankheit. Inaug.-Diss. Greifswald 1894. — PIHAN: Des hydatiques de l'os iliaque. Bull. Soc. Anat. Paris **1860**. — POMMER: (a) Über die lakunäre Resorption im erkrankten Knochen. Sitzgsber. Akad. Wiss. Wien, Math.-naturwiss. Kl. 1881, 33, 34. (b) Osteomalazie und Rhachitis. Leipzig 1885. — POPPE, F.: Über den Echinokokkus der Knochen. Inaug.-Diss. Berlin 1889. — POSSELT, A.: (a) Der Echinococcus multilocularis in Tirol. Dtsch. Arch. klin. Med. **59** (1897). (b) Zur Pathologie des Echinococcus alveolaris multilocularis der Leber. Dtsch. Arch. klin. Med. **1899 I**, 63. (c) Die geographische Verbreitung des Blasenwurmleidens, insbesondere des Alveolarechinokokkus der Leber und dessen Kasuistik seit 1886. Stuttgart 1900. (d) Zur Pathologischen Anatomie des Alveolarechinokokkus. Z. Heilk. **21** (1900). (e) Die Stellung des Alveolarechinokokkus. 77. Verslg dtsch. Naturforsch. Meran, Sept. 1905. Münch. med. Wschr. **1906**. (f) Dtsch. Ärzte u. Naturforsch.verslg. Innsbruck, Sept. 1924. (g) Über Klinik und Pathologie des Alveolarechinokokkus der Leber. Schweiz. med. Wschr. **1925**. (h) Innsbr. wissenschaftl. Ärzte-Ges. Wien. klin. Wschr. **1926**. (i) Der Alveolarechinokokkus und seine Chirurgie. Neue Deutsche Chirurgie, Bd. 40. **1928**. (k) Aphoristische Bemerkungen über das Blasenwurmleiden, insbesondere über den Alveolarechinokokkus. Schweiz. med. Wschr. **1930**. (l) Pathologische Anatomie der vielkammerigen Blasenwurmgeschwulst (Alveolarechinokokkus) der Leber. Frankf. Z. Path. **41** (1931). (m) Allgemeine Pathologie und pathologische Anatomie der Alveolarechinokokkengeschwulst der Leber des Menschen. Erg. path. Anat. **24** (1931). (n) Vielkammerige Blasenwurmgeschwulst außerhalb der Leber. Erg. Path. **26** (1932). (o) Es gibt keine Übergangs- oder Zwischenformen zwischen beiden Arten des Blasenwurmes. Frankf. Z. Path. **47** (1934). (p) III. internat. Kongreß vergl. Path. Athen 1936. — POSSELT, A. u. BARTSCH: Mehrherdiger Echinococcus alveolaris mit besonderer Beteiligung der Milz. Virchows Arch. **285** (1932). — PRIESACK, A.: Ein Fall von Alveolarechinokokkus der Leber. Inaug.-Diss. München 1902.

RAČIĆ, J.: Über Knochenechinokokkose. Beitr. klin. Chir. **161** (1935). — RECZEY, E.: Über Knochenechinokokken. Dtsch. Z. Chir. **7** (1877). — REICH, A.: Über Echinokokken der langen Röhrenknochen. Beitr. klin. Chir. **59** (1908). — RENDLE: Lancet **1913 II**, 1162. — RIBBERT: Geschwulstlehre, 1914. — RITTER: Zur Diagnose des Knochenechinokokkus. Dtsch. Z. Chir. **93** (1908). — ROBERT: Echinokokkus der Beckenknochen. Hamburg 1842. — ROKITANSKY, C.: Lehrbuch der Pathologischen Anatomie, 1856. — ROMANOW: Die Resultate der Pathologisch-anatomischen Leichensektionen an der kaiserlichen Universität zu Tomsk vom Jahre 1890—1900. Nachr. Univ. Tomsk **1902**, Nr 19 (Erg. durch ELENEVSKY). — ROSENTHAL: Beobachtungen über Wirbelerkrankungen und konsekutive Nervenstörungen. Österr. Z. prakt. Heilk. **51** (1866). — RÖPKE, W.: Chirurgische Behandlung der Entzündungen und Geschwülste der Knochen und Gelenke der Extremitäten. Handbuch der gesamten Therapie von GULEKE, PENZOLDT und STINZING, Bd. 6. 1928.

SCHERB: Les kystes hydatides à détermination médullaires. Trav. de Neur. chir. **5** (1900). (Zit. HAMMER.) — SCHLAGINTWEIT, W.: Über einen Fall von extra- und intrakraniell gelegenem Echinokokkus. Inaug.-Diss. Kiel 1905. — SCHLESINGER, I.: Beiträge zur Klinik der Rückenmarks- und Wirbeltumoren. Jena 1898. — SCHMIDT: Über die geographische Verbreitung des Echinococcus multilocularis und hydatidosus in Bayern auf Grund der Münchener Fälle. Inaug.-Diss. München 1899. — SCHMIDT, M. B.: Allgemeine Pathologie und pathologische Anatomie der Knochen. Erg. Path. **7** (1900/01). — SCHMIETA, H.: Zur Lehre vom Echinokokkus des Menschen. Virchows Arch. **285** (1932). — SCHNITZLER: Ein Fall von Knochenechinokokkus. Internat. klin. Rdsch. **1892**. — SCHULZE, R.: Eine Echinokokkuszyste des Schienbeinkopfes. Arch. klin. Chir. **189** (1937). — SCHWARZ: Traumatisme et kyste hydatique. Arch. gén. Méd. **1884**. — SCHWARZ, E.: Die geographische Verbreitung der Echinokokkenkrankheit. Neue Deutsche Chirurgie Bd. 40. **1928**. —

SIEBOLD: (a) Abhandlung über die Band- und Blasenwürmer. Leipzig 1851. (b) Z. Zool. 1853. — SIGNORELLI, A.: Echinococco del'anca simulante una coxita tubercolare. Policlinico, sez. prat. **1903**. — STANLEY, Y.: Diseases of the bones, 1849. — STEINER: Zur Röntgenmorphologie der Echinokokken. Röntgenprax. **3** (1931). — STEMPELL, W.: Die tierischen Parasiten des Menschen. Jena 1938. — STOLZ, A.: (a) Echinokokken des Schädels. 32. Chir.-kongr. 1903, Diskussion Kredel. Zbl. Chir. **1903**. (b) Über Echinokokken der Schädelknochen. Straßburg. med. Ztg 1 (1904). — SYLVESTER, B.: Echinokokkenbefunde im Rostocker Sektionsmaterial. Inaug.-Diss. Rostock 1935. — SYME, P. A.: Some unusal cases of echinococcus (Hydatid) cystes with remark of diagnosis and treatment. Brit. med. J. **1909**.

TARGETT: Hydatids in the bony pelvis. Trans. obstetr. Soc. Lond. **1895**. — TEICHMANN, C.: Zur Lokalisation des Echinokokkus im menschlichen Körper. Inaug.-Diss. Halle 1898. — TEUTSCHLAENDER, O.: Zur Kasuistik des Echinococcus alveolaris. Korresp.bl. Schweiz. Ärzte **37** (1907). — THIEROLF, R.: Zusammenhangsfrage zwischen Oberarmfraktur und Echinokokkusansiedlung. Mschr. Unfallheilk. **1937**. — THOMAS, I. D.: Hydatide diseases. Sydney 1894. — TITOW, I.: Über Knochenechinokokkus. Arch. klin. Chir. **94** (1910). — TOKARENKO: Der Echinokokkus in Rußland und die Lehre von seiner multiplen Entwicklung. Inaug.-Diss. Petersburg 1895. — TOOLE, H.: Die Echinokokkenkrankheit in Griechenland. Arch. klin. Chir. **159** (1930); **188** (1937). — TRENDELENBURG: (a) Echinococcus multilocularis der Beckenknochen. Verh. Chir.kongr. **1876**. (b) Verh. Ges. Chir. 10. Kongr. **1881**. (c) Ber. med. Ges. Leipzig, März **1897**. Ref. Schmidts Jb. **254** (1897).

ULRICHS, G.: Über einen Fall von Echinokokkus im Oberschenkelknochen. Inaug.-Diss. Leipzig 1912.

VANVERTS: Echinokokkus des Femurs und des Darmbeins. Anat. Ges. Paris, 22. Jan. 1897. Zit. Zbl. Path. **10**. — VEGAS u. CRANWELL: Siehe CRANWELL. — VIERORDT, H.: Abhandlungen über den multilokulären Echinokokkus. Freiburg 1886. — VIERTEL: Über Knochenechinokokken. Arch. klin. Chir. **18** (1875). — VILA, E. L. y N. E. DIEHL: Hidatidosis de la scapula. Rev. méd. de Path. fem. (Buenos Aires) **6** No 5 (1935). — VIRCHOW, R.: (a) Die multilokuläre ulzerierende Echinokokkengeschwulst der Leber. Verh. physikal.-med. Ges. Würzburg **1855**. Virchows Arch. **10** (1856). (b) Über Knochenechinokokken. Berl. klin. Wschr. **1883**. — VIRCHOW, R. mit KANZOW: Siehe unter KANZOW. — VODEHNAL: Echinococcus ossis temporalis Liječn. Vijesn. (serbokroat.) **54** (1932). — VOGLER: Korresp.bl. Schweiz. Ärzte **1885**.

WESTENHOEFFER: Präparat eines Echinokokkus der Wirbelsäule. Verh. inn. Med. Berlin, 1. Juli **1907**. Dtsch. med. Wschr. **1907**. — WIEGAND: Ein Fall von Echinokokkus in der Wirbelsäule. Med. oborn. Warschawsk. Ref. Zbl. Nervenheilk. **11** (1888). — WIESINGER: Fall von intrakraniellem Echinokokkus. Ärztl. Ver. Hamburg, 20. Juni 1903. Dtsch. med. Wschr. **1903**. — WILLIS: Hydatid diseases of spine med. i. Austr., 1928, I. — WILMS, M.: Echinococcus multilocularis der Wirbelsäule und das Verhältnis des multilokulären Echinokokkus zum Echinococcus hydatidosus. Beitr. klin. Chir. **21** (1898). — WOERDEN, VAN: 64 Fälle von Echinokokkus der Wirbelsäule. Dtsch. Z. Chir. **206** (1927). WOLOVNIK: Über den multilokulären Echinokokkus mit spezieller Berücksichtigung seines Vorkommens in der Schweiz. Inaug.-Diss. Zürich 1903.

YAMATO, SH.: Über den Echinokokkus der Wirbelsäule und der Pleura mediastinalis. Virchows Arch. **253** (1924).

ZEHMANN: Zit. nach POSSELT. (Persönliche Beobachtung an einem Museumspräparat des Widener Spitals in Wien.)

4. Die Pathologie der Wirbelsäule.

Von

Herbert Junghanns-Frankfurt/Main.

Mit 192 Abbildungen[1].

I. Entwicklung, Wachstum und normaler Aufbau der Wirbelsäule.

A. Allgemeines.

Zum Verständnis des Gesamtaufbaues der Wirbelsäule und ihrer einzelnen Teile, insbesondere aber auch zur Deutung der verschiedenartigen Fehlbildungen an der Wirbelsäule und zur Abgrenzung derartiger angeborener Verbildungen von krankhaften Formveränderungen ist die Kenntnis der Wirbelsäulenentwicklung unbedingt notwendig. Da die Entwicklung der Wirbelsäule im Zusammenhang mit einigen anderen wichtigen Organsystemen (Chorda dorsalis, Neuralrohr mit Spinalganglien und austretenden Nerven) vor sich geht, und weil außerdem eine große Zahl kleinster Einzelteile (etwa 30 Wirbelkörper

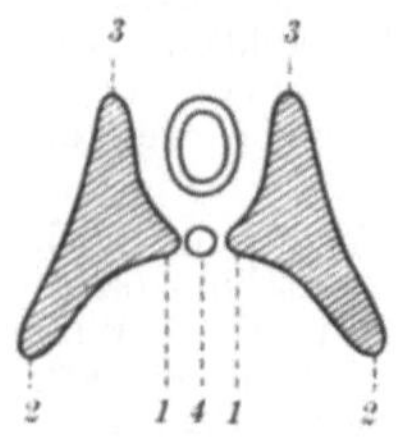

Abb. 1. Schematische Darstellung der vorknorpeligen Entwicklung eines Wirbels. Doppelter Ring stellt Medullarrohr dar. Vorknorpelkerne schräg schraffiert.(*1*Processus chordalis, *2* Processus costalis, *3* Processus neuralis, *4* Chorda dorsalis.)

mit ihren Fortsätzen und ebensoviele Zwischenwirbelscheiben) allmählich entstehen, ist der Entwicklungsgang etwas unübersichtlich. BARDEEN, BROMAN u. a. haben die Entwicklung des Rumpfskeletes ausführlich geschildert, und es soll für unsere Zwecke unter Hinzuziehung der neueren Forschungsergebnisse ein kurzer Abschnitt über die wesentlichsten Entwicklungszustände gegeben werden.

B. Entwicklung der Wirbelsäule bis zur Geburt.

1. Vorknorpelige und knorpelige Entwicklung.

In den ersten Embryonalwochen umgibt das axiale Mesenchym die Chorda dorsalis und das Medullarrohr und ist in der Anordnung der Ursegmente in sog. Sklerotome eingeteilt. Während der 4. Embryonalwoche teilt sich jedes solches Segment in eine steißwärts liegende blastematös verdichtete, „primitive Wirbelanlage" (Skleromer) und eine locker gefügte, bleibende, kopfwärts liegende Hälfte. Die primitiven Wirbelanlagen zeigen sich in einem senkrecht zur Körperlängsachse geführten Schnitt als paarige, dreieckförmige Blastemgebilde (Abb. 1) mit zipfelig ausgezogenen Ecken. Die rückenwärts gerichteten Fortsätze jeder Seite (Procc. neurales) begrenzen das Medullarrohr von der Seite her und sind die Grundlagen der späteren Wirbelbögen, während nach vorn zu ausgezogene Zipfel (Procc. costales) die zukünftigen Rippenanlagen sind.

---

[1] Soweit bei den Abbildungen nichts anderes angegeben ist, stammen sie aus der SCHMORLschen Sammlung. Zum Teil sind sie schon in früheren Arbeiten SCHMORLs oder seiner Schüler veröffentlicht.

Die von beiden Seiten nach der Chorda zu strebenden Fortsätze (Procc. chordales) vereinigen sich beim weiteren Wachstum, indem sie den Chordaring umgeben, so daß aus den ursprünglich angelegten zwei primitiven Wirbelanlagen (links und rechts) eine unpaare Wirbelanlage entsteht.

Die so entstandenen, unpaaren, aus Blastem aufgebauten Wirbelanlagen werden durch Aushöhlung von unten und Verdickung nach oben zu um ein Stück kopfwärts verschoben, während sich Mesenchym an die ursprüngliche Lage des primitiven Wirbelkörpers einschiebt. Die kopfwärts verschobene Blastemschicht bildet die Grundlage für die spätere Zwischenwirbelscheibe, während sich das Mesenchym, das sich zwischengeschoben hat, und inzwischen von einer Blastemschale (Membrana interdiscalis) umgeben worden ist, allmählich auch zu Blastem umwandelt. Dieses Blastem stellt die Anlage des endgültigen Wirbelkörpers dar. Die Membrana interdiscalis, die an der Vorderseite und Hinterseite die Wirbelkörperanlage bedeckt, ist die Anlage des späteren vorderen und hinteren Längsbandes.

In der Zwischenzeit hat sich die lockere, kopfwärts liegende Hälfte jedes Sklerotoms zu einer rückenwärts und einer bauchwärts liegenden Membranbildung verdichtet. Eine der Membranen verbindet als Interdorsalmembran die Neuralfortsätze untereinander, die andere (Interventralmembran) spannt sich zu den wirbelkörperwärts liegenden Teilen der Rippenfortsätze aus.

Die Verknorpelung der blastematösen Wirbelanlage findet von sechs Vorknorpelzentren aus statt. In den Neural- und Kostalfortsätzen legt sich jederseits ein Vorknorpelkern an, während sich im Wirbelkörper zwei (ein rechter und ein linker) bilden, die aber bald miteinander verschmelzen und die Chorda umgeben (vgl. Abb. 29, Skizze I—III). Zunächst sind die Vorknorpelkerne der einzelnen Segmente durch eine breite Zwischenwirbelscheibe voneinander getrennt, sie dehnen sich aber bald weiter aus und verschmelzen rund um die Chorda knorpelig miteinander. Nur die Ränder der Zwischenwirbelscheibe verknorpeln nicht mit. Hier bilden sich bereits Bindegewebsfasern des Annulus fibrosus. Gleichzeitig verdickt sich die Chorda dorsalis im Bereiche der Zwischenwirbelscheibe zu dem späteren Nucleus pulposus, während die Chordateile im Inneren der knorpeligen Wirbelkörper fest zusammengepreßt werden und schließlich ganz verschwinden. (Auf die Bildung der Zwischenwirbelscheibe werden wir weiter unten näher eingehen, S. 221.)

Während sich im 2. Embryonalmonat an den vorknorpeligen Neuralfortsätzen die Quer- und Gelenkfortsätze anlegen, vereinigen sich die inzwischen in den Neuralbögen aufgetretenen Knorpelkerne mit dem Wirbelkörperknorpelkern. Dann verlängern sich auch die beiderseitigen Neuralbögen bis zur gegenseitigen Berührung hinter dem Medullarrohr und zur Ausbildung des Dornfortsatzes. Die oberen und unteren Gelenkfortsätze der benachbarten Wirbelanlagen, die in der Interdorsalmembran aufeinander zuwachsen, vereinigen sich, und bereits im 3. Embryonalmonat sind zwischen ihnen die Gelenkhöhlen ausgebildet.

Die knorpeligen Querfortsätze haben sich inzwischen verlängert und sind mit den Rippenfortsätzen eine blastematöse Verbindung eingegangen. In der Brustwirbelsäule bilden sich in den blastematösen Verbindungsstücken zwischen Querfortsatz und Rippenanlage und zwischen Wirbelkörper und Rippenanlage Gelenkhöhlen aus, während in den anderen Wirbelsäulenteilen dieses Gewebe verknorpelt. Dadurch wird der Rippenfortsatz als „Rippenrudiment" am Querfortsatz angelagert und bildet nach Abschluß der Entwicklung in den einzelnen Wirbelsäulenabschnitten einen verschieden großen Teil der Querfortsatzmasse (Abb. 2).

Am oberen und unteren Ende der Wirbelsäule weicht die Entwicklung der Wirbel allerdings wesentlich von der eben gegebenen Darstellung ab. Die Anlage des Wirbelkörpers für den Atlas bildet bekanntlich dadurch, daß sie nicht mit dem Atlas, sondern mit dem Epistropheus verschmilzt, dessen Zahnfortsatz. Der spätere vordere knöcherne Bogen des Atlas ist zunächst eine dünne Blastemmasse, in der paarige Vorknorpelkerne auftreten.

An den Kreuzwirbeln entwickeln sich die vorknorpeligen Procc. neurales in ihren nach vorn liegenden Teilen sehr breit und verschmelzen mit den Wirbelkörpern und Rippenfortsätzen zu der späteren Seitenmasse des Kreuzbeins. Die rückenwärts liegenden Teile der Bogenfortsätze sind hier bereits in ihren vorknorpeligen Anlagen sehr kümmerlich ausgebildet.

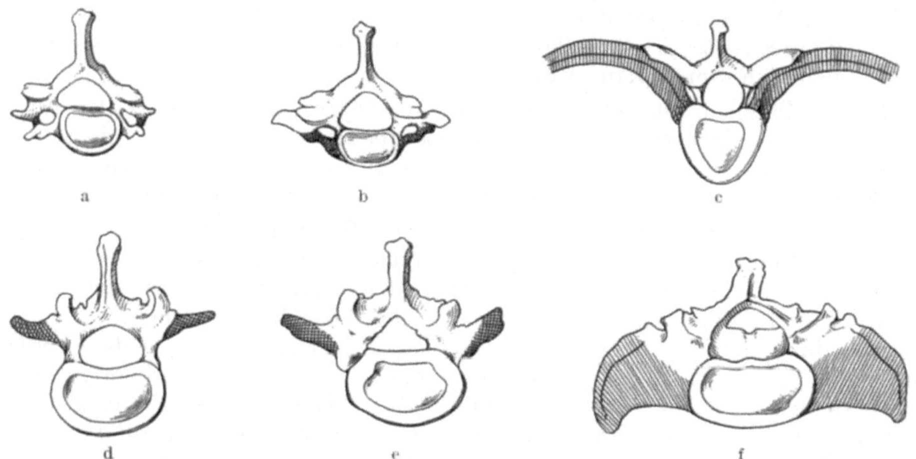

Abb. 2a—f. Halbschematische Darstellung der Rippenanteile bei der Bildung der verschiedenen Wirbeltypen. Die Rippenelemente sind schraffiert angegeben (a und b Halswirbel, c Brustwirbel, d und e Lendenwirbel, f Kreuzbein). (Nach Dwight.)

Gleichzeitig mit der Ausbildung des knorpeligen Wirbelkörpers spielen sich im Wirbelkörper noch zwei für seine weitere Ausbildung sehr wichtige Vorgänge ab. Erstens verschwindet in dieser Zeit die Chorda allmählich, indem sie sich von der Wirbelkörpermitte aus zurückbildet, und zweitens wachsen von außen her Blutgefäße in den knorpeligen Wirbelkörper hinein. Diese beiden Vorgänge gehen in sehr engen Beziehungen zueinander vor sich. Böhmig hat sie an einer großen Zahl von Fällen verfolgt und ausführlich dargestellt. Auf Sagittalschnitten betrachtet, verläuft der Chordastrang während des vorknorpeligen und knorpeligen Zustandes in Form eines zellfreien Bandes durch die Wirbelkörpermitte und teilt jeden Wirbelkörper in einen rückwärtigen und einen nach vorn zu liegenden Teil. Die in diesen beiden Teilen liegenden aufgehellten Knorpelzentren geben zusammen eine semmelartige Form. Beim Fortschreiten der Entwicklung wird der rückenwärts liegende Teil auf Kosten des vorn liegenden immer größer, so daß der Chordastrang etwas nach vorn zu verlagert wird. (Diese Beobachtung wurde bereits von zahlreichen Untersuchern bei Tierembryonen gemacht. Dörsy, Kölliker, Minot, Löwe, Zietschmann, Schaffer u. a. beschreiben ventral gerichtete Biegungen der Chorda im Wirbelkörper.) Der Wirbelkörperknorpel ist zunächst gefäßlos. Allmählich bildet sich an der vorderen und hinteren Außenfläche je eine Arterie und zwei Venen, die in das Knorpelgewebe eindringen. Die von vorn her kommenden Gefäße verursachen anfangs nur eine

flache Eindellung, während die von hinten kommenden eine breite und tiefe
Eindellung in das Knorpelgewebe bewirken. Die Gefäße wachsen allmählich
unter Bildung von größeren Blutseen nach der Wirbelkörpermitte zu. Besonders die von rückwärts eindringenden Gefäße verursachen einen großen
Blutsee. Zunehmende Gefäßsprossenbildungen zerstören jetzt den Knorpel,
der dadurch ein in der Mitte unregelmäßiges, an den Rändern strahlenartig
angeordnetes Knorpelbälkchenwerk bildet. Von dieser Umbildung bleibt aber
zunächst ein an der Stelle der früheren Chorda liegender Knorpelteil befreit.
In der Wirbelkörpermitte verschwindet er bald vollkommen, hier berühren
sich dann die von vorn und hinten her eingedrungenen Gefäße. In den kopfwärts und steißwärts liegenden Wirbelkörperteilen erhält er sich aber noch
lange Zeit als ein von den Zwischenwirbelscheiben her in den Wirbelkörper
hineinragender Zapfen, der sich nur allmählich bei Zunahme der Verknöcherung des Wirbelkörpers verkleinert. (Nebenbei sei erwähnt, daß zur Zeit der
Ausbildung einer Knorpelwucherungsschicht zwischen Wirbelkörper und Zwischenwirbelscheibe auch an den Rändern dieses Zapfens eine Knorpelwucherungsschicht liegt. Dadurch erhält der Wirbelkörper ein gewisses Tiefen-
wachstum.) In diesem Knorpelzapfen verläuft ein von der Wirbelkörpermitte
her kommendes feines Blutgefäß nach der Mitte der Zwischenwirbelscheibe
(axiales Zwischenwirbelscheibengefäß), dem wir später bei der Besprechung
der Zwischenwirbelscheiben wieder begegnen werden. Bei Embryonen, die
dieses Zustandsbild zeigen, beginnt die Verknöcherung der knorpeligen Teile.

Die Ausführungen über die knorpelige Entwicklung der Wirbelsäule lassen
erkennen, wie eng die Ausbildung der Anlage der späteren Wirbelkörper und
Zwischenwirbelscheiben mit der Chorda dorsalis verknüpft ist. Bei der Besprechung der Fehlbildungen werden diese Verhältnisse noch klarer hervortreten. Gleichzeitig können wir dann auch noch den Zusammenhang zwischen
den Wirbelbogenteilen und dem Rückenmark mit seinen Häuten feststellen.
Es liegen also bei der Entwicklung der Wirbelsäule bereits in den vorknorpeligen
und knorpeligen Zuständen zwei vollkommen getrennte Anordnungen vor:
Wirbelkörperreihe (Wirbelkörper und Zwischenwirbelscheiben) mit der Chorda
dorsalis einerseits und Wirbelbogenreihe mit dem Rückenmark und seinen Häuten
anderseits. Jede dieser Anordnungen muß als ein eigenes entwicklungsmecha-
nisches Ganzes angesehen werden.

2. Verknöcherung der Wirbelkörper.

Die Verknöcherung der Wirbelkörper wird von dem soeben geschilderten
Eindringen von Blutgefäßen in die knorpelige Wirbelkörperanlage eingeleitet
(Abb. 3). Verkalkung und Verknöcherung der sich ausbildenden knorpeligen
Spongiosabälkchen beginnen nach den Untersuchungen von Böhmig in der
Umgebung der Blutseen im Inneren des Wirbelkörpers unter besonderer Bevorzugung der Umgebung des rückwärts liegenden Gefäßloches. Die Verknöcherung greift allmählich auf alle knorpeligen Spongiosabälkchen der Wirbelkörpermitte über, während sich gleichzeitig der beschriebene, nach der Zwischenwirbelscheibe zu liegende Knorpelzapfen immer mehr verkleinert.

Schaffer, der früher die Entwicklung der Wirbelkörper eingehend untersucht hat, gibt eine etwas andere Darstellung darüber. Auf Grund seiner vergleichenden Untersuchungen an menschlichen und tierischen Embryonen fand
er ganz beträchtliche Verschiedenheiten bei den einzelnen Gattungen. Beim
Menschen konnte Schaffer stets drei endochondrale Verknöcherungspunkte
im knorpelig angelegten Wirbelkörper feststellen. Zuerst entsteht in der Wirbelkörpermitte in der Umgebung des Chordastranges ein Verkalkungspunkt,

an den sich später vorn und hinten je ein (ventraler und dorsaler) Verknöcherungspunkt anschließt. Das Entstehen dieser beiden Punkte ist an die Einsprossung von Gefäßen gebunden, die von der Vorderfläche und Hinterfläche her in die Wirbelkörper eindringen, wie dies auch von BÖHMIG bestätigt wurde. Die drei beschriebenen Verknöcherungspunkte vereinigen sich nach SCHAFFER durch allmähliche Größenzunahme meist zu einem einzigen großen, im Wirbelkörperinneren gelegenen Knochenkern.

Außer diesen drei Verkalkungspunkten, die die endochondrale Wirbelkörperverknöcherung einleiten, konnte SCHAFFER im Gegensatz zu anderen Untersuchern auch noch perichondrale Wirbelkörperverknöcherung feststellen: An den Wirbelkörpern verschiedener Tiere spielt die perichondrale (periostale) Verknöcherung bei der Größenzunahme der Wirbelkörper eine beträchtliche Rolle, während sie beim Menschen nur sehr gering ausgeprägt ist. Bei menschlichen Embryonen beobachtete SCHAFFER das vorübergehende Auftreten eines dünnen perichondral gebildeten Knochensaumes, nachdem der endochondrale Knochen durch Größenzunahme die Oberfläche des vorgebildeten Wirbelkörperknorpels erreicht hatte.

Noch andere Untersuchungsergebnisse erhielt ALEXANDER auf Grund seiner Röntgenuntersuchungen an Embryonen. Er fand im Wirbelkörper zwei Knochenpunkte, und zwar einen primären ventral gelegenen und einen sekundären dorsal gelegenen. Der dorsal gelegene wird allmählich von dem sich rasch vergrößernden primären Verknöcherungspunkt ringförmig umschlossen. Weitere Röntgenuntersuchungen über die Verknöcherungsvorgänge stammen von JONATA und von NUVOLI und TATA.

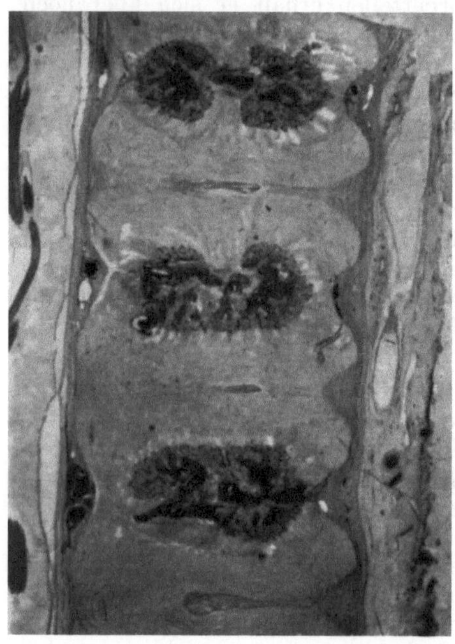

Abb. 3. (Mikrophotogramm der Sagittalschnittfläche von der Wirbelsäule eines 150 mm langen Fötus.) Im oberen Wirbelkörper deutliche Anlage eines bauchwärts und eines rückenwärts liegenden Knochenkernes. Im mittleren Wirbelkörper breite Verschmelzung der Knochenkerne, und im unteren Wirbelkörper sind beide Knochenkerne vollkommen verschmolzen. In den Anlagen der Zwischenwirbelscheiben deutlich sichtbare Chordareste.

Trotz dieser nicht unwesentlichen Verschiedenheiten, zu deren Klärung noch weitere Untersuchungen an großem Material erforderlich erscheinen, sind sich alle Untersucher darüber einig, daß die Entwicklung der enchondralen Knochenkerne in den Wirbelkörpern des unteren Brustabschnittes und oberen Lendenabschnittes beginnt (BÖHMIG, BROMAN, ALEXANDER). Die Verknöcherung schreitet in der Wirbelkörperreihe rasch kopfwärts und langsamer steißwärts fort (KÖHLER, HARTMANN), und zwar werden die ersten Wirbelkörperknochenkerne zu Beginn des 3. Embryonalmonats nachweisbar, und gegen Ende des 4. Monats sind Knochenkerne in allen Wirbelkörpern angelegt. Bei Embryonen haben die Wirbelkörper in allen Wirbelsäulenabschnitten noch die gleiche Höhe. Die Größenverschiedenheiten zwischen der Wirbelkörperhöhe in den einzelnen Wirbelsäulenabschnitten stellen sich erst im Laufe der weiteren Entwicklung ein. Das Promontorium bildet sich in einer geringen

Knickbildung schon recht frühzeitig aus, und seine Lage ist bereits bei Embryonen festzustellen (BROMAN).

3. Verknöcherung der Wirbelbögen und Wirbelbogenfortsätze.

Unabhängig von der Verknöcherung der Wirbelkörper geht die der Wirbelbögen und ihrer Fortsätze vor sich, und zwar werden die ersten Verknöcherungserscheinungen in den Wirbelbögen etwas eher beobachtet als in den Wirbelkörpern (ALEXANDER, BROMAN, SCHAFFER u. a.).

(Hier ist noch einzuschalten, daß die Entwicklung der Wirbelbogenabschnitte sehr wesentlich von der Ausbildung des Zentralnervensystems beeinflußt wird, wie FELLER und STERNBERG aus ihren Untersuchungen von Fehlbildungen nachweisen konnten. Im Abschnitt über die Fehlbildungen werden diese Verhältnisse ebenfalls besprochen.)

Am Ende des 2. Embryonalmonats zeigen sich die ersten Knochenkerne in den Bögen des Atlas. Dann schreitet die weitere Ausbildung der Wirbelbogenknochenkerne allmählich steißwärts fort, und am Ende des 4. Monats sind auch Knochenkerne in den Neuralbögen der Kreuzbeinwirbel nachweisbar. Nach den Untersuchungen von SCHAFFER bildet sich in den Wirbelbögen im Gegensatz zu den Wirbelkörpern zunächst eine perichondrale Knochenrinde und erst später eine rasch zunehmende enchondrale Verknöcherung. KASSOWITZ und KAPSAMER haben dies auch angegeben, während andere Untersucher nur eine endochondrale Knochenkernbildung in den Wirbelbögen fanden.

Im allgemeinen wird in jeder Wirbelbogenhälfte ein Knochenkern angelegt. Durch allmähliche Vergrößerung wachsen die beiden Knochenkerne jedes Wirbelbogens im Verlaufe der knorpeligen Wirbelbogenanlage aufeinander zu und bilden schließlich den Dornfortsatz. Doch geschieht dies erst nach der Geburt. Während des ganzen Embryonallebens bleiben der hintere Umfang des Wirbelbogens und auch die Dornfortsatzanlage knorpelig.

Die in jeder Wirbelbogenhälfte entstehenden Knochenkerne senden zapfenförmige Knochenausläufer in die knorpelig vorgebildeten Wirbelbogenfortsätze (Gelenkfortsätze und Querfortsätze) hinein. Es bilden sich in diesen Fortsätzen keine eigenen Knochenkerne. Im späteren Leben werden hier zum Teil allerdings noch kleine Nebenknochenkerne angelegt, über die wir weiter unten berichten. Sie entstehen verhältnismäßig spät und geben den Wirbelbogenfortsätzen ihre endgültigen äußeren Umrisse.

Der vordere Teil jedes Wirbelbogenknochenkernes, die sog. Wirbelbogenwurzel, bildet jederseits einen kleinen Teil des endgültigen Wirbelkörpers. Der Zwischenknorpel zwischen Wirbelbogenwurzel und Wirbelkörper liegt bogenförmig nach dem Wirbelkörper zu gekrümmt im hinteren seitlichen Abschnitt des Wirbelkörpers (vgl. Abb. 20 und 40).

4. Entwicklung der Zwischenwirbelscheiben (Zwischenwirbelknorpel).

Eine genaue Kenntnis der Zwischenwirbelscheibenentwicklung ist für die gesamte Pathologie der Wirbelsäule von außerordentlich großem Wert, so daß diese Entwicklungsvorgänge etwas eingehender dargestellt werden sollen. Bei der Besprechung der vorknorpeligen und knorpeligen Entwicklung der Wirbelsäule war bereits ausgeführt worden, wie sich aus den segmentmäßig geteilten Blastemschichten schließlich durch eine Gewebsumwandlung und Verschiebung der Blastemschichten ein Stück kopfwärts in jedem Segment die vorknorpelige Anlage der Zwischenwirbelscheibe ausbildet. Ebenso wie der Wirbelkörper wird auch die Zwischenwirbelscheibe etwa in ihrer Mitte von der Chorda dorsalis durchbohrt. Während aber im Wirbelkörper durch die zunehmende Verknöcherung der Chordakanal allmählich immer enger wird und schließlich ganz verschwindet, bildet sich im Bereich der Zwischenwirbelscheibe eine Auftreibung der Chorda aus („intervertebrale Chordaanschwellung" nach Schaffer). Schaffer glaubt, daß die Chordazellen durch den Wachstumsdruck des Wirbelkörperknorpels nach dem Zwischenwirbelraum zu gedrängt werden, und daß es dadurch zu der beschriebenen Anschwellung kommt. Dieses intervertebrale Chordasegment, der Grundstock des späteren Gallertkernes, tritt bisweilen geteilt auf. Böhmig sah ihn manchmal in einen ventralen und dorsalen Abschnitt geschieden. Häufiger aber fand er einen kopfwärts und einen steißwärts liegenden Teil getrennt voneinander in einem Zwischenwirbelraum. Schaffer beschreibt auch, daß sich Einschnürungen oder gar Zerschnürungen im intervertebralen Chordasegment einstellen können. Schon beim menschlichen Embryo steht die Anlage des Chordasegmentes in Beziehung zur Krümmung des betreffenden Wirbelsäulenabschnittes. Dies prägt sich später beim endgültigen Gallertkern noch deutlicher aus, wie wir weiter unten besprechen wollen.

Besonders wichtig für die weitere Ausbildung des feineren Gewebsaufbaues der Zwischenwirbelscheiben ist ihre Gefäßversorgung. Uebermuth hat den Verlauf der Zwischenwirbelscheibengefäße bei seinen Untersuchungen über die Altersveränderungen der menschlichen Zwischenwirbelscheibe eingehend verfolgt, und Böhmig hat ausgedehnte Untersuchungen über die Blutgefäßversorgung der Wirbelbandscheiben vorgenommen. In die Zwischenwirbelscheiben dringen im Embryonalzustand vom Wirbelkörper her die axialen Blutgefäße ein, denen wir bereits bei der Besprechung der Rückbildung des Chordakanales im Wirbelkörper begegneten. Sie verlaufen in dem Knorpelzapfen, der sich vom Zwischenwirbelknorpel in die benachbarten Wirbelkörper einsenkt und an seiner nach dem Wirbelkörperknochenkern gerichteten Fläche eine Knorpelwucherungszone trägt. Außer den beiden von den benachbarten Wirbelkörpern in jede Zwischenwirbelscheibe eindringenden sog. „axialen" Blutgefäßen findet man bei Betrachtung von sagittalen Durchschnitten regelmäßig noch zwei ventrale und zwei dorsale Blutgefäße (Böhmig). Diese kommen von der hinteren bzw. vorderen Wirbelkörperkante her aus der Wirbelspongiosa heraus und durchsetzen schräg den Zwischenwirbelknorpel in der Richtung nach dem Gallertkern zu (Abb. 4). Uebermuth zeigt in seinen Abbildungen, daß derartige schräg von der Wirbelkörperaußenkante einstrahlende Gefäße im ganzen Umfang der Grenze von Wirbelkörper und Zwischenwirbelscheibe in gewissen Abständen gefunden werden. Wir wollen sie deshalb im Gegensatz zu den zentral eindringenden Gefäßen die „Randgefäße" des Zwischenwirbelknorpels nennen. Zwischen den einzelnen Randgefäßen, die von einem Wirbelkörper in den benachbarten Zwischenwirbelknorpel eindringen, bestehen nach Uebermuth Anastomosen, und außerdem haben die Randgefäße Verbindungen mit dem der Wirbelsäule anliegenden perichondralen Blutgefäßnetz in Form kleiner „Arkaden". Die Zentral- und die Randgefäße, die von einem Wirbelkörper her in den benachbarten Zwischenwirbelknorpel einstrahlen, gehen jedoch keinerlei unmittelbare, durch den Zwischenwirbelknorpel hindurchgehende Verbindung mit den Blutgefäßen ein, die von dem auf der anderen Seite des Zwischenwirbelknorpels liegenden Wirbelkörper herkommen. Es besteht also im Inneren des Zwischenwirbelknorpels eine von Blutgefäßen freie Schicht, insbesondere gehen keine Blutgefäße bis an die intervertebrale Chordaanschwellung, den späteren Gallertkern, heran, wie auch Schmorl[1] nachweisen konnte.

---

[1] Schmorl: Virchows Arch. **274**, 51.

Die Zentral- und Randgefäße, die die Knorpelwucherungsschicht zwischen dem Wirbelkörper und dem Zwischenknorpel durchdringen, endigen in feinen, pinselartig aufgesplitterten Haargefäßen (Pinselkapillaren), die in ihren feinsten Ausläufern nur noch für Blutflüssigkeit, aber nicht mehr für Blutkörperchen Durchlaß gewähren (UEBERMUTH). In der Umgebung der kleinen Blutgefäße im Zwischenwirbelknorpel findet sich stets ein zellreiches, feinfaseriges Bindegewebe. Dieses Bindegewebe der Gefäßumgebung geht ganz allmählich ohne

scharfe Grenze in die Zellform des hyalinen Knorpels über. Die Blutgefäße sind also ganz organisch in den Knorpel eingefügt. Im Gegensatz dazu finden sich im späteren Leben häufig Blutgefäße in den Zwischenwirbelscheiben, die mit scharfen Umrissen gegen den umgebenden Knorpel abgesetzt sind und auch noch andere Eigenarten zeigen, aus denen hervorgeht, daß sie als Eindringlinge anzusehen sind. Es muß aber hier schon darauf hingewiesen werden, daß bereits bei älteren Embryonen eine allmähliche Rückbildung der Pinselkapillaren erfolgt und daß im späteren Leben bis zum Wachstumsabschluß sich dann noch weitere Rückbildungsvorgänge („Gefäßnarben") anschließen, die für die Zwischenwirbelscheibe des Erwachsenen im Hinblick auf krankhafte Veränderungen von ausschlaggebender Bedeutung sind.

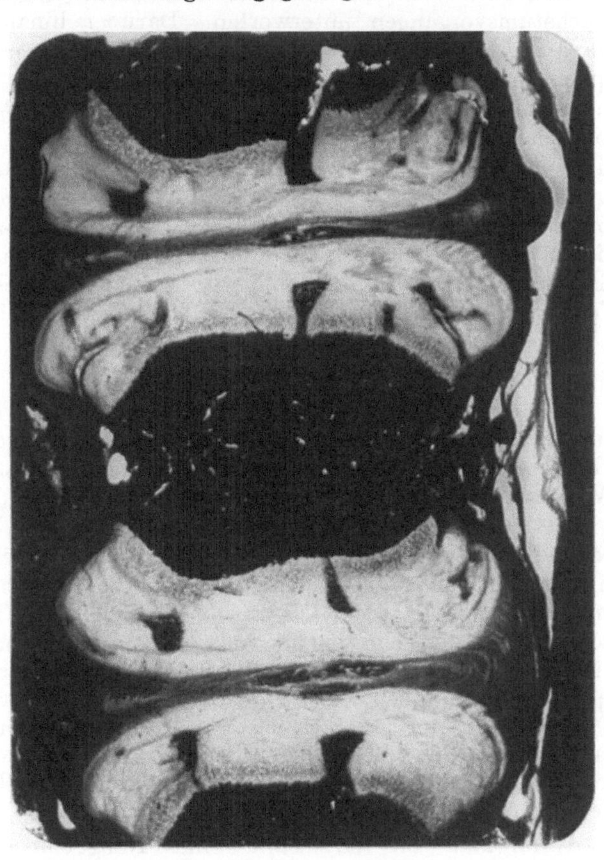

Abb. 4. (Mikrophotogramm der Wirbelsäulenschnittfläche eines 23 cm langen Embryos.) Die axialen und die Randgefäße des Zwischenwirbelknorpels gut sichtbar. (Nach BÖHMIG.)

Während der embryonalen Entwicklung ist der Zwischenwirbelknorpel außerhalb der intervertebralen Chordaanschwellung durchweg aus hyalinem Knorpel gebildet. BROMAN schreibt zwar, daß sich bereits am Ende des 2. Embryonalmonats die äußeren Teile des Zwischenwirbelknorpels zu Bindegewebe umwandeln, neuere Untersuchungen stehen jedoch dieser Ansicht entgegen. Nach UEBERMUTH setzt die Ausbildung des Annulus fibrosus (Lamellenring) zunächst in den mittleren Teilen der Zwischenwirbelscheibe, in der Umgebung des Gallertkerns, ein und beginnt überhaupt erst etwa im 6. Lebensmonat. Diese Vorgänge, ebenso wie die eng damit zusammenhängende Ausbildung der zwischen dem Wirbelkörper und der endgültigen Zwischenwirbelscheibe eingeschalteten Knorpelplatte werden deshalb in einem späteren Abschnitt besprochen.

C. Entwicklung der Wirbelsäule von der Geburt bis zum Abschluß des Wachstums.

1. Allgemeines.

Die vielen Einzelgebilde, aus denen sich die gesamte Wirbelsäule zusammensetzt, sind nach der Geburt bis zum Abschluß des Wachstums — also etwa bis zum 25. Lebensjahre — noch sehr verschiedenartigen Umwandlungen und Wachstumsvorgängen unterworfen. Darüber hinaus treten Verknöcherungsvorgänge an der Wirbelsäule auf (z. B. Wirbelkörperrandleisten, Wirbelkörperapophysen usw.), denen eine große Bedeutung für den Gesamtaufbau der Wirbelsäule und für ihre Leistungsfähigkeit zukommt. Da die gebräuchlichen anatomischen Lehrbücher zum Teil diese wichtigen Umwandlungs- und Neubildungsvorgänge überhaupt nicht berücksichtigen oder zum Teil sogar darüber unrichtige Angaben bringen, ist eine genaue Darstellung dieser Vorgänge hier unerläßlich, denn auf Grund lückenhafter oder unrichtiger Kenntnisse auf diesem Gebiete sind zahlreiche falsche Vorstellungen über das Wesen einzelner Erkrankungen und über das pathologische Geschehen bei Krankheiten und Verletzungen der verschiedenen Wirbelsäulenabschnitte hervorgerufen worden.

2. Wirbelkörper.

Bei der Geburt sind die Knochenkerne der Wirbelkörper ungefähr ebenso hoch wie die dazwischenliegenden Knorpelteile (Zwischenwirbelknorpel). Dieses Verhältnis verschiebt sich bei dem weiteren Wachstum jedoch zugunsten der Wirbelkörper, die schließlich wesentlich höher sind als die benachbarten Zwischenwirbelscheiben. Auch nach hinten zu haben die Wirbelkörperknochenkerne bei der Geburt den ihnen zur Verfügung stehenden Raum noch nicht ganz eingenommen, so daß sie keinen knöchernen Anschluß an die Knochenkerne in den Wirbelbögen haben. Es besteht zwischen dem Knochenkern jedes Wirbelkörpers und den Knochenkernen der beiden zugehörigen Wirbelbogenhälften hinten seitlich beiderseits je ein breiter Knorpelstreifen (sog. „Wirbelbogenepiphyse"), den man nach SCHMORL am besten als „Zwischenknorpel" bezeichnet. Der Zwischenknorpel ist ebenso wie alle knorpeligen Elemente an der Wirbelsäule beim Neugeborenen noch recht breit entwickelt. Den genauen Aufbau und das weitere Schicksal dieses Knorpelstreifens wollen wir bei der Besprechung der Wirbelbögen darstellen.

Wenn man die Wirbelsäule eines Neugeborenen einer sehr vorsichtigen Mazeration unterzieht, gelingt es leicht, den Augenblick abzupassen, an dem man die Wirbelkörperknochenkerne durch leichten Druck aus dem Knorpelgerüst herauslösen kann. Das Knorpelgerüst bleibt dann als geschlossenes Ganzes im Zusammenhang. Die herausgelösten Wirbelkörperknochenkerne haben beim Neugeborenen und in den ersten Lebensjahren ein von der endgültigen Form stark abweichendes Aussehen (Abb. 5, 6). Ihre Ränder und Oberflächen zeigen tiefe Einkerbungen (Gefäßeintrittsstellen). An den Hinterflächen sind diese Gefäßeintrittsstellen, die während des ganzen Lebens bestehen bleiben, besonders schön zu sehen.

Schnitte durch Wirbelkörper in den ersten Lebensjahren lassen im Wirbelkörperinneren große Hohlräume erkennen, die von den Blutgefäßen ausgefüllt sind, denen wir bereits bei der Besprechung der Verknöcherungsvorgänge begegneten. Besonders ausgeprägt liegen derartige blutgefäßhaltige Hohlräume in der mittleren Horizontalebene, und sie verlaufen in ihren Hauptzügen in der Pfeilnahtrichtung. Die Projektion der Wirbelkörperspongiosa im Röntgenbild zeigt in diesen Lebensaltern infolge der Blutgefäßräume einen im Seitenbild von vorn nach hinten verlaufenden Aufhellungsstreifen, der im Röntgenschrifttum eine große Rolle gespielt hat (HAHN, HANSON u. a.). Beim vollentwickelten Wirbelkörper läßt sich in anatomischen Schnittpräparaten der Gefäßhohlraum stets auffinden. Im Röntgenbild beim lebenden Erwachsenen ist seine Darstellung jedoch im allgemeinen unmöglich, da die dichtgefügte Knochenbälkchenzeichnung dann die Gefäßräume in der Projektion vollkommen überdeckt.

An der äußeren Form der Wirbelkörper fallen zunächst bei kleinen Kindern die großen Gefäßeintrittsstellen auf, die wir oben schon erwähnten, und die Wirbelkörper sind sehr unregelmäßig gebildet. Bei der weiteren Entwicklung nähern sich die Wirbelkörper immer mehr der späteren endgültigen Form.

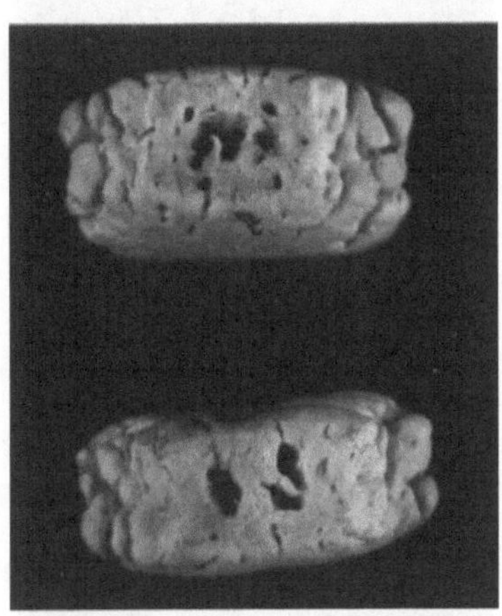

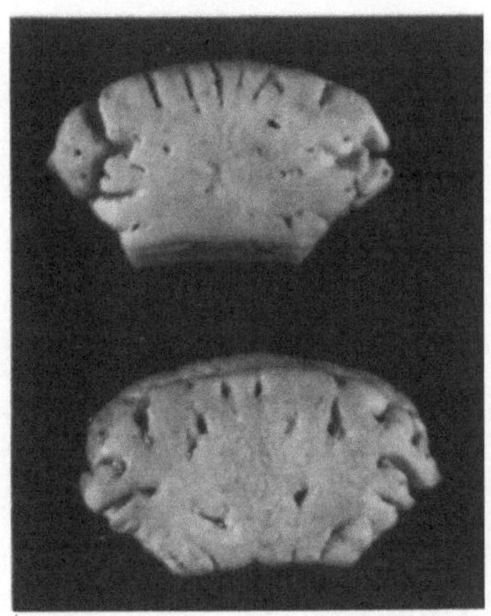

Abb. 5. (Hinterflächen der mazerierten Wirbelkörper eines 1¹/₂jährigen Kindes.) Ausgedehnte Riffelung der Oberflächen, große Gefäßeintrittslöcher an den Hinterflächen.

Abb. 6. (Lichtbild der Endflächen mazerierter Wirbelkörper von einem 1¹/₂jährigen Kinde.) Riffelung und Einkerbung der Ränder.

Sie erhalten an ihren oberen und unteren Flächen (Endflächen, Deck- oder Grundflächen) eine ebene, meist nur in der Mitte leicht eingesenkte, dünne Knochenplatte (Wirbelkörperendplatte). Die Wirbelkörperaußenflächen (Vorder-, Seiten- und Hinterflächen), die zunächst sehr unregelmäßig gestaltet sind, bilden sich schließlich zu einer leicht bogenförmigen, nach der Wirbelkörpermitte zu eingezogenen dünnen, ebenfalls von kleinen Poren durchsetzten Knochenplatte aus, an der verschieden große Gefäßeintrittsstellen während des ganzen Lebens erhalten bleiben. Eine eigentliche, festgefügte Rindenschicht, wie an den langen Röhrenknochen, ist am Wirbelkörper aber nicht vorhanden.

Die Wirbelkörperendplatten, von denen man die nach oben liegenden auch als Deckplatten und die nach unten liegenden als Grundplatten bezeichnet hat, bestehen aus einer feinhöckerigen dünnen Knochenplatte, in der man besonders an den Randteilen eine feine siebartige Durchlöcherung erkennt. Etwa an der Grenze zwischen hinterem und mittlerem Drittel ist in umschriebener Ausdehnung die Knochenplatte etwas dichter gefügt mit weniger Poren (Abb. 7). Über dieser Verstärkungsstelle liegt der Gallertkern der Zwischenwirbelscheibe. Man bezeichnet jene deshalb auch als Druckaufnahmeplatte (Abb. 7 und 16). Nach den Rändern zu zeigt jede Wirbelkörperendplatte in Speichenrichtung angeordnete leistenartige Vorsprünge, die ein Stück weit auf die Außenfläche der Wirbelkörper übergreifen (Abb. 8). Diese Vorsprünge, zwischen denen sich entsprechende, ebenfalls in Speichenrichtung verlaufende flache Rinnen befinden, erstrecken sich vom Rande aus 7—11 mm weit gegen die Mitte der Wirbelkörperendplatten zu, indem sie allmählich an Breite und Höhe abnehmen. Die Gesamtzahl der Furchen und Leisten schwankt beträchtlich. Schmorl hat darüber eingehend berichtet. An den nach dem Wirbelkanal zu liegenden Abschnitten der Deckplatten befinden sich 3—7 derartige, allerdings nur kurze und flache Leisten und Rinnen. An den vorderen und seitlichen Abschnitten der Grundplatten konnten im 16. Lebensjahr mindestens 2 (Sakralwirbel), im Höchstfalle 17 (12. Bw.) und an den Deckplatten mindestens 4

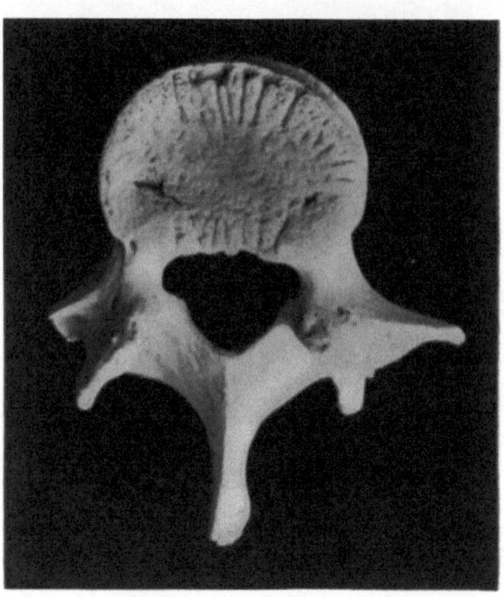

Abb. 7. (Lichtbild eines mazerierten Wirbelkörpers eines 10jährigen Knaben von oben gesehen.) Riffelung am Wirbelkörperrand. Feinporige Beschaffenheit der Wirbelkörperendfläche. Die nahe der Bogenwurzel am Wirbelkörper sichtbaren, wenig tiefen, bogenförmigen Einkerbungen zeigen die Lage des Zwischenknorpels an (vgl. Abb. 40).

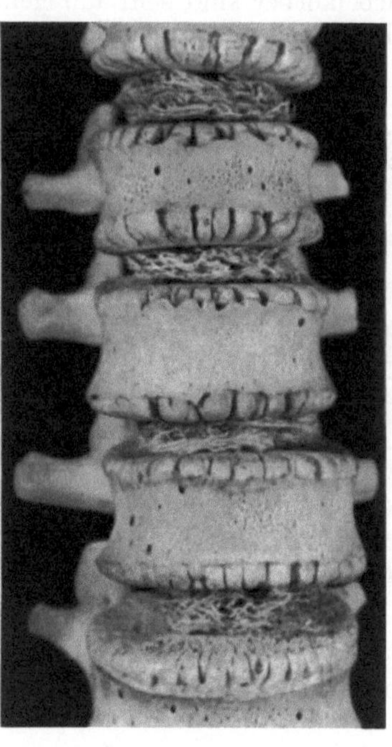

Abb. 8. (Lichtbild der mazerierten Wirbelsäule eines 6jährigen Mädchens. Ansicht von vorn.) Riffelung der Wirbelkörperränder, die sich einige Millimeter auf die Wirbelkörperaußenfläche erstreckt. An den Wirbelkörperaußenflächen mehrere Gefäßeintrittsstellen.

(Sakralwirbel), im Höchstfalle 16 (12. Bw.) gezählt werden. Vorn sind die Riffelungen stets am tiefsten ausgeprägt. Nach den seitlichen Abschnitten zu werden sie weniger tief und lang. Man erkennt sie besonders gut von der Mitte der Brust- bis zur Mitte der Lendenwirbelsäule, während sie an den Hals- und den oberen Brustwirbeln oftmals nicht so deutlich ausgeprägt sind. Bereits an den Wirbelkörpern der Neugeborenen ist diese Furchenbildung andeutungsweise zu sehen, sie wird aber erst vom 6. Lebensjahre ab deutlicher und erreicht etwa im 8.—10. Lebensjahre ihre größte Ausprägung. Die Furchen bleiben auch nach Anlagerung der knöchernen Wirbelkörperrandleisten, über die wir sogleich eingehender berichten werden, bestehen, ja sie dienen sogar zur richtigen Verzahnung derselben. Da sie aber weiter nach der Mitte der Wirbelkörperoberflächen zu entwickelt sind als die schmale Randleiste, sind sie nach deren Bildung innerhalb derselben fast stets noch zu sehen. Erst nach Abschluß des Wachstums, also jenseits des 21.—25. Lebensjahres, glätten sich die restlichen Riffelungen, und die Oberfläche eines erwachsenen

Wirbelkörpers (Abb. 16) hat dann ein ganz anderes Aussehen als die des jugendlichen (Abb. 7). Besonders bemerkenswert ist noch, daß die Durchlöcherung der Schlußplatte des Wirbelkörpers beim Erwachsenen viel großporiger geworden ist.

Die soeben geschilderten Furchenbildungen greifen von den Wirbelkörperendplatten über die Wirbelkörperkanten hinweg auf die Außenflächen der Wirbelkörper über. Dadurch haben die Wirbelkörperkanten ein zierliches, gezähntes (geriffeltes) Aussehen. Die Furchenbildungen nehmen in den ersten Lebensjahren fast das obere und untere Drittel der Wirbelkörperaußenflächen ein und setzen sich mit feinbogiger, scharfer Grenze gegen das Mittelstück der Wirbelkörperaußenflächen ab (Abb. 8). Auf einer in der Pfeilnahtebene durchsägten kindlichen Wirbelsäule erkennt man die in die Wirbelkörperkanten eingelassenen Furchen an einer stufenförmigen Aussparung (Einkerbung) der Kanten, in der sich Knorpel befindet, der mit der knorpeligen Deckplatte, die wir sogleich besprechen werden, zusammenhängt (Abb. 9).

Auf der Wirbelkörperoberfläche liegt, zwischen Wirbelkörper und Bandscheibengewebe eingefügt, aber fest mit der Bandscheibe ver-

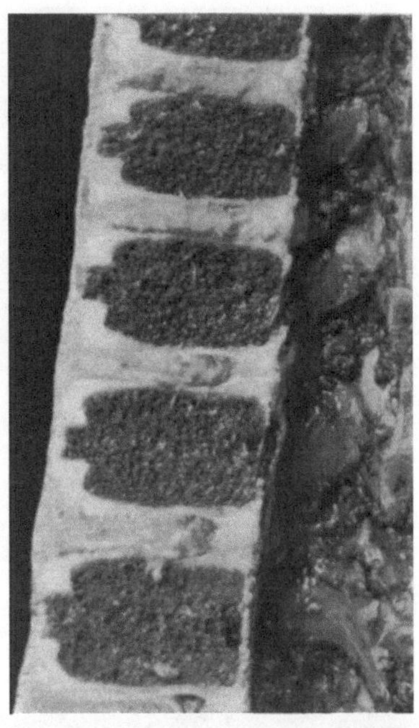

Abb. 9. (Lichtbild der rechten Hälfte der in der Sagittalebene durchsägten Wirbelsäule eines 7jährigen Knaben.) An den vorderen Ecken der Wirbelkörper springen stufenförmig als eckige Knorpelfelder die Querschnitte der knorpeligen Randleisten ein. Kleinere solche Felder an den hinteren Wirbelkörperkanten.

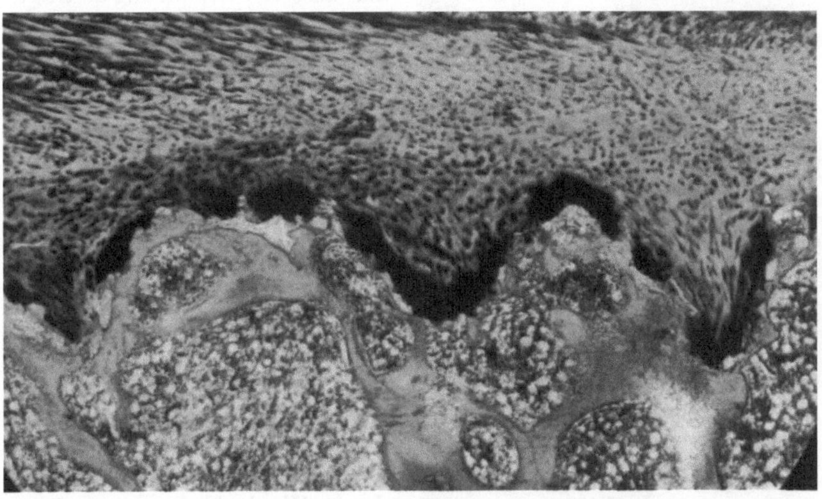

Abb. 10. (Mikrophotogramm eines Frontalschnittes durch den vorderen Teil des Wirbelkörpers eines 16jährigen Jünglings.) Die Knorpelplatte ist mit zackenförmigen Vorsprüngen in den Furchenbildungen der Wirbelkörperoberfläche verankert.

bunden, eine aus hyalinem Knorpel bestehende Schicht (knorpelige Schlußplatte der Bandscheibe, plattzellige Schicht), die krempenartig in die Aussparung

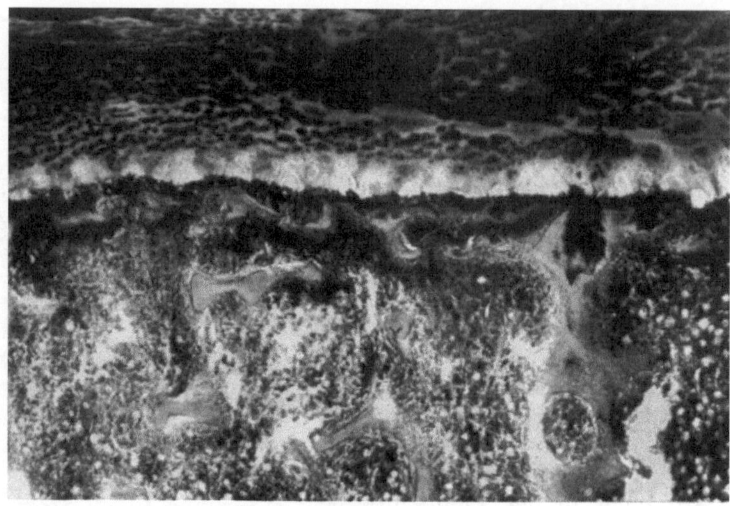

Abb. 11. (Mikrophotogramm eines Sagittalschnittes der Wirbelkörperbandscheibengrenze eines 19jährigen.)
Zwischen Knorpelplatte und Wirbelkörperendfläche liegt die Verknöcherungsschicht mit säulenartig
angeordnetem Wachstumsknorpel.

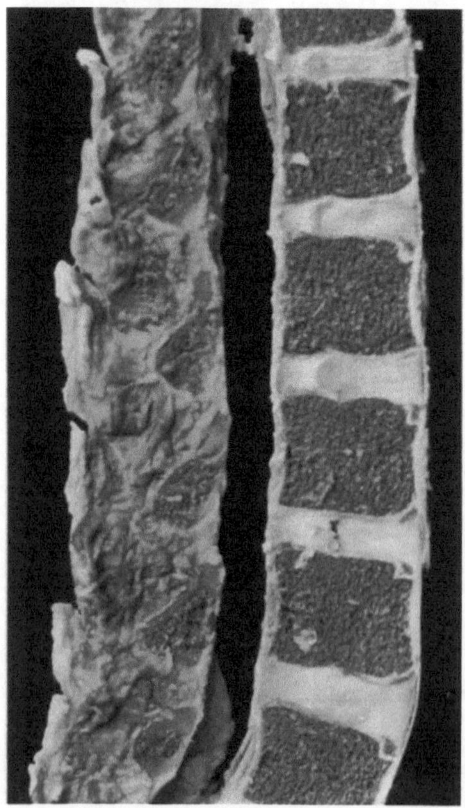

übergreift. Sie ist an den Rändern des Wirbelkörpers innig mit den bereits besprochenen Leisten und Rinnen verzahnt (Abb. 10), was erstens zur festeren Verbindung zwischen beiden und zweitens wohl auch zur Oberflächenvergrößerung und damit zur besseren Ernährung beiträgt. An der knochenwärts gerichteten Oberfläche dieser Knorpelschicht findet das Längenwachstum des Wirbelkörpers statt. Man kann hier im mikroskopischen Bild deutlich die Säulen- oder Pallisadenstellung der Knorpelzellen nachweisen (Abb. 11), wie man sie auch an den Wachstumsstellen der langen Röhrenknochen findet.

Der Knorpelring, der sich wie der Deckelrand eines Konservenglases von der knorpeligen Schlußplatte der Zwischenwirbelscheibe her in die geschilderte Aussparung der Wirbelkörperkante hineinlegt (Abb. 9), wird von SCHMORL als „knorpelige Wirbelkörperrandleiste" bezeichnet. Diese stellt die Grundlage der später verknöchernden, sog. „Wirbelkörperepiphyse" dar. Von

Abb. 12. (Lichtbild der linken Hälfte der in der Sagittalebene durchsägten Wirbelsäule eines 16jährigen
Jünglings.) In den vorderen dreieckigen Knorpelfeldern der Bandscheiben sind die Durchschnitte durch die
knöchernen Wirbelkörperrandleisten als kleine, scharf umschriebene, dreieckige Knochenfelder sichtbar
(knöcherne Wirbelkörperrandleiste).

Schmorl konnte nachgewiesen werden, daß diese „Wirbelkörperepiphyse" den Epiphysen der langen Röhrenknochen nicht gleichgestellt werden kann,

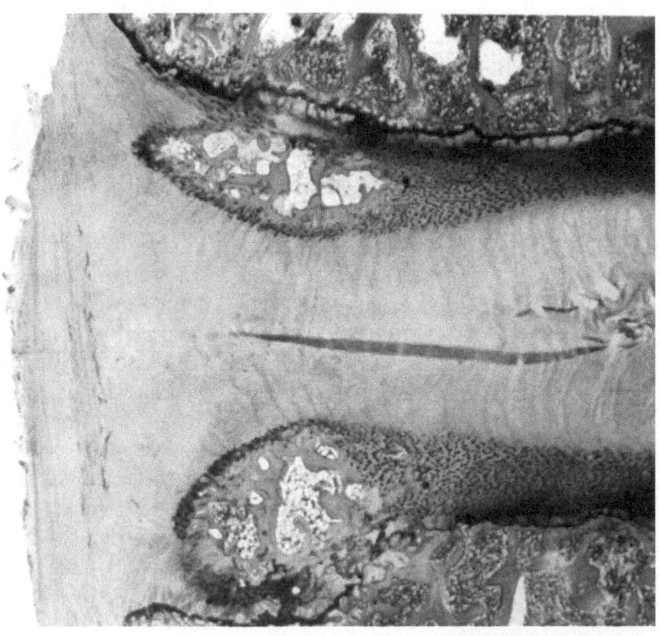

Abb. 13. (Mikrophotogramm eines Sagittalschnittes durch die vorderen Teile einer Brustbandscheibe eines Jugendlichen.) Knochenkernentwicklung in den vorderen Enden der Knorpelplatten (besonders unten), die sich in die Aussparung der Wirbelkörperecke einlegt.

da sie keine Wachstumsschichten trägt. Sie hat also keinerlei Bedeutung für das Längenwachstum der Wirbelsäule, so daß der irreführende Name „Wirbel-körperepiphyse" besser durch den Ausdruck „Wirbelkörper-randleiste" ersetzt wird. Allmählich bilden sich in der zunächst knorpeligen Wirbelkörperrandleiste Verknöcherungsvorgänge aus, die sich bei Mädchen etwas rascher entwickeln als bei Knaben, und die durch das Auftreten von kleinen Kalkeinlagerungen eingeleitet werden (bei Mädchen zwischen dem 6. und 8., bei Knaben zwischen dem 7. und 9. Lebensjahr). An verschiedenen Stellen der einzelnen knorpeligen Randleisten einsetzend, werden die Kalkherde durch Gefäßeinsprossung (Schmorl) verknöchert.

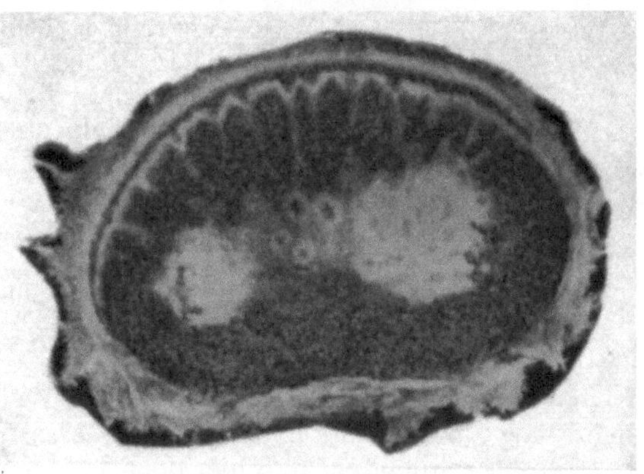

Abb. 14. (Lichtbild eines Flachschnittes durch einen jugendlichen Wirbelkörper knapp an der Zwischenwirbelscheibe.) Die Aussparung des Wirbelkörperrandes ist eben angeschnitten. Hier liegt noch ein schmaler Knorpelsaum zwischen Wirbelkörper und der schmalen sichelförmigen Wirbelkörperrandleiste.

Die einzelnen Verknöcherungspunkte vergrößern sich und verschmelzen allmählich zu einem, dem Wirbelkörperrande aufliegenden geschlossenen Knochenring, der aber zunächst noch durch eine dünne Knorpelschicht vom Wirbelkörper getrennt ist (Abb. 12, 13) und sich bei starker Mazeration leicht vom Wirbelkörper abheben läßt. Durchschnittlich ist die knöcherne Randleiste in diesem Entwicklungszustand 1—2 mm hoch und 2—10 mm breit. Ihre größte Breite hat sie am vorderen Teil der Wirbelkörperkante. Nach den Seiten zu verschmälert sie sich sichelförmig (Abb. 14). NIEDNER hat Messungen darüber mitgeteilt. Die Verkalkungen und Verknöcherungen treten nicht in allen knorpeligen Randleisten einer Wirbelsäule gleichzeitig auf. Auch an derselben Zwischenwirbelscheibe kann die kopfwärts liegende Randleiste bereits ausgedehnte Verknöcherungen zeigen, während die steißwärts liegende noch rein knorpelig ist oder umgekehrt.

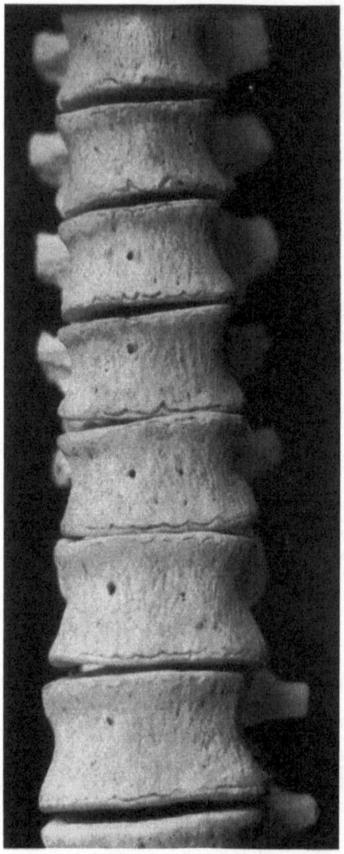

Vom 14. oder 15. Lebensjahre ab wird die zwischen Wirbelkörper und knöcherner Randleiste liegende dünne Knorpelschicht zunächst an einigen Stellen von Knochenbildungen durchbrochen, die brückenartig Wirbelkörper und Randleiste miteinander verbinden. Allmählich geht auf diese Weise die ganze zwischenliegende Knorpelschicht zugrunde, so daß eine feste, ununterbrochene knöcherne Verbindung zwischen Wirbelkörper und Randleiste hergestellt ist (Abb. 15). Dieser Zustand wird regelmäßig mit dem Abschluß des Wirbelkörperwachstums — bei Frauen etwa im 23. und bei Männern etwa im 25. Lebensjahr — erreicht. Durch die Anlage der Randleiste ist beim Erwachsenen der Wirbelkörperrand etwas höher als die Wirbelendplatte. Er fällt beim mazerierten Wirbelkörper mit einer kleinen Stufe nach der Wirbelendplatte ab. Die von der Wirbelkörperrandleiste nicht bedeckte Fläche der Wirbelendplatte wird von der knorpeligen Schlußplatte der Zwischenwirbelscheibe eingenommen. Wir werden auf diese Verhältnisse bei der Besprechung der Zwischenwirbelscheiben noch zurückkommen. In schematischer Weise zeigen die Abb. 18 und 19 die Entwicklung der Wirbelkörperbandscheibengrenze.

Von GALEAZZI wird die Ansicht SCHMORLs über die Wirbelkörperrandleiste in letzter Zeit angefochten. GALEAZZI beschreibt, wie er bei Zwölfjährigen an der Wirbelkörperrandleiste nach dem Zwischenwirbelscheibengewebe zu reihenförmig angeordnete Knorpelzellen, also Wachstumsknorpel, festgestellt habe. Daraus schließt er, daß hier doch Längenwachstum stattfindet, und daß die Wirbelkörperrandleiste im Zusammenhang mit der Knorpelplatte ebenso als „Epiphyse" angesehen werden muß, wie die Epiphysen der langen Röhrenknochen. Da SCHMORL bei seinem umfangreichen Untersuchungsgut eingehend auf diese Verhältnisse geachtet hat, und niemals Wachstumsknorpel an der bandscheibenwärts liegenden Fläche der knöchernen Wirbelkörperrandleiste finden konnte, bedürfen die neuen Angaben von GALEAZZI noch weiterer eingehender Nachprüfungen. Es besteht wohl kein Zweifel, daß auf Grund entwicklungs-

Abb. 15. (Lichtbild der mazerierten Wirbelsäule eines 23jährigen. Ansicht von vorn.) Wirbelkörperrandleisten sind mit dem Wirbelkörper verschmolzen, man sieht aber noch die bogige Trennungslinie.

geschichtlicher Vergleiche mit den Tierwirbelkörpern die Wirbelkörperrandleisten des Menschen als eine rudimentäre „Epiphyse" angesehen werden müssen (vgl. auch SCHAJOWICZ). Das hat SCHMORL auch niemals völlig abgestritten. Die menschliche Wirbelkörperrandleiste hat aber mit dem Wirbelkörperlängenwachstum nichts zu tun, während die tierische Wirbelkörperepiphyse nach der Zwischenwirbelscheibe zu Wachstumszonen trägt und außerdem als flächenhafte Knochenplatte die ganze Wirbelkörperoberfläche und Unterfläche bedeckt. SCHMORLs „Wirbelkörperrandleiste" bezeichnet die tatsächlichen anatomischen Lageverhältnisse besser und erleichtert so das Verständnis für zahlreiche krankhafte Vorgänge an der menschlichen Wirbelkörperbandscheibengrenze.

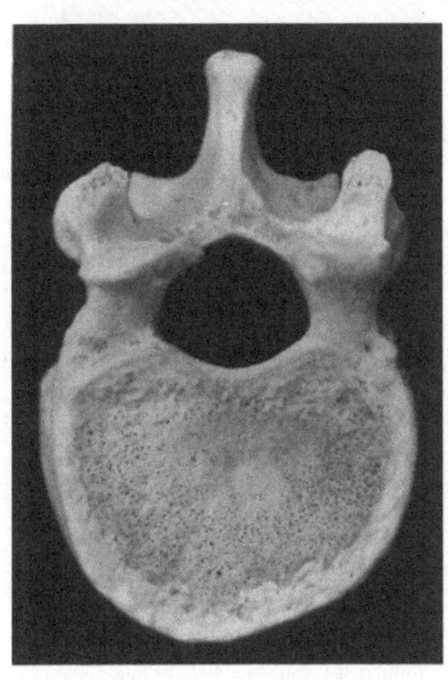

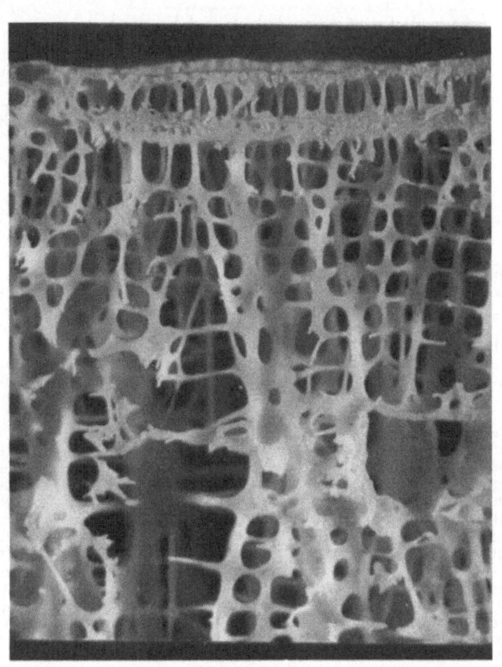

Abb. 16.Abb. 17.

Abb. 16. (Lichtbild eines von oben her gesehenen mazerierten Wirbelkörpers eines 34jährigen Mannes.) Die Mitte der Wirbelkörperschlußplatte ist dicht gefügt, nur wenige Poren. Nach den Rändern zu größere und dicht stehende Poren. Die knöcherne Randleiste liegt als schamler Ring mit dichter Knochenoberfläche dem Rand der knöchernen Schlußplatte auf.

Abb. 17. (Lichtbild eines mazerierten Lendenwirbelkörperstückes. Schwache Vergrößerung.) Das Knochenbälkchenwerk setzt sich aus durcheinanderlaufenden, knöchernen Platten zusammen. Unterhalb der Wirbelkörperdeckplatte ein parallel laufender knöcherner Verstärkungszug.

Das Wirbelkörperinnere wird beim Erwachsenen von einem feingliedrigen Knochenbälkchengerüst eingenommen (Abb. 17). Eigentlich ist es richtiger, nicht von „Knochenbälkchen" zu sprechen, denn es handelt sich in Wirklichkeit um dünne Knochenplatten, die sich gegenseitig durchschneiden und zahlreiche rundliche bis viereckige, verschieden große Löcher enthalten. Die Hauptrichtung dieser Knochenplatten ist kopf-steißwärts. In senkrechten Schnitten durch Wirbelkörper fällt bisweilen knapp neben der Wirbelkörperendplatte ein zweiter derartiger Knochenplattenzug auf. Man hat diesen Zustand, der auch auf Abb. 17 zu erkennen ist, als „verdoppelte Endplatten" bezeichnet. Das Auftreten ist unregelmäßig. Manchmal findet man oben und unten am Wirbelkörper, manchmal auch nur an der einen Endplatte, derartige Verstärkungszüge. Die klinische Bedeutung ist noch nicht klar (SCHMORL und JUNGHANNS). Die Verlaufs- und Durchkreuzungsrichtung der Knochenbälkchen ist in verschiedenen Wirbelsäulenabschnitten je nach der Belastungsrichtung etwas verschieden. Bei krankhaften Verbiegungen und Versteifungen kann sich die Knochenbälkchenrichtung beträchtlich ändern (SCHWANKE).

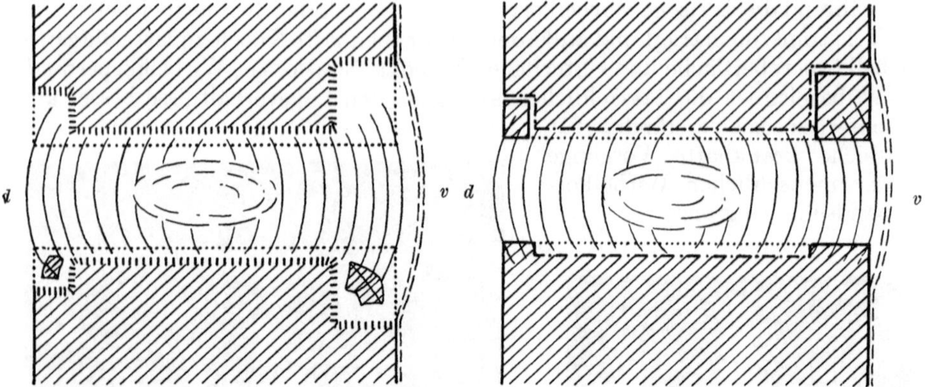

Abb. 18. (Schematische Zeichnung der Sagittalschnittfläche durch eine Zwischenwirbelscheibe und die angrenzenden Wirbelkörperteile mit Darstellung der Entwicklung der knöchernen Randleiste. Rechts im Bild ist die vordere und links die hintere, dem Wirbelkanal zugewandte Seite der Zwischenwirbelscheibe.) Die Zwischenwirbelscheibe besteht aus dem eiförmigen Gallertkern und den Faserzügen des Faserringes, die sich nach oben und unten zu in die Knorpelplatten einsenken. Die punktierten Linien trennen die Knorpelplatten von der eigentlichen Bandscheibe ab. Vorn und hinten zeigen die Knorpelplatten stufenförmige Verbreiterungen, die in den Wirbelkörper hineinragen (knorpelige Wirbelkörperrandleisten). In diesen legen sich Knochenkerne an, die in der im Bild unten dargestellten Randleiste eingezeichnet sind. Die äußersten Fasern des Faserringes ziehen tief in die Randleisten hinein (SHARPEYsche Fasern). Zwischen dem eigentlichen Wirbelkörper und der Knorpelplatte liegt die Wachstumsschicht (gestrichelt). Die Knochenkerne in den Randleisten haben jedoch keine Wachstumsschicht. Es findet hier lediglich nur eine Verknöcherung der bereits knorpelig angelegten Randleisten statt (v ventral, d dorsal).

Abb. 19. (Schematische Zeichnung der Sagittalschnittfläche durch eine Zwischenwirbelscheibe und die angrenzenden Wirbelkörperteile, wie in der vorhergehenden Abbildung. Späterer Entwicklungszustand.) Das Wirbelkörperwachstum ist zum Abschluß gekommen. Der Knorpel der Randleisten ist vollkommen durch Knochen ersetzt, in den hinein die äußersten Faserringschichten als SHARPEYsche Fasern ziehen. Zwischen dem nach oben zu dargestellten Wirbelkörper und der zugehörigen knöchernen Randleiste besteht noch ein schmaler Knorpelstreifen. Nach unten zu ist ein vollkommen entwickelter Wirbelkörper eines Erwachsenen (nach dem 25. Lebensjahr) dargestellt. Die Randleiste ist hier vollkommen knöchern mit dem Wirbelkörper verwachsen. Auf ihr liegt keine Knorpelplatte. Diese (zwischen punktierter und strichpunktierter Linie) bedeckt nur die Teile der Wirbelkörperoberfläche, die von der Randleiste freigelassen worden sind. Das vordere Längsband (doppelt gestrichelte Linie) hebt sich vom Wirbelkörper an der Stelle ab, an der die Außenfläche der knöchernen Randleiste mit der Außenfläche des Wirbelkörpers zusammenstößt, und überbrückt den Zwischenwirbelraum und die beiden Randleisten. Es ist nur mit wenigen Fasern an die Zwischenwirbelscheibe angeheftet (v ventral, d dorsal).

3. Wirbelbögen, Wirbelbogenfortsätze, kleine Wirbelgelenke und Nebenknochenkerne.

Bei der Geburt sind bereits in allen Wirbelbögen die Knochenkerne angelegt (ein Knochenkern in jeder Wirbelbogenhälfte). In die knorpelig vorgebildeten Wirbelbogenfortsätze erstrecken sich auch bereits knöcherne Zapfen hinein, die von den Wirbelbogenknochenkernen ausgehen. Deutlich entwickelt sind die Knochenbildungen in die Gelenkfortsätze hinein, und angedeutet sind die in die Querfortsätze eindringende Knochenzapfen, während der Dornfortsatz noch weitgehend knorpelig ist. Die in den beiden Wirbelbogenhälften liegenden Knochenkerne haben hier noch keine Verbindung miteinander gefunden. Das geschieht jedoch bereits im Laufe des 1. und 2. Lebensjahres. Nur am Atlas und am Kreuzbein verzögert sich der endgültige knöcherne Verschluß des Wirbelbogens bis ins 4., manchmal bis ins 6. Lebensjahr.

Zwischen der nach dem Wirbelkörper zu gerichteten Wirbelbogenwurzel und dem Wirbelkörperknochenkern liegt bei der Geburt noch ein sehr dicker Knorpelteil (Intermediärknorpel, Zwischenknorpel), der meist als ,,Wirbelbogenepiphyse" bezeichnet wird. Erst im 3.—6. Lebensjahre findet an dieser Stelle die knöcherne Vereinigung zwischen Wirbelbogenwurzel und Wirbel-

körper statt, und der Zwischenknorpel verschwindet. Allerdings lassen sich
nicht ganz selten auch noch bis zum 14. Lebensjahr und länger im anatomischen
Präparat Reste des Zwischenknorpels an einzelnen Stellen finden. Die Stelle,
an der Wirbelkörper und Wirbelbogen zusammenstoßen, liegt verhältnismäßig
weit im Inneren des endgültigen Wirbelkörpers (Abb. 40), so daß die Wirbelbogenwurzel ein beträchtliches Stück des hinteren seitlichen Anteils des Wirbelkörpers bildet. In Schnitten, die etwas seitlich von der Pfeilnahtebene durch
den jugendlichen Wirbelkörper gelegt werden, kann man den Zwischenknorpel
mit zur Darstellung bringen (Abb. 20). Die mikroskopische Untersuchung zeigt,
daß dieser Zwischenknorpel nach beiden an-
grenzenden Knochen (Wirbelbogenwurzel und
Wirbelkörper) zu eine Wachstumsschicht trägt,
während die Zwischenknorpel an den langen
Röhrenknochen (die sog. Epiphysenlinien) nur
nach der Diaphyse zu eine Wachstumsschicht
besitzen.

Der Wirbelbogen umschließt nahezu zwei
Drittel des Wirbelloches. Das restliche vordere Drittel wird von der Hinterfläche des
Wirbelkörpers gebildet. Diese aus der normalen Anatomie hinreichend bekannte Tatsache
wollen wir hier nicht näher erläutern. Es erübrigt sich auch, eine genaue Beschreibung
der Form und Stellung der einzelnen Wirbelbogenfortsätze (Dornfortsätze, Querfortsatz,
Gelenkfortsatz) in den verschiedenen Wirbelsäulenabschnitten, da diese Verhältnisse ebenfalls von der normalen Anatomie her geläufig
sind. Für praktisch klinische Zwecke, insbesondere für die Röntgenologie, haben die Stel-
lungsverschiedenheiten der kleinen Wirbelgelenke ein große Bedeutung. Ihre Anatomie,
Gelenkmechanik und Darstellbarkeit im Röntgenbild ist von verschiedenen Seiten beschrieben worden, so daß auf diese Arbeiten hier
verwiesen werden kann (M. LANGE, FICK,
GOLDTHWAIT, SCHMORL-JUNGHANNS u. v. a.).

Wenig Beachtung haben im pathologisch-
anatomischen Schrifttum bisher die kleinen
Nebenknochenkerne (Apophysen) gefunden,
die sich während des Wachstumsalters an den

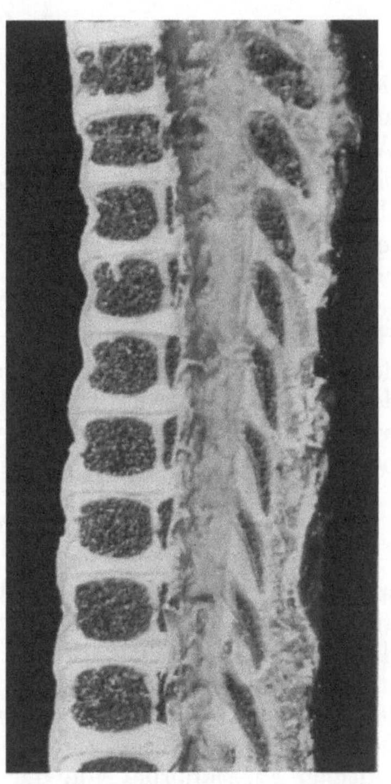

Abb. 20. (Lichtbild der Sagittalschnittfläche der Wirbelsäule eines 3jährigen
Kindes.) Zwischenknorpel zwischen Wirbelkörpern und Wirbelbögen sind im unteren
Teil des Bildes deutlich zu sehen, da hier
der Schnitt seitlich von der Mittellinie
abgewichen ist (vgl. Abb. 40, Strich 4).

Spitzen der Wirbelbogenfortsätze ausbilden. Sie entstehen als kleine Knochenkerne in den knorpeligen Spitzen der einzelnen Wirbelbogenfortsätze und liegen
dann den Knochenkernenden der Wirbelbogenfortsätze kappenförmig auf. Zunächst sind sie durch eine Knorpelschicht von den Spitzen der knöchernen
Wirbelbogenfortsätze getrennt, allmählich verschwindet die Knorpelschicht,
und die Nebenknochenkerne verschmelzen vollkommen knöchern mit den Wirbelbogenfortsätzen. Dieser Vorgang ist ungefähr mit dem Abschluß des Wirbel-
säulenwachstums (25. Lebensjahr) beendet. Die Zeit und Reihenfolge der
Entstehung ist noch unregelmäßiger, wie wir dies bei den knöchernen Wirbelkörperrandleisten beschrieben haben. Besonders unbeständig und unregelmäßig
scheint die Bildung der Nebenknochenkerne in den Spitzen der Gelenkfortsätze zu
sein (S. 269). Von REISNER, GIRAUDI, GRASHEY u. a. sind Nebenknochenkerne

an den Spitzen der Gelenkfortsätze im Röntgenbild beim Lebenden dargestellt worden. Jedoch fehlen hier noch eingehende pathologisch-anatomische Untersuchungen. An den Spitzen der Procc. mamillares der Lendenwirbelsäule kommen ebenfalls Nebenknochenkerne vor. Auch entlang der Seitenmassen des Kreuzbeins, die entwicklungsgeschichtlich aus den Querfortsätzen der Kreuzbeinwirbel entstanden sind, bilden sich im Wachstumsalter schmale, scheibenförmige Nebenknochenkerne aus. Selten liegen sie jederseits der Kreuzbeinseitenmasse in ganzer Länge als einheitliche schmale Knochenplatten auf, meist sind sie jederseits in mehrere Einzelstücke aufgeteilt (GIRAUDI).

4. Zwischenwirbellöcher.

Die Zwischenwirbellöcher haben wegen der Nerven und Blutgefäße, die durch sie hindurchziehen, eine große praktische Bedeutung. Ihre Eingangsebene und die Richtung der Achse des größten Durchmessers sind in den einzelnen Wirbelsäulenabschnitten verschieden, was für die Darstellung im Röntgenbild von größter Wichtigkeit ist (THOMA). Im Halsteil haben die Eingangsebenen Schuhsohlenform, im Brustteil Eiform und im Lendenteil Ohrmuschelform. Stets wird der größte Teil des Umfanges eines Zwischenwirbelloches von den Wirbelbogenanteilen des darüberliegenden Wirbels gebildet. Einen schmaleren Teil der vorderen Umrandung des Zwischenwirbelloches nimmt die Hinterfläche der zugehörigen Zwischenwirbelscheibe ein. Bei der Zählung der Zwischenwirbellöcher belegen wir das betreffende Zwischenwirbelloch mit der gleichen Zahl wie die zugehörige Zwischenwirbelscheibe. Das 5. Zwischenwirbelloch der Brustwirbelsäule ist z. B. dasjenige, das zwischen den Wirbelbogenwurzeln des 5. und 6. Brustwirbels liegt.

5. Zwischenwirbelscheiben (Bandscheiben).

Beim Abschluß des Embryonallebens bestehen die Zwischenwirbelscheiben, wie weiter vorn ausgeführt ist, im wesentlichen aus hyalinem Knorpel und aus der intervertebralen Chordaanschwellung, dem späteren Gallertkern. Nur die äußersten Schichten der Zwischenwirbelscheibe haben nach BROMAN bereits im knorpeligen Zustand der Wirbelsäulenentwicklung eine gut erkennbare Faserbildung. UEBERMUTH fand demgegenüber, daß sich die Umwandlung des hyalinen Knorpels der embryonalen Zwischenwirbelscheiben in den endgültigen Faserknorpel von der Mitte der Zwischenwirbelscheibe aus nach den Seiten zu fortschreitend ausbildet.

Durch derartige Differenzierung entstehen in den ersten Lebensjahren die vier bleibenden Bestandteile jeder Zwischenwirbelscheibe: Gallertkern (Nucleus pulposus), Lamellenring (Annulus lamellosus oder fibrosus) und die jederseits den benachbarten Wirbelkörpern aufliegenden Knorpelplatten. Während dieser fortschreitenden Gewebsdifferenzierung geht eine langsame Rückbildung der im Embryonalleben in den Zwischenwirbelscheiben liegenden Blutgefäße (S. 222) vor sich, so daß bis zum Abschluß des Wachstums (etwa im 25. Lebensjahre) alle Blutgefäße aus den Zwischenwirbelscheiben verschwunden sind. Bei diesen Rückbildungsvorgängen bleiben an einzelnen Stellen „Gefäßnarben" bestehen, auf deren Bedeutung und Lage wir noch mehrfach zurückkommen werden.

Die Knorpelplatten, die beim Abschluß des Wachstums als dünne Platten an der Wirbelkörperbandscheibengrenze liegen, sind in den ersten Lebensjahren wesentlich dicker. Sie stellen den Mutterboden für den wachsenden Wirbelkörper dar, denn hier liegt die endochondrale Wachstumsschicht des Wirbelkörpers (Abb. 11). Wie sich die Knorpelplatten während der Entwicklungsjahre mit einem deckelartigen Rande in die stufenförmigen Aussparungen der Wirbelkörperränder einsenken, und wie sich in diesen

„knorpeligen Randleisten" allmählich die „knöchernen Randleisten" bilden und fest mit dem Wirbelkörper verschmelzen, ist bereits besprochen (Abb. 18 und 19). Infolge dieser einschneidenden, umformenden Entwicklungsvorgänge an der Wirbelkörperbandscheibengrenze und an der Wirbelkörperrandleiste werden bei der voll entwickelten Wirbelsäule die Wirbelkörperdeck- und -grundplatten nicht mehr in ganzer Ausdehnung von den Knorpelplatten bedeckt. Die Knorpelplatten enden allseitig am inneren Rande der erhabenen knöchernen Wirbelkörperrandleiste und sind gerade so dick, wie die knöcherne Randleiste über die knöcherne Wirbelkörperschlußplatte erhaben ist (Abb. 18 und 19). Auf der Wirbelkörperendfläche (Schlußplatte) sind die Knorpelplatten mit einer Kalk-

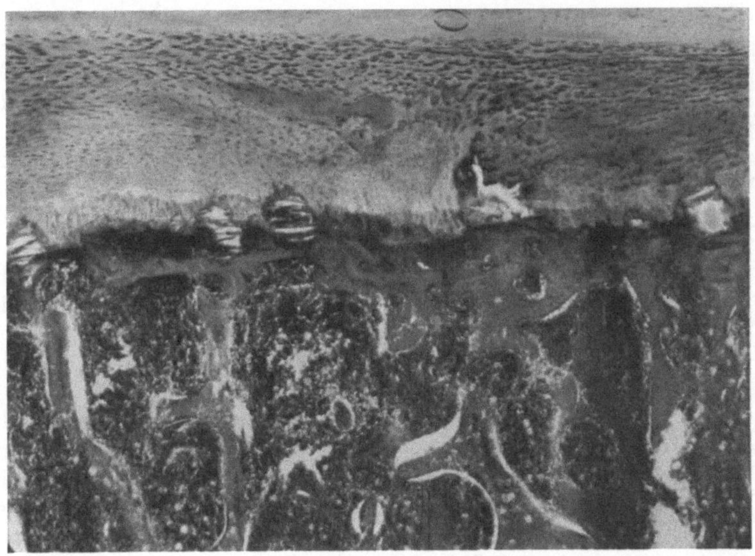

Abb. 21. (Mikrophotogramm eines Sagittalschnittes durch die Wirbelkörperbandscheibengrenze bei einem 19jährigen.) In der Verknöcherungsschicht liegen an 5 Stellen Lücken mit querem, scholligem Zerfall. (Ossifikationslücken nach Schmorl.)

schicht befestigt (Schmorl), die die zur Ernährung der Zwischenwirbelscheibe dienenden feinen Poren in der Schlußplatte freiläßt.

In den Knorpelplatten des Erwachsenen finden sich noch eigenartige Lückenbildungen, die Schmorl als „Ossifikationslücken" bezeichnete (Abb. 21). Es handelt sich um schollige Zerfallsbildungen innerhalb der Wachstumsschicht, deren Bedeutung und Genese noch nicht sicher geklärt sind. Sie werden auch von Schwabe beschrieben. Die Ossifikationslücken entstehen etwa zu der gleichen Zeit, zu der die Rückbildung der Blutgefäße einsetzt, sie liegen aber nicht an den Gefäßdurchtrittsstellen, wie Böhmig angenommen hat. Die Gefäßdurchtrittsstellen werden nach Rückbildung des Gefäßes von einem fibrösen Narbengewebe eingenommen. An diesen Stellen entsteht infolgedessen eine geringere Widerstandsfähigkeit als an der Knorpelplatte selbst, was für viele krankhafte Geschehnisse von großer Bedeutung ist. Schajowicz nimmt an, daß die „Ossifikationslücken" zertrümmerte Kalkherde sind, und daß sie die Aufgabe haben, die weiche und sehr bewegliche Knorpelwucherungszone mit Kalkeinlagerungen zu spicken und sie weniger beweglich zu machen.

Der Lamellenring oder Faserring ist der an Masse und Ausdehnung größte Bestandteil jeder Zwischenwirbelscheibe. Er besteht aus ungefähr

ringförmig verlaufenden Lamellen, die sich aus eng aneinanderliegenden Knorpel-
fasern zusammensetzen, und deren Faserrichtung winkelig gegeneinander
steht, so daß bei Betrachtung von Schnittoberflächen durch Zwischenwirbelscheiben je nach dem Einfall des Lichtes die benachbarten Lamellen umschichtig
hell und dunkel aufleuchten (Abb. 22 und 23). Fick hat den feinen Aufbau eingehend beschrieben und Schmorl konnte noch zwischen den einzelnen Lamellen
liegende „Spannfasern" feststellen. Schmorl wählte diesen Namen deshalb,
weil Verwerfungen im Lamellenverlauf eintreten, wenn die Spannfasern zerrissen oder zerstört sind. Nach oben und unten zu ziehen die Fasern der einzelnen
Lamellen in die knorpeligen Schlußplatten hinein. Im Bereich der knöchernen
Randleiste, wo die Knorpelplatte fehlt, senken sich die Fasern als Sharpeysche Fasern in die knö-
cherne Randleiste hin-
ein (Roux, Gebhardt,
Schmorl), so daß eine
besonders feste Verbin-
dung zwischen knöcher-
ner Wirbelkörperrand-
leiste und Lamellenring
besteht.

Auf einem Frontal-
schnitt durch eine Zwi-
schenwirbelscheibe sind
die Lamellen bilateral
symmetrisch angeord-
net. Die einzelnen La-
mellenlagen sind ver-
hältnismäßig dick und
verlaufen in einem nach
außen zu leicht kon-
vexen Bogen. Einzelne
der Spannfasern, die
senkrecht zum Lamel-

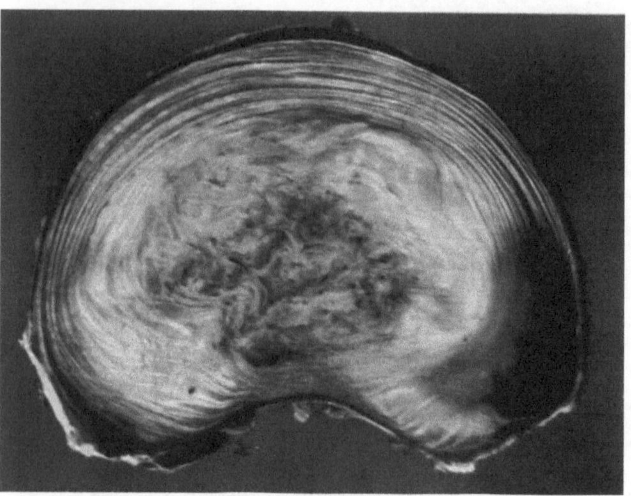

Abb. 22. (Lichtbild der Horizontalschnittfläche einer normalen Zwischenwirbelscheibe.) Konzentrische Schichtung des Faserringes. Aufgeknäuelte
Lamellen im Gallertkerngebiet.

lenverlauf ziehen, sind meist deutlich glänzend erkennbar. Auf Schnitten in
Pfeilnahtrichtung sind die Lamellenanordnungen meist nicht so symmetrisch wie
eben beschrieben. Hier (Abb. 24) ändern die Lamellen nach der Mitte zu ihre
Verlaufsrichtung und auch ihre Dicke. An der ventralen Seite sind sie nur
mäßig konvex ausgebogen, während sie an der dorsalen Seite einen kurzen konvexen Bogen nach hinten beschreiben. In der Umgebung des Gallertkernes
steht der Lamellenverlauf in engen Beziehungen zur Gestalt und Lage des Gallertkerns, wie weiter unten beschrieben wird. Die Dicke der einzelnen Lamellen
ist an derselben Wirbelsäule in verschiedenen Abschnitten verschieden, und
meist sind auch die Lamellen in den vorderen Zwischenwirbelscheibenteilen
dicker als in den hinteren (Abb. 22). Diese Verschiedenheiten hängen im
wesentlichen mit der verschiedenen Leistungsbeanspruchung der einzelnen
Zwischenwirbelscheibenabschnitte zusammen. Fick konnte zwischen den La-
mellenringen noch vereinzelte elastische Fasern finden. Nervenfasern oder
Nervenendapparate sind aber bisher in den Zwischenwirbelscheiben noch nicht
nachgewiesen worden (Jung und Brunschwieg, Keyes und Compere).

Der Gallertkern der Zwischenwirbelscheibe geht aus der intervertebralen
Chordaanschwellung hervor (S. 222). Er besteht beim Neugeborenen in seinen
wesentlichen Bestandteilen aus Chordazellen, die aber im Laufe des weiteren
Wachstums allmählich immer mehr verschwinden. Uebermuth konnte nach

Wachstumsabschluß überhaupt keine Chordazellen im Gallertkern mehr nachweisen, während von anderer Seite behauptet wird, daß bis ins höchste Alter
hinein noch Chordazellen im Gallertkern nachweisbar sind. SCHWABE fand

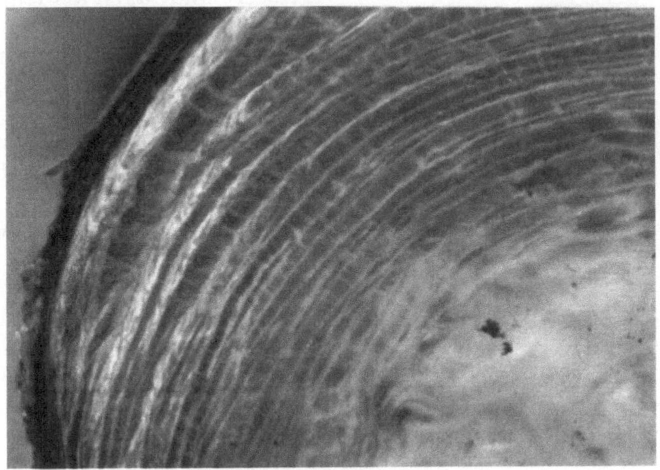

Abb. 23. (Bei schwacher Vergrößerung aufgenommene Horizontalschnittfläche einer normalen Zwischenwirbelscheibe.) Zwischen den einzelnen Faserringschichten spannen sich quer durchlaufende Spannfasern aus.

in den Bandscheibenresten im Kreuzbein bis ins 5. Lebensjahrzehnt Chordazellen. Neben den gut erhaltenen bläschenförmigen Chordazellen liegen im
Gallertkern während der Wachstumszeit noch netzartig verbunden Stränge

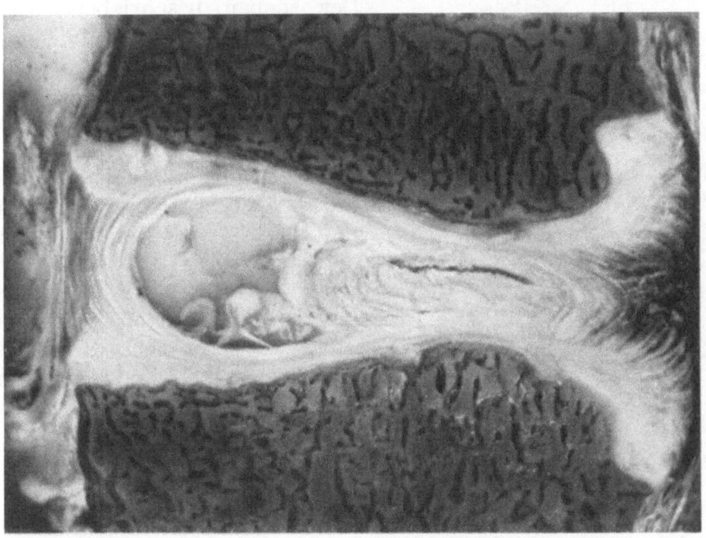

Abb. 24. (Bei schwacher Vergrößerung aufgenommene Sagittalschnittfläche durch Zwischenwirbelscheibe
eines 7jährigen Knaben.) Große flüssigkeitsgefüllte Gallertkernhöhle mit Zottenresten. In den Aussparungen
der vorderen Wirbelkörperkanten (rechts im Bilde) große Knorpelfelder.

aus dicht zusammenliegenden Kernen vom Aussehen der Chordazellkerne
(Chordaretikulum). Die Maschenräume dieses Netzes werden von einer flüssig-
schleimigen Grundsubstanz ausgefüllt. Die innersten Faserschichten des

Lamellenringes fallen allmählich einer Einschmelzung anheim und bilden sich so ebenfalls zu schleimig-wäßriger Masse um. Dadurch werden die

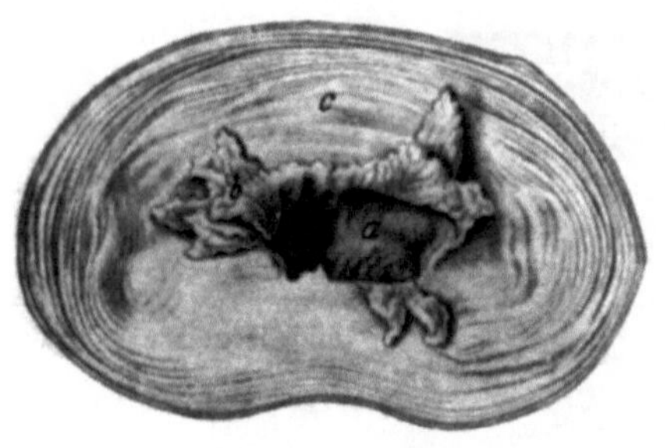

innersten Lamellen pinselförmig aufgefasert und ragen als feine Zotten in einen verzweigten Hohlraum hinein, der mit einer schleimigen synovia-ähnlichen Flüssigkeit ausgefüllt ist. PORTAL hat diesen Hohlraum im Innern des Gallertkerns erstmalig beschrieben und LUSCHKA hat ihn näher untersucht und abgebildet (Abb. 25). Auf Schnitten durch jugendliche Zwischenwirbelscheiben kann man stets ein Vorquellen des stark flüssigkeithaltigen Gallertkerns (Abb. 25) feststellen, und es gelingt leicht, die einzelnen Zotten aus der Gallertkern-

Abb. 25. Darstellung der Gallertkernhöhle mit herausgeklappten Zotten (Abbildung von LUSCHKA).

höhle herauszuheben und so einen unregelmäßig verzweigten Hohlraum darzustellen. Bei geschlossener Zwischenwirbelscheibe ist es möglich, durch eine Hohlnadel gefärbte Gelatine in den Hohlraum einzuspritzen, so daß er dann nach Härtung auf Schnittflächen deutlich zu Gesicht kommt. Durch Einspritzung von Flüssigkeiten, die im Röntgenbild Schatten geben, läßt sich die Ausdehnung der Gallertkernhohlräume besonders schön zeigen (Abb. 26).

Der soeben beschriebene anatomische Aufbau gilt in seinen Grundzügen für alle Zwischenwirbelscheiben. Trotzdem müssen wir hier noch einige wichtige Abweichungen und Besonderheiten im Aufbau der einzelnen Zwischenwirbelscheiben besprechen, die für die Leistungsfähigkeit und für die Gestalt der Wirbelsäule von größter Bedeutung sind. Die Dicke, oder vielleicht besser ausgedrückt, die Höhe der Zwischenwirbelscheiben ist in den verschiedenen Wirbelsäulenabschnitten außerordentlich verschieden. Aber auch die einzelnen Zwischenwirbelscheiben sind nicht in ihrer ganzen Ausdehnung gleich hoch. Der Unterschied zwischen vorderer und hinterer Höhe kann beträchtlich sein. An der unteren Lebendenwirbelsäule ist das stets deutlich ausgeprägt. Besonders die 5. Lendenzwischenwirbelscheibe ist sehr oft im Pfeilnahtschnitt ausgesprochen dreieckig. Die vordere Fläche ist dabei ganz wesentlich höher als die hintere. Die Unterschiede

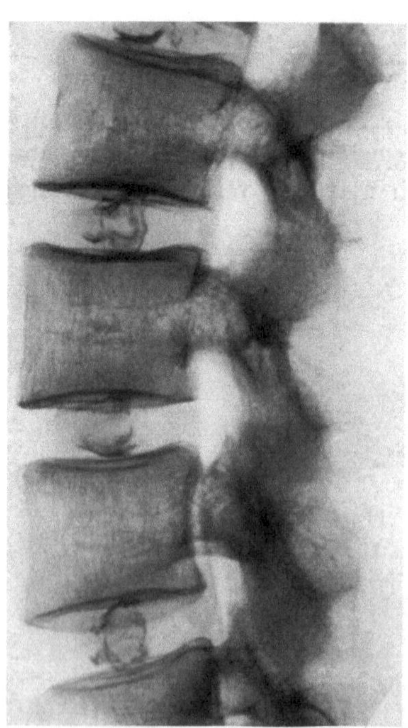

Abb. 26. (Seitliche Röntgenaufnahme der Lendenwirbelsäule eines 47jährigen Mannes. Die Gallertkernhöhlen sind mit schattengebender Flüssigkeit gefüllt.) Normale Ausdehnung der spaltförmigen, zwiebelschalenartig angeordneten Hohlräume im Gallertkern.

zwischen vorderer und hinterer Zwischenwirbelscheibenhöhe hängen eng mit den Krümmungsverhältnissen der Wirbelsäule zusammen. Dabei sind die Zwischenwirbelscheibenformen keineswegs passiv den Krümmungsverhältnissen angepaßt, sondern die Eigenform der Zwischenwirbelscheiben bedingt die Gesamtform der Wirbelsäulenabschnitte ganz wesentlich. Die genauen Zahlen sind in großem Vergleichsmaterial bereits untersucht (FICK, JACOBI, W. WEBER, STRASSER, SCHRADER).

Der Wassergehalt der Zwischenwirbelscheiben ist mehrfach eingehend untersucht worden, weil er für Gestalt und Funktion der Zwischenwirbelscheiben von großer Wichtigkeit ist. KEYES und COMPERE stellen fest, daß die Zwischenwirbelscheiben beim Neugeborenen 88%, beim 12jährigen 80%, und beim 72jährigen 70% Wasser enthalten. PÜSCHEL veröffentlichte eingehende Untersuchungen, bei denen der Unterschied zwischen dem Wassergehalt des Gallertkerns und des Faserringes besonders berücksichtigt ist. Diese Untersuchungen ergaben zunächst, daß der Wassergehalt der verschiedenen Zwischenwirbelscheiben einer Wirbelsäule gleich ist, wenn es sich um normale Zwischenwirbelscheiben handelt. Der Gallertkern enthält stets mehr Flüssigkeit als der Faserring. Beim Neugeborenen enthält der Faserring 78% und der Gallertkern 88% Wasser. Dieser hohe Unterschied von 10% nimmt aber im Laufe des Lebens ab. Auch der Gesamtwassergehalt der Zwischenwirbelscheiben wird mit zunehmendem Alter geringer. Im 3. Lebensjahrzehnt enthält der Faserring etwa 70%, der Gallertkern 76% Wasser. Der Faserring behält weiterhin während des ganzen Lebens einen Wassergehalt von etwa 70%, während sich der Wassergehalt im Gallertkern verringert und sich immer mehr dem des Faserringes angleicht. Die Ergebnisse von Untersuchungen über das Wasseraufnahmevermögen (Quellbarkeit) der Zwischenwirbelscheiben in verschiedenen Altersstufen und die dadurch bedingten Elastizitätsänderungen können bei GÖCKE nachgelesen werden.

6. Bänder.

Der Aufbau des umfangreichen Bandapparates der Wirbelsäule ist aus den normal anatomischen Lehrbüchern hinreichend bekannt, so daß sich eine eingehende Darstellung erübrigt. Es sollen hier nur einige wichtige Hinweise auf Besonderheiten gebracht werden, die zum Verständnis des krankhaften Geschehens an der Wirbelsäule bedeutsam sind.

Das vordere und hintere Längsband der Wirbelkörperreihe sind aus der vorderen und hinteren Membrana interdiscalis (S. 217) hervorgegangen. Die übrigen zahlreichen kleinen Bänder, die sich zwischen den einzelnen Wirbelfortsätzen ausspannen, entwickeln sich aus den Interdorsal- und Interventralmembranen (S. 217).

Das vordere Längsband bedeckt die Vorder- und Seitenflächen aller Wirbelkörper und ist aus verschieden langen Zügen zusammengesetzt, die von Wirbel zu Wirbel ziehen oder einen oder mehrere Wirbelkörper überspringen. Es ist sehr fest an den Wirbelkörperaußenflächen angeheftet und bildet gleichzeitig das Periost der Wirbelkörper. Im Gegensatz dazu sind die Zwischenwirbelscheiben mit dem vorderen Längsband nur durch lockere Faserzüge verbunden. Die Hauptmasse der Bandzüge hebt sich an der Wirbelkörperaußenfläche an der Stelle ab, an der die knöcherne Randleiste mit dem eigentlichen Wirbelkörper zusammenstößt und setzt sich am nächsten Wirbel erst an der gleichen Stelle wieder an. Die Außenfläche der Zwischenwirbelscheibe und die beiden ihr anliegenden knöchernen Randleisten werden also vom vorderen Längsband übersprungen (Abb. 19 und 20). Die Faserzüge des vorderen Längsbandes enthalten nur wenig elastische Fasern. Das Band ist an den Stellen besonders dick, an denen es an den Wirbelkörperaußenflächen aufliegt.

Das hintere Längsband der Wirbelkörperreihe ist schmaler als das vordere Längsband, es ist aber dicker und enthält mehr elastische Fasern (FICK). Es ist, im Gegensatz zum vorderen Längsband, fest an den Zwischenwirbelscheiben angeheftet und überspringt die leicht eingezogenen Hinterflächen der Wirbelkörper. Im Bereich der Bandscheibe ist das hintere Längsband verhältnismäßig breit, es verjüngt sich aber rasch und zieht nur als schmales Band über die leicht ausgehöhlten Wirbelkörperhinterflächen hinweg, um sich erst an der nächsten Zwischenwirbelscheibe wieder fächerförmig zu verbreitern. Zwischen dem hinteren Längsband und der eingezogenen Wirbelkörperhinterfläche liegt ein Venengeflecht, das die Wirbelvenen aufnimmt. Seitlich setzt sich an das hintere Längsband eine dünne Bindegewebsschicht an, die die Längsvenen des Wirbelkanals von der Dura mater trennt. Außerdem ziehen zwischen dieser Bindegewebsschicht und dem Wirbelkörper noch feine Arterien und zahlreiche Nerven entlang. Diese Nerven macht LUSCHKA für Schmerzzustände bei Wirbelerkrankungen verantwortlich.

Das vordere und hintere Längsband der Wirbelkörperreihe wirken als Gegenspieler bei Wirbelsäulenbewegungen. Nach HENLE dient das hintere Längsband außerdem noch dazu, das Rückenmark gegen den wechselnden Druck der Venengeflechte zu schützen.

7. Wachstumsschnelligkeit der einzelnen Wirbelsäulenabschnitte.

Das Längenwachstum der freien Wirbelsäule verteilt sich auf 48 Wachstumsschichten, da jeder Wirbelkörper am oberen und unteren Ende je eine Wachstumsknorpelschicht besitzt. Die Wachstumsenergie der einzelnen Wachstumsschichten ist also recht klein, wenn man berücksichtigt, daß am Oberschenkelknochen, der ungefähr die gleiche Länge hat wie die freie Wirbelsäule, zum Längenwachstum nur 2 Wachstumsknorpelschichten zur Verfügung stehen. Die Wachstumsgröße und Wachstumsschnelligkeit sind in den verschiedenen Wirbelsäulenabschnitten recht verschieden. Das Höhen- und Breitenwachstum der Wirbelkörper ist um so größer, je weiter steißwärts ein Wirbel liegt (MAU). Die Mitte der Wirbelsäulenlänge liegt beim Neugeborenen im 7. und beim Erwachsenen im 9. Brustwirbelkörper (DISSE). RAVENAL, BARDEEN, FREY, LANGER, MOSER u. a. haben über die Wachstumsverhältnisse eingehend berichtet.

D. Die Wirbelsäule des Erwachsenen als Ganzes.

Die Form der Wirbelsäule ändert sich während der Entwicklungszeit von der einfachen kyphotischen Biegung der gesamten Wirbelsäule des Embryos zu der leicht S-förmigen Biegung beim Erwachsenen mit Kyphose der Brustwirbelsäule und Lordose der Lendenwirbelsäule, wie wir sie alle kennen. Die Stärke der regelrechten, in der Pfeilnahtebene liegenden Wirbelsäulenausbiegungen schwankt je nach dem Konstitutionstyp des betreffenden Individuum in gewissen Grenzen. Bei dieser Formgebung ist sowohl die Gestalt der Wirbelkörper als auch die Gestalt der Zwischenwirbelscheiben wichtig, denn die Ausbiegungen sind durch die Unterschiede in der vorderen und hinteren Höhe der Wirbelkörper und Zwischenwirbelscheiben bedingt. Im Schrifttum sind darüber eine große Zahl von Messungen enthalten (JACOBI, WEBER, HIRSCHFELD, HORNER, LUSCHKA, PAROW, BALADIN, WARNER, FICK u. a.). Derartige Messungen haben ergeben, daß ein bedeutender Anteil des gesamten Unterschiedes zwischen vorderer und hinterer Wirbelsäulenlänge auf den Unterschied der vorderen und hinteren Zwischenwirbelscheibenhöhe entfällt (S. 238).

Für die Wirbelsäulenstatik spielt neben Krümmungsverhältnissen an der freien (präsakralen) Wirbelsäule der Winkel am Lendenkreuzbeinüber gang eine bedeutende Rolle. Dieser Winkel unterliegt beträchtlichen individuellen Schwankungen. Die Form der anstoßenden Wirbelkörper (letzter Lendenwirbel und 1. Kreuzbeinwirbel) und der letzten präsakralen Zwischenwirbelscheibe bestimmen die Winkelgröße, über die das Schrifttum zahlreiche Messungen enthält (BRAUS, CIULLA, FICK, ROBINSON und GRIMM, JUNGHANNS, HELLNER u. v. a.). Es ist wichtig, bei solchen Messungen den Winkel des Promontoriums (Winkel, den die Vorderfläche des letzten Lendenwirbels und 1. Sakralwirbels miteinander bilden) vom eigentlichen Lendenkreuzbeinwinkel (Winkel, den die Achse des letzten Lendenwirbels und 1. Kreuzbeinwirbels miteinander bilden) abzutrennen (Schrifttum bei JUNGHANNS).

In welcher Weise die Gestalt des Kreuzbeins für die Winkelverhältnisse am Lenden-Kreuzbeinübergang von Wichtigkeit ist, hat SCHERB untersucht. Er unterscheidet das spitz zulaufende Kreuzbein (Sacrum acutum) und das bogenförmig gestaltete Kreuzbein (Sacrum arcuatum). GOURDON trennt das gewöhnliche, leicht einwärts gebogene Kreuz als die hauptsächlichste Kreuzbeinform von dem ausgesprochen geraden Kreuzbein und dem gekrümmten Kreuzbein. Diese verschiedenen Typen der Kreuzbeingestalt sind neben den Winkelverhältnissen und der Neigung der Kreuzbeinbasis zur Horizontalebene für die Statik unserer Körperhaltung von sehr großer Bedeutung. Einer kurzen Erwähnung bedarf hier auch noch die Tatsache, daß die Seitenmassen des Kreuzbeins ganz verschiedene Stellungen zur Oberfläche des 1. Kreuzbeinwirbels

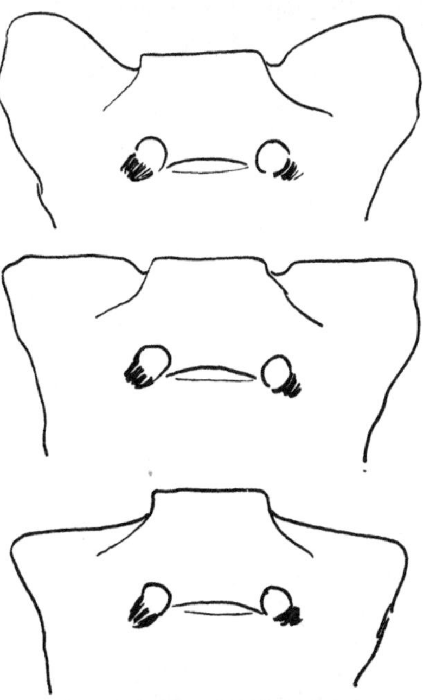

Abb. 27. (Schematische Darstellung der verschiedenen Ausbildung der Kreuzbeinseitenflügel.) Die Kreuzbeinseitenflügel können höher (oben), ebenso hoch (Mitte) oder niedriger (unten) stehen als die Kreuzbeinbasis.

(Kreuzbeinbasis) haben. GOLDTHWAIT, GOURDON, JUNGHANNS u. a. haben darüber berichtet. Es kann die Seitenmasse niedriger stehen als die Kreuzbeinbasis, sie kann die gleiche Höhe haben, oder sie kann die Kreuzbeinbasis seitlich überragen (Abb. 27). Die Stellung der Kreuzbeinseitenmassen hat einen gewissen Zusammenhang mit den Übergangswirbeln (Sakralisation und Lumbalisation), und wir werden bei der Besprechung dieser angeborenen Veränderungen noch einmal kurz darauf zurückkommen.

Die Beweglichkeit der Wirbelsäule beruht auf der einen Seite auf dem Bewegungsausmaß, das die kleinen Wirbelgelenke zulassen, und auf der anderen Seite spielen die Zwischenwirbelscheiben dabei eine bedeutsame Rolle. Da die Stellung der kleinen Gelenke in den verschiedenen Wirbelsäulenabschnitten große Unterschiede aufweist, ist auch die Bewegungsmöglichkeit und die Richtung der Beweglichkeit in den einzelnen Wirbelsäulenabschnitten wechselnd. Wenn auch die Beweglichkeit des einzelnen, zu jedem Wirbelkörper gehörenden Gelenkpaares nicht sehr groß ist, so ergibt sich doch im allgemeinen durch die Summe der Bewegungsmöglichkeiten in einer größeren Zahl von übereinanderliegenden Gelenkpaaren ein beträchtliches Bewegungsausmaß.

FICK, BRAUS u. a. sind den Bewegungsvorgängen an der Wirbelsäule in größeren Untersuchungen nachgegangen, so daß hier auf das einschlägige Schrifttum verwiesen werden kann. In den letzten Jahren ergaben Messungen am Lebenden unter Zuhilfenahme von Röntgenbildern schöne und für klinische Zwecke besonders verwertbare Ergebnisse (DITTMAR, BAKKE). Die Wirbelsäule ist nach allen möglichen Beuge- und Drehbewegungen hin untersucht und nachgemessen worden. BAKKE, der seine am Lebenden gewonnenen Ergebnisse mit den anatomischen Untersuchungen von FICK und WEBER vergleicht, findet beim Lebenden ein wesentlich geringeres Bewegungsausmaß. Die gesamte Beweglichkeit der Wirbelsäule in der Pfeilnahtebene berechnet BAKKE mit 219^0, während FICK 428 und WEBER 334^0 gefunden hatten. Für die seitliche Beweglichkeit der Gesamtwirbelsäule gibt BAKKE beim Lebenden (Röntgenmessung) 70—80^0 und FICK bei Leichenuntersuchungen (nach Entfernung der Rippen) 165^0 an. Die genannten Untersucher haben auch einzelne Wirbelpaare und die verschiedenen Wirbelsäulenabschnitte auf die Bewegungsausmaße untersucht. Es soll auf Wiedergabe dieser großen Zahlenreihen jedoch verzichtet werden.

Die außerordentlich wichtige Rolle, die die Zwischenwirbelscheiben für die Wirbelsäulenbeweglichkeit spielen, sind in den letzten Jahren häufig Gegenstand von Untersuchungen gewesen. Von besonderer Bedeutung ist dabei das Zusammenspiel von Faserring und Gallertkern (SCHRADER, DITTMAR, GÖCKE u. a.). Der Gallertkern ist als lastauffangender und lastverteilender Abschnitt der Zwischenwirbelscheibe, also als die funktionelle Kraftquelle, aufzufassen. Bereits in unbelastetem Zustand übt der Gallertkern infolge der ihm eigenen Sprengkraft eine gewisse Druck- und Zugbelastung des Faserringes aus, da er sich gegen die anliegenden Lamellen des Faserringes preßt. SCHRADER hat diese Verhältnisse bildlich dargestellt. Die Sprengkraft des Gallertkernes hängt von seinem großen Wasseraufnahmevermögen ab. ERLACHER fand bei Kindern, daß die Wirbelsäulenhöhe um 2% zunahm, wenn alle Faserringe durchtrennt waren, und sich die Sprengkraft des Gallertkerns ungehemmt in Kopf-Steißrichtung auswirken konnte.

Die Zwischenwirbelscheiben haben also nicht allein die Wirkung von elastischen, zwischen die Wirbel eingebauten Puffern, sondern sie dienen ganz wesentlich zur Aufrechterhaltung der Wirbelsäulenstatik. Die Spann-, Zug- und Druckkräfte, die sich aus dem Zusammenspiel zwischen Faserring und Gallertkern ergeben, helfen beim Aufbau und Erhalten der Wirbelsäulenform mit und wirken gleichzeitig unregelmäßigen und übermäßigen Scher- und Zugkräften entgegen, die die Bewegungen der Wirbelsäule mit sich bringen. Diese Tatsache muß man sich stets vor Augen halten, wenn man krankhaftes Geschehen an der Wirbelsäule untersuchen und in seinen Gesamtauswirkungen beurteilen will.

II. Die Fehlbildungen der menschlichen Wirbelsäule.

A. Einleitung.

Für das Verständnis der Wirbelsäulenfehlbildungen ist eine genaue Kenntnis der regelrechten Wirbelsäulenentwicklung notwendig. In den vorhergehenden Abschnitten haben wir versucht, die regelrechte Entwicklung der Wirbelsäule unter Zugrundelegung der neuesten Forschungsergebnisse darzustellen. Es bestehen jedoch noch immer gewisse Streitfragen über die frühesten Entwicklungszustände, so daß sich daraus bei der Aufstellung einer Theorie der Mißbildungen weitere gegensätzliche Meinungen ergeben. Zu einem Teil läßt eine genaue Erforschung von abgeschlossenen Fehlbildungszuständen auch wieder Rückschlüsse auf gewisse Entwicklungsvorgänge zu, die sich einer rein embryologischen Untersuchung unter Umständen entziehen.

Es ist hier nicht Raum genug, um auf die verschiedenen Ansichten über die kausale Genese der Mißbildungen überhaupt und besonders der Wirbelsäulenmißbildungen einzugehen. Die zahlreichen, weit auseinandergehenden Theorien darüber können in den entsprechenden Arbeiten nachgelesen werden (Schrifttum bei FELLER und STERNBERG, W. MÜLLER, BRAUN, KALLIUS, FALK, MATHIS u. v. a.). Jene Arbeiten enthalten auch ausführliche Mitteilungen über die formale Genese, die hier nicht alle aufgeführt werden können. Welch große Zahl von Fehlbildungen an der Wirbelsäule vorkommen können, läßt sich leicht verstehen, wenn man bedenkt, aus wieviel Einzelteilen jeder Wirbel und die gesamte Wirbelsäule zusammengesetzt sind. Es ist dabei noch zu berücksichtigen, daß alle diese Einzelteile (Wirbelkörper, Zwischenwirbelscheiben, Wirbelbogenfortsätze, Rippenanlagen) ihren eigenen Entwicklungsgang haben. Die Zeiten der Verknorpelung und Verknöcherung und die Zeiten der Ausbildung zur endgültigen Form sind in den verschiedenen Einzelteilen verschieden. In gewissen Entwicklungszuständen sind manche der Einzelteile zunächst verschmolzen (Rippenanlagen, Wirbelbogenfortsätze) und erfahren erst später in einzelnen Wirbelsäulenabschnitten eine Trennung, während sie in anderen Wirbelsäulenabschnitten verschmolzen bleiben. Andere Einzelteile wieder werden getrennt angelegt (Wirbelkörper und Wirbelbogen) und gehen bei der weiteren Entwicklung eine vollkommene knöcherne Verschmelzung ein. Zu alledem kommt noch bei der Bildung der endgültigen Wirbelsegmente aus den Urwirbelsegmenten eine Segmentverschiebung, die oben geschildert wurde (S. 217). Bei dieser Segmentverschiebung sind die beiden Wirbelkörperhälften (rechts und links) selbständig, worauf wir noch zurückkommen werden. In allen kurz angedeuteten Entwicklungsstufen können einzelne oder mehrfach auftretende Entwicklungsstörungen vorkommen. Manche Entwicklungsstörung kann wiederum Störungen in der Entwicklung anderer, von ihr abhängiger oder mit ihr funktionell zusammenhängender Teile hervorrufen. Es können verschiedene Ursachen zu gleicher oder zu verschiedenen Zeiten störend in die Entwicklung einzelner Teile der Wirbelsäule eingreifen. So ist es leicht verständlich, wenn zahlreiche ausgedehnte Wirbelsäulenfehlbildungen nicht ohne weiteres zu klären und in ein starres Einteilungsschema einzuordnen sind.

Eine Darstellung der Wirbelsäulenfehlbildungen verlangt eine gewisse Einteilung, die jedoch bei der Fülle der soeben angedeuteten Fehlbildungsmöglichkeiten auf große Schwierigkeiten stößt. Für unsere Besprechung haben wir Einteilungsgesichtspunkte gewählt, die eine geschlossene Darstellung der verschiedenen anatomisch zusammengehörenden Erscheinungsbilder gestatten. Übergänge oder Zusammenhänge zwischen einzelnen getrennt behandelten Abschnitten lassen sich bei keiner solchen Einteilung vermeiden, und es soll an entsprechenden Stellen darauf hingewiesen werden. Es wird auch an zahlreichen Stellen auf theoretische Erwägungen in bezug auf die kausale und formale Genese der Fehlbildungen kurz eingegangen.

Daß die Wirbelkörperbandscheibenreihe einerseits und die Wirbelbogenreihe anderseits für die Funktion der Wirbelsäule ganz verschiedene Aufgaben zu erfüllen haben, und daß diese beiden Reihen oder Säulen, die die Wirbelsäule zusammensetzen, sich auch gegenüber krankhaften Geschehen ganz verschieden verhalten, haben uns die pathologisch-anatomischen Wirbelsäulenforschungen in den letzten Jahren einwandfrei gezeigt. Die Verschiedenheit zwischen diesen beiden Teilen der Wirbelsäule läßt sich aber bei der Betrachtung der Wirbelsäulenentwicklung noch viel besser erkennen, und es liegt klar zutage, daß auch ganz verschiedenartige Fehlbildungen an diesen beiden physiologisch und entwicklungsgeschichtlich verschiedenen Teilen der Wirbelsäule auftreten. In der folgenden Besprechung der Wirbelsäulenfehlbildungen betrachten wir deshalb die Wirbelkörperreihe und die Wirbelbogenreihe getrennt.

B. Fehlbildungen der Wirbelkörperbandscheibenreihe (Wirbelkörperreihe).

1. Allgemeines.

Im entwicklungsgeschichtlichen Aufbau der Wirbelkörperbandscheibenreihe, die wir kurz Wirbelkörperreihe nennen wollen, spielt die Chorda dorsalis eine ausschlaggebende Rolle, wie weiter vorn dargestellt ist. Fehlentwicklungen der Chorda haben naturgemäß ihre Auswirkungen auf den endgültigen Bau der Wirbelkörperreihe. Bei Fehlen der Chorda (FELLER und STERNBERG) fehlen auch die entsprechenden Wirbelkörper und mit Spaltbildungen der Chorda sind Wirbelkörperspalten vergesellschaftet. Darüber wird noch ausführlich gesprochen.

Neben der Chorda kommt aber den Blutgefäßen eine große Bedeutung bei der Wirbelkörperentwicklung zu, denn sie leiten die Verknöcherungsvorgänge an den Wirbelkörpern ein (S. 219). Es ist im bisherigen Schrifttum dieser Tatsache noch zu wenig Beachtung geschenkt worden. Die Erforschung einzelner Entwicklungsstörungen an den Wirbelkörpern lenkt jedoch die Aufmerksamkeit gerade auf die Gefäßversorgung hin, und wir werden weiter unten näher darauf zu sprechen kommen.

Da die Chorda dorsalis als Längsstrang die Wirbelsäulenanlage in Kopf-Steißrichtung durchzieht, sind die mit ihrer Entwicklung zusammenhängenden Störungen auch bei der voll entwickelten Wirbelsäule meist in Kopf-Steißrichtung angeordnet (längsgespaltene Wirbelkörper, Ausbuchtungen der Zwischenwirbelscheiben in Kopf- oder Steißrichtung in der Gallertkerngegend). Während der Entwicklung wird die Wirbelsäulenanlage einem Segmentierungsvorgang unterworfen, der zunächst die um die Chorda angeordneten Blastemschichten erfaßt und erst später auf die Chorda selbst übergreift. Im Chordastrang bilden sich dann die früher geschilderten intervertebralen Chordaanschwellungen (die Grundlagen der späteren Gallertkernanlage der Zwischenwirbelscheiben) aus. Die Chorda nimmt also an dem Segmentierungsvorgang erst in zweiter Linie teil. Ganz anders verhalten sich die Blutgefäße, die, bereits segmentiert angeordnet, in die segmentierten knorpeligen Wirbelkörper eindringen und zu einer Verknöcherung der vorbestimmten Segmente führen.

Nach diesen Darstellungen sind also bei den Entwicklungsstörungen der Wirbelkörperreihe Zusammenhänge mit der Chorda, mit den Blutgefäßen und mit dem Segmentierungsvorgang zu berücksichtigen.

In Abb. 29 sind in schematischen Skizzen die Fehlbildungen der Wirbelkörper dargestellt, wie sie sich aus den verschiedenen Zuständen des regelrechten Wirbelkörperentwicklungsganges (oberste Skizzenreihe) ableiten lassen. Die regelrechte Wirbelkörperentwicklung wurde weiter vorn (S. 224) ausführlich behandelt, so daß auf Wiederholungen hier verzichtet wird. Die entwicklungsgeschichtlichen Grundlagen der Wirbelkörperfehlbildungen sind außerdem eingehend von JUNGHANNS[1] dargestellt. In dieser Arbeit ist auch den Umbildungsvorgängen nachgegangen worden, die die Wirbelkörperfehlbildungen während des Lebens und der Belastung erleiden, und die Endzustände sind geschildert.

---

[1] JUNGHANNS: Arch. orthop. Chir. **38**, 1 (1937).

2. Angeborene Blockwirbel.

Angeborene knöcherne Vereinigung mehrerer übereinanderliegender Wirbelkörper oder größerer Wirbelsäulenabschnitte sind schon recht häufig beobachtet worden. Das anatomische Präparat zeigt in solchen Fällen knöcherne Verschmelzung von Wirbelkörpern („Blockwirbel"), zwischen denen die Zwischenwirbelscheiben entweder vollkommen fehlen (Abb. 28a) oder nur noch in Resten erhalten sind (Abb. 28b). Die Reste von Bandscheibengewebe liegen dann entweder zentral oder nach dem Wirbelkanal zu, während die vorderen und seitlichen Anteile vollkommen verknöchert sind. Solche Blockwirbelbildungen haben in der Regel die Höhe der Zahl der verschmolzenen Wirbelkörper

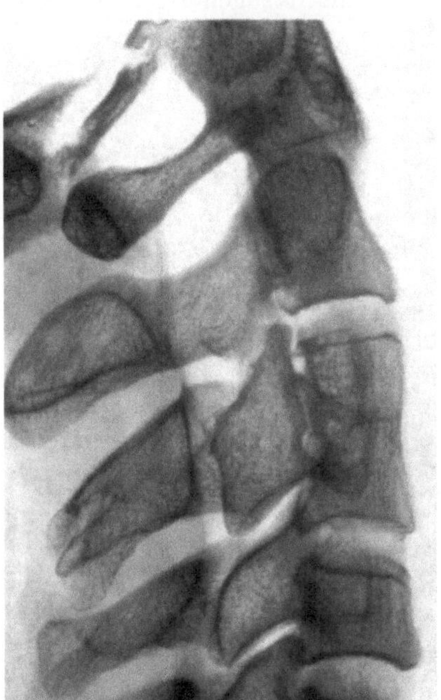

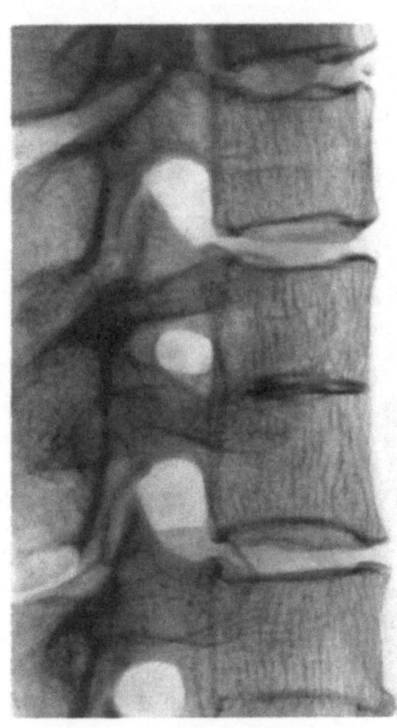

Abb. 28a.   Abb. 28b.

Abb. 28a. (Seitliche Röntgenaufnahme einer Hälfte der in der Sagittalebene durchsägten Halswirbelsäule eines 45jährigen Mannes.) Angeborene knöcherne Verschmelzung des 3. und 4. Halswirbelkörpers und ihrer Quer- und Dornfortsätze („Blockwirbel").

Abb. 28b. (Seitliche Röntgenaufnahme einer Hälfte der in der Sagittalebene durchsägten Halswirbelsäule einer 76jährigen Frau.) Angeborene knöcherne Vereinigung von zwei Halswirbelkörpern (Blockwirbel). Zwischenwirbelloch eingeengt. Zwischenwirbelscheibe andeutungsweise durch zwei dicht aneinanderliegende quere Schattenstriche zu erkennen.

und der dazwischenliegenden Bandscheiben, so daß oft kein nennenswerter Höhenverlust und auch keine ungewöhnliche Verkrümmung der Wirbelsäule eintritt (Abb. 28a und b). Mit der Verschmelzung größerer Wirbelsäulenabschnitte zu einem unbeweglichen, knöchernen Stab pflegt allerdings meist eine beträchtliche Höhenverminderung des betroffenen Teiles einherzugehen (BAUER, BÜLOW-HANSEN, WALTHER, VOLTZ, LENK, NEUSTADT, OVERTON und GHORMLEY, PAN, RADULESCU, SORREL, LEGRAND-LAMBLING und NABERT u. v. a.). Wahrscheinlich wird sie durch das frühzeitige Aussetzen des Wachstums an den verknöchernden Wachstumsschichten der Wirbelkörper bedingt, oder es fehlt die Anlage der Wachstumsschichten überhaupt. Untersuchungen darüber, in welchem Entwicklungszustande die Verschmelzung einsetzt, und ob in derartig verschmolzenen Wirbelsäulenabschnitten die regelrechte Anzahl von Knochenkernen angelegt wird, fehlen noch vollkommen. Es ist auch die Frage zu erörtern, ob derartige Blockwirbelbildungen Hemmungen in der Umbildung des hyalinen Knorpels zu Faserknorpel in der Zwischenwirbelscheibenanlage darstellen.

Valentin und Putschar kommen auf Grund ihrer Erfahrungen zu der Ansicht, daß bei vielen Blockwirbelbildungen nicht eine mangelnde Differenzierung, sondern rascher oder langsamer Abbau und schließlich eine Zerstörung der schon differenzierten Zwischenwirbelscheibe vorliegt. Das schwierige Fragengebiet muß noch durch weitere Untersuchungen geklärt werden.

Angeborene Blockwirbelbildungen können allein die Wirbelkörperbandscheibenreihe betreffen. Meist sind allerdings die dazugehörigen Wirbelbogen-

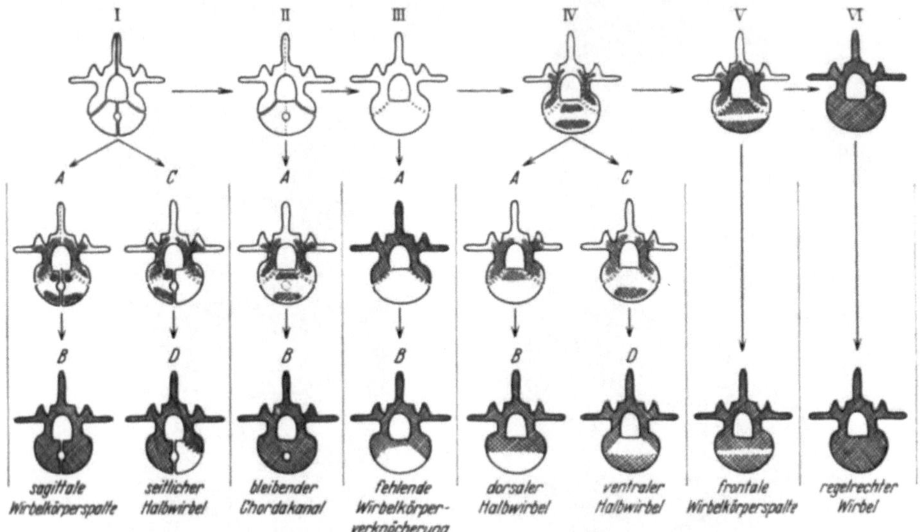

Abb. 29. Schemata der regelrechten Wirbelkörperentwicklung (obere Skizzenreihe) und der verschiedenen Wirbelkörperfehlbildungen (mittlere und untere Reihe), die sich aus den Entwicklungszuständen I—V ableiten lassen. Knochengewebe schraffiert. (Nach Junghanns.)

teile auch mitverschmolzen (Brocher), so daß man an einen die Wirbelkörper- und die Wirbelbogenreihe betreffenden Hemmungsvorgang bei der Segmentierung denken muß (Abb. 28a). Es besteht auch die Möglichkeit, daß dann die Verschmelzung, oder besser gesagt, die ausbleibende Segmentierung ursprünglich nur im Bogenbereich gesessen hat, und daß die zugehörigen Wirbelkörper erst in zweiter Linie knöchern verschmolzen sind, weil das zwischen ihnen liegende Bandscheibengewebe infolge seiner Untätigkeit einer Verknöcherung anheimfiel.

An dieser Stelle ist ein kurzer Hinweis auf die Verschmelzung der Wirbelkörper des Kreuzbeins nötig, die im embryonalen Zustande auch als vollkommen getrennte einzelne Wirbelkörper mit dazwischenliegenden Bandscheiben angelegt werden. Häufig findet man im späteren Leben noch Reste der Zwischenwirbelscheiben, besonders zwischen den obersten Kreuzbeinwirbeln. Schwabe hat diese Verhältnisse und die dabei auftretenden Rückbildungsvorgänge geschildert. Auch im Steißbein spielen sich solche Rückbildungsvorgänge ab (Angerer).

3. Wirbelkörperspaltung in der Pfeilnahtebene (sagittale Wirbelkörperspalte).

Spaltungen einzelner oder mehrerer Wirbelkörper in der Pfeilnahtebene, wodurch zwei seitlich liegende Halbwirbel (Abb. 29, Skizze I B) entstehen, sind nicht nur bei lebensunfähigen Mißbildungen, sondern auch bei Menschen in höheren Lebensaltern beschrieben worden. Feller und Sternberg sind der

Ursache dieser Mißbildung nachgegangen und konnten bei sagittal gespaltenen Wirbelkörpern stets auch eine Spaltung der Chorda dorsalis in sagittaler Richtung finden. KOLMER hat gleichartige sagittale Chorda- und Wirbelkörperspaltung beim Katzenembryo beschrieben. Bei regelrechter Entwicklung verschmelzen die Sklerotome der beiderseitigen Urwirbelhälften um die Chorda herum zur Anlage der späteren Wirbelkörper. Im Bereich einer gespaltenen

Chorda bleibt diese Vereinigung aus, so daß sich zwei Wirbelkörperhälften anlegen. Es handelt sich hier also um Störungen in sehr frühen Entwicklungszuständen. Wenn zu dieser Spaltbildung der Chorda noch Lückenbildungen im Primitivknoten hinzukommen, dann können sehr ausgedehnte Mißbildungen auftreten. Ein Schema über alle vorkommenden Möglichkeiten (Abb. 30) haben FELLER und STERNBERG zusammengestellt. Unter I ist dargestellt, daß durch die weit auseinandergedrängten Hälften der Wirbelkörperanlagen hindurch eine offene Verbindung des Verdauungsschlauches (dicker schwarzer Strich) mit der Area medullovasculosa (gestrichelt), der Anlage des Rückenmarkes, bestehen kann. Diese offene Lücke kann sich zu einem Strang zurückbilden (III, punktierte Linie), der durch die geteilte Wirbelkörper-

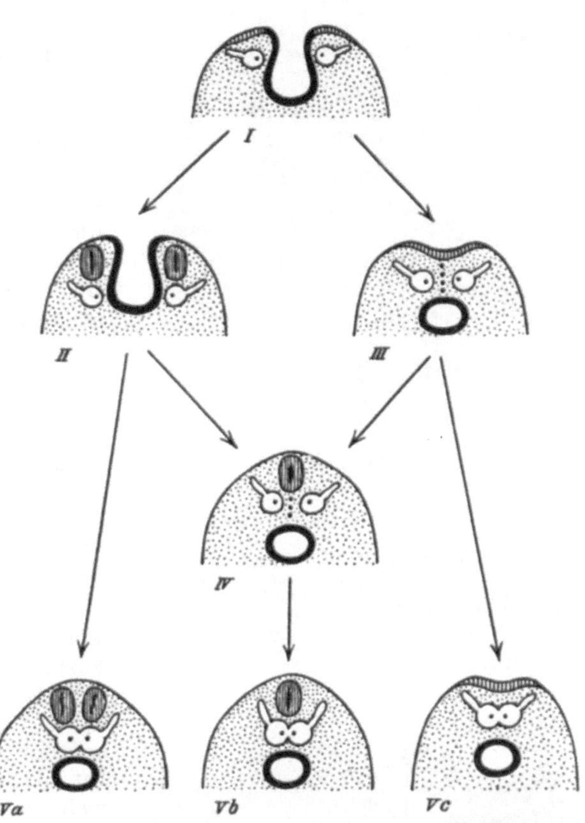

Abb. 30. Schematische Darstellung von sagittalen Wirbelspalten. (Beschreibung im Text.) (Nach FELLER und STERNBERG.)

anlage hindurchzieht und in dem sich bei mikroskopischen Untersuchungen Zellen ektodermaler und endodermaler Herkunft nachweisen lassen.

Über den Zusammenhang zwischen Darmkanal und Zentralnervensystem bei Wirbelkörperspaltungen in der Pfeilnahtebene liegen viele Beobachtungen vor (Schrifttum bei HARTMANN, KORFF). HARTMANN unterteilt die Wirbelkörperspaltungen in eine Rachischisis anterior (vollständige Spaltbildung in der Pfeilnahtebene mit Doppelung der Chorda) und das Corpus vertebrae binucleare (Auftreten von zwei getrennten Knochenkernen in einem einheitlichen Wirbelkörper mit Zwischenlagerung von bandscheibenähnlichem Gewebe). Die Erklärungsversuche HARTMANNs bedürfen jedoch noch eingehender Nachuntersuchungen an einem großen Untersuchungsgut.

Derartige schwere Störungen, wie sie FELLER und STERNBERG schildern, bedingen naturgemäß die Lebensunfähigkeit solcher Embryonen, und die Forscher haben ihre Untersuchungen auch an lebensunfähigen Früchten vorgenommen. Klinisch wichtiger sind diejenigen Fälle, bei denen man nur einzelne in der Pfeilnahtebene in zwei Hälften gespaltene Wirbelkörper findet (VAN ASSEN, BLOUNT, FRETS, HANSON, HARRENSTEIN, HARTMANN, KORVIN, LANCE, W. MÜLLER, OSTENSACKEN, REISNER, SEREGHI u. a.). Es handelt sich dabei nicht um einen glattrandigen schmalen sagittalen Spalt im Wirbelkörper, sondern die Wirbelkörpermitte ist in der Kopf-Steißrichtung, also an der Chordadurchtrittsstelle zylindrisch ausgehöhlt (Abb. 31 b). Von dieser zylindrischen Aushöhlung aus geht in der Pfeilnahtebene nach vorn und hinten zu ein schmaler, mit Knorpelgewebe ausgefüllter Spalt durch den Wirbelkörper (Skizze I B in Abb. 29). Außerdem sind die oberen und unteren Flächen der gespaltenen Wirbelkörper trichterförmig eingesenkt, und die oben und unten anliegenden Zwischenwirbelscheiben sind durch das zylindrische Loch hindurch verbunden. Bei Röntgenaufnahmen von vorn her ähneln solche Wirbelkörper einem Schmetterling (Abb. 31 a), und sie erhielten deshalb den Namen „Schmetterlingswirbel". Eingehende mikroskopische Untersuchungen solcher sagittal gespaltener Wirbelkörper älterer Menschen fehlen noch, weshalb nicht feststeht, ob in diesen Fällen stets eine sagittal gespaltene Chorda vorliegt. Es ist denkbar, daß diese Art der Wirbelkörperspaltung aus dem Entwicklungszustand stammt, in dem von der Chorda aus nach vorn und hinten zu in der Pfeilnahtebene das Perichordalseptum (FRORIEP, KEIBEL und MALL, CH. MÜLLER, PUTTI, BROMAN u. a.) zieht, und daß sich diese Scheidewand nicht zurückbildete, so daß bei der Knorpel- und Knochenanlage der Wirbelkörper eine sagittale Teilung entstand.

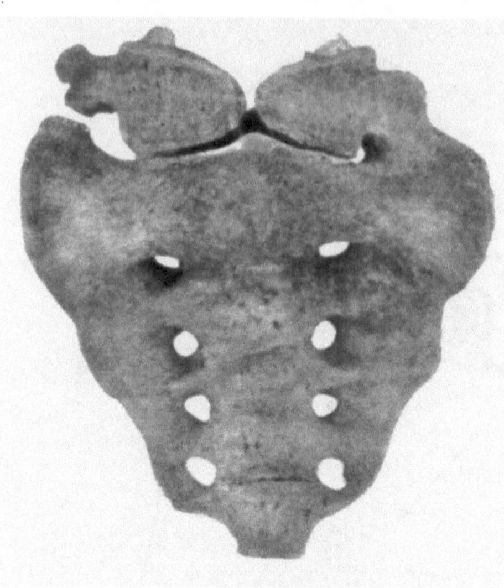

Abb. 31 a. Wirbelkörperspalte in Pfeilnahtrichtung im letzten Lendenwirbel. „Schmetterlingswirbelbildung" und knöcherne Vereinigung zwischen linkem Wirbelquerfortsatz und Kreuzbeinseitenmasse (Übergangswirbel). Die Kreuzbeinbasis zeigt in ihrer Mitte übermäßiges Wachstum („Ausgleichswachstum") in den Wirbelkörperspalt hinein. (Nach FRETS.)

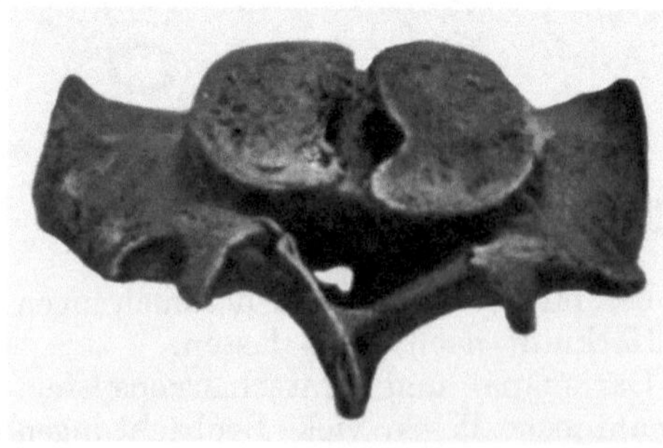

Abb. 31 b. Präparat der Abb. 31 a von oben gesehen, die Spaltbildung in Pfeilnahtrichtung mit Ausbuchtung des Chordakanals in beide Wirbelkörperhälften hinein deutlich sichtbar (vgl. Abb. 29, Skizze I B). (Nach FRETS.)

Die Schmetterlingswirbel zeichnen sich meist noch dadurch aus, daß ihre beiden Hälften wahrscheinlich erst infolge der Belastung etwas auseinandergedrängt werden und dann von vorn gesehen beiderseits mit ihren Seitenflächen weiter nach außen stehen als die benachbarten Wirbelkörper (Fall von SEREGHI). Außerdem kommen häufig dabei Wachstumsstörungen im Höhenwachstum vor, die sich, wohl auch infolge der Belastung, etwas mehr in den vorderen Teilen abspielen, so daß der gespaltene Wirbelkörper vorn etwas niedriger ist als hinten. Eine geringe kyphotische Ausbiegung, manchmal auch ein deutlicher Gibbus, sind die Folgen der Wachstumshemmungen. Die „angeborene Kpyhose" (W. MÜLLER schlägt die Bezeichnung „angeborener Gibbus" vor) hat in manchen Fällen ihre Ursache in einem sagittal gespaltenen Wirbelkörper der eben geschilderten Art (VAN ASSEN, GÜNTZ, HARRENSTEIN, BAUER, W. MÜLLER u. v. a.).

Wirbelkörperspaltungen in der Pfeilnahtebene können auch in Form der Spina bifida anterior mit Ausbuchtungen der Rückenmarkshäute (Meningocele) einhergehen. Die Bildungen führen dann zu ähnlichen Folgezuständen wie die nach hinten zu entwickelte Meningocele. Am häufigsten kommen sie in der Kreuzbeingegend vor (LÜTH, OSTEN-SACKEN u. a.). Kleinere Ausbuchtungen der Rückenmarkshäute in die Kreuzbeinwirbel hinein, die sog. Spina bifida incompleta oder die Kreuzbeinzyste (KLEINER), werden in einem späteren Abschnitt (Seite 259) besprochen.

4. Einseitige Halbwirbel.

Einseitig (links oder rechts) entwickelte Halbwirbel (Skizze ID in Abbildung 29), die einzeln oder zusammen mit ausgedehnten Wirbelsäulenmißbildungen vorkommen können, haben im Schrifttum große Auseinandersetzungen hervorgerufen. FELLER und STERNBERG haben das entsprechende Schrifttum kritisch besprochen (s. auch JUNGHANNS, W. MÜLLER u. a.). Nach FELLER und STERNBERG ist für die Formentstehung der einseitigen Halbwirbel die Chorda dorsalis von ausschlaggebender Bedeutung, da sie stets nach der Seite des Halbwirbels zu gekrümmt ist.

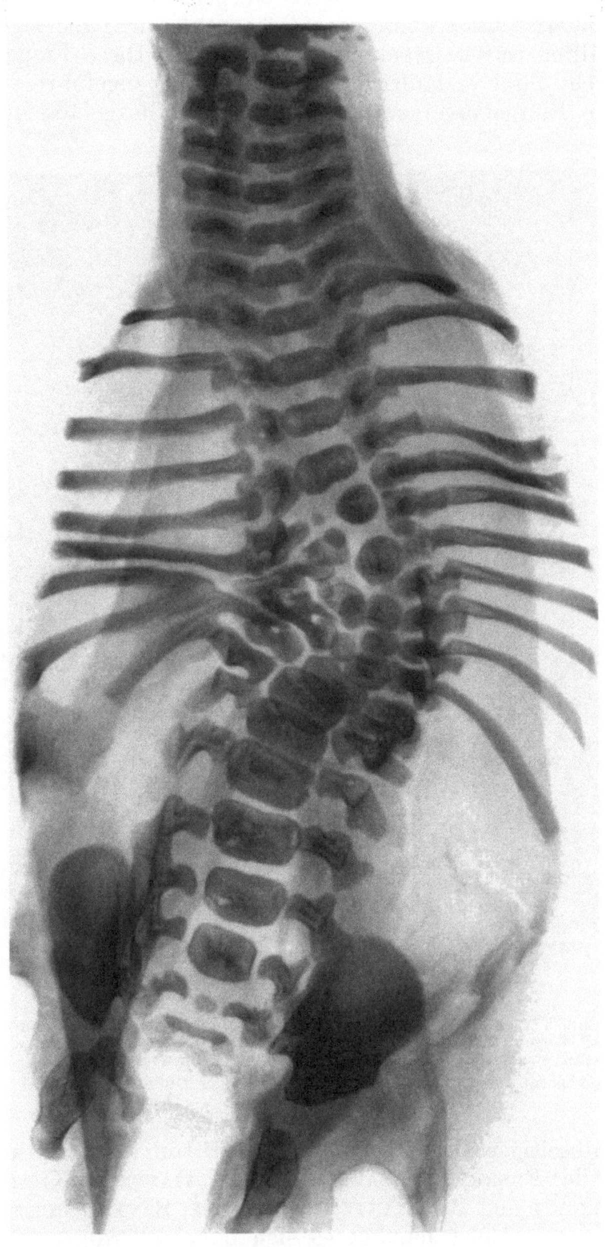

Abb 32. (Röntgenaufnahme der Wirbelsäule eines Neugeborenen. Sagittaler Strahlengang.) Sagittale Spaltung der Knochenkerne zahlreicher unterer Brustwirbelkörper und der obersten Lendenwirbelkörper mit gleichzeitiger Verschmelzung von Rippen und Fehlen einiger Wirbel. Verschiedene Größe der Wirbelkörperhälften. Beträchtliche Skoliose und Kyphose.

Es handelt sich dabei nicht um das Ausbleiben einer Knochenkernbildung in der einen Wirbelhälfte, sondern FELLER und STERNBERG glauben, daß bereits die knorpelige Wirbelkörperanlage Fehlbildungen aufwies. Von anderer Seite (ROSENBERG, NAEGELI, NIEHUS) wird angenommen, daß die Ausbildung einzelner Wirbelkörperhälften durch Ernährungsstörungen verhindert werden kann, oder daß sogar normal angelegte knöcherne Wirbelkörperhälften durch Druck zugrunde gehen. Diese Fragen sind jedoch noch längst nicht ihrer endgültigen Klärung entgegengeführt. Es ist möglich, daß dabei die Blutgefäßversorgung (Fehlen der Blutgefäße in der knorpelig bleibenden Wirbelkörperhälfte) eine ausschlaggebende Rolle spielt (JUNGHANNS).

Einseitige (links oder rechts entwickelte) knöcherne Halbwirbel bestehen in frühen Entwicklungszuständen stets als rundliche bzw. würfelförmige Knochenkerne. Die zugehörige Wirbelkörperhälfte, in der kein Knochenkern entwickelt ist, wird von Knorpelgewebe eingenommen und ist bereits im Embryonalleben nicht ganz so hoch wie die knöcherne Wirbelkörperhälfte, so daß sich also eine leichte Skoliose der Wirbelsäule findet. Nach der Geburt werden diese „angeborenen Skoliosen" immer deutlicher und der ursprünglich würfelförmige Knochenkern bildet sich allmählich zu einem keilförmigen Knochenstück aus, das halbseitig mit seiner Schneide bis zur Pfeilnahtebene heran oder etwas nach der anderen Seite zu darüber hinausragend entwickelt ist („angeborener halbseitiger Keilwirbel"). Das Schrifttum enthält zahlreiche Arbeiten über solche Fälle: FUSARI, GONZALES-AGUILAR, HAFFNER, KNAPPER, LOHMÜLLER, NOVAK, PERROT und BABAIANTZ, RECCANDTE, SAVÉS, SICILIANI, WILLICH, W. MÜLLER u. v. a. Meist handelt es sich dabei allerdings nicht um pathologisch-anatomische Untersuchungen, sondern um Röntgenbefunde, und sehr oft liegen bei den einzelnen Krankheitsfällen unübersichtliche Verhältnisse vor, indem sich mehrere verschiedene Wirbelsäulenmißbildungen überlagern und die Deutung erschweren (Abb. 32 und 33).

Abb. 33 [1]. (Lichtbild einer mißbildeten Wirbelsäule eines 52jährigen Mannes.) Verschiedene, unregelmäßig angeordnete Halbwirbelbildungen und Wirbelverschmelzungen mit Skoliosenbildung. Rippenverschmelzungen. (Präparat aus dem Pathologischen Museum der Universität Berlin, Beob. R. RÖSSLE.)

---

[1] Der hier oben abgebildete Fall von Wirbelsäulenmißbildung ist zusammen mit einem anderen in einer Arbeit von OSKAR SCHULZ „Beiträge zur Kenntnis der Fehlbildungen der Wirbelsäule" [Virchows Arch. **303** (1939)] genauer beschrieben.   RÖSSLE.

5. Halbwirbel durch hemimetamere Segmentverschiebung.

Schon mehrfach war die Rede davon, daß in frühen Entwicklungsstufen der Wirbelsäule die linken und rechten Wirbelkörperhälften getrennt sind (S. 216, 218), und daß sich bei Bestehenbleiben dieses frühembryonalen Zustandes, sagittal gespaltene Wirbelkörper ausbilden können (Skizzen I A und B in Abb. 29). Bei der Besprechung der regelrechten Wirbelsäulenentwicklung hatten wir weiterhin gesehen, wie sich im Blastemzustand (S. 217) eine Verschiebung der Wirbelanlagen derart einstellt, daß die ursprünglich an der Stelle des späteren Wirbelkörpers liegende Blastemschicht kopfwärts rückt und zur Grundlage des Bandscheibenaufbaues wird, während sich an ihrer Ursprungsstelle neues Blastemgewebe einschiebt, das für den Aufbau des späteren Wirbelkörpers dient. Diese in Steiß-Kopfrichtung vor sich gehende Verschiebung der Wirbelsäulensegmente kann bei sagittal geteilten Wirbelsäulenanlagen einseitig vor sich gehen bzw. einseitig gehemmt bleiben. Diese fehlerhafte Verschiebung von Halbsegmenten breitet sich bisweilen über große Wirbelsäulenabschnitte aus, bisweilen betrifft sie auch nur wenige übereinanderliegende Wirbelkörperanlagen. LEHMANN-FACIUS hat die Bedeutung solcher hemimetamerer Segmentverschiebungen eingehend geschildert. Am oberen und unteren Ende einer Verschiebungsreihe bleibt dann auf jeder Seite ein Halbwirbel übrig (Abb. 34), der sich später zu einem Keilwirbel umbildet, wie wir das im vorherigen Abschnitt von den einseitigen Halbwirbeln bereits beschrieben haben. FELLER und STERNBERG, W. MÜLLER u. v. a. haben sich mit dieser Theorie der mehrfachen und alternierend angeordneten Halbwirbel beschäftigt und neue Krankheitsfälle geschildert. Die ausdenkbaren Möglichkeiten derartiger halbseitiger Segmentverschiebungen und falscher Zusammenlagerung von Segmenten sind recht groß (W. MÜLLER bringt darüber Schemata), und es sind dabei auch stets noch Verschiebungen, häufig auch unrichtige knöcherne Verschmelzung, von Rippen und Wirbelbogenanteilen und sehr häufig auch noch Blockwirbelbildungen, also Segmentverschmelzungen, vorhanden. Zahlreiche derartige Mißbildungen sind so unübersichtlich aufgebaut, daß selbst bei sorgfältigster Zählung der einzelnen Knochenteilchen keine befriedigende Zusammenordnung herzustellen ist. Wenn Träger solcher Fehlbildungen lebensfähig sind, dann stellen sich meist im Laufe des Lebens noch ausgedehnte Wirbelsäulenverkrümmungen als Folge der Halbwirbelbildungen ein, denn auch bei vollkommen seitengleicher Verschiebung sind die übrigbleibenden alternierenden Halbwirbel nicht immer von der gleichen Größe und oft auch infolge ihrer Lage in verschiedenen Wirbelsäulenabschnitten anderen Belastungsverhältnissen ausgesetzt, weshalb sie noch große Umbildungen im Laufe des Lebens erfahren können.

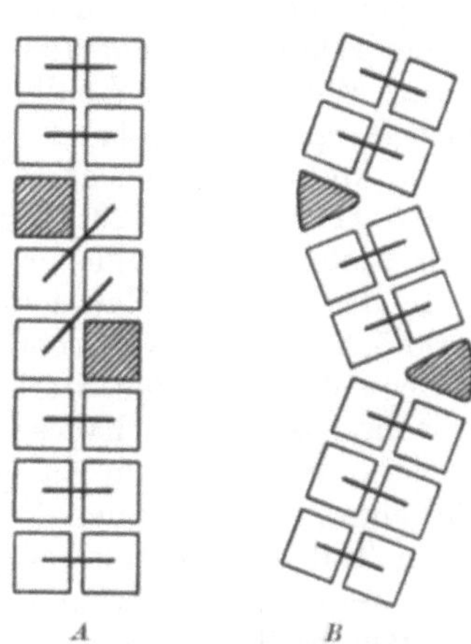

Abb. 34. Schematische Darstellung der hemimetameren Segmentverschiebung (*A*). Die Halbwirbel schraffiert. Die Halbwirbel bilden sich allmählich zu Keilwirbeln aus, so daß eine Skoliose entsteht (*B*).

Es muß jedoch erwähnt werden, daß LEHMANN-FACIUS der Ansicht ist, daß auch einzeln auftretende, einseitig entwickelte Halbwirbel, die wir im vorhergehenden Abschnitt beschrieben haben, durch halbseitige Segmentverschiebung entstanden sind, indem einer der Halbwirbel zugrunde gegangen ist.

6. Fehlende Wirbelkörperverknöcherung.

Das Fehlen eines einzelnen oder mehrerer übereinanderliegender Wirbelkörper bei vorhandener Wirbelbogenanlage ist mehrfach beobachtet worden. Bei Embryonen mit dieser Fehlbildung wird der Raum, in dem eigentlich ein verknöcherter Wirbelkörper liegen sollte, von Knorpelgewebe eingenommen. Feller und Sternberg stellten fest, daß im Bereich solcher fehlender Wirbelkörper auch die Chorda dorsalis fehlt, und sie bezeichnen deshalb das Fehlen der Chorda als Ursache für das Ausbleiben der Knochenkernbildung in diesen Wirbelkörpern. Da sich aber schon bei der Ausbildung des knorpeligen Wirbelkörpers Rückbildungsvorgänge in der Chorda einstellen, erscheint diese Erklärung nicht durchaus befriedigend. Es ist gut möglich, daß die Chorda auch in solchen nicht verknöcherten Wirbelkörperanlagen zurückgebildet und dem Knorpelgewebe gewichen ist. Wir möchten vielmehr glauben, daß ähnlich wie bei der Bildung von dorsalen Halbwirbeln auch beim Fehlen der Verknöcherung ganzer Wirbelkörper Fehlbildungen in der Gefäßversorgung des knorpeligen Wirbelkörpers maßgebend sind. Beim Ausbleiben der Blutgefäßeinsprossung in den knorpelig angelegten Wirbelkörper kann keine Verknöcherung einsetzen (Skizze III A in Abb. 29). Zur sicheren Klärung sind aber auch für diese Fälle noch weitere eingehende embryologische Untersuchungen notwendig.

In der weiteren Entwicklung nach der Geburt stellt sich beim Fehlen der Verknöcherung eines Wirbelkörpers ebenfalls eine Kyphose oder Gibbusbildung an der entsprechenden Stelle ein, weil das Knorpelgewebe der Belastung nicht gewachsen ist, und auch diese Fehlbildung ergibt also eine „angeborene Kyphose". Es ist dabei weiterhin zu beobachten, daß die zu dem nicht verknöcherten Wirbelkörper gehörenden Wirbelbogenwurzeln, die ja sowieso einen beträchtlichen Teil an der Bildung des endgültigen Wirbelkörpers übernehmen, sich beim weiteren Wachstum über ihre regelrechte Größe hinaus vergrößern und vor dem Rückenmark zusammenwachsen, wodurch sich doch noch ein allerdings meist sehr kleiner „dorsaler Halbwirbel" ausbildet (Skizze III B in Abb. 29). Dieser unterliegt allmählich einer Keilwirbelbildung, wie dies von den rückenwärts liegenden Halbwirbeln noch besprochen wird. Solche Fälle von angeborenen Kyphosen sind im Schrifttum schon mehrfach erwähnt (van Schrick, Bauer u. a.).

Als ganz seltene Fehlbildung ist das vollkommene Fehlen des Zahnfortsatzes des Epistropheus, der ja entwicklungsgeschichtlich als Körper des Atlas aufzufassen ist, beobachtet worden. Bei einem 20jährigen, über den Roberts berichtet, trat dadurch eine traumatische Verschiebung des Atlas und eine Einengung des Wirbelkanales auf.

Das Fehlen größerer Wirbelsäulenabschnitte wurde am Wirbelsäulenende schon öfter beschrieben (Sirenenbildung). Dabei sind meist noch ausgedehnte Nervenstörungen, Becken- und Gliedmaßenmißbildungen vorhanden. Auch Störungen in der Entwicklung der Harnwege und der unteren Darmabschnitte kommen gleichzeitig häufig damit vor. Wenn größere Abschnitte der unteren Wirbelsäule fehlen, handelt es sich meist um lebensunfähige Fehlgeburten. In Beobachtung des Klinikers kommen häufiger Menschen, bei denen halbseitiger Kreuzbeinmangel mit Beckenverbildung besteht. Zahlreiche in diese Gruppe der Fehlbildungen gehörige Fälle sind im Schrifttum vorhanden: Castronovo, Feller und Sternberg, Güntz, Hamsa, J. Müller, Rocher und Roudil, Valentin.

7. Rückenwärts liegende (dorsale) und bauchwärts liegende (ventrale) Halbwirbel.

Im Gegensatz zu der großen Zahl von Fällen mit sagittaler Wirbelkörperspalte und einseitig entwickelten Halbwirbeln, die bisher veröffentlicht sind, ist nur eine kleine Zahl von Fällen im Schrifttum enthalten, bei denen nur die rückenwärts liegende Wirbelkörperhälfte knöchern entwickelt ist (Abb. 35), während die nach vorn zu liegenden Teile des gleichen Wirbelkörpers nicht verknöchert, sondern durch bandscheibenartiges Gewebe gebildet sind. Sie sind als „dorsale Halbwirbel" (JUNGHANNS) oder „Hemispondylus posterior" (BAKKE) bezeichnet worden. Die Benennung „Hemispondylia sagittale" von NOVAK trifft

die vorliegende Veränderung wohl nicht ganz richtig. DREY-FUS verwendet die Bezeichnung „Mikrospondylie". Öfter wurden derartige Entwicklungsstörungen ohne besondere Namengebung als Ursache für angeborene Kyphosen veröffentlicht (BAUER, DREHMANN, KIENBÖCK, LINDEMANN, SCHA-PIRA, V. SCHRICK, WOLLEN-BERG, ZANOLI).

Die Entwicklungsgeschichte der Wirbelsäule zeigt, daß bei Einleitung der Verknöcherungsvorgänge von hinten her und von vorn her Blutgefäße in den knorpelig angelegten Wirbelkörper eindringen (S. 218 und 219), und wie sich so ein bauchwärts und ein rückenwärts liegender Knochenkern ausbildet (Skizze IV in Abb. 29). Der rückenwärts liegende ist von Anfang an größer und verdrängt die Chorda etwas nach vorn zu. Früher wurden die dorsal entwickelten Halbwirbel (Skizze IV B in Abb. 29) als unterentwickelte Wirbelkörper aufgefaßt. Nach unserer Meinung liegt die Erklärung nahe, daß bei derartigen Fehlbildungen eine Hemmung der Ausbildung des bauchwärts liegenden Knochenkernes vor-

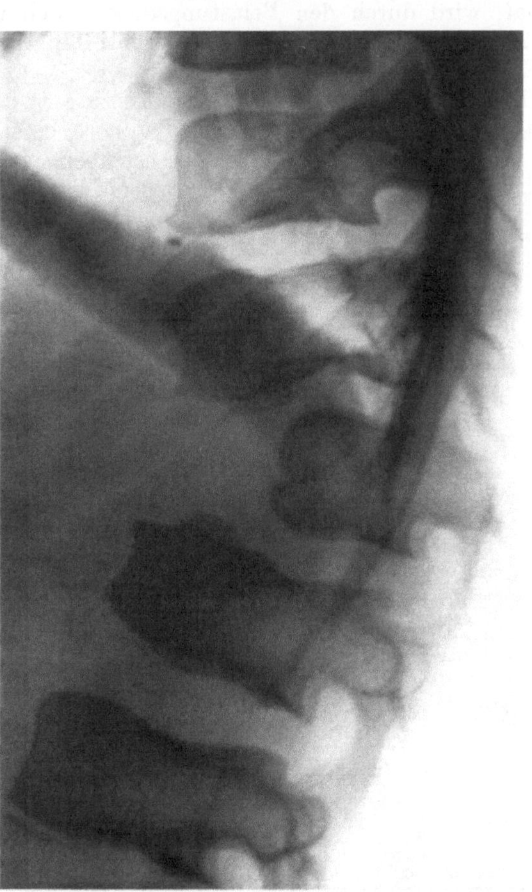

Abb. 35. (Ausschnitt aus der seitlichen Röntgenaufnahme der Wirbelsäule eines 15jährigen Jünglings.) 1. Lendenwirbelkörper nur als rückwärts liegender Halbwirbel entwickelt. Kyphosenbildung. (Nach JUNGHANNS.)

liegt, da wahrscheinlich das die Verknöcherung einleitende Blutgefäß nicht vorhanden war oder bei seiner Entwicklung nicht den richtigen Weg in den Wirbelkörper hinein gefunden hat. Durch Fehlen des ventralen Blutgefäßes konnte die Verknöcherung des vorderen Wirbelkörperteiles nicht eintreten, dieser blieb knorpelig und bildete sich im Zusammenhang mit dem Knorpelgewebe der benachbarten Bandscheiben zu Bandscheibengewebe um. Diese Erklärung liegt um so näher, weil, allerdings bisher nur in einem einzigen Falle, auch ein Wirbelkörper beschrieben ist (SCHMORL-JUNGHANNS), bei dem der vordere Anteil regelrecht knöcherne Entwicklung zeigt, aber der rückenwärts liegende Teil fehlt und durch Bandscheibengewebe ersetzt ist (Abb. 36). Für diesen Fall muß man also an ein Ausbleiben der Bildung des rückenwärts liegenden

Knochenkernes infolge Fehlens des entsprechenden Blutgefäßes denken (Skizze IVC und D in Abb. 29).

Das Fehlen der Verknöcherung in der bauchwärts liegenden Wirbelkörperhälfte führt allmählich infolge der Belastung zu einer kyphotischen Verkrümmung der Wirbelsäule. Der anfangs würfelförmige rückenwärts liegende Halbwirbel, der sich knöchern mit den Wirbelbogenwurzeln beiderseits vereinigt hat, wird durch den Belastungsdruck nach und nach keilförmig umgebildet. Im Gegensatz zu den seitlich entwickelten Halbwirbeln, die durch zunehmende Keilwirbelbildung zu einer Skoliose Veranlassung geben, ergeben die dorsalen Halbwirbel Keilform mit nach vorn zu entwickelter Schneide, so daß sich eine mehr und mehr zunehmende Kyphose einstellt. Das Knorpel- bzw. Bandscheibengewebe, das bauchwärts des Keilwirbels liegt, kann dabei vollkommen zugrunde gehen, so daß sich der darüber- und darunterliegende Wirbelkörper mit den Vorderkanten berühren (Abbildung bei JUNGHANNS). Infolge der Belastung kann sich auch noch eine gewisse Rückwärtsverlagerung des Halbwirbels einstellen, wodurch eine Einengung des Wirbelkanales auftritt.

Über bauchwärts liegende Halbwirbel läßt sich nur wenig sagen, da erst eine einzige Beobachtung vorliegt (SCHMORL und JUNGHANNS). In diesem Falle war die rückenwärts liegende Hälfte eines Wirbelkörpers von Bandscheibengewebe ausgefüllt, das mit dem Gewebe der oben und unten anliegenden Zwischenwirbelscheibe hufeisenförmig zusammenhing (Abb. 36). Die Wirbelbogenwurzeln waren beiderseits knöchern mit dem bauchwärts liegenden Halbwirbel vereinigt. Da der ventrale Halbwirbel vorn regelrechte Höhe hatte, war keinerlei kyphotische Wirbelsäulenverbiegung vorhanden.

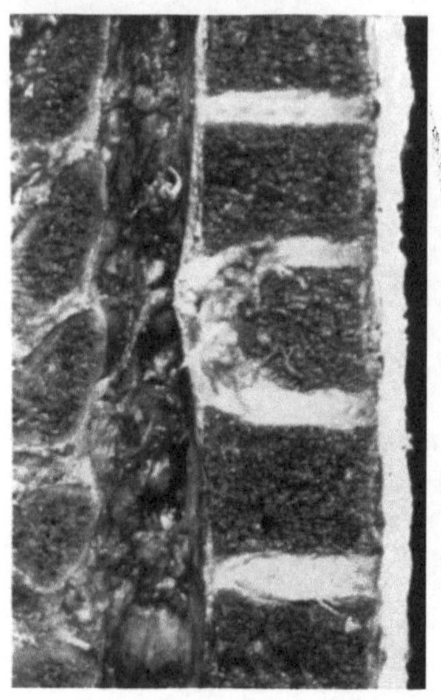

Abb. 36. (Lichtbild der linken Hälfte der in der Sagittalebene durchsägten Brustwirbelsäule einer 26jährige Frau.) 10. Brustwirbelkörper nur als bauchwärts angeordneter Halbwirbel entwickelt. Die benachbarten Zwischenwirbelscheiben hängen hufeisenförmig miteinander zusammen.

8. Frontale Wirbelkörperspalte.

Während in frühen Entwicklungsstufen eine deutlich abgrenzbare Scheidewand (Perichordalseptum) in der Pfeilnahtrichtung durch den Wirbelkörper hindurchzieht (Skizze I, Abb. 29), ist in frontaler Richtung eine solche Scheidewand nie vorhanden. Deswegen waren auch Fehlbildungsformen mit in Frontalrichtung verlaufenden Spalten nicht zu erwarten und sind auch tatsächlich bei Erwachsenen noch nie beobachtet worden. Nur zweimal wird bisher im Schrifttum von Neugeborenen berichtet, bei denen neben völlig regelrecht entwickelten Wirbelkörpern an einigen Wirbelkörpern der vordere und der hintere Knochenkern getrennt waren (Skizze V, Abb. 29). LOSSEN hat eine Reihe derartiger Röntgenbilder gesehen (mitgeteilt bei JUNGHANNS) und MEYER-BURGDORFF veröffentlichte zusammen mit KLOSE-GERLICH gleichartige Beobachtungen an Neugeborenen. Nach ihren feingewebigen Untersuchungen ist der Spalt mit Knorpelgewebe ausgefüllt, das Wachstumsschichten trägt. Nur in den mittleren Teilen konnten Reste von Chordagewebe nachgewiesen werden.

Bei allen diesen Beobachtungen handelt es sich wohl nur um ein etwas verzögertes Durchlaufen eines regelrechten Entwicklungsvorganges (Skizze V,

Abb. 29). Es bleibt abzuwarten, ob derartige Spaltbildungen beim Erwachsenen noch einmal gefunden werden.

9. Fehlbildungen der Chorda dorsalis und der Zwischenwirbelscheiben.

Wirbelkörper und Zwischenwirbelscheiben haben in der Wirbelkörperbandscheibenreihe so enge Beziehungen zueinander, daß auch bei Fehlbildungen eines dieser Teile der andere Teil in Mitleidenschaft gezogen wird. Es ist oft schwer festzustellen, welcher der beiden Teile die ursprüngliche Veränderung zeigt, und welcher sich diesen Veränderungen erst in zweiter Linie angepaßt hat. Besonders innig sind die Beziehungen zwischen Wirbelkörper und Bandscheibe noch durch die Chorda, die in der vorknorpeligen und knorpeligen

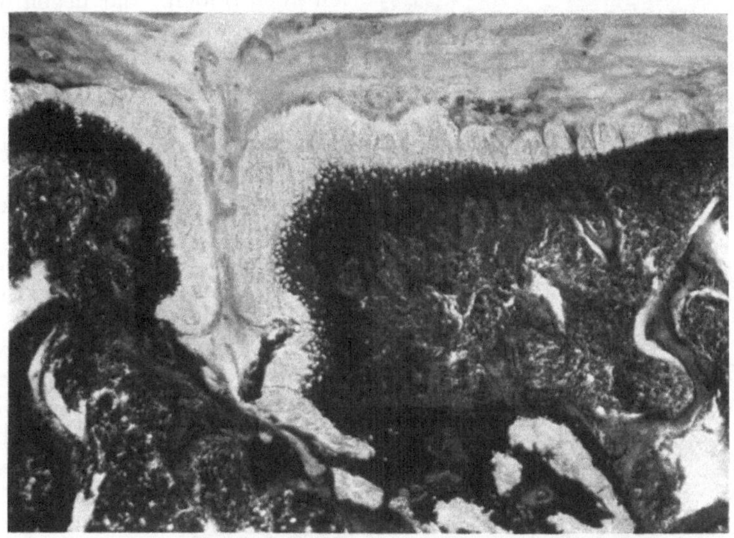

Abb. 37. (Mikrophotogramm der Wirbelkörperbandscheibengrenze am 10. Brustwirbel eines 16jährigen Jünglings.) An der Stelle des früheren Chordakanals geht ein Zapfen aus Bandscheibengewebe in den Wirbelkörper hinein. Der Zapfen wird beiderseits von einer Knorpelwachstumsschicht begleitet (teilweise Persistenz des Chordakanals).

Entwicklungsstufe beide in Kopf-Steißrichtung durchzieht und sich später im Wirbelkörper vollkommen zurückbildet, dafür aber in der intervertebralen Chordaanschwellung im Gallertkern der Zwischenwirbelscheibe lebenslang wenigstens in kleinen Resten bestehen bleibt.

Die Rückbildungsvorgänge der Chorda dorsalis können in allen Entwicklungsstufen Hemmungen erfahren (Abb. 37), die nach endgültigem Abschluß der Wirbelsäulenentwicklung noch nachzuweisen sind. Es kann sich bei einem sonst in allen Teilen wohl ausgebildeten Wirbelkörper mitten durch den Knochen hindurch in einem zylindrischen Hohlraum ein strangförmiger Chordarest von einer Bandscheibe zur anderen ziehen (Abb. 38), wie er in der vorknorpeligen Entwicklungsstufe verlief. Eine solche sog. „persistierende Chorda" („bleibender Chordakanal" in Skizze II B der Abb. 29) ist bisher in nur wenigen Fällen beobachtet worden (MUSGROVE, SCHMORL). Nach den Zwischenwirbelscheiben zu erweitert sich der zylindrische Hohlraum meist trichterartig (Abb. 37) und der Wirbelkörper kann gewisse Wachstumsstörungen zeigen. Bei der sagittalen Wirbelkörperspalte hatten wir einen gleichartigen zylindrischen Hohlraum im Wirbelkörper festgestellt, der aber noch mit einer sagittalen Spaltung des ganzen Wirbelkörpers vergesellschaftet war (Abb. 31 b). Mikroskopische Untersuchungen müssen noch klären, ob in den Fällen mit zylindrischem Hohlraum und sagittaler Wirbelkörperspalte tatsächlich, wie FELLER und STERNBERG meinen, stets auch eine Chordaspaltung vorliegt, und ob vielleicht in den Fällen von Hohlraumbildung mit persistierender Chorda ohne sagittale Wirbelkörperspalte (Abb. 38) die Chorda als ungeteilter Längsstrang verläuft.

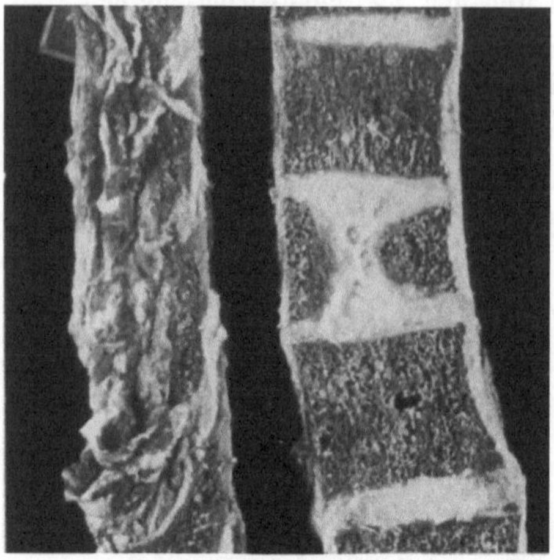

Chordareste können sich im Wirbelkörper an den verschiedensten Stellen noch finden. Sie liegen dann als kugelige, weißliche, gallertig schimmernde, weiche Massen in den Wirbelkörpern, rings von Knochengewebe umschlossen. SCHMORL hat sie bei mikroskopischen Untersuchungen häufig gefunden. Sie müssen als Reste der Chorda aufgefaßt werden, die bei der Weiterentwicklung liegengeblieben sind, und dürfen nicht mit solchen Chorda- und Bandscheibenteilen verwechselt werden, die im späteren Leben auf Grund von krankhaften Vorgängen in die Wirbelkörper oder unter das hintere Längsband eingepreßt worden sind. Über solche Verlagerungen von Bandscheibengewebe und Chordagewebe wird weiter unten noch gesprochen.

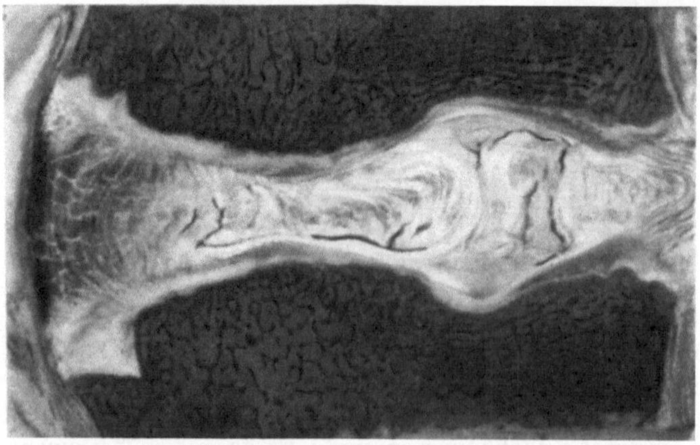

Abb. 38. (Lichtbild der Sagittalschnittfläche der Brustwirbelsäule eines 22jährigen Mannes.) In der Mitte des 9. Brustwirbels hängen die beiden benachbarten Zwischenwirbelscheiben an der Stelle des früheren Chordakanals zusammen (persistierender Chordakanal).

Im Zusammenhang mit den Rückbildungsvorgängen der Chorda dorsalis entsteht noch eine Fehlbildung der Zwischenwirbelscheiben, die recht häufig anzutreffen und von großer klinischer Bedeutung ist. Es sind dies die „Ausbuchtungen der Zwischenwirbelscheiben im Gallertkerngebiet". Die Zwischenwirbelscheiben buchten sich ober- und unterhalb des Gallertkernes napfförmig in die benachbarten Wirbelkörperendplatten ein. Das kann an einzelnen Zwischenwirbelscheiben vorkommen, wird aber meist an größeren Wirbelsäulenabschnitten und insbesondere in der unteren Brustwirbelsäule beobachtet (Abb. 39). Diese Ausbuchtungen entstehen dadurch, daß sich die früheren Durchtrittsstellen des Chordakanales in den Wirbelkörperendflächen nicht völlig eben geschlossen

Abb. 39. (Bei schwacher Vergrößerung aufgenommene Sagittalschnittfläche der Brustbandscheibe eines Jugendlichen.) Im Gallertkerngebiet deutliche Ausbuchtung der Zwischenwirbelscheibe in die Wirbelkörper hinein. Knorpelplatte an diesen Stellen dünner als normal.

haben, sondern kleine oder größere napfförmige Einsenkungen auf den Wirbelkörperendflächen zurückließen. In dem gleichen Gebiet liegt auch der Gallertkern, der sich ja aus Chordaresten bildet. An den Stellen, an denen sich das Bandscheibengewebe in die Einsenkungen der Wirbelkörperendflächen hineinlegt, ist auch meist die Knorpelplatte etwas dünner (Abb. 39). Die Lagebeziehungen zwischen den Einsenkungen der Wirbelkörperendflächen, den an diesen Stellen verdünnten Knorpelplatten und dem Gallertkern sind für pathologische Geschehnisse außerordentlich wichtig, wie später ausgeführt wird.

C. Fehlbildungen der Wirbelbogenreihe.

1. Allgemeines.

So wie für die Fehlbildungen der Wirbelkörperreihe die Chorda dorsalis einen formbestimmenden Einfluß hat, wird die Wirbelbogenreihe in ihrer Entwicklung und auch in ihren Fehlbildungen wesentlich von dem Neuralrohr bestimmt. RECKLINGHAUSEN, KLEBS, MATHIS, FELLER und STERNBERG u. v. a. haben die Beziehungen zwischen Fehlbildungen des Neuralrohres und des Wirbelbogens eingehend untersucht. Eine Besprechung aller erhobenen Befunde und Meinungen würde den Rahmen dieser Arbeit zu sehr überschreiten. Mit den Wirbelbogenspalten können je nach Weite, Ausdehnung und Sitz die verschiedensten Rückenmarksfehlbildungen zusammen vorkommen: Myelocele, Meningocele, Myelomeningocele, Myelozystocele, Myelozystomeningocele usw. Einteilung, Entstehungsursachen und Schrifttum sind ausführlich bei F. A. HESSE[1] angeführt.

Bei den Fehlbildungen der Wirbelbögen stehen die Spaltbildungen in vorderster Linie (Abb. 40). Sie sind ganz wesentlich häufiger als Wirbelkörperspaltbildungen. Ausgedehnte Spaltbildungen an den Wirbelbögen können nicht nur wegen der gleichzeitig mit vorkommenden Rückenmarksfehlbildung mit Nervenstörungen, sondern auch wegen der durch die Spaltung bedingten statischen

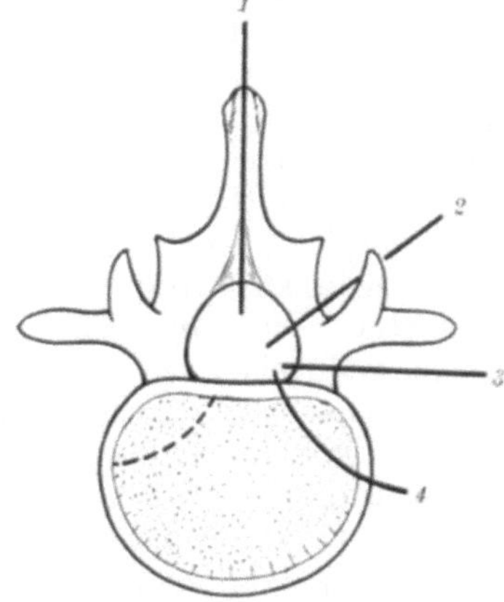

Abb. 40. (Halbschematische Darstellung eines Lendenwirbelkörpers. Ansicht von oben.) Darstellung der Wirbelbogenspalten: *1* sagittale Dornfortsatzspalte, *2* Spalt im Zwischengelenkstück (Spondylolyse, Spondylolisthese), *3* Spalt in der Wirbelbogenwurzel, *4* Grenze zwischen Wirbelbogenwurzel und Wirbelkörper.

Wirbelsäulenbeschwerden und Wirbelsäulenverkrümmungen große klinische Bedeutung erlangen, während die geringsten Formen der Wirbelbogenspalten (z. B. einzelne glattrandige, schmale Dornfortsatzspalten) lediglich als Nebenbefunde zu betrachten sind.

2. Dornfortsatzspalten.

Der Dornfortsatz, der bei der Geburt noch vollkommen knorpelig ist (S. 221) und durch Verschmelzung der beiden knorpeligen Wirbelbogenhälften entstanden war, verknöchert im Laufe des 1. Lebensjahres dadurch, daß von beiden Seiten her aus den Wirbelbögen heraus die Knochenkerne in ihn hineinwachsen (S. 232) und sich hier zum knöchernen Dornfortsatz vereinigen. Beim Ausbleiben dieser Vereinigung bleibt zwischen den beiden Wirbelbogenknochenkernen ein Spalt bestehen (Spina bifida posterior). Dies kann in allen Wirbelsäulenabschnitten an einzelnen oder an mehreren übereinanderliegenden

---

[1] HESSE, F. A.: Erg. Chir. **10** (1918).

Dornfortsätzen vorkommen und ist recht häufig. Bevorzugt sind dabei die Übergangsstellen zwischen den verschiedenen Wirbelsäulenabschnitten.

Die Dornfortsatzspalten liegen nicht immer genau in der Pfeilnahtebene, sondern verlaufen oft schräg oder etwas nach seitlich verschoben. Dann ist meist die eine Hälfte etwas kümmerlich ausgebildet und erreicht die Mitte nicht, während die andere Hälfte nicht nur den eigentlich von ihr zu bildenden Dornfortsatzteil ausfüllt, sondern gleichsam über das Ziel hinausschießend, auch noch ein Stück der anderen Bogenhälfte mit verknöchert hat. Bisweilen können auch nicht vereinigte Dornfortsatzhälften so verschoben sein, daß die Spitze der einen nicht neben, sondern etwas über oder unter der Spitze der anderen Hälfte steht. Nach Hintze soll dann infolge der Rechtshändigkeit meist der linke Bogenteil über dem rechten stehen. Die Häufigkeit der Dornfortsatzspalten ist in einzelnen Wirbelsäulenabschnitten außerordentlich verschieden.

Dornfortsatzspalten der Halswirbelsäule sind mehrfach beschrieben (Askey und Collins, Le Double, Gruber, W. Müller, Schinz u. a.). Besonders häufig kommen sie im Atlas vor, vereinzelt in den untersten Halswirbeln. Geipel fand bei Reihenuntersuchungen in 3% aller Fälle Spaltbildungen im hinteren Atlasbogen. Von ihm stammt eine genaue Beschreibung dieser Fehlbildungen an Hand von 44 Fällen. Dubreuil-Chambardel berichtet in der Monographie über den Atlas ebenfalls ausführlich darüber. Hyrtl, Renander, Fick, Köhler, Disse, Arkussky, Frei, Reisner u. a. haben einzelne Fälle berichtet. Die große Häufigkeit der Spaltbildungen im hinteren Atlasbogen hängt wahrscheinlich auch damit zusammen, daß der Atlasbogen schon bei der regelrechten Entwicklung länger als die anderen Wirbelbögen knorpelig bleibt. Erst im 4. oder 5. Lebensjahre ist im allgemeinen seine fertige Verknöcherung eingetreten. Auch im Epistropheus kommen Dornfortsatzspalten vor (Geipel). Daß auch im vorderen Bogen des Atlas Spaltbildungen auftreten (Geipel, Engländer), soll hier nur erwähnt werden. Dieser Fehlbildung liegen selbstverständlich ganz andere entwicklungsgeschichtliche Vorgänge zugrunde, da der vordere Atlasbogen eine eigene, sowohl von der Bildung der Wirbelkörper als der Wirbelbögen abweichende Entwicklung durchmacht.

In der Brustwirbelsäule kommen Dornfortsatzspalten nur außerordentlich selten vor. Sie sitzen dann meist am oberen oder unteren Ende der Brustwirbelsäule. Am 1. Brustwirbeldornfortsatz konnten sie von W. Müller und von Schuppler und gleichzeitig am 3. und 4. Brustwirbel von Torbin und Jalin beobachtet werden. Etwas häufiger sind sie an der unteren Brustwirbelsäule und an der oberen Lendenwirbelsäule.

Am Übergang der Lendenwirbelsäule zum Kreuzbein und am Kreuzbein selbst sind Dornfortsatzspalten oder breit offene Bögen sehr häufig. Das klinische und röntgenologische Schrifttum der letzten Jahre enthält außerordentlich viele Arbeiten darüber, die sich besonders mit dem Zusammenhang zwischen solchen Befunden und Kreuzschmerzen auseinandersetzen. Wir müssen deshalb auch hier näher auf die Wirbelbogenspalten dieser Gegend eingehen.

Die untersten Lendenwirbeldornfortsätze und besonders die Kreuzbeindornfortsätze schließen sich erst vollkommen knöchern nach Ablauf des 4. bis 6. Lebensjahres. Hintze fand hier Bogenspalten in der frühesten Jugendzeit bei 100, im 5. Lebensjahr bei 81, im 15. Lebensjahr bei 44 und im 50. Lebensjahr bei 10% aller Menschen. Nach dem 24. Lebensjahre errechnete Meyer 24. Grässner 16 und Heise 22% Spaltbildungen in den Dornfortsätzen am Lendenkreuzbeinübergang. Lübke zählte 24% Bogenspalten im Kreuzbein. Nach der Ansicht von Willis ist der Dornfortsatz des 1. Kreuzbeinwirbels so oft gespalten, daß man dies fast als die Regel ansehen kann. Einen Spalt im Dorn des 5. Lendenwirbels beobachtete er jedoch nur in 1,2% seiner Fälle (LÜBKE 1,5, BRAILSFORD 6,0%). Ein vollkommen offener Hiatus sacralis wurde von LÜBKE 3mal bei 200 Kreuzbeinen, von H. MAYER in 4, von BECK in 3, von ADOLPHI in 3% ihrer Fälle und von RYZOV 9mal bei 116 Wirbelsäulen gefunden.

Die Spaltbildungen in den Wirbelbögen der Lendenkreuzbeingegend sind also recht häufig und gehen meist auch ohne jede Nervenstörung oder Fehlbildung des Nervensystems einher. HINTZE hat aus diesem Grunde vorgeschlagen, die üblichen Bezeichnungen Spina bifida oder Spina bifida occulta nicht mehr anzuwenden. Er wählt für diese Formen von offenen Wirbelbögen am Lendenkreuzbeinübergang den Namen „Fontanella lumbosacralis".

Die eigentliche Spina bifida und Spina bifida occulta, bei denen Nervenstörungen mit einer Wirbelbogenspalte vergesellschaftet sind, sollen uns hier nicht weiter beschäftigen, denn sie geben im pathologisch-anatomischen Aussehen des Knochensystems keine anderen Befunde, als wir sie bei der Fontanella lumbosacralis erheben können. Besondere Behaarungen über dem Kreuzbein, Pigmentflecke, narbige Veränderungen oder gar deutlich fühlbare und sichtbare Tumoren können auf eine gleichzeitige Beteiligung des Nervensystems bei vorhandener Wirbelbogenspalte hinweisen, wie bereits v. RECKLINGHAUSEN 1886 ausführlich schilderte. Enuresis, Klumpfüße, trophisch-neurotische Störungen, Atrophien usw. sind klinische Zeichen, die unter Umständen auf das Vorhandensein einer Spina bifida mit Wirbelbogenspalte aufmerksam machen. Erwähnt muß noch werden, daß auch die typischen klinischen und neurologischen Zeichen einer Spina bifida occulta vorhanden sein können, ohne daß Knochenveränderungen (insbesondere Dornfortsatzspalt) nachweisbar sind. (Neueres klinisches Schrifttum bei DE FAYAY, JIRASEK, KUNZE, LEHMANN, LEVEUF, MERTZ u. a.)

Bisweilen findet man vollkommen abgeschlossene Zysten im Kreuzbein, die sich zum Teil nach vorn in die Kreuzbeinwirbel, zum Teil auch nach hinten zu in die Bogenanteile ausbreiten und als Spina bifida incompleta bezeichnet werden (vgl. auch S. 249). KLEINER hat am Sektionsmaterial des SCHMORLschen Institutes 48 derartige Fälle untersucht. Nur selten stehen solche Zysten mit dem Duralsack in Verbindung, meist sind sie vollkommen in sich abgeschlossene, mit Dura ausgekleidete und mit Liquor gefüllte Hohlräume (Schrifttum bei KLEINER, BARSONY und WINKLER), durch die bisweilen Nerven hindurchziehen.

3. Seitliche Wirbelbogenspalten (Spondylolyse, Spondylolisthese).

Ebenso wie die Dornfortsatzspalten Hauptbedeutung am Lenden-Kreuzbeinübergang haben, kommen auch die seitlich in der Mitte der Wirbelbogenhälften sitzenden angeborenen Spaltbildungen meist in der untersten Lendenwirbelsäule vor. Diese Spaltbildung (Spondylolysis interarticularis) kann jederseits zwischen oberem und unterem Gelenkfortsatz im Zwischengelenkstück (Portio interarticularis) auftreten (Abb. 41, 42, 43). Durch eine solche Spaltbildung wird jede Bogenhälfte in einen vorderen-oberen Anteil (der aus Bogenwurzel, oberem Gelenkfortsatz und Querfortsatz besteht) und einen hinteren-unteren Anteil getrennt (der sich aus dem unteren Gelenkfortsatz und dem hinteren Bogenstück mit dem Dornfortsatz zusammensetzt). Da die Spondylolyse die Ursache für das echte Wirbelgleiten (Spondylolisthese) ist, kommt dieser Fehlbildung eine große Bedeutung zu, und das Schrifttum der letzten Jahre enthält ausgedehnte Auseinandersetzungen über die Frage, ob die Spaltbildung im Zwischengelenkstück in jedem Falle angeboren ist, oder ob es sich um eine erworbene Spaltbildung handelt. Bei der regelrechten Entwicklung bildet sich allerdings in einer Wirbelbogenhälfte nur ein Ver-

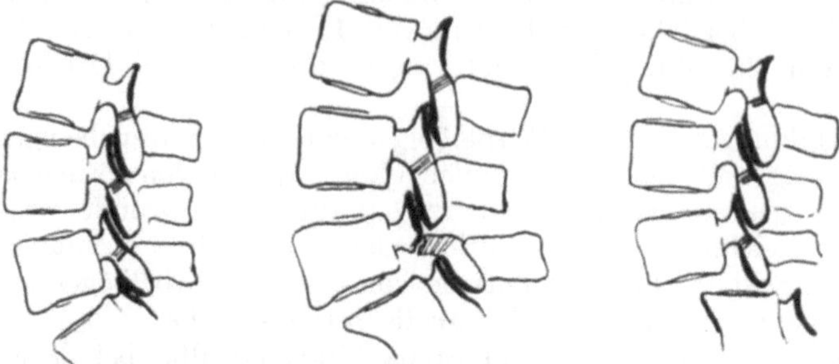

Abb. 41. (Halbschematische Pausen seitlicher Röntgenbilder der Lenden-Kreuzbeingegend.) Links normale Kreuzbeingegend mit gleicher Größe des gestrichelt dargestellten Zwischengelenkstückes an allen Wirbeln. In der Mitte echte Spondylolisthese des 5. Lendenwirbels mit Spalt im Zwischengelenkstück, das horizontal gestellt und verlängert ist. Rechts Luxation des 5. Lendenwirbels, dessen unterer Gelenkfortsatz der Kreuzbeinbasis aufliegt, ohne Veränderung in den Zwischengelenkstücken.

knöcherungspunkt und wahrscheinlich auch nur ein Verknorpelungspunkt aus. Von verschiedenen Seiten aber wird angegeben, daß in ganz frühen Entwicklungsstufen eine Trennung zwischen vorderem und hinterem Bogenanteil jederseits in jedem Segment festgestellt werden kann. PUTTI erwähnt, daß bei den Cetaceen eine Teilung in eine vordere und hintere Bogenhälfte regelmäßig besteht. Er hält das Vorkommen einer solchen Teilung beim Menschen für eine regressive Anomalie. POIRIER und LE DOUBLE hatten es auch bereits als Atavismus bezeichnet. RAMBAUD und RENAULT, POIRIER und CHARPIE, KEIBEL und MALL, FARABEUF, BARDEEN, SCHWEGEL u. a. beschreiben das Vorkommen getrennter Knochenkerne für die vorderen und hinteren Bogenhälften jeder Seite. WILLIS hat neuerdings diese älteren Angaben auf Grund eigener mikroskopischer Untersuchungen bestätigt. Es wurden auch Spondylolysen bei Kindern beobachtet (BRAILSFORD, CAPENER, EICHLAM, GARAVANO, GEORGE und LEONARD, GUIELLEMINET, JENKINS, JOHNSTONE und THOMPSON, JUNGHANNS, KLEINBERG, KÜTTNER, MEYERDING, MOSBERG, ROCHER und ROUDIL, ROEDERER und CHÉRIGIÉ, SCHMORL, SILVERSKIÖLD, WEIL u. a.). SCHMORL hat eine Spondylolyse bei 2jährigem Kind mikroskopisch untersucht (Abb. 44).

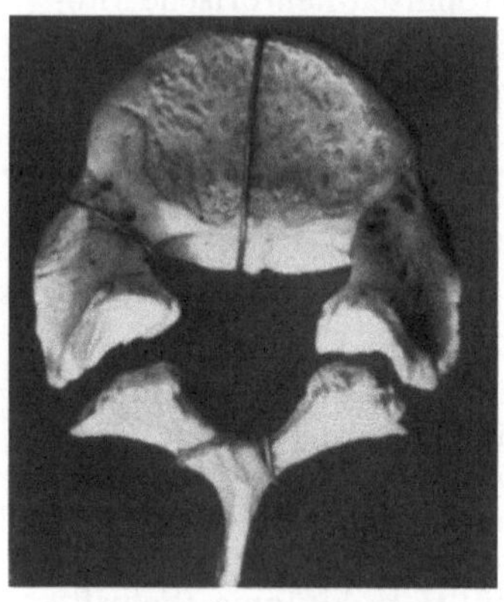

Abb. 42. (Lichtbild des mazerierten 5. Lendenwirbelkörpers eines 23jährigen Mannes. Ansicht von oben.) Doppelseitige Spaltbildung (Spondylolyse) im Zwischengelenkstück.

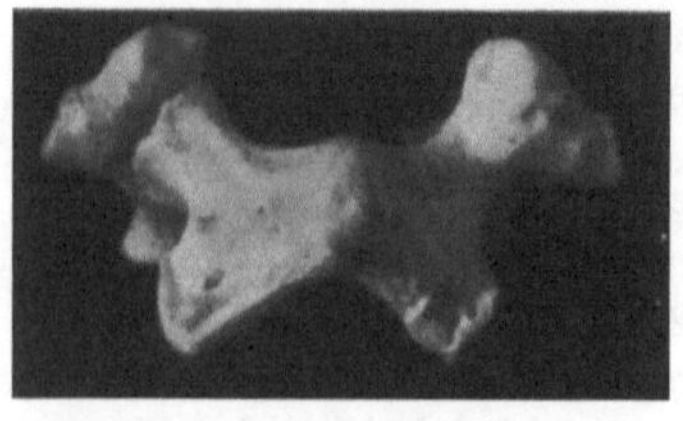

Abb. 43. (Lichtbild des mazerierten Wirbelbogens vom 4. Lendenwirbel eines 2½jährigen Kindes. Ansicht von hinten.) Spaltbildung einseitig im linken Zwischengelenkstück.

Zahlreiche Forscher haben sich auf Grund der überzeugenden embryologischen Tatsachen und auf Grund eigener Forschungen und klinischer Untersuchungen der früher schon von NEUGEBAUER geäußerten Meinung angeschlossen, daß die Spondylolyse tatsächlich auf angeborener, entwicklungsgeschichtlich erklärbarer Grundlage beruht (ABRAHAM, BELOT und NADAL, BENASSI, CONGDON, FALDINI, FRIEDL, GARAVANO, GAUGELE, GEORGE und LEONARD, HELLNER, HUBER,

HARTTUNG, JANSSEN, JOISTEN, JUNGHANNS, KLEINBERG, KOPITS, MERCER, MOUCHET und ROEDERER, W. MÜLLER, PAVLIK, REISNER, ROCHER und ROUDIL, RÖDERER und GLORIEUX, SCHMARJEWITZSCH, SCHMORL, SCHÜLLER, SCHAER, STEWART, STREIGNART, ZUR VERTH, WEGENER, WEIL, WETTE, WILLIS, WARNER, WUNDERLICH u. v. a.). TURNER u. a. halten die Spaltbildung im Zwischengelenkstück des Wirbelbogens für eine intrauterine Belastungsdeformität. Manche wieder glauben, die Spalten im Zwischengelenkstück stets als Fraktur ansehen zu müssen, andere nehmen an, daß symmetrische Wirbelbogenbrüche an dieser Stelle vorkommen und dadurch in einzelnen Fällen das Bild der Spondylolyse mit nachfolgender Spondylolisthese hervorrufen können (BÖHLER, HOLFELDER, REISNER, RYZOV, MJAKOTNICH, GEORGE und LEONARD, MANDLER u. a.). Bei Versuchen mit Leichenwirbelsäulen konnte

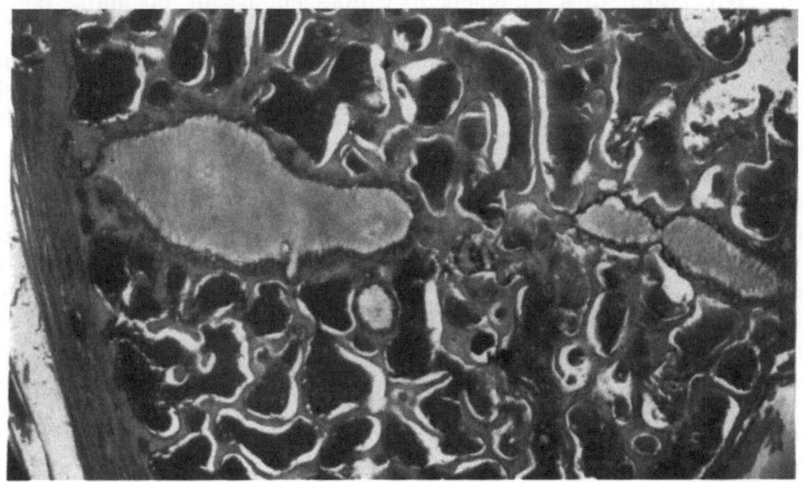

Abb. 44. (Mikrophotogramm aus dem Zwischengelenkstück des 5. Lendenwirbels von einem 2jährigen Kinde. Knorpelinseln mit nach beiden Seiten hin liegenden Wachstumsschichten.

trotz Anwendung größter Gewalt niemals eine symmetrische Wirbelbogenfraktur im Zwischengelenkstück erzeugt werden (G. GERLACH). TURNER und MARKALLOW gelang es, Brüche der Zwischengelenkstücke in Leichenwirbelsäulen nur nach vorheriger Schädigung des Zwischengelenkstückes hervorzurufen. LANE, MOUCHET und RÖDERER, TURNER u. a. haben früher schon die Ansicht geäußert, daß durch scherenartige Druckwirkung von seiten des Gelenkfortsatzes des 4. Lendenwirbels und des 1. Sakralwirbels das Zwischengelenkstück des 5. Lendenwirbels allmählich zu einer Spaltbildung durchgequetscht werden könnte. MEYER-BURGDORFF hat diese Ansicht erneut aufgegriffen und die Entstehung der Spaltbildungen im Zwischengelenkstück auf Grund scherenartiger Druckwirkung und auf Grund von Umbauzonen in zahlreichen Arbeiten verfochten. Das klinische Schrifttum der letzten Jahre enthält darüber große Auseinandersetzungen, deren Aufzählung hier zu weit führen würde (BURCKHARDT, GAJZAGO, GRASHEY, ILES, JONKHERE und LECLERQ, JUNGHANNS, MATHIEU und DEMIRLEAU, MEYER-BURGDORFF, W. MÜLLER, ORTH, RATHCKE, REINBOLD, REGENSBURGER, REISCHAUER, RUHNAU, SCHANZ, SCHMORL-JUNGHANNS, WALLGREN, WOLFF u. a.).

Wir halten auf Grund unserer eingehenden makroskopischen und mikroskopischen Untersuchungen an zahlreichen Fällen des SCHMORLschen Institutes die Spaltbildungen an der typischen Stelle des Zwischengelenkstückes (Spondylolyse), die die Voraussetzungen für jede echte Spondylolisthese sind, für eine auf entwicklungsgeschichtlicher Grundlage erklärbare angeborene Fehlbildung. Dafür sprechen neben den entwicklungsgeschichtlichen Tatsachen das Vorkommen bei jugendlichen Menschen und Kleinkindern (KLEINBERG fand sie bei 17 Monate altem Kind, SCHMORL u. a. bei Kindern in den ersten Lebensjahren), der typische Sitz in einem Teil der Wirbelsäule, der auch sonst häufig Fehlbildungen zeigt, und das fein geriffelte Aussehen der in dem Spalt zusammenstoßenden Knochenflächen, das dem Aussehen der Oberflächen von knöchernen Epiphysenkernen an anderen Stellen unseres Körpers vollkommen gleicht. Dazu kommt noch die Beobachtung von gleichzeitigem Vorkommen von Spaltbildungen in den Zwischengelenkstücken und im Dornfortsatz des gleichen Wirbels (CHARRY, DIESZL, JUNGHANNS, MICHAELIS, ROCHER und ROUDIL, WILLIS). Wir haben dies in eigenem Untersuchungsgut ebenfalls mehrfach gesehen. Die Tatsache, daß WILLIS die Spondylolyse 2mal so häufig bei Wirbelsäulen mit 25 als bei solchen mit 24 präsakralen Wirbeln sah, spricht auch für eine entwicklungsgeschichtlich bedingte Fehlbildung. Außerdem beobachtete WILLIS an der gleichen Stelle, an der im Zwischengelenkstück der Spalt der Spondylolyse sitzt, häufig Gefäßdurchtrittsstellen.

Über die Häufigkeit der Spondylolyse enthält das Schrifttum wechselnde Angaben. NEUGEBAUER hatte angenommen, daß etwa 5% aller Skelete Spaltbildungen im Zwischengelenkstück haben. Diese Zahl wurde lange Zeit für zu hoch gehalten. Die neuesten Angaben im Schrifttum nähern sich aber durchaus dieser Zahl. WILLIS gibt 5,19% an, und zwar errechnete er bei weißen Männern 6,6, bei weißen Frauen 3,7, bei farbigen Männern 3,5 und bei farbigen Frauen 1,03% Spaltbildungen im Zwischengelenkstück. Besonders große Rassenverschiedenheiten teilt STEWART mit. Er fand bei weißen Amerikanern in 6,4, bei amerikanischen Negern in 2,8, bei Bantu in 8,9 und bei Alaska-Eskimo in 27,4% eine Spondylolyse. ROEDERER und GLORIEUX geben demgegenüber nur 2% Spaltbildungen im Zwischengelenkstück an. CONGDON beobachtete bei 200 Wirbelsäulen 5% doppelseitige Spondylolyse. Die überwiegende Mehrzahl der Zwischengelenkfortsatzspalten — $^2/_3$ oder mehr — kommt im 5. Lendenwirbel vor. Dann folgt der 4. Lendenwirbel mit 15—30% (ABRAHAM, BURCKHARDT, LE DOUBLE, JUNGHANNS, LANE, MALKIN, MEYER-BURGDORFF, MEYERDING, W. MÜLLER, NEUGEBAUER, TREUB, WILLIS). Die Beobachtungen an anderen Wirbelbögen, die früher als ganz große Seltenheiten angesehen wurden, sind in der letzten Zeit jedoch auch häufig mitgeteilt (am 3. Lendenwirbel von ABRAHAM, GRASHEY, JUNGHANNS, MEYERDING, MICHAILOWSKI, NEUGEBAUER, SUERMONT, WILLIS, am 2. Lendenwirbel von REISCHAUER, am 1. Lendenwirbel von BROCA, WILLIS, 6mal am 6. Lendenwirbel von WILLIS, am 1. Sakralwirbel von SANDIFORT, KELLER und an Hals- und Brustwirbel von NEUGEBAUER u. a.). Einige Male wurde auch das gleichzeitige Vorkommen an den Bögen von mehreren Wirbeln berichtet. Gleichzeitiges Vorkommen am 4. und 5. Lendenwirbel beobachteten: ABRAHAM, CONGDON, GRASHEY, JUNGHANNS, WILLIS u. a. REISCHAUER fand einmal gleichzeitig den 2. und den 5. Lendenwirbel beteiligt, und STEWART teilt mit, daß in seinem Material 20mal je 2 Wirbel und einige Male sogar je 3 Wirbel an einer Wirbelsäule Spondylolyse zeigten. In den weitaus meisten Fällen sind die Spaltbildungen doppelseitig entwickelt. Seltener finden sich einseitige Zwischengelenkstückspalten, die dann meist rechts liegen (WILLIS). Dabei kann es zu Drehungen der Wirbelkörper und zu Skoliosen kommen (GLORIEUX). Die frühere Ansicht, daß die Frauen häufiger Träger von Spondylolysen seien als die Männer, ist durch neuere Arbeiten überholt. Klinische Statistiken weisen wesentlich mehr Männer als Frauen auf (WILLIS, ABRAHAM u. a.), während in pathologisch-anatomischen Statistiken (JUNGHANNS) beide Geschlechter ungefähr gleich beteiligt sind.

Die einfache Spaltbildung im Zwischengelenkstück kann man im allgemeinen im anatomischen Präparat nur an der mazerierten Wirbelsäule sehen (Abb. 46), während es durch Röntgenaufnahmen mit besonderer Aufnahmetechnik (Halbseitenaufnahmen) auch beim Lebenden leicht gelingt, den Spalt darzustellen. Auch bei den

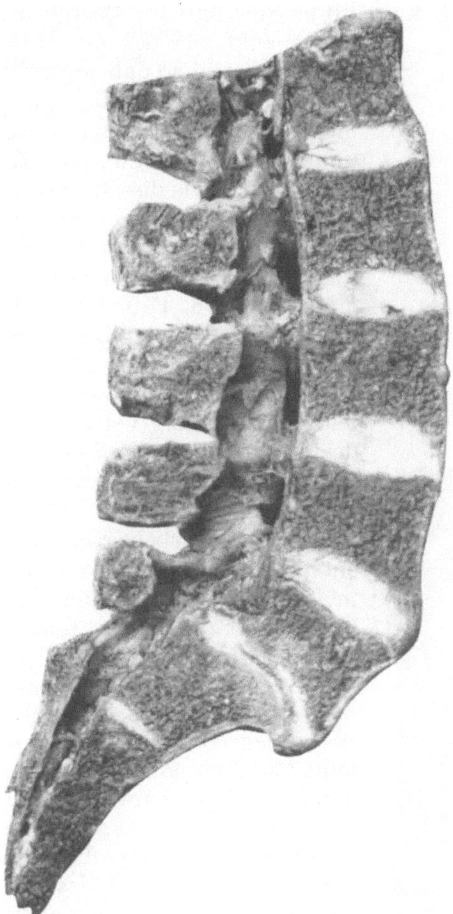

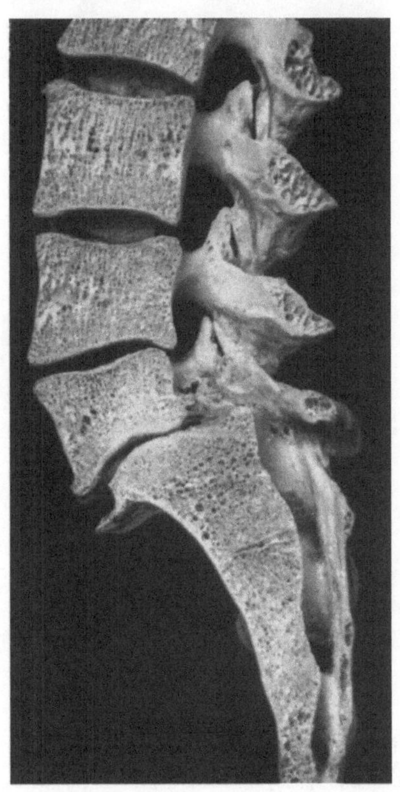

Abb. 45.   Abb. 46.

Abb. 45. (Lichtbild der Sagittalschnittfläche der Lenden-Kreuzbeingegend einer 59jährigen Frau.) Spondylolisthese des 5. Lendenwirbelkörpers, der 1¹/₂ cm nach vorn gerutscht ist. Niedrige, etwas s-förmig gekrümmte Lendenbandscheibe mit Verdichtung des angrenzenden Knochenbälkchenwerkes. Kleiner Randwulst an der Kreuzbeinbasis vorn.

Abb. 46. (Mazerierte rechte Wirbelsäulenhälfte, die zu Abb. 45 gehört.) Im Zwischengelenkstück des 5. Lendenwirbelkörpers ein schräg von hinten-oben nach vorn-unten verlaufender Spalt.

frischen und in der Pfeilnahtebene aufgesägten Leichenwirbelsäulen ist eine einfache Spaltbildung im Zwischengelenkstück nur nach guter Präparation zu entdecken. Sehr leicht wird man auf die Spaltbildung hingelenkt, wenn bereits ein Abgleiten des Wirbelkörpers eingetreten ist (Abb. 45). In hochgradigen Fällen kann der im Zwischengelenkstück bereits gelöste Körper mit der ganzen darüberliegenden Wirbelsäule bis in das Becken hinein abgleiten. Derartige hochgradige Fälle sind in alten Sammlungen öfter enthalten

(s. NEUGEBAUER). Im allgemeinen ist aber nur ein geringes Vorgleiten des Wirbelkörpers festzustellen, das man auf längs aufgeschnittenen Wirbelsäulen deutlich sieht (Abb. 45 und 46). Die Stärke des Vorgleitens mißt man am genauesten an den hinteren Wirbelkörperkanten, da vorn durch Randwülste eine genaue Messung meist verhindert wird (JUNGHANNS). Der Zwischengelenkstückspalt, der die unerläßliche Voraussetzung für das echte Wirbelgleiten ist, sitzt immer an typischer Stelle in jeder Bogenhälfte kurz hinter der unteren Begrenzung der Gelenkfläche des oberen Gelenkfortsatzes, so daß jederseits das Zwischengelenkstück durch ihn in einen kleineren oberen und etwas größeren unteren Teil zerlegt wird, wie dies auch in der schematischen Skizze (Abb. 41) dargestellt ist. Dieser Spalt klafft außerordentlich verschieden weit (Abb. 47 und 48). Im allgemeinen ist seine Breite und die Stärke der Wirbelverschiebung gleich. Oft aber findet man trotz großer Verschiebung des Wirbelkörpers den Spalt ganz eng, und der hintere Anteil des Zwischengelenkstückes ist der Größe der Wirbelverschiebung entsprechend verlängert und meist auch etwas horizontal gestellt (Abb. 41). Bei unseren Fällen aus jüngeren Lebensaltern sind die in dem Spalt aneinanderstoßenden Flächen deutlich flach-höckerig geriffelt. Diese feine Riffelung gleicht dem Aussehen der diaphysenwärts gerichteten Flächen einer jugendlichen Epiphyse. Bei älteren Personen fehlen an den Rändern des Spaltes nie kleine Randwülste, wie wir sie auch bei Spondylosis deformans an den Wirbelkörpern und kleinen Wirbelgelenken finden. Bisweilen können diese

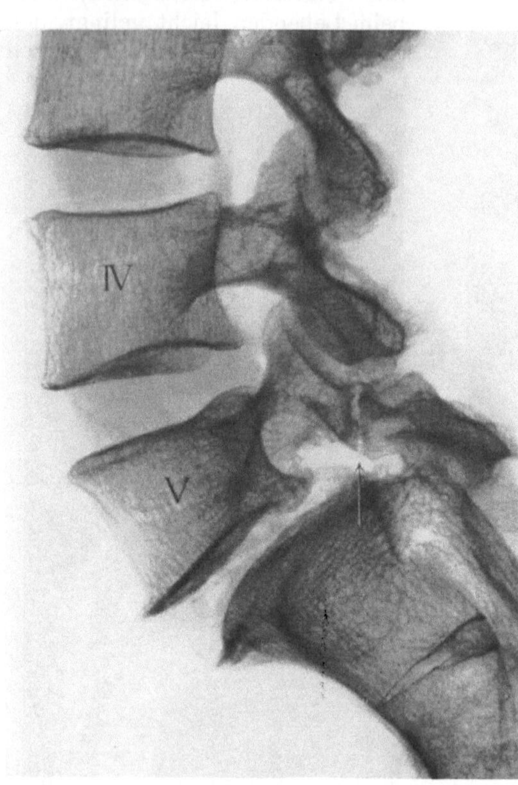

Abb. 47. (Röntgenaufnahme der linken Hälfte der in der Sagittalebene durchsägten Wirbelsäule eines 68jährigen Mannes.) Spondylolisthese des 5. Lendenwirbels mit Spalt im Zwischengelenkstück (Pfeil!). 5. Lendenwirbel um 1 cm nach vorn verschoben, Höhenabnahme der 5. Lendenbandscheibe. Geringe Randwulstbildung vorn am 5. Lendenwirbel und 1. Kreuzbeinwirbel.

Randwülste sogar recht groß werden. Da sie ja nur infolge chronischer Reizung an dieser Stelle entstanden sein können, beweisen sie, daß der Spalt schon längere Zeit besteht, und daß hier Bewegungen stattgefunden haben müssen. Wenn der Spalt weit klafft, findet man zwischen den beiden, eigentlich zusammengehörenden Flächen straffe Bindegewebszüge, in denen manchmal kleine Knochenstücke eingelagert sind.

Bei mikroskopischen Untersuchungen des Zwischengelenkstückes eines spondylolisthetischen Wirbels zeigen sich Bandmassen, die den „Spalt" ausfüllen, und sich in dichtliegenden Zügen zwischen den Knochenenden ausspannen. Sie senken sich beiderseits mit SHARPEYschen Fasern tief in den Knochen hinein. Manchmal sind solche Bandzüge zerrissen. Sie können auch

Blutungen, Verkalkungen oder Knocheneinlagerungen enthalten. Es wurden jedoch bisher recht wenige Fälle mikroskopisch untersucht (JUNGHANNS, MEYER-BURGDORFF, SCHMORL, WILLIS). Weitere Untersuchungen an einer großen Zahl von Fällen sind unbedingt erforderlich, um alle Fragen zu klären.

Die weiteren Veränderungen, die sich beim Vorgleiten von dem im Zwischengelenkstück gelösten Wirbelkörper an der Wirbelsäule einstellen, entstehen erst in zweiter Linie und sollen hier nur der Vollständigkeit halber kurz gestreift werden. Infolge der angeborenen Spaltbildungen im Zwischengelenkstück entsteht eine Stelle geringerer Widerstandsfähigkeit gegen die täglichen Belastungen, und es können kleine Bewegungen und Zerrungen im Spaltbereich stattfinden, durch die wiederum an der unter dem betreffenden Wirbel liegenden Zwischenwirbelscheibe Zerrungen hervorgerufen werden. Zunächst sind kleine Einrisse in das Zwischenwirbelscheibengewebe, später größere Degenerationserscheinungen und Zerreißungen die Folge (Abb. 45 und 46). Die zerstörte Bandscheibe wird nun selbst den physiologischen Bewegungen nicht mehr so viel Widerstand entgegensetzen können wie früher, als sie vollkommen elastisch war. Das wirkt wieder auf die Bänder des abnormen Zwischengelenkstückspaltes zurück, und in diesem dauernden Hin und Her wird jede Bewegung und besonders jede stärkere Beanspruchung ein weiteres Vorrücken des losgelösten Wirbelkörpers herbeiführen. Wenn die Bandscheibe stark zerstört und dadurch ihre Höhe vermindert ist (Abb. 45, 46, 47, 48), so daß sie ihre elastische Pufferwirkung verloren hat, dann bildet sich in der angrenzenden Wirbelspongiosa eine Sklerosierung aus (Abb. 45, 46, 48).

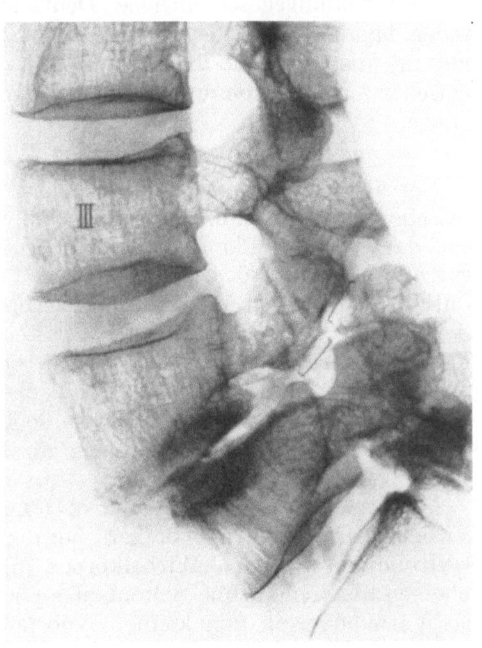

Abb. 48. (Seitliche Röntgenaufnahme einer Hälfte der in der Sagittalebene durchsägten Lendenkreuzbeingegend einer 83jährigen Frau.) Spondylolisthese des 4. Lendenwirbels mit Vorgleiten um 1,5 cm. Der Zwischengelenkstückspalt ist weit auseinandergerückt. Die durch Klammern bezeichneten Knochenflächen gehören eigentlich aufeinander. Beträchtliche Höhenabnahme der 4. Lendenbandscheibe mit Verdichtung des angrenzenden Knochenbälkchenwerkes.

Eine weitere sekundäre Erscheinung, die man bei etwas stärkerer Spondylolisthese des 5. Lendenwirbelkörpers fast nie vermißt, ist der sog. „konsolartige Vorbau" des Sakrums. Unsere Abb. 45 und 47 lassen ihn, verbunden mit überbrückenden Randwülsten, recht deutlich erkennen. Die Basis des Sakrums ist in diesen Fällen vorn um ein beträchtliches Stück „vorgebaut". Man kann dies gleichsam als eine Selbstheilung, als eine Unterstützung des vorgleitenden Wirbelkörpers auffassen. Schließlich können auch noch Verknöcherungen der zerstörten Zwischenwirbelscheibe eintreten (SCHMORL). Die dadurch entstehenden knöchernen Ankylosen verhindern ein weiteres Abgleiten. (Wegen des Zusammenhanges zwischen Trauma und Spondylolisthese, Verschlimmerung durch Trauma, Begutachtung usw. ist das klinische Schrifttum der letzten Jahre nachzulesen.) Neuerdings wurden die Beziehungen zwischen Bandscheibenveränderungen und Spondylolisthese von MEYER-BURGDORFF und SANDMANN untersucht.

4. Spaltbildung in der Wirbelbogenwurzel.

Bisher im Schrifttum nur als Einzelfall beschrieben ist eine doppelseitige
Spaltbildung in den Wirbelbogenwurzeln am 4. Lendenwirbel (HAMMERBECK).
Durch die doppelseitige Spaltbildung (s. Abb. 40) war es zu einer Verlängerung
der Wirbelbogenwurzel und zu einem geringen Vorschieben des Wirbelkörpers,
nicht aber zu einer echten Spondylolisthese gekommen. Der Wirbelkörper war
gegen seine beiden oben und unten angrenzenden Nachbarwirbelkörper vorgeschoben. Die feingewebige Untersuchung ergab eine Halbgelenkbildung.
Die entwicklungsgeschichtliche Deutung ist schwierig und ungeklärt. Entweder handelt es sich um eine entwicklungsgeschichtlich erklärbare Spaltbildung (die vielleicht in früheren Entwicklungsstufen des Tierreiches physio-
logischerweise vorkommt) oder um eine unrichtige mehrfache Knochenkern-
anlage.

5. Spaltbildungen zwischen Wirbelbogen und Wirbelkörper.

Der an der Vereinigungsstelle von Wirbelkörper und Wirbelbogen liegende
Zwischenknorpel (Abb. 20) verschwindet erst im 3.—6. Lebensjahre, so daß
erst dann eine vollkommene knöcherne Vereinigung zwischen Wirbelbogenwurzel und Wirbelkörper eintritt. Die Bogenwurzel bildet einen beträchtlichen
Teil des endgültigen Wirbelkörpers (Abb. 40). Es liegt auf der Hand, auch an
dieser Stelle bestehenbleibende Spalten auf dem Boden einer Hemmungs-
bildung zu erwarten. WILLIS gibt in einem Schema auch Spaltbildungen an
dieser Stelle an. In seinem Material scheint er sie aber nie gefunden zu haben.
Auch in der umfangreichen Wirbelsäulensammlung des SCHMORLschen Institutes
konnten wir niemals Spaltbildungen an dieser Stelle bei Erwachsenen an mazerierten Wirbelsäulen feststellen.

MEYER-BURGDORFF und KLOSE-GERLICH berichten neuerdings über zwei
Wirbelsäulen von Neugeborenen, bei denen je an einem Wirbel eine einseitige
Spaltbildung zwischen Wirbelkörper und -bogen besteht. Derartige Spalten
scheinen also eine große Seltenheit zu sein. Häufig beobachtet man allerdings
das Vorhandensein von kleinen Knorpelresten des Zwischenknorpels an ihrer
ursprünglichen Stelle. Meist haben sie dann mit der Knorpelplatte der anliegenden Zwischenwirbelscheibe Verbindung und gehen von ihr als kleine
Knorpelzapfen in den Wirbelkörper hinein. Bisweilen liegen aber auch Zwischen-
knorpelreste vollkommen von Knochengewebe umgeben im Wirbelkörper.

6. Teilweises oder vollkommenes Fehlen des Wirbelbogens.

Ebenso wie nach Abschluß der Wirbelsäulenverknöcherung ganze oder
halbe Wirbelkörper fehlen können, ist dies auch am Wirbelbogen beschrieben
(DISSE, GEIPEL, W. MÜLLER, WALTHER). Es kann auch eine Bogenhälfte
sehr verkümmert angelegt sein (GEIPEL). Die mitgeteilten Befunde darüber
sind noch sehr gering. Deshalb läßt sich auch noch nicht mit Sicherheit aus-
sagen, ob es sich bei solchen Fehlbildungen lediglich um das Ausbleiben der
Verknöcherung eines knorpelig gut ausgebildeten Wirbelbogens bzw. einer Wirbelbogenhälfte handelt, oder ob schon bei der Knorpelanlage Fehlbildungen bestanden. Die Klärung dieser Fragen ist nur durch ausgedehnte mikroskopische
Untersuchungen zahlreicher Fälle zu erwarten. Wirbelbögen oder Wirbelbogenteile können in Zusammenhang mit fehlenden Wirbelkörperhälften fehlen
(Schema von PUTTI).

7. Angeborene Verschmelzungen von Wirbelbögen.

Bei der Besprechung von Blockwirbelbildungen wurde schon angedeutet,
daß dabei gleichzeitig Verschmelzung der Wirbelbögen mit vorkommen

(Abb. 28). Es fehlt noch die Klärung, ob die Verschmelzung im Bereiche der Wirbelkörperreihe oder die Verschmelzung in der Wirbelbogenreihe in erster Linie vor sich geht und jeweils die Verschmelzung der anderen Reihe erst in zweiter Linie mit sich bringt. Das KLIPPEL-FEILsche Symptomenbild, das mit ausgedehnten Verschmelzungen im Bereiche der Wirbelbögen einhergeht, wird in einem späteren Abschnitt behandelt (S. 280). Bei der hemimetameren Segmentverschiebung treten auch stets verschiedenartige Verschmelzungen der Wirbelbögen mit auf. Die Wirbelbögen oder einzelne Wirbelbogenhälften können dann auf der einen Seite Anschluß an die verschobenen und auf der anderen Seite Anschluß an die nichtverschobenen Wirbelkörperhälften bekommen, sie können aber auch mit verschoben werden. Wieweit die Wirbelbogenhälften bei diesen Segmentverschiebungen selbständig sind, muß noch durch weitere Prüfung solcher Fälle geklärt werden. Bei Wirbelbogenverschmelzungen können die zugehörigen Querfortsätze in ihrer ganzen Ausdehnung auch mit verschmelzen (CATALDO) oder getrennt bleiben.

8. Fehlbildungen der Wirbelbogenfortsätze.

Die Gelenkfortsätze zeigen in den verschiedenen Wirbelsäulenabschnitten verschiedene Gelenkstellungen (BRAUS, FICK, KUHNS, M. LANGE, STRASSER, STIEWE), die nach bestimmter Gesetzmäßigkeit entsprechend der Bewegungsrichtung angeordnet sind. An den Übergangsstellen zwischen den einzelnen Wirbelsäulenabschnitten ändert sich die Gelenkstellung, indem allmählich von Gelenkpaar zu Gelenkpaar zunehmend Drehungen der Gelenkflächenstellung eintreten. An der Brustwirbelsäule z. B. stehen die Gelenkspalten mehr in frontaler und an der Lendenwirbelsäule mehr in sagittaler Richtung. Von diesen regelrechten Stellungen gibt es Abweichungen infolge angeborener Fehlbildung. Bisweilen findet man an einem Gelenkpaar an Stelle von beiderseits symmetrisch laufenden Gelenkflächen auf der einen Seite eine mehr sagittale und auf der anderen Seite eine mehr horizontale Stellung (GOLDTHWAIT, JUNGHANNS, v. LACKUM, SCHERTLEIN). Besonders am Lendenwirbelsäulen-Kreuzbeinübergang sind diese Verhältnisse untersucht worden. Es stehen noch Untersuchungen darüber aus, ob und inwieweit dadurch Bewegungsbehinderungen entstehen.

Als sehr selten ist das Fehlen eines Gelenkfortsatzes an einer oder an beiden Wirbelbogenhälften zu bezeichnen. W. MÜLLER hat einmal im Röntgenbild das Fehlen beider unterer Gelenkfortsätze des 2. Lendenwirbels festgestellt, und LOSSEN sah ebenfalls im Röntgenbild einen schlecht ausgebildeten Gelenkfortsatz am 5. Lendenwirbel. Bei SCHMORL und JUNGHANNS wird das Vorkommen verkümmerter Gelenkfortsätze als Seltenheit beschrieben. Über das Fehlen von oberen Gelenkfortsätzen ist bisher noch nichts bekanntgegeben.

Die an den Dornfortsätzen vorkommenden Spaltbildungen wurden bereits beschrieben (S. 257). Ebenso wie bei den Gelenkfortsätzen findet man bisweilen ausgesprochen verkümmerte Dornfortsätze, die gegenüber den normal entwickelten Dornfortsätzen den ganz geschlossenen Bögen nur als kleine Höcker aufsitzen. In solchen Fällen sind schon Rückenschmerzen beobachtet worden (BARSONY und WINKLER, IRSIGLER).

Der Processus accessorius, der der Rückseite der Wurzel des Querfortsatzes aufsitzt, kann gelegentlich angeboren eine Verzögerung zeigen und wird dann als Processus styloides bezeichnet. Während der Processus accessorius selbst höchstens 3—5 mm hoch ist, kommen in 7% aller Lendenwirbelsäulen Vergrößerungen zu einem Processus styloides von 1,5 cm Länge vor (LEDDA), die meist an mehreren Lendenwirbelkörpern gleichzeitig sitzen und fast immer auch doppelseitig sind (MEYER-BURGDORFF). Die Kenntnis der Lage und Größe des Processus styloides ist für Beurteilungen von Röntgenbildern oft von großer Wichtigkeit (RUBASCHEWA, VOLKMANN u. a.).

Knapp seitwärts vom hinteren Rande der Gelenkfläche des Gelenkfortsatzes sitzt noch ein kleiner Wirbelbogenfortsatz, der Processus mamillaris. Dieser bildet sich aus einer eigenen Apophyse, die im Pubertätsalter knöchern angelegt wird und mit dem oberen Gelenkfortsatz bis zum Wachstumsabschluß verschmilzt. Unregelmäßige Vergrößerungen können auch an diesem kleinen Fortsatz vorkommen und zu differentialdiagnostischen Erwägungen Veranlassung geben (ANNOVAZZI und GIRAUDI).

Die Querfortsätze zeigen, vor allem an den Übergangsstellen der verschiedenen Wirbelsäulenabschnitte, eine große Reihe von angeborenen Fehlbildungen. Sie sind als Variationsbildungen aufzufassen und werden in einem besonderen Abschnitt (S. 272) behandelt. Bisweilen kommen aber auch Vergrößerungen von Querfortsätzen mitten in einem Wirbelsäulenabschnitt vor, die dann ähnlich aussehen wie Querfortsatzvergrößerungen an den Übergangswirbeln und auch gelenkige Verbindungen untereinander eingehen können (MUZIL, RÖVEKAMP).

9. Die Nebenknochenkerne (Apophysen) der Wirbelbogenfortsätze.

An den Spitzen der Dornfortsätze und der Querfortsätze bilden sich regelmäßig in der Pubertätszeit (11.—14. Lebensjahr) noch Nebenknochenkerne (Apophysen) aus, die gegen Ende des Wachstumsabschlusses (nach dem 20. Lebensjahre) eine knöcherne Verbindung mit den Wirbelbogenfortsätzen eingehen. An den Dornfortsatzspitzen im Bereiche der Halswirbelsäule legen sich meist je zwei kleine Nebenknochenkerne an, die ja auch nach Wachstumsabschluß an der gespaltenen Dornfortsatzspitze der Halswirbel noch deutlich erkennbar sind. An den Seitenmaßen des Kreuzbeins bestehen während der Wachstumszeit ebenfalls langgestreckte Nebenknochenkerne. Auf jeder Seite sitzen zwei davon, der eine für die Facies auricularis und der andere für den kaudalen Teil der Seitenmaßen. Schon DISSE hat nachgewiesen, daß alle diese Nebenknochenkerne über den Wachstumsabschluß hinaus ohne knöcherne Verbindung mit dem entsprechenden Wirbelbogenfortsatz vollkommen getrennt bleiben können.

An den Querfortsätzen fand GRABERGER öfter derartig nicht vereinigte Nebenknochenkerne. Der Nebenknochenkern am 1. Brustwirbelquerfortsatz scheint besonders häufig keine knöcherne Verbindung einzugehen (0,7%), was differentialdiagnostisch bei Röntgenuntersuchungen in Erwägung gezogen werden muß.

An den Dornfortsätzen finden sich auch häufig nicht vereinigte Nebenknochenkerne, die nach Angaben von GAZZOTTI sogar Ursachen für Schmerzen sein können. Diese nicht verknöcherten Nebenknochenkerne an den Dornfortsätzen können mit Dornfortsatzbrüchen verwechselt werden. Eine besondere Eigenart der Nebenknochenkerne der Dornfortsätze besteht darin, daß sie auch bei gespaltenen Dornfortsätzen angelegt werden können, ja daß sie bisweilen sogar als kleine Knochenkerne mitten in breit klaffenden Dornfortsatzspalten liegen (Abb. 49). Am Kreuzbein sind sie des öfteren bei vollkommen offenem Hiatus sacralis angelegt und verschmelzen dann bisweilen untereinander zu einer langen, schmalen Knochenleiste, die längs in dem offenen Hiatus liegt. In einigen Fällen konnten wir beobachten (SCHMORL-JUNGHANNS), daß der in einem Spalt des 1. Kreuzbeinwirbelbogens angelegte Nebenknochenkern mit dem darüberliegenden Dornfortsatz des 5. Lendenwirbels eine feste

Verbindung durch bindegewebige Verwachsung oder durch vollkommene Verknöcherung eingegangen war. Dadurch entstehen dann stark vergrößerte und nach

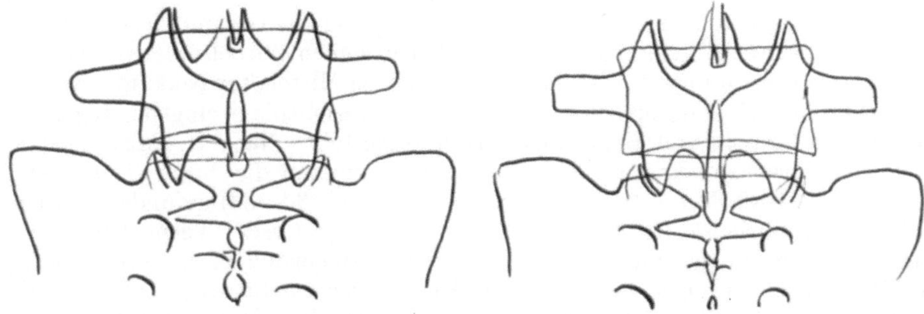

Abb. 49. (Halbschematische Röntgenpausen der Lendenkreuzbeingegend. Aufnahmen in sagittalem Strahlengang.) Links: Spina bifida des 1. Kreuzbeinwirbelbogens mit der frei in der Knochenlücke liegenden Apophyse
des 1. Kreuzbeinwirbeldornfortsatzes. Rechts: ein vergrößerter Dornfortsatz des letzten präsakralen Wirbels
ragt in die Lücke der Spina bifida des 1. Kreuzbeinwirbelbogens hinein, da dieser Dornfortsatz durch Anlagerung
der Apophyse des 1. Kreuzbeinwirbels stark nach unten vergrößert ist.

unten zu in den Dornfortsatzspalt hineinragende Dornfortsätze (Abb. 49 und 50),
die ebenfalls schon zu Fehldeutungen Anlaß gegeben haben (GOLJANITZKI).

Von besonders wichtiger Bedeutung
für die Differentialdiagnose im Röntgenbild (Verwechslung mit Abbrüchen!) sind
Nebenknochenkerne an den Gelenkfortsatzspitzen (S. 233). Leider sind
derartige kleine Knochenstücke bisher
von pathologisch-anatomischer Seite noch
nicht genau erforscht. LE DOUBLE erwähnt sie zwar bereits als große Seltenheiten (am 1. Lendenwirbel unten) und
berichtet auch, daß DWIGHT derartige
Knochenkerne beschrieben hat (am 2. Lendenwirbel unten beiderseits und am 3. und
4. Lendenwirbel rechts unten). Mikroskopisch sind derartige Gebilde aber bisher noch nicht untersucht worden. Im
röntgenologischen Schrifttum der letzten
Jahre werden häufig Nebenknochenkerne
an den unteren Gelenkfortsätzen im Bereiche der Lendenwirbelsäule abgebildet: BAKKE, FULTON und KALBFLEISCH,
IVANOV und ROTAERMEL, LANG, REISNER,
RENDIG und WESTING, NICHOLS und
SHIFLETT, GRASHEY, W. MÜLLER, GI-
RAUDI, LITTEN, NÖLLER, REGENSBURGER
u. a. Eine Zusammenstellung über 40 Fälle
bringt FARMER. Meist werden sie am

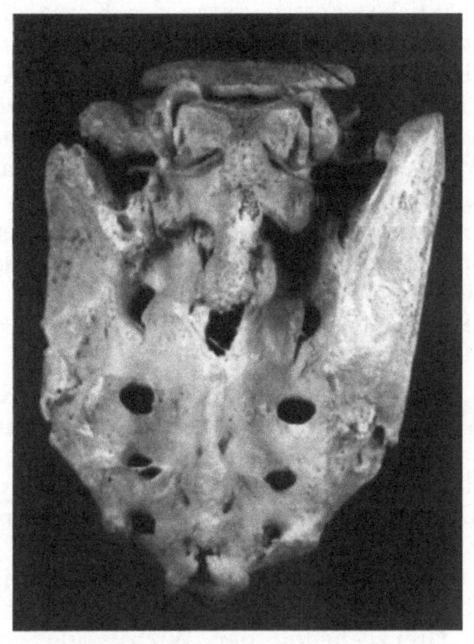

Abb. 50. (Lichtbild einer mazerierten Lenden-
Kreuzbeingegend. Ansicht von hinten.) Stark
nach unten vergrößerter Dornfortsatz des letzten
präsakralen Wirbels ragt in die Spina bifida-Lücke
des 1. Sakralwirbels hinein (vgl. Abb. 49, rechtes
Bild).

2. oder 3. Lendenwirbel gefunden. Eigenartigerweise sind bisher an oberen
Gelenkfortsätzen insgesamt nur 5 solche Nebenknochenkerne von FARMER beschrieben worden. Es besteht noch die Frage, ob solche Knochenkerne regelmäßig auftreten und mit der Gelenkfortsatzspitze verschmelzen, wie die Nebenknochenkerne an den anderen Wirbelbogenfortsätzen, oder ob sie nur als Fehlbildungen vorkommen und dann niemals eine knöcherne Verbindung eingehen.

D. Die Wirbelsäulenvariationen.

1. Allgemeines.

Daß die im allgemeinen als regelrecht geltende Gesamtwirbelzahl des Menschen und auch die Zahl der Wirbel in den einzelnen Wirbelsäulenabschnitten häufig Änderungen unterworfen ist, war bereits im Mittelalter bekannt. ROSEN-BERG hat in Reihenuntersuchungen die Zahlenverhältnisse eingehend geprüft und Normalformeln und Variationsformeln aufgestellt. Nach H. FREY, ROSEN-BERG und PATERSON konnte bei rund $^2/_3$ der Menschen die Normalform (cerv. 1—7, dors. 8—19, lumb. 20—24, sacr. 25—29, caud. 30—33) gefunden werden. Bei $^1/_3$ aller Wirbelsäulen finden sich Variationen (entweder Vermehrung bzw. Verminderung der gesamten Wirbelzahl oder Vermehrung bzw. Verminderung der Wirbelzahl einzelner Segmente auf Kosten der Nachbarsegmente). E. FI-SCHER konnte sogar nur bei 30% aller Menschen die als regelrecht geltende Wirbelzahl in jedem Segment finden. BARDEEN gibt an, daß 15—16% aller Menschen Wirbelsäulenvariationen aufweisen. Die größte Zahl der Variationen kommt am Lendenkreuzbeinübergang und am Übergang der Brust- zur Lendenwirbelsäule vor.

ROSENBERG hat aus der Aufstellung seiner Variationsformeln auch Schlüsse auf die phylogenetische Entwicklung gezogen. Er schloß daraus auf ein allmähliches Fortschreiten des Kreuzbeins in Kopfrichtung, d. h. auf eine in der weiteren Entwicklung des Menschengeschlechtes zunehmende Einbeziehung des letzten Lendenwirbels in das Kreuzbein. Diese Ansichten ROSENBERGs sind von anderer Seite nicht geteilt worden (ADOLPHI, STIEVE u. a.). Immerhin gehen die Anschauungen neuerer Untersucher jetzt einstimmig dahin, daß die Wirbelsäulenvariationen keineswegs als Degenerationserscheinungen und auch nicht als eigentliche „Fehlbildungen" aufzufassen sind (NAEGELI, H. FREY). Sie sind Ausdruck einer fortschreitenden Umgestaltung unserer Wirbelsäule und dienen der Erhaltung und Förderung lebenstüchtigerer Formen, die der aufrechten Körperhaltung angepaßt sind. WEISS glaubt, daß der Wechsel in der Höhe der Extremitätenanlage einen formgebenden Einfluß auf die Zahl der präsakralen Wirbel ausübt.

Aus neueren Untersuchungen (KÜHNE) geht weiterhin hervor, daß die Variationen der Wirbelsäule nicht für sich allein bestehen, sondern meist zusammen mit gleichartigen Variationen in der Ausbildung des Brustkorbes, der zugehörigen Nerven, des Muskelsystems und der Pleuragrenze vorkommen. Die Variationen können kopfwärts oder steißwärts gerichtet sein, d. h. daß z. B. Lendenwirbel zu Brustwirbeln (kopfwärts gerichtet) oder Lendenwirbel zu Kreuzbeinwirbeln (steißwärts gerichtet) werden. KÜHNE errechnete, daß die kopfwärts gerichteten Variationen meist nur an 1 oder 2, selten an 3 oder 4 Grenzgebieten der Wirbelsäule vorkommen, während sich die steißwärts gerichteten Variationen öfter an 3 oder 4 und seltener an 2 oder 3 Grenzgebieten einer Wirbelsäule einstellen. Meist sind die Variationen einer Wirbelsäule gleichsinnig gerichtet (entweder kopfwärts oder steißwärts), wie auch MEINOLDI u. a. beobachteten. Die Vererbbarkeit der Variationen ist bereits in größeren Geschlechterreihen untersucht worden. Dabei fand sich, daß die kopfwärts gerichteten Wirbelsäulenvariationen gegenüber den steißwärts gerichteten dominant sind. Weiterhin wurde festgestellt, daß sich nicht unbedingt die Varietät selbst vererben muß, sondern daß sich lediglich die Variationsrichtung (kopfwärts oder steißwärts) vererbt (KÜHNE, E. FISCHER).

Wie wir bei der Besprechung der einzelnen Variationsformen noch sehen werden, geht die Form des Wirbelkörpers selbst bei den Variationsbildungen

kaum eine Änderung ein, sondern die Variationen drücken sich in Formänderungen im Wirbelbogen und besonders an den Querfortsätzen aus. Vor allen
Dingen gestattet uns die Betrachtung derjenigen Querfortsatzteile, die als
Rippenhomologe anzusehen sind (Abb. 2), die Erkennung und Einordnung
der Wirbelsäulenvariationen. Darüber hinaus ist noch die Form und Stellung
der kleinen Wirbelgelenke bei der Klärung der Zugehörigkeit von Wirbeln zu
bestimmten Segmenten von Bedeutung (SCHERTLEIN). Außerordentlich häufig
sind die Variationsbildungen auch nur an einer Wirbelbogenhälfte entwickelt.
Diese Tatsache spricht, ebenso wie die einseitigen Fehlbildungen (S. 249), für
eine gewisse Selbständigkeit der Wirbelhälften überhaupt (STIEVE).

2. Variationen am Übergang zwischen Hinterhauptbein und Halswirbelsäule.

Bei der ursprünglichen Segmentanlage der Halswirbelsäule bestehen noch
drei Segmente oberhalb des Atlas, die bei der Entwicklung jedoch in das Hinterhauptbein einbezogen werden. Diese Einbeziehung kann in seltenen Fällen
auch noch den eigentlichen Atlas betreffen, so daß der Atlas oder auch Teile
von ihm eine angeborene feste knöcherne Verbindung mit dem Hinterhauptbein hat, daß also dann der Epistropheus der erste freibewegliche Halswirbel
wird. LE DOUBLE hat bereits derartige Fälle beobachtet und eingehend beschrieben, und er sammelte das gesamte damals vorliegende Schrifttum darüber
(DWIGHT, LATARJET, MACALISTER, REGNAULT, SOLGER, UHDE u. v. a.). Auch
späterhin sind noch Fälle von Assimilationen des Atlas an das Hinterhauptbein in anatomischen Präparaten beschrieben worden (ALLAN, BRAUS, CORREIA,
KOLLMANN, SCHIFFNER u. a.). Wieweit die vom Lebenden beschriebenen Fälle
(BEZI, FEIL, FERRARI, GRISEL und APERT, ROSE, SCHÜLLER u. a.) tatsächlich
angeborene Verknöcherungen zwischen Hinterhauptbein und Atlas darstellen,
ist nicht sicher zu entscheiden, da die genaue Röntgendarstellung schwierig
ist. Von REISNER wird ein Fall von Okzipitalisation des Atlas mit noch weiteren
Fehlbildungen am Atlas beschrieben.

Eine recht seltene und bisher nur an anatomischen Präparaten, aber noch
nie am Lebenden beobachtete Variation am Hinterhaupt-Wirbelsäulenübergang
ist die „Manifestation des Okzipitalwirbels", über die KOLLMANN berichtet.
Es handelt sich dabei um das Auftreten von Knochenvorsprüngen am Hinterhauptbein, die an einen Atlasbogen erinnern.

3. Variationen am Übergang zwischen Hals- und Brustwirbelsäule.

Die häufigsten „Übergangswirbel" an der Grenze zwischen Hals- und Brustwirbelsäule sind einseitig oder doppelseitig rippentragende Halswirbel. Nach
MEYER-BURGDORFF haben 0,5—1% aller Menschen derartige „Halsrippen".
FISCHEL gibt sogar 2,4% einseitige überzählige Rippen an. Am 6. und 7. Halswirbel sind sie schon oft beschrieben. Selten kommen sie auch an höher gelegenen Halswirbeln vor (VÖLKER am 5. Halswirbel, FISCHEL einseitig vom
4. Halswirbel abwärts und SZAVOLSKI doppelseitig vom 4. Halswirbel abwärts).
Das Auftreten von Rippengebilden an Halswirbeln hat man auch als Dorsalia-
tion des 7. Halswirbels bezeichnet (HÜSSELRATH). Verschiedene Einteilungen
der in recht wechselnder Form und Größe auftretenden Halsrippen stammen
von GREZZI und GRUBER. Für den Anatomen sind Halsrippen nur eine unbedeutende Variante, während sich der Kliniker des öfteren mit der Frage beschäftigen muß, ob diese Gebilde Beschwerden verursachen können, was bei
etwa 5—10% der Halsrippenträger vorkommen soll (MEYER-BURGDORFF,
F. PUTTI, ROBINSON, STONE und EBBIOT, SERCK-HANSSEN).

Neben der Bildung von Halsrippen kommen als weitere Variationen am Hals-Brustübergang voll ausgebildete rippentragende Brustwirbel vor, die ein vollkommen geschlossenes Foramen transversarium tragen, wie es eigentlich nur die Halswirbel haben sollen.

4. Variationen am Übergang zwischen Brust- und Lendenwirbelsäule.

So wie am Hals-Brustübergang die Halsrippe ist am Brust-Lendenübergang die Lendenrippe die häufigste Variationsbildung. Um diese Variationsbildung von den nicht allzu seltenen Brüchen der Lendenwirbelquerfortsätze unterscheiden zu können, ist eine genaue Erforschung der Lendenrippen angebracht, und das klinische Schrifttum der letzten Jahre beschäftigt sich auch eingehend damit. Albanese, Andersen, v. Hayek, Meyer-Burgdorff, Mainoldi, Schertlein u. a. haben sich bemüht, durch Sammlung und Vergleichen zahlreicher Fälle eine Systematik der vorkommenden Formen zu geben. Nach Meyer-Burgdorff steht eine thorakale Form, wobei die Rippenanlagen am Lendenwirbel den regelrechten Rippen in Verlauf, Aussehen usw. ähneln und der Querfortsatz nur wenig ausgebildet ist, einer lumbalen Form, bei der ein kleiner Rippenstumpf gelenkig mit einem großen Querfortsatz verbunden ist, gegenüber. Ähnlich beschreibt Mainoldi den echten Rippenstummel als schlank und zugespitzt mit einem schräg nach unten gerichteten Verlauf, während nach seinen Untersuchungen die Lendenrippen horizontal oder sogar etwas nach oben zu verlaufen oder ein rundes oder ovales Ende haben. Heise, Hayek und Schertlein haben dann noch besondere Unterformen eingeführt, die sich in manchen Punkten gegenseitig überschneiden. Albanese trennte von dem Typus lumbalis und thoracalis auch noch eine besondere Form ab und bespricht eine von Aichel angegebene Variante. Alle diese verschiedenen Variationen können am Übergangswirbel einseitig oder doppelseitig auftreten, und es ist nicht selten, daß auf der einen Seite ein anderer Typ vorkommt als auf der anderen Seite des gleichen Wirbels.

Lendenrippen sind wesentlich häufiger als Halsrippen. Hueck fand sie bei 7,75% aller Wirbelsäulen. Die weitaus häufigste ist die lumbale Form ($^3/_4$ aller Fälle). Wie schon erwähnt, liegt die Hauptbedeutung der Lendenrippen für den Kliniker in ihrer differentialdiagnostischen Abgrenzung gegenüber Frakturen der Lendenwirbelquerfortsätze.

Neben dem Auftreten der Lendenrippen kommt als weitere Variation am Brust-Lendenübergang eine Stellungsänderung der kleinen Gelenke vor. Eigentlich sollen die kleinen Gelenke zwischen 12. Brust- und 1. Lendenwirbel typische Lendenwirbelgelenkstellung haben, während die kleinen Gelenke zwischen 11. und 12. Brustwirbel bei regelrechter Ausbildung Brustwirbelgelenkform zeigen. Diese als Regel geltenden Verhältnisse sind aber sehr schwankend. Der 12. Brustwirbel kann auch nach oben hin kleine Gelenke von Lendengelenkstellung haben, oder er kann typische Brustwirbelgelenke nach dem 1. Lendenwirbel zu tragen. Es kommen auch Verschiedenheiten beim gleichen Gelenkpaar, indem eine Seite Bruststellung und die andere Lendengelenkstellung zeigt. Schertlein hat die Häufigkeit dieser einzelnen Variationsstellungen auch zahlenmäßig festgelegt und fand, daß bei doppelseitigen Lendenrippenbildungen am selben Wirbel auch doppelseitige Lendengelenkstellung vorhanden war.

5. Variationen am Übergang von der Lendenwirbelsäule zum Kreuzbein (lumbosakrale Übergangswirbel).

Nach der Rosenbergschen Zählung ist bei regelrechter Wirbelkörperzahl der 24. Wirbel als der letzte präsakrale Wirbel und der 25. als der 1. Kreuzbeinwirbel anzusehen (S. 270). Diese beiden Wirbel zeigen gegenüber den Wirbeln an anderen Übergangsstellen zwischen Wirbelsäulenabschnitten besonders häufige Variationsbildungen, die im allgemeinen als Sakralisation und Lumbalisation bezeichnet werden. Von Sakralisation spricht man dann, wenn der letzte präsakrale Wirbel in der Ausbildung seiner Wirbelbogenteile, besonders seiner Querfortsätze, einseitig oder doppelseitig Angleichungen an die Seitenmaßen des Kreuzbeines zeigt, oder wenn er ganz in das Kreuzbein einbezogen ist (Verkreuzbeinung). Unter Lumbalisation wird das Heraustreten des 1. Kreuzbeinwirbels aus der Kreuzbeinmasse verstanden, in dem sich der Wirbel unter einseitiger oder doppelseitiger mangelhafter Ausbildung der breiten Seitenflügel der Form des letzten präsakralen Wirbels angleicht oder vollkommen diese Form annimmt. Es ist nicht möglich, Sakralisation und Lumbalisation zu unterscheiden, wenn man nur den veränderten „Übergangswirbel" betrachtet, denn bei der „Einbeziehung in das Kreuzbein" kommen genau die gleichen Zustandsbilder am Übergangswirbel vor, wie beim „Heraustreten aus dem Kreuzbein". Wenn man genau die kopfwärts oder steißwärts gerichtete Tendenz des sakrolumbalen Übergangswirbels bestimmen will, dann ist es unerläßliche Voraussetzung, die Gesamtwirbelzahl festzustellen und nach den ROSENBERGschen Grundsätzen einzuordnen. Aber auch dann werden sich noch manche Schwierigkeiten ergeben. Sowohl für pathologisch-anatomische als auch für klinische Zwecke genügt es vollkommen, wenn man einen letzten präsakralen Wirbel, der irgendwelche Zeichen einer Angleichungsform an Kreuzbeinwirbel erkennen läßt, als „lumbosakralen Übergangswirbel" bezeichnet. Diese Bezeichnung hat den großen Vorteil, daß von der Beachtung der wechselnden Zahl der Kreuzbeinwirbel (LÜBKE fand, daß sich bei 31% aller Menschen das Kreuzbein aus sechs vollkommen miteinander verschmolzenen Wirbeln zusammensetzt) völlig abgesehen werden kann, und daß auch Angleichungen von Steißwirbeln an das Kreuzbein unbeachtet bleiben können. Die Zählung der Kreuzbeinlöcher, die man im allgemeinen bei der Entscheidung über das Vorhandensein einer Sakralisation mit heranzieht, kann ebenfalls unterbleiben. Das ist auch sehr vorteilhaft, denn sie zeigen recht häufig schwer zu entscheidende Zahlenverschiedenheiten durch Angleichung von Steißwirbeln mit Bildung überzähliger Kreuzbeinlöcher oder durch unvollkommene Ausbildung der untersten Kreuzbeinlöcher, denen bisweilen die seitliche Begrenzung fehlen kann. Wie PUTTI mitteilt, hat VESALIUS 6 Kreuzbeinwirbel als Normalzahl angenommen, weil ihm ein Knochengerüst mit Sakralisation vorgelegen hatte.

Die im Schrifttum niedergelegten Häufigkeitsstatistiken über das Vorkommen von lumbosakralen Übergangswirbeln geben ein vollkommen uneinheitliches Bild. Die Zahlen schwanken zwischen 0,6—25%. Auch eine Zusammenstellung über die verschiedene Beteiligung einzelner Menschenrassen hat weit auseinanderliegende Grenzwerte zwischen 0,7 und 45%. Diese Werte sind deshalb nicht miteinander vergleichbar, weil ihnen ganz verschiedene Untersuchungsarten zugrunde liegen. Es handelt sich teils um Zahlenwerte aus alten Skeletsammlungen, teils um Durchsichten größerer Röntgenbildersammlungen, wobei meist Nierenübersichtsaufnahmen zugrunde gelegt wurden, und nur zum kleinsten Teil um wirkliche systematische, pathologisch-anatomische Reihenuntersuchungen, wie in den Zahlen von LÜBKE, die am SCHMORLschen Institut gewonnen wurden.

Bei den im Schrifttum veröffentlichten Statistiken, besonders bei den Berechnungen auf Grund von Röntgenbildern, ist fast nie die Gesamtwirbelzahl bestimmt worden, so daß auch nie mit Sicherheit angegeben werden könnte, ob es sich um eine „Sakralisation" oder „Lumbalisation" handelt. Darauf ist es zurückzuführen, daß bei den Zahlenangaben über die verschiedene Häufigkeit dieser beiden Arten von lumbosakralen Übergangswirbeln ein Teil der Bearbeiter mehr Lumbalisationen und ein anderer Teil mehr Sakralisationen aufzählt (Tabelle 1, 2, 3, 4). Die Angaben über die Einteilung der lumbosakralen Übergangswirbel auf die Geschlechter sind noch nicht einheitlich. BLUMENSAAT und CLASING finden mehr Männer und MARTIUS gibt mehr Frauen an.

Tabelle 1. Häufigkeit der „Sakralisation" in Prozenten.

GOLJANITZKI	0,6	LE DOUBLE	6,0
LÜBKE	1,0	HARBITZ	6,0
HIRSCH	1,3	BRAILSFORD	8,1
SACHS	1,7	IKLJARACIK	9,0
ROSSI	2,0	GILES	9,2
BLUMENSAAT und CLASING	2,8	MARTIUS (Männer)	9,5
MOORE	3,8	IMBERT	10,0
LÉRI	4,0	VASILJEVA	11,0
ROCCAVILLA	4,0	MARTIUS (Frauen)	12,0
HUECK und HEISE	4,2	O'REILLY	13,0
MEYER-BURGDORFF	4,5	SCHÜLLER	23,0
REISNER	4,9	ZUR VERTH	25,0
TURNER	5,0	INGEBRIGTSEN	25,0

Tabelle 2. Häufigkeit der Sakralisation bei verschiedenen Rassen in Prozenten.

Lappländer	0,7 (INGEBRIGTSEN)	Norweger . . . . 5,3 (INGEBRIGTSEN)
Europäer	4,0 (MAUCLAIRE u. FLIPS)	Feuerländer . . . 41,0 (ALBANESE)
Russen	5,0 (TURNER)	Niedere Rassen . 45,0 (BOHART).

Tabelle 3. Häufigkeit in Prozenten.

	Sakralisation	Lumbalisation	zusammen		Sakralisation	Lumbalisation	zusammen
HIRSCH	1,3	2,4	3,7	LÉRI	4,0	6,0	10,0
BLUMENSAAT und				KÜMMEL und KAUTZ	—	—	10,0
CLASING	2,8	2,2	5,0	WILLIS	6,2	5,3	11,5
HUECK und HEISE	4,19	1,33	5,52	MARTIUS (Frauen)	12,0	8,0	20,0
LÜBKE	1,0	9,0	10,0	VASILJEVA	11,0	11,0	22,0

Tabelle 4. Häufigkeit der Sakralisation bei Menschen mit Kreuzschmerzen in Prozenten.

AIMES und JACQUES	25,0
LÉRI	53,0
IMBERT und CATALORDA	60,0

Von röntgenologischer Seite ist versucht worden, diese Schwierigkeiten der genauen Zahlfeststellung der ganzen Wirbelsäule dadurch zu umgehen, daß man für einige Lendenwirbel eine allgemeine Norm aufstellte, die bei Betrachtung von Röntgenbildern gestattete, mit Sicherheit anzugeben, der wievielte Lendenwirbel vorliegt. BRANDT behauptet, daß der 3. und 4. Lendenwirbelquerfortsatz in 95,5% stets eine besondere Gestalt zeigen, so daß man diese beiden Wirbel immer mit Sicherheit erkennen und von da aus abzählen kann, ob ein Übergangswirbel am Lendenkreuzbeinübergang ein 5. Lendenwirbel oder ein 1. Sakralwirbel ist. HOLITSCH gibt das gleiche an. Er nimmt aber lediglich den 4. Lendenwirbelquerfortsatz als Richtpunkt. Der 4. Lendenwirbelquerfortsatz ist nach seinen Angaben kürzer und dünner als der 1.—3., er endigt in einer Spitze (der darüberliegende 3. bildet eine vertikale Grenzlinie), er strebt etwas nach aufwärts und am medialen Drittel des unteren Umrisses ist meist eine linsengroße Vorwölbung sichtbar. Es müssen wohl noch weitere Untersuchungen an einem großen anatomischen Material vorgenommen werden, ehe man diese vereinfachte Zählform gegenüber der Zählung der gesamten Wirbelsäule als gültig anerkennen kann. FRIEDL hat bei vergleichenden Zählungen die Behauptung von BRANDT und HOLITSCH nicht bestätigen können.

Daß die Zahlenangaben über die Häufigkeit der Sakralisation und Lumbalisation so verschieden sind, liegt aber nicht allein daran, daß nicht immer genau die Gesamtwirbelzahl bestimmt worden ist, sondern diese Angaben hängen auch weitgehend davon ab, was die einzelnen Untersucher unter der Bezeichnung Sakralisation bzw. Lumbalisation verstehen. Während von manchen bereits ein etwas verdickter Querfortsatz als Beginn eines Übergangswirbels angesehen wird, lassen andere diese Bezeichnung erst dann für den präsakralen Wirbel gelten, wenn ganz deutlich ein breites, vom Querfortsatz schräg nach unten abgehendes Knochenstück, das vergrößerte Rippenrudiment, vorhanden ist.

Um in den großen Formenreichtum, den die lumbosakralen Übergangswirbel bieten, eine gewisse Ordnung hineinzubringen, sind die verschiedensten Einteilungsschemata aufgestellt worden. Dabei werden zum Teil röntgenologische Merkmale, zum Teil Entwicklungsvorgänge und zum Teil klinisch nachweisbare Beschwerden als Grundlagen angenommen, so daß eine einheitliche Betrachtungsweise bisher noch nicht möglich ist. LE DOUBLE unterscheidet sechs verschiedene Formen von lumbosakralen Übergangswirbeln. Auch MEYER-BORSTEL gibt 6 Formen an, berücksichtigt aber dabei die Lumbalisation nicht. WEISS unterscheidet Übergangswirbel 1. und 2. Grades. Die Einteilung von 3 Gruppen von IMBERT und KATALORDA ist nach rein röntgenologischen Gesichtspunkten ohne anatomische Grundlage ausgeführt. Da die Klinik der lumbosakralen Übergangswirbel in den letzten Jahren eine zunehmende Bedeutung erlangt hat, ist eine Einteilung notwendig, die für klinische Zwecke (Klärung von Beschwerden usw.) brauchbar und auf der Grundlage der anatomischen Veränderungen aufgebaut ist. In ihrer umfassenden Abhandlung über die lumbosakralen Übergangswirbel haben BLUMENSAAT und CLASING eine unter diesen Gesichtspunkten aufgebaute Einteilung gebracht. Sie unterscheiden 3 Gruppen:

Gruppe I: Vollkommene Sakralisation (vollkommene Synostose des 24. Wirbels mit dem 1. Kreuzbeinwirbel).

Vollkommene Lumbalisation (vollkommene Loslösung des 1. Kreuzbeinwirbels vom Kreuzbein und dadurch Bildung eines 6. Lendenwirbels).

Gruppe II: Teilweise Sakralisation und Lumbalisation.

a) Doppelseitige Übergangsform mit ungleichmäßiger Seitenassimilation und teilweiser beiderseitiger oder nur einseitiger Verbindung mit dem Nachbarwirbel.

b) Einseitige Übergangsform mit einseitiger Verbindung.

c) Gleichzeitige Kombination von teilweiser Sakralisation und teilweiser Lumbalisation.

Gruppe III: Übergangsformen der Querfortsätze durch Hyperplasie von Kostalfortsätzen ohne Verbindung mit dem Kreuzbein.

Auch dieser Einteilung haften gewisse Mängel an, die besonders darin bestehen, daß Sakralisation und Lumbalisation unterschieden werden, was nach unseren vorhergehenden Ausführungen praktisch durchaus nicht immer möglich ist. Die Gruppenteilung von BLUMENSAAT und CLASING zählt stichwortartig alle an Übergangswirbeln vorkommende Veränderungen von etwas vergrößerten Rippenfortsatz (Gruppe III), über einseitige (IIb) oder doppelseitige (IIa) Verbindungen zwischen Querfortsatz und Kreuzbeinseitenflügel bis zur vollkommenen knöchernen Verschmelzung (Gruppe I) auf. Von besonderen, sowohl anatomisch als auch klinisch wichtigen Veränderungen begleitet sind die mit den Kreuzbeinseitenflügeln gelenkig verbundenen Querfortsätze eines Übergangswirbels (Abb. 51). Es kommen hier echte Gelenke mit Knorpelüberzug und Gelenkkapsel oder auch bandartige Gelenkverbindungen vor. In solchen Gelenken stellt sich im Laufe des Lebens häufig eine zunehmende Arthrosis ein, die mit Schliffflächen, Randwulstbildungen und Sklerose der angrenzenden Knochenteile einhergehen kann. Zwischen vergrößerten Gelenkfortsätzen eines Übergangswirbels und den Kreuzbeinseitenmassen können sich auch Schleimbeutel ausbilden (MARTIUS). Das anatomische Erscheinungsbild der sakrolumbalen Übergangswirbel erhält seine besondere Reichhaltigkeit

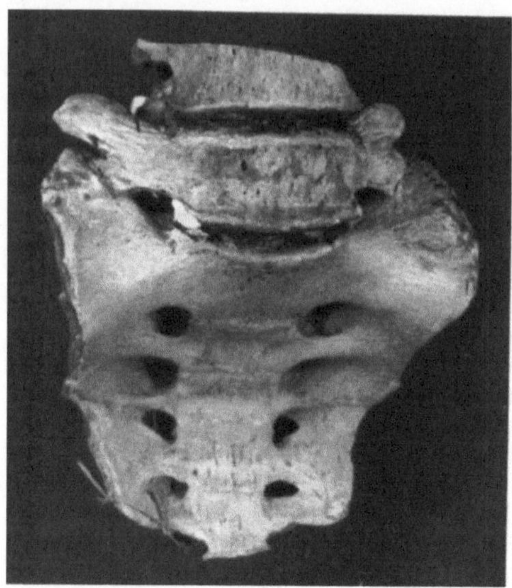

noch dadurch, daß die doppelseitig vollkommen symmetrischen Übergangswirbel seltener sind als die unsymmetrischen (Abb. 52). REISNER errechnete folgende Häufigkeitszahlen bei 222 Übergangswirbeln (bei 4500 Wirbelsäulen = 4,9%): einseitig vollkommen 33, einseitig gelenkig 40, doppelseitig vollkommen 16, doppelseitig 7, eine Seite vollkommen und eine Seite gelenkig 4%. BRAILSFORD fand 8,1% Sakralisation, davon 3,4 einseitig und 4,7% doppelseitig. Ähnliche Zahlen hat GILES mitgeteilt (4,2% einseitig, 5% doppelseitig). Nach BLUMENSAAT und CLASING soll die Sakralisation häufiger als einseitige und die Lumbalisation häufiger als doppelseitige Varietät auftreten, was auch aus den Zahlen von WILLIS hervorgeht. Einseitige unsymmetrische Übergangswirbel gehen oft mit geringen, bisweilen mit beträchtlichen Skoliosen einher, bei denen

Abb. 51. (Lichtbild einer mazerierten Lendenkreuzbeingegend.) Querfortsätze des letzten präsakralen Wirbels zeigen zapfenförmige Vergrößerung nach unten zu, die gelenkig mit der Seitenmasse des Kreuzbeins verbunden sind (sog. gelenkige doppelseitige Sakralisation).

sich Rotation und Torsion der Wirbelkörper einstellt. Tiefsitzende angeborene Skoliosen werden in manchen Fällen durch einseitige sakrolumbale Übergangswirbel hervorgerufen. Bei der Durchsicht der SCHMORLschen Skoliosensammlung ließen sich allerdings nicht so häufig Übergangswirbel als Ursache für tiefsitzende Skoliosen finden, wie das aus Angaben des Schrifttums eigentlich erwartet werden müßte. Die Wirbelkörper selbst sind bei einseitigen Übergangsbildungen recht häufig schief abgeflacht, und zwar ist dann die nichtsakralisierte Seite im allgemeinen niedriger (BLUMENSAAT).

Ein bisher einzig dastehender Fall von ausgedehnter „einseitiger Sakralisation" wurde von RÖVEKAMP im Röntgenbild gesehen. An der Lendenwirbelsäule zeigte sich eine so große Verbreiterung aller Querfortsätze einer Seite, daß sie untereinander gelenkige Verbindungen eingegangen waren. Entsprechende anatomische Präparate sind bisher noch nicht veröffentlicht.

GYÖRGYI bildet einen Fall ab, bei dem einseitig der 1.—5. Lendenwirbelquerfortsatz durch eine breite ununterbrochene Knochenbrücke verbunden sind. Es ist aber unklar, ob es sich um eine angeborene Verbreiterung und Verschmelzung der Querfortsätze oder um eine Myositis ossificans handelt.

Die Bildung von Variationen am Lendenkreuzbeinübergang erstreckt sich aber nicht nur auf Veränderungen an den Querfortsätzen und am Wirbelkörper selbst, sondern meist sind auch die kleinen Wirbelgelenke dabei beteiligt. Je nach der Stärke der Angleichung an das Kreuzbein können die kleinen Gelenke einseitig oder doppelseitig verknöchert sein, oft sind nur verkümmerte Gelenkfortsätze am Übergangswirbel vorhanden. Die unter dem Übergangswirbel liegende Zwischenwirbelscheibe zeigt im allgemeinen eine beträchtliche Höhen-abnahme (Abb. 52), sie kann auch vollkommen verschwinden oder nur in kleinen Resten erhalten bleiben, wie sonst die 1. Kreuzbeinbandscheibe. Bei echter Lumbalisation soll die unter dem lumbalisierten Wirbel liegende Zwischenwirbelscheibe meist besonders hoch sein (BLUMENSAAT und CLASING). Der Wirbelkanal hat am Übergangswirbel oft bereits eine deutlich dreieckige Form wie am Kreuzbein angenommen. Auch der Dornfortsatz zeigt bei ausgesprochenen Übergangswirbeln weitgehende Angleichung an die Form der kleineren Kreuzbeindorne. Auffallend ist, daß in anatomischen Präparaten meist das Zwischenwirbelloch zwischen Übergangswirbel und Kreuzbein keine wesentliche Verkleinerung und Einengung aufweist (BLUMENSAAT und CLASING).

Die zahlreichen mit der Bildung von Übergangswirbeln einhergehenden Veränderungen (Gelenkbildung, Skoliose, Verkleinerung des Wirbelkanals, Höhenabnahme der Zwischenwirbelscheibe usw.) sind in ihren Beziehungen zu Kreuzschmerzen immer und immer wieder untersucht worden. BERTOLOTTI und DE ROSSI waren die ersten, die auf diesen Zusammenhang eindringlich hingewiesen haben, während man dieser Ansicht in Deutschland lange Zeit abweisend gegenüberstand (SCHÜLLER u. a.). Inzwischen ist von vielen Klinikern das Krankheitsbild der „schmerzauslösenden Übergangswirbel" (Sacralisation douloureuse) anerkannt worden, wobei jedoch darauf hingewiesen wird, daß nicht das Vorhandensein des Übergangswirbels an sich, sondern erst das Hinzutreten von gewissen Veränderungen Schmerzen auslösen kann. Als solche in zweiter Linie auftretenden Veränderungen an Übergangswirbeln sind zu nennen: Arthrose im neugebildeten Gelenk, Schleimbeutelentzündung, Periostitis, statische Beschwerden durch Skoliose usw. Unmittelbare Nervenschädigungen infolge Nervenzusammendrückung in dem etwas eingeengten Zwischenwirbelloch werden im allgemeinen als Schmerzursachen abgelehnt. Begleitende Myelodysplasien, wie wir sie bei der Spina bifida besprochen haben (S. 259), können bei der Übergangswirbelbildung im allgemeinen nicht erwartet werden, weil es sich hierbei im wesentlichen nur um Variationen des Rippenrudimentes am

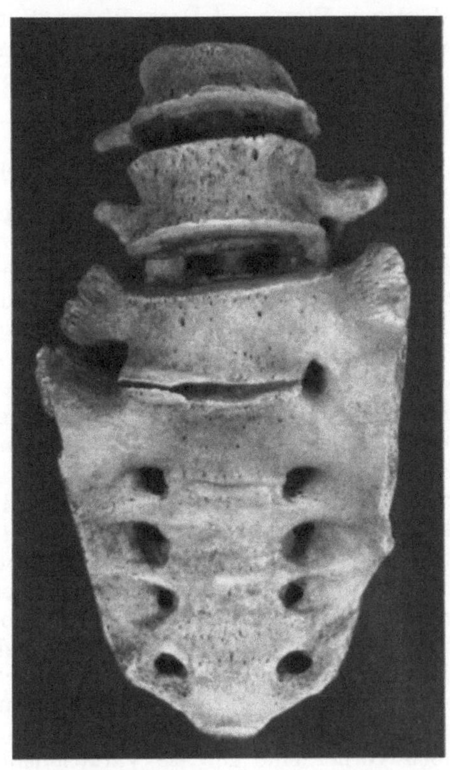

Abb. 52. (Lichtbild der mazerierten Lendenkreuzbeingegend eines 38jährigen Mannes. Ansicht von vorn.) Der linke Querfortsatz des letzten präsakralen Wirbels hat breite feste knöcherne Verbindung mit dem Kreuzbeinseitenflügel (einseitige, vollkommen verknöcherte Sakralisation). Zwischenwirbelscheibe zwischen letztem präsakralen Wirbel und Kreuzbeinbasis sehr niedrig.

Querfortsatz handelt. Alle diese Fragen sind im neueren Schrifttum in großer Breite abgehandelt und müssen dort nachgelesen werden: ALEXANDROW, BÖHM, BLUMENSAAT und CLASING, BUTO, BERMOND, BECK, CLIMESCU, VALEANU und GHIMPEDEANU, ETTORE, FEUEREISEN, GREF, HEIDSIECK, INGEBRIGTSEN, JUNGHANNS, LEFORT und INGELRANS, Léo, MARTIUS, MENARD, MEYER-BORSTEL, MEIXNER, MITCHELL, G. MÜLLER, W. MÜLLER, OLEAGA, PHILIPP, PERRIN (der auch über Urinstörungen berichtet), PUTTI und SCAGLIETTI, ROHRBACH, SCHRADER, SCAGLIETTI, SCHMORL-JUNGHANNS, STORK, TALIA, ZUR VERTH, WARNER, WEIL und DAM, WEISS, WENZL, WREDEN, ZANOLI u. a. Das gleiche Schrifttum enthält auch Angaben über die Behandlungsarten und über Erfolge mit der operativen Entfernung vergrößerter Querfortsätze von Übergangswirbeln.

6. „Pseudosakralisationen" (erworbene lumbosakrale Übergangswirbel).

Bei den lumbosakralen Übergangswirbeln mit breit entwickelten Querfortsätzen kann sich, wie wir gesehen haben, eine gelenkige Verbindung zwischen dem Querfortsatz und der Seitenmasse des Kreuzbeins ausbilden. Es sind aber durchaus nicht alle Gelenkbildungen an dieser Stelle auf angeborene Variationen der Gelenkfortsätze zurückzuführen, sondern bisweilen kommen auch Gelenkbildungen zwischen normalen Querfortsätzen und Kreuzbeinseitenmassen vor, wenn sich auf Grund anderer krankhafter Störungen diese beiden Gebilde einander nähern. LÜBKE fand derartige Fälle in 10% der von ihm untersuchten Wirbelsäulen und meist erst bei Menschen über 60 Jahre. Gelenkbildungen zwischen regelrecht gebauten Querfortsätzen und den Seitenmassen des Kreuzbeins kommen vor, wenn entweder die letzte präsakrale Bandscheibe durch Degenerationen weitgehend zerstört ist (Lumbosakralarthrose, s. HILDEBRAND, WILLIAMS u. a.) und dadurch eine beträchtliche Höhenabnahme erlitten hat, oder wenn der letzte Lendenwirbelkörper durch Fraktur oder Osteoporose stark zusammensinkt. Außerdem spielt dabei die Ausbildung der Kreuzbeinseitenteile eine gewisse Rolle. Hochstehende Kreuzbeinflügel (Abb. 27) erleichtern diese falsche Gelenkbildung. In manchen Fällen mit ausgesprochenen arthrotischen Wucherungen in der Umgebung eines solchen neugebildeten Gelenkes wird es auch nicht immer möglich sein, mit Sicherheit zu entscheiden, ob nicht doch vorher eine gewisse Variationsbildung am Querfortsatz vorgelegen hat, so daß manchmal eine scharfe Trennung zwischen echter Übergangswirbelbildung und erworbenem Übergangswirbel (Pseudosakralisation) überhaupt nicht möglich ist.

7. Verknöcherung der Ligamenta ileolumbale und ileosacrale.

Die Ligamenta ileolumbale und ileosacrale entspringen gemeinsam als derbes und straffes Bindegewebsband von der Spitze des Querfortsatzes des letzten präsakralen Wirbels und ziehen mit einem Teil der Fasern nach der Crista iliaca und mit einem breiten Teil nach der Innenfläche der Darmbeinschaufel und der Oberfläche der Kreuzbeinflügel. Wenn diese beiden Bänder Verknöcherungen aufweisen, kann dadurch, besonders im Röntgenbild, der letzte präsakrale Wirbel gewisse Ähnlichkeiten mit einem Übergangswirbel aufweisen (Abb. 53). Wieweit bei der Verkalkung und Verknöcherung jener Bänder konstitutionelle Bildungsanomalien eine Rolle spielen, ist noch nicht geklärt. Die Verknöcherung kam schon bei jungen Menschen zur Beobachtung. Manche Forscher glauben, daß Entzündungserscheinungen zur Entstehung notwendig sind, andere wieder lehnen das ab und halten Verknöcherungen dieser Bänder für angeboren (BLENCKE, GEORGE und LEONARD, SIMON). Schrifttum und weitere Fälle bei DOUB, LOWMAN, LEHMANN, REISNER, JUNGHANNS, W. MÜLLER, SCHMORL-JUNGHANNS, SORGE, JANKER, BOCKELMANN und KREUZ, SCHREDL, ODESSKY.

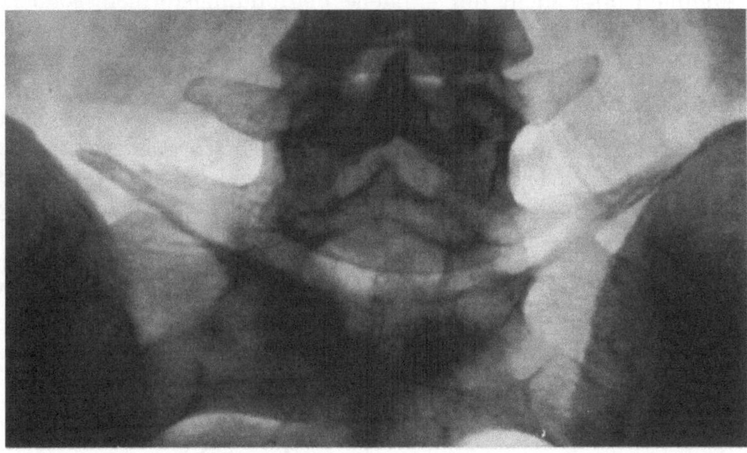

Abb. 53. (Röntgenaufnahme einer Lendenkreuzbeingegend im sagittalen Strahlengang.) Doppelseitige Verknöcherung des Ligamentum ileolumbale, das zipfelförmig vom Querfortsatz des letzten Lendenwirbels zur Darmbeinschaufel zieht. (Nach REISNER.)

8. Variationen am Übergang vom Kreuzbein zum Steißbein.

Da der Bildung von Übergangswirbeln an der Kreuzbein-Steißbeingrenze nicht sehr viel praktische Bedeutung zukommt, ist diesen Verhältnissen bisher auch nur wenig Beachtung geschenkt worden, obwohl hier ebenfalls reichlich Variationsbildungen auftreten. Die Häufigkeit von Übergangswirbeln wird an dieser Stelle schwankend mit 5—14% angegeben (ADOLPHI, FRETS, PATERSON, STIEVE). Übergangswirbel können auch hier kopfwärts und steißwärts gerichtet vorkommen. Man findet recht häufig, daß die seitlichen Umrandungen des Kreuzbeinloches einseitig oder doppelseitig nicht vollkommen knöchern geschlossen sind (steißwärts gerichtete Variante, wenn es sich dabei um den 5. Kreuzbeinwirbel handelt), oder daß der erste Steißwirbel einseitig oder doppelseitig knöchern mit dem unteren Teil der Kreuzbeinseitenmassen vereinigt ist. ROSENBERG u. a. haben die verschiedensten, hier zu beobachtenden Variationsformen beschrieben.

E. Zusammengesetzte Wirbelsäulenfehlbildungen.

1. Allgemeines.

Wir haben versucht, die Einteilung, an die wir uns bei der Besprechung der Wirbelsäulenfehlbildungen und Variationen gehalten haben, so zu treffen, daß die verschiedenen, auf Grund der entwicklungsgeschichtlichen Entstehung zusammengehörenden Gruppen zusammengefaßt dargestellt wurden. Bei den etwas unübersichtlichen entwicklungsgeschichtlichen Vorgängen an der Wirbelsäule war dies nicht immer ganz möglich, und an manchen Stellen mußte deshalb die Trennung oder Zusammenordnung einzelner Fehlbildungen etwas willkürlich geschehen. Sehr häufig lassen sich ausgedehntere Fehlbildungen gar nicht einer der besprochenen Fehlbildungsformen angliedern, weil eine Zusammensetzung aus verschiedenen Fehlbildungen vorliegt, die unter Umständen sogar noch aus verschiedenen Entwicklungsstufen stammen können.

Derartige zusammengesetzte Fehlbildungen sind recht häufig, und sie werden besonders oft bei den mit Wirbelsäulenmißbildungen einhergehenden, nicht lebensfähigen Früchten gefunden (Abb. 32). Doch auch bei Wirbelsäulen älterer Menschen kommen öfter nicht nur einfache Fehlbildungsformen, sondern auch zusammengesetzte Fehlbildungen zur Beobachtung (Abb. 33). Es würde viel zu weit führen, hier alle vorkommenden Möglichkeiten aufzuzählen. Bisweilen finden sich in einem Wirbelsäulenabschnitt, der starke Verbildung mit meist beträchtlicher Verkrümmung und Verkürzung zeigt, so unübersichtliche Verhältnisse, daß sie sich jeder genauen anatomischen Zergliederung entziehen. Verschmelzungen von Wirbeln, Wirbelkörper- und Wirbelbogenspalten, Fehlen einzelner Halbsegemente, überzählige Halbsegmente, hemimetamere Segmentverschiebungen und Variationsformen bilden dann ein unentwirrbares Gebilde, das die Beweglichkeit und Statik des betreffenden Wirbelsäulenabschnittes stark beeinträchtigt (Abb. 33). Derartige Bildungen werden an allen Wirbelsäulenabschnitten beobachtet. An der Halswirbelsäule haben solche schwere zusammengesetzte Fehlbildungen eine besondere Bedeutung erlangt (KLIPPEL-FEIL), so daß sie einer gesonderten Besprechung bedürfen.

2. KLIPPEL-FEIL-Syndrom (Kurzhals).

Von KLIPPEL und FEIL wurde 1912 eine Form der angeborenen zusammengesetzten Mißbildungen der unteren Halswirbelsäule beschrieben, die infolge ausgedehnter Wirbelverschmelzungen mit beträchtlicher Halsverkürzung einhergeht (Kurzhals, homme sans cou), so daß der Kopf unmittelbar den Schultern aufzusitzen scheint. In der Folgezeit sind noch zahlreiche Fälle veröffentlicht worden. Über die Entstehung des KLIPPEL-FEIL-Syndroms gehen die Ansichten noch recht auseinander. Beachtenswert sind vor allen Dingen die in letzter Zeit von FELLER und STERNBERG erhobenen Befunde, daß neben den verschiedensten Wirbelkörperfehlbildungen dabei stets noch eine eigenartige Bogenspalte der Halswirbelsäule besteht, die durch Beteiligung des Hinterhauptbeines und die Form ihres Verschlusses gekennzeichnet und mit Verlagerungen von Teilen des Zentralnervensystems verknüpft ist. Für die enge Beteiligung des Zentralnervensystems spricht auch ein von ESAU mitgeteilter Fall, bei dem eine Hydroencephalocele occipitalis bestand, die operativ behandelt werden mußte. GUILLAIN und MOLLARET fanden bei Kranken mit KLIPPEL-FEIL-Syndrom Querschnittslähmungen, die sie auf eine gleichzeitig an der Wirbelsäule und im Rückenmark vor sich gehende Fehlbildung beziehen. Ihrer Ansicht nach können sich aber auch allmählich Nervenerscheinungen dadurch einstellen, daß bei zunehmender Knochenverschmelzung Gefäßschädigungen (FOGGIE) und in zweiter Linie dann Rückenmarkschädigungen auftreten können. ROZOWA-MUCHINA schildert das Zusammenvorkommen von KLIPPEL-FEIL-Syndrom mit allgemeiner Platyspondylie. Sehr häufig wird das KLIPPEL-FEIL-Syndrom zusammen mit anderen Fehlbildungen (Schiefhals, Halsrippen, Schulterblatthochstand usw.) beobachtet (BÖHM, INGELRANS und PIQUET, KUFFERATH, FUSARI, HEIDECKER u. a.). Es ist auch angenommen worden, daß das KLIPPEL-FEIL-Syndrom nicht auf einer angeborenen Fehlbildung beruht, sondern durch intrauterine Entzündungen oder Verchsmelzungen hervorgerufen wird (BASSOE). KALLIUS bezeichnet das KLIPPEL-FEIL-Syndrom als eine unförmige Verschmelzung fehlgebildeter Wirbel zu einem zervikalen Block. Er weist mit Nachdruck darauf hin, daß nicht jede Synostose gut ausgebildeter Halswirbel zu dem KLIPPEL-FEIL-Syndrom gehört. Im neueren Schrifttum sind noch zahlreiche Einzelfälle mitgeteilt: BAUMANN, BEDDIGES, CANIGIANI, ELOWSON, FEIL, GRÜNWALD, LEBLEU und FISCHER, GREENBERG, LENK, ODÉN, PARTSCH, PYTEL und SAJEVIČ, SMEESTERS, TIMMERKAMP, WALTER, WENINGER u. a. Die bereits erwähnten Befunde von FELLER und STERNBERG mit gleichzeitiger Beteiligung des Nervensystems verdienen aber besondere Beachtung. Vielleicht gelingt es bei weiteren Forschungen in dieser Richtung, das KLIPPEL-FEIL-Syndrom besser zu umreißen, als dies bisher möglich war, und alle einfachen Halswirbel-synostosen, auch solche die mit Wirbelbogenspalten einhergehen, von dem eigentlichen KLIPPEL-FEIL-Syndrom abzutrennen.

III. Die Technik der Wirbelsäulenuntersuchung.

Die bedeutenden Fortschritte in der Erkennung des krankhaften Geschehens an der Wirbelsäule, die das letzte Jahrzehnt gebracht hat, waren nur durch die von SCHMORL eingeführte regelmäßige Untersuchung der Wirbelsäule bei jeder Leichenöffnung möglich. SCHMORL hat mehr als 10000 Wirbelsäulen in frischem Zustand unmittelbar nach der Herausnahme aus der Leiche selbst untersucht und mit seinen Schülern in verschiedener Weise weiterbearbeitet. Die eingehende Kenntnis über das Wachstum und den normalen Aufbau der Wirbel-säule, die weiter vorn besprochen wurde, und die neuen Erkenntnisse über das anatomische Bild und den Ablauf vieler Wirbelsäulen- und insbesondere Zwischen-wirbelscheibenveränderungen, über die noch zu berichten sein wird, verdanken wir dieser jahrelang durchgeführten Reihenuntersuchung. Auch nach dem Tode SCHMORLs wurde am Dresdener Institut von dem Nachfolger, GEIPEL, die übernommene Tradition weitergeführt und bei jeder Leichenöffnung auch die Wirbelsäule entnommen und untersucht. Da die Wirbelsäulenuntersuchung in dieser eingehenden Form durchaus nicht in allen pathologischen Instituten üblich ist, scheint es angebracht, hier kurz die Untersuchungsart, wie sie in Dresden geübt und ausgebaut wurde, zu schildern. Eine Darstellung darüber hat SCHMORL[1] selbst früher gegeben, an die wir uns im folgenden eng halten wollen.

Ebenso wie bei einer gründlichen Leichenöffnung die eingehende Unter-suchung der Organe nur nach einer Herausnahme aus der Leiche möglich ist, trifft dies auch für die Wirbelsäule zu. Die von SCHMINKE mitgeteilte Unter-suchungsart mit Aufsägung der Wirbelsäule in der Leiche mag zur Erforschung der Knochenverhältnisse in vielen Fällen ausreichend sein, genügt aber nicht zur Klärung aller bestehenden Fragen und vor allen Dingen nicht zur genauen Durchuntersuchung der Zwischenwirbelscheiben. Außerdem ist die Untersuchung der Halswirbelsäule nach SCHMINKE außerordentlich zeitraubend (Legung eines Hilfsschnittes, Luxation des Unterkiefers, Wiederzusammenfügen des Schädel-daches mit Draht usw.) und die Wiederherstellung der Leiche zur Aufbahrung erfordert nach seinen eigenen Angaben großes Geschick von seiten der Diener. Eine wirklich befriedigende pathologisch-anatomische Untersuchung läßt sich nur an der vollkommen aus der Leiche herausgenommenen Wirbelsäule durch-führen. Die häufig geäußerten Bedenken, daß die Herausnahme der Wirbelsäule sehr zeitraubend ist und die Wiederherstellung der äußeren Körperform sehr schwierig oder gar unmöglich sei, sind in keiner Weise stichhaltig. Die Ent-fernung der gesamten Wirbelsäule aus der Leiche (vom Hinterhauptbein bis zum Steißbein unter Mitnahme der Symphysis sacroiliaca!) erfordert nach der im folgenden geschilderten Technik mit Abpräparieren der anhaftenden Weichteile (Rückenmuskulatur usw.) bei einiger Übung nicht mehr als 7—10 Minuten. Durch Einfügen nicht mehr erforderlicher untersuchter Wirbelsäulen oder durch

---

[1] SCHMORL: Zbl. Path. 48.

Einsetzen eines Holzstabes kann die äußere Form der Leiche in durchaus befriedigender Form stets wieder hergestellt werden. Der Holzstab braucht dabei in keiner Weise besonders vorbereitet zu sein. Schmale, nicht zu dünne Lattenleisten, dicke Äste oder ähnliches, die nur in der Länge kurz vor dem Einsetzen zurechtgesägt werden, genügen vollkommen.

Die Entfernung der ganzen Wirbelsäule aus der Leiche geschieht erst nach Beendigung der üblichen Leichenöffnung und Herausnahme aller Organe, nachdem man sich in situ über die Form und Krümmungsverhältnisse der Wirbelsäule unterrichtet hat. Sollen die Krümmungsverhältnisse später im Mazerationspräparat ganz genau wieder hergestellt werden, dann empfiehlt es sich, vor der Entfernung der Wirbelsäule aus der Leiche einen Gipsabdruck herzustellen. Ehe man mit dem Heraussägen der Wirbelsäule beginnt, ist es vorteilhaft, unter den Rücken der mit dem üblichen Schnitt von vorn her eröffneten Leiche einen kleinen Holzklotz zu stellen, damit eine möglichst große Lordosierung erzeugt wird. Dann gelingt es leicht, mit einer Fuchsschwanzsäge knapp neben der Wirbelsäule die Rippen und beiderseits außerhalb der Kreuzdarmbeinfuge das Becken zu durchsägen. An der Schädelbasis wird, nachdem das Gehirn in der üblichen Weise entfernt ist, mit einem breiten Meißel das Hinterhauptbein rings um das Hinterhauptloch herum durchgeschlagen. Mit einem langen spitzen Messer kann man nun teilweise von der Schädelbasis her durch die mit dem Meißel geschaffene Öffnung hindurch, zum größten Teil aber von der Brusthöhle aus, die Weichteile rings um die Halswirbelsäule durchtrennen, so daß sich die Halswirbelsäule bei starker Rückwärtsbeugung des Kopfes leicht nach vorn herausluxieren läßt. Die Wirbelsäule kann jetzt an der Halswirbelsäule nach vorn hochgehoben und aus der langen Rückenstreckmuskulatur bis zum Becken und Kreuzbein hin ausgeschält und vollkommen aus der Leiche entfernt werden. Es sind also keinerlei Hilfsschnitte nötig, der übliche Leichenöffnungsschnitt genügt vollkommen. In Dresden wurde stets ein bogenförmiger Querschnitt unterhalb der Schlüsselbeine von Schulter zu Schulter und ein von diesem Schnitt absteigender Längsschnitt über die Mitte der Brust und des Bauches ausgeführt. Die Haut des Halses läßt sich auch bei dieser Schnittführung soweit zurückklappen, daß die Wirbelsäulenentfernung in der geschilderten Weise stets mühelos möglich ist. Etwas einfacher ist die Entfernung, wenn ein Leichenöffnungsschnitt gewählt wird, der seitlich am Hals bis in die Haargrenze hinaufreicht.

Wenn das Rückenmark untersucht werden soll, kann dies in üblicher Weise vom Rücken her geschehen, ehe die Wirbelsäule herausgenommen wird. Dadurch wird allerdings meist die Wirbelbogenreihe so zerstört, daß ihre eingehende Untersuchung nicht mehr möglich ist. Die Wirbelkörperbandscheibenreihe läßt sich aber an der herausgenommenen Wirbelsäule dann noch in der üblichen Weise untersuchen. Bei einiger Übung ist es auch möglich, das Rückenmark der aus der Leiche entfernten Wirbelsäule zu entnehmen, wie weiter unten besprochen wird.

Bevor die aus der Leiche entfernte Wirbelsäule zerlegt wird, achtet man genau auf die Krümmungsverhältnisse und auf die Beschaffenheit und Form der einzelnen Wirbelkörper und Zwischenwirbelscheiben, soweit dies von außen sichtbar ist. Durch sorgfältiges Abtasten der Wirbelkörperränder lassen sich Randwulstbildungen und kleine Randzacken leicht feststellen.

Wenn die Wirbelsäule nicht im ganzen aufgehoben und mazeriert werden soll, so sind für die weitere Untersuchung des frischen Präparates vorwiegend zwei Untersuchungsarten vorzuschlagen, die beide, sowohl die Verhältnisse an den Knochen als auch an den Zwischenwirbelscheiben zur Darstellung bringen. Die erste Art (A) besteht im wesentlichen in einem Längssägeschnitt in der Pfeilnahtebene und die zweite (B) ermöglicht eine getrennte Untersuchung der Wirbelbogenreihe und Horizontalschnitte durch die Zwischenwirbelscheiben oder auch durch die Wirbelkörper.

A. Die Wirbelsäule wird mit einer elektrisch betriebenen Bandsäge in der Pfeilnahtebene durchsägt, und die eine Hälfte auf der Sägefläche mit einem kräftigen Wasserstrahl gereinigt. Es ist vorteilhaft, zunächst die andere Hälfte nicht mit Wasser zu reinigen, damit sie unter Umständen in natürlichen Farben konserviert werden kann. Bei Behandlung mit Wasser leidet die natürliche Farbe.

Auf der Sägefläche lassen sich sehr gut die Verhältnisse der Knochenbälkchen, die Wirbelkörperform, die Veränderungen in den Zwischenwirbelscheiben (besonders am Gallertkern und an der Wirbelkörperbandscheibengrenze) erkennen, soweit sie in der Pfeilnahtebene liegen. Bei jugendlichen Wirbelsäulen können so die an den Wirbelkörperkanten liegenden Verknöcherungsverhältnisse an der knorpeligen und späteren knöchernen Wirbelkörperrandleiste dargestellt werden. Die weiter seitlich gelegenen Teile der Wirbelkörper und Zwischenwirbelscheiben kann man sich zu Gesicht bringen, indem man parallel zur Pfeilnahtebene weitere Sägeschnitte mit der Bandsäge ausführt.

Das Rückenmark wird bei dem Sägeschnitt in der Pfeilnahtebene meist so stark verletzt, daß eine Untersuchung nicht mehr möglich ist. Man entfernt seine Reste zusammen mit der Dura und kann dann die vorliegende Wirbelkanalhälfte besichtigen. Mit einem Sägeschnitt, der knapp rückwärts von den Zwischenwirbellöchern geführt wird, legt man die kleinen Wirbelgelenke frei, und kann dann auch die Intervertebralganglien aus den Zwischenwirbellöchern zur Untersuchung entfernen. Nach Absägung der Wirbelbogenteile ist es jetzt möglich, in der Wirbelkörperhälfte die Zwischenwirbelscheiben durch Horizontalschnitte zu zerlegen und auseinander zu klappen.

B. Rippenansätze und Querfortsätze werden links und rechts dicht an den Wirbelkörpern durch einen der Pfeilnahtebene parallel laufenden Sägeschnitt entfernt. Auf dem Schnitt werden die Rippenwirbelgelenke und die Zwischenwirbellöcher sichtbar. Jetzt trennt man die Wirbelbogenreihe durch einen in der Frontalebene geführten Schnitt ab, der unter Einhaltung der Wirbelsäulenkrümmung durch die Wirbelbogenwurzeln läuft. Im allgemeinen wird auch bei dieser Sägeschnittführung das Rückenmark zerstört. Bei einiger Übung gelingt es jedoch, das Rückenmark dadurch zu schonen, daß man den Sägeschnitt möglichst weit rückenwärts verlegt, so daß er hinter dem Rückenmark und knapp vor den gelben Bändern verläuft. Diese Schnittführung trennt also die Wirbelkörperbandscheibenreihe von der Wirbelbogenreihe.

An der Wirbelbogenreihe beachtet man genau die gelben Bänder und die Zwischenwirbelgelenke, die man nach Durchtrennung der Bänder und nach einigen Hilfssägeschnitten einzeln aufklappen oder zur mikroskopischen Untersuchung herausschneiden kann.

Die Wirbelkörperbandscheibenreihe zeigt an der Hinterfläche (Vorderseite des Wirbelkanals) das hintere Längsband und die Hinterfläche der Zwischenwirbelscheiben, an denen unter Umständen hintere Knorpelknötchen beachtet werden müssen. Die Hinterfläche der Wirbelkörper selbst bekommt man erst zu Gesicht, wenn das hintere Längsband und die Venengeflechte entfernt sind. Mit einem breiten flachen Messer (Hirnmesser) durchschneidet man jetzt horizontal die einzelnen Zwischenwirbelscheiben, so daß sie in ihrer ganzen Ausdehnung übersehen werden können. Durch vorsichtiges Abtragen dünner Scheiben kann man auch ihre wirbelkörpernahen Schichten untersuchen. Wenn an den Vorderund Seitenflächen der Zwischenwirbelscheiben überbrückende verknöcherte

und verkalkte Randwülste vorhanden sind, muß man diese mit einer kleinen
Handsäge durchsägen, ehe man die Horizontalschnitte durch die Zwischenwirbelscheiben anlegen kann.

Zur Freilegung der Knorpelplatte wird das Bandscheibengewebe schicht-
weise abgetragen, und die letzten Reste werden vorsichtig abgeschabt. Die
Knorpelplatte kann man auch von der Knochenseite her durch Abschaben
der Knochenbälkchen freilegen (unter Umständen nach vorheriger Entkalkung).
Auf diese Weise kommen Knorpelknoten in ihrer ganzen Ausdehnung zur
Darstellung.

Verfährt man bei dem Durchschneiden der Bandscheiben in der Weise, daß
man sie hinten nicht vollständig durchtrennt, sondern den Schnitt nur bis an
die ventrale Fläche des an der Bandscheibe befestigten hinteren Längsbandes
führt, so bleiben die einzelnen Wirbelkörper wie die Zwiebeln an einer Zwiebel-
reihe miteinander verbunden und lassen sich wieder bequem aneinanderlegen.
Man durchsägt nunmehr die aneinanderliegenden Wirbelkörper in der Median-
ebene durch einen in sagittaler Richtung geführten Schnitt, durch den man
die Spongiosa zur Besichtigung freilegt.

Beide soeben geschilderten Untersuchungsverfahren lassen sich auch an
sehr stark kyphotisch verkrümmten Wirbelsäulen ohne Schwierigkeiten ausführen. Nur bei beträchtlicher Skoliose und Kyphoskoliose ist die Aufsägung
schwierig. Es empfiehlt sich, derart verkrümmte Wirbelsäulen in mehrere
Teile zu zerlegen und die einzelnen Teile dann weiter nach einer der angegebenen
Arten aufzusägen.

Zur Erforschung zahlreicher Fragen und zur Herstellung von Schauobjekten
empfiehlt sich auch das Mazerationsverfahren ganzer Wirbelsäulen oder vorher
im frischen Zustand zersägter Wirbelsäulen. Besonders rasch lassen sich aus-
gezeichnete Mazerationspräparate nach dem SCHMORLschen Verfahren mit
Antiformin (s. KAEWEL[1]) herstellen. Die Wirbelsäulenkrümmungen kann man
dabei dadurch erhalten, daß man die Verkrümmungsform durch Einlegen von
Holzstäben oder von stark verzinktem Eisendraht in den Wirbelkanal festhält.
Der Mazerationsvorgang läßt sich jederzeit unterbrechen (Halbmazeration),
und es gelingt bei einiger Übung auf diese Weise, vorzügliche Bänderpräparate
herzustellen oder wenigstens die Zwischenwirbelscheiben zu erhalten.

Unerläßliche Voraussetzung für eine gute Durcharbeitung der pathologischen
Anatomie der Wirbelsäule ist die Heranziehung des Röntgenverfahrens. Am
SCHMORLschen Institut wurde dies in größtem Maßstab ausgeführt, und Ver-
fasser hat dort mehrere tausend Wirbelsäulen röntgenologisch durchuntersucht.
Nur so ist es möglich, dem Kliniker und Röntgenologen wichtige und einwandfreie Befunde als Grundlage für die klinische Diagnostik an die Hand zu geben.
Reihenröntgenuntersuchungen mit verschiedenster Fragestellung, bei denen
aus der Leiche entfernte Wirbelsäulen im ganzen und bis in kleinste Teile
zerlegt systematisch durchuntersucht werden, können noch manche ungeklärte
Fragen lösen, und der Vergleich mit dem anatomischen Präparat ermöglicht
stets die Sicherung der Diagnose und die weitere Klärung. Das Röntgenbild
ist so wichtig, daß auch in dieser Handbucharbeit nicht ganz auf die Wiedergabe von Röntgenbildern verzichtet werden kann. Im übrigen wird auf die
Monographie von SCHMORL und JUNGHANNS verwiesen[2].

---

[1] KAEWEL: Zbl. Path. **41**, 385.
[2] SCHMORL u. JUNGHANNS: Die gesunde und kranke Wirbelsäule im Röntgenbild.
Leipzig 1932.

IV. Die krankhaften Veränderungen am Knochengerüst der Wirbelsäule.

A. Einleitung.

Bei der Besprechung der krankhaften Wirbelsäulenveränderungen wollen wir die Veränderungen der einzelnen Aufbauteile der Wirbelsäule (Knochengerüst, Zwischenwirbelscheiben, Bänder usw.) getrennt behandeln. Da an der Wirbelkörperbandscheibenreihe außerordentlich enge Beziehungen zwischen den knöchernen Wirbelkörpern und dem Bandscheibengewebe bestehen, gibt es allerdings nur wenige krankhafte Veränderungen, die den einen der beiden Aufbauteile ganz allein betreffen. Der andere Aufbauteil wird entweder unmittelbar in den Krankheitsvorgang mit einbezogen oder er erhält in zweiter Linie Veränderungen, die seine Form, seine Elastizität oder seine Beweglichkeit in Mitleidenschaft ziehen, oder er beeinflußt durch seine funktionelle Tätigkeit den erkrankten Teil. Wir haben deshalb an vielen Stellen unserer Besprechungen auf vorher Geschildertes zurückgreifen oder auf Späteres hinweisen müssen. Bisweilen lassen sich Wiederholungen einzelner Tatsachen nicht ganz vermeiden. Verschiedene Veränderungen, die die Wirbelsäule als Gesamtheit betreffen, sollen in eigenen Abschnitten noch im Zusammenhang besprochen werden. Bei den selteneren Knochenkrankheiten läßt sich eine einwandfreie Eingliederung auch nicht immer durchführen, da die Ätiologie mancher Krankheitsbilder noch nicht geklärt ist. Die genauere Einordnung nach ätiologischen Gesichtspunkten muß also der weiteren Forschung vorbehalten bleiben.

B. Allgemeine Knochenkrankheiten.

1. Osteoporose.

Die Osteoporose ist die häufigste der das ganze Knochengerüst befallenden Veränderungen. Sie ist im wesentlichen ein Leiden des alternden Menschen, kommt aber auch infolge der verschiedensten Ernährungsstörungen, bei Störungen der inneren Sekretion (ENGLUND, GRONSFELD, MOSER u. a.), bei allgemeiner Kachexie (Tumoren usw.), bei langbestehenden Gallenfisteln (DIETRICH) und bei großer weißer Niere (IMHÄUSER) vor. Im folgenden sollen diejenigen Folgezustände geschildert werden, die sich im Anschluß an osteoporotische Veränderungen der Wirbelkörper einstellen, und wir wollen vorweg nehmen, daß gleichartige äußere Gestaltveränderungen der einzelnen Wirbelkörper und der Gesamtform der Wirbelsäule in ganz ähnlicher Weise auch bei zahlreichen anderen Krankheiten auftreten können, die die Widerstandsfähigkeit des Knochengerüstes schwächen. Da die Wirbelsäule auch bei älteren und bettlägerigen Menschen im Gegensatz zu den anderen Knochen immer noch langdauernden und unter Umständen sogar erheblichen Beanspruchungen ausgesetzt ist, sind die Folgezustände einer allgemeinen Osteoporose hier besonders stark ausgeprägt, auch wenn sich die Osteoporose an sich gleichmäßig über das ganze Knochengerüst verteilt.

Die Osteoporose verringert im Wirbelkörper die Zahl der Knochenbälkchen ganz beträchtlich (Abb. 54). Die beim Jugendlichen breit entwickelten Knochenplatten, die ein regelmäßiges, widerstandsfähiges Flechtwerk bilden (Abb. 17), schrumpfen zu dünnen, zum Teil spinnwebartig angeordneten Knochenbälkchen zusammen (Abb. 54, 55). Auch die verhältnismäßig kräftige obere und untere knöcherne Schlußplatte des Wirbelkörpers, die bisweilen sogar noch eine besondere Doppelung erkennen läßt, wird stark verdünnt. Die feinen Öffnungen

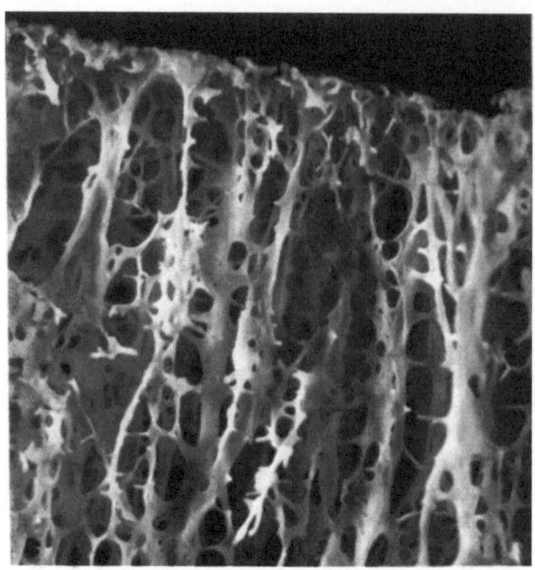

Abb. 54. (Mazeriertes Wirbelkörperstück einer alten Frau. Schwache Vergrößerung.) Stark porotisches Knochenbälkchengerüst. Die Knochenbälkchen sind gegenüber der regelrechten Spongiosa (Abb. 17) an Zahl und an Dicke verringert und mehr durchlöchert.

in der siebartig durchlöcherten Schlußplatte nehmen an Größe zu. Das mikroskopische Bild der Altersosteoporose ist von POMMER eingehend geklärt worden. Es handelt sich dabei um ein Nachlassen des Knochenanbaues bei normalem Knochenabbau. GERTH, der einen Fall von hochgradiger Altersosteoporose untersucht hat, schließt sich dieser Ansicht an. Bei Zusammenbrüchen osteoporotischer Wirbel, über die weiter unten noch berichtet wird, läßt die mikroskopische Untersuchung (SCHMORL) in älteren Fällen deutliche Kallusbildung erkennen.

Alle am osteoporotischen Wirbelkörper makroskopisch erkennbaren Veränderungen (Verringerung der Zahl und Dicke der Knochenbälkchen,

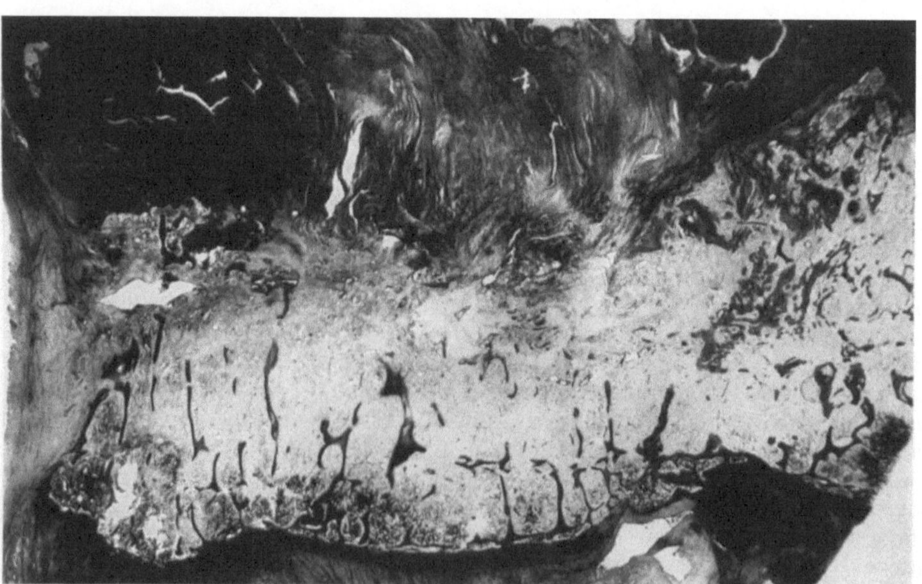

Abb. 55. (Mikrophotogramm des Sagittalschnittes eines infolge Osteoporose zusammengesunkenen Wirbelkörpers.) Knochenbälkchen an Zahl und Dicke außerordentlich stark vermindert. Die obere Knorpelplatte fehlt im mittleren Drittel. Von hier aus dringt Zwischenwirbelscheibengewebe in den porotischen Wirbelkörper ein.

Zusammenbrüche, Kallusbildungen usw.) sind auch im Röntgenbild deutlich sichtbar. Dabei kommen bisweilen infolge der Verringerung der Knochenbälkchen die waagerecht durch den Wirbelkörper ziehenden Gefäßkanäle (S. 225) wieder deutlich als Aufhellungsstreifen zum Vorschein (PITZEN) und können differential-diagnostische Bedeutung (Wirbelquerfrakturen) erlangen.

Das weitere Schicksal des osteoporotischen Wirbelkörpers, der ganz wesentlich von seiner Tragfähigkeit verloren hat, beruht nicht allein auf der allgemeinen Belastung, die die gesamte Wirbelsäule zu tragen hat, sondern es wird einerseits ganz wesentlich vom Elastizitätszustand der Zwischenwirbelscheibe bestimmt und hängt andererseits von der Richtung der auf den Wirbelkörper lastenden Kraft ab, die infolge der physiologischen — oder auch der krankhaften — Wirbelsäulenverkrümmung in den einzelnen Abschnitten der Wirbelsäule sehr verschieden ist.

Von seiten der Zwischenwirbelscheiben wirkt vor allem der Ausdehnungsdruck des Gallertkerns auf die angrenzenden Wirbelkörperoberflächen. Dieser Druck, der auf den normal gebauten Wirbelkörper abgestimmt ist, kann für einen osteoporotischen Wirbelkörper relativ zu hoch sein. In einem solchen Falle buchtet sich dann die Zwischenwirbelscheibe, besonders in der Gegend des Gallertkerns, kuppelförmig in die beiden benachbarten Wirbelkörper vor (SCHMORL). Dabei werden die Knorpelplatten, die zwischen knöcherner Wirbelkörperschlußplatte und Bandscheibe eingefügt sind, beträchtlich gedehnt. In hochgradigen Fällen können sie sogar zerreißen, wodurch Zwischenwirbelscheibengewebe in die Spongiosaräume des Wirbelkörpers hernienartig eindringen kann, was zur Bildung von sog. SCHMORLschen „Knorpelknötchen" führt (Abb. 55), über die wir noch sprechen (S. 350). Diese Vorgänge werden durch Belastung und funktionelle Beanspruchung der Wirbelsäule selbstverständlich ganz besonders verstärkt, weil dadurch der Gallertkern unter höheren Druck gesetzt wird, dem der osteoporotische Wirbel durch allmählichen Umbau bisweilen unter gleichzeitiger Entwicklung kleiner Infraktionen nachgibt. Dabei ist es aber, worauf in den Arbeiten SCHMORLs ausdrücklich hingewiesen wurde, unerläßliche Voraussetzung, daß das Zwischenwirbelscheibengewebe keine Degenerationen zeigt, und daß insbesondere der Gallertkern seinen normalen Ausdehnungsdruck behalten hat.

Die Wirbelkörper erfahren durch diese Zwischenwirbelscheibenvorbuchtungen eine Eindellung der mittleren Teile ihrer Grund- und Deckplatten, so daß auf sagittalen Sägeflächen die Mitte der Wirbelkörper von oben und unten her stark zusammengedrückt erscheint (Abb. 56, 58, 112).

Ähnlich geformte Wirbelkörper waren früher schon bei der Osteomalazie bekannt und erhielten die Bezeichnung „Fischwirbel", da diese normalerweise eine solche tiefe Eindellung in der Kopf-Schwanzrichtung haben. Es ist anzuraten, auch für die soeben geschilderten Formen der osteoporotischen Wirbelkörper diese Bezeichnung beizubehalten (BRANDT, REVIGLIO). Die Fischwirbelbildungen lassen sich auch im Röntgenbild gut darstellen und sind als „zentral eingedellte Wirbelkörper" (BÁRON und BARSONY) oder „Sanduhrform der Wirbel" (BOHNE) bezeichnet worden.

Während bei normalen Wirbelsäulen das Gallertkerngewebe infolge seines Quellungsdruckes auf einem Sagittalschnitt durch die Wirbelsäule buckelförmig weit vorspringt, ist dies bei den in die osteoporotischen Wirbel vorgebuchteten Zwischenwirbelscheiben trotz regelrechter Beschaffenheit des Gallertkerns nicht der Fall. Der Quellungsdruck ist also von der Vorwölbung in die benachbarten osteoporotischen Wirbelkörper vollkommen aufgebraucht worden. Sicherlich tritt bei hochgradiger Fischwirbelbildung eine bedeutende Vermehrung des Rauminhaltes im Zwischenwirbelraum ein. Es ließ sich aber auch bei mikroskopischen Untersuchungen bisher nicht nachweisen, daß diese Rauminhaltsvermehrung mit einer Vermehrung von Bandscheibengewebe einhergeht (SCHMORL und JUNGHANNS). Wahrscheinlich wird sie durch vermehrte

Wasseraufnahme bedingt. Infolge dieser Wasservermehrung und der in der
Kopf-Steißrichtung erfolgten Bandscheibenausbuchtung wird die Gallertkernhöhle entfaltet bzw. stärker mit Flüssigkeit gefüllt und tritt dann als kleine
zystische Erweiterung hervor (Gerth, Junghanns, Rathcke, Schmorl). Man
sieht diese Zysten recht gut im pathologischen Präparat (Abb. 56).

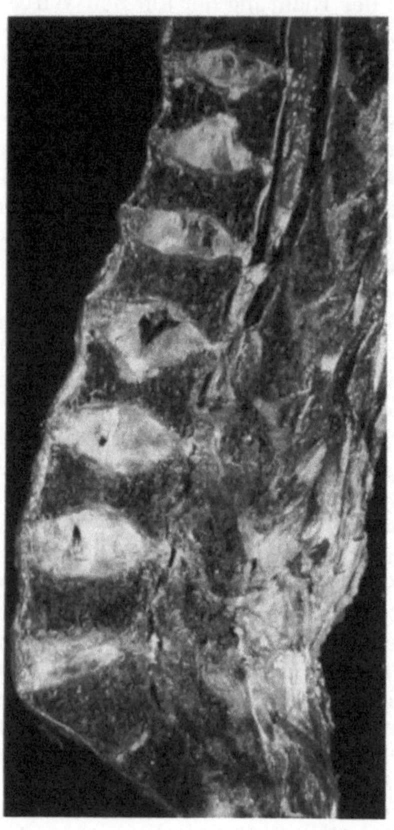

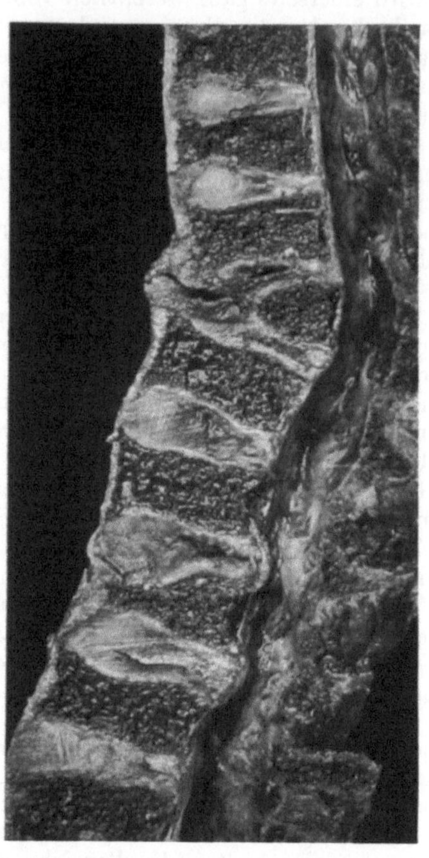

Abb. 56. (Lichtbild der Sagittalschnittfläche der
Lendenwirbelsäule einer 77jährigen Frau.) Hochgradige Osteoporose mit Fischwirbelbildung. Die
Zwischenwirbelscheiben buchten sich in die osteoporotischen Wirbelkörper vor. Einige von ihnen
zeigen Erweiterungen der Gallertkernhöhlen.

Abb. 57. (Lichtbild der Sagittalschnittfläche der Wirbelsäule eines 69jährigen Mannes.) Starke Osteoporose.
Braune Degeneration und Spaltbildung in den Zwischenwirbelscheiben. 12. Brust- und 3. Lendenwirbel keilförmig zusammengesunken. Die übrigen Wirbel sind
niedriger als gewöhnlich. Keine wesentliche
Fischwirbelbildung.

Daß die Wirbelkörperschlußplatten, besonders in ihren mittleren Abschnitten,
von den Bandscheiben eingebuchtet werden, liegt zum Teil daran, daß der
elastische Gallertkern infolge seiner Lage gerade auf diese Stellen einwirkt.
Zum anderen Teil wird dieses Einsinken der mittleren Abschnitte aber besonders
dadurch begünstigt, daß jede Wirbelkörperoberfläche hier aus der siebartig
durchlöcherten, wenig widerstandsfähigen knöchernen Schlußplatte besteht.
Der Rand der Wirbelkörperoberfläche wird dagegen von der knöchernen Randleiste mit ihrer dichten Knochenoberfläche gebildet, die in dieser Beziehung
als ein Verstärkungsring aufzufassen ist. (Nach den Untersuchungen von
Göcke trägt beim normalen Wirbel die Mitte der Wirbelkörperschlußplatte 20%
weniger als die Ränder.) Außerdem ist noch zu berücksichtigen, daß die äußersten

Teile des Faserringes sehr dicht gefügt sind und die Wirbelkörperrandleisten fest aneinanderklammern, so daß auch aus diesem Grunde bei unversehrten Zwischenwirbelscheiben eine Höhenzunahme in den Randteilen des Zwischenwirbelraumes kaum möglich ist.

Im wesentlichen haben alle eben besprochenen Veränderungen nur für die Lendenwirbelsäule Bedeutung. Hier sind schon normalerweise die Bandscheiben höher als in den anderen Abschnitten der Wirbelsäule, und es scheint hier auch der Ausdehnungsdruck des Gallertkerns beträchtlicher zu sein. Außerdem entspricht die Richtung der Belastung im Lendenteil ungefähr der Achsenrichtung der Wirbelkörper, während im Brustteil infolge der normalen Kyphose die Belastungsrichtung eine andere ist.

In den höher gelegenen Wirbelsäulenabschnitten spielen sich infolge anderer Belastungsrichtung beim Vorhandensein von Osteoporose auch andere Vorgänge ab. Nur der untere Teil der Brustwirbelsäule steht noch unter ähnlichen Druckverhältnissen wie die Lendenwirbelsäule, so daß sich hier auch die gleichen Folgezustände der Osteoporose entwickeln wie an der Lendenwirbelsäule (Abb. 58). Die mittlere und obere Brustwirbelsäule steht unter anderen Belastungsverhältnissen. Hier haben infolge der normalen Brustkyphose die vorderen Wirbelkörperteile den stärksten Druck auszuhalten. Bei osteoporotischen Wirbelkörpern wirkt sich das in einem allmählichen Zusammensinken der vorderen Wirbelkörperteile aus, so daß sich nach und nach an einigen übereinander liegenden Brustwirbelkörpern nach vorn zugespitzte Keilwirbel entwickeln (Abb. 58). Die im Scheitelpunkt der normalen Brustkyphose liegenden Wirbelkörper (6. und 7. Brustwirbel) zeigen stets deutliche Keilform, und es

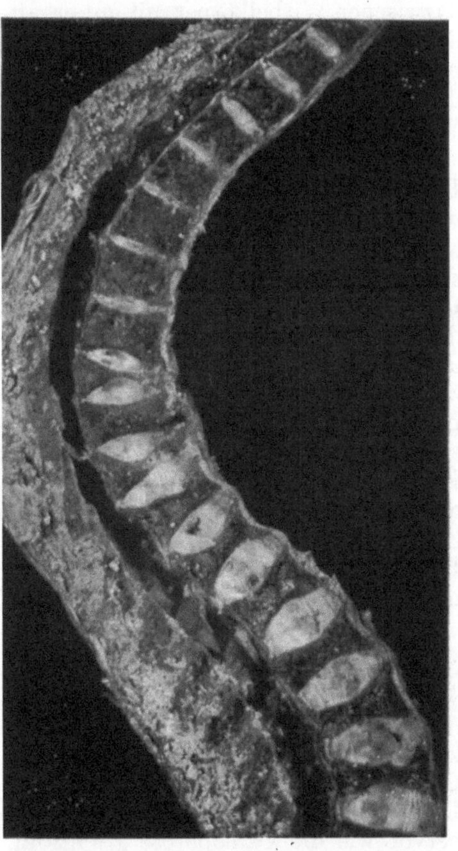

Abb. 58. (Lichtbild der Sagittalschnittfläche der Wirbelsäule eines älteren Menschen.) Ausgedehnte Osteoporose mit Fischwirbelbildungen im Lendenteil und Keilwirbelbildungen im Brustteil. Die Lendenbandscheiben und die unteren Brustbandscheiben sind in die Wirbelkörpergrund- und -deckplatten leicht bogenförmig eingebuchtet. (Kyphose durch Osteoporose.)

stellt sich dadurch eine beträchtliche Zunahme der Brustkyphose ein. Im Gegensatz zu der später noch zu besprechenden „Alterskyphose", die auf Grund von Zwischenwirbelscheibenveränderungen zustande kommt, wird die soeben besprochene Kyphoseform als „osteoporotische Kyphose" bezeichnet.

Bei osteoporotischen Keilwirbelbildungen im Brustteil behalten die Zwischenwirbelscheiben in ihrer ganzen Ausdehnung ihre normale Höhe, sofern sie völlig regelrechte Beschaffenheit haben und keinerlei Degenerationserscheinungen oder anderweitigen krankhaften Veränderungen unterlegen sind. Wenn sie einen noch guten Quellungsdruck besitzen, können sie sich sogar ein wenig buckelförmig in die Wirbelkörper hinein vorbuchten, wie wir dies bei der Lendenwirbelsäule besprachen. Allerdings kommt dies nicht allzuhäufig und auch stets nur in geringem Grade vor.

Neben den typischen Fischwirbelbildungen im Lendenteil und der keilförmigen Umgestaltung der mittleren Brustwirbel treten auch noch Veränderungen infolge von Osteoporose der Wirbelkörper auf, die sich nicht diesen typischen Bildern eingliedern lassen. Bisweilen zeigen trotz Osteoporose aller Wirbelkörper nur einige von ihnen Veränderungen der geschilderten Art, während dazwischen Wirbelkörper mit gut erhaltener Form liegen (Abb. 57). Wahrscheinlich haben bei der Entstehung solcher Bildungen kleinere oder größere Traumen mitgewirkt, die gerade diesen Wirbelsäulenteil besonders betroffen haben und dadurch mehrfache kleine Infraktionen oder einen allmählichen traumatischen Wirbelkörperzusammenbruch verursachten.

Weiter oben wurde besonders darauf aufmerksam gemacht, daß die typischen Fischwirbelbildungen nur eintreten können, wenn das Gewebe der Zwischenwirbelscheiben unversehrt ist. Im allgemeinen werden in höheren Lebensaltern aber nur sehr selten völlig gesunde Bandscheiben vorgefunden, worüber noch später ausführlich zu sprechen sein wird. Das gleichzeitige Vorhandensein von Osteoporose des Wirbelkörpers und normalen Bandscheiben, das zur Bildung der Fischwirbel führt, ist also viel seltener als das gleichzeitige Vorkommen degenerierter Bandscheiben und Altersosteoporose. In allen diesen Fällen werden zwar infolge der Belastung und funktionellen Beanspruchung auch die osteoporotischen Wirbelkörper zusammensinken, die Zwischenwirbelscheiben können sich aber infolge ihres Elastizitätsverlustes nicht in die Wirbelkörper vorwölben. Es kann deshalb auch keine Fischwirbelbildung entstehen. Wir beobachten dann in der Lendenwirbelsäule die verschiedensten Formen des Wirbelschwundes. Zum Teil bilden sich Keilwirbel, ähnlich wie wir das bei der Besprechung der Brustwirbelsäule ausführten, zum Teil sinken die Wirbelkörper im ganzen zu niedrigen Scheiben zusammen (Abb. 57).

2. Hungerosteopathie.

Die Knochenveränderungen bei starker allgemeiner Kachexie, vor allem nach Hungerzuständen, wie sie im Krieg in Deutschland häufig zur Beobachtung kamen, gleichen im wesentlichen den Befunden bei der Osteoporose. Nach GERTH stellt sich dabei eine besonders gesteigerte Osteoklastentätigkeit ein. Die Hungerosteopathie ruft an der Wirbelsäule die gleichen Formveränderungen hervor wie die Osteoporose (SCHMORL und JUNGHANNS, EDELMANN, PORGES, EISLER und HASS).

3. Osteomalazie und Rachitis.

Die Osteomalazie und die Rachitis, die früher als verhältnismäßig häufige Erkrankungen galten, sind in den letzten Jahren recht selten geworden. M. B. SCHMIDT hat das makroskopische und mikroskopische Bild dieser beiden Krankheiten zusammenfassend dargestellt[1].

An der Wirbelsäule wird bei der Osteomalazie das Knochenbälkchenwerk in eine wenig gut gegliederte, auf der Schnittfläche feingranuliert aussehende Knochenmasse umgewandelt, so daß bei oberflächlicher Betrachtung eine sichere Abgrenzung gegenüber der noch zu besprechenden Osteodystrophia fibrosa generalisata nicht möglich ist. Auch im Röntgenbild kann die Knochenbälkchenzeichnung zu einer derartigen Verwechslung Anlaß geben. Eine Verwechslung mit der diffusen Form des Paget ist unter Umständen ebenfalls möglich (SCHULZE). Infolge der großen Weichheit und Nachgiebigkeit des

---

[1] SCHMIDT, M. B.: Dieses Handbuch Bd. IX/1.

Knochengerüstes, die bei der Osteomalazie durch die Gestaltveränderungen des Beckens und des Brustkorbes bekannt sind, stellen sich auch beträchtliche Formveränderungen an der Wirbelsäule ein. Diese gleichen im wesentlichen den Veränderungen bei der Osteoporose (Fischwirbel, Keilwirbel mit Kyphose, flach zusammengedrückte Wirbelkörper usw.). Die Bezeichnung „Fischwirbel" war ja ursprünglich für osteomalazische Wirbel gebräuchlich, wie bereits erwähnt wurde. Die durch Keilwirbel bedingte bogenförmige Kyphose der Brustwirbelsäule bei Osteomalazie (KREUZER), kann sich bis zum ausgesprochenen Gibbus steigern. DECOURT, GALLY und GUILLEAUMIN beschreiben eine mit Schmerzen einhergehende zunehmende Wirbelsäulenosteoporose als „forme fruste" der Osteomalazie. MEISELS erwähnt das Vorkommen einer virilen Osteomalazie bei Basedow. Jedoch werden solche Beschreibungen noch weiterer Klärung bedürfen.

Die Rachitis ruft an der Wirbelsäule die gleichen Veränderungen hervor, wie an den Extremitätenknochen. Allerdings sind infolge des langsamen Wachstums der einzelnen Wachstumsschichten an den Wirbelkörpern die Veränderungen nicht so lebhaft wie an den schnellwachsenden Extremitätenknochen. Bei Durchführung moderner Behandlungsmaßnahmen kann man auch in der Wirbelsäule in ähnlicher Weise wie an den übrigen Knochen den wechselnden Knochenaufbau mit verschiedenem Kalkgehalt nachweisen. Dies gelingt auch in Röntgenaufnahmen, die dann schichtweises Knochenbälkchenwerk mit verschiedener Dichte zeigen (W. MÜLLER). Ob die von einigen Seiten mitgeteilten Befunde am Zwischenknorpel zwischen Wirbelkörper und -bogen wirklich auf Rachitis zu beziehen sind und die Ursache für die Skoliose der Kinder (SCHEDE) abgeben, scheint nach den von SCHMORL angestellten Untersuchungen zweifelhaft.

C. Osteodystrophiegruppe.

1. Osteodystrophia (Ostitis) deformans Paget.

Die früher unter der Sammelbezeichnung Ostitis fibrosa oder Osteodystrophia fibrosa zusammengefaßten Knochenerkrankungen lassen sich heute auf Grund ihres mikroskopischen Aufbaues (SCHMORL) und auch ihres allgemeinen Verhaltens in verschiedene Krankheitsbilder auflösen. Die von PAGET geschilderte Ostitis deformans, die wohl besser als Osteodystrophia deformans zu bezeichnen ist, zeigt im mikroskopischen Bild (Abb. 59) die nur ihr eigentümlichen unregelmäßig angeordneten Kittlinien („Mosaikstrukturen"). Von den verschiedenen Formen der Osteodystrophiegruppe kommt die Osteodystrophia deformans Paget am häufigsten vor (HALLERMANN, SCHMORL). Nach den ausgedehnten Reihenuntersuchungen SCHMORLs scheint sie neben der Osteoporose überhaupt die häufigste der allgemeinen Knochenkrankheiten zu sein. Sie ist wesentlich häufiger als bisher nach dem klinischen Schrifttum angenommen werden mußte. SCHMORL, der insgesamt 190 Fälle von PAGET-Erkrankung untersuchen konnte, fand bei 3% aller Leichenöffnungen (138mal bei 4603 reihenmäßig untersuchten Leichenöffnungen) eine PAGET-Erkrankung im Knochengerüst. Eine Trennung der Geschlechter zeigte, daß von 2268 Männern über 40 Jahre 80 (= 3,5%) und von 2355 Frauen über 40 Jahre 58 (= 2,5%) an Osteodystrophia deformans erkrankt waren. Vor dem 40. Lebensjahre wurde überhaupt kein Fall dieser Erkrankung entdeckt. In sehr starkem Widerspruch zu der bisherigen allgemeinen Ansicht, daß die Osteodystrophia deformans am häufigsten in der Tibia anzutreffen ist, stehen die bei der eben erwähnten Zusammenstellung gefundenen Werte über die Beteiligung der einzelnen Knochen an der PAGETschen Erkrankung. Die Tibia kommt hier erst an 9. Stelle.

Sie war nur bei 8,4% der PAGET-Fälle erkrankt. Weitaus am häufigsten erkrankten das Kreuzbein (in 55,79% der PAGET-Fälle) und einzelne Wirbel (in 50%). Die gesamte Wirbelsäule wurde in 6,5% der PAGET-Fälle verändert gefunden. Weiterhin konnte folgende Häufigkeitsreihe für die Beteiligung der einzelnen Knochen aufgestellt werden: Rechtes Femur 31,16, Schädel 28,19, Brustbein 23,19, Becken 21,73, linkes Femur 15,2, Schlüsselbein 13,04, Rippen 7,25, Schulterblatt 4,34 und Humerus 4,34%. (Siehe auch HASLHOFER[1].)

Die Osteodystrophia deformans kann als rein monostotische Form nur in einem einzigen Knochen auftreten, sie kann aber auch mehrere oder viele Knochen, einen bestimmten Abschnitt des Knochengerüstes und in sehr seltenen Fällen fast das gesamte Knochengerüst befallen. In 6,5% der Fälle SCHMORLs war die gesamte Wirbelsäule von der Krankheit ergriffen, während einzelne Wirbel in der Hälfte aller PAGET-Fälle beteiligt waren. Durch dieses Auftreten an einzelnen oder verschiedenen Stellen des Knochengerüstes unterscheidet sich die Osteodystrophia deformans von der Osteodystrophia fibrosa v. Recklinghausen, die stets das ganze Knochengerüst befällt, wie im nächsten Abschnitt besprochen wird. Eine Besonderheit der Osteodystrophia deformans besteht noch darin, daß sie mit Vorliebe Stellen des Knochengerüstes befällt, an

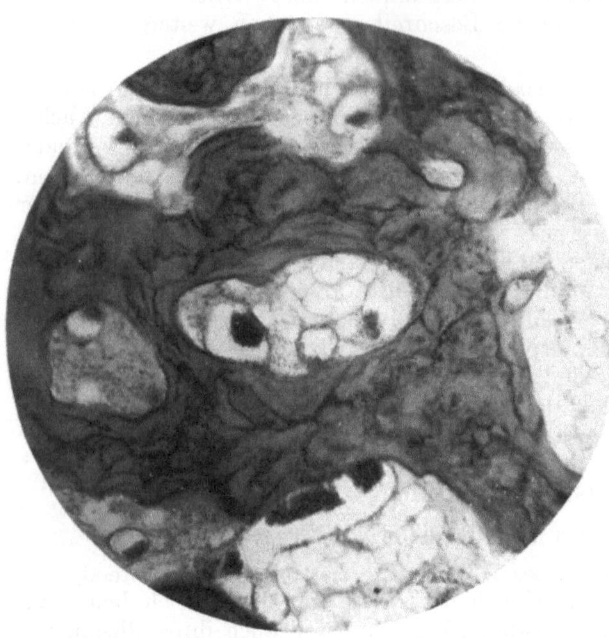

Abb. 59. (Mikrophotogramm eines Schnittes durch einen Wirbelkörper bei Osteodystrophia deformans Paget.) Verbreiterung der einzelnen Knochenbälkchen, die ihre normale Zeichnung verloren haben. Deutlich ausgebildete Mosaikstrukturen.

denen aus irgendwelchen Gründen bereits Knochenumbau oder Knochenanbau im Gange ist. An der Wirbelsäule kommt dies häufig an Randwülsten der Spondylosis deformans vor. Hier können die für ein geübtes Auge gut erkennbaren Änderungen des Knochenbaues, über die wir noch sprechen werden, vorhanden sein, wenn irgendwo am Knochengerüst ein PAGET-Herd besteht. Gar nicht selten greift die in einem Wirbelkörper entwickelte Osteodystrophia deformans längs neugebildeter überbrückender Randwülste auf die benachbarten Wirbelkörper über. Auch nach Wirbelbrüchen wird in solchen Fällen ein nach dem PAGET-Typ gebauter Kallus gebildet.

Wenn auch der histologisch feststellbare Gewebsaufbau der Osteodystrophia deformans stets einheitlich ist (Mosaikstrukturen, Kittlinien usw.), so gibt es doch verschiedene Erscheinungsformen im makroskopischen Aufbau, deren Besprechung besonders im Hinblick auf die röntgenologische Differentialdiagnose wichtig ist. Das stets weiche und mit dem Messer schneidbare Knochen-

---

[1] HASLHOFER: Dieses Handbuch IX/3.

gewebe des PAGET-Knochens zeigt eine vergröberte, grobsträhnige Knochenbälkchenzeichnung, wobei die einzelnen Knochenbälkchen in manchen Fällen
dichtgedrängt stehen (Abb. 61), in anderen Fällen wieder größere Hohlräume
zwischen sich lassen (Abb. 60). Im ersten Falle sprechen wir von einer diffusen
Form (bimssteinartiges Aussehen am mazerierten Präparat), die wir auch oft
im Wirbelkörper antreffen können, und die bei flüchtiger Betrachtung und
auch im Röntgenbild den Eindruck einer dichtgeschlossenen Knochenmasse
an Stelle des regelrechten Knochenbälkchenwerkes hervorrufen, so daß sie
von röntgenologischer Seite häufig
der Gruppe der „Elfenbeinwirbel"

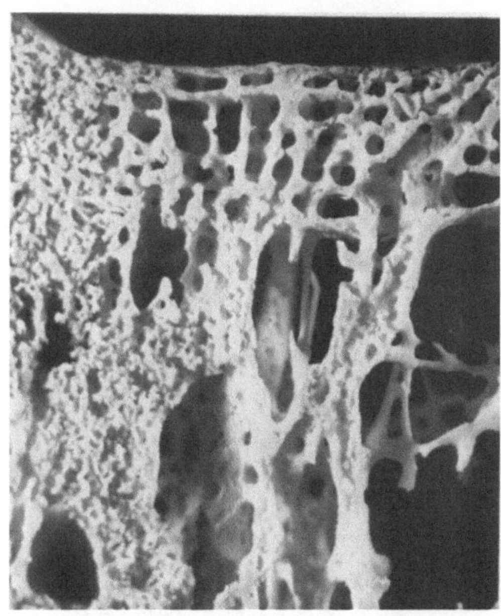

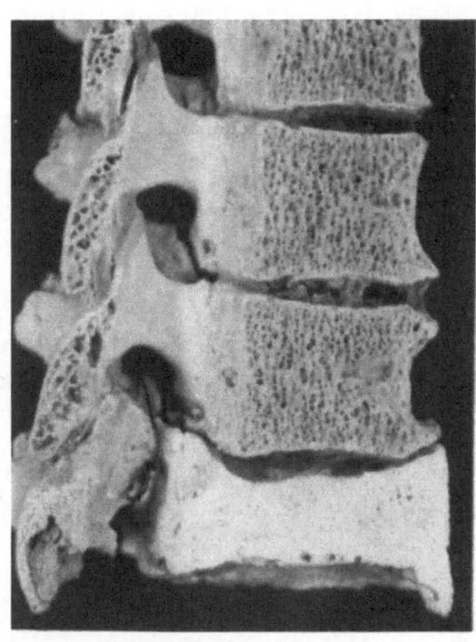

Abb. 60.   Abb. 61.

Abb. 60. (Vergrößertes Lichtbild eines Stückes aus einem mazerierten Brustwirbelkörper bei Osteodystrophia
deformans Paget.) In der linken Bildhälfte starke Neubildung von Knochenbälkchen (diffuse Form), in der
rechten Bildhälfte grobsträhnige Knochenbälkchenverdickung.

Abb. 61. (Lichtbild der Sagittalschnittfläche einer mazerierten Wirbelsäule.) In dem untersten Wirbelkörper
Osteodystrophia deformans Paget, diffuse Form. Bimssteinartige Beschaffenheit der Schnittfläche des zusammengesunkenen und nach vorn und hinten verbreiterten Wirbelkörpers. Auch die Schnittfläche am
zugehörigen Wirbelbogen zeigt grobsträhnige Verdickung des Knochenbälkchenwerkes.

oder „Marmorknochen" zugerechnet werden (Abb. 61, 62, 63). Häufig tritt im
Wirbelkörper aber eine andere Form des PAGET-Knochens auf, bei der sich im
Wirbelkörperinneren vorwiegend Abbauvorgänge mit Höhlenbildungen einstellen. Die Knochenbälkchen im Bereiche der statisch mehr belasteten Wirbelkörperoberflächen und -seitenflächen erhalten dann aber eine besondere Verdickung aus grobsträhnigem PAGET-Knochen, so daß ein rahmenartiges oder
kastenartiges Bild (Abb. 62, 64, 65) auf Schnittflächen durch solche Wirbelkörper (und auch in der Röntgenprojektion) erscheint. Die beiden Erscheinungsformen (gleichmäßige oder rahmenförmige Knochenbälkchenverdichtung
im Wirbelkörper) können auch zusammen in der gleichen Wirbelsäule (Abb. 62)
beobachtet werden. (Gegenüberstellung des anatomischen Präparates und der
dazugehörigen Röntgenbefunde bei HALLERMANN.) Trotz des raschen An-
und Abbaues dem bei der Osteodystrophia deformans das Knochengewebe
unterliegt, folgen die neugebildeten Knochenbälkchen in ihrer Anordnung streng

den Gesetzen der Statik. Das läßt sich immer sehr deutlich in Randwülsten oder an besonders verkrümmten Wirbelsäulenabschnitten erkennen.

Da das bei der Osteodystrophia deformans neugebildete Knochengewebe verhältnismäßig weich ist, können sich in zweiter Linie die gleichen Formänderungen einstellen (Abb. 65), wie wir sie bei der Osteoporose beschrieben haben (Fischwirbel, Keilwirbel). Es sind am PAGET - Wirbelkörper schon ausgesprochene pathologische Frakturen beschrieben worden (ALBRECHT, KIENBÖCK und SEREGHI), wie dies auch von anderen Knochen der

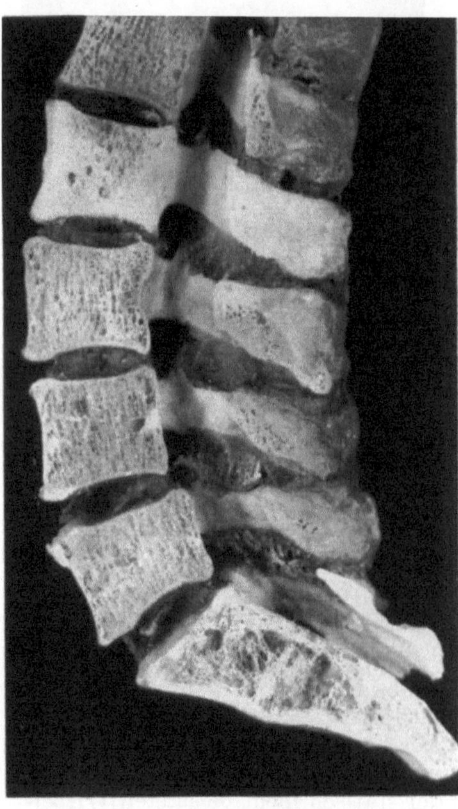

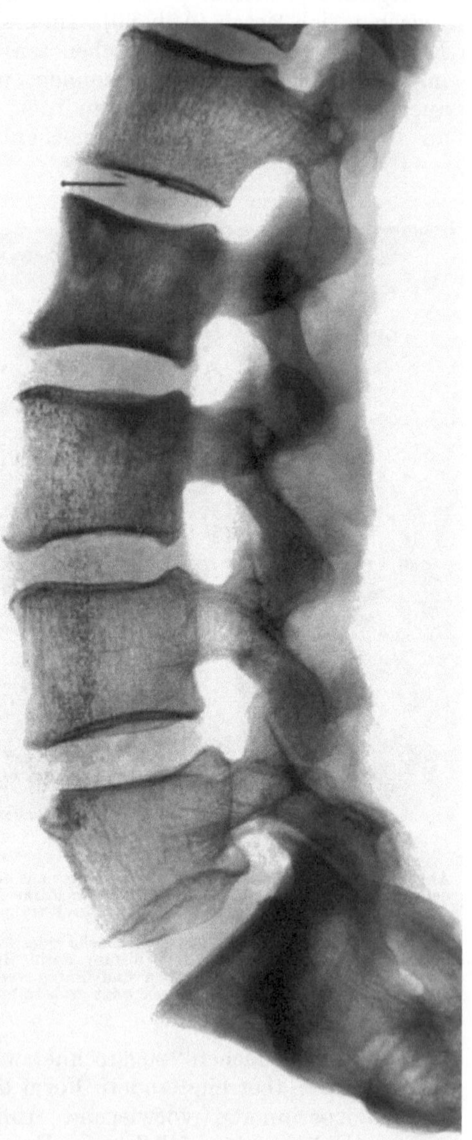

<table><tr><td>Abb. 62.</td><td>Abb. 63.</td></tr></table>

Abb. 62. (Lichtbild der Sagittalschnittfläche einer mazerierten Lendenwirbelsäule bei Osteodystrophia deformans PAGET.) Im 2. Lendenwirbelkörper und dem zugehörigen Wirbelbogen diffuse Form der Osteodystrophia deformans. Im Kreuzbein rahmenartige Form.

Abb. 63. (Röntgenbild im seitlichen Strahlengang einer Hälfte der in der Sagittalebene durchsägten Lendenwirbelsäule einer 76jährigen Frau.) Osteodystrophia deformans PAGET. In Körper- und Bogenteilen des 2. Lendenwirbels diffuse PAGET-Form. Im Bogen und in dem hinteren oberen Abschnitt des 3. Lendenwirbelkörpers ebenfalls diffuse PAGET-Form, während die vorderen Teile des 3. Lendenwirbelkörpers regelrechte Knochenbälkchenanordnung zeigen. PAGET im Kreuzbein.

Osteodystrophia deformans bekannt ist. Durch übermäßige Knochenbildung kann es zu Druckerscheinungen auf das Rückenmark kommen (WOYTEK).

Die Wirbelbogenteile sind in den meisten Fällen von Osteodystrophia deformans der Wirbelkörper ebenfalls miterkrankt. Sie können aber frei von Erkrankungen bleiben oder für sich allein ohne Mitbeteiligung des Wirbelkörpers PAGET - Veränderungen zeigen. Auch umschriebene Wirbelkörperteile können von Umbauvorgängen der Osteodystrophia deformans befallen sein. In den Zwischenwirbelscheiben findet man bei Osteodystrophia deformans bisweilen kleine Knocheneinschlüsse, die sich auf Grund einer Bandscheibenvaskularisation gebildet haben, ebenfalls nach dem PAGET-Typ verändert.

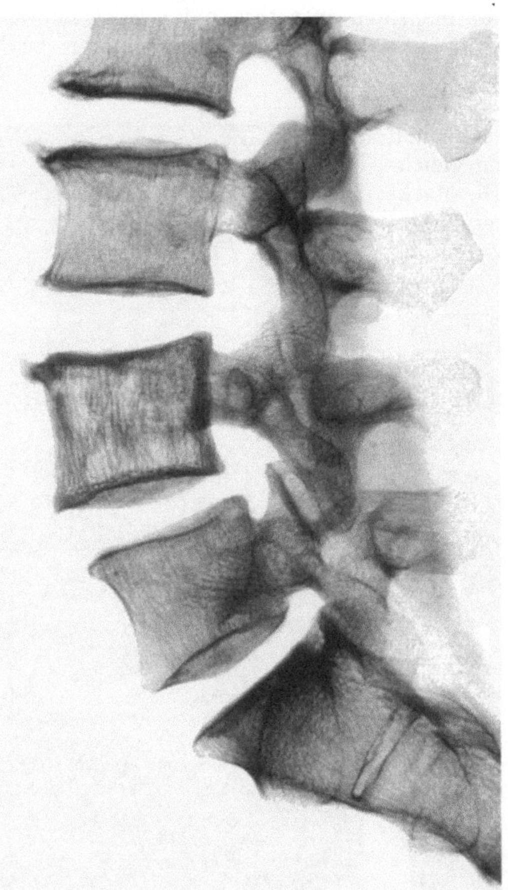

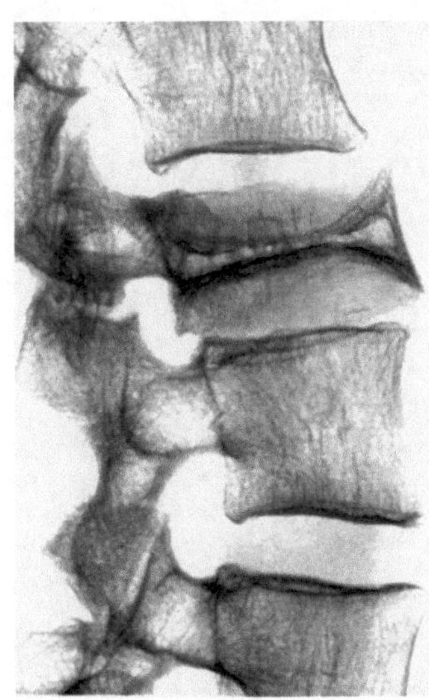

Abb. 64.   Abb. 65.

Abb. 64. (Seitliche Röntgenaufnahme einer Hälfte der in der Sagittalebene durchsägten Lendenwirbelsäule eines 61jährigen Mannes.) Osteodystrophia deformans des 4. Lendenwirbelkörpers und seiner Bogenteile mit rahmenartiger Anordnung der Knochenverdickung. Die an diesem Wirbelkörper ausgebildete Randzacke zeigt ebenfalls PAGET-Struktur.

Abb. 65. (Seitliche Röntgenaufnahme einer Hälfte einer in der Sagittalebene durchsägten Lendenwirbelsäule). Osteodystrophia deformans (Rahmenform) eines Wirbelkörpers, der fischwirbelartig zusammengesunken ist. Wahrscheinlich handelt es sich um alte Wirbelfraktur mit Umbau des Kallus in PAGET-Struktur oder um einen durch Trauma stark zusammengesunkenen, schon vorher in PAGET-Struktur umgewandelten Wirbelkörper. Der zugehörige Wirbelbogen zeigt ebenfalls grobsträhnige Knochenbälkchenanordnung.

2. Osteodystrophia (Ostitis) fibrosa generalisata v. Recklinghausen.

Die Osteodystrophia fibrosa generalisata ist, wie schon der ausführliche Name sagt, eine generalisierte, stets das ganze Knochengerüst gleichförmig befallende Krankheit. Sie kommt wesentlich seltener vor als die Osteodystrophia deformans. Nach der großen Mehrzahl der neueren Berichte aus dem Schrifttum (BERNER, DRESSER und HAMPTON, GOLD, HOFFMEISTER, HUNTER, MANDL, RAYNAUD und CONSTANTIN, SIMON, SNAPPER und BOEVÉ u. v. a.) ist die Osteodystrophia fibrosa mit Tumoren der Epithelkörperchen vergesellschaftet, deren Entfernung eine Besserung, unter Umständen sogar eine völlige Heilung des

Krankheitsvorganges herbeiführt. Von einigen Seiten wird die Bedeutung der Epithelkörperchen allerdings auch heute noch abgelehnt (BORCHART, JAURIT, VIGANO u. a.). Dabei ist aber darauf hinzuweisen, daß der Befund normaler Epithelkörperchen nicht gegen das Vorhandensein eines Epithelkörperchentumors spricht, denn es sind schon mehrfach intrathyreoidal gelegene oder weit von der Schilddrüse entfernt sitzende Epithelkörperchentumoren beobachtet worden. (Näheres bei HASLHOFER[1].)

Im frischen und auch im mazerierten Präparat (Abb. 66 und 67) zeigt der Knochen bei der Osteodystrophia fibrosa eine gleichförmige engmaschige Verdichtung. Die Markräume sind durch büschelartig verzweigte

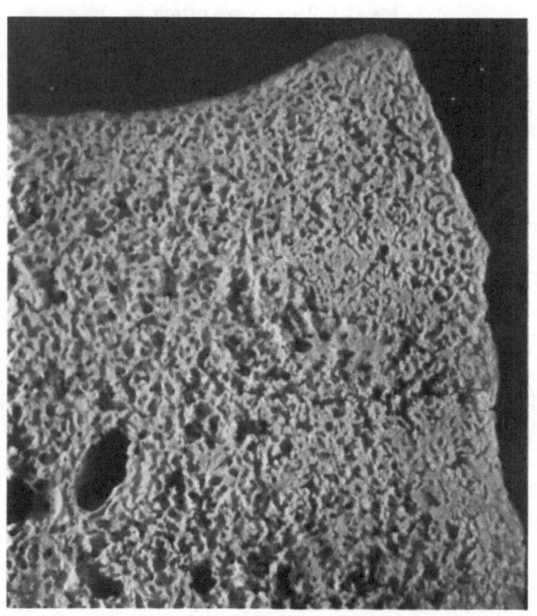

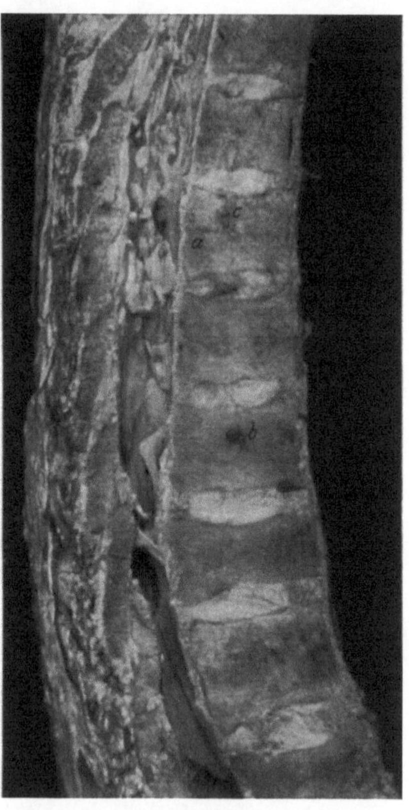

Abb .66.   Abb. 67.

Abb. 66. (Vergrößertes Lichtbild eines mazerierten Wirbelkörperstückes.) Engmaschiges Knochenbälkchenwerk bei Osteodystrophia fibrosa generalisata Recklinghausen. Einengung der Markräume durch zarte, gebüschartig verzweigte Knochenbildungen (vgl. Abb. 17, 54, 60).

Abb. 67. (Lichtbild der Sagittalschnittfläche der Wirbelsäule einer 73jährigen Frau.) Typische Osteodystrophia fibrosa Recklinghausen mit allgemein verdichteter, strukturloser Knochenbälkchenzeichnung. In einem Wirbelkörper ein kleiner dunkelgefärbter Fleck (brauner Riesenzelltumor).

Knochenbälkchen stark eingeengt. An verschiedenen Stellen fallen schon bei makroskopischer Betrachtung des frischen Präparates braunrote Blutungsherde verschiedener Größe auf (braune Tumoren). Das mikroskopische Bild gleicht in vielen Punkten dem bei Osteodystrophia deformans, aber es fehlen die Mosaikstrukturen (SCHMORL, SCHUPP), und der Aufbau des Knochenbälkchenwerkes aller Knochen und auch der Kompakta in den langen Röhrenknochen sind sehr verschieden von dem des Paget. Bei der Osteodystrophia fibrosa generalisata findet sich stets im ganzen Knochengerüst reger Abbau und in den braunen Tumoren Blutungen und Riesenzellenhaufen, während ein starker Anbau nur an den Stellen hervortritt, an denen Frakturen und Infraktionen liegen.

---

[1] HASLHOFER: Dieses Handbuch IX/3.

Die Allgemeinform der Wirbelsäule ist im allgemeinen bei der RECKLING-HAUSENschen Krankheit nur wenig verändert. Infolge der Nachgiebigkeit des Knochengewebes können sich allerdings ganz ähnliche Veränderungen einstellen, wie bei der Osteoporose (Fischwirbel, Keilwirbel, flach zusammengesunkene Wirbel). Das Röntgenbild zeigt meist auffallend verwaschene Zeichnung des Knochenbälkchenwerkes mit geringerer Verdichtung an den Ober- und Unterflächen der Wirbelkörper, ohne daß sich aber eine so typische Rahmenform einstellt wie bei der PAGET-Erkrankung.

3. Osteodystrophia (Ostitis) fibrosa localisata.

Die örtlich begrenzte Osteodystrophia fibrosa, die im allgemeinen nur bei jugendlichen Menschen beobachtet wird, und in Form von einzelnen Knochenzysten, häufig mit Spontanfrakturen auftritt, wird meistens an den Extremitätenknochen gefunden. An der Wirbelsäule sind bisher nur wenige sichere Fälle von Osteodystrophia fibrosa localisata beschrieben worden. Dabei handelt es sich um zystenartige Hohlraumbildungen im Knochenbälkchenwerk, die zu Wirbelzusammenbrüchen Veranlassung geben können. An den Wirbelbogenfortsätzen stellt sich eine Auftreibung mit zystischer Hohlraumbildung ein. Die Zysten sind mit braunroten Massen gefüllt, die bei mikroskopischer Untersuchung der Tumoren der Osteodystrophia fibrosa generalisata ähneln (brauner Riesenzelltumor).

Da die Bezeichnung für die der Osteodystrophiagruppe zugehörenden Erkrankungen noch nicht einheitlich gehandhabt wird, sind die einzelnen Fälle nicht immer ganz klar einzuordnen. W. MÜLLER beschreibt bei zwei jüngeren Menschen verschiedene Herde von „Ostitis fibrosa" an der Wirbelsäule, die teilweise in Wirbelkörpern und teilweise in Wirbelbogenabschnitten sitzen. Nach den Berichten aus dem Schrifttum sind die Wirbelbögen häufiger Sitz einer Osteodystrophia fibrosa localisata als die Wirbelkörper (ADSON, FIOREN-TINI, HELLNER, HENSCHEN, KINZEL, KONJETZNY, MADELUNG, REBAUDI, RUG-GERI, SICK, UIBERALL, WANKE, WALZ u. a.). Es ist jedoch bei allen diesen Berichten infolge der schon erwähnten Uneinheitlichkeit der Bezeichnungsweise Vorsicht geboten. Entsprechende Fälle sind auch öfter zunächst als Sarkome angesehen worden, und wahrscheinlich werden sich im Schrifttum über die Wirbelsarkome noch einzelne Fälle von Osteodystrophia fibrosa localisata verbergen (S. 335).

D. Verschiedene seltene Erkrankungen im Knochengerüst.

1. Marmorknochenkrankheit Albers-Schönberg.

Eine seltene und in ihrer Ätiologie noch nicht geklärte allgemeine Erkrankung des Knochengerüstes, die Marmorknochenkrankheit, die ALBERS-SCHÖN-BERG 1904 erstmalig beschrieb, zeigt stets ausgedehnte Veränderungen an der Wirbelsäule. Wirbelkörper und -bögen zeigen auf dem Sägeschnitt (SCHULZE) eine gleichmäßige grauweiße Beschaffenheit ohne jede Markraumbildung (DIJKSTRA) und ohne Knochenbälkchenzeichnung (marmorartige Beschaffenheit). Der Blutkalkgehalt ist dabei erhöht (SCHULZE u. a.). Dem anatomischen Befunde entsprechend erscheinen die Wirbelkörper auch im Röntgenbild als dichte Knochenmassen ohne wesentliche Knochenbälkchenzeichnung, die nur bisweilen im Wirbelkörperinneren noch eine gewisse Aufhellung der Zeichnung erkennen lassen (GLORIEUX, KOPYLOW und REMOVA, LAUTERBURG, W. MÜLLER u. a.). Die Marmorknochenkrankheit geht mit einer besonderen Knochenbrüchigkeit an den Röhrenknochen einher. Ob die Wirbelsäule bei dieser

Knochenbrüchigkeit auch wesentlich beteiligt ist, geht aus dem bisherigen Schrifttum nicht hervor. Die histologischen Veränderungen bei der Marmorknochenkrankheit erinnern an die Osteodystrophia deformans Paget, so daß CHRISTELLER die beiden Krankheitsbilder vereinigen wollte. SCHMORL, M. B. SCHMIDT u. a. lehnen dies aber vor allem auch deshalb ab, weil die Marmorknochenkrankheit im allgemeinen nur jüngere Leute, die Osteodystrophia deformans dagegen nur Menschen jenseits des 40. Lebensjahres befällt. Nach W. MÜLLER verzögert sich bei der Marmorknochenkrankheit die Ausbildung und Verschmelzung der knöchernen Wirbelkörperrandleisten, so daß endokrine Störungen in Erwägung gezogen werden müssen. OREL berichtet über rezessive Vererbbarkeit des Leidens in einer Familie (DIJKSTRA, PAGENSTECHER).

Die Ursache und die genauen Abgrenzungen des Krankheitsbildes stehen aber noch keineswegs fest. Beziehungen zu später zu besprechenden Krankheiten (Osteosklerose bei leukämischen Erkrankungen usw.) müssen noch geklärt werden. Ob die von SCHWARTZ und MADAUD beschriebene Osteite condensante der Marmorknochenkrankheit zugerechnet werden muß, ist fraglich.

2. Lipoidosen (Xanthomatosen, Lipoidzellengranulomatosen).

Bei Störungen im Lipoidstoffwechsel kommt nicht allzu selten Beteiligung des Knochengerüstes vor (Schrifttum bei A. W. FISCHER, LAZAREWA, LYON, PICK u. a.). Bei den 3 bekanntesten Lipoidoseformen (NIEMANN-PICK, GAUCHER, SCHÜLLER-CHRISTIAN) ist auch bereits eine Beteiligung der Wirbelsäule mehrfach beschrieben worden. Die GAUCHER-Zellen können sich unter allmählicher Zerstörung des Knochenbälkchenwerkes von den Markräumen aus immer mehr ausbreiten und so den ganzen Wirbelkörper aushöhlen, so daß Infraktionen und vollkommene Wirbelkörperzusammenbrüche nicht selten sind (BUXTON, PICK, SCHÖNBAUER). Auffallend und wichtig zur Differentialdiagnose gegenüber der Tuberkulose ist dabei, daß sich im Anschluß an Wirbelkörperzusammenbrüche keinerlei Regenerationsneigung zeigt. Infolge des allmählichen Nachlassens der Widerstandsfähigkeit des Knochenbälkchenwerkes kommen in der Wirbelsäule ganz ähnliche Veränderungen vor, wie bei der Osteoporose (Keilwirbel, Fischwirbel). Nach PICK stellen sich im Knochenmark der Wirbel neben ausgedehnten Nekrosen auch noch fibröse Wucherungen als Ausheilungszustände ein.

Die allgemeine generalisierte Xanthomatose, die SCHÜLLER-CHRISTIANsche Krankheit (von CHESTER als Lipoidzellengranulomatose bezeichnet) hat oft ausgedehnte Wirbelsäulenveränderungen zur Folge. Dabei spielen sich in den Wirbelkörpern knocheneinschmelzende und knochenverdichtende Vorgänge ab, die solchen Wirbelsäulen ein eigenartiges Aussehen verleihen (Röntgenbilder bei SCHMORL und JUNGHANNS). Auch hierbei sind Keilwirbel und Fischwirbelbildungen häufige Begleiterscheinungen des Krankheitsgeschehens. Im mikroskopischen Bild sind die Wucherungen der Lipoidzellen gut nachweisbar (SCHMORL, CHESTER).

3. Osteopoikilie.

Die bei der Osteopoikilie, die bisher in etwa 15 Fällen beschrieben wurde (Schrifttum bei FUNSTEIN und KOTSCHIEW, HAAK, MASCHERPA), im Knochengerüst beobachteten kleinen herdförmigen Spongiosaverdichtungen sind nur selten an der Wirbelsäule gesehen worden (FUNSTEIN und KOTSCHIEW). Wir gehen deshalb hier nicht näher auf diese Erkrankung ein. Ein mikroskopisch untersuchter Fall von Osteopoikilie, der aber keine Wirbelsäulenbeteiligung zeigte, wird von SCHMORL mitgeteilt (Schrifttum bei FUNSTEIN und KOTSCHIEW).

4. Akromegalie.

Auch bei der Akromegalie kommen ausgedehnte Veränderungen an der Wirbelsäule vor, wie ERDHEIM sehr ausführlich beschrieben hat. Er fand eine beträchtliche Vergrößerung der Wirbelkörper nach vorn zu („akromegaler Zuwachs“). Besonders interessant und eigentümlich ist dabei der gleichzeitig beobachtete Anbau von Zwischenwirbelscheibengewebe vorn an den zwischen den vergrößerten Wirbelkörpern liegenden Zwischenwirbelscheiben.

5. Mélorhéostose.

Die Mélorhéostose, die früher nur an den Extremitätenknochen beobachtet wurde, ist eine an den Außenflächen der Knochen vor sich gehende sklerotische bandartige Knochenwucherung. An der Wirbelsäule ist sie in neuester Zeit von WOYTEK und von LUNEDEI beschrieben worden. Es fanden sich bei einem 29jährigen Manne wulstige, zuckergußartige, dichte sklerotische Knochenauflagerungen, die einseitig außen auf der Lendenwirbelsäule entwickelt waren. Mikroskopische Untersuchungen fehlen darüber vollkommen und die Entstehungsursachen sind unklar.

E. Gruppe der „Flachwirbel“.

1. Chondrodystrophie und Osteogenesis imperfecta.

Die Entwicklungsstörungen der Knochen sind von DIETRICH[1] im Zusammenhang ausführlich behandelt worden. Auch die Befunde an der Wirbelsäule sind dort besprochen, so daß wir uns auf wenige Bemerkungen beschränken wollen, die für die Differentialdiagnostik ähnlicher Krankheitsbilder wichtig sind.

Die bei der Chondrodystrophie bestehende Verkümmerung der enchondralen Knochenbildung zeigt ihre Auswirkung auf die Wirbelkörper dadurch, daß die Wirbelkörperknochenkerne schon bei der Geburt nicht ihre regelrechte Größe haben. Sie sind wesentlich niedriger (flach, platt) als normal und behalten diese Form auch später, so daß die Kleinheit der chondrodystrophischen Zwerge nicht allein durch die Extremitätenveränderungen, sondern auch durch die geringe Wirbelsäulenlänge mit bedingt ist (CAMPBELL, DONATH und VOGL, VALENTIN u. a.). Außerdem findet sich bei Chondrodystrophie stets noch eine frühzeitige Verschmelzung der Wirbelkörper mit den Wirbelbögen unter Einengung des Wirbelkanals durch Unterentwicklung des Wirbelbogenknorpels (DIETRICH, SUMITA). Die chondrodystrophischen Zwerge zeigen an der Wirbelsäule außerdem auch stets noch starke Verkrümmungen, und zwar herrscht meist eine tiefsitzende Buckelbildung vor (DIETRICH, M. JANSEN u. a.). An der Stelle dieser Buckelbildung findet man keilförmige Wirbelkörper, die meist auch im Bauch-Rückendurchmesser etwas verkürzt sind (DALE, DREHMANN, HOHMANN u. a.).

Bei der Osteogenesis imperfecta bilden sich in den Wirbelkörpern widerstandslose Markhöhlen (DIETRICH) dadurch aus, daß an sich gut entwickelte Knochenkerne mit dichtem roten Knochenmark nur sehr spärlich Knochenbälkchen enthalten. Infolge der geringen Widerstandsfähigkeit treten sehr häufig Wirbelkörperzusammenbrüche auf, so daß sich flachgedrückte Wirbelkörper ausbilden. Das Schrifttum enthält bisher nur wenig Beschreibungen über Wirbelsäulenveränderungen (SUMITA).

2. Platyspondylia generalisata.

In einem gewissen Zusammenhang mit dem eben geschilderten Bild der chondrodystrophischen Wirbelsäulenveränderungen steht eine von DREYFUS,

---

[1] DIETRICH: Dieses Handbuch, Bd. IX/1.

LANCE, NILSONNE, PUTTI, SCHRADER, WAHREN, WEIL u. a. beschriebene Wirbelsäulenveränderung, bei der sämtliche Wirbel eine besonders flache (platte) Form
haben (Platyspondylia generalisata). Die Zwischenwirbelräume zeigen dabei
regelrechte Größe. Infolge der flachen, niedrigen Knochenkerne ist aber die
Gesamtlänge der Wirbelsäule so auffallend gering, daß schon bei äußerer Betrachtung solcher Menschen das unrichtige Größenverhältnis zwischen Rumpf-
länge und Gliedmaßenlänge auffällt (CAMPBELL). Nach den bisherigen Beobachtungen ist es noch nicht möglich, das Krankheitsbild sicher anatomisch
abzugrenzen. Es bestehen häufig dabei Veränderungen auch an anderen Teilen
des Knochengerüstes, die für Chondrodystrophie sprechen. Deshalb hat man
die generalisierte Platyspondylie auch als eine Wirbelsäulenchondrodystrophie
angesehen (WEIL u. a.). VALENTIN schlägt die Bezeichnung „Osteochondro-
pathia multiplex" und W. MÜLLER „angeborener Wirbelsäulenzwergwuchs"
vor. Familiäres Auftreten ist schon mehrfach berichtet worden (DALE, MOR-
QUIO, NILSONNE, RUGGLES, VOLHARD und v. DRIGALSKI). Es fehlen jedoch
noch Beobachtungen über den weiteren Verlauf. Bisher sind nur Fälle bei
jungen Menschen beschrieben. Weitere solche Beobachtungen und insbesondere
auch histologische Durchuntersuchungen gleichartiger Fälle können hoffentlich
bald die Klärung des Leidens und damit auch die genaue ätiologische Einordnung bringen. Infolge der noch vorhandenen vielen Unklarheiten in bezug
auf Ätiologie und pathologisch-anatomische Grundlage hat die Namengebung
und Abgrenzung große Schwierigkeiten bereitet, und zahlreiche Bearbeiter
haben sich vergeblich um eine einheitliche Namengebung bemüht: BUCHMAN,
GRUDZINSKI, MARZIANI, POLGAR, NILSONNE, TAVERNIER und MASSIAS, PUTTI,
SILVERSKIÖLD, STURM, ZUBKOV und ARONOV, YVIN u. a.

3. Vertebra plana Calvé.

In die Gruppe der Flach- oder Plattwirbel gehört noch ein Krankheitsbild,
das CALVÉ erstmalig beschrieb, und das in den letzten Jahren in einzelnen
Fällen mehrfach beobachtet wurde (SUNDT stellte 21 Fälle aus dem Schrifttum
zusammen). Die Einordnung des Krankheitsbildes macht erhebliche Schwierigkeiten, da mikroskopische Untersuchungen fehlen. Unsere Kenntnisse stützen
sich bisher nur auf röntgenologische Beobachtungen. Das Leiden tritt bei
Kindern im 1. Lebensjahrzehnt auf und erscheint zunächst unter dem klinischen
Bilde einer beginnenden Spondylitis (Bewegungseinschränkung der Wirbel-
säule, Schmerzen, Gibbusbildung). Das Röntgenbild zeigt ausgesprochene
Höhenabnahme und bisweilen auch seitliche Verbreiterung eines oder mehrerer
benachbarter (WILLMS) oder entfernt voneinander liegender Wirbelkörper
(Vertebra plana). In frühen Anfangszuständen findet sich zunächst nur eine
Aufhellung der Knochenbälkchenzeichnung und dann tritt allmählich die
Flachwirbelbildung ein, die sich auch bei Ruhelage nicht aufhalten läßt (SUNDT).
Auffallend ist, daß sich niemals Fistel- oder Abszeßbildung einstellt und daß
bei der Heilung ein Wiederaufbau des Knochengewebes unter Umständen sogar
mit Wiederherstellung der regelrechten Wirbelkörperhöhe stattfindet, ohne daß
sich reaktive knöcherne Veränderungen in den Nachbarwirbeln finden (BÜHRIG,
DENKS, LINDSTRÖM). Es werden Beziehungen zur KÖHLERschen, PERTHES-
schen und SCHLATTERschen Erkrankung vermutet. Differentialdiagnostisch
müssen allerdings auch KÜMMELLsche Wirbelerkrankung und Wirbelbrüche
nach leichten Traumen in Erwägung gezogen werden. MITCHELL beobachtete
das gleichzeitige Vorkommen einer Vertebra plana und einer Zyste im Schenkelhals. Beachtenswert ist eine Mitteilung von JANZEN, daß auch Nervenstörungen
gleichzeitig mit der Ausbildung einer Vertebra plana vorkommen können.

(Weiteres Schrifttum: Buchman, Boorstein, Cebba, Federschmidt, Hanson, Harrenstein, Löhr, Marquardt, Mezzari, W. Müller, Panner, Polgar, Raszeja, Schmorl und Junghanns, Schrader.)

Ähnliche Bilder wie die Vertebra plana Calvé finden sich nach Wirbelbrüchen bei Wundstarrkrampf (S. 312), wenn es sich um jugendliche Kranke handelt. W. Müller, Zuckschwerdt und Axtmann bilden Röntgenaufnahmen ab, bei denen mehrere benachbarte Wirbelkörper zu Flachwirbeln zusammengedrückt sind. Da auch bei vielen Fällen von Vertebra plana Calvé ein Trauma in der Vorgeschichte eine Rolle spielt, so liegt der Gedanke an die traumatische Genese der Vertebra plana nahe. Ebenso wie bei den verschiedenen Fällen der Vertebra plana wird von Zuckschwerdt und Axtmann mitgeteilt, daß sich bei Jugendlichen die durch Wundstarrkrampf hervorgerufenen Wirbelkörperquetschbrüche (Flachwirbel) im Laufe des Wachstums weitgehend ausgleichen können.

F. Wirbelsäulenveränderungen bei Erkrankungen des hämatopoetischen und lymphatischen Apparates.

1. Osteopathien bei leukämischen Krankheiten.

Bei verschiedenen Blutkrankheiten kommen Knochenveränderungen vor, die nach Assmann nicht als Ursache, sondern als Folgezustände der Bluterkrankungen anzusehen sind. Sehr häufig beobachtet man Knochensklerosen dabei, die der beschriebenen Marmorknochenkrankheit

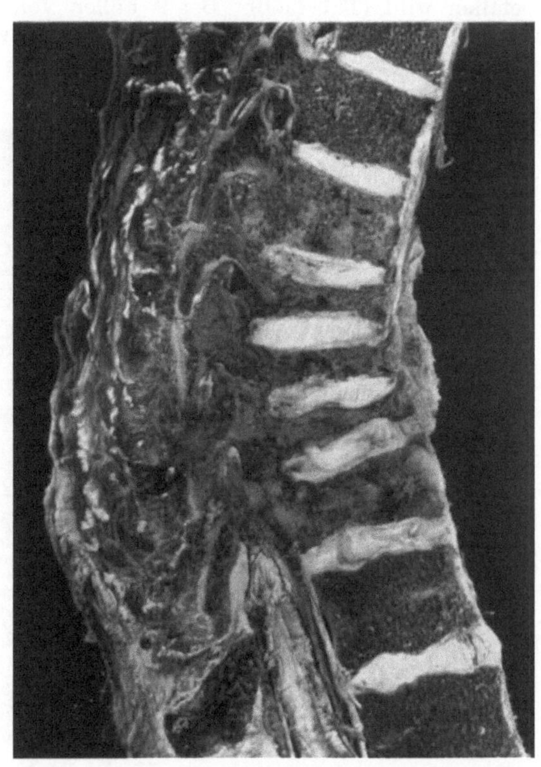

Abb. 68. (Lichtbild der Sagittalschnittfläche einer Wirbelsäule bei Lymphogranulomatose.) Zusammenbruch mehrerer Wirbelkörper, die mit Lymphogranulomgewebe vollkommen durchsetzt sind. Die Zwischenwirbelscheiben sind erhalten. (Präparat aus dem Pathologischen Museum der Universität Berlin, Beob. R. Rössle.)

(S. 297) außerordentlich ähneln, und es ist noch die Frage, wieweit die Marmorknochenkrankheit ursächlich durch Blutveränderungen ausgelöst wird. Die Wirbelsäule ist bei derartigen durch leukämische Erkrankungen ausgelösten Knochenverdichtungsvorgängen (Osteosklerose) häufig in erster Linie beteiligt und kann dann beträchtliche Veränderungen (Röntgenbilder bei Schmorl und Junghanns) zeigen, ohne daß die anderen Knochen befallen sind.

Außer Knochenverdichtungsvorgängen finden sich aber auch Einschmelzungsvorgänge im Knochenbälkchenwerk bei akuten leukämischen Erkrankungen, die durchaus an eine Einschmelzung bei akuter Spondylitis erinnern und differentialdiagnostisch nicht ohne weiteres sofort richtig gedeutet werden können (Melchior, Rolleston und Frankau u. a.). Verdichtung und Zerstörung des Knochenbälkchenwerkes kann auch in derselben Wirbelsäule nebeneinander vorkommen, wie PATRASSI bei einer aleukämischen Lymphadenose beobachtete.

2. Lymphogranulomatose.

Nachdem schon früher vereinzelte Fälle von Knochenveränderungen bei Lymphogranulomatose beschrieben waren (BLOUNT, KUCKUCK, JOLY, HULTEN u. a.), konnte durch Reihenuntersuchungen am SCHMORLschen Institut (TETZNER) festgestellt werden, daß die Wirbelsäule bei Lymphogranulomatose recht häufig befallen wird (Tabelle 6). Bei 9 Fällen von Lymphogranulomatose fand sich 8mal eine Beteiligung der Wirbelsäule, und zwar waren stets mehrere Wirbel befallen. Bei 2 Fällen konnte eine fleckige, über alle Wirbel ausgebreitete

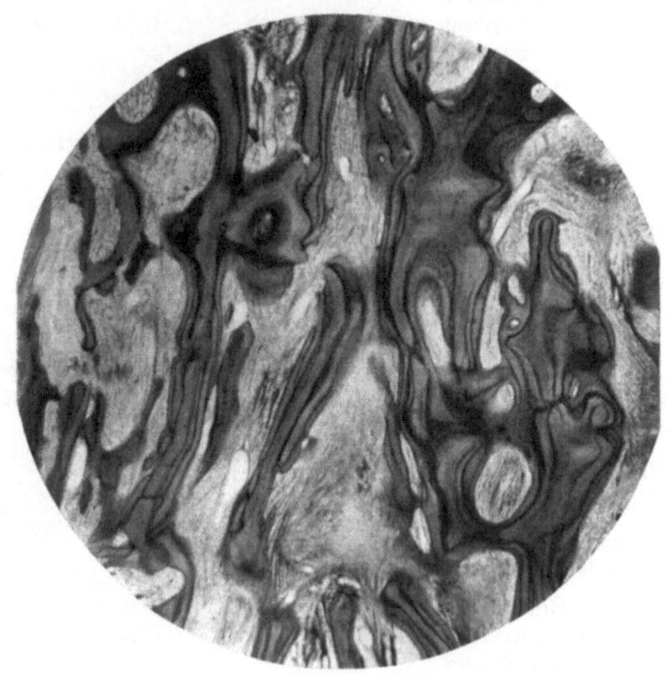

Abb. 69. (Mikrophotogramm eines Schnittes durch den 12. Brustwirbel.) Starker Knochenumbau (veränderter Verlauf der Kittlinien!) bei einer mit Röntgenbestrahlung behandelten Lymphogranulomatose.

Durchwucherung des Wirbelkörpermarkes mit Lymphogranulomgewebe festgestellt werden. Dabei hatte sich eine fleckig verteilte Knochenbälkchenverdickung ausgebildet, die im Röntgenbild als fleckig verwaschene Osteosklerose erschien (Abbildung bei SCHMORL und JUNGHANNS). Derartige Osteosklerosen bei Lymphogranulomatose sind auch im klinischen Röntgenbild bekannt (TESCHENDORF u. a.). Neben Wirbelsäulenverdichtung können herdförmige Zerstörungen an derselben Wirbelsäule auftreten (BEITZKE, HULTEN, LASSERE und POIRIER, LYON, POSSATI, REISNER und BRADA, ROSH, STÄUDTNER, WEGEMER) und sogar zu Wirbelkörperzusammenbrüchen führen (Abb. 68). In manchen Fällen wird die Wirbelsäule durch unmittelbare Einwucherung des Lymphogranulomgewebes von den paravertebralen Drüsen her befallen (HARE und LEPPER). Als Begleiterscheinung der Lymphogranulomatose wurden bisweilen neurologische Störungen beobachtet (BODECHTEL und GUIZETTI).

Wenn Lymphogranulomherde im Knochen zur Ausheilung gelangen, wie dies spontan auftreten oder durch Röntgenbestrahlungen erreicht werden kann, bildet sich stets eine Verdickung der Knochenbälkchen aus (Abb. 69).

BEITZKE hat das Lymphogranulom der Knochen ausführlich beschrieben[1]. Es ist als eine Infektionskrankheit anzusehen, die mit besonderer Vorliebe die blutbildenden Organe (Lymphdrüsen, Milz und Knochenmark) befällt.

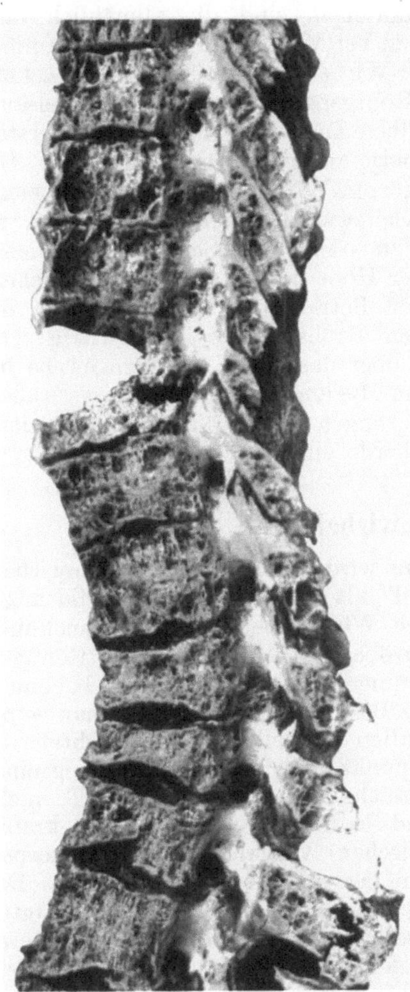

Abb. 70. (Lichtbild der Sagittalschnittfläche der mazerierten Wirbelsäule eines älteren Mannes.) Ausgedehnte Zerstörungen des Knochenbälkchenwerkes und Wirbelkörperzusammenbrüche infolge von Myelomherden (zerfressenes Aussehen).

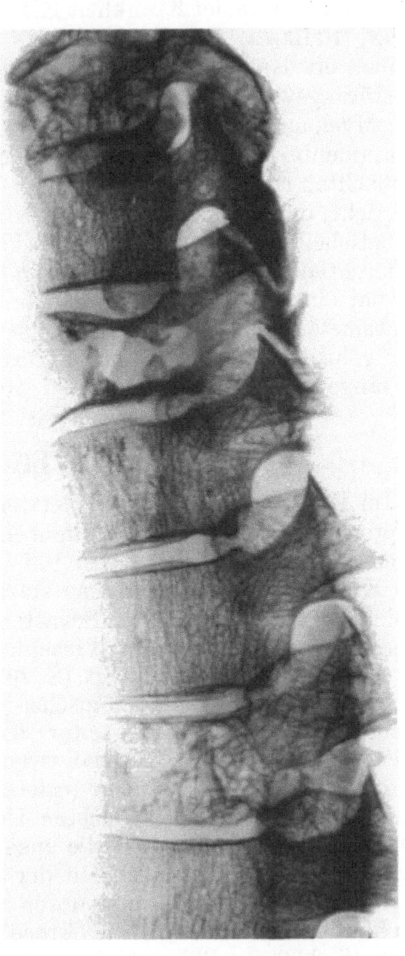

Abb. 71. (Seitliche Röntgenaufnahme der Hälfte einer in der Sagittalebene zersägten Wirbelsäule eines 58jährigen Mannes.) Herdförmige Wirbelkörperzerstörungen durch Myelom mit Wirbelkörperzusammenbrüchen.

3. Myelom.

Die Myelome (und auch die Myelosarkome) sind als seltene allgemeine Erkrankungen des hämatopoetischen Apparates (HALLERMANN, LYON) aufzufassen. Sie kommen bei anatomischen Wirbelsäulenreihenuntersuchungen nur in 0,28% vor (SCHMORL). Durch das Myelom wird im Knochengerüst eine osteoklastische lakunäre Knochenresorption hervorgerufen (Schilderung der

---

[1] BEITZKE: Dieses Handbuch, Bd. IX/2.

histologischen Vorgänge bei HALLERMANN). Die einzelnen Knochenzerstörungsherde fließen bei Zunahme der Erkrankung ineinander, und dadurch ergeben
sich hochgradige Knochenzerstörungen, die besonders für die Wirbelsäule
schwere Folgen nach sich ziehen (Abb. 70 und 71). Alle nur denkbaren Formen
des Wirbelzusammenbruches (Keil- und Flachwirbel), hochgradige Ausbuchtungen der Zwischenwirbelscheiben in die benachbarten Wirbelkörper hinein
(Fischwirbel) und beträchtliche Verkrümmungen sind die allmählich entstehenden Folgezustände an der Wirbelsäule bei Myelomkranken. Fast immer
stehen im Beginn der Krankheit Klagen über Wirbelsäulenbeschwerden (HALLER
MANN, SPILLER) im Vordergrund, und Röntgenaufnahmen der Wirbelsäule
können oft das Krankheitsbild schon in frühen Zuständen klären, da die ersten
Zerstörungsvorgänge am Knochengerüst meist an der Wirbelsäule sitzen. Die
von Myelomgewebe durchsetzten und zerstörten Wirbelkörper können so stark
zusammenbrechen, daß ein deutliches Kleinerwerden bei den Kranken zu
beobachten ist. Manche Wirbelkörper sind zu so niedrigen Scheiben zusammengedrückt, daß sie kaum mehr die Hälfte der Höhe der benachbarten Zwischenwirbelscheibe haben. Bei makroskopischer Betrachtung kann bisweilen die
Differentialdiagnose gegenüber zerstörenden Krebsmetastasen schwierig sein,
obwohl eine so gleichförmige Ausbreitung über das ganze Knochengewebe bei
Krebsmetastasen eine große Seltenheit, beim Myelom aber die Regel ist. Außerdem geht das Myelom nie mit Periostwucherungen oder reaktiven Wucherungsvorgängen in der Umgebung der Myelomherde einher.

G. Elfenbeinwirbel.

Im Röntgenschrifttum der letzten Jahre wird häufig von Elfenbeinwirbeln
gesprochen und sogar der „Elfenbeinwirbel" als eigenes Krankheitsbild angesehen. Es handelt sich dabei um einzelne Wirbel, bei denen die Zeichnung
des Knochenbälkchenwerkes so stark vergröbert ist, daß sie in der Röntgenprojektion zu einem dichten Schatten zusammenfließt. Dadurch wird bei einem
oder wenigen Wirbeln einer Wirbelsäule das Bild hervorgerufen, wie man es bei
der Marmorknochenkrankheit (S. 297) in allen Wirbelkörpern beobachtet.

Vom anatomisch-pathologischen Standpunkt aus ist die Aufstellung eines
eigenen Krankheitsbildes unter der Bezeichnung „Elfenbeinwirbel" nicht
gerechtfertigt. Die „Elfenbeinwirbel" sind lediglich Ausdruck eines krankhaften knochenverdichtenden (osteosklerotischen) Vorganges im Wirbelkörper,
wie er durch die verschiedensten Ursachen hervorgerufen werden kann. Das
Röntgenbild und oft auch die makroskopische Betrachtung des aufgesägten
Wirbelkörpers werden nicht in der Lage sein, stets die Differentialdiagnose zu
klären. Dies kann oft nur durch mikroskopische Untersuchung geschehen.
Am häufigsten führt wohl die Osteodystrophia deformans Paget in ihrer diffusen
Form (S. 293) zur Sklerose einzelner Wirbelkörper. Hierher gehört wahrscheinlich auch die isolierte Marmorknochenkrankheit, die K. H. BAUER an der Wirbelsäule geschildert hat. Für einen Geübten ist jedoch bereits bei Betrachtung
des frischen oder mazerierten Wirbelsäulenpräparates die Diagnose einer diffusen
PAGET-Erkrankung leicht zu stellen (Abb. 61 und 62), während im Röntgenbild Zweifel bestehen können. Dann sind es osteosklerotische Tumormetastasen (GRILLI, NATHAN, SCHMORL und JUNGHANNS u. a.) oder die sklerosierende
Form der Knochenlues (BEITZKE, HAHN und DEYKE-PASCHA, SCHMORL und
JUNGHANNS, SOUQUES, LAFOURCADE und TERRIS, WORRINGER u. a.), die „Elfenbeinwirbel" hervorrufen. Durch Röntgenstrahlenbehandlung können sich in
Wirbelkörpern mit Tumormetastasen Knochenverdichtungen einstellen und
„Elfenbeinwirbel" erzeugen (BARSONY und SCHULHOF, SICARD). Daß das

Lymphogranulom osteosklerotische Wirbel erzeugen kann, haben wir bereits besprochen (S. 302). In ganz seltenen Fällen ist dies auch bei der Tuberkulose beobachtet worden (GIORDANO, CROUZON, BLONDE und KEUSIGER, BELLE, DELHERM und MOREL-KEHN). Um einschmelzende Tumoren im Wirbelkörperinneren können sich reaktive osteosklerotische Vorgänge ausbilden, die im Röntgenbild auch den Eindruck eines „Elfenbeinwirbels" machen (BREITLÄNDER). Es ist also daran festzuhalten, daß der sog. „Elfenbeinwirbel" kein eigenes Krankheitsbild darstellt, sondern lediglich der Ausdruck verschiedener ätiologisch streng zu trennender, Osteosklerose hervorrufender Vorgänge ist.

H. Verletzungen der Wirbelkörper.

1. Häufigkeit und Formen der Wirbelbrüche und Wirbelverrenkungen.

Nicht nur aus therapeutischen, sondern auch aus differentialdiagnostischen Gründen wird heute von klinischer Seite her auf eine genaue pathologisch-anatomisch begründete Durcharbeitung der Wirbelbruchformen und ihrer Begleiterscheinungen sehr großes Gewicht gelegt. Die Beurteilung von traumatischen oder beruflichen Schädigungen der Wirbelsäule haben für die Begutachtung eine große Bedeutung, und vor allem aus diesem Grunde ist es wichtig, daß wir uns mit den Folgezuständen beschäftigen, die nach abgeheilten Wirbelbrüchen zurückbleiben. Auch die Behandlungsweisen hängen sehr wesentlich von den anatomischen Befunden ab. Näher auf die Behandlung einzugehen, ist hier nicht der Platz. Wir werden an verschiedenen Stellen auf pathologisch-anatomische Fragen zurückkommen, die dabei eine große Rolle spielen. Das klinische Schrifttum der letzten Jahre enthält eine große Auseinandersetzung darüber, ob beim einfachen Wirbelkörperquetschbruch konservative Behandlungsmaßnahmen zweckentsprechend sind (MAGNUS und seine Schule), oder ob wie bei anderen Knochenbrüchen durch Einrichtung der ineinandergestauchten oder verschobenen Wirbelkörperbruchstücke die ursprüngliche Wirbelkörperform wieder erreicht werden muß (BÖHLER, DAVIS, DICKSON und EDDY, DOERTH, FRIEDRICH, HEURITSCH, JONES, LESER und MAYER, MALLET-GUY, SPAMER, WATSON u. a.). Für beide Ansichten werden nicht nur klinische, sondern auch pathologisch-anatomische Untersuchungsergebnisse herangezogen, wie wir noch sehen werden. Alle diese Fragen sind in einem fast unübersehbaren Schrifttum besprochen. Zusammenfassende Arbeiten aus den letzten Jahren stammen von: BÖHLER, GLORIEUX, HAUMANN, JULIN, JUNGHANNS, LAESECKE, MAGNUS, MALLET-GUY, MICHEL und MUTEL und ROUSSEAUX, ROSTOCK, RUGE, SCHMIEDEN, SERRA, STOCK.

Die Häufigkeit der Wirbelbrüche hat im letzten Jahrzehnt ganz wesentlich zugenommen, wie alle neueren Statistiken nachweisen (ASCHAN, JAKI, JORDAN-NARATH, PÜSCHEL, RAWLS, RUGE, WOLF u. a.). Die meisten Wirbelbrüche sitzen am Übergang der Brust- zur Lendenwirbelsäule. In der Häufigkeitsreihe folgt dann, aber erst in weitem Abstand, an zweiter Stelle der Hals-Brustübergang (HAUMANN, MAGNUS, OSGOOD, GAUGELE, BRACK u. v. a.). Es finden sich im Schrifttum nur wenige Statistiken, aus denen hervorgeht, daß die Halswirbelsäule häufiger befallen ist als der Brust-Lendenübergang (ROBERTSON, WESTERMANN, FUMAGALLI u. a.). Sehr wichtig ist die Feststellung, die aus klinischen Angaben (GULECKE, BURCKHARDT, SCHNEIDER, THORNDIKE) und insbesondere auch aus Reihenuntersuchungen am SCHMORLschen Institut hervorgeht, daß sehr häufig mehrere Wirbelkörper gebrochen sind (Abb. 72). HELLMER beobachtete bei einem Sechstel der untersuchten Wirbelverletzten Brüche mehrerer benachbarter Wirbelkörper. In dem großen Material von HAUMANN sind fast in der Hälfte der Fälle mehrere Wirbelkörper betroffen. Aus dem SCHMORL-schen Untersuchungsgut geht hervor, daß sich an einer Wirbelsäule häufig 2, 3 und noch mehr gebrochene Wirbel finden, die bisweilen recht weit auseinander liegen, und von denen der Kliniker nur einen erkannt hatte. Die verschiedenen Brüche sind dann allerdings nicht von gleicher Schwere. Bei den anatomischen Reihenuntersuchungen wurden (SCHMORL und JUNG-HANNS) mehrfach ältere abgeheilte Wirbelbrüche (bisweilen mehrere in einer Wirbelsäule) entdeckt, von denen trotz Aufnahme einer guten Vorgeschichte nichts bekannt war. Von klinischer Seite ist in letzter Zeit auch

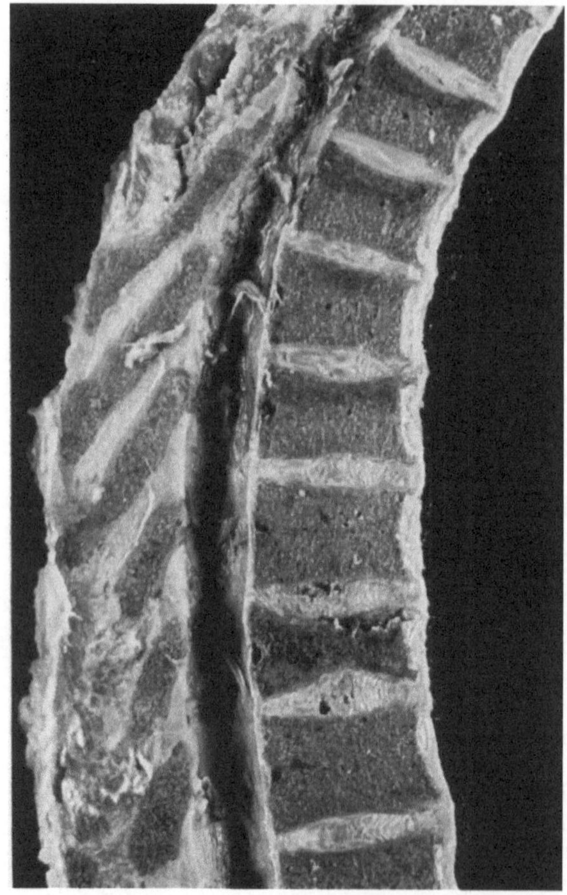

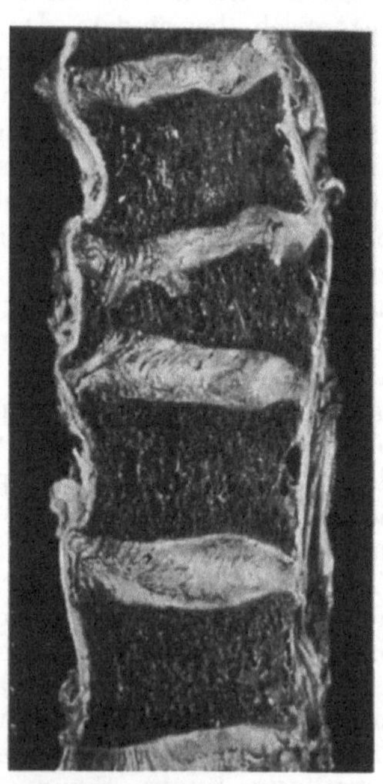

Abb. 72. (Lichtbild der Sagittalschnittfläche einer Brustwirbelsäule von einem 63jährigen Mann.) Quetschbruch des 9. Brustwirbelkörpers, der infolge Durchblutung dunkel erscheint. Geringe Quetschbrüche im Gebiete der oberen Deckplatten des 4.—7. Brustwirbels, die infolge der Durchblutung ebenfalls dunkel erscheinen.

Abb. 73. (Lichtbild der Sagittalschnittfläche einer Wirbelsäule.) Kompressionsbruch eines Wirbelkörpers mit Herausquetschung eines kleinen vorderen dreieckigen Knochenstückes.

öfter darauf hingewiesen worden, daß Wirbelbrüche ohne wesentliche Erscheinungen und oft sogar ohne Behinderung des Umhergehens und ohne Arbeitsunterbrechung überstanden werden können (HELLNER, PUTZU). Diese Tatsache unterstützt die Ansicht mancher Kliniker, daß der einfache Wirbelkörperbruch mit zu den leichtesten Knochenbrüchen gehört (SCHANZ u. a.). Anderseits errechnet SCHMIEDEN in seiner zusammenfassenden Statistik, daß ein Fünftel aller Wirbelbrüche zum Tode führt.

Die häufigste Form des Wirbelbruches ist der Quetschbruch (Kompressionsbruch) des Wirbelkörpers (Abb. 72, 73, 74, 75). Er entsteht als mittelbarer Bruch durch taschenmesserartiges Zusammenstauchen des Körpers

(Magnus) infolge Sturz aus großer Höhe oder durch Fallen von Lasten (Bergleute). Dadurch wird in dem am meisten unter Druck gesetzten Wirbelkörper Zusammenbruch des Knochenbälkchenwerkes hervorgerufen. Die pathologischen Veränderungen lassen sich am besten auf einem Längssägeschnitt der Wirbelsäule darstellen. Besonders häufig preßt sich der über dem zusammengebrochenen Wirbelkörper liegende Wirbel mit seiner Vorderkante in den zusammengedrückten Wirbelkörper hinein und drückt dadurch ein vorderes Bruchstück aus ihm heraus. Viel seltener wird der darunterliegende Wirbelkörper in den verletzten hineingedrückt. Manchmal fassen die Vorderkanten der beiden Wirbel, die oben und unten dem verletzten

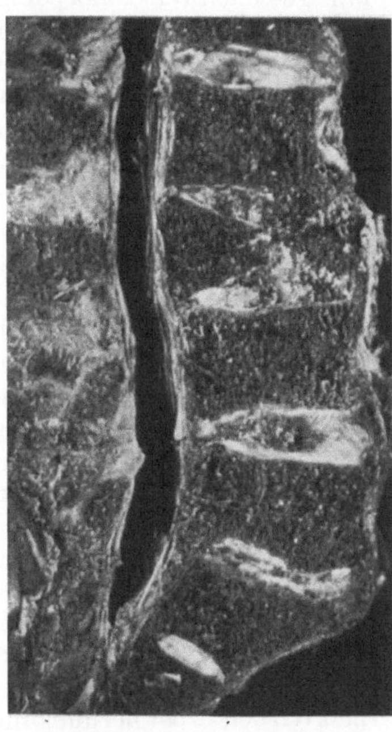

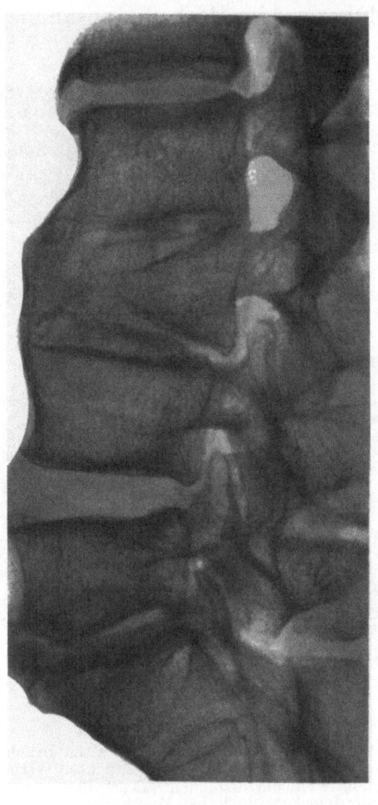

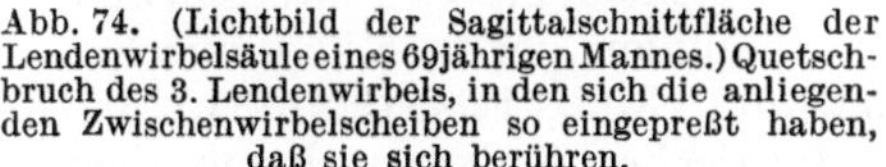

Abb. 74. (Lichtbild der Sagittalschnittfläche der Lendenwirbelsäule eines 69jährigen Mannes.) Quetschbruch des 3. Lendenwirbels, in den sich die anliegenden Zwischenwirbelscheiben so eingepreßt haben, daß sie sich berühren.

Abb. 75. (Röntgenaufnahme zu Abb. 74.) Blockwirbelbildung zwischen dem gebrochenen Lendenwirbelkörper und seinen Nachbarn durch Verknöcherung des vorderen Längsbandes. Beginnende Verkalkung der 3. Lendenbandscheibe.

Wirbelkörper anliegen, kneifzangenartig zu und pressen dadurch ein vorderes keilförmiges Stück aus dem Wirbelkörper heraus. Dies findet sich meist bei schweren Wirbelkörperquetschungen, bei denen dann noch im allgemeinen das große rückwärts liegende Stück des verletzten Wirbels etwas nach dem Wirbelkanal hineingepreßt wird. Bei Betrachtung der Wirbelsäule von vorn zeigt sich außerdem fast immer eine seitliche Verbreiterung solcher zusammengedrückter Wirbelkörper, die auch aus Röntgenbildern dem Kliniker gut bekannt ist und als differentialdiagnostisches Zeichen gegenüber entzündlichen Vorgängen und Metastasen gewertet werden kann (Holfelder).

Der Wirbelkörperquetschbruch ergibt je nach seiner Stärke und je nach Zahl der gebrochenen Wirbelkörper spitzwinkelige oder mehr bogenförmige Gibbusbildungen. Der gebrochene Wirbelkörper zeigt sich als ein nach vorn spitz zulaufender Keilwirbel. Für manche röntgenologische Differentialdiagnose hat eine genaue Beachtung von winkeligen Achsenknickungen an der Wirbelsäule große Bedeutung (JAEGER). Durch seltene Entstehungsweise kommen auch Quetschbrüche vor, die eine seitlich zugespitzte Keilform des Wirbelkörpers ergeben (SCHMORL und JUNGHANNS), und so eine spitzwinkelige Skoliose hervorrufen.

Das anatomische Präparat zeigt bei allen frischen Querbrüchen ausgedehnte Durchblutungen im Mark des zusammengepreßten Wirbelkörpers (Abb. 72) und neben zahlreichen Brüchen eine Zusammenstauchung und Ineinanderschiebung im Knochenbälkchenwerk. Zieht man einen solchen Wirbelkörper zu seiner ursprünglichen Form auseinander, dann ergibt sich ein klaffender spaltartiger Hohlraum mit Blutgerinnseln und einem Brei aus zertrümmerten Knochenbälkchen. ETTORE hält aus diesem Grund die Wiederherstellung der alten Wirbelkörperform bei der Behandlung von Wirbelbrüchen nicht für richtig und fürchtet infolge des Klaffens Verzögerung der Heilung. Von den Verfechtern der konservativen Behandlungsmaßnahmen wird die Ineinanderkeilung des Knochenbälkchenwerkes als die beste und natürlichste Schienung des gebrochenen Wirbelkörpers angesehen. Um den gebrochenen Wirbelkörper herum kann sich ein großer Bluterguß ausbilden, der auch im klinischen

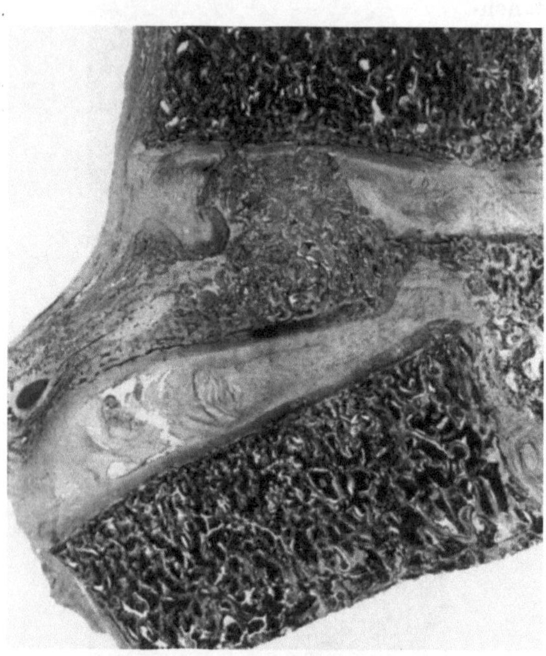

Abb. 76. (Mikrophotogramm durch einen alten Bruch der Brustwirbelsäule.) In dem stark zusammengedrückten Wirbelkörper hat sich dichtgefügtes Knochenbälkchenwerk gebildet (enostaler Kallus). (Präparat aus dem Pathologischen Museum der Universität Berlin, Präp. Prof. RÖSSLE.)

Röntgenbild bisweilen darstellbar (EISELSBERG und GOLD, FRANGENHEIM) und differentialdiagnostisch gegenüber einem spondylitischen Senkungsabszeß nicht immer leicht abzugrenzen ist. Meist kommt er bei den Brüchen von Brustwirbelkörpern vor.

Die Bildung von Kallus bei der Ausheilung der Wirbelquetschbrüche ist ein noch viel umstrittenes Gebiet. Es ist ganz sicher, daß endostaler Kallus im Bereiche der zertrümmerten Knochenbälkchen entsteht (Abb. 76), wie durch mikroskopische Untersuchungen von SCHMORL nachgewiesen werden konnte. Außerdem hat er in einigen Fällen, in denen zufällig während der Heilung eines Wirbelbruches ein Ikterus bestand, bereits makroskopisch gelbgrün gefärbte Knochenteile im Bereiche des Wirbelbruches gesehen. Dabei muß es sich um neugebildeten Knochen, also um Kallus gehandelt haben, denn nur kalkloser Knochen, der sich während des Bestehens eines Ikterus bildet, färbt sich nach SCHMORLs Untersuchungen gelb und wird bei Formolbehandlung grün. HOESSLY hat Kallusbildungen in Wirbeln im Tierversuch nachgewiesen (JAKI, STAHL). Verdichtungsstreifen, die sich im Röntgenbild in gebrochenen

Wirbelkörpern erkennen lassen, können Kallusbildungen sein. Sie werden bisweilen aber auch lediglich durch die ineinandergestauchten Knochenbälkchen hervorgerufen. DYES hat im Röntgenbild am Lebenden die Heilungsvorgänge nach Wirbelkörperbrüchen laufend verfolgt.

Wesentlich umstrittener ist die Frage, ob sich bei Wirbelfrakturen ein periostaler Kallus ausbilden kann. Es ist ganz sicher, daß eine Kallusbildung nicht in dem Maße erfolgt, wie wir das von den Extremitätenknochen her gewohnt sind. Ob dies daran liegt, daß im allgemeinen die Bewegungen bei den Wirbelsäulenbrüchen viel geringer sind als bei Brüchen der Gliedmaßen, oder ob es mit den Eigentümlichkeiten des vorderen Längsbandes zusammenhängt, das ja bekanntlich gleichzeitig eine Art Periost des Wirbelkörpers bildet, soll dahingestellt bleiben. Wir haben jedenfalls mehrfach ältere Wirbelbrüche mit geringem, aber deutlich sichtbarem periostalem Kallus gesehen, der auch im Röntgenbild gut darzustellen war. Betrachtet man solche Kallusbildungen am mazerierten Präparat, so hat man den Eindruck, als ob es sich dabei um Verknöcherungen kleiner, vom Wirbelkörper abgelöster Stücke des vorderen Längsbandes handelte, da solche Kallusbildungen meist wie ein grobmaschiges Netzwerk auf den gebrochenen und den benachbarten Wirbelkörpern aufliegen. Ob Randzacken an den Wirbelkörpern, die bisweilen in der Nähe des gebrochenen Wirbelkörpers angetroffen werden, die Folgen des Bruches sind, kann an anatomischen Präparaten nicht festgestellt werden. Nur mit Hilfe röntgenologischer Reihenuntersuchungen, bei denen man diese Entstehung nachweisen und in ihrer weiteren Ausbildung verfolgen kann, sind diese Fragen zu entscheiden. Trotzdem bleibt es dann immer noch unklar, ob diese Randzacken eine wirklich traumatisch entstandene Spondylosis deformans darstellen, wie einige (WAEGNER, EWALD u. a.) behaupten. Vielleicht sind bei der Entstehung des Wirbelbruches auch noch kleinere, röntgenologisch nicht bemerkte Infraktionen an anderen Wirbelkörpern vorgekommen, und die beobachteten Zacken sind kleine Kallusbildungen. Außerdem muß immer berücksichtigt werden, daß die Spondylosis deformans eine überaus häufige Erkrankung ist (S. 391), so daß alle beobachteten Randzacken überhaupt ein Leiden eigener Entstehung sein können und nichts mit dem Wirbelkörperbruch zu tun zu haben brauchen. Bei allen diesen Fällen ist also eine äußerst vorsichtige und kritische Betrachtungsweise angebracht. LOB, der sich mit ausgedehnten Tierversuchen beschäftigte, fand, daß meist periostaler und weniger endostaler Kallus bei der Wirbelbruchheilung entsteht, und daß spondylotische Zacken nichts mit der Bruchkallusbildung zu tun haben.

Neben den Quetschbrüchen kommt noch eine große Anzahl anderer typischer aber seltenerer Bruchformen an der Wirbelsäule vor, die von klinischer Seite nach den verschiedensten Schemata eingeteilt worden sind. Die gebräuchlichste Einteilung ist die von KOCHER. Hier sollen nur noch einige anatomische Besonderheiten einzelner Gruppen besprochen werden. Über die Mitbeteiligung der Zwischenwirbelscheiben bei Wirbelkörperbrüchen und über die eigenen Verletzungen der Zwischenwirbelscheiben wird später in einem besonderen Abschnitt berichtet.

Außer den Quetschbrüchen mit Ineinanderstauchung der Knochenbälkchen beobachtet man häufig Schrägbrüche der Wirbelkörper, die nicht zu einer Ineinanderkeilung, sondern zu einer Verschiebung der Bruchstücke führen („Schubbrüche"). Es stellt sich dabei eine mäßige Subluxationsstellung ein (Abb. 77 und 78), die wohl nur bei Beteiligung der Wirbelbogenteile entstehen kann. Die Bruchlinien verlaufen von hinten-oben schräg nach vorn-unten durch den Wirbelkörper, und zwar meist im kopfwärts liegenden Wirbelkörperdrittel. Risse durch die Zwischenwirbelscheibe sind dabei häufig.

Schwere Verrenkungsbrüche (Luxationsfrakturen), bei denen im allgemeinen Bogenbrüche oder Ausrenkungen der kleinen Wirbelgelenke mit Wirbelbrüchen bzw. Zwischenwirbelscheibenzerreißungen zusammen vorkommen, können erstaunlicherweise oft gute Dauerheilungen haben, auch wenn die Verschiebung nicht beseitigt wurde. Dies gilt vor allen Dingen von den seitlich verschobenen Verrenkungsbrüchen. Auch wenn bei solchen Fällen die Bruchflächen kaum mehr in Berührung stehen oder sogar der untere und obere Teil der quer durchbrochenen Wirbelsäule ohne Berührung der Bruchflächen nebeneinander stehen, ist bei solchen Brüchen das Rückenmark auffallend häufig unverletzt. Durch große Kallusbildungen kann auch eine Festigung eintreten, die wieder eine Belastungsfähigkeit der Wirbelsäule zuläßt. Im klinischen Schrifttum sind vielfach solche Fälle veröffentlicht (Avellan, Baumecker, Brailsford, Hanke, Kanert, Lawson, Matti, Sabin). Gleich starke Wirbelkörperverschiebungen nach vorn gehen allerdings stets mit schweren Rückenmarksschädigungen einher (Sabin).

Querbrüche durch Wirbelkörper mit einem nach hinten zu klaffenden Spalt sind ein sehr seltenes Ereignis. Sie können wohl nur durch eine Auseinanderzerrung bei gleichzeitiger Beugung nach vorn vorkommen (Fractura cum distractione). Eiselsberg und Gold haben erstmalig einen solchen Bruch des 1. Lendenwirbels beschrieben. Deuticke beobachtete einen ähnlichen Bruch des 3. Lendenwirbels.

Der Hauptsitz der reinen Wirbelverrenkungen (Luxationen) und auch der Verrenkungsbrüche ist die Halswirbelsäule (Farkas, Hanke, Jaki, Stahl, Zitka, Coutts, Knoflach, Eickenbary und Le Cocq, Pommé und Marot, Mackh, Towne, Warshaw, Wenzel). Besonders die ersten Halswirbel neigen dazu und können oft schon durch leichte Traumen (Sprung ins Wasser usw.) Verletzungen

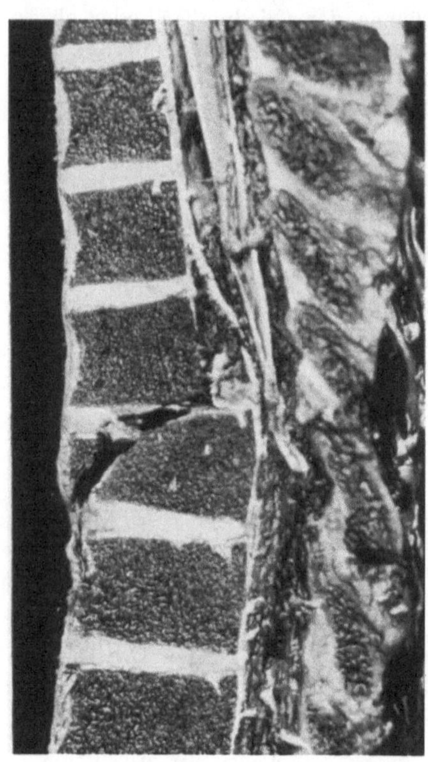

Abb. 77. (Lichtbild der Sagittalschnittfläche der Brustwirbelsäule eines 26jährigen Mannes.) Schrägbruch (Schubfraktur) durch den Körper des 8. Brustwirbels mit Zerstörung der 7. Brustbandscheibe und Subluxation des oberen Wirbelsäulenteiles nach vorn. Bluterguß unter dem hinteren Längsband. Im unteren Teil dieses Blutergusses liegen die zertrümmerten und nach hinten herausgepreßten Bandscheibenteile.

erleiden (Jefferson, Sommer, Kulenkampff u. a. v.). Friedmann und Tibe teilen die Atlasluxationen in 3 Typen ein: 1. seitlich nach links oder rechts, 2. Drehungsluxation, nach links oder rechts, 3. Luxation nach vorn. Langworthy fand 17mal doppelseitige und 19mal einseitige Halswirbelluxationen. Bei den reinen Wirbelluxationen kann ebenso wie bei den bereits besprochenen Verrenkungsbrüchen die Verschiebung ohne Rückenmarkserscheinungen eintreten (Eiselsberg, Schloffer, Caraven). Als unangenehme Folgeerscheinung von Wirbelluxationen stellt sich bisweilen ein weiteres allmähliches Abgleiten ein, das zu Markerscheinungen führen kann und operative Eingriffe erfordert (Schmieden, Tavernier). Als sehr seltene Luxationsursache sei noch ein Fall von Feigel erwähnt: Bei der Geburt war durch Wendung und

Extraktion eine Luxation des 4. Brustwirbels mit Querschnittslähmung eingetreten.

Neben der Halswirbelsäule ist der Übergang der Lendenwirbelsäule zum Kreuzbein noch oft Sitz von Verrenkungen und Verrenkungsbrüchen. Abgleiten des 5. Lendenwirbels nach hinten zu durch einmaliges Unfallereignis ist beschrieben. Im klinischen Schrifttum wird auch über Ausrenkungen und Aufkippungen des Kreuzbeins gegenüber dem 5. Lendenwirbel berichtet (BADO, LIPPENS, LOMBARD und SOLAL u. a.). Daß solche reinen Verrenkungen und Verrenkungsbrüche am Lendenkreuzbeinübergang streng vom echten Wirbelgleiten zu trennen sind, wird noch besprochen (vgl. auch Abb. 41).

Als besondere Wirbelverletzung ist der Verrenkungsbruch des Epistropheuszahnes zu erwähnen, der als Druckbruch bei überstarker Kopfbeugung oder als Abrißbruch vorkommen kann (MANFREDI). Rückenmarkbeteiligung ist dabei häufig, oft heilt der abgebrochene Zahn trotz guter Behandlung nicht an, und im anatomischen Präparat kann man deutliche Pseudarthrose feststellen. Das Nichtanheilen des Bruchstückes wurde auf Grund von Leichenbefunden auf die mangelhafte Ernährung des abgebrochenen Zahnfortsatzes bezogen (ELLERMANN). Schrifttum bei MAGNANTL, MÜNZ, OSGOOD und LUND, RUGE).

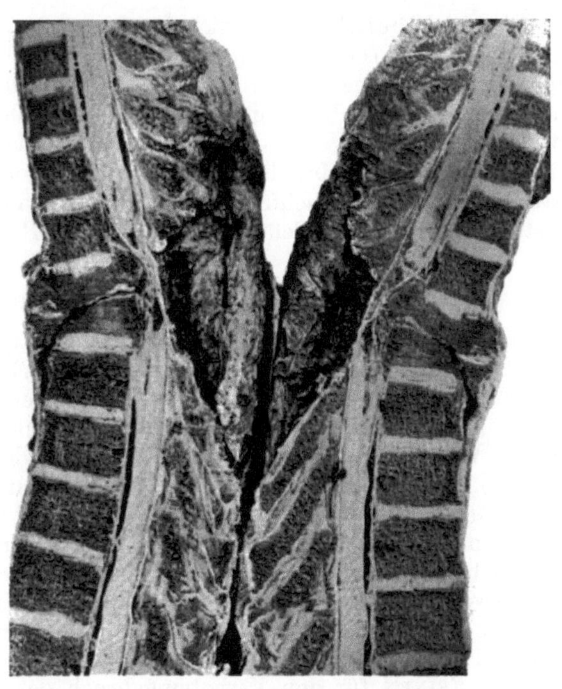

Abb. 78. (Lichtbild der Sagittalschnittfläche der Wirbelsäule eines 37jährigen Mannes.) Schubfraktur des 4. Brustwirbelkörpers mit Quetschfraktur des 3. und 4. Brustwirbelkörpers. Zerquetschung des Rückenmarkes durch nach hinten ausgepreßte Knochenstücke. Große Laminektomiehöhle. (Präparat aus dem Pathologischen Museum der Universität Berlin, Beob. Prof. RÖSSLE.)

Die Mitverletzung des Rückenmarkes (Abb. 78), die bereits mehrfach erwähnt wurde, ist bei den verschiedenen Formen der Wirbelbrüche und -verrenkungen recht verschieden. Nach BOORSTEIN kommt sie bei 50% und nach WAINSTEIN nur bei 18—36% der Wirbelbrüche vor. Von anderer Seite wird angegeben, daß ein Sechstel aller Wirbelbrüche Lähmungsbrüche sind (MAGNUS, RUGE). Das Rückenmark kann dabei durch Fragmente oder auch durch einen Bluterguß geschädigt sein, oder es kann teilweise oder vollkommen durchrissen werden. GLORIEUX, GUTTMANN u. a. haben darüber systematisch berichtet. Durch derartige Mitverletzungen des Rückenmarkes ist die Prognose der Wirbelbrüche außerordentlich verschlechtert. Zunehmende Lähmungserscheinungen oder Lähmungserscheinungen, die nach kurzer Zeit nicht zurückgehen, erfordern eingreifende Behandlungsmaßnahmen (Laminektomie, Reposition usw.), über die das klinische Schrifttum nachzulesen ist (BRÜHL, BURMEISTER, CROUZON, CRAIG, DEUTICKE, ENDERLEN, HUDSON, KUNZ und BÖHLER, LORENZO, OEHLECKER, SCHMIEDEN, SCHLACHETZKI, DE QUERVAIN u. v. a.).

Kreuzbeinbrüche, die früher von anatomischer und klinischer Seite nur wenig Beachtung gefunden haben, sind in den letzten Jahren mehrfach bearbeitet worden, und es wird auch hier von zunehmender Häufigkeit berichtet. Meist stellen sich bei Kreuzbeinverletzungen Quer- oder Schrägbrüche am 3. Kreuzbeinwirbel ein. Auch seitlich verlaufende Längsbrüche durch die Reihe der Kreuzbeinlöcher oder durch die Kreuzbeinflügel kommen vor. Die Kreuzbeinbrüche sind fast stets mit Brüchen an anderen Stellen des Beckens vergesellschaftet und häufig stellen sich Mitverletzungen von Beckenorganen ein. Schrifttum: RUGE, SALOTTI, RUSH, GUILLOT.

Die Steißbeinbrüche, die oft mit großer Verschiebung der Bruchstücke (meist nach vorn) einhergehen, bereiten große differentialdiagnostische Schwierigkeiten, da die angeborenen Variationsformen des Steißbeins sehr vielgestaltig sind. Steißbeinbrüche können sehr große Beschwerden hervorrufen, wenn das Bruchstück infolge Verschiebung auf den Mastdarm oder Nervenstränge drückt. Bei 6% aller Beckenbrüche kommen begleitende Steißbeinbrüche vor. Genaue pathologische Untersuchungen der Kreuz-Steißbeinbrüche und ihrer Folgezustände fehlen noch. Schrifttum: ANGERER, RUGE, DRUECK, BECKER, KRAUSS.

2. Wirbelbrüche nach leichten Traumen.

Während man früher immer der Ansicht zuneigte, daß nur ausgesprochen schwere traumatische Einflüsse Wirbelkörperbrüche in der bisher geschilderten Form hervorrufen können, sind in den letzten Jahren zahlreiche Fälle mitgeteilt worden, bei denen infolge eines geringfügigen Traumas ein vorher gesunder Wirbelkörper zusammenbrach. Allein das Stoßen des fahrenden Autos (WEISS), das „Butterwaagespielen" von Kindern (MULL), einfache Turnübungen beim Militär (BALDENIUS), Kopfsprung ins Wasser (UMLAUFT), Schwimmen und gymnastische Bodenübungen (HELLNER), leichte Autounfälle (SCHNEIDER), Abwehrbewegungen mit Körperdrehung (HAMMOND), Drehbewegungen beim Diskuswerfen (DAHL) und andere leichte traumatische Schädigungen (DECKNER, RUGE) genügen, um Wirbelkörperbrüche hervorzurufen. (Früheres Schrifttum bei PÜSCHEL.) Es ist denkbar, daß bei solchen Wirbelbrüchen, ähnlich wie das FEINEN für den Verhebungsbruch des 5. Lendenwirbels angenommen hat, eine Unterbrechung des in die Rückenmuskulatur geschickten Willenimpulses vorgelegen hat, so daß völlig ungewöhnliche statische Beanspruchungen, ungenügende muskuläre Abfederungen oder außergewöhnliche Feststellungen einzelner Wirbelgruppen eingetreten sind.

Auch bei diesen leichten traumatischen Schädigungen kommen meist Wirbelkörperquetschbrüche vor, deren Aussehen im pathologischen Präparat und deren Verlauf sich in nichts von den Quetschbrüchen bei schwereren Wirbelsäulentraumen unterscheiden.

3. Wirbelkörperquetschbrüche bei Wundstarrkrampf.

In den letzten Jahren haben sich die Berichte darüber gehäuft, daß nach Wundstarrkrampf Gibbusbildungen im Bereich der Brustwirbelsäule und selten auch im Bereiche der Lendenwirbelsäule auftreten. Bei derartigen, mikroskopisch untersuchten Fällen (mehrere Fälle in der SCHMORLschen Sammlung, BÄCKER, EBERSTADT) zeigten sich stets typische Wirbelkörperquetschbrüche bei vollkommen gesundem Knochen. Dadurch ist also die alte Streitfrage, ob ein gesunder Wirbelkörper durch Muskelzug brechen kann, in bejahendem Sinne beantwortet. ERLACHER, MAGNUS, SPIETH u. a. hatten diese Möglichkeit ausdrücklich abgelehnt. (Die oben besprochenen Wirbelbrüche nach

Drehbewegungen usw. sprechen auch für die Möglichkeit von Wirbelbrüchen durch Muskelzug.)

Die durch Wundstarrkrampf hervorgerufenen Wirbelquetschbrüche sitzen meist an der Stelle der regelrechten Brustkyphose (Fälle der Sammlung Schmorl, Chasin, Roberg u. a.), und es sind häufig mehrere benachbarte Wirbelkörper betroffen (Abb. 79). Nur selten kommen sie in der Lendenwirbelsäule vor (Brunzel). Einen Querfortsatzabriß durch tetanische Krämpfe hat Chasin beobachtet (also Muskelzug!). Die gebrochenen Wirbelkörper bieten das Bild des Wirbelkörperquetschbruches. Wenn solche Brüche bei Jugendlichen vorkommen, können die zunächst flach zusammengedrückten Wirbelkörper beim weiteren Wachstum wieder aufgebaut werden, wie Zuckschwerdt und Axtmann beschreiben (siehe auch Vertebra plana Calvé, S. 300). Weiteres Schrifttum bei Buber, Borchard, Clarenz, Faldini, Friedrich, Junghanns, Kamniker, Leube, Mikula, Meyer und Weiler, Nagy, Pokorny, Portmann, Pusch, Reddingius, Rychlik, Scharsich, Schmorl und Junghanns, Wilhelm.

4. Verspäteter Wirbelkörperzusammenbruch nach Trauma („Kümmellsche Krankheit").

Seit der ersten Veröffentlichung Kümmells (1891) beschäftigte sich zunächst das deutsche und seit einigen Jahren in erhöhtem Maße das französische Schrifttum

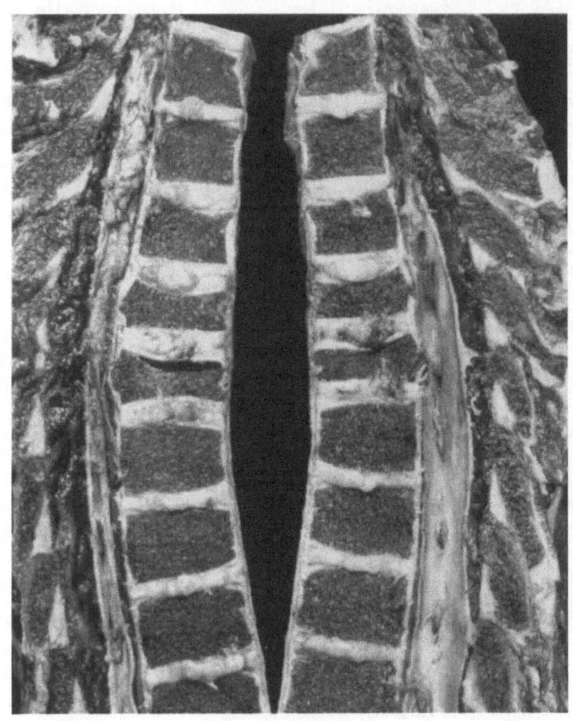

Abb. 79. (Lichtbild der Sagittalschnittfläche durch die Brustwirbelsäule eines Kindes.) Quetschfraktur von zwei Brustwirbelkörpern bei Tetanus.

(hier unter der Bezeichnung „Syndrome de Kümmell-Verneuil") mit dieser eigenartigen Spätfolge von Wirbeltraumen. Kümmell selbst gibt folgende Begriffsbestimmung dieser Krankheit: „Trauma, oft geringfügiger Art, welches die Wirbelsäule direkt oder indirekt trifft, in seiner Wirkung innerhalb weniger Tage abklingt, um nach Monaten scheinbarer Gesundheit oder mit nur relativ geringen Beschwerden einen rarefizierenden Prozeß der Wirbelkörper einzuleiten, und mit einem Substanzverlust derselben mit Gibbusbildung zu enden. Bei diesem Krankheitsprozeß kommt es niemals zur Eiterung wie bei einer tuberkulösen Spondylitis oder zu Verdickungen der ganzen Knochenmasse wie bei luischen Prozessen, auch nicht zu Knochenauflagerungen und Veränderungen wie bei der Arthritis deformans."

Die meisten Auseinandersetzungen knüpfen sich an klinisch und röntgenologisch beobachtete Fälle an. Nur wenige Fälle sind anatomisch gut durchuntersucht. Schmorl hat mehrere Fälle beschrieben. Es fand sich dabei

im Wirbelkörperinneren eine hochgradige Zerstörung des Knochenbälkchenwerkes, so daß ein Wirbelkörperzusammenbruch mit Gibbusbildung die Folge
war (Abb. 80). Zeichen einer Infektion ließen sich nicht nachweisen. Im mikroskopischen Bild fehlt jedes Anzeichen von Kallusbildung. In einem solchen
traumatisch geschädigten und allmählich in sich zusammenbrechenden Wirbel
kann sich nach KÜMMELLs Ansicht leicht eine Infektion festsetzen. HEILIGEN-
THAL fand in einem Fall, den KÜMMELL der posttraumatischen Wirbelerkrankung zugerechnet hatte, später eine Tuberkulose und kam so zu der Ansicht,

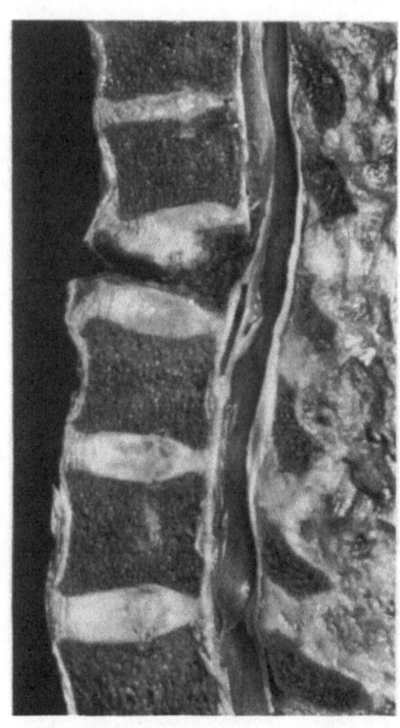

Abb. 80. (Lichtbild der Sagittalschnittfläche
der Wirbelsäule eines 65jährigen Mannes.)
Typische posttraumatische Wirbelerkrankung
des 11. Brustwirbelkörpers (KÜMMELL). Das
Knochenbälkchenwerk des Wirbelkörpers ist
in bröckeliges Gewebe mit spärlichen Resten
nekrotischer Knochenbälkchen umgewandelt.
Die anliegende Zwischenwirbelscheibe wölbt
sich etwas in den zerstörten Wirbelkörper vor.

daß keine KÜMMELLsche Krankheit vorgelegen
haben könnte, während KÜMMELL selbst in
diesem Falle annimmt, daß sich die Tuberkulose erst auf der Grundlage der posttraumatischen Wirbelschädigung angesiedelt habe.

Für die Ursache sind die verschiedensten Möglichkeiten angegeben worden: Ernährungsstörungen des verletzten Wirbels
(BÜCHERT, SCHMORL), hyperämische Vorgänge
oder Blutungen (LÉRICHE, ROEDERER), vaso-
motorisch-trophische Störungen (TRÈVES),
nervöse Störungen (SILHOL), zu frühzeitige
Belastung mit Störung der Kallusbildung
(STAHL, MATTI), zu lange Bettruhe (JUILLARD),
„traumatische Spondylitis" (DE QUERVAIN),
traumatische Nekrose (GOLD). ROEDER konnte
feststellen, daß von 44 Menschen mit Wirbelsäulentraumen, bei denen anfangs keine Kno-
chenverletzung, insbesondere kein Wirbelbruch
nachweisbar war, 7 allmählich das Symptomenbild der KÜMMELLschen Krankheit be-
kamen. Da in der Vorgeschichte stets ein
Trauma eine Rolle spielt, und da nach den
Untersuchungen SCHMORLs häufig unerkannte
Wirbelbrüche bei Leichenöffnungen entdeckt
werden, glauben viele, daß die sog. KÜMMELL-
sche Krankheit nicht zu Recht abgegrenzt
wird, sondern daß lediglich unerkannte und
unter Umständen unrichtig behandelte Wirbelbrüche vorliegen (SCHMIEDEN, HAUMANN,
W. MÜLLER, FROEHLICH und MOUCHET, HOS-
FORD, IMBERT, GAUGELE, MAGNUS, SORREL

u. a.). KUX gibt auf Grund mikroskopischer Untersuchungen dem „mikroskopischen Trauma" die Hauptschuld am Entstehen des verspäteten Wirbel-
körperzusammenbruchs. NICOLINI und PITTALUGA konnten bei anatomischer
Untersuchung eines entsprechenden Falles Spongiosanekrose mit Wirbelkörperzusammenbruch feststellen. Bei den im Schrifttum wiedergegebenen Fällen
handelt es sich nicht immer nur um den Zusammenbruch eines einzelnen
Wirbels, sondern es sind bisweilen auch mehrere benachbarte (HELLY) oder
entfernt voneinander liegende Wirbel gebrochen (PETRIDIS u. a.). RIGLER berichtet, daß sich bei einer 54jährigen Frau nach einem Wirbelsäulentrauma
zunächst nur Brüche des 12. Brustwirbels und 5. Halswirbels nachweisen
ließen, daß sich aber nach 7 Monaten noch Zusammenbrüche des 7. und
9. Brustwirbels eingestellt hatten. Kurz nach der Verletzung hatten diese
Wirbel im Röntgenbild vollkommen regelrechte Formen. (In welcher Form die

Zwischenwirbelscheiben bei solchen verspäteten Wirbelkörperzusammenbrüchen
beteiligt sind, wird in einem späteren Abschnitt, S. 372, geschildert.) Weiteres
neueres Schrifttum: BRESSOT, O'BRIEN, CIMINO, CUNY, FALENI, GOURDON,
HELLY, MASINI, MASMONTEIL, MICHEL und MUTEL und ROUSSEAUX, MOSCHETTA,
OLLER und BRAVO, PEUGNIEZ, PROUST, ROCHER, RUGE, SCHREINER, SOLCARD).

5. Brüche der Wirbelkörperkanten und Verletzungen der Randleisten.

Die Zusammenstauchungen der Wirbelsäule müssen nicht immer zu Wir-
belkörperquetschbrüchen oder Schubfrakturen führen. Bisweilen kommen
auch nur Abbrüche kleiner Stücke aus
den Wirbelkörperkanten vor (SALVATORI,

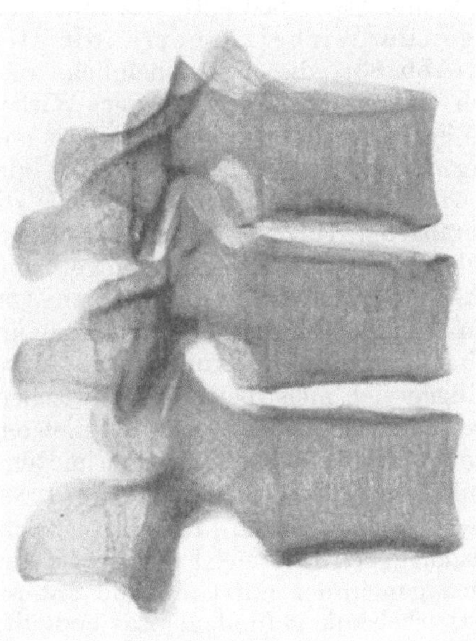

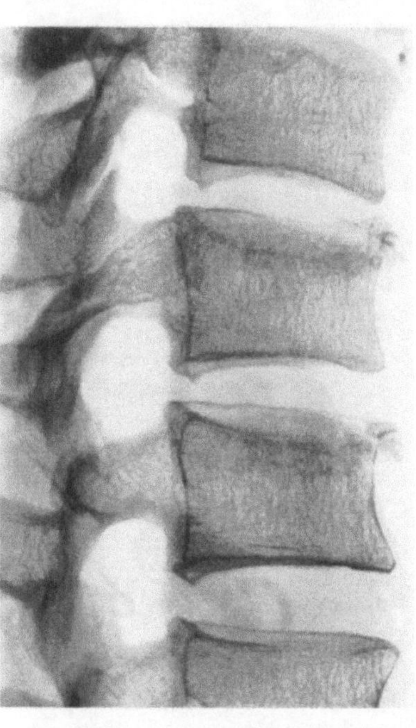

Abb. 81. (Seitliche Röntgenaufnahme der mazerierten
Wirbelsäule eines 33jährigen Mannes.) Der mittlere der
dargestellten Wirbel (11. Brustwirbel) zeigt an seiner
vorderen oberen Kante eine kleine, wieder knöchern
mit dem Wirbelkörper vereinigte Absprengung.

Abb. 82. (Seitliche Röntgenaufnahme einer Hälfte
der in der Sagittalebene durchsägten Wirbelsäule
einer 34jährigen Frau.) Geringe Quetschbrüche in
den oberen Teilen des 12. Brust- und 1. Lendenwirbels. Absprengung der vorderen oberen
Wirbelkörperkanten.

SCHMIDT). Diese Kantenbrüche sind besonders bei röntgenologischer Diagnose
schwer von den allmählich eintretenden Abtrennungen von Wirbelkörperkanten (S. 356) zu unterscheiden, und das röntgenologische, klinische und anatomische Schrifttum enthält recht widersprechende Angaben, auf die später
eingegangen wird. Bei diesen Kantenbrüchen handelt es sich nicht um Abbrüche der Wirbelkörperrandleisten, sondern die abgebrochenen Stücke sind
meist größer als der Randleiste entsprechen würde. SCHMORL konnte einen
Fall mitteilen, bei dem es wieder zur Anheilung einer abgebrochenen Wirbel-
körpervorderkante gekommen war (Abb. 81).

Die Kantenbrüche sitzen fast ausschließlich an den oberen Wirbelkörperkanten (Abb. 82) im Bereiche der Lendenwirbelsäule und der unteren Brustwirbelsäule, weil hier bei den in Frage kommenden Verletzungsarten die entsprechenden Schub- und Abscherkräfte ansetzen. Sie können an mehreren
übereinanderliegenden Wirbelkörpern vorkommen (SCHMORL-JUNGHANNS). Das
abgesprengte kleine Knochenstück wird etwas nach vorn-unten verschoben.

Ob kleine abgesprengte Knochenstücke, die an den unteren vorderen Kanten von Halswirbeln beobachtet wurden (STRAUSS u. a.), Kantenbrüche sind, oder ob sie den später zu besprechenden Abtrennungen von Wirbelkörperkanten zugerechnet werden müssen, kann erst durch weitere Untersuchungen geklärt werden. Differentialdiagnostisch muß stets noch an kleine Knocheneinlagerungen (Schaltknochen) in den vorderen Teilen der Faserringe gedacht werden. Die Abgrenzung dieser kleinen Schaltknochen (S. 371) im anatomischen Präparat ist im allgemeinen leicht. Im Röntgenbild können jedoch Schwierigkeiten bei der Beurteilung auftreten.

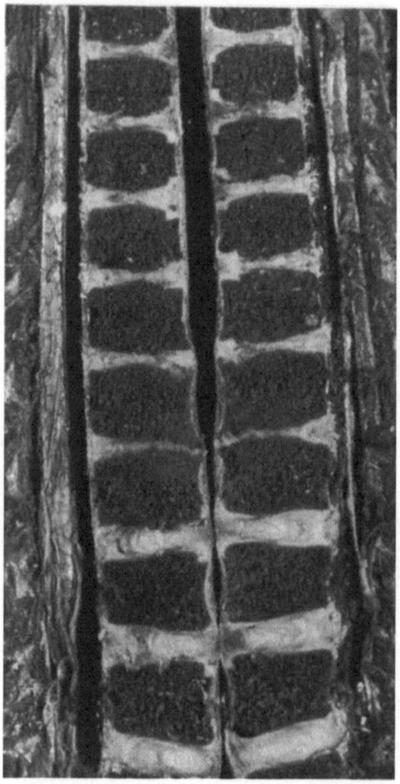

Bei Jugendlichen, bei denen die Randleisten noch nicht vollkommen knöchern mit dem Wirbelkörper vereinigt sind, kommen traumatisch bedingte Zertrümmerungen der Wirbelkörperrandleisten vor (Abb. 83), die wahrscheinlich auch durch Zusammenstauchung der Wirbelsäule herbeigeführt werden. Dabei ist entweder der ganze Zwischenwirbelraum oder nur sein vorderer Teil niedriger als die benachbarten, das Zwischenwirbelscheibengewebe zeigt vorn Zerquetschungen, und die knöchernen Randleisten sind am vorderen Wirbelkörperumfang in kleine unregelmäßige Stücke zerquetscht. Dabei beteiligen sich meist beide einer Zwischenwirbelscheibe zugehörigen Randleisten. Diese Verhältnisse lassen sich auch im Röntgenbild darstellen (SCHMORL und JUNGHANNS). Bisher liegen nur wenige solche Beobachtungen vor. Meist wurden die Veränderungen in der mittleren und unteren Brustwirbelsäule gefunden. Zur endgültigen Klärung ist Zusammentragen einer größeren Zahl von Fällen nötig.

Abb. 83. (Lichtbild der Sagittalschnittflächen der Brustwirbelsäule eines 13jährigen Mädchens.) Starke Höhenabnahme der 10. Brustbandscheibe, besonders vorn, geringere der 9. Brustbandscheibe.

6. Lösung der Knorpelplatten.

Als sehr seltene Wirbelsäulenverletzung ist die Lösung einer Knorpelplatte von der Wirbelkörperendfläche anzusehen. LUSCHKA beschreibt sie erstmalig, und in der SCHMORLschen Wirbelsäulensammlung sind einige Präparate Jugendlicher aufbewahrt, bei denen es nach schweren Wirbelsäulenverletzungen zur Ablösung einer Knorpelplatte gekommen war. Die Trennung findet an der Stelle der Wachstumsschicht statt und ist deshalb den „Epiphysenlösungen" der übrigen Knochen gleichzusetzen (RUGE). Es kommt dabei unter gleichzeitiger Zerreißung der entsprechenden Bänder und bei gleichzeitiger Luxation der kleinen Wirbelgelenke (oder Wirbelgelenkbrüchen) zu einer vollkommenen Querdurchtrennung der Wirbelsäule. Daß derartige Verletzungen bei Jugendlichen vorkommen können, ist aus dem anatomischen Aufbau der Wirbelkörperbandscheibengrenze ohne weiteres abzulesen. Die Knorpelplatte ist dadurch, daß die Zwischenwirbelscheibenfasern ohne Unterbrechung in sie einstrahlen, fest mit dem Zwischenwirbelscheibengewebe verbunden. Auch in den knöchernen Randleistenring, der sich in den Randteilen der Knorpelplatte entwickelt, ziehen die Fasern des Annulus lamellosus hinein, so daß auch hier eine feste Verbindung mit dem Bandscheibengewebe besteht. Nach der Wirbelkörperoberfläche zu ist die Knorpelplatte dagegen nur mit einer dünnen Kalkschicht aufgeklebt (Schmorl), und bei Jugendlichen liegt zwischen Knochenrandleiste und Wirbelkörper noch ein schmaler, mit der Knorpelplatte zusammenhängender Knorpelstreifen (Abb. 12). Eine sehr starke Auseinanderzerrung, Überdehnung oder Drehung der Wirbelsäule kann also bei Jugendlichen eine solche Lösung zwischen Wirbelkörper und Knorpelplatte herbeiführen. Bei Erwachsenen dagegen besteht diese Gefahr deshalb nicht, weil hier die Randleiste unmittelbar knöchern mit dem Wirbelkörper verbunden ist, so daß also auf diesem Umwege (feste knöcherne Verbindung zwischen Randleiste und Wirbelkörper — tief in die Randleiste hinein verankerte Fasern des Faserringes) Zwischenwirbelscheibengewebe und Wirbelkörper viel inniger miteinander verbunden sind als in der Jugend, wo sich zwischen Randleisten und Wirbelkörper noch eine schmale Knorpelfuge befindet.

Die von Schmorl untersuchten Fälle von Lösung der Knorpelplatte verliefen infolge ausgedehnter Mitverletzungen anderer Organe tödlich und konnten nur in frischem Zustande untersucht werden. Beobachtungen über den weiteren Verlauf einer solchen Verletzung sind bisher nicht veröffentlicht. Es fehlen also auch Befunde über die dadurch an den Wirbelkörpern entstehenden Wachstumsstörungen.

J. Verletzungen der Wirbelbogenreihe.

1. Brüche der Wirbelbögen und Gelenkfortsätze.

Brüche der Wirbelbögen treten als Mitverletzungen von Wirbelbrüchen und insbesondere von schweren Verrenkungsbrüchen der Wirbelsäule (S. 310) auf (Hellner u. a.). Wie häufig bei den einfachen Quetschbrüchen der Wirbelkörper Wirbelbögen- und Gelenkfortsatzbrüche mit vorkommen, ist anatomisch noch nicht eingehend untersucht. Böhler glaubt, daß sie bei allen Quetschbrüchen unter gleichzeitiger Mitverletzung der zugehörigen Bänder eintreten und konnte sie in vielen Fällen im Röntgenbild nachweisen. Aus dieser Tatsache leitet er auch die Berechtigung ab, in jedem Fall von Wirbelkörperquetschbruch eine Einrichtung mit dem Ziele der Wiederherstellung der regelrechten anatomischen Verhältnisse auszuführen (im Gegensatz zu Magnus, der dies ablehnt).

Selbständige Wirbelbogenbrüche entstehen nach den einstimmigen Angaben der Kliniker meist durch unmittelbare Verletzungen (Stoß von hinten). Sie können dann auch noch Wirbelluxationen nach sich ziehen. Im klinischen Schrifttum sind zahlreiche Arbeiten über die Wirbelbogenbrüche enthalten (Hellner, Gold, Ruge, M. Lange, v. Oettingen, Oehlecker, Reisner u. a.), die im wesentlichen auf die schwierige Röntgendarstellung und die Mitverletzungen des Rückenmarks durch Splitter oder durch Verschiebungen eingehen. Schmieden konnte in seiner Sammelstatistik feststellen, daß die Bogenbrüche in 43% tödlich verlaufen und nur in 20% völlig ausheilen. Bei der Heilung gehen Wirbelbogenbrüche oft mit großen Kallusbildungen einher, die dann später zu knöcherner Versteifung in dem betroffenen Wirbelsäulenabschnitt führen (Schmorl und Junghanns).

Brüche im Zwischengelenkstück, also an der Stelle, an der bei der echten Spondylolisthesis die Spaltbildung sitzt (Abb. 40, 41, 42), sind als traumatische Spondylolithese mehrfach beschrieben worden (Abraham, Reisner, Böhler und Heuritsch). Es muß sich dann um symmetrische doppelseitige Brüche an dieser Stelle handeln, wenn gleichzeitig das Abrutschen im

Sinne der Spondylolisthese vorkommen soll (S. 259, 407). Anatomische Untersuchungen solcher Fälle fehlen noch.

Selbständige Abbrüche der Gelenkfortsätze gelten als große Seltenheit (JAKI, GOLD, RUGE, LUDLOFF, ERBEN u. a.). Als Mitverletzungen bei ausgedehnten Bogenbrüchen und bei Verrenkungsbrüchen der Wirbelkörper sind sie häufig beobachtet worden. Die selbständigen Gelenkfortsatzbrüche entstehen durch unmittelbar angreifende Gewalt. Bei der Diagnostik muß man sich vor Verwechslungen mit angeborenen Spaltbildungen (nicht knöchern verwachsene Apophysen der Gelenkfortsatzspitzen) hüten (S. 269). Auch hier stehen eingehende pathologisch-anatomische Untersuchungen noch aus.

2. Dornfortsatzbrüche.

Abbrüche von Dornfortsätzen werden in zunehmender Häufigkeit im Schrifttum beschrieben. Sie können durch unmittelbare Gewalteinwirkung entstehen (BARTA, RUGE, MAGNUS, GOLD), kommen aber häufiger als Abrißbrüche durch Muskelzug zustande (BOSS, HANCKEN, SANDAHL, NEUGEBAUER). Sie sind früher bei Crickettspielern (HENSCHEN) beschrieben worden. In den letzten Jahren häuften sie sich und wurden meist bei Menschen beobachtet, die lange arbeitslos waren und als Notstandsarbeiter mit Schaufeln beschäftigt wurden (MAGNUS, METGE u. a.). LÖNNERBLAD hat sie deshalb als „Schleuderbruch" bezeichnet, weil sie in dem Augenblick entstehen, indem mit Schleuderbewegung der Inhalt der Schaufel weggeschleudert wird. Die Dornfortsatzabrisse werden auch „Schipperkrankheit" genannt. Die durch Muskelzug (m. trapecius, mm. rhomboidei, m. serratus sup. post.) entstehenden Dornfortsatzabrisse sitzen meist am Übergang der Hals- zur Brustwirbelsäule (Häufigkeitsreihe nach REISNER: 1. Brustwirbel, 7. Halswirbel, 2. Brustwirbel). Nur selten kommen sie an Lendenwirbeldornfortsätzen vor (GÖTZEL, SCHÜTZ, KÜTTNER). Im allgemeinen kommt nur der Abbruch eines Dornfortsatzes zur Beobachtung. Gleichzeitige Abrisse mehrerer Dornfortsätze gelten als Seltenheit (HENSCHEN, WOLF, WAGNER). Der Muskelzug verzieht das gebrochene Stück meist nach unten (SCHÜTZ, REISNER). Weiteres Schrifttum: ALTSCHUL, BOFINGER, BORIANI, DEBUCH, DESSAINT, GRASHEY, GÜNTZ, HOFFMANN, JAKI, KOEPCHEN, KOEPCHEN und BAUER, LUDWIG, MATTHES, RHODE, SCHMIEDEN, SOMMER, STAMM, VEIT, VOLKMANN, WACHS, ZOLLINGER.

Abbrüche von Dornfortsätzen durch Umbauzonen bei starken Wirbelsäulenverkrümmungen beschreibt W. MÜLLER, Spontanbrüche der Dornfortsätze WACHS.

In den Fällen mit Wirbelkörperquerbrüchen (fractura cum distractione, S. 310) kann eine horizontale Spaltung des Dornfortsatzes beobachtet werden (BÖHLER, WACHS).

3. Querfortsatzbrüche.

Die Abbrüche von Querfortsätzen, die meist an der Lendenwirbelsäule zur Beobachtung kommen, haben eine große differentialdiagnostische Bedeutung, da sie leicht mit Lendenrippen (S. 272), also mit angeborenen Zuständen (DARBOIS und SALOL, ERNST und RÖMMELT, v. HAYEK u. v. a.) oder im Röntgenbild auch mit Nierensteinen (MÉRIEL und BAILLAT), Harnleitersteinen und verkalkten Drüsen verwechselt werden können. Aus diesem Grunde hat sich ein großes klinisches Schrifttum mit der Durchforschung und Abgrenzung dieser verschiedenen Veränderungen beschäftigt. Von vielen Seiten wird die Ansicht geäußert, daß die Abbrüche von Lendenwirbelquerfortsätzen stets oder wenigstens in der Mehrzahl der Fälle durch Muskelzug, d. h. durch mittelbare Gewalteinwirkung entstehen (MAGNUS, BOIDI-TROTTI, CAPUTO, FRÄNKEL, LEVY,

Schiessl, Pecirka, Boss, Jaki u. v. a.). Daß vorwiegend eine unmittelbare Gewalteinwirkung zu ihrer Entstehung nötig ist, wird von Barta, Chevrier und Elbim, Chavannaz, Ernst und Römmelt, Lance Linow, Ott, Winterstein, Quaintance, Niedlich u. a. behauptet. Querfortsatzbrüche können für sich allein vorkommen oder mit anderen Knochenbrüchen (Wirbelkörper, Rippen, Becken) vergesellschaftet sein. Letzteres ist nach Quaintance in 27% der Querfortsatzbrüche der Fall. Bei den Querfortsatzbrüchen läuft die Bruchlinie meist in einer der Pfeilnahtebene ungefähr parallelen Ebene. Die Bruchstücke können recht verschiedene Größe haben. Gortan berichtet über den einzigen bisher bekannten Fall eines horizontal durch beide Querfortsätze des 1. Lendenwirbels verlaufenden Bruches ohne Wirbelbruch.

Im allgemeinen sitzen die Querfortsatzbrüche an der Lendenwirbelsäule (Häufigkeitsreihe nach Magnus: 1., 3., 2., 4., 5. Lendenwirbel). Sie können einseitig oder doppelseitig auftreten, und es kommen nicht allzu selten Reihenbrüche mehrerer oder aller Querfortsätze einer Seite vor (Tosche, Corret, Forton, Magnus, Fumagalli, Wagner, Ott). In ganz seltenen Fällen sind auch Querfortsatzbrüche an der Halswirbelsäule und oberen Brustwirbelsäule beobachtet worden (Levy). Der Muskelzug verschiebt die abgetrennten Bruchstücke meist nach unten. Die Verschiebung kann so beträchtlich sein, daß keine knöcherne Anheilung wieder möglich ist (Quaintance u. a.). Bisweilen bilden sich ausgedehnte Kallusmassen in der Muskulatur bei der Ausheilung (Molineus).

Aus dem neueren klinischen Schrifttum, das sehr umfangreich ist, seien noch die folgenden Arbeiten erwähnt: Hedri, Cataliotti, Chierici, Johow, Latten, Ludwig, Masini, Montant, Otto, Zuckermann, Hennes und Wolf, Schulze-Gocht.

K. Infektionen.

1. Tuberkulose.

Die Tuberkulose der Wirbelsäule ist die häufigste Form der Knochentuberkulose, sie kommt besonders im jugendlichen Alter vor und sitzt meist in der Wirbelsäulenmitte. Wegen dieser Häufigkeit ist die Tuberkulose der Wirbelsäule von jeher dasjenige Kapitel der Wirbelsäulenpathologie gewesen, das am besten durchuntersucht war. Konschegg[1] behandelte die Wirbeltuberkulose ausführlich. Weitere größere Arbeiten aus den letzten Jahren stammen von Freund, Gold, Janas, Kremer und Wiese, Lange, Sgalitzer, Strukow u. a. Wir wollen deshalb hier über die Tuberkulose nicht systematisch berichten, sondern nur einige wichtige Besonderheiten unterstreichen, deren Bedeutung für die Klinik und auch für die weitere anatomische Forschung erst in der letzten Zeit Beachtung gefunden hat.

Die ersten Ansiedlungen von tuberkulösen Infektionsherden liegen meist an der Wirbelsäulenvorderfläche (Kremer und Wiese) oder in der Nähe der Wirbelkörperschlußplatten (Abb. 84 und 85). Im anatomischen Präparat lassen sich die käsig eingeschmolzenen Herde leicht erkennen, während im Röntgenbild im Anfang der Erkrankung oft große Schwierigkeiten bestehen, den Sitz des Herdes aufzudecken (Sgalitzer u. v. a.), da nach den Untersuchungen von Chasin oft schon beträchtlich große Einschmelzungsherde nicht gesehen werden können. Beim Weiterschreiten des Krankheitsvorganges bilden sich Abszesse, die sich entweder nach vorn und seitlich zu (paravertebral) oder nach hinten zu (subdural) entwickeln können. Das Weiterschreiten und die Folgeerscheinungen solcher Abszesse sind allgemein bekannt und in vielen

---

[1] Konschegg: Dieses Handbuch, Bd. IX, 2.

klinischen und anatomischen Arbeiten beschrieben (KONSCHEGG, KÖNIGS-
WIESER, HABERLER und RISAK, RUMMELHARDT u. v. a.). Nach oben oder
unten zu können die Wirbelherde durch die
Knorpelplatten hindurch in die Zwischenwirbelscheibe einbrechen und so auch in den nächsten
Wirbel gelangen. HANSON erklärt das häufige
Befallensein zweier übereinander liegender Wirbelkörper (Abb. 86) und der zwischenliegenden
Bandscheibe dadurch, daß benachbarte Wirbelkörper von dem gleichen Blutgefäß versorgt
werden und so auch gleichzeitig einer Infektion
unterliegen können. Es fehlen jedoch zur

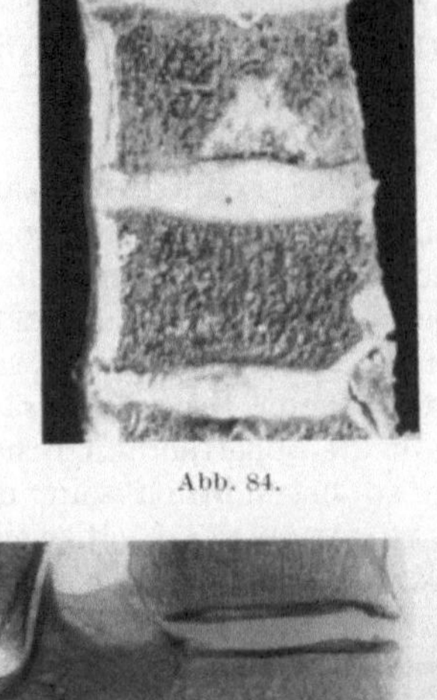

Abb. 84.

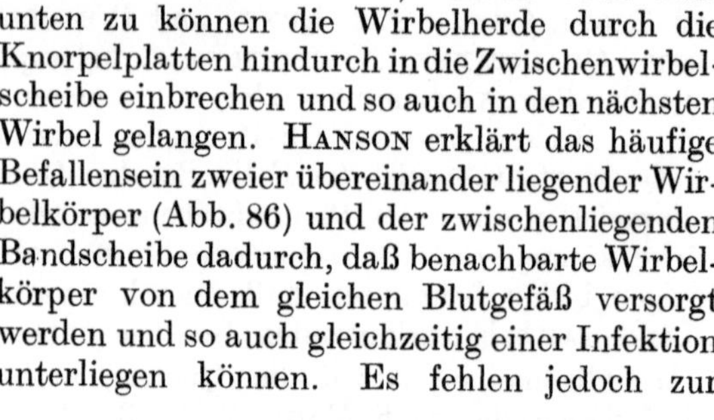

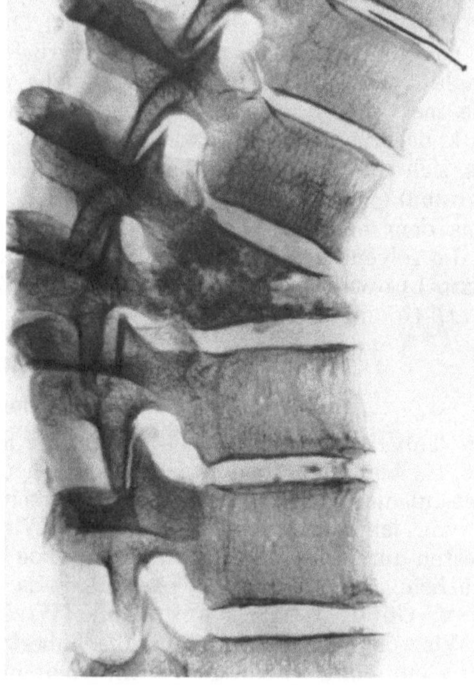

Abb. 85.   Abb. 86.

Abb. 84. (Lichtbild der Sagittalschnittfläche der Brustwirbelsäule eines 64jährigen Mannes.) Beginnende
Tuberkulose im 4. Brustwirbel in der Nähe der Wirbelkörpergrundplatte mit Nekrose des Wirbelmarkes
(helle, dreieckförmige Stelle), keine Beteiligung der Zwischenwirbelscheibe.

Abb. 85. (Seitliche Röntgenaufnahme einer Hälfte der in der Sagittalebene durchsägten Brustwirbelsäule eines
25jährigen Mannes.) Geringe Knochenbälkchenverdickung in einem Brustwirbelkörper, besonders vorn, nach
ausgeheilter infektiöser Spondylitis. Die Wirbelkörpervorderfläche stark eingezogen. Hier fand sich beim
Aufsägen ein kleiner Abszeß unter dem verdickten vorderen Längsband.

Abb. 86. (Röntgenaufnahme einer Hälfte der in der Sagittalebene durchsägten Brustwirbelsäule einer 54jährigen
Frau.) Zusammenbruch des 8. und 9. Brustwirbels und der dazwischenliegenden Zwischenwirbelscheibe infolge
von Tuberkulose. Verkleinerung des Zwischenwirbelloches.

Klärung dieser Frage noch eingehende anatomische und insbesondere mikroskopische Untersuchungen.

Das Fortschreiten der Wirbeltuberkulose unter dem vorderen Längsband
hat man früher stets als Senkungsabszeß erklärt. Neuere Untersuchungen

(Mandelstamm) machen es aber wahrscheinlich, daß dies durchaus nicht immer der Fall ist, sondern daß es sich dabei oft um eine fortschreitende Osteoperiostitis als besondere Erscheinungsform der Wirbeltuberkulose handelt (Abb. 87). Die Osteoperiostitis kann von ihrem Ursprungsherd im Wirbelkörper aus auch nach oben zu fortschreiten. Ähnliche Bilder kennen wir auch von anderen Infektionen an der Wirbelsäule (Abb. 88). In solchen Fällen

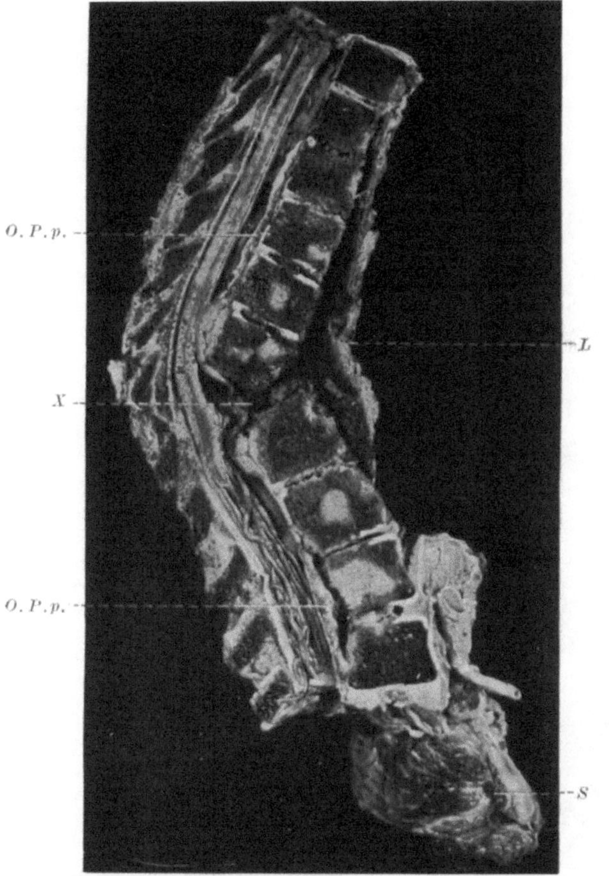

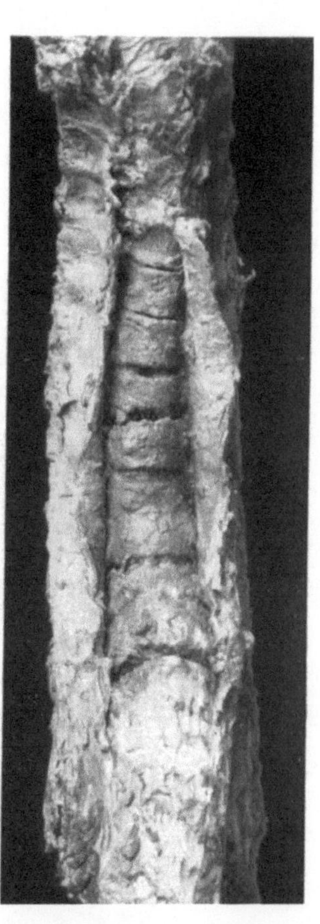

Abb. 87. (Lichtbild der Sagittalschnittfläche einer Brustwirbelsäule mit zahlreichen tuberkulösen Einschmelzungsherden.) Abhebung des vorderen Längsbandes durch Abszeßbildung. Zerstörung zahlreicher Zwischenwirbelscheiben durch Eindringen des Abszesses von vorn her. Osteoperiostitis tuberculosa (Abbildung nach Mandelstamm). *X* das Gebiet gänzlich zerstörter, ursprünglich erkrankter Wirbel; *L* losgelöstes vorderes Ligament; *O.P.p.* auf- und absteigende Verkäsung der Hinterflächen; *S* Psoasabszeß.

Abb. 88. (Lichtbild der Wirbelsäule einer 46jährigen Frau. Ansicht von vorn.) Eitrige Osteomyelitis der Wirbelsäule. Das vordere Längsband ist durch paravertebralen Abszeß abgehoben. Zerstörung zahlreicher Zwischenwirbelscheiben, deren Höhlen mit rahmigem Eiter gefüllt waren.

scheint die Infektion mit besonderer Bevorzugung von vorn aus in die Zwischenwirbelscheiben hineinzugehen.

Die Erkrankung von zwei benachbarten Wirbelkörpern ist bei der Tuberkulose sehr häufig. In klinischen Statistiken wird dies von fast 50% aller Fälle angegeben (Rummelhardt, Gold). Erkrankungen von mehr als zwei aneinandergrenzenden Wirbelkörpern (Abb. 89) sollen nach klinischen Angaben in 0,5% vorkommen. Mehrfache voneinander entfernte Herdbildungen bei Wirbeltuberkulose werden in 1—4% von klinisch beobachteten Fällen angegeben

(BERGER, PALTRINIERI, RINANAPOLI). Diese Zahlen sind nach anatomischen Untersuchungen aber sicher zu niedrig (SCHMORL und JUNGHANNS) und hängen davon ab, daß sich viele kleine Wirbelherde dem röntgenologischen Nachweis entziehen.

Im Gegensatz zur Häufigkeit der Wirbelkörpertuberkulose ist die Tuberkulose in der Wirbelbogenreihe außerordentlich selten (HURIEZ und LAMBRET,

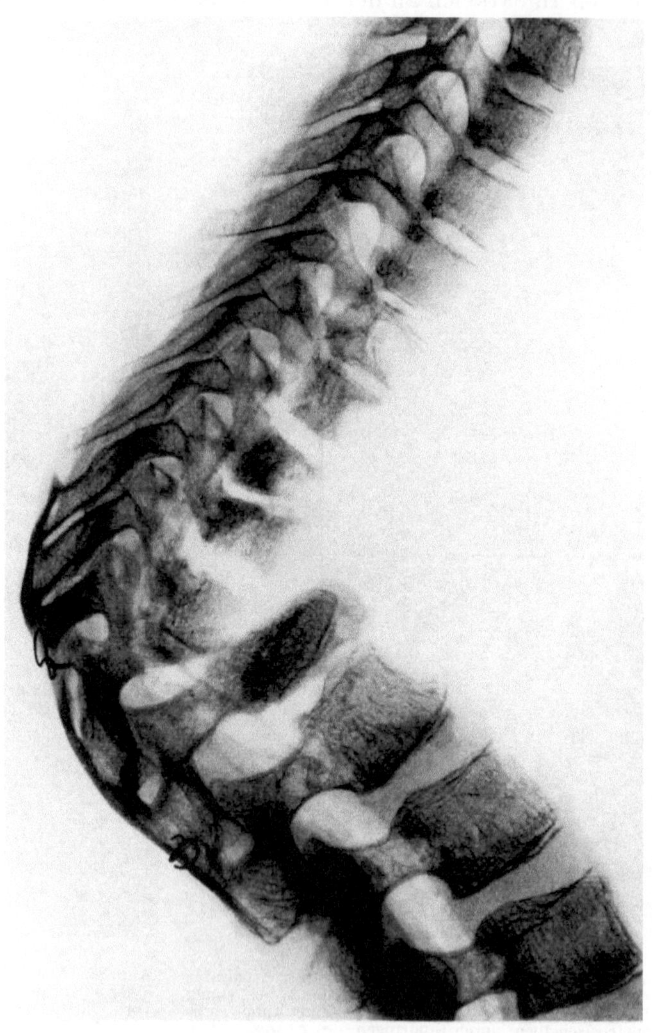

Abb. 89. (Seitliche Röntgenaufnahme einer Hälfte der in der Sagittalebene durchsägten Wirbelsäule eines 10jährigen Knaben.) Wirbelsäulentuberkulose mit zahlreichen Einschmelzungsherden und Gibbusbildung. An den Dornfortsätzen ist ein Knochenspan operativ angelagert worden (Drahtschlingen) und knöchern fest angeheilt. (Operation nach ALBEE.)

KREMER und WIESE). NOVAK zählte bei 2202 Fällen von Wirbeltuberkulose nur 8mal eine Tuberkulose der Wirbelbögen. Auch die Tuberkulose im Kreuzbein gilt als sehr seltene Erkrankung. KREMER und WIESE fanden nur in 0,8% aller Tuberkulosefälle eine Kreuzbeintuberkulose. Die Tuberkulose im Steißbein ist noch seltener.

Die Ausheilungszustände der Wirbeltuberkulose verdienen eine große Beachtung von seiten der pathologischen Anatomie, weil hier oft differentialdiagnostisch schwierig zu klärende Zustandsbilder auftreten, an deren genauer Erkennung dem Kliniker und Röntgenologen sehr viel gelegen ist. Besonders oft muß dabei die Frage erörtert werden, ob bei einer knöchernen Wirbelverschmelzung ein angeborener Blockwirbel oder Restzustände einer Tuberkulose oder einer anderen entzündlichen Erkrankung oder vielleicht Folgen einer traumatischen Schädigung vorliegen. Trotz starker Gibbusbildung infolge der großen Zerstörungsherde kann sich das Knochenbälkchenwerk bei der Ausheilung einer Tuberkulose wieder in regelrechtem, feingliedrigem Aufbau herstellen (Abb. 90). Oft sind 6—8 Wirbel in einem Gibbus zu einem einzigen großen Blockwirbel verschmolzen, in dem sich keinerlei Reste von Zwischenwirbelscheibengewebe mehr nachweisen lassen, und in dem der Umbau der Spongiosazeichnung sich vollkommen den veränderten Belastungsverhältnissen angepaßt hat. Bei Beginn der Ausheilung wird um den tuberkulösen Herd zunächst ein ziemlich sklerotisches Knochengewebe angelegt, das erst nach vollkommener Ausheilung bis zur Wiederherstellung einer feinen Spongiosazeichnung wieder abgebaut wird.

Bei manchen der mit Gibbus ausgeheilten Fälle von Tuberkulose der Brustwirbelsäule fällt eine beträchtliche Höhenzunahme der im lordotisch gekrümmten Lendenteil liegenden Wirbelkörper auf (Abb. 90). Die Wirbel können um ein Drittel ihrer normalen Höhe zunehmen. Derartige Zustände werden aber nur dann gefunden, wenn die Erkrankung der Brustwirbelsäule zu einer Zeit erfolgte, in der das Längenwachstum der Wirbelkörper noch nicht abgeschlossen war, die Wachstumszonen also noch erhalten waren. MÉNARD hat zuerst auf diese Höhenzunahme („Verlängerung") der Wirbelkörper hingewiesen. Sie ist allerdings nicht nur für die Fälle mit einem durch Tuberkulose hervorgerufenen Gibbus charakteristisch, sondern findet sich auch bei aus anderen Ursachen entstandenen, stark spitzwinkeligen

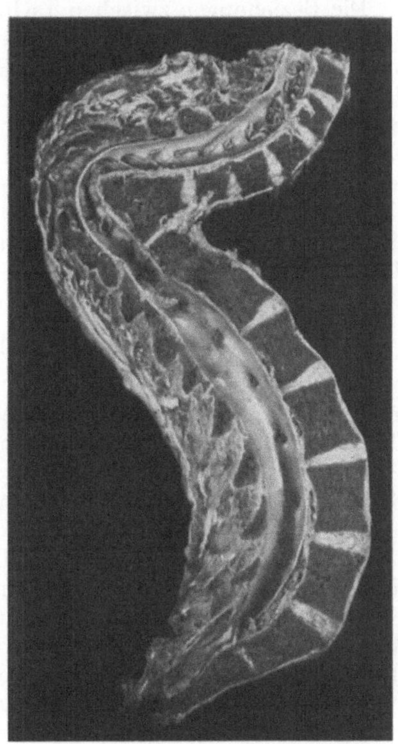

Abb. 90. (Lichtbild der Sagittalschnittfläche der Wirbelsäule eines älteren Mannes.) Alter ausgeheilter tuberkulöser Gibbus, Einschmelzung zahlreicher Wirbel zu zwei großen Blockwirbeln. Höhenzunahme der unterhalb des Gibbus liegenden erhaltenen Wirbelkörper.

Abknickungen im unteren Brustteil, mitunter auch bei Kyphoskoliosen, so daß HEUER auch bei Aufstellung seiner Theorie der Skoliosenentwicklung auf diese Tatsache zurückgreift.

Neueres Schrifttum über die Ausheilungsvorgänge bei der Tuberkulose der Wirbelsäule: FINDER, PEROTTI, RATTI u. a.

Die Ausheilungszustände und die Vorgänge bei der Ausheilung sind von klinischer Seite in vielen Arbeiten (besonders auch röntgenologisch) untersucht worden (SCHILLER und ALTSCHUL, FINCK, LINDEMANN u. a.). GROOS berichtet über vollkommene Ausheilung von Tuberkuloseherden in der Wirbelsäule mit Wiederherstellung der anatomischen Normalform. Derartig gute Behandlungserfolge werden im wesentlichen von der Schwere der Erkrankung und der Behandlung abhängen, über die das neuere klinische Schrifttum nachzulesen ist, in dem sich besonders auch Auseinandersetzungen über die Frage der konservativen oder operativen Behandlung (Versteifungsoperationen) finden: ALBEE, BIRGARD, BAUER und JENNER, COQUELET, DUCREY, FINCK, GRAZIANSKY, HANSON, HERLYN und KOCHS, KOFMAN, NITSCHE, SOLDI. Aus Angaben von BOEREMA geht hervor, daß 53% aller Menschen mit Wirbeltuberkulose in den ersten 10 Jahren nach dem Auftreten der Erkrankung sterben. Der Tod erfolgt meist nicht an der Wirbeltuberkulose selbst sondern an einer Lungentuberkulose.

Die Beziehungen zwischen Tuberkulose und Trauma sind in den letzten Jahren eingehend besprochen worden und werden auch bei Leichenbefunden manchmal zu erörtern sein. DERGANZ, GOLD, JAEGER, LECLERCQ u. a. haben darüber berichtet. Besonders ausführlich beschäftigt sich HAUMANN damit. RUGE bringt eine kurze Zusammenfassung des heutigen Standpunktes mit Erörterung differentialdiagnostischer Fragen. „Erkrankt ein traumatisch geschädigter Wirbel an Tuberkulose, so ist es sehr viel wahrscheinlicher, daß ein unbekannter tuberkulöser Herd für das Trauma ein Locus minoris resistentiae gewesen ist, als daß umgekehrt das Trauma einer embolischen Tuberkulose den Weg bereitet habe."

2. Osteomyelitis der Wirbelsäule und Spondylitis infectiosa.

Die Wirbelosteomyelitis ist die seltenste Form der Knochenmarkentzündung im menschlichen Körper. Sie macht ungefähr 2% aller Osteomyelitisfälle aus (HAHN) und wird im allgemeinen durch Staphylokokken (CARNOT, CASSON, GOLD, KOCHER, LENNER, LEXER, MALLOT-GUY, OEHLECKER, PUHL, RASZEJA, SEMB und SUNDT u. a.), in selteneren Fällen durch Streptokokken (LAGROT und SOLAL, GOLD, PUHL u. a.) hervorgerufen. Nach allen bekannten Infektionskrankheiten können bakterielle Metastasen in der Wirbelsäule auftreten und zu osteomyelitischen Vorgängen führen (Spondylitis infectiosa). Das Schrifttum der letzten Jahre enthält Berichte über Spondylitis infectiosa, die sich im Anschluß an folgende Krankheiten eingestellt hatten: Angina (SCHMORL, HÖRMANN), BANG-Infektion oder Brucillose (BARTSCH, JENSEN, KRIEGER-LASSEN, PALAGI, PRATESI, REDELL, SANDSTRÖM), Diphtherie (FRAENCKEL, RADT), Erysipel (FRAENCKEL, RADT), Flecktyphus (KLOSE, PUHL), Grippe (PUHL, SCHMORL), Gonorrhöe (FRAENCKEL, RADT), Lepra (BEITZKE), Malaria (DELIC, PROKROWSKY, PUHL), Maltafieber (BARGI, BOTREAU-ROUSSEL und HUARD, CLERICI, KULOWSKI und VINKE, MARIETTA, RAWAK und BRAUN, RIMBAUD und LAMARQUE, ROGER, TAPIA und VALDIVIESO), Masern (PUHL), Meningitis (EPSTEIN), Paratyphus (KLOSE, PUHL, WAALER), Pneumonie (FRAENKEL, GLOGNER, KALINA, OEHLECKER, PUHL, SELVAGGI), Pocken (PUHL, SCHMORL), Pseudotuberkulose (SCHMORL und JUNGHANNS), Rotz (SCHMORL und JUNGHANNS), Scharlach (DENGLER, PUHL), Typhus (ARENDT, BAENSCH, BERTOLINI und ROCCA und CERVINIO, BOWEN und MCGEHEE, BRUDER, EBERMEYER, FRAENKEL, GALLUS, HALPENNY, HASELHORST, JAHNKE, KUHN, LYON, OEHLECKER, PUHL, QUINCKE, RADT, RUMMEL, SEGRE, SCHMORL, SINNGRÜN, SUCHER, WANG und MILTNER u. a.). Als ganz seltene Eingangspforten seien noch eine Spondylitis infectiosa bei Neugeborenem durch Mastitis der Mutter (RUGE) und durch Nabelinfektion (CARSTENS) erwähnt. Wirbelsäulenbeteiligung kann auch bei Sporotrichosen (BEITZKE, MEYER und GALL), bei Blastomykosen (ALLENBACH und ZIMMER und SARTORI und MEYER, BEITZKE, BUSCHKE und JOSEPH, HENLE, JUNGHANNS, MUMME) und bei Kokzidiengranulom (INGHAM) vorkommen. Außerdem wird in letzter Zeit öfter darauf aufmerksam gemacht, daß im Anschluß an Entzündungen (oder auch Operationen) der

Tonsillen und an Infektionen im Rachenring akute entzündliche Erscheinungen in den obersten Halswirbeln auftreten (JONES, ODELBERG-JOHNSON, OPPIKOFER, WOLTMANN und MEYERDING). Dabei handelt es sich zum Teil um Eiterungen in den Wirbelkörpern, zum Teil um akute entzündliche Vorgänge in den kleinen Wirbelgelenken. Wirbelkörperzusammenbrüche, Abszeßbildungen und auch Subluxationen kommen im Anschluß daran öfter vor.

Aus den zahlreichen Arbeiten, die sich mit der Spondylitis infectiosa und der Wirbelosteomyelitis beschäftigen geht hervor, daß bei diesen Krankheiten im Gegensatz zur Tuberkulose die Wirbelbögen viel häufiger befallen werden (JORNES, OEHLECKER). Nach SELVAGGI sind sie in 50% der Fälle erkrankt. KULOWSKI fand die Erkrankung der Wirbelkörper häufiger als die der Wirbelbogenteile. Es können auch die Wirbelbogenfortsätze für sich allein an eitriger Osteomyelitis erkranken (LAGROT und SOLAL, LENNER, LOBEN). Die Erkrankung der Wirbelbögen verläuft meist etwas weniger stürmisch als die der Wirbelkörper, sie kann aber infolge Eiterung oder Schwielenbildung nach dem Rückenmarkkanal zu auch Nervenerscheinungen hervorrufen.

Die Infektion der Wirbelkörper, die bei den erwähnten Krankheiten auf dem Blutwege erfolgt, kann so stürmisch verlaufen, daß dem Kliniker eine sichere Diagnose unmöglich ist, und daß auch oft auf dem Sektionstisch in Fällen ohne größere Eiterbildungen die Diagnose unklar bleibt, wenn nicht die Wirbelsäule eingehend durchuntersucht wird. Viele der Befunde von frischen Wirbelkörperinfektionen, die bei den Reihenuntersuchungen SCHMORLs zutage kamen, waren Zufallsbefunde. Die ersten Herde sitzen bei Wirbelkörperinfektionen ebenso wie bei der Tuberkulose an den Wirbelkörpervorderflächen oder in der Nähe der Zwischenwirbelscheibe. Im Röntgenbild lassen sich diese Anfangszustände, die lediglich im Wirbelmark sitzen, nicht darstellen. Das anatomische Präparat zeigt dann im Sagittalschnitt des erkrankten Wirbelkörpers mit Blutungen durchsetztes dunkelrotes Mark und meist auch eine ödematöse Verdickung der Längsbänder. In selteneren Fällen kommt es auch zu einer Infarzierung größerer oder kleinerer Abschnitte des Wirbelmarkes. Diese Herde sehen grauweiß, eitrig aus und haben eine hyperämische Randzone. In einzelnen Fällen kann sich dadurch ein geflecktes Aussehen über die ganze Wirbelsäule hinziehen (Abb. 91). Ob derartige Fälle ausheilen können oder infolge der großen Ausbreitung stets zum Tode führen, entzieht sich unserer Kenntnis. Je nach dem weiteren Verlauf stellen sich rasch oder allmählich die Knochenzerstörungsvorgänge ein (rarefizierende Ostitis, Knochenkaries nach RADT), und es bilden sich paravertebrale Abszesse. Die Abszesse bei Wirbelosteomyelitis sollen nach den Angaben von OEHLECKER viel mehr die Neigung haben, in Hohlorgane (Darm, Harnwege) durchzubrechen, als die tuberkulösen Senkungsabszesse. Die Erkrankung kann auf einen Wirbel beschränkt bleiben, der dann vollkommen zerstört wird und zusammenbricht (Abb. 92). Bei makroskopischer Betrachtung liegen Verwechslungen mit der KÜMMELLschen Krankheit nahe (Abb. 80). Häufig greift die Erkrankung aber auf die benachbarte Zwischenwirbelscheibe und den nächsten Wirbelkörper über, wie wir dies bei der Tuberkulose ebenfalls gesehen haben. Langsamer (subakut) verlaufende Formen führen zu einer allmählich zunehmenden Verdichtung der Knochenbälkchen (sklerosierende Form, Abb. 85), die Teile eines Wirbels oder auch einen ganzen Wirbel einnehmen kann, so daß sich ein „Elfenbeinwirbel" (S. 304) ausbildet. RADT berichtet noch von dem Stehenbleiben von Knochenhöhlen, wie bei der Osteomyelitis der langen Röhrenknochen, in denen Bakterien viele Jahre lang latent liegen bleiben können. Auch eine chronische schwielige Verdickung der Wirbelsäulenbänder in Form einer Periostitis albuminosa kann sich einstellen.

Um bisweilen vorkommenden Irrtümern bei der mikroskopischen Untersuchung vorzubeugen, möchten wir besonders noch auf eine Veröffentlichung von SCHULTZ hinweisen, der über einige Arbeiten berichtet, in denen von Wirbelkörpernekrosen die Rede ist. In Wirklichkeit handelt es sich bei den von den verschiedenen Untersuchern beobachteten, kleinen hofförmigen Nekrosen aber um Anhäufungen von Sägespänen, die, wie SCHULTZ nachweisen konnte, beim Aufsägen von Wirbelsäulen recht oft tief in das Wirbelkörpermark hineingepreßt werden können.

Die Ausheilung der durch Spondylitis infectiosa eingeschmolzenen Wirbelkörper kann wie bei der Tuberkulose mit Wiederherstellung der Form und Knochenbälkchenzeichnung der Wirbelkörper einhergehen (SELIG und ELIASOPH). Jedoch scheint dies recht selten zu sein. Meist bleibt eine gewisse

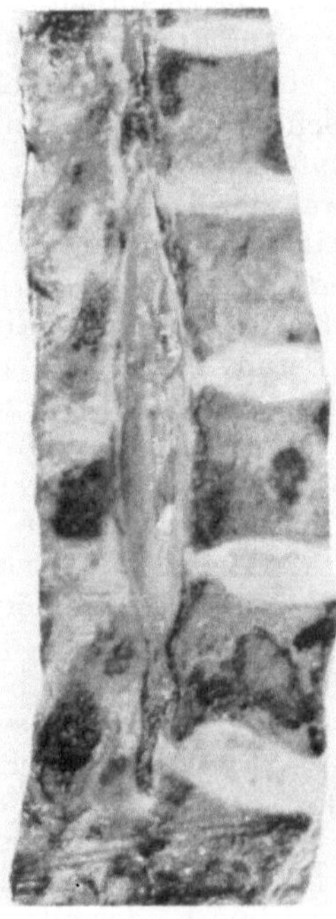

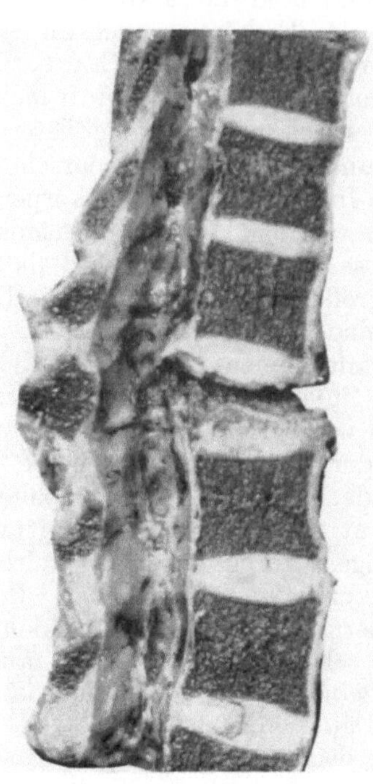

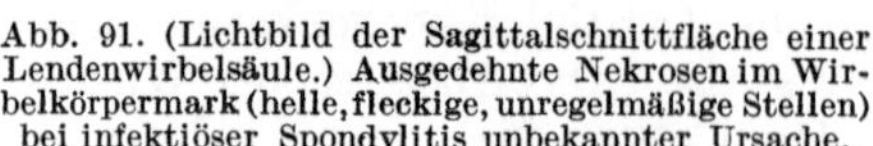

Abb. 91. (Lichtbild der Sagittalschnittfläche einer Lendenwirbelsäule.) Ausgedehnte Nekrosen im Wirbelkörpermark (helle, fleckige, unregelmäßige Stellen) bei infektiöser Spondylitis unbekannter Ursache.

Abb. 92. (Lichtbild der Sagittalschnittfläche einer Brustwirbelsäule.) Vollkommenes Zusammenbrechen des 10. Brustwirbelkörpers nach Typhus (Spondylitis typhosa).

Verdickung der Knochenbälkchen bestehen. Bei größeren Einschmelzungsherden kann sich ein Gibbus ausbilden, bei dem nach Ausheilung der Eiterung unter Bestehenbleiben einer Keilwirbelbildung (aus einem oder mehreren verschmolzenen Wirbeln) wieder eine regelrechte Spongiosazeichnung auftreten kann. Im Gegensatz zur Tuberkulose stellen sich bei den infektiösen Spondylitiden, die mit Zwischenwirbelscheibenverschmelzung einhergehen, meist große, den Zwischenwirbelraum überbrückende knöcherne Randwulstwucherungen ein (OEHLECKER), die sich isoliert zwischen den beiden erkrankten Wirbelkörpern ausbilden. Solche Bildungen dürfen nicht mit Randwülsten bei einer Spondylosis deformans verwechselt werden. Ihre Ausbildung läßt sich im Röntgenbild beim Lebenden gut verfolgen (ARENDT, FREUD, HASELHORST, HOFFMANN, OEHLECKER, PUHL, ROGER u. a.). Im Anschluß an Wirbelkörperinfektionen und besonders an Senkungsabszesse, die sich dem vorderen Längsband entlang entwickelt haben, können sich sehr beträchtliche unregelmäßige zackige Knochenwucherungen bilden. In solchen Fällen sind die Wucherungen meist so unregelmäßig (Abb. 93), daß eine Verwechslung mit einer Spondylosis deformans nicht möglich ist.

Nach anatomischen Untersuchungen (SCHMORLsche Reihenuntersuchungen) sind aber derartige Randwulstbildungen nicht immer bei ausgeheilten Fällen nachweisbar. Es können nach Bandscheibeneinschmelzungen auch Blockwirbel auftreten, deren differentialdiagnostische Abgrenzung gegenüber solchen, die nach ausgeheilter Tuberkulose entstanden sind, sehr schwer, oft auch unmöglich ist.

Die Schwierigkeiten derartige, abgeschlossene Zustände lediglich auf Grund der Betrachtung des anatomischen Präparates oder des Röntgenbildes in ihrer Ätiologie zu klären, werden sich immer mehr verstärken, wenn die akuten Zustände besser erkannt und dadurch sofort richtig behandelt werden können. (BLOCK erwähnt, daß früher 71—50% und jetzt nur noch 34% der Fälle mit akuter Wirbelosteomyelitis an der Erkrankung starben.) Die differential-diagnostische Entscheidung wird sich in vielen Fällen nur treffen lassen, wenn über den Krankheitsverlauf oder über die früher entstandenen Krankheiten eine genaue Vorgeschichte zu erheben ist.

Die Beziehungen zwischen Spondylitis infectiosa und Trauma müssen wohl ganz in der gleichen Weise aufgefaßt werden, wie wir dies bei der Tuberkulose besprochen haben (S. 324). Sicherlich war man früher zu sehr geneigt, dem Trauma eine große Rolle zuzusprechen (EHRLICH, KOCHER, MADELUNG, ROSENBERG). Über das Gebiet der Spondylitis infectiosa sind aus dem neueren Schrifttum noch folgende

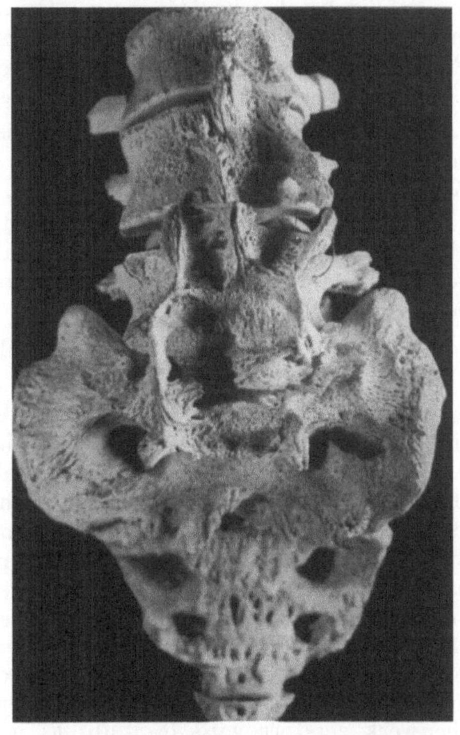

Abb. 93. (Lichtbild einer mazerierten Lenden-Kreuzbeingegend. Ansicht von vorn.) Unregelmäßig vorspringende Knochenwucherungen an den untersten Wirbelkörpern und an der Kreuzbeinvorderfläche infolge Verknöcherung durch einen Senkungsabszeß bei infektiöser Spondylitis.

Arbeiten zu erwähnen: BORCHERS, CESARINI, CHINAGLIA, ESAU, HARBIN und EPTON, HERLYN, JENNINGS, KOCHT, KLEIN, LAZARUS, MOGNOT und BAUMANN, ROTENBERG, SCHÖNBURG, STERNBERG, SUSSMANN, UHLENBRUCH, WHITMAN und LEWIS.

3. Spondylitis syphilitica.

Neuere statistische Erhebungen zeigen, daß die Syphilis der Wirbelsäule nur selten vorkommt (BEITZKE, GOLD). PRICHOTKO und MOSKVIN fanden unter 120 Fällen von Knochensyphilis nur 8mal eine Beteiligung der Wirbelsäule. Die mikroskopischen und histologischen Befunde sind eingehend bei BEITZKE[1] beschrieben, so daß darauf verwiesen werden kann. Die Spondylitis syphilitica sitzt meist in der Halswirbelsäule (GOLD, GRILLI, HOLZMANN, INGMAN, SCHIELE u. a.), kommt aber auch an der Brust- und Lendenwirbelsäule vor

---

[1] BEITZKE: Dieses Handbuch, Bd. IX/1.

(HORN, KIMMERLE, TICHENOV, SCHMORL, SINAKEVIC u. a.). Im allgemeinen entstehen bei der luischen Infektion der Wirbelsäule gummöse Einschmelzungsherde (GOLD), die zu Wirbelkörperzusammenbrüchen, auch Subluxationen (ABERNATHY, BREITSOHL) und Sequesterabstoßungen (SCHMIEDEN) führen können. Immer aber bilden sich in der Umgebung reaktive Knochenverdichtungen aus, deren Darstellung im Röntgenbild von besonderer differentialdiagnostischer Bedeutung ist (BEITZKE, HORN, PRICHOTKO und MOSKVIN u. a.). Schwielige Verdickungen in der Umgebung des erkrankten Wirbels finden sich regelmäßig bei Leichenöffnungen. Derartige Schwielen können auch Rückenmarksschädigungen veranlassen. Abgrenzung gegenüber Angiomen kann im Röntgenbild bisweilen Schwierigkeiten bereiten (MAY und DECOURT und WILLM). Über die verschiedenen Formen der Lues an der Wirbelsäule berichtet SPRUNG.

Bei der Ausheilung einer Spondylitis syphilitica bildet sich meist eine zunehmende Sklerose aus, die aber nach längerer Zeit wieder dem regelrechten Knochenbälkchenaufbau weichen kann.

(Veränderungen bei Wirbelsäulentabes sind auf Seite 349 im Abschnitt über die Zwischenwirbelscheibendegenerationen besprochen, da die Wirbelsäulenveränderung dabei im wesentlichen vom Grade der Bandscheibenzerstörung bedingt wird.)

4. Echinokokkus [1].

Während man früher annahm, daß der Echinokokkus an der Wirbelsäule meist durch Übergreifen von Echinokokkusherden aus der Nachbarschaft entsteht (VAN WOERDEN), mehren sich in der Neuzeit die Berichte über primäre Ansiedlung des Echinokokkus in Wirbelkörpern (nach POZZAN bei 41,6% von 406 Echinokokkusfällen aus dem Schrifttum). GRISEL und DÉVÉ haben 190 Fälle aus dem Schrifttum zusammengestellt. Meist war die mittlere Brustwirbelsäule befallen, und die Erkrankung beschränkt sich auf wenige benachbarte Wirbelkörper. Selten ist die Ansiedlung an mehreren entfernt voneinanderliegenden Stellen (ROCHER). Die Zwischenwirbelscheiben bleiben, im Gegensatz zur Tuberkulose, lange Zeit vollkommen erhalten. Der Wirbelkörper ist von zahlreichen kleinsten („mikrovesikuläre Infiltration" nach DÉVÉ) und vielen größeren Echinokokkusblasen durchsetzt, so daß das Knochenbälkchenwerk zerstört wird (SCHRÖDER) und oft kleine Einbrüche erhält. Vollkommene Wirbelzusammenbrüche wie bei Tuberkulose und Osteomyelitis sind aber selten. Dagegen ist das Eindringen der Echinokokkusblasen in den Wirbelkanal sehr häufig und differentialdiagnostisch wichtig (ARNAUD, BRÜTT, DENK, GULECKE, POZZAN, STOYANOFF, VAN WOERDEN, CONSTANTINI und AZOULAY). Nach GRISEL und DÉVÉ finden sich bei 84% der Echinokokkusfälle aus dem Schrifttum Querschnittslähmungen (bei der Tuberkulose kommt dies nur in 3,9% vor!).

5. Aktinomykose.

Die Aktinomykose siedelt sich in der Wirbelsäule meist durch Einbruch von Nachbarorganen her an. BEITZKE hat das Schrifttum und das anatomische Bild ausführlich geschildert [2]. Meist ist die Wirbelsäule von dem typischen derben, von Eitergängen durchsetzten Schwartengewebe der Aktinomykose umgeben. Die einzelnen Wirbelkörper haben ein zerfressenes Aussehen (Abb. 94), und es sind im allgemeinen eine große Zahl von Wirbeln meist im Zusammenhang mit Rippen und den Wirbelbögen ergriffen (MARTENS). Wirbelkörperzusammenbrüche können bei hochgradiger Zerstörung vorkommen. Im frischen

---

[1] Siehe auch BOEMKE im gleichen Band dieses Handbuches.
[2] BEITZKE: Dieses Handbuch, Bd. IX/2.

anatomischen Präparat ist infolge der Schwielenbildung die Diagnose meist leicht zu stellen, während im mazerierten Präparat (Abb. 94) auch an Tuberkulose (SUGA), Tumormetastasen und Myelom gedacht werden muß. In neuester Zeit haben TABB und TUCKER das Schrifttum ausführlich zusammengestellt, das ältere Schrifttum findet sich bei BEITZKE.

L. Primäre Tumoren [1].

1. Angiome.

Die Wirbelangiome sind die häufigsten gutartigen Geschwülste der Wirbel. In Reihenuntersuchungen am SCHMORLschen Institut (JUNGHANNS) wurden in 10,7% aller Wirbelsäulen (in 409 von 3829 Wirbelsäulen) Angiome gefunden. Sehr häufig kommen mehrere Angiome in einer Wirbelsäule vor, so daß bei den 409 Fällen insgesamt 579 Angiome gezählt wurden, von denen 32 in der Halswirbelsäule, 350 in der Brustwirbelsäule, 170 in der Lendenwirbelsäule und 27 im Kreuzbein ihren Sitz hatten. Am häufigsten sahen wir die Angiome im 12. Brustwirbel (47), 4. Lendenwirbel (38), 1. Lendenwirbel (37), 2. und 3. Lendenwirbel (je 36). Dann folgen in absteigender Häufigkeitsreihe 11., 8., 10., 5., 4., 2. und 7. Brustwirbel. Die oberste Halswirbelsäule und der unterste Teil des Kreuzbeins zeigten nur wenige Angiome.

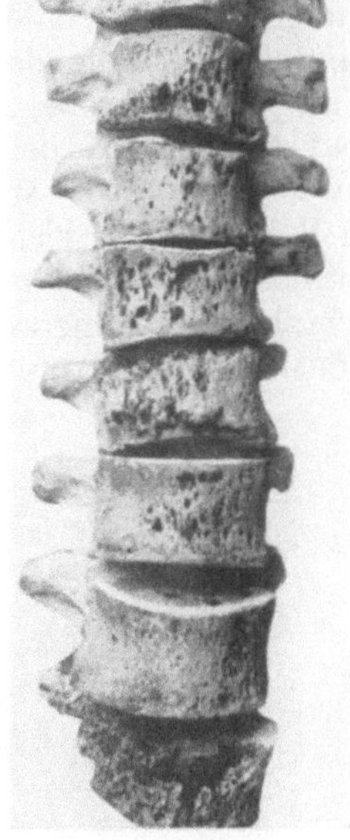

Abb. 94.
(Lichtbild einer mazerierten Brustwirbelsäule. Ansicht von vorn.) Ausgedehnte Aktinomykose in fast allen Wirbelkörpern. Unregelmäßig angefressenes Aussehen der einzelnen Wirbelkörper mit teilweisen Wirbelkörperzusammenbrüchen.

Es ist auffallend, daß bei Frauen häufiger (12,5%) als bei Männern (8,9%) Wirbelangiome festgestellt werden, wie auch aus dem klinischen Schrifttum hervorgeht. SANDAHL errechnete, daß zwei Drittel aller klinisch beobachteten Wirbelangiome bei Frauen vorkommen. In 66,5% der Angiomfälle fand sich nur ein Angiom in der ganzen Wirbelsäule, in 32,8% waren 2—5 und in 0,7% mehr als 5 Angiome entwickelt (JUNGHANNS).

Tabelle 5. Anzahl der bei 3829 anatomisch untersuchten Wirbelsäulen gefundenen Angiome.

1	2	3	4	5	6	7	8	9	10
Alter	Männer			Frauen			Männer und Frauen zusammen		
Jahre	Anzahl der Fälle	davon mit Angiom	%	Anzahl der Fälle	davon mit Angiom	%	Anzahl der Fälle	davon mit Angiom	%
0—29	235	8	3,4	195	8	4,1	430	16	3,8
30—59	732	49	6,7	533	49	9,2	1265	98	7,8
Über 60	951	116	12,3	1129	179	15,9	2080	295	14,2
Unbekannt	30	—	—	24	—	—	54	—	—
Summe	1948	173	8,9	1881	236	12,5	3829	409	10,7

Die bei der besprochenen Reihenuntersuchung (JUNGHANNS) gefundenen 579 Wirbelangiome waren reine Nebenbefunde, die klinisch keinerlei Erscheinungen gemacht hatten. Sie kamen auch alle erst auf der durchsägten Wirbelsäule zum Vorschein. Auf der Schnittfläche heben sich die Angiome durch

---

[1] Siehe auch G. HERZOG im gleichen Band dieses Handbuches.

ihre dunkelrote Schnittfläche deutlich von dem umgebenden mehr grauroten Knochenmark ab, meist sind sie auf der Schnittfläche rund begrenzt, und bei Betastung findet man, daß bei allen großen Angiomen nur wenig Knochenbälkchen entwickelt sind. Das wird nach Mazeration noch deutlicher (Abb. 95). Die Knochenbälkchen innerhalb von Wirbelangiomen sind grobwabig angeordnet. In großen Wirbelangiomen finden sich dann regelmäßig noch einige senkrecht verlaufende Verstärkungszüge, die für die Festigkeit des erkrankten Wirbels eine große Bedeutung haben. Saltykow, Putschar und Makrycostas gehen auf diese Tatsache auch ein. Dieser eigenartige Spongiosaaufbau wurde außer bei Angiomen mitten im Wirbelkörper bisher nur ein einziges Mal andeutungsweise bei einer Lymphgranulommetastase beobachtet (Schmorl und Junghanns), so daß

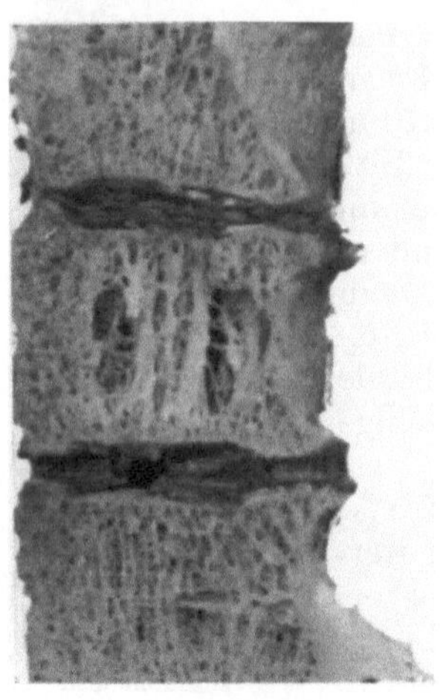
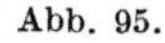
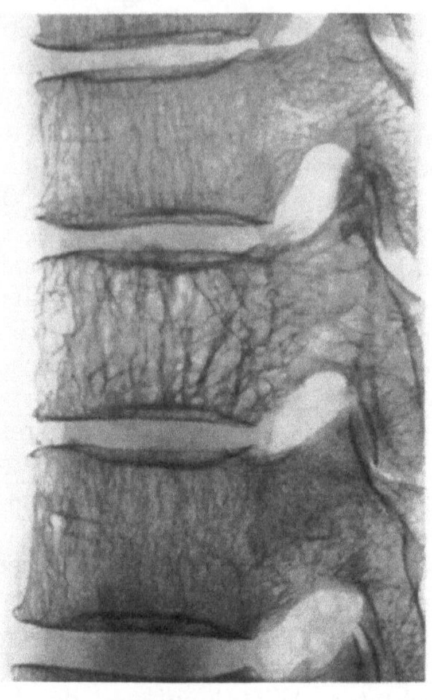

Abb. 95.
Abb. 96.

Abb. 95. (Lichtbild der Sagittalschnittfläche durch eine mazerierte Brustwirbelsäule.) Angiom des 10. Brustwirbels. In dem durch das Angiom gebildeten Hohlraum einige senkrechte Verstärkungszüge.

Abb. 96. (Seitliche Röntgenaufnahme einer Hälfte der in der Sagittalebene durchsägten Wirbelsäule einer 68jährigen Frau.) Großes, den ganzen Wirbelkörper und den Wirbelbogen einnehmendes Angiom mit Verminderung des Knochenbälkchenwerkes und nur einzelnen, wenig ausgeprägten, senkrechten Verstärkungsleisten (grobwabige Knochenbälkchenzeichnung).

die senkrecht stehenden Bälkchen als Besonderheit und differentialdiagnostisches Merkmal für die Wirbelkörperangiome angesehen werden müssen. Schinz und Uehlinger erwähnen neben der eben beschriebenen „groben vertikalen Streifung" noch die „grobwabige Struktur" als charakteristisch für Wirbelangiome. Nach unseren Erfahrungen ist die letztere jedoch seltener als die typischen senkrechten Verstärkungsbalken.

Außerdem besteht bei Angiomen, die den ganzen Wirbelkörper einnehmen, häufig noch eine nicht zu übersehende „Aufblähung" des Wirbelkörpers. Infolge dieser Aufblähung verlaufen die sonst etwas eingezogen erscheinenden Wirbelkörperaußenflächen geradlinig oder sogar etwas vorgebuckelt, wie Makrycostas an seinen anatomischen Präparaten schon beschrieben hat, und worauf auch Perman, Reisner, Junghanns u. a. hinwiesen.

Mikroskopische Untersuchungen (Töpfer, Makrycostas, Junghanns u. a.) lassen deutlich erkennen, daß das Angiomgewebe wachsen und dabei Knochenbälkchen zerstören kann. Das Wachstum ist aber sicherlich ein sehr langsames und Wirbelkörperzusammenbrüche sind selten (SANDAHL, MUTHMANN, JUNG-HANNS), da diese durch den soeben besprochenen Umbau des Knochenbälkchen-werkes (Verstärkungszüge) verhindert werden.

Angiome der soeben beschriebenen Form kommen aber nicht nur in den Wirbelkörpern vor, wo sie meist zentral und nur selten in den Randteilen liegen, sondern sie können auch vereinzelt in den Bögen sitzen. Größere Angiome, die den ganzen Wirbelkörper einnehmen, erstrecken sich bisweilen in den Wirbel-bogen hinein (Abb. 96), der ebenfalls „aufgebläht" und „wabenartig" umge-baut erscheint. Die Aufblähung, die wabenartige Knochenzeichnung und die senkrechten Verstärkungszüge sind die für den Kliniker bei der Röntgendiagnose wichtigen Kennzeichen für das Wirbelangiom (GAAL, GOLD, JUNGHANNS, REISNER, SCHINZ und ÜHLINGER, BAILEY und BUCY u. v. a.). Vom Wirbel-körper aus können die Wirbelangiome aber nicht allein in den Wirbelbogen, sondern auch in die benachbarten Rippen (DEETZ) und in die Zwischenwirbel-scheiben hinein eindringen (MUTHMANN, TROMMER).

Wesentliche klinische Erscheinungen verursachen nur diejenigen Wirbel-angiome, bei denen entweder durch Auftreibung der Wirbelkörperhinterfläche, durch wesentliche Verdickung der Wirbelbögen oder durch unmittelbare Ein-wucherung von Angiomgewebe in den Wirbelkanal Druckerscheinungen auf das Rückenmark ausgelöst werden. Während derartige Fälle früher kaum bekannt waren, sind in den letzten Jahren sehr zahlreiche Mitteilungen darüber erschienen: CLAVELIN und GAUTHIER, JIANO und GRIGORESCO und VASILIU, GERHARD, GOLD, JUNGHANNS, PERMANN, GUILLAIN und DECOURT und BER-TRAND, GLOBUS und DOSHEY, BAILY und BUCY, VIRCHOW, DEETZ, MUTH-MANN, RIBBERT, TROMMER, PUTSCHAR, SALTYKOV, SCHERER, ROITH u. a. Verschiedentlich wurde in solchen Fällen Laminektomie ausgeführt, weil der Verdacht auf Rückenmarktumor bestand. Nur selten konnte vorher das Wirbel-angiom als Ursache der Rückenmarkserscheinungen erkannt werden (JUNG-HANNS). Bei den Operationen überraschte meist eine außerordentlich große Blutung, an der mehrere Kranke verstarben.

Wegen des häufigen Vorkommens von Hämangiombildungen im Wirbel als Nebenbefund und der Seltenheit des Auftretens stärkerer klinischer Er-scheinungen nehmen verschiedene Bearbeiter an, daß zwei Formen des Wirbel-angioms zu unterscheiden seien. Erstens soll es häufig sekundäre Gefäß-erweiterungen im Wirbelkörper geben (also nur angiomähnliche Bildungen), und zweitens sollen sichere Neubildungen mit ausgesprochener Wucherungs-neigung vorkommen. Unsere Kenntnisse darüber sind noch zu gering, um ein endgültiges Urteil abgeben zu können.

Aus der Alterseinteilung in der Angiomstatistik (Tabelle 5) geht hervor, daß sowohl bei Männern als auch bei Frauen die Angiome in höheren Alters-klassen an Häufigkeit zunehmen. Während im jugendlichen Lebensalter (0—29) nur 3—4% aller Fälle ein Wirbelangiom haben, steigt diese Zahl für die höheren Lebensalter (über 60 Jahre) bei Männern auf 12,2% und bei Frauen auf 15,9%. Danach scheinen sich die Angiome also doch erst im Laufe des Lebens zu bilden. Mindestens werden sie, wenn sie wirklich in der Anlage alle angeboren sind, größer, so daß sie häufiger gesehen werden können.

Das neuere Schrifttum enthält noch weitere Mitteilungen über Wirbel-angiome von ALPERS und PANCOAST, ANTONI, BARNARD und NUYS, BOUD-REAUX, EIGLER, FIBIGER, FLEISCHER, FUMAROLA und ENDERLE, HEANEY und WHITAKER, IRELAND, LAMY und WEISSMANN, LIÈVRE, LITTEN, LIVING-STONE, MEVES, OTTONELLO, PENTMAN, RAMAGE und NATTAS, ROEDERER, SMERCHINICH, WILDHAGEN.

2. Osteome und Osteochondrome.

In den Wirbelkörpern finden sich als seltene Geschwülste Enosteome. Sie kommen in 1% (SCHMORL) aller Wirbelsäulen vor. MAKRYCOSTAS hat mehrere histologisch untersucht und beschrieben (Abb. 97). Meist liegen sie als kleine Herde aus lamellär gebautem Knochen mit Gefäßkanälen in den Randteilen oder im vorderen Drittel der Wirbelkörper. Das Enosteom geht strahlig in das Knochenbälkchenwerk des Wirbelkörpers über und erscheint auch in dieser Form im Röntgenbild (Abb. 98). Über zunehmendes Größenwachstum bzw. über zunehmendes Ausfüllen ganzer Wirbelkörper durch Enosteome liegen bisher keine Beobachtungen vor. Auch sind die Beziehungen zur Bildung von „Elfenbeinwirbeln" und zur Osteopoikilie noch nicht hinreichend geklärt. Nach MAKRYCOSTAS können in einer Wirbelsäule mehrere Enosteome vorkommen und ihr Durchmesser liegt meist nicht über 5 mm. Nach den Fällen der SCHMORLschen Sammlung läßt sich diese Angabe nicht bestätigen. Es kommen auch größere einzelne Enosteome vor (SCHMORL und JUNGHANNS).

Im Röntgenbild haben alle Enosteome die gleiche, im Inneren sehr dichte, am Rande etwas zackige, strahlenförmige Schattenzeichnung. Meist sind sie etwas länglich. Dann liegt die Längsachse fast immer

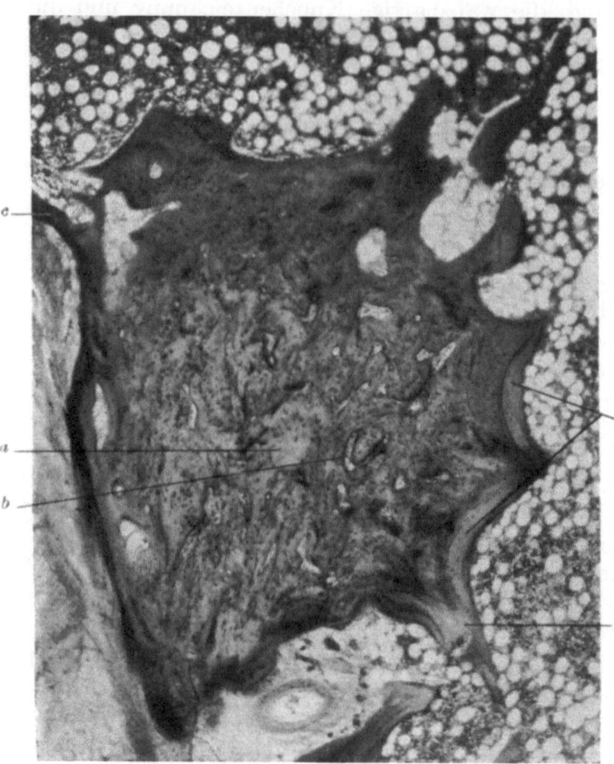

Abb. 97. (Mikrophotogramm aus einem Schnitt durch einen Wirbelkörper.) Kleines umschriebenes Enosteom (Abbildung nach MAKRYCOSTAS.) *a* Osteom; *b* Gefäßkanäle; *c* Kortikalis des Wirbelkörpers, deren Endostfläche das Osteom aufsitzt; *d* Bälkchenansatz am Osteom; *e* oberflächliche, lamelläre Knochenauflagerung.

senkrecht in der Richtung vom Kopf zum Steiß. Sie können in allen Wirbelkörperabschnitten gelegen sein, aber nur selten befinden sie sich genau in der Mitte des Wirbelkörpers.

Osteome der Wirbelbögen und ihrer Fortsätze sind häufiger und haben auch öfter Besprechungen erfahren, weil sie zu klinischen Erscheinungen Anlaß geben können. Sie sitzen meist den Wirbelbogenfortsätzen exostosenartig auf (AGNOLI) und können dadurch Bewegungsbehinderungen, Schmerzen und auch Wirbelsäulenverkrümmungen hervorrufen. HAAS berichtet über die Resektion eines Osteoms des 8. und 9. Brustwirbelkörpers. Dornfortsatzosteome können durch Auseinanderdrängung der benachbarten Dornfortsätze und durch Einengung des Wirbelkanales beträchtliche Wirbelsäulenverbiegungen und Rückenmarklähmungen hervorrufen. Abb. 99 zeigt einen entsprechenden Fall, dessen restlose Klärung erst die Leichenöffnung brachte (SCHMORL und JUNGHANNS).

Osteochondrome und auch Chondrome sind an der Wirbelsäule recht selten. Je nach ihrem Sitz rufen sie die verschiedensten klinischen Beschwerden hervor. Sie können von den Wirbelkörpern selbst ausgehen (NECAI, SCHMORL und JUNGHANNS), sind aber häufiger in den Wirbelbögen und Wirbelbogen-fortsätzen entwickelt (GOLD, LJACHOVITZKY, PUTTONI). Dann können sie auch Rücken-markserscheinungen bedingen. Im Wirbel-körperinneren kommen als große Seltenheit knotenförmig entwickelte Enchondrome (Enchondroma lobatum) vor (GOLD).

3. Lipome (Fettmarkherde).

MAKRYCOSTAS hat als erster über Ein-lagerungen von Fettmarkherden in Wirbel-körpern berichtet und solche Herde mikro-skopisch untersucht. Er nannte sie Lipome. Diese Lipome heben sich auf Sägeflächen

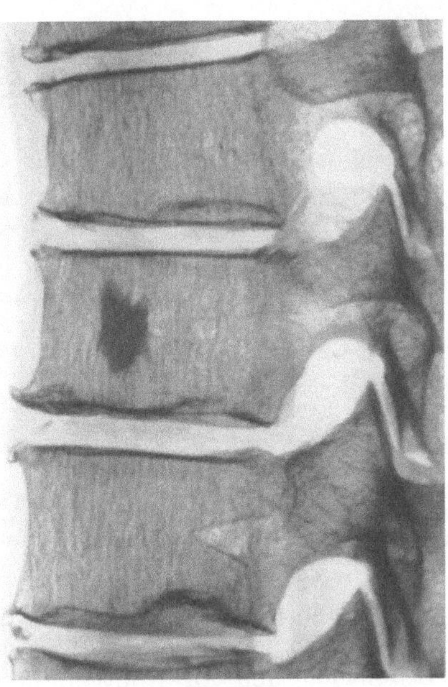

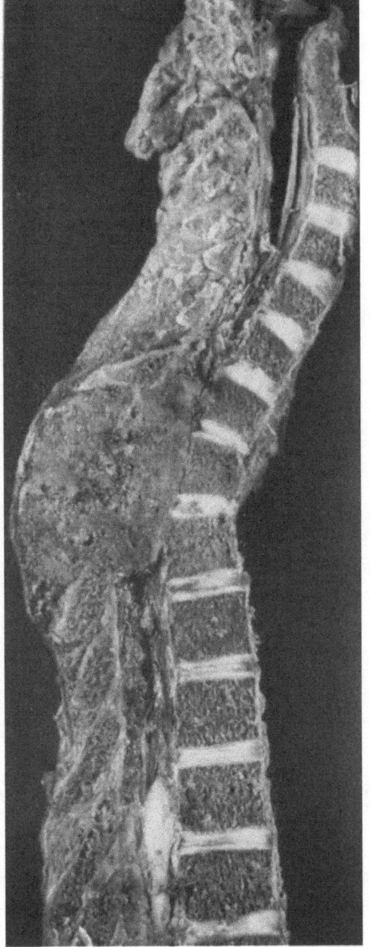

Abb. 98.   Abb. 99.

Abb. 98. (Seitliche Röntgenaufnahme einer Hälfte der in der Sagittalebene durchsägten Brustwirbelsäule von einer 46jährigen Frau.) Großes, zackig begrenztes Enosteom im 8. Brustwirbelkörper mit einigen kurzstrahligen Ausläufern.

Abb. 99. (Lichtbild der Sagittalschnittfläche der Wirbelsäule eines 19jährigen Mädchens.) Großes Osteom im Dornfortsatz des 1. Brustwirbels, das die benachbarten Dornfortsätze auseinandergedrängt und eine Kyphose hervorgerufen hat. Starke Einengung des Wirbelkanales.

durch ihre gelbe Farbe deutlich von der roten Farbe des Wirbelmarkes ab. Im Inneren der meist nur sehr kleinen Herde besteht immer ein gewisser Schwund von Knochenbälkchen (Abb. 100), aber keine verstärkten Knochenbälkchenzüge wie bei den Angiomen. Es bleibt nach den eigenen mikroskopischen Untersuchungen des Verfassers zweifelhaft, ob solche Fettmarkherde wirklich als Geschwülste, als „Lipome", anzusehen sind. Fettmarkherde finden sich nach einer Statistik aus dem Untersuchungsgut Schmorls (Junghanns) in 0,6% aller Wirbelsäulen (23mal bei 3829 Wirbelsäulen). Sie konnten bisher niemals vor dem 50. Lebensjahre nachgewiesen werden, und in manchen Wirbelsäulen bestehen mehrere Fettmarkherde (37 Herde in 23 Wirbelsäulen). Die Lendenwirbel und obersten Kreuzbeinwirbel werden auffallend bevorzugt, während sich nur ganz wenige Herde in den Brustwirbeln und keine in den Halswirbeln nachweisen ließen. Da sie nur in höherem Lebensalter auftreten, muß auch daran gedacht werden, daß es sich dabei unter Umständen lediglich um herdförmige Umbildungen

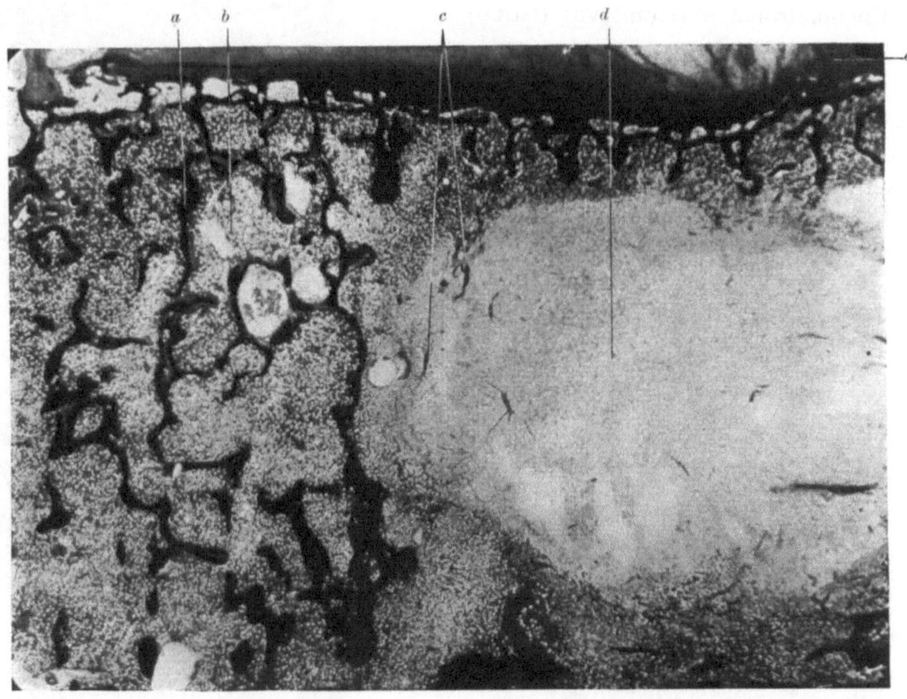

Abb. 100. (Mikrophotogramm eines Schnittes durch einen Wirbelkörper.) Großer Fettmarkherd (Lipom) in einem Wirbelkörper. Im Bereiche des Fettmarkherdes sind die Knochenbälkchen fast völlig verschwunden. (Abbildung nach Makrycostas.) a = normale Spongiosa, b = normales Knochenmark, c = Reste von Spongiosa im Lipom, d = Lipom, e = Zwischenwirbelscheibe.

von rotem Mark in Fettmark handelt, wie dies in den langen Röhrenknochen schon in etwas früheren Lebensjahren eintritt. Nach den bisherigen Erfahrungen sind diese „Lipome" ohne praktische Bedeutung und im Röntgenbild nicht darstellbar.

Manche Formen solcher Fettmarkherde zeigen auf der Schnittfläche reichliche Gefäßquerschnitte, müssen deshalb als „Lipoangiome" angesehen werden und sind zu den Angiomen zu rechnen. Makrycostas hat ähnliche Befunde erheben können und läßt deshalb die Frage offen, ob alle „Lipome" Restzustände ausheilender Angiome sind.

4. Riesenzelltumoren, Sarkome, Chordome.

Riesenzelltumoren kommen an den Wirbeln vor, sind aber recht selten. Santos sammelte 23 Fälle aus dem Schrifttum. Sie wurden auch an den Bögen und ihren Fortsätzen bisweilen beobachtet (Farr, v. Matolcsy, Milch, Vegh). Leider sind die Berichte nicht immer so ausführlich, daß abgelesen

werden kann, ob es sich um gutartige Formen, die zum Teil sicher der Osteodystrophia fibrosa localisata (S. 297) angehören, oder um Riesenzellsarkome
gehandelt hat.

Primäre Sarkome der Wirbelsäule (einschließlich des EWING-Sarkoms)
sind in der Wirbelsäule recht selten, und im Schrifttum wurden nur wenige Fälle
erwähnt, so daß eine zusammenfassende Darstellung noch nicht gegeben werden
kann. GORLITZER beschreibt ein gefäßreiches Rundzellensarkom der Wirbelsäule. ROHRHIRSCH berichtet über ein myelogenes Wirbelsarkom, das nach dem
klinischen Bild für einen Abszeß gehalten wurde. LICHACEV beobachtete bei
einem Säugling ein Sarkom in mehreren Wirbelkörpern. BELLA beschreibt
einen Fall von primärem Wirbelsarkom bei einem Kinde. GOLD bildet ein
Hämangioendothelsarkom in einem Lendenwirbelkörper ab.

Chordome, die aus Resten der Chorda dorsalis entstehen, finden sich meist an
den Endpunkten der Wirbelsäule (ANTONI, BOUDREAUX, BOEMKE und JOEST,
CARDILLO, HSIEH, LINCK und WARSTAT, HUTTON und YOUNG, OWEN und HERSEY
und GURDJIAN, ORTH, WILDBOLZ u. a.). COENEN stellte das Schrifttum zusammen
und zählte 42 an der Schädelbasis, 1 in der Halswirbelsäule und 25 sakro-
kokzygeale Chordome. Von 150 Chordomen, die MABREY sammelte, saßen 47
an der Spheno-Okzipitalgegend, 87 an der Sakrokokzygealgegend und 14 an
der Wirbelsäule. Die wuchernden Chordommassen zerstören oft in ausgedehntem
Maße die anliegenden Knochen und rufen sehr häufig durch Einwucherung
in den Rückenmarkskanal langsam zunehmende Rückenmarkerscheinungen
hervor. FLETCHER, WOLTMAN und ADSON beschreiben 10 Fälle von Steiß-
chordomen.

Außer an den oberen und unteren Wirbelsäulenenden können Chordome theoretisch im ganzen Verlauf der Chorda dorsalis vorkommen und sind in einzelnen
Fällen auch schon (dann meist in der Halswirbelsäule) beobachtet worden
(CHIARI, ELSBERG, JOYCE u. a.). Es muß aber darauf hingewiesen werden,
daß im Schrifttum häufig Zwischenwirbelscheibengewebe, das nach dem Wirbelkanal zu in Form „hinterer SCHMORLscher Knötchen" (S. 355) ausgetreten ist,
als Chordom bezeichnet wird. Nach den neueren Kenntnissen der Entstehung
dieser hinteren Knorpelknötchen sollte eine solche Bezeichnung in Zukunft
vermieden werden.

Ein Amyloidtumor ist in der Wirbelsäule bisher erst einmal von MANDL beschrieben
(GOLD). Der Tumor gleicht einer knochenzerstörenden Krebsmetastase und hatte den
3. Brustwirbelkörper und Teile des Bogens vollkommen zerstört und zu Rückenmarkerscheinungen Anlaß gegeben. Das Amyloid wurde mikroskopisch nachgewiesen. Der Fall
ist aber, da keine allgemeine Amyloidose vorlag, vollkommen ungeklärt.

5. Sanduhrgeschwülste.

Die von GULEKE ausführlich beschriebenen „Sanduhrgeschwülste" sollen
in manchen Fällen nach seinen Angaben aus dem Wirbelkörperinneren oder
vom hinteren Längsband ihren Ursprung nehmen, wenn es sich um Fibrome
und Fibrosarkome handelt. COENEN hat sich gegen diese Entstehungsweise
ausgesprochen. Im wesentlichen ist die Bezeichnung „Sanduhrgeschwulst"
ein Sammelname für eine große Zahl von Geschwulstarten, deren gemeinsames
Merkmal eine sanduhrförmige Einschnürung ist, die dadurch zustande kommt,
daß die Tumormassen durch das Zwischenwirbelloch oder zwischen den Bögen
hindurchwuchern. Sie haben dann einen Geschwulstteil im Wirbelkanal und
einen außerhalb desselben, die durch die Einschnürung deutlich voneinander
getrennt sind. GULEKE sah Fibrome, Fibrosarkome, Ganglioneurome, Enchondrome und vor allem Neurinome, die diesen Wachstumstyp zeigten.

Durch solche Sanduhrgeschwülste kann die knöcherne Umrandung des Zwischenwirbelloches, durch das sie hindurchwuchern, erweitert werden (S. 344). Häufig kommen Geschwulstmetastasen vor, die einen solchen Wachstumstyp zeigen. Auch das Granulationsgewebe bei Lymphogranulomatose kann auf diese Weise vom Mittelfellraum her in den Wirbelkanal eindringen (Schmorl und Junghanns). Schädigungen des Rückenmarkes und austretender Nervenwurzeln sind bei den Sanduhrgeschwülsten regelmäßig vorhanden. Schrifttum bei Antoni.

M. Tumormetastasen [1].

1. Häufigkeit.

Im klinischen Schrifttum ist meist die Ansicht verbreitet, daß Tochtergeschwulstbildungen in der Wirbelsäule selten seien. Diese Ansicht ist sicher nicht zutreffend und beruht wohl darauf, daß regelmäßig durchgeführte Reihenuntersuchungen bei Leichenöffnungen darüber bisher fehlten (Gonzales-Anguilar). Röntgenuntersuchungen haben nur einen bedingten Wert, da sich durchaus nicht alle Krebsmetastasen im Röntgenbild erkennen lassen, wie wir noch sehen werden. Bei den Reihenuntersuchungen Schmorls fanden sich in 4,64% aller Wirbelsäulen Geschwulstmetastasen. Daß Schlesinger bei 3500 Leichenöffnungen nur 107 Fälle mit Geschwulstmetastasen in der Wirbelsäule (= 0,32%) zählte, scheint daran zu liegen, daß nicht alle Wirbelsäulen vollkommen durchuntersucht worden sind. Aus dem Schmorlschen Untersuchungsgut geht weiterhin hervor, daß bei 176 von 1000 Krebsträgern, also in 17,6%, Krebsmetastasen in der Wirbelsäule gefunden wurden. Cerepnina und Michailow konnten dagegen bei 442 Leichenöffnungen von Krebskranken nur 24mal, also nur in 5,4% Krebsmetastasen entdecken. Es ist wohl kaum anzunehmen, daß solche großen Unterschiede (17,6—5,4%) örtlich bedingt sind. Wahrscheinlich wurden auch von diesen Untersuchern die Wirbelsäulen nicht vollkommen in allen ihren Teilen im Sinne Schmorls (siehe Abschnitt über Technik der Wirbelsäulenuntersuchung!) durchuntersucht.

Im Schrifttum wird meist angegeben, daß die Krebse der Mamma, Prostata, Schilddrüse und des Darmkanals am häufigsten Knochenmetastasen mit sich bringen (Hellner, Hennes, Petourand u. v. a.). Nach der Statistik aus unseren Reihenuntersuchungen (Tabelle 6) müssen vor allen Dingen noch die Lungen- und Bronchialkrebse und die Sarkome zu den häufig Wirbelsäulenmetastasen hervorrufenden Geschwülsten gerechnet werden. Bei den Männern metastasieren 66,7% der Prostatakarzinome, 33,3% der Lungen- und Bronchialkrebse, 33% der Blasenkarzinome und 41,7% aller Sarkome in die Wirbelsäule. Bei den Frauen waren es 66,6% aller Mamma-, 33,3% aller Schilddrüsen- und 30,8% aller Lungen- und Bronchialkrebse. Von den 500 nachgesehenen malignen Tumoren bei Männern waren 19,6% von Wirbelsäulenmetastasen begleitet. Von der gleichen Anzahl von Tumoren bei Frauen zeigten 15,6% Wirbelsäulenmetastasen.

Da in der Tabelle 6 auch die Krebsmetastasen im gesamten Knochengerüst zum Vergleich aufgeführt sind (Spalten 5, 6, 11, 12), läßt sich ablesen, daß von 221 Leichen mit Geschwulstmetastasen im Knochengerüst 176, d. h. also knapp 80% Geschwulstansiedlungen in der Wirbelsäule hatten. Es ist weiterhin zu erwähnen, daß meist mehrere Wirbelsäulenmetastasen entwickelt sind, und daß in zwei Dritteln aller Fälle gleichzeitig in der Brust- und in der Lendenwirbelsäule Metastasen aufgetreten waren.

---

[1] Siehe auch Schopper im gleichen Band dieses Handbuches.

Tabelle 6. Geschwulstmetastasen in der Wirbelsäule.

1	2	3	4	5	6	7	8	9	10	11	12
	Männer						Frauen				
		Fälle mit						Fälle mit			
Sitz des Karzinoms	Gesamtzahl	Wirbelmetastasen		Metastasen im Knochengerüst überhaupt		Sitz des Karzinoms	Gesamtzahl	Wirbelmetastasen		Metastasen im Knochengerüst überhaupt	
		Zahl	%	Zahl	%			Zahl	%	Zahl	%
Obere Luftwege.	14	—	—	—	—	Obere Luftwege.	5	1	20,0	1	20,0
Lungen und Bronchien . .	108	36	33,3	40	37,0	Lungen und Bronchien . .	13	4	30,8	5	38,5
Ösophagus. . .	28	1	3,6	4	14,3	Ösophagus. . .	11	—	—	—	—
Magen.	131	11	8,4	16	12,2	Magen.	83	13	15,7	16	19,3
Darm	21	—	—	1	4,8	Darm	28	—	—	1	3,6
Rektum	40	5	12,5	7	17,5	Rektum	23	1	4,3	2	8,7
Pankreas . . .	11	1	0,9	1	0,9	Pankreas . . .	16	1	6,3	2	12,5
Gallenwege . .	9	—	—	—	—	Gallenwege . .	47	2	4,3	4	8,5
Leber	3	—	—	—	—	Leber	1	—	—	—	—
Niere	2	1	50,0	2	100,0	Niere	1	—	—	—	—
Hypernephrom .	10	2	20,0	3	30,0	Hypernephrom .	2	—	—	—	—
Blase	12	4	33,3	5	41,7	Blase	9	1	11,1	1	11,1
Prostata. . . .	24	16	66,7	18	75,0	Mamma	50	33	66,6	39	78,0
Samenblase . .	1	—	—	—	—	Ovarien	26	—	—	1	3,8
Penis	1	—	—	—	—	Uterus	95	9	9,5	11	11,6
						Vagina	11	—	—	—	—
Andere Karzinome . . .	16	4	25,0	5	31,3	Andere Karzinome . . .	25	5	20,0	5	20,0
Schilddrüse . .	1	—	—	—	—	Schilddrüse . .	6	2	33,3	3	50,0
Sarkome. . . .	24	10	41,7	11	45,8	Sarkome. . . .	14	2	14,3	2	14,3
Andere Tumoren	36	2	5,6	4	11,1	Andere Tumoren	30	1	3,3	2	6,6
Lymphogranulom . .	8	5	62,5	6	75,0	Lymphogranulom . .	4	3	75,0	3	75,0
Zusammen	500	98	19,6	123	24,6	Zusammen. . .	500	78	15,6	98	19,6

2. Anatomisches Bild.

Die Geschwulstmetastasen erscheinen in der Wirbelsäule ebenso wie sonst am Knochengerüst in zwei Formen. Erstens können sie als osteosklastische Metastasen knochenzerstörend und zweitens als osteoblastische Metastasen knochenbildend auftreten. Beide Formen können zusammen in der gleichen Wirbelsäule vorkommen, und es ist nicht selten, daß sogar im gleichen Wirbelkörper dicht nebeneinander Metastasen dieser beiden verschiedenen Erscheinungsformen liegen. Die Ausbreitung ist nach der Zahl der Metastasen, der Zahl der befallenen Wirbelkörper und nach der Ausbreitung in den Wirbelbögen und Fortsätzen ganz verschieden. Auch die Farben, die sich auf der Sägefläche im frischen Präparat (Abb. 101) zeigen, wechseln außerordentlich. Bis auf die tiefschwarzen Melanommetastasen zeigen die anderen Geschwulstansiedlungen sehr wechselnde Farben, die nach der Art der Geschwulst und nach der Durchblutung verschieden sind und dadurch in der gleichen Wirbelsäule ein äußerst buntes Bild geben können.

Bei Durchsetzung mit knochenbildenden (osteoblastischen) Metastasen (meist ausgehend von Prostata- oder Mammageschwülsten) können die gesamte Wirbelsäule oder die einzelnen befallenen Wirbel außerordentlich hart „elfenbeinartig" werden, und es sind ohne mikroskopische Untersuchung Verwechslungen

mit der Marmorknochenkrankheit, mit osteosklerotischen Anämien, mit Lymphogranulom, mit Lues und ähnlichen Krankheitsbildern möglich. In solchen
Fällen kann auch das Blutbild dem bei osteosklerotischer Anämie sehr ähneln
(Zadeck und Sonnenfeld). Auf dem anatomischen Präparat wird man bei
genauer Betrachtung noch leichter eine Diagnose stellen können als auf dem
Röntgenbild, wo solche osteoblastische Geschwulstmetastasen als Knochen-
verdichtungsherde erscheinen (Nathan, Reisner, Baensch u. v. a.).

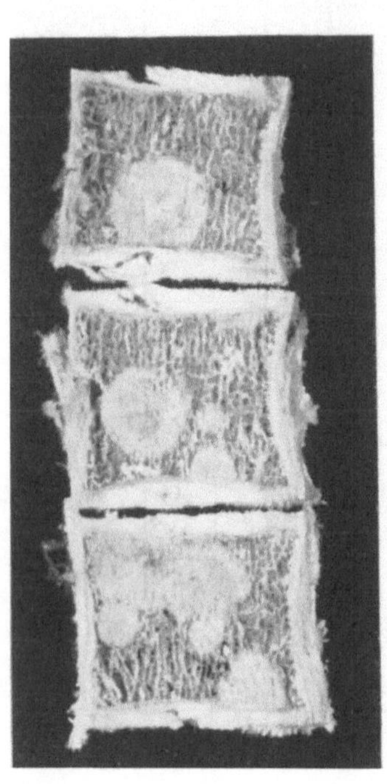

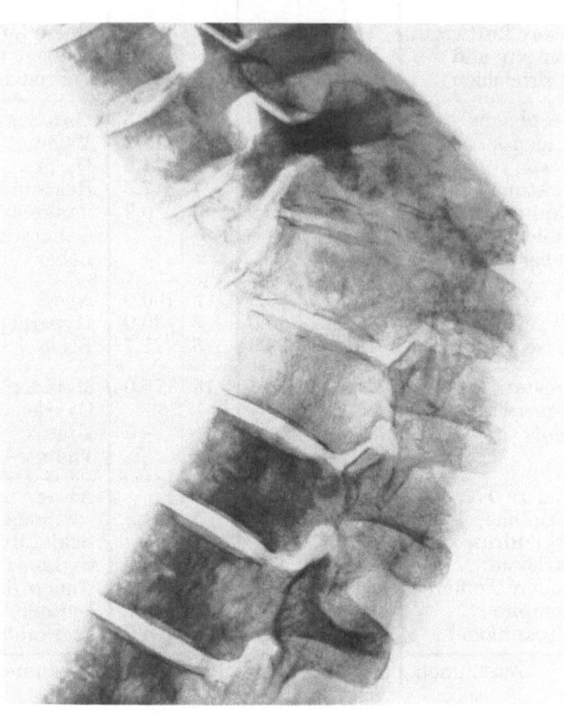

Abb. 101. (Lichtbild der Sagittalschnittfläche mehrerer Wirbelkörper.)
Zahlreiche scharf begrenzte, zum Teil
ineinanderfließende Krebsmetastasen
bei Prostatakarzinom.

Abb. 102. (Seitliche Röntgenaufnahme einer Hälfte der in der
Sagittalebene durchsägten Wirbelsäule einer 41jährigen Frau.)
Knochenzerstörende (Aufhellungen) und knochenbildende (Schatten-
verdichtungen) Krebsmetastasen bei Mammakrebs in fast allen
Wirbeln mit Luxationsfraktur im mittleren Brustteil.

Die knochenzerstörenden (osteoklastischen) Geschwulstmetastasen ergeben
infolge der häufig dabei vorhandenen Wirbelkörperzusammenbrüche ein sehr
wechselvolles Bild (Abb. 102). Wenn in einer Wirbelsäule nur osteoklastische
Metastasen vorhanden sind und sich über die ganze Wirbelsäule verteilen, dann
kann im mazerierten Präparat und auch im Röntgenbild leicht eine Verwechslung mit einem Myelom unterlaufen, bei dem die Wirbelsäule das gleiche zer-
fressene Aussehen hat. Einzelne, infolge knochenzerstörender Krebsgeschwülste
zusammengebrochene Wirbelkörper sind schon als Kümmellsche Krankheit
angesehen worden (Trachsler).

Viele Geschwulstmetastasen bleiben nicht auf Wirbelkörper und Bogen
beschränkt, sondern wuchern von hier aus in die Umgebung und sitzen den
Wirbelkörperaußenflächen als polsterförmige Verdickungen auf. In der Umgebung von Wirbelkörpern, die durch osteoklastische Metastasen vollkommen
zerstört sind, ist dies besonders häufig, und im Röntgenbild können derartige
außerhalb der Wirbelkörper entwickelte Geschwulstbildungen den Eindruck

eines Abszeßschattens hervorrufen (SváB u. a.). Einbrüche von Metastasen vom Wirbelkörper her in die Zwischenwirbelscheiben sind selten.

Als seltene Form der allgemeinen Wirbelsäulenmetastasierung kommt bei osteosklerotischen Metastasen (vor allem nach Prostatakarzinom) die Osteophytosis carcinomatosa vor (SCHMORL, ZEMGULYS, PÜRCKHAUER). Abbildungen eines solchen Falles (Abb. 103 und 104) lassen erkennen, daß sich an der ganzen Wirbelsäulenaußenfläche, an Wirbelkörpern und -bögen stacheligwulstige Osteophyten aufgelagert haben, die auch im Röntgenbild darstellbar sind. Eine solche Osteophytosis carcinomatosa kommt nur an den Knochen vor, an denen sich Krebsmetastasen befinden, sie wird also sicher von diesen Geschwulstmetastasen angeregt (SCHMORL, AXTHAUSEN). Besondere Bedeutung können solche Osteophyten dadurch erlangen, daß sie den Wirbelkanal und auch die Zwischenwirbellöcher einengen, worauf wahrscheinlich die heftigen Schmerzzustände zu beziehen sind, an denen solche Menschen leiden (ZEMGULYS).

Eine recht häufige Folge von Geschwulstmetastasen sind außerdem noch ausgedehnte Nekrosen und Blutungen im Wirbelkörpermark, die im pathologischen Präparat außerordentlich den Zuständen bei infektiösen Wirbelmarknekrosen (Abb. 91) ähneln. Meist sind diese auch in zahlreichen Wirbeln entwickelt, und die Schnittflächen einzelner oder aller Wirbelkörper und Wirbelbögen zeigen zahlreiche und zum Teil ineinanderfließende trübe, gelbe, trockene Herde mit unregelmäßig gezacktem Rand und manchmal mit schmalem, rotem Hof. Ob dabei Mischinfektionen eine Rolle spielen oder Verstopfungen der zuführenden Blutgefäße mit Geschwulstmetastasen die Ursache sind, konnte noch nicht sicher geklärt werden.

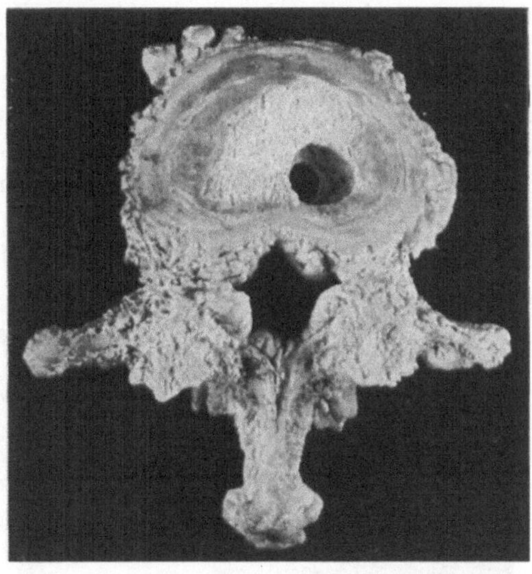

Abb. 103. (Lichtbild eines mazerierten Lendenwirbelkörpers von einem 73jährigen Manne.) Lochbildung im Wirbelkörper durch knochenzerstörende Krebsmetastasen. Ausgedehnte Osteophytosis carcinomatosa mit beträchtlichen Knochenwucherungen an der Oberfläche des Wirbelkörpers und des Wirbelbogens.

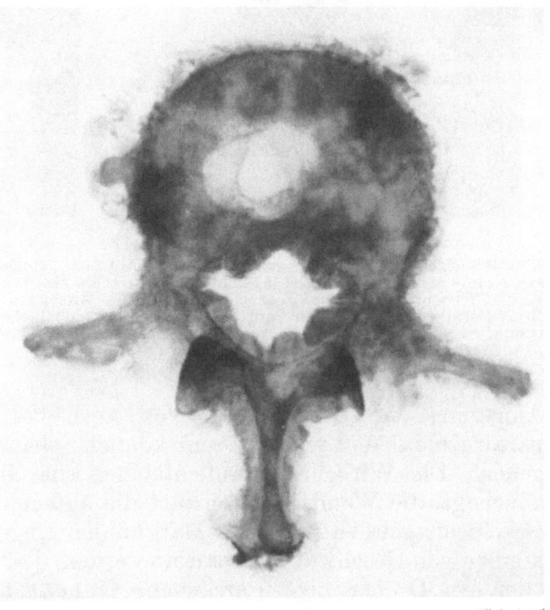

Abb. 104. (Röntgenaufnahme des gleichen Wirbels wie Abb. 103.) Die unregelmäßigen osteophytischen Knochenauflagerungen sind deutlich zu sehen, sie engen den Wirbelkanal beträchtlich ein.

Bei der Beurteilung von Röntgenbildern ist darauf zu achten, daß häufig kleinere Metastasen noch nicht zu sehen sind, auch wenn sie Knochenzerstörungen hervorgerufen haben (Chasin, Jakob). Außerdem sind alle die Geschwulstmetastasen, die nur das Knochenmark durchwuchern und noch keine Zerstörung oder Neubildung von Knochenbälkchen hervorgerufen haben, im Röntgenbild nicht darstellbar.

3. Annagung der Wirbelkörper und -bögen durch Tumoren und Aneurysmen.

Nicht allzu selten werden die knöchernen Wirbelsäulenteile von außen her durch Geschwulstwucherungen angefressen. Besonders häufig kommt es bei Pharynx-, Speiseröhren-, Lungen- und Mediastinaltumoren (Picchio) zu einer solchen

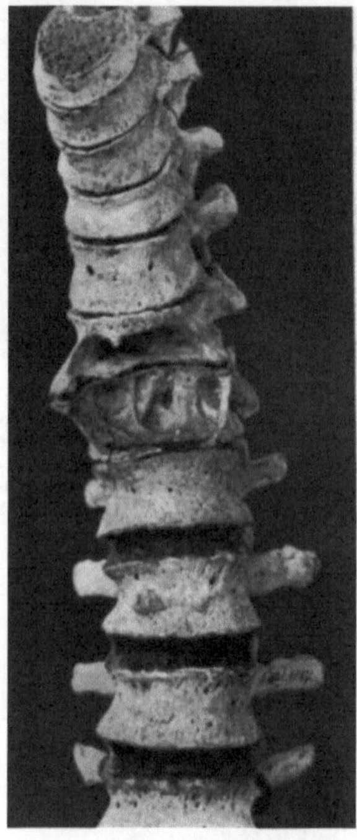

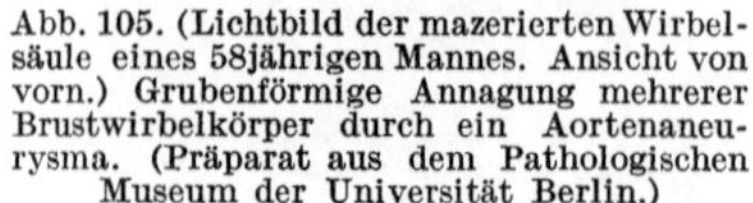

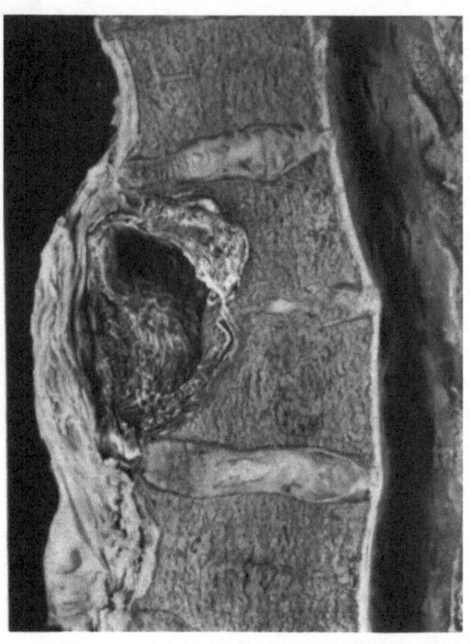

Abb. 105. (Lichtbild der mazerierten Wirbelsäule eines 58jährigen Mannes. Ansicht von vorn.) Grubenförmige Annagung mehrerer Brustwirbelkörper durch ein Aortenaneurysma. (Präparat aus dem Pathologischen Museum der Universität Berlin.)

Abb. 106. (Lichtbild der Sagittalschnittfläche einer Brustwirbelsäule von einem 56jährigen Mann.) Aortenaneurysma mit Annagung mehrerer Wirbelkörper. Verdichtung der Knochenbälkchen in der Umgebung der muldenförmigen Annagung. (Präparat aus dem Pathologischen Museum der Universität Berlin.)

Annagung der Wirbelkörper von vorn her. Geschwulstmetastasen in den paravertebralen Lymphdrüsen können ebenfalls auf die Wirbelsäule übergehen. Die Wirbelkörperaußenflächen sind in solchen Fällen von außen her angenagt, die Wandschichten und die äußeren Spongiosateile zerstört, und das Geschwulstgewebe ist in die Markhöhlen eingedrungen. Auch die Wirbelbögen können von Geschwülsten zerstört werden, die von der Oberfläche aus eindringen oder hier Drucknekrosen erzeugen. Guleke beschreibt dies von den Sanduhrgeschwülsten, die das Zwischenwirbelloch erweitern. Stefan hat ebenfalls derartige Fälle zusammengestellt (siehe auch Lindgren).

Aortenaneurysmen können auf die Wirbelsäule übergreifen, da der infolge der Ausbildung eines Aneurysmas dauernd gegen die Wirbelkörper von vorn her anschlagende Blutstrom imstande ist, allmählich einen Knochenabbau herbeizuführen (Abb. 105, 106, 107). Die betroffenen Wirbelkörper zeigen dann muldenförmige Eindellungen an ihrer Außenfläche. Die dem Blutstrom entgegenstehende, eingedellte Wandfläche ist aber besonders verstärkt und läßt auch noch senkrechte, leistenartige Verstärkungszüge erkennen (Abb. 105). Infolge dieser Verstärkungszüge erfolgt fast niemals ein Wirbelkörperzusammenbruch (GOLD, MICHAELIS, SCHMORL und JUNGHANNS u. a.).

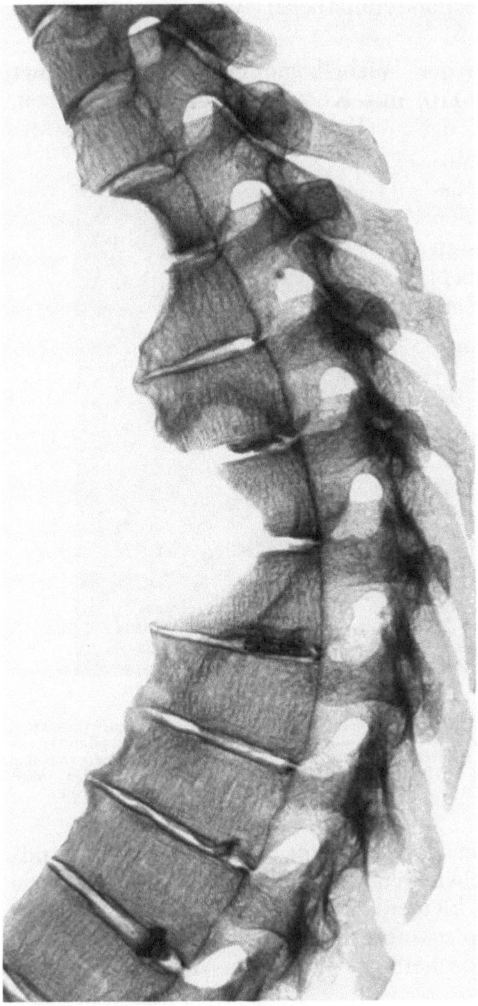

N. Zwischenwirbelgelenke (kleine Wirbelgelenke).

Da in vielen Abschnitten über die Bedeutung der Zwischenwirbelgelenke und über ihre Mitbeteiligung bei verschiedenen Erkrankungen der Wirbelsäule berichtet wird, ist es nicht nötig, diesen Gebilden einen großen eigenen Abschnitt zu widmen; hier sollen nur einige Besonderheiten der kleinen Wirbelgelenke

Abb. 107. (Seitliche Röntgenaufnahme einer Hälfte einer in der Sagittalebene durchsägten Brustwirbelsäule.) Tiefe grubenförmige Annagung mehrerer Brustwirbelkörper durch Aortenaneurysma. Verkalkungen in einigen Zwischenwirbelscheiben. Knochenbälkchenverdichtung in der Umgebung der Annagung deutlich sichtbar.

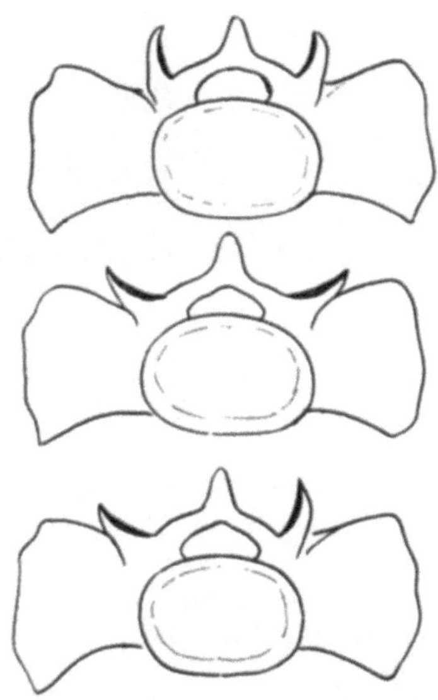

Abb. 108. (Schematische Darstellung der Kreuzbeinbasis von oben gesehen.) Die verschiedene Stellung der kleinen Gelenke am 1. Kreuzbeinwirbel, denen gleichartige Gelenkstellungen am 5. Lendenwirbel entsprechen (oben: halbmondförmig [12%], Mitte: flach [57%], unten: halbmondförmig und flach [31%]).

im Zusammenhang besprochen werden. Die Zwischenwirbelgelenke haben eine wirklich eingehende Durcharbeitung ihrer pathologischen Anatomie bisher noch nicht erfahren. Trotz mehrerer größerer Arbeiten von GÜNTZ (anatomisch) und von M. LANGE (klinisch und röntgenologisch) bleiben noch zahlreiche, nicht gelöste Fragen offen, und von verschiedenen Gesichtspunkten ausgehende erneute Durcharbeitungen dieses Gebietes werden zweifellos weitere bedeutungsvolle Befunde ergeben.

Stellungsänderungen der kleinen Gelenkfortsätze (Abb. 108) und der Gelenkflächen der Zwischenwirbelgelenke haben wir in früheren Abschnitten (S. 267) im Zusammenhang mit den Veränderungen im Bereich der Wirbelbogenreihe erwähnt. Später müssen noch solche Änderungen im Zusammenhange mit Zwischenwirbelscheibendegenerationen besprochen werden (S. 408), die zu Wirbelverschiebungen (Pseudospondylolisthese) Veranlassung geben können.

Veränderungen der kleinen Gelenke der Wirbelbogenreihe im Sinne einer Arthrosis deformans (Abb. 109 und 110) mit Knorpelusuren, Schliffflächen, knöchernen Randzackenwucherungen usw. (HADLEY, LEUBNER, SHORE, KREUZ) sind außerordentlich häufig (Statistik bei GÜNTZ). Nach dem 60. Lebensjahre findet man in allen Wirbelsäulen solche Veränderungen. Es sind am meisten die Gelenkpaare des 3.—5. Brustwirbels und die Lendenwirbelgelenke, besonders

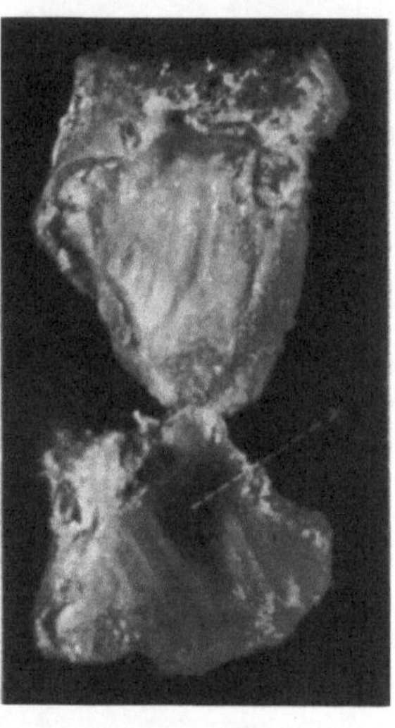

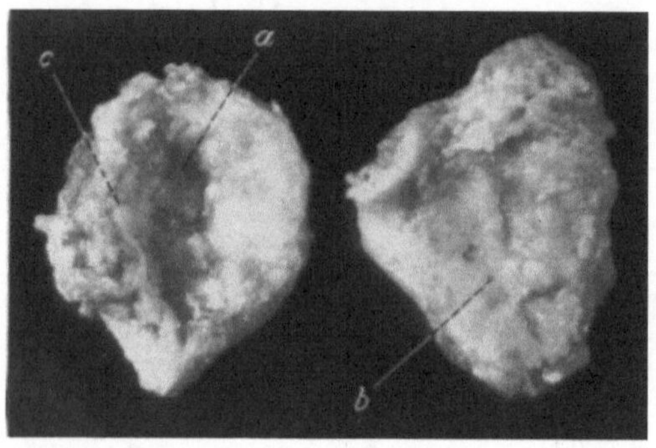

Abb. 109. (Lichtbild der auseinander geklappten Gelenkflächen eines kleinen Lendenwirbelgelenkes.) Großer ausgestanzter Knorpeldefekt (*a*). An der entsprechenden gegenüberliegenden Seite unregelmäßige, knorpelige Wulstbildung (*b*). Am Rand (*c*) knöcherner unregelmäßiger Randwulst.

Abb. 110. (Lichtbild der auseinandergeklappten Gelenkflächen eines kleinen Lendenwirbelgelenkes.) Hochgradige Schliffflächen. An der bezeichneten Stelle schimmert der vom Knorpel entblößte Knochen durch.

die untersten (M. LANGE), davon befallen. Durch überbrückende Randwülste oder durch knorpelige Verwachsungen (GÜNTZ) kann die Arthrosis deformans auch zur Versteifung der kleinen Gelenke führen. Wie häufig dies vorkommt, und wieweit davon in zweiter Linie Veränderungen an den zugehörigen Wirbelkörpern und Bandscheiben abhängen, ist noch nicht bekannt.

Bei der Osteochondrosis der Zwischenwirbelscheiben (S. 362) werden infolge der unrichtigen Bewegungen die Zwischenwirbelgelenke schwer in Mitleidenschaft gezogen, und es bildet sich in ihnen eine Arthrosis deformans aus. Das gleiche findet sich bei der Tabes (S. 349). Auch hierüber fehlen noch Untersuchungen in größerem Maßstabe.

Bei schwerer Arthrosis deformans der kleinen Gelenke können sich auch freie Gelenkkörper bilden (MANNHEIM).

Vollkommen knöcherne Versteifung der kleinen Gelenke findet sich bei der Spondylarthritis ankylopoetica (S. 403). Bei Blockwirbelbildungen, bei denen also im Bereiche der Wirbelkörperbandscheibenreihe keine Bewegungsmöglichkeit besteht, zeigen die kleinen Gelenke ebenfalls knöcherne Ankylosen. Dies kommt sowohl bei den angeborenen Blockwirbeln als auch bei erworbenen Blockwirbeln (ausgeheilte Tuberkulose) vor. Für letztere müßte noch geklärt werden, ob auch Tuberkulose in den kleinen Gelenken bestand, oder ob diese nur infolge der Untätigkeit nach der Versteifung im Bereiche der Blockwirbelbildung ankylotisch geworden sind.

Wie häufig und in welcher Form sich akute entzündliche Vorgänge in den kleinen Wirbelgelenken abspielen, ist noch nicht genügend eingehend untersucht (KLINGE, M. LANGE, WEIL). Nach Entzündungen im Bereiche des Rachenringes kommen akute Gelenkentzündungen in den Zwischenwirbelgelenken der Halswirbelsäule mit starker Schmerzhaftigkeit vor. Über das pathologisch-anatomische Zustandsbild und über die Folgeerscheinungen fehlen jedoch Reihenuntersuchungen.

Bei Kyphosen konnte GÜNTZ in seinem Material keine wesentlichen Veränderungen der kleinen Gelenke finden. M. LANGE beschreibt dagegen das frühzeitige Auftreten einer Arthrosis deformans der kleinen Gelenke bei Menschen mit Adoleszentenkyphosen, und führt die Schmerzen bei diesem Leiden im wesentlichen auf die Gelenkveränderungen zurück. Es muß weiteren Untersuchungen überlassen bleiben, festzustellen, in welcher Form bei versteifenden Kyphosen (z. B. bei Alterskyphosen) die Zwischenwirbelgelenke beteiligt sind.

Bei Skoliosen wurden Veränderungen an den kleinen Wirbelgelenken schon früher häufig untersucht und beschrieben. An der Bogeninnenseite der Skoliose sind die kleinen Gelenke stets schwer im Sinne einer chronischen Arthrosis deformans verändert (GÜNTZ, M. LANGE). Außerdem finden sich dabei stets schwere Veränderungen in den untersten Lendenwirbelgelenken, da hier die größte Rumpflast liegt (M. LANGE). Besonders auffallend starke Veränderungen zeigen die kleinen Wirbelgelenke bei Skoliosen dann, wenn zwischen zwei Wirbeln eine seitliche Wirbelverschiebung (Drehgleiten) eingetreten ist (S. 411).

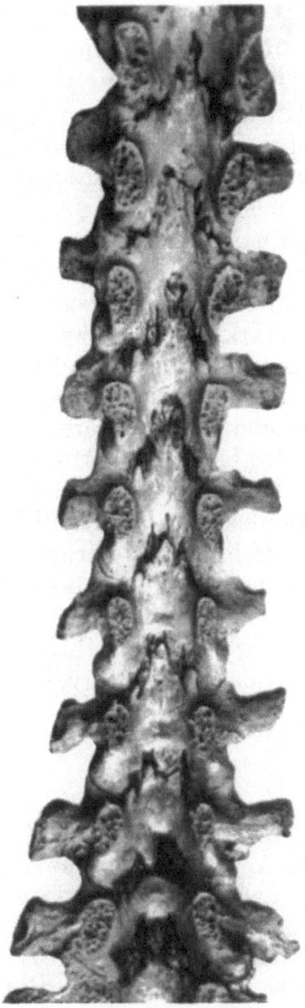

Bei Wirbelbrüchen ist die Beteiligung der kleinen Gelenke ganz besonders auffallend (GÜNTZ, M. LANGE) und noch nicht im richtigen Ausmaße untersucht und gewürdigt worden. Stets finden sich einige Zeit nach einem Wirbelbruch in den kleinen Gelenken in der Gegend des gebrochenen

Abb. 111. (Lichtbild der von den Wirbelkörpern abgetrennten Wirbelbogenreihe. Ansicht von vorn her.) Die Ligamenta flava sind bis auf schmale Spaltbildungen verknöchert. Die Verknöcherungen streben von beiden Seiten in den gelben Bändern aufeinander zu und sind unregelmäßig zackig begrenzt.

Wirbelkörpers arthrotische Veränderungen, von denen noch zu klären ist, ob sie sich auf Grund von Bänderzerreißungen (im Sinne von BÖHLER) entwickeln, oder ob sie Folgezustände der unrichtigen Belastung infolge der bleibenden Gibbusbildung sind.

Spondylosis deformans (S. 391) und Arthrosis deformans der kleinen Gelenke kommen an den Wirbelsäulen fast aller älteren Menschen vor, jedoch geht die Ausbildung dieser beiden Krankheiten nicht parallel (GÜNTZ,

JUNGHANNS, M. LANGE, SCHMORL und JUNGHANNS u. a.). Wenn auch gewisse wechselseitige Beziehungen vorliegen, die mit der Bewegungsfähigkeit der Wirbelsäule dabei zusammenhängen, so besteht doch ein zeitlicher Unterschied in der Entwicklung der beiden Vorgänge. M. LANGE: „Je schneller die pathologischen Vorgänge der einen Alterskrankheit ablaufen, und je größer die Ausdehnung der spondylotischen bzw. arthrotischen Veränderungen sind, um so mehr wird die Ausbildung der anderen Alterskrankheit der Wirbelsäule gehemmt.“

In den Ligamenta flava, die an der Hinterwand des Wirbelkanals vor den kleinen Gelenken liegen und diese als gelbe, straffgespannte Bänder überziehen, spielen sich sehr häufig Verknöcherungsvorgänge ab, die bisweilen auch im Röntgenbild darzustellen sind (SCHMORL und JUNGHANNS). Es bilden sich Knochenzacken in den Bändern aus, die von der Ansatzstelle der Bänder her aufeinander zustreben (Abb. 111). In vielen Fällen können die sich nach dem Wirbelkanal zu öffnenden Gelenkspalten der kleinen Gelenke von vollkommen verknöcherten gelben Bändern überbrückt und dadurch versteift werden (interarkuelle· Wirbelverknöcherung nach POLGAR). Ob akut entzündliche Erkrankungen der gelben Bänder die Bänderverknöcherung einleiten, oder ob es sich um chronisch deformierende Vorgänge dabei handelt, müssen erst weitere Untersuchungen klären. BAKKE spricht von Spondylosis ossificans ligamentosa localisata. Das Verhalten der gelben Bänder bei anderen Wirbelkörper- und Wirbelbogenveränderungen (Wirbelkörperinfektionen, Wirbelbrüche, Wirbelbogenbrüche, Luxationen der kleinen Gelenke usw.) bedarf ebenfalls noch der Erforschung auf Grund von Reihenuntersuchungen. Auch die Beziehungen zwischen den Verknöcherungen der gelben Bänder, der Arthrosis deformans der Zwischenwirbelgelenke und der Spondylosis deformans sind noch nicht geklärt. Bei der Spondylarthritis ankylopoetica (S. 403) tritt stets eine vollkommene Verknöcherung der gelben Bänder ein.

O. Zwischenwirbellöcher.

Eine besondere Betrachtung der Zwischenwirbellöcher, über deren Normalform weiter vorn berichtet wurde (S. 234), ist dadurch gerechtfertigt, daß viele Kliniker pathologische Veränderungen im Bereiche der Zwischenwirbellöcher für Schmerzzustände verantwortlich machen (BECHTEREW, EHRLICH, GRAGE, OPPENHEIM, STRÜMPELL, SCHLESINGER u. a.). Tatsächlich lassen sich sogar im Röntgenbild bisweilen Einengungen der Zwischenwirbellöcher darstellen (LÖW, OPPENHEIMER, POLGAR, SCHMORL und JUNGHANNS). Dies kann durch starke Verknöcherung der gelben Bänder oder durch weit nach hinten zu liegende Randwülste bei Spondylosis deformans (retrokorporale Wirbelverknöcherung nach POLGAR, Röntgenbilder siehe bei SCHMORL und JUNGHANNS) der Fall sein. Auch bei der Spondylarthritis ankylopoetica zeigt das Röntgenbild Einengung der Zwischenwirbellöcher. Im anatomischen Präparat zeigen aber alle diese Fälle, daß im Bereiche der Zwischenwirbellöcher noch immer genügend Raum für den Durchtritt der Nerven und Gefäße bleibt. Schmerzzustände lassen sich also lediglich durch die Verknöcherung nicht erklären. Es ist aber denkbar, daß Schwellungszustände des die Nerven umscheidenden Bindegewebes und Druckschwankungen in den austretenden Gefäßen zu Nervenerscheinungen Anlaß geben (BRAUN, EHRLICH). Die Zwischenwirbellöcher können außerdem noch dadurch verengt sein, daß eine Verdickung der Wirbelbogenteile durch ein Angiom oder durch Osteodystrophia deformans Paget besteht. Beträchtliche Einengungen können die Zwischenwirbellöcher durch die Knochenzackenbildungen bei der Osteophytosis carcinomatosa (S. 339) erfahren.

Verkleinerung der Zwischenwirbellöcher findet sich immer bei Blockwirbelbildung. Bei den angeborenen Blockwirbeln (Abb. 29), bei denen neben den Wirbelkörpern auch noch die Bogenteile mit ihren Fortsätzen weitgehend verschmolzen sein können, bleibt stets nur eine recht kleine Öffnung zwischen den Bogenwurzeln für den Austritt der Nerven übrig. Trotzdem haben Leute, bei denen auf Grund einer Fehlbildung zwei Wirbel miteinander verschmolzen sind, dadurch niemals Druckerscheinungen in den betreffenden Nervenstämmen. Knöcherne Verschmelzung von Wirbelkörpern nach Bandscheibenzerstörungen (Tuberkulose, Traumen usw.) kann durch Ausfall von Zwischenwirbelraumhöhe eine Verkleinerung des Zwischenwirbelloches zur Folge haben (Abb. 86, 89). Es kann aber neben Verkleinerung der senkrechten Achse des Zwischenwirbelloches eine Vergrößerung in waagrechter Richtung eintreten. Bei Blockwirbeln auf Grund von Kallusbildungen nach Wirbelfraktur oder traumatischen Bandscheibenzerstörungen beobachtet man ebenfalls häufig eine Abnahme in der Länge der senkrechten Achse des Zwischenwirbelloches. Außerdem kann hierbei durch Einpressen eines ganzen Wirbelkörperstückes nach dem Wirbelkanal zu das Zwischenwirbelloch verengt werden.

Einengung des Raumes in den Zwischenwirbellöchern kommt auch durch Weichteileinwucherungen vor. Dies ist besonders von den Sanduhrgeschwülsten (S. 335) bekannt.

In seltenen Fällen tritt eine Vergrößerung der knöchernen Umrandung eines Zwischenwirbelloches ein (SCHMORL und JUNGHANNS). Knochenzerstörende Geschwulstmetastasen oder entzündliche Einschmelzungsvorgänge an den Wirbelbogenwurzeln und an den rückenwärts liegenden Teilen der Wirbelkörper können das hervorrufen. Dabei ist aber nicht gesagt, daß der Raum für die durchtretenden Nerven und Gefäße vergrößert wird. Im Gegenteil, erfahren diese infolge der Geschwulstwucherung oder Eiterbildung eine Einengung ihres Durchtrittsraumes.

Beträchtliche Änderungen der Gestalt des Zwischenwirbelloches werden stets bei Spondylolisthesen und Pseudospondylolisthesen gefunden. Durch das Vorgleiten des Wirbelkörpers wird das unter ihm liegende Zwischenwirbelloch gleichsam in die Länge gezogen, und die allmählich an Höhe abnehmende Zwischenwirbelscheibe verursacht außerdem eine Verkleinerung seiner senkrechten Achse. Die in den betreffenden Abschnitten enthaltenen Bilder (Abb. 47, 48) zeigen deutlich diese Verhältnisse, so daß hier nicht näher darauf eingegangen wird. Bei der Pseudospondylolisthese tritt besonders immer ein spitzer, von unten-hinten her in das Zwischenwirbelloch hineinragender Zacken des arthrotisch veränderten Gelenkes (Abb. 189, 190) auf. Wirbelverschiebungen nach hinten sind natürlich auch von Formänderungen der Zwischenwirbellöcher begleitet (Abb. 192).

P. Kreuz-Darmbeinfuge.

Die Symphysis sacroiliaca hat infolge ihrer Lage als Verbindung zwischen Rumpfskelet und Beckenring eine außerordentlich große physiologische Bedeutung. In den letzten Jahren ist deshalb die Fuge zwischen Darmbein und Kreuzbein des öfteren Gegenstand wissenschaftlicher und praktisch-klinischer Untersuchungen gewesen. Eine regelmäßige Durchforschung unter Heranziehung größerer Reihenuntersuchungen ist von pathologisch-anatomischer Seite allerdings bisher noch nicht unternommen worden. Im wesentlichen haben sich die Röntgenologen mit diesem Halbgelenk beschäftigt, die Darstellbarkeit seiner Form und seiner krankhaften Veränderungen im Röntgenbild durchforscht (BARSONY, GIRAUDI, HAPPEL, KOWACS) und die verschiedenen Variationen der Form festgestellt. Die Röntgendarstellung ist infolge der schrägen und geschwungenen Verlaufsrichtung der Fuge schwierig. Bei schweren Beckenverletzungen kommt sehr häufig eine Luxation in der Kreuzdarmbeinfuge mit mehr oder wenig ausgedehnter Verschiebung der Beckenschaufeln vor. Infektionen, besonders Tuberkulose, sitzen manchmal in diesem Halbgelenk, zerstören die Gelenkumrisse und führen oft zu Senkungsabszessen. Beim Bechterew ist die Symphysis sacroiliaca immer versteift (Frühzeichen!).

Die häufigste Veränderung, die anatomisch festgestellt wird, und die auch oft zu klinischen Erscheinungen führt, ist eine Arthrose der Kreuzdarmbeinfuge. Randzackenbildungen an den Rändern, besonders an den unteren Rändern, und Knochenbälkchenverdichtungen entlang der Gelenkflächen sind die Zeichen dieser Erkrankung, die mit großer Schmerzhaftigkeit für gewisse Bewegungen einhergehen kann. Nach DUNCAN und COUGHLAN haben in höheren Altersstufen bis 90% der Männer und 77% der Frauen solche Veränderungen. (Neueres klinisches Schrifttum: BROWN, KATZ, PITKIN und PHEASANT, STEHR u. v. a.)

V. Die krankhaften Veränderungen der Zwischenwirbelscheiben.

A. Allgemeines.

Die pathologische Anatomie der Zwischenwirbelscheibenveränderungen ist ein ganz besonders reizvoller Abschnitt der Wirbelsäulenpathologie. Erstmals wurde von LUSCHKA 1858 in der Monographie „Die Halbgelenke des menschlichen Körpers" zusammenfassend über den damaligen Stand der Forschungsergebnisse berichtet. Jedoch geriet diese Arbeit wieder in Vergessenheit. Erst seitdem es mit Hilfe der verbesserten Röntgentechnik gelang, deutlichere Aufnahmen der Wirbelsäule herzustellen, erwachte wieder das Interesse für Veränderungen im Bereiche der Zwischenwirbelscheiben, und SCHMORL hat bei seinen Reihenuntersuchungen gerade den krankhaften Veränderungen des Zwischenwirbelscheibengewebes ein besonderes Augenmerk geschenkt und vor allem auch deren Beziehungen zu den Wirbelkörpern untersucht. Es wird aus dem folgenden Abschnitt mit besonderer Deutlichkeit hervorgehen, daß Bandscheibenveränderungen in vielen Fällen folgenschwerer für den Gesamtaufbau und für die Bewegungs- und Belastungsfähigkeit der Wirbelsäule sind als manche auch ausgebreitete Erkrankungen des Wirbelsäulenknochengerüstes. Die Forschungsergebnisse SCHMORLs, die in seinen eigenen Arbeiten und in den Arbeiten seiner Schüler (ANDRAE, BÖHMIG, GÜNTZ, HALLERMANN, HAMMERBECK, HILDEBRANDT, JUNGHANNS, MARTENS, NIEDNER, PÜSCHEL, RATHCKE, THOMA u. v. a.) niedergelegt sind, haben einen großen Teil ungelöster Fragen geklärt, und den Klinikern und Röntgenologen ist dadurch ein unentbehrliches wissenschaftliches Rüstzeug gegeben worden, das in den letzten Jahren auch reichlich durchgearbeitet wurde. Sehr eingehend hat sich das Ausland mit den Ergebnissen der SCHMORLschen Bandscheibenforschungen befaßt, und in allen hauptsächlichsten Sprachen sind seitdem Arbeiten erschienen, die zusammenfassend diese Ergebnisse berichten und zum Teil auch kritisch besprechen (in englischer Sprache: BEADLE, GEIST, JONES, JOPLIN, KEYES und COMPERE, MALCOLMSON, MOONEY; in französischer Sprache: BABAIANTZ und PERROT, GALLAND, MAURICE; in italienischer Sprache: FRANCESCHELLI, GALLEAZZI, im Osten: GLADYREWSKIJ, PODKAMINSKI; im Norden: SCHEUERMANN).

B. Formänderungen.

1. Hohe Zwischenwirbelscheiben.

Größe und Form des Zwischenwirbelraumes und der Zwischenwirbel-scheiben ändern sich im Laufe der Wirbelsäulenentwicklung, wie wir schon beschrieben haben. Auch die angeborenen Ausbuchtungen im Bereiche des Gallertkerns (S. 256, Abb. 39) und die Fehlbildungen (bleibender Chorda-kanal), die zu Änderungen der Zwischenwirbelscheibenform führen, sind bereits besprochen.

Alterserscheinungen und Erkrankungen der anliegenden Wirbelkörper können Veranlassung zu einer Höhenzunahme des Zwischenwirbelraumes geben, wenn der Gallertkern noch seinen regelrechten Ausdeh-nungsdruck (FICK) behalten hat. Bei allen allge-meinen Erkrankungen des Knochengewebes, die zu einem Nachlassen der Knochenfestigkeit führen (Osteoporose, Osteomalazie, Osteodystrophia defor-mans, Osteodystrophia fibrosa, Hungerosteopathie usw.), kann unter gleichzeitiger Belastung der Gallert-kerndruck die Wirbelkörperendflächen einbuchten (Fischwirbel, Abb. 112). Diese Einbuchtung kann so hochgradig sein, daß sich unter Dehnung der Knorpel-platte die benachbarten Zwischenwirbelscheiben fast berühren. Die Zwischenwirbelscheiben erfahren dann eine hochgradige Höhenzunahme ihrer mittleren Teile, die durch eine Vermehrung des Wassergehaltes möglich ist. BRACK glaubt, daß Wucherungsvorgänge in den Bandscheiben dabei eine Rolle spielen, und BARON und BARSONNY sprechen von degenerativen Vergrößerungen. MOFFAT sieht die Höhenzunahme der Zwischenwirbelscheibe als kompensatorische Hyper-trophie an. Nach den Untersuchungen SCHMORLs findet eine Vermehrung der Menge des Zwischen-wirbelscheibengewebes dabei jedoch nicht statt, son-dern es bilden sich nur geringe Aufblähungen der Knorpelzellen und stellenweise mäßige Brutkapsel-bildungen. Die erhöhte Flüssigkeitsansammlung kann sogar zu einer zystischen Erweiterung der Höhle im Gallertkern (Abb. 56) führen (RATHCKE). Es muß aber nochmals darauf hingewiesen werden, daß bei der Höhenzunahme der Zwischenwirbelscheibe stets eine gut erhaltene Elastizität der Zwischenwirbel-scheiben Bedingung ist. Zwischenwirbelscheiben, die Austrocknungs-, Zer-mürbungs- und Degenerationserscheinungen oder gar Einlagerungen von fibrösem Gewebe zeigen, haben ihre Dehnungsfähigkeit verloren und können sich nicht in die benachbarten Wirbelkörper vorbuchten.

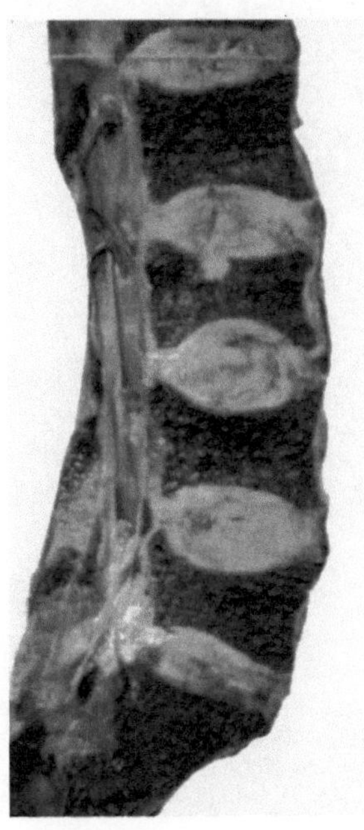

Abb. 112. (Lichtbild der Sagittal-schnittfläche der Lendenwirbel-säule einer 79jährigen Frau.) Starke Vorbuchtung der Zwischenwirbel-scheiben in die osteoporotischen Wirbelkörper (Fischwirbel). An der 2. Lendenbandscheibe unten ein SCHMORLsches Knötchen.

Außer den eben beschriebenen, meist symmetrisch ausgebildeten Höhen-zunahmen von Zwischenwirbelscheiben, können die Zwischenwirbelscheiben auch nur teilweise oder nur nach einer Seite zu Einbuchtungen in die Wirbel-körper („Umbilikation" nach SMITH), zeigen. Das kommt dann vor, wenn das anliegende Knochenbälkchenwerk nur stellenweise oder nur in dem einen Wirbel nachgiebig geworden ist (durch isolierte Geschwulstmetastasen, durch Myelom, durch Osteodystrophia deformans in einem anliegenden Wirbel).

2. Niedrige Zwischenwirbelscheiben.

Viel häufiger als zu hohe Zwischenwirbelscheiben findet man aber auf Sägeflächen in der Pfeilnahtebene abnorm niedrige Zwischenwirbelscheiben. Für
einige Zwischenwirbelscheiben ist eine solche Höhenabnahme bzw. sogar ein
vollkommenes Verschwinden die Regel. Die Kreuzbeinbandscheiben verschwinden (bis auf kleine Reste im Bereiche der 1. und 2. Kreuzbeinbandscheibe)
während des Wachstums vollkommen. Die Bandscheibe zwischen Atlaskörper
und Epistropheus geht ebenfalls allmählich zugrunde, und der knöchern verschmolzene Atlaskörper bildet dann den Zahnfortsatz des 2. Halswirbels (auch

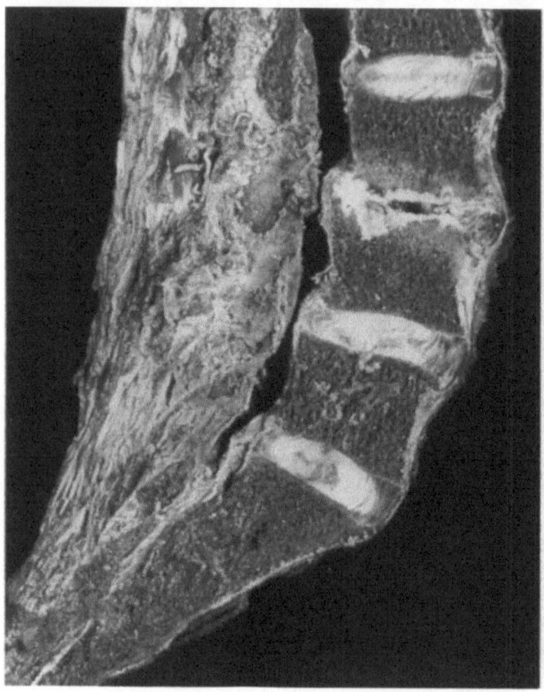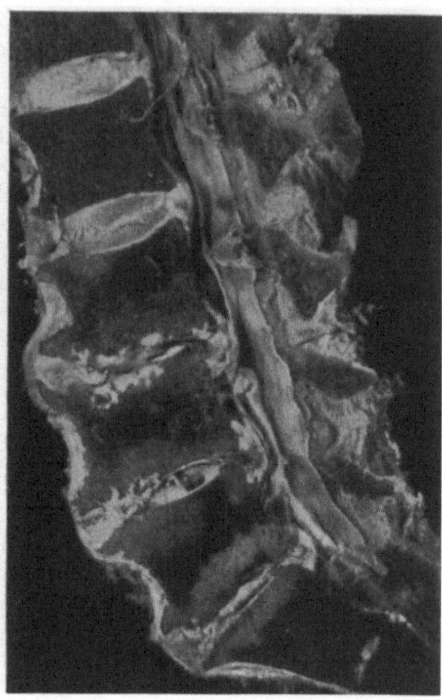

Abb. 113.   Abb. 114.

Abb. 113. (Lichtbild der Sagittalschnittfläche einer Lendenwirbelsäule.) Zermürbung der 3. Lendenbandscheibe
mit Abnahme der Höhe des Zwischenwirbelraumes und Verdichtung der angrenzenden Wirbelkörperknochenbälkchen mit Einlagerung kleiner Knorpelwucherungen. Verschiebung des 3. Lendenwirbelkörpers nach vorn.

Abb. 114. (Lichtbild der Sagittalschnittfläche einer Lendenwirbelsäule.) Die drei unteren Lendenbandscheiben
stark zermürbt (Osteochondrosis). Deutliche Höhenabnahme der Zwischenwirbelräume und Verdichtung der
angrenzenden Wirbelkörperknochenbälkchen.

hier kann man bisweilen Reste der Zwischenwirbelscheibe noch bis ins höchste
Alter hinein finden). An allen übrigen Zwischenwirbelscheiben aber bedeutet
eine Verminderung der regelrechten Höhe, daß ein krankhafter Vorgang im
Bandscheibengewebe platzgegriffen hat. Die bereits im 3. und 4. Lebensjahr-
zehnt einsetzende Verminderung des Wassergehaltes der Zwischenwirbelscheiben
(PÜSCHEL u. a.), und die zahlreichen Degenerationserscheinungen (Farbände-
rungen des Gallertkerns, Rißbildungen, Auffaserungen usw.), die wir noch
besprechen werden, bringen stets einen Elastizitätsverlust und damit auch eine
Verminderung der Bandscheibenhöhe mit sich (BÖHMIG, BENEKE). Bei der
Besprechung dieser einzelnen Veränderungen werden wir darauf zurückkommen.
     Mit den Verminderungen der Zwischenwirbelraumhöhe (Abb. 113—116),
die mit einer Zermürbung des Bandscheibengewebes (Osteochondrosis,

S. 362) und dadurch mit einer außergewöhnlichen Beweglichkeit einhergehen, kommt meist gleichzeitig noch eine Knochenverdichtung an den angrenzenden Wirbelkörperendflächen vor. Sie ist besonders ausgeprägt dann zu finden, wenn das Zwischenwirbelscheibengewebe so weitgehend zerstört ist, daß die benachbarten Wirbelkörperendflächen aufeinanderreiben. Auf dem Wirbelsäulendurchschnitt ist die Verdichtung der Knochenbälkchen zu einem sklerotischen harten Streifen entlang den Wirbelkörperendflächen deutlich sichtbar (Abb. 113—115), und sie läßt sich auch im Röntgenbild durch eine Verschattung nachweisen (Abb. 116). Am häufigsten bildet sich eine solche Sklerose der Wirbelkörperendflächen im Bereiche der Halswirbelsäule und an den untersten Lendenwirbeln aus. Die stärksten Formen

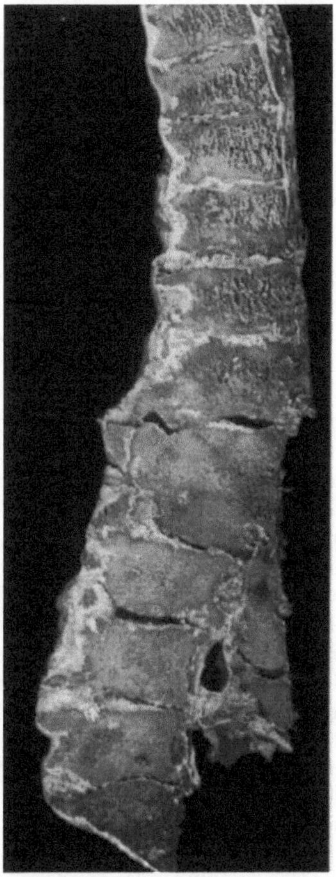

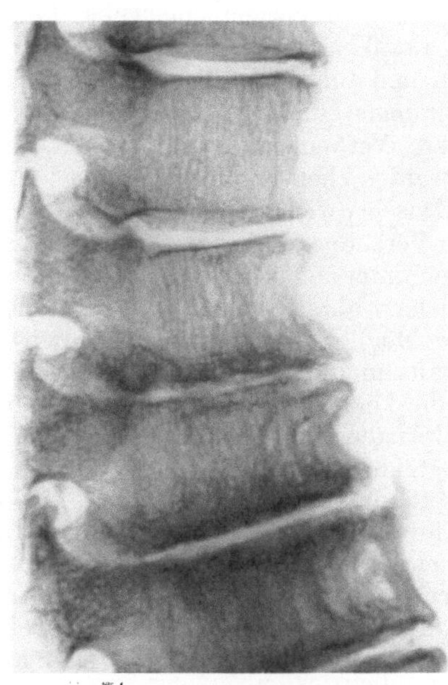

Abb. 115. Abb. 116.

Abb. 115. (Lichtbild der Sagittalschnittfläche der Wirbelsäule eines 73jährigen Mannes.) Tabes der Wirbelsäule mit hochgradiger Zermürbung sämtlicher Zwischenwirbelscheiben und Höhenabnahme der Zwischenwirbelräume. Verdichtung der angrenzenden Knochenbälkchen, die sich an einzelnen Stellen über den ganzen Wirbelkörper erstreckt.

Abb. 116. (Seitliche Röntgenaufnahme eines Teiles des in Abb. 115 dargestellten Präparates.) Höhenabnahme der Zwischenwirbelräume und Verdichtung der angrenzenden Knochenbälkchen deutlich sichtbar.

derartiger Sklerose in der Nachbarschaft zermürbter Bandscheiben findet man bei Tabes der Wirbelsäule (ALAJOUANINE und THUREL, GOLD, HOFFMANN, LACHS, LYON, MARKOV, PAPE, SCHMORL und JUNGHANNS, SINAKEVIC). Nach BOCCI kann eine solche „vertebrale Osteoarthropathie" sogar ein Anfangszeichen von Tabes sein. Infolge der völligen Schmerzlosigkeit können die regelwidrigen Bewegungen der Wirbelkörper gegeneinander so hochgradig werden, daß sich die Sklerose allmählich von den Wirbelendflächen über ganze Wirbelkörper (Abb. 115 und 116) ausbreitet (SCHMORL und JUNGHANNS). EHRLICH fand ähnliche Bilder wie bei der Tabes auch bei der ochronotischen Alkaptonurie. Wenn

durch solche Zermürbungen von Bandscheibengewebe die Höhe des Zwischenwirbelraumes weitgehend abgenommen hat, kommen auch Verengerungen des
Zwischenwirbelloches (S. 344) vor, so daß nach Ansicht von Teneff Schmerzen
in den durchziehenden Nervenstämmen verursacht werden können.

Bei der Alterskyphose (S. 382) wird die Zwischenwirbelraumhöhe nicht
in ganzer Ausdehnung, sondern nur in den vorderen Abschnitten vermindert,
wie noch zu besprechen ist. Die Sklerose durch Druck und Reibung stellt sich
dabei lediglich in den vorderen Teilen der Wirbelkörper ein. Bei Wirbelverschiebungen (nach hinten, nach vorn, nach der Seite) und beim typischen
Wirbelgleiten (Spondylolisthese) besteht stets eine beträchtliche Höhenabnahme
der unter dem verschobenen Wirbel liegenden Zwischenwirbelscheibe. Darüber
ist in den entsprechenden Abschnitten berichtet (S. 259, 406 ff.).

C. Verlagerungen von Zwischenwirbelscheibengewebe.

1. „Schmorlsche Knötchen" in den Wirbelkörpern.

Zwischenwirbelscheibengewebe kann in größeren oder kleineren Teilen
durch krankhafte Vorgänge aus dem Zwischenwirbelraum heraus verlagert
werden und führt dann zu verschiedenen, häufig nicht unbedeutenden Folgeerscheinungen, die sowohl anatomisch (auch zum Teil im Röntgenbild) deutlich
sichtbare Veränderungen darstellen, als auch beträchtliche, klinisch faßbare
Beschwerden hervorrufen können. Am häufigsten kommen Verlagerungen
von Zwischenwirbelscheibengewebe in die angrenzenden Wirbelkörper vor.
Solche Veränderungen hat auch schon Luschka gesehen, und Schmorl hat sie
genauer untersucht und eingehend beschrieben. Im Schrifttum werden sie im
allgemeinen als „Schmorlsche Knötchen" oder „Knorpelknötchen" bezeichnet.

Die Möglichkeit, daß Zwischenwirbelscheibengewebe vom Zwischenwirbelraum aus in die angrenzenden Wirbelkörper eindringt, ist nur dann gegeben,
wenn die knorpeligen Schlußplatten Lücken aufweisen. Regelrecht entwickelte
Schlußplatten haben, wie weiter vorn beschrieben, an und für sich keinerlei
Lückenbildungen, aber sie zeigen einige Stellen mit geringerer Widerstandsfähigkeit, an denen der Weg für Lückenbildungen gewissermaßen vorbereitet
ist. Einmal ist dies die Gegend des Gallertkerns, in der in vielen Fällen bereits
eine gewisse Ausbuchtung (S. 256) des Zwischenwirbelraumes nach den Wirbelkörpern zu (an der alten Chordadurchtrittsstelle) besteht (Abb. 39). An solchen
ausgebuchteten Stellen ist die Knorpelplatte stets etwas dünner als der Regel
entspricht. Außerdem befindet sich hier die Narbe (Böhmig, Putschar) der
Gefäßdurchtrittsstelle (axiales Bandscheibengefäß, S. 222). Dann liegen in
der knorpeligen Schlußplatte die kleinen unregelmäßig angeordneten, schollignekrotischen Zerfallsherde, die „Ossifikationslücken" von Schmorl (Abb. 21),
die ebenfalls Stellen geringerer Widerstandsfähigkeit hervorrufen. (Von Böhmig
werden diese Herde als Wachstumsstörungen angesehen.) Außer diesen Bedingungen für Stellen geringerer Widerstandsfähigkeit (Ausbuchtungen an
der Chordadurchtrittsstelle, Gefäßnarben, Ossifikationslücken), die entwicklungsgeschichtliche Ursache haben, können auch Krankheitsvorgänge Lückenbildungen in den Knorpelplatten begünstigen oder hervorrufen. Die Knorpelplatten werden bisweilen von knorpelzerstörenden Geschwulstmetastasen oder
entzündlichen Einschmelzungen, die im Wirbelkörper in ihrer Nähe sitzen,
in Mitleidenschaft gezogen, oder der Wirbelkörper wird dadurch unmittelbar
an den Knorpelplatten so ausgehöhlt, daß sie keine feste Unterlage haben und
traumatischen Schädigungen (Rißbildungen) leichter unterliegen. Die in höherem
Alter auftretenden Degenerationsvorgänge in den Knorpelplatten (Uebermuth)
können ebenfalls die Widerstandskraft der Knorpelplatten wesentlich schwächen.

Wenn solche entwicklungsgeschichtlich oder durch Krankheiten bedingte, örtlich begrenzte Schädigungen in der Widerstandsfähigkeit der Knorpelplatten vorliegen, dann kann der Ausdehnungsdruck des Gallertkerns in Gemeinschaft mit der Belastung der Wirbelsäule während des täglichen Lebens zu Einrissen

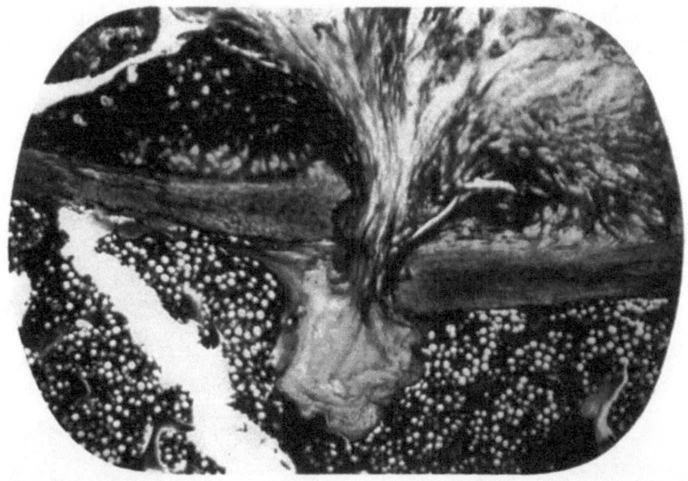

Abb. 117. (Mikrophotogramm eines Sagittalschnittes durch die Wirbelkörperbandscheibengrenze eines Jugendlichen.) Durch einen Spalt in der Knorpelplatte ist Zwischenwirbelscheibengewebe (Gallertkerngewebe) in den Wirbelkörper (nach unten zu) eingedrungen. Beginnende knorpelige Umwandlung des vorgefallenen Gewebes und beginnende Bildung einer Knochenschale („SCHMORLsches Knötchen“).

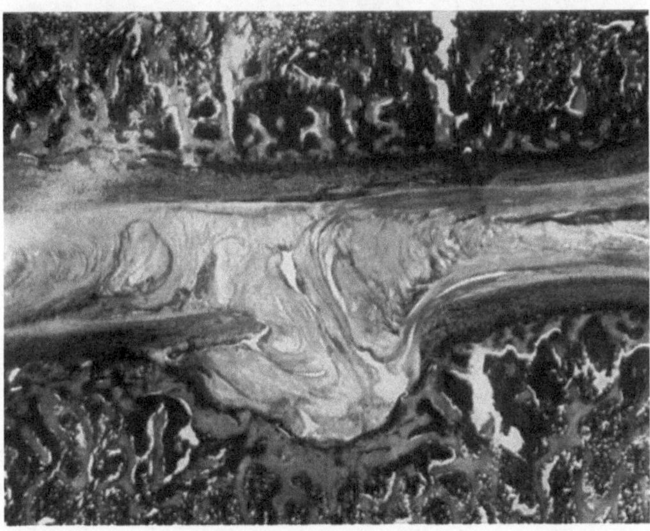

Abb. 118. (Mikrophotogramm einer Sagittalschnittfläche durch die Zwischenwirbelscheibe eines Jugendlichen.) Breite Öffnung der Knorpelplatte und Vorfall von Zwischenwirbelscheibengewebe in den Wirbelkörper hinein. Bildung einer Knochenschale um das vorgefallene Zwischenwirbelscheibengewebe herum („SCHMORLsches Knötchen“).

an diesen wenig widerstandsfähigen Stellen der Knorpelplatten führen. Das täglich immer wieder elastisch eindringende Zwischenwirbelscheibengewebe wird allmählich diese Einrisse und Lücken erweitern und sich gleichzeitig in die entstehenden Spalten und Löcher hineindrängen (Abb. 117, 118, 119). Auch wenn keinerlei Zerstörungen oder Erkrankungen an den Wirbelkörpern selbst vorliegen, findet das Zwischenwirbelscheibengewebe, wenn es einmal die Knorpelplatte durchbrochen hat, in der feinporig durchlöcherten Schlußplatte stets eine Stelle zum weiteren Vordringen in das Knochenbälkchenwerk des Wirbelkörpers hinein.

Dieser Prolaps von Bandscheibengewebe („Bandscheibenhernie" nach GEI-PEL) steht infolge des Ausdehnungsdruckes des Gallertkerns und besonders infolge der Druckerscheinungen bei der Wirbelkörperbelastung unter dauernd wechselnder elastischer Spannung. Dadurch bilden sich Abwehrvorgänge im

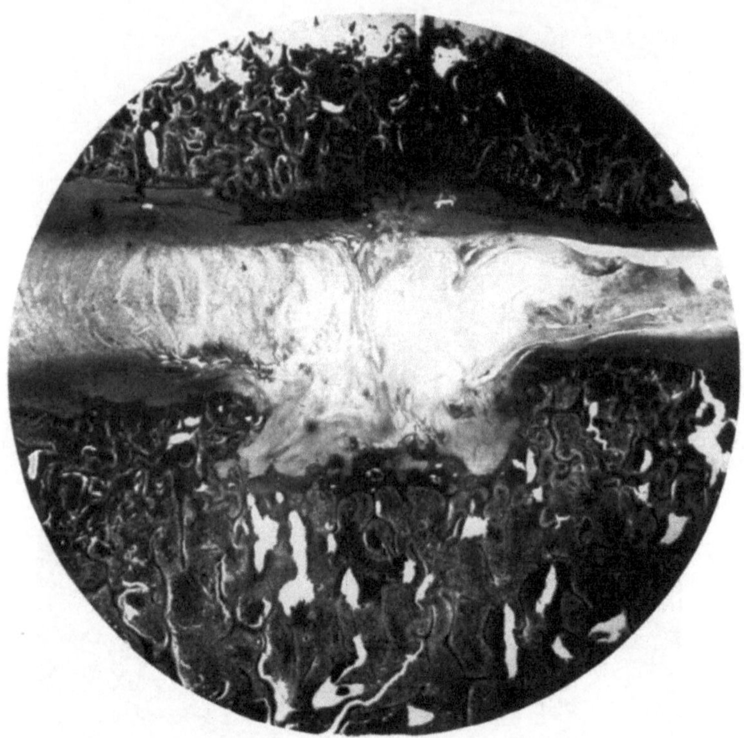

Abb. 119. (Mikrophotogramm eines Sagittalschnittes durch die 10. Brustbandscheibe.) Vorfall von Zwischen-wirbelscheibengewebe in den Wirbelkörper durch einen breiten Spalt der Knorpelplatte. Beginnende Knochen-schalenbildung um das vorgefallene Zwischenwirbelscheibengewebe herum („SCHMORLsches Knötchen").

umgebenden Knochenbälkchenwerk aus, die in der Ausbildung einer knorpeligen und später knöchernen Schale (Abb. 118) in der Umgebung des vorgefallenen Zwischenwirbelscheibengewebes bestehen.

Alle diese Entwicklungsvorgänge der SCHMORLschen Knötchen lassen sich am besten auf Sägeschnitten durch die Pfeilnahtebene studieren. Die Anfangs-zustände der Rißbildungen in den Knorpelplatten sind in mikroskopischen Bildern gut erkennbar. Die weiteren Entwicklungszustände (vorfallendes Zwischenwirbelscheibengewebe, Knorpelschale, Knochenschale usw.) sind meist schon mit bloßem Auge auf den Schnittflächen sichtbar (Abb. 157, 163). Man kann die verschiedenen Zustandsbilder auch dadurch darstellen, daß man in schwach entkalkten Präparaten von der Wirbelkörperseite her langsam das Knochenbälkchenwerk abkratzt. Auf den Endflächen mazerierter Wirbel-körper sind die Grubenbildungen und unter Umständen die umgebenden Schalen aus dichtgefügtem Knochen gut zu sehen. Die durch SCHMORLsche Knötchen an den Wirbelkörperendflächen hervorgerufenen Grubenbildungen können rundlich oder länglich sein, und sie können in allen Teilen der nicht

von der Randleiste bedeckten Wirbelkörperendfläche vorkommen (Abb. 120).
Meist sitzen sie in der Gallertkerngegend. Länglich entwickelte Gruben pflegen
meist in der Pfeilnahtrichtung zu verlaufen, sie werden aber bisweilen auch in
Frontalrichtung oder in schräger Richtung beobachtet.

Wenn ein SCHMORLsches Knötchen nur an einer Seite
der Zwischenwirbelscheibe entstanden ist, kann durch
den Vorfall von Bandscheibengewebe eine so große
Entlastung zustande kommen, daß gegenüber an der
anderen Verknöcherungsschicht ein überschüssiges
Knochenwachstum auftritt und schließlich an der
Wirbelkörperendplatte ein bogenförmiger Knochen-
vorsprung entsteht, der bisweilen sogar im Röntgenbild zur Darstellung kommt (SCHAJOWICZ).

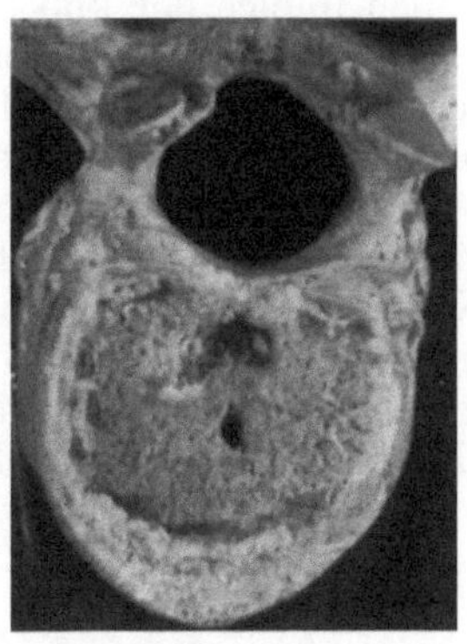

Der Prolaps von Bandscheibengewebe läßt sich
auch künstlich an der Leichenwirbelsäule hervorrufen,
wenn man nach SCHMORL von der Wirbelkörperseite
her vorsichtig die Knorpelplatte anbohrt. Dann preßt
sich ohne Anwendung von besonderem Druck, infolge
des Eigendruckes, Zwischenwirbelscheibengewebe hernienartig durch die Lücke vor. Versuche über die
Knorpelknötchenentwicklung sind auch bei Tieren bereits ausgeführt worden (KEYES und COMPERE, LOB,
W. MÜLLER u. a.) und haben nach den Beschreibungen

Abb. 120. (Lichtbild der Unterfläche eines mazerierten Wirbelkörpers von einem jungen
Mann.) Tiefe Grubenbildung in
der Wirbelkörpergrundplatte.
Knöcherne Randleiste am ganzen Wirbelumfang regelrecht
erhalten.

ähnliche Bilder erzielt. Eine völlige Gleichsetzung mit den Befunden bei
Menschen ist aber infolge der anatomischen Verschiedenheit (knöcherne „Epi-
physenplatten" beim Tier!) nicht möglich.

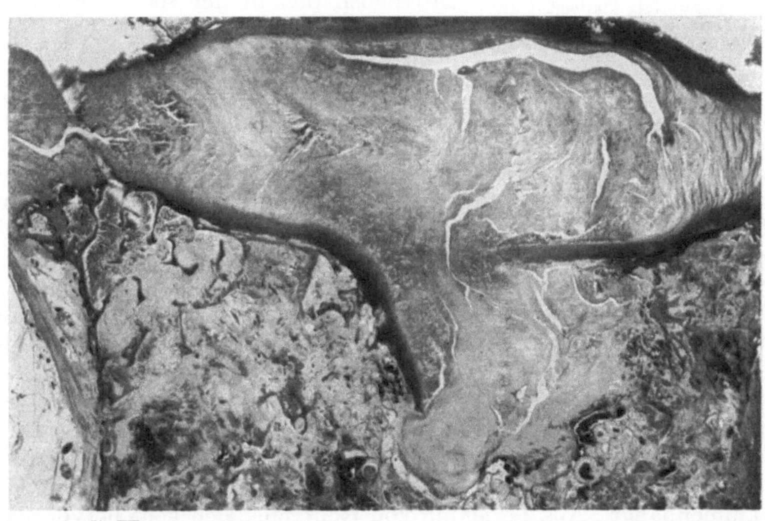

Abb. 121. (Lichtbild der Sagittalschnittfläche eines Lendenwirbelkörpers.) Knorpelplatte ist wie ein geöffneter
Türflügel in den Wirbelkörper hineingeklappt und gleichzeitig ist durch die entstandene Lücke Zwischenwirbelscheibengewebe in die Wirbelkörperspongiosa eingedrungen. Wirbelkörperspongiosa ist an dieser Stelle durch
osteoplastisches Krebsgewebe zerstört.

In den Fällen, bei denen knochenzerstörende Erkrankungen im Wirbelkörper nahe der Knorpelplatte sitzen oder die Knorpelplatte angegriffen haben,
ist die Entstehung der Bandscheibeneinbrüche in die Wirbelkörper und
auch das dadurch hervorgerufene Zustandsbild etwas anders. Infolge der

Knochenzerstörung bricht hier meist ein großes Stück der Knorpelplatte türflügel-
artig in den zerstörten Wirbelkörper ein (Abb. 121). Reaktive Veränderungen
(Knorpelwucherungen und Knochenschalenbildungen) können sich in solchen
Fällen infolge der knochenzerstörenden Grundkrankheit meist nicht ausbilden.

Bei den bisher besprochenen Ursachen für die Entstehung der SCHMORL-
schen Knötchen (angeborene oder erworbene Veränderungen der Knorpelplatten, zerstörende Krankheiten im Wirbelkörper) genügen bereits die gewöhnlichen und dauernd einwirkenden Beanspruchungen der täglichen Belastung der Wirbelsäule, um den notwendigen Einriß in die geschädigte
Knorpelplatte herbeizuführen. Ohne Zweifel sind aber auch einmalige traumatische Einwirkungen in der Lage, vollkommen unversehrte Zwischenwirbelscheiben zum Bersten zu bringen. Es kommen blitzfiguren- oder sternförmige
Einrisse in die Knorpelplatten (Abb. 122) bei jugendlichen Menschen durch
traumatische Schädigungen vor. Die Mitte
eines Wirbelkörpers kann durch Trauma so
stark zusammengedrückt werden, daß die knorpeligen Schlußplatten der beiden anliegenden
Zwischenwirbelscheiben einreißen und einge-
preßtes Bandscheibengewebe der benachbarten Zwischenwirbelscheiben sich in der Mitte
des Wirbelkörpers berührt (Abb. 152, 153).
Die weiteren wichtigen Zusammenhänge zwischen Trauma und „SCHMORLschen Knötchen" sind in einem besonderen Abschnitte
behandelt (S. 375).

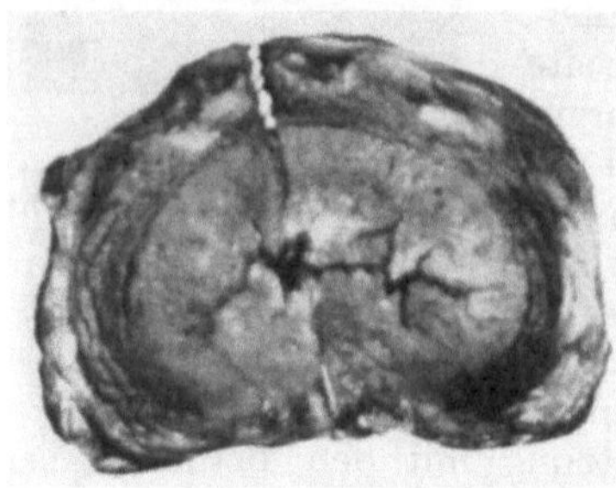

Abb. 122. (Lichtbild einer Knorpelplatte
nach Ablösung des Zwischenwirbelscheibengewebes.) Knorpelplatte zeigt einen quer
verlaufenden, unregelmäßig klaffenden Riß
mit einzelnen kleineren, von diesem abgehen-
den Seitenrissen (traumatische Zerreißung
der Knorpelplatte).

Von verschiedenen Seiten wird angegeben,
daß neben den in der soeben geschilderten
Weise entstehenden SCHMORLschen Knötchen
noch kleine Knorpelwucherungsherde (Knorpelknötchen) an der wirbelkörperwärts gerich-
teten Fläche der Knorpelplatten auftreten können (PUTSCHAR), die nichts mit Einbruch von Zwischenwirbelscheibengewebe zu tun haben. Diese Knorpelknötchen
werden als Wucherungsvorgänge gewisser Knorpelzellherde aus der Wachstumsschicht gedeutet (MICHAILOW und TSCHEREPNINA). Der fragliche Zusammenhang solcher Knorpelknötchen, die niemals eine besondere Größe erreichen,
mit Degenerationsvorgängen und Rißbildungen in den Knorpelplatten muß
noch durch weitere Untersuchungen geklärt werden. Es ist auch noch die Frage
zu erörtern, wieweit diese Art von Knorpelknötchen den von SCHMORL beschriebenen „arthritischen" Knorpelknötchen gleichzusetzen sind, wie man sie häufig
bei ausgedehnten Bandscheibendegenerationen (Osteochondrosis) findet (S. 365).

Über die Häufigkeit der SCHMORLschen Knötchen hat SCHMORL selbst eingehend an Hand seines großen Untersuchungsgutes berichtet. Er fand sie in
etwa 38% aller Wirbelsäulen. Männer sind häufiger befallen (39,9%) als Frauen
(34,3%), was sicherlich mit der stärkeren Belastung der männlichen Wirbelsäule zusammenhängt. Aus Berichten von Röntgenologen geht hervor, daß nur
bei 13,5% aller Menschen SCHMORLsche Knötchen zu finden sind. Es lassen sich
also nicht alle solche Gebilde im Röntgenbild darstellen. Das gelingt nur dann,
wenn die Einbruchsherde sehr groß sind, wenn sich Knochenschalen gebildet
haben oder wenn Verkalkungen im vorgefallenen Bandscheibengewebe liegen
(SCHMORL und JUNGHANNS). Das Röntgenschrifttum (REISNER, STEINER,
FREEDMANN, PODKAMINSKY u. v. a.) und insbesondere die Monographie von
SCHMORL und JUNGHANNS enthalten eingehende Erörterungen über die Darstellung von SCHMORLschen Knötchen im Röntgenbild. Sehr interessant sind

Mittcilungen von DIETERICH und von W. MÜLLER, die Verkleinerung von Knorpelknötchen in fortlaufenden Untersuchungen röntgenologisch darstellen konnten. Das läßt wohl darauf schließen, daß der fortschreitende Bandscheibenvorfall zur Ruhe gekommen ist, und die ausgebildeten größeren sklerotischen Knochenschalen allmählich abgebaut werden. Über die Folgeerscheinungen von reihenmäßig in einer Wirbelsäule entwickelten Knorpelknötchen (insbesondere Adoleszenzkyphose) und über die klinisch bemerkbaren Folgen von Knorpelknötchen (Schmerzen usw.) wird in besonderen Abschnitten berichtet. SCHMORLsche Knötchen wurden auch an Wirbelsäulen gefunden, die bereits 1000—3000 Jahre alt sind (ROKHLINE, ROUBACHEWA und MAIKOWA).

2. „SCHMORLsche Knötchen" im Wirbelkanal.

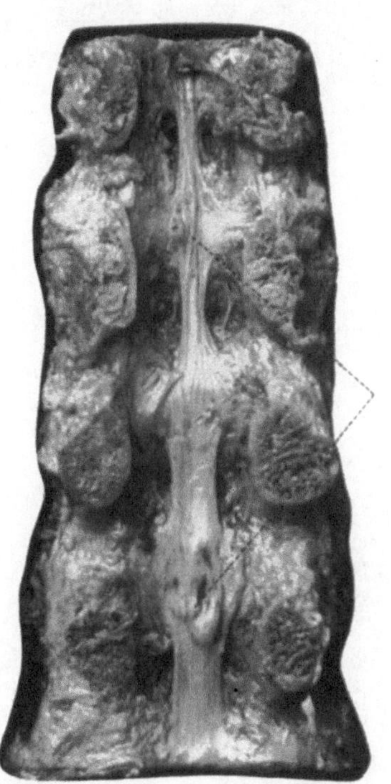

Abb. 123. (Lichtbild einer Wirbelsäule von hinten her nach Abtragung der Wirbelbögen.) Hinter dem schmalen hinteren Längsband wölben sich in der Gegend von zwei Zwischenwirbelscheiben kleine knopfförmige Ausstülpungen nach hinten zu in den Wirbelkanal hinein („hintere SCHMORLsche Knötchen").

Zwischenwirbelscheibengewebe, insbesondere Gallertkerngewebe, kann auch nach dem Wirbelkanal zu aus dem Zwischenwirbelraum austreten (Abb. 123). Es bildet dann kleine, unter dem hinteren Längsband liegende derbe Knoten, die sich nach dem Wirbelkanal zu vorbuchten. Derartige Knoten liegen nicht immer in Höhe der Zwischenwirbelscheibe, aus der sie stammen, sondern können sich etwas nach oben oder unten zu zwischen Wirbelkörperrückwand und hinteres Längsband einschieben. In der zugehörigen Zwischenwirbelscheibe findet man in solchen Fällen fast regelmäßig einen spaltförmigen, vom Gallertkern nach hinten zu laufenden Riß („hinterer Rezessus" der Gallertkernhöhle), den auch LUSCHKA schon beschreibt. Solche „hintere SCHMORLsche Knötchen" werden oft knorpelig-hart und verknöchern auch bisweilen (SCHMORL). In den Reihenuntersuchungen SCHMORLs fand ANDRAE die hinteren SCHMORLschen Knötchen in 15,2% der untersuchten Wirbelsäulen, und zwar häufiger bei Frauen (18,7%) als bei Männern (11,5%). Meistens werden sie in der Lendenwirbelsäule und unteren Brustwirbelsäule gefunden. Ganz selten sitzen sie in der Halswirbelsäule (PEETS und ECHOLS).

Die hinteren Knorpelknötchen erreichen bisweilen eine solche Größe, daß sie Druckerscheinungen auf das Rückenmark verursachen. Meist werden sie von klinischer Seite, infolge der Nervenerscheinungen und des im Röntgenbild sichtbaren „Stopp" der Kontrastflüssigkeit, zunächst als extramedulläre Rückenmarktumoren angesprochen. Erst bei der Operation oder bei der Leichenöffnung läßt sich als Ausgangspunkt der Druckerscheinungen ein hinteres SCHMORLsches Knötchen erkennen. Nach BUSCH und CHRISTENSEN sind 14% aller „Spinaltumoren" und 36% aller extramedullären Geschwülste des Rückenmarkkanales hintere Knorpelknötchen. Manche der im klinischen Schrifttum als Enchondrom (PUUSEPP), Chondrom (ALPERS und GRANT und JASKIN, BUCY), Fibrochondrom (ZENO und CAMES) und mit ähnlichen Namen bezeichnete, an der Wirbelkanalvorderwand entwickelte kleine Geschwülste sind sicherlich auch als hintere Schmorlsche Knötchen anzusehen. Nachdem sich in der letzten Zeit die Kenntnis über die hinteren Knorpelknötchen etwas weiter verbreitet hat, ist sogar in manchen Fällen die Diagnose vor der Operation richtig gestellt worden (Hellmer, Zlaff u. a.). Love und Walsh berichten über 100 operierte Fälle.

Von mehreren Seiten wurden auch schon plötzlich nach einem Trauma auftretende Querschnittslähmungen beschrieben, als deren Ursache sich bei der Operation oder bei der Leichenöffnung nach hinten aus einem Zwischenwirbelraum herausgetretenes Bandscheibengewebe zeigte (Middleton und Teacher, Mixter und Ayer, Volkova u. a.).

Einzelne Fälle und Zusammenstellungen des Schrifttums finden sich noch in folgenden Arbeiten: Alajouanine und Petit-Dutaillis, Babčin, Barr, Blum, Bourdillon, Brüssova und Santockij, Chiasserini, Ellmer, Galland, Glorieux, Hadley, Hutton und Jung, Kortzeborn, Mauric, Sashin, Schachtschneider, Siegmund, Werthemann und Rintelen. Besonders schöne Darstellungen von hinteren Schmorlschen Knötchen im Röntgenbild vom Lebenden bringen Glorieux, Hampton und Robinson.

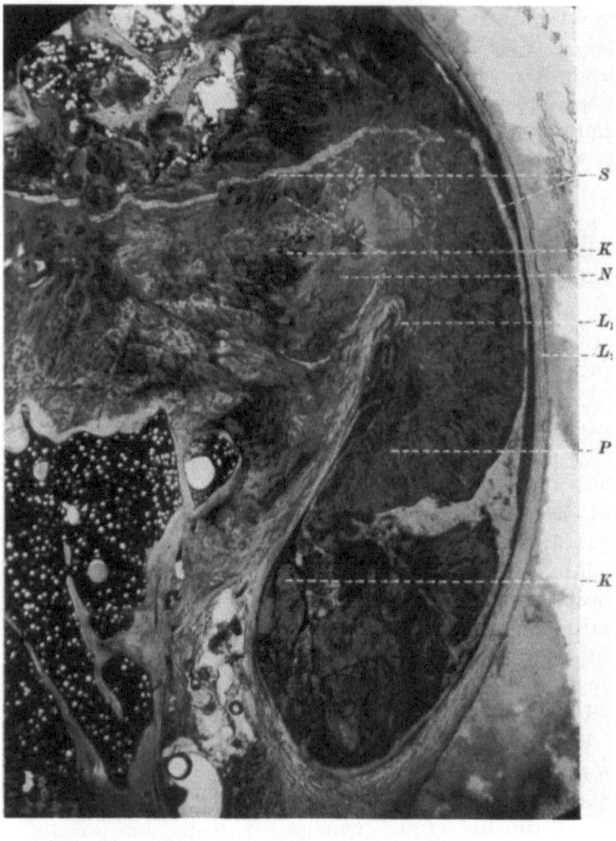

Abb. 124. (Mikrophotogramm eines Sagittalschnittes durch den vorderen Anteil einer Brustbandscheibe.) Vorfall von Gallertkerngewebe zwischen die aufgespaltenen Fasern des vorderen Längsbandes. Das Gewebe liegt in einer sackförmigen Erweiterung des gespaltenen Längsbandes. *P* großer Bandscheibengewebsprolaps, *S* großer Spalt, L_1 das abgebogene Ende der durchrissenen inneren Längsbandschicht, L_2 äußere Längsbandschicht, *N* nekrotische Gewebsinsel, *K* große Knorpelzellen.

3. Verlagerungen von Zwischenwirbelscheibengewebe nach vorn und seitlich („Abtrennungen von Wirbelkörperkanten").

Austritte von Zwischenwirbelscheibengewebe nach vorn und nach seitlich zu wurde früher für eine große Seltenheit gehalten. Erst die letzten Veröffentlichungen Schmorls deckten die Häufigkeit solcher Vorgänge auf (Hammerbeck). Das Zwischenwirbelscheibengewebe kann durch Aufsplitterung des vorderen Längsbandes in dieses eindringen, es kann sich auch nach oben oder unten zu zwischen vorderem Längsband und Wirbelkörperaußenfläche einschieben (Abb. 124). Diese Formen der Zwischenwirbelscheibenverlagerung haben wenig praktische Bedeutung. Von Bourdillon wird ein einzelner Fall berichtet, bei dem ein Stück ausgepreßtes Zwischenwirbelscheibengewebe seitlich in der Halsmuskulatur saß. Nach MARTENS können exzentrisch gelegene Bandscheibenprolapse Ursache von Skoliosen sein. KEMMLER beschreibt einen traumatisch entstandenen vorderen Bandscheibenprolaps der Halswirbelsäule.

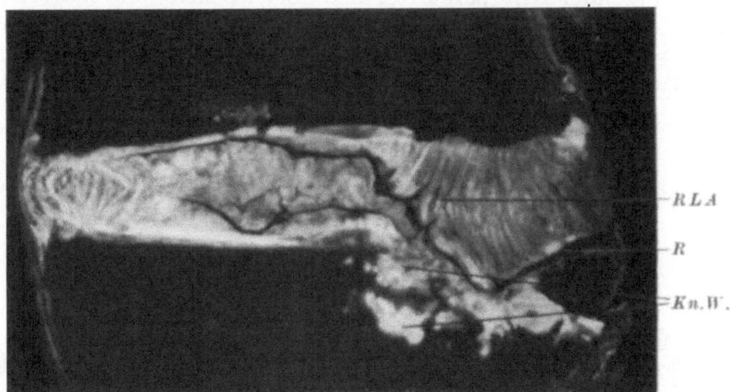

Abb. 125. (Schwach vergrößertes Bild einer Sagittalschnittfläche durch eine Zwischenwirbelscheibe.) In einem Riß zwischen Knorpelplatte und Randleiste ist Zwischenwirbelscheibengewebe vorgedrungen und hat sich in der Richtung nach vorn-unten weiter vorgeschoben und ein keilförmiges Stück Spongiosa abgetrennt. Zahlreiche Knorpelwucherungen (*Kn.W.*) in der Umgebung an der Rißstelle. *RLA* Randleistenannulus (nach SCHMORL), *R* Abriß des Faserringes von der Randleiste.

Größere praktische Bedeutung haben aber Verlagerungen von Zwischenwirbelscheibengewebe, die unter gleichzeitiger Abtrennung schmaler Knochenstücke aus den Wirbelkörperkanten schräg nach außen zu verlaufen (vgl. S. 315).

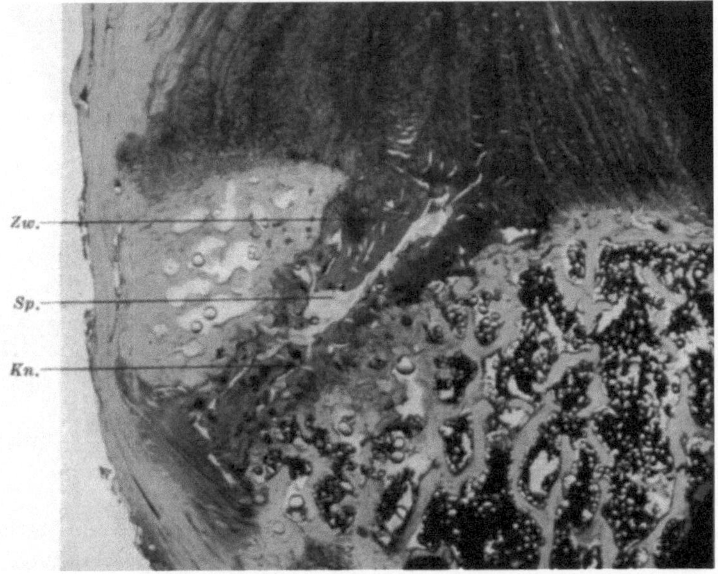

Abb. 126. (Mikrophotogramm eines Sagittalschnittes durch eine obere vordere Wirbelkörperkante.) Abriß der vorderen oberen Kante des 3. Lendenwirbels. Vorfall von Zwischenwirbelscheibengewebe (*Zw.*) in den Abtrennungsspalt (*Sp.*) mit Knorpelwucherungen (*Kn.*) in der Umgebung.

SCHMORL hat diese Form der Zwischenwirbelscheibenverlagerung in seiner letzten, nach seinem Tode veröffentlichten Arbeit, ausführlich geschildert (Abb. 125, 126, 127). Eine Arbeit von NIEDNER aus dem SCHMORLschen Institut stellt ebenfalls diese Verhältnisse eingehend dar. NIEDNER hat die für die Entstehungsart notwendigen Kräftewirkungen untersucht und bildlich dargestellt.

An der Grenze zwischen innerem Rand der knöchernen Wirbelkörperrandleiste und ansetzender Knorpelplatte, also dort wo sich beim mazerierten Wirbelkörper die knöcherne Randleiste treppenförmig von der durchlöcherten knöchernen Endplatte des Wirbels erhebt, kann auf Grund von Degenerationserscheinungen unter der Belastung des täglichen Lebens, ebenso wie an den Gefäßnarben,

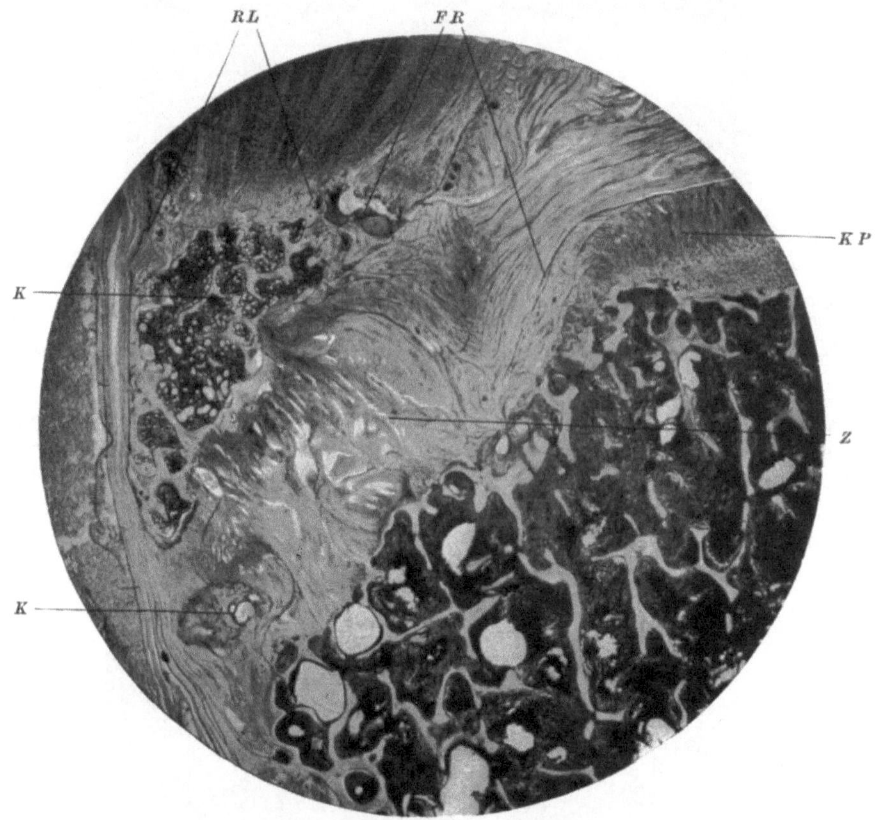

Abb. 127. (Mikrophotogramm eines Sagittalschnittes durch eine vordere obere Wirbelkörperkante.) Durch vorgefallenes Bandscheibengewebe abgetrenntes, keilförmiges Spongiosastück (K Wirbelkörperkante). Das Zwischenwirbelscheibengewebe (Z) ist durch einen an dem ventralen Ende der Knorpelplatte liegenden Riß in die Spongiosa eingedrungen. RL Randleiste, FR Faserring, KP Knorpelplatte, K kleiner Knochenherd.

in der Knorpelplatte Zwischenwirbelscheibengewebe in das Knochenbälkchenwerk des Wirbelkörpers eindringen. Infolge der Eigenart der mechanischen Verhältnisse (SCHMORL) sucht sich das hier vordringende Zwischenwirbelscheibengewebe eine schräg nach der Wirbelkörperaußenfläche verlaufende Richtung (Abb. 126 und 127). Es entsteht dadurch eine Spaltbildung, die ein Kantenstück vom Wirbelkörper abtrennt. In dem Spalt liegt Zwischenwirbelscheibengewebe, und an den Rändern können sich Knorpelwucherungsvorgänge (ähnlich wie bei den Knorpelknötchen) oder auch Kallusbildungen einstellen. NIEDNER hat die Größe solcher „abgetrennter Wirbelkörperkanten" gemessen und festgestellt, daß sie höher sind als die regelrechten Randleisten. Meist kommen solche Kantenabtrennungen an den vorderen Teilen der Wirbelkörperoberkanten in der Lendenwirbelsäule und am Kreuzbein vor. Nur selten wurden sie an unteren Wirbelkörperkanten beobachtet (SCHMORL, BÖHM). SCHMORL hat die gleichen Fälle auch an den seitlichen Wirbelkörperkanten beschrieben. Oft finden sich an mehreren übereinanderliegenden Lendenwirbeln derartige Kantenabtrennungen. SCHMORL zählte bei 400 Wirbelsäulen 20 Wirbelkantenabtrennungen. Meist haben die Zwischenwirbelscheiben in solchen Fällen Spaltbildungen (HAMMERBECK), die sich vom Gallertkerngebiet schräg verlaufend in den Abtrennungsspalt hinein fortsetzen. SCHAJOWICZ beschreibt an dieser Stelle einen basophilen Degenerationsstreifen.

Das in den schrägen Spalt eingedrungene Faserringgewebe der Bandscheibe macht allmählich verschiedene Umbildungsvorgänge durch. Es wird infolge der abnormen Beweglichkeit des abgetrennten Kantenstückes zerrieben, und an den Spalträndern können sich knorpelige Platten ausbilden, so daß eine „Pseudarthrose" entsteht (SCHMORL).

Die Kantenabtrennungen lassen sich im Röntgenbild gut darstellen (SCHMORL und JUNGHANNS). Im klinisch-röntgenologischen Schrifttum waren früher derartig dreieckige Knochenschatten, die an den Wirbelkörpervorderkanten nachweisbar waren, als „persistierende Wirbelkörperepiphysen" bezeichnet worden (HANSON, JANKER, JOISTEN, MICHAILOW und TSCHEREPNINA u. a.), wogegen JUNGHANNS in mehreren Arbeiten nach vergleichenden Untersuchungen an Röntgenbildern von Leichenwirbelsäulen Stellung nahm. NIEDNER beschäftigt sich nochmals eingehend mit dem einschlägigen Schrifttum (BÖHMIG und PREVOT, JANKER, JOISTEN, REISNER u. a.) und kommt auf Grund mikroskopischer Untersuchungen, genauer Vergleiche der klinisch mitgeteilten Befunde (Größenmessungen, typische Lage usw.) im Einklang mit SCHMORL zu einer Ablehnung des Krankheitsbildes der sog. „persistierenden Wirbelkörperepiphysen". Auch LENARDUZZI, SCHULZE u. a. stellen sich auf den Standpunkt der SCHMORLschen Schule.

4. Die Bedeutung der Verlagerungen von Zwischenwirbelscheibengewebe.

Alle Verlagerungen von Zwischenwirbelscheibengewebe bleiben natürlich für die funktionellen Leistungen der Zwischenwirbelscheiben und auch für die Höhe des Zwischenwirbelraumes nicht ohne Bedeutung. Ein größerer Austritt von Zwischenwirbelscheibengewebe kann infolge von Gewebsverminderung im eigentlichen Zwischenwirbelraum eine bedeutende Abnahme der Zwischenwirbelraumhöhe zur Folge haben. Es kann auch vorkommen, daß die Zwischenwirbelscheiben durch Ausdehnung und Aufquellung, ähnlich wie bei der Vorbuchtung in osteoporotische Wirbelkörper, ihre normale Höhe zu behalten suchen. Jedoch können kleinere Austritte von Zwischenwirbelscheibengewebe ebenfalls die Leistung der Zwischenwirbelscheiben schädigen — besonders weil es sich meist um Gallertkerngewebe handelt —, so daß sich an den Gewebsaustritt mitunter allmählich abnorme Bewegungen, Nachlassen der Elastizität und schließlich Zermürbung des im Zwischenwirbelraum zurückgebliebenen Gewebes anschließen können. Auch diese Degenerationserscheinungen werden eine Höhenabnahme des Zwischenwirbelraumes zur Folge haben und Erscheinungen hervorrufen, wie wir sie bei der Besprechung der niedrigen Zwischenwirbelscheiben bereits erwähnten. Besonders bei Jugendlichen leidet die normale Bewegungsfähigkeit der Wirbelsäule, wenn sich infolge der oben besprochenen entwicklungsgeschichtlichen Fehlbildungen und auf Grund zu starker Belastung Knorpelknötchen an den Ausbuchtungen des Zwischenwirbelraumes im Gallertkerngebiet — und dadurch Zerstörungen der Wachstumszone — entwickeln. Über die daraus hervorgehenden Folgezustände für die Wirbelsäule (Adoleszenzenkyphose) wird in einem besonderen Abschnitt die Rede sein (S. 377).

Die Verlagerungen von Zwischenwirbelscheibengewebe können neben den oben geschilderten mechanisch bedingten Folgen auch noch weitere pathologische Zustände für die Zwischenwirbelscheiben dadurch hervorrufen, daß in das verlagerte Zwischenwirbelscheibengewebe vom Wirbelkörpermark (GÜNTZ, SCHMORL) oder vom Venengeflecht an der Hinterseite des Wirbelkörpers her (ANDRAE, SCHMORL) Blutgefäße einwachsen, die von hier aus dann auch in die Zwischenwirbelscheiben selbst hineinwuchern können. Oft bringen diese Blutgefäßeinsprossungen reichlich Bindegewebe mit, so daß sich die noch zu besprechende fibröse Versteifung (GÜNTZ, SCHMORL) von Zwischenwirbelscheiben ergibt. Mitunter treten Zerreißungen solcher Blutgefäßäste und damit bisweilen recht erhebliche Blutungen in das verzweigte Spaltenwerk der Gallertkernhöhle auf.

Eine von klinischer Seite und auch auf Grund anatomischer Befunde noch sehr umstrittene Frage ist die Möglichkeit von Schmerzauslösung durch SCHMORLsche Knötchen. Daß die hinteren SCHMORLschen Knötchen durch Druck auf das Rückenmark die typischen Erscheinungen eines Tumors des Rückenmarkkanals machen können, wurde bereits besprochen. Schwieriger liegt die Klärung von Schmerzzuständen beim Nachweis von SCHMORLschen Knötchen im Röntgenbild. SCHMIEDEN, BRANDES, W. MÜLLER warnen vor einer Überbewertung des Röntgenbefundes. DIETERICH, GLADYREWSKIJ, MOONEY, SCHWEDE, TENEFF u. v. a. haben jedoch in der Umgebung von Wirbelkörpern mit nachweisbaren SCHMORLschen Knötchen Klopfschmerzen, Druckschmerzen, Spontanschmerzen und zum Teil auch Wirbelsäulensteifhaltungen mit besonders ausgeprägter Arthrosis der kleinen Wirbelgelenke (MORASCA) beobachtet. SCHANZ glaubt in den SCHMORLschen Knötchen die anatomische Grundlage für die Insufficientia vertebrae suchen zu müssen, und KÜMMELL bringt sie in Zusammenhang mit der „KÜMMELLschen Krankheit".

D. Degenerationen.

1. Austrocknungen, Farbstoffeinlagerungen, Spaltbildungen usw.

Ein sehr wechselvolles anatomisches Bild bieten die verschiedenen, im Laufe des Lebens eintretenden Degenerationserscheinungen im Zwischenwirbelscheibengewebe. Sie können je nach der Art und der Stärke ihrer Ausprägung klinische Erscheinungen von verschiedenem Ausmaß herbeiführen, entziehen sich aber leider in den Anfangszuständen meist vollkommen der klinischen und röntgenologischen Untersuchung. Im anatomischen Präparat lassen sie sich am besten auf Horizontalschnitten durch die Zwischenwirbelscheiben darstellen. Im 3. Lebensjahrzehnt setzt, wie wir weiter vorn gesehen haben, eine allmähliche Abnahme des Wassergehaltes in den Zwischenwirbelscheiben, besonders im Gallertkern, ein. Bereits beim Aufschneiden der Zwischenwirbelscheiben älterer Menschen bemerkt man häufig das etwas trockenere Aussehen. Der Gallertkern, der bei Jugendlichen prall elastisch vorspringt und außerordentlich feucht aussieht, hat diese Eigenschaften verloren. Er springt auf der Schnittfläche nicht mehr vor, sieht trockner aus und zeigt recht häufig Farbveränderungen. Bisweilen ist er leicht gelb, manchmal aber auch tief braun gefärbt, immer aber nur sehr wenig feucht. Diese braune Degeneration (Abb. 128) ist durch einen Farbstoff bedingt, der sicherlich nicht mit dem Blutfarbstoff zusammenhängt, denn er gibt keinerlei Eisenreaktion (SCHMORL). Die Natur des Farbstoffes ist aber noch nicht bekannt. Ausgedehnte Farbstoffeinlagerungen finden sich in den Zwischenwirbelscheiben bei der Ochronose (Abb. 129), die bisweilen im Zusammenhang mit Verknöcherungen auftreten (DIEBOLD).

Im Zusammenhang mit den Austrocknungserscheinungen erweitert sich stets das Spalten- und Höhlensystem der Gallertkernhöhle. Es bilden sich auch Spalten aus, die vom eigentlichen Gallertkerngebiet in das Gebiet des Faserringes hineinstrahlen. Injektionspräparate (SCHMORL) zeigen deutlich die verzweigten Spalträume (Abb. 131—133). Diese Spalträume können sich auch nach hinten zu zu einem sog. „hinteren Rezessus" der Gallertkernhöhle fortsetzen, so daß die Injektionsflüssigkeit auf diesem Wege vom Gallertkerngebiet bis in den Rückenmarkkanal einfließen kann (Abb. 132). Meist gehen derartige Veränderungen dann noch mit einer Höhenabnahme des Zwischenwirbelraumes einher.

Ebenfalls im 3. Lebensjahrzehnt setzen die von UEBERMUTH ausführlich beschriebenen Degenerationen in den Knorpelplatten ein, die als kleine Degenerationsfelder an den ehemaligen Gefäßdurchtrittsstellen beginnen. Hier bilden sich, wie wir weiter vorn beschrieben haben, auch SCHMORLsche Knötchen aus,

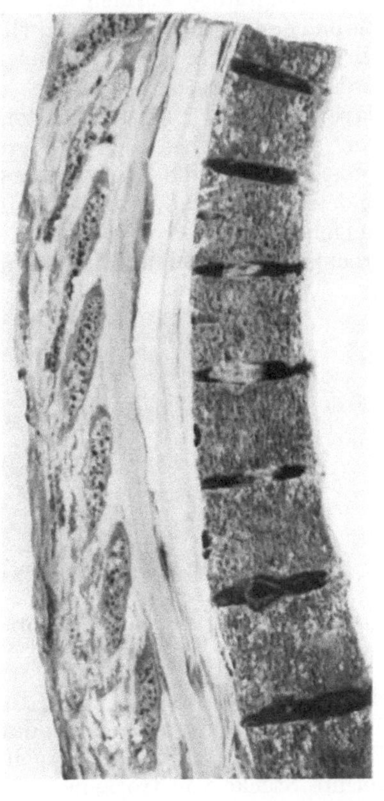

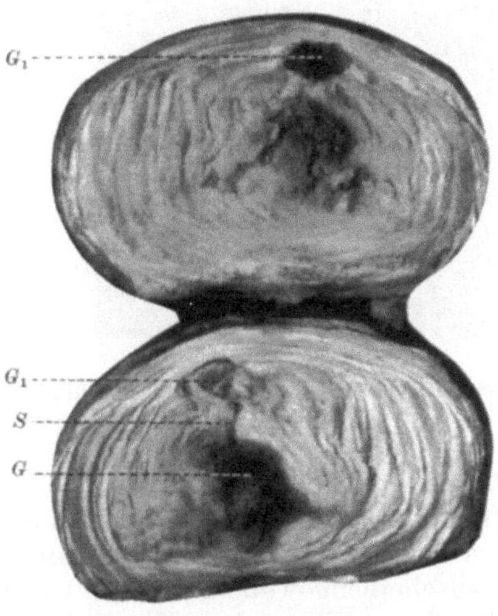

Abb. 128. (Lichtbild der Horizontalschnittflächen durch eine Zwischenwirbelscheibe.) Braune Degeneration des Gallertkerns. Ein Stück des braun verfärbten Gallertkerns ist durch einen nach schräg vorn verlaufenden Spalt nach vorn zu in den Faserring eingepreßt. (*G* braun degenerierter Gallertkern, *G*₁ verlagertes Gallertkerngewebe, *S* Spalt.)

Abb. 129. (Lichtbild der Sagittalschnittfläche durch eine Brustwirbelsäule einer 63jährigen Frau.) Dunkle Verfärbung aller Zwischenwirbelscheiben bei Ochronose. (Präparat aus dem Pathologischen Museum der Universität Berlin.)

oder es wuchern Blutgefäße oder Knochengewebe von hier aus in die Zwischenwirbelscheibe ein. Die Ansicht UEBERMUTHs, daß diese Veränderungen für den Beginn der Spondylosis deformans verantwortlich seien, besteht nach den neuesten Untersuchungen, über die weiter unten berichtet wird, allerdings nicht mehr zu Recht.

Über einen nicht allzu seltenen Befund im Bereiche der Brustbandscheiben bei alten Menschen, nämlich über konzentrische Risse in der Nähe des vorderen Randes, werden wir ausführlich bei der Behandlung der Alterskyphose sprechen. Hier soll nur gesagt werden, daß diese konzentrischen Risse und sichelförmigen Spalten im Faserring ungefähr entlang dem hinteren Rande der knöchernen Randleiste verlaufen. Ob sie rein degenerativer Entstehung sind, oder ob

Traumen oder ungewöhnliche Belastungen bei ihrer Entstehung eine Rolle spielen, kann nicht sicher entschieden werden.

2. Zermürbungen (Osteochondrosis der Zwischenwirbelscheiben).

Die Austrocknungserscheinungen und das Auftreten von Spalten (Abb. 130 bis 133), was sich in allen Zwischenwirbelscheiben älterer Menschen bis zu einem gewissen Grade als Altersveränderung einstellt, können unter Umständen sehr hochgradige Formen annehmen. Es kommt dann zu einer vollkommenen Zermürbung ganzer Zwischenwirbelscheiben mit Höhenabnahme des Zwischenwirbelraumes (S. 348) und zur Ausbildung eines Hohlraumes im Inneren der Zwischenwirbelscheiben. Die äußersten Schichten des Faserringes bleiben dabei meist noch besser erhalten (Abb. 130). Bei Betrachtung der Wirbelsäule von außen wölben sich die erhaltenen, äußeren Faserringteile etwas nach außen zu über die Wirbelkörperaußenfläche vor (HILDEBRANDT). Der neugebildete Hohlraum wird von einem bröckelig-trockenen, grauweißen Gewebe umgeben, das den Wirbelkörperendflächen aufliegt und die Reste des eingetrockneten und bei den Bewegungen zerriebenen Zwischenwirbelscheibengewebes

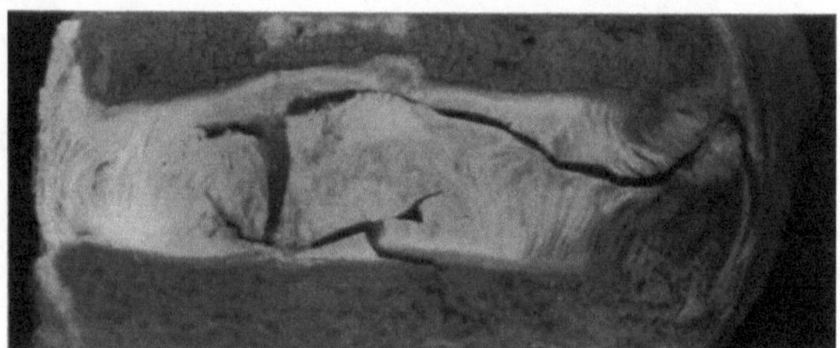

Abb. 130. (Lichtbild der Sagittalschnittfläche einer Lendenbandscheibe.) Ausgedehnte Rißbildungen im Gallertkerngewebe und im Gewebe des Faserringes nach vorn zu.

darstellt (Abb. 134 und 135). In seltenen Fällen erscheint der Hohlraum sogar im Röntgenbild beim Lebenden als Aufhellung (MARDERSTEIG). Manchmal liegen kleine Bröckel oder auch größere, sichelförmige oder unregelmäßig geformte Stücke von trockenem Zwischenwirbelscheibengewebe als „freie Gelenkkörper" in dieser Zerfallshöhle (Abb. 136). Die anliegenden Knorpelplatten zeigen auf Schnitten in der Pfeilnahtebene ebenfalls beträchtliche Degenerationserscheinungen. In sehr schweren Fällen sind sie vollkommen verschwunden. An der Wirbelkörperendfläche sitzen zahlreiche kleine Knorpelwucherungsherde („arthritische Knorpelknötchen", Abb. 137), und das angrenzende Knochenbälkchenwerk hat sich sklerotisch verändert (Abb. 113—116). Der Zwischenwirbelraum ist in solchen Fällen stets stark in seiner Höhe vermindert. (Eine genaue makroskopische und mikroskopische Beschreibung dieser Zustände findet sich bei HILDEBRANDT.) Die Höhenabnahme und die Verdichtung der angrenzenden Knochenbälkchen sind im Röntgenbild gut erkennbar (Abb. 116). SCHMORL hat diese Zustandsbilder der hochgradigen degenerativen Zwischenwirbelscheibenzerstörung zusammen mit der in zweiter Linie auftretenden Beteiligung der Wirbelkörperendflächen als Osteochondrosis bezeichnet.

HILDEBRANDT hat die Reihenuntersuchungen SCHMORLs systematisch in bezug auf die Osteochondrosis ausgewertet und fand, daß sie an allen Zwischenwirbelscheiben vorkommen kann. Oft sind nur einige Zwischenwirbelscheiben davon befallen, häufig haben sich aber alle Zwischenwirbelscheiben eines ganzen Wirbelsäulenabschnittes (meist Lendenwirbelsäule) in dieser Weise verändert. Nach den Lendenbandscheiben, von denen wieder die beiden untersten ganz besonders häufig ergriffen sind, folgen in der Häufigkeitsreihe der Osteochondrosis an zweiter Stelle die untersten Halsbandscheiben. Männer sind im allgemeinen in größerer Zahl befallen als Frauen. Es besteht kein Zweifel, daß die besondere Beanspruchung (Belastung sowohl wie Beweglichkeit) der Grund

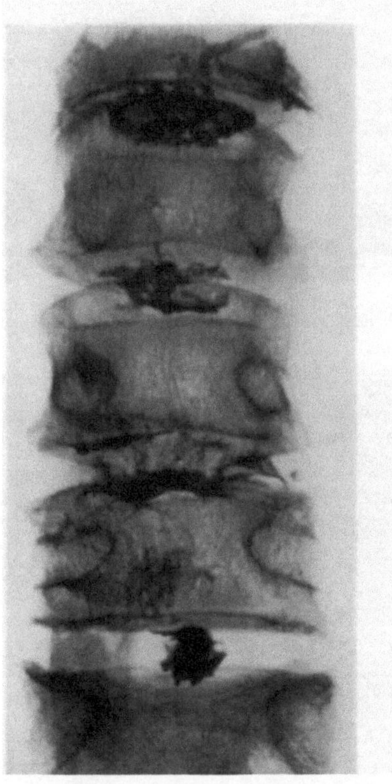 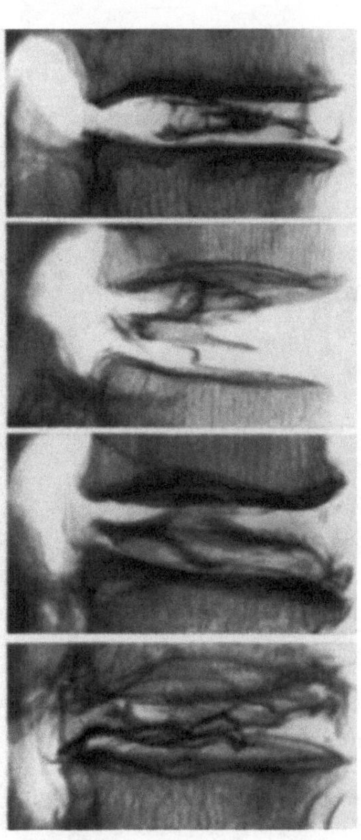

Abb. 131. (Röntgenaufnahme einer Lendenwirbelsäule. Strahlengang von vorn her.) Einspritzung der Gallertkernhöhlen mit schattengebender Flüssigkeit. Die schattengebende Flüssigkeit hat sich weit über das Gebiet des Gallertkerns hinaus verbreitet, es bestehen also ausgedehnte Spaltbildungen in den Zwischenwirbelscheiben.

Abb. 132. (Seitliche Röntgenaufnahme von vier verschiedenen Zwischenwirbelscheiben.) Einspritzung der Gallertkernhöhlen mit schattengebender Flüssigkeit. Die schattengebende Flüssigkeit hat sich in einem weitverzweigten Spaltgebiet im Bereiche der ganzen Zwischenwirbelscheiben verbreitet.

für das häufigere Auftreten der Osteochondrosis an den untersten Lendenund an den Halsbandscheiben ist. Schwere körperliche Arbeit (tägliche Arbeitstraumen) spielen bei der Entstehung dieser Zustände sicher eine Rolle, wahrscheinlich kommt aber auch der konstitutionellen Veranlagung eine große Bedeutung zu. Sichere Anhaltspunkte dafür, daß etwa lang dauernde, schwere Allgemeinerkrankungen die Entstehung oder das Fortschreiten der degenerativen Veränderungen des Zwischenwirbelscheibengewebes begünstigen können, sind bisher noch nicht gewonnen. Es darf nicht unbeachtet bleiben, daß auch in höheren Lebensaltern bei Angehörigen der schwer arbeitenden Bevölkerungsklassen mitunter gut erhaltene Zwischenwirbelscheiben gefunden werden. Ebenso beobachtet man aber bei Menschen aus geistigen Berufen, von denen anamnestisch erwiesen war, daß sie weder schwere Arbeit noch anstrengenden Sport geleistet hatten, hochgradige degenerative Veränderungen von Zwischenwirbelscheiben (SCHMORL).

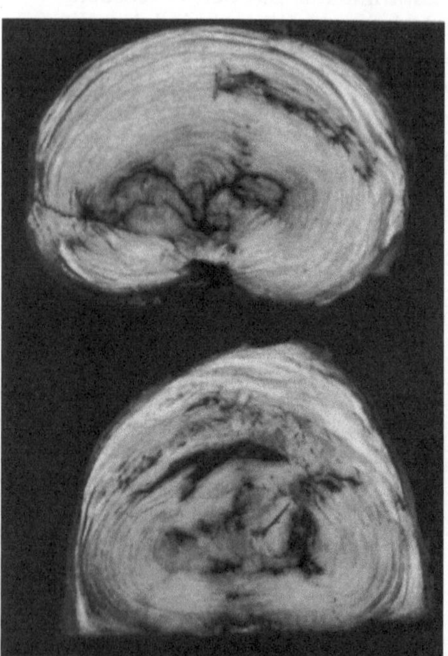

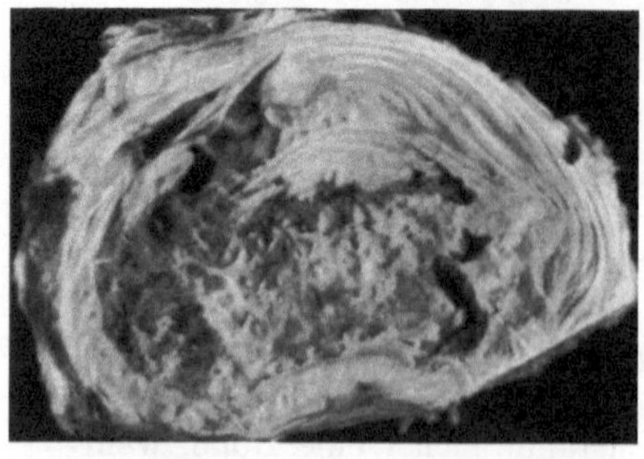

Abb. 133. (Lichtbild von Horizontalschnittflächen durch degenerierte Zwischenwirbelscheiben, die vor dem Aufschneiden mit gefärbter Gelatine injiziert wurden.) Spalträume beschränken sich nicht nur auf das Gallertkerngebiet, sondern auch im Faserring haben sich verschiedene Spalträume mit Injektionsmasse gefüllt. Diese zeigt einen konzentrischen, der Schichtung des Faserringes folgenden Verlauf.

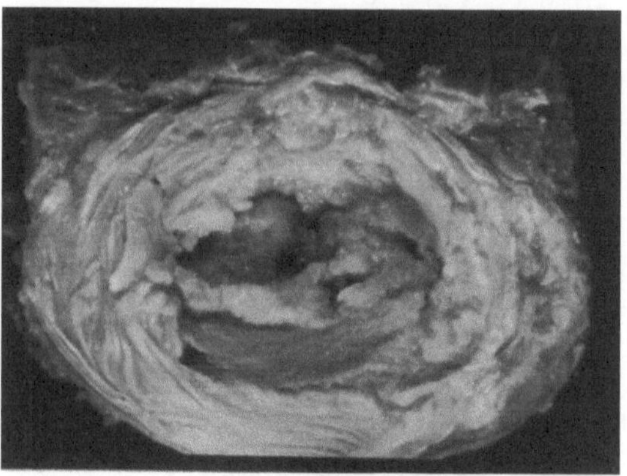

Abb. 135. (Lichtbild der Horizontalschnittfläche durch eine Lendenbandscheibe.) Zerstörung des Zwischenwirbelscheibengewebes. (Osteochondrosis.)

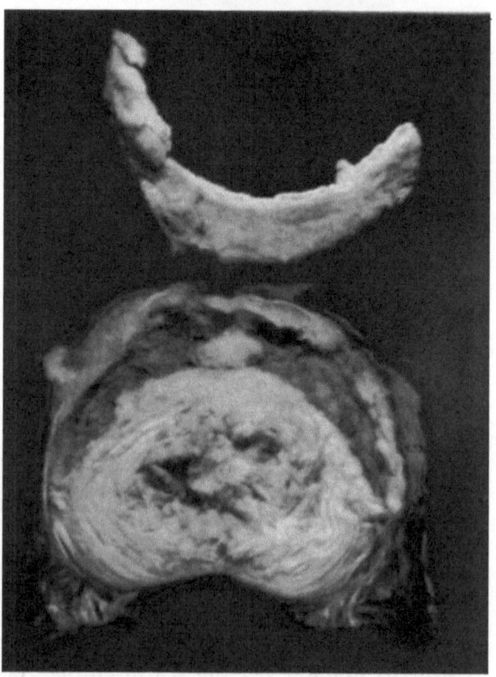

Abb. 134. (Lichtbild der Horizontalschnittfläche durch eine Lendenbandscheibe.) Außerordentlich starke Zermürbung des Zwischenwirbelscheibengewebes, besonders im Gallertkerngebiet. Osteochondrosis der Zwischenwirbelscheibe.

Abb. 136. (Lichtbild der Horizontalschnittfläche durch eine Lendenbandscheibe.) Osteochondrosis der Lendenbandscheibe mit Ausfall eines sichelförmigen Zwischenwirbelscheibenstückes („freier Gelenkkörper").

Die gleichen Veränderungen der Osteochondrosis spielen sich auch in den Zwischenwirbelscheiben ab, die beim Wirbelgleiten und bei Wirbelverschiebungen in Mitleidenschaft gezogen werden. Derartige Wirbelverschiebungen können

überhaupt nur dann stattfinden, wenn die entsprechenden Zwischenwirbelscheiben verändert sind. Die Osteochondrosis hat also in jedem Falle eine
große Bedeutung. Sie ist im Röntgenschrifttum (BARSONY, KIENBÖCK, SASHIN,
SAXL u. a.) für die unterste Lendenbandscheibe bereits häufig unter der Bezeichnung „Lumbosakralarthrose" beschrieben worden. Durch Einlagerungen
von fibrösem Gewebe oder von Knochen kann die Osteochondrosis ausheilen,
und die benachbarten Wirbelkörper werden dadurch unbeweglich miteinander
verbunden (HILDEBRANDT, SCHMORL).

Weiteres Schrifttum: PFLEIDERER, WILLIAMS u. a.

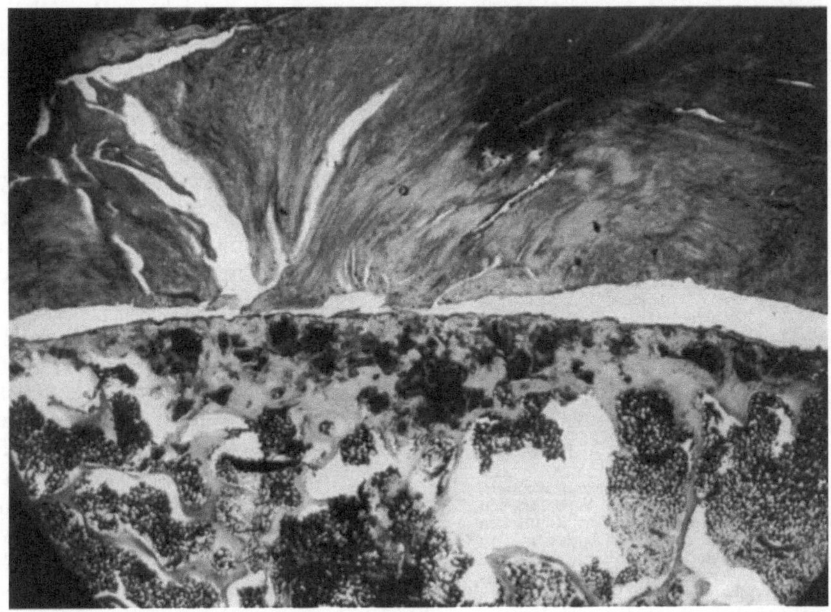

Abb. 137. (Mikrophotogramm der Zwischenwirbelscheiben-Wirbelkörpergrenze eines 5. Lendenwirbels.) Ablösung des Zwischenwirbelscheibengewebes vom Wirbelkörper. Die regelrechte Knorpelplatte fehlt vollkommen.
An der angrenzenden Wirbelkörperfläche unregelmäßig gestaltete Knorpelwucherungen (Osteochondrosis).

3. Verkalkungen.

1858 hat LUSCHKA kreideähnliche Einlagerungen im Gallertkern beschrieben. 1897 berichtet BENEKE über dunkle verwaschene Flecken im Röntgenbild von Zwischenwirbelscheiben, die er auf einen erhöhten Kalkgehalt
zurückführt, aber erst 1922 ist im Röntgenbild vom Lebenden eine durch Verkalkung hervorgerufene Verschattung in einer Zwischenwirbelscheibe beschrieben
worden (CALVÉ und GALLAND). Genauere anatomische Untersuchungen über
Verkalkungen hat erstmalig SCHMORL angestellt, und er fand, daß sich kohlen-
saurer oder phosphorsaurer Kalk in den Zwischenwirbelscheiben ablagern kann
(Abb. 138). In ganz seltenen Fällen stellte er bei Gichtkranken auch Ab-
lagerungen von harnsauren Salzen fest. SCHMORL hat die Verkalkungen (besonders
im Gallertkerngebiet) in primäre (degenerative) und sekundäre (z. B. nach
Tuberkulose) eingeteilt und hinzugefügt, daß die traumatische Entstehung
der degenerativen Verkalkungen nicht ganz unwahrscheinlich sei.

In der Folgezeit haben sich Kliniker und Röntgenologen der Erforschung
der Bandscheibenverkalkungen angenommen. Manche geben einem Trauma
die Schuld (oder wenigstens die Mitschuld) am Entstehen aller oder gewisser

Formen von Verkalkungen (BARSONY und POLGAR, LYON, ROSE und MENT-
ZINGEN, SCHAPIRA u. a.). Von anderer Seite werden die Zwischenwirbelscheiben-
verkalkungen für rein degenerative Vor-
gänge gehalten, die sich unter Umständen
an eine gewisse langdauernde Überbelastung
anschließen (HORENSTEIN, ISRAELSKI und
POLLAK, KOHLMANN, KRONENBERGER,
NORLEN). Wieder andere Untersucher
machen entzündliche Vorgänge dafür verantwortlich und finden bei Bandscheibenverkalkungen im gleichen Bereiche der
Wirbelsäule Klopfschmerz, Rötung und
Schwellung über den Dornfortsätzen, Bewegungseinschränkung u. ä. (BARSONY und
POLLAK, DE BERNARDI, LUCCA, LYON).
v. HELD teilt nach einer Zusammenfassung
des Schrifttums die Verkalkungen der Zwischenwirbelscheiben in eine chronisch degenerative und eine entzündlich-traumati-
sche Form ein. Die chronisch degenerative
Form wird häufiger gefunden (meist bei
älteren Menschen) und sitzt bevorzugt in
der mittleren Brust- und oberen Lendenwirbelsäule. Die entzündlich rheumatische
Form ist seltener, kommt öfter bei jugendlichen Menschen vor und sitzt häufiger
in den oberen Wirbelsäulenabschnitten.
Sie kann sich, wie Röntgenuntersuchungen
zeigen (BARON, KLAR, KOHLMANN, LYON)
auch wieder zurückbilden. Auf Gund
einiger mitgeteilter Befunde ist außerdem

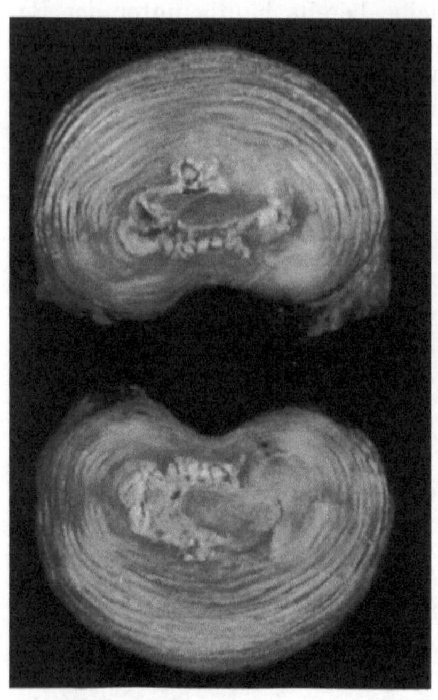

Abb. 138. (Lichtbild von zwei horizontal durchschnittenen Brustbandscheiben.) Verkalkungen
im Bereiche des Gallertkerns. Die weißlichen
Kalkniederschläge liegen auf den Zotten und in
den Buchten der Gallertkernhöhle.

noch anzunehmen, daß auch Blutungen in die Zwischenwirbelscheiben einer Verkalkung unterliegen können (ROSE und MENTZINGEN, SCHMORL und JUNGHANNS).

Verkalkungen kommen nicht
nur im Gallertkern vor, sondern
sitzen noch häufiger als kleine
Kalkflecken im Faserring.
RATHCKE hat das SCHMORL-
sche Untersuchungsgut daraufhin durchgesehen und die Zwischenwirbelscheiben in Horizontalschnitten untersucht. Bei
71% aller Wirbelsäulen fanden
sich Verkalkungen im Faserring
und bei 6,5% im Gallertkern.
In höheren Lebensaltern werden sowohl im Fasering, als
auch im Gallertkern mehr Verkalkungen gefunden. Die in
einem Alter von 30—59 Jahren

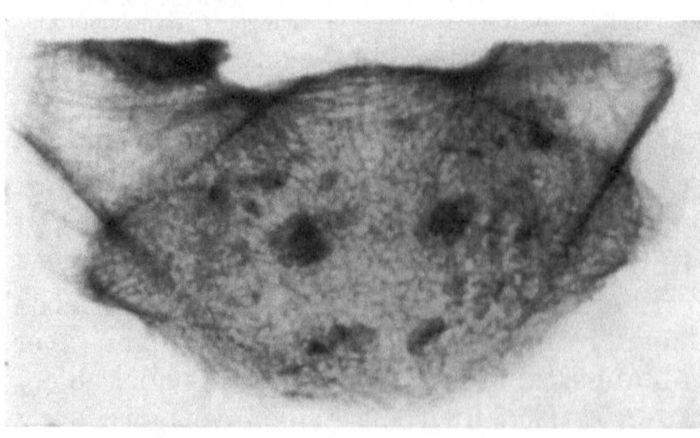

Abb. 139. (Röntgenaufnahme einer mit den angrenzenden Wirbelkörperteilen horizontal aus der Wirbelsäule herausgelösten
Lendenbandscheibe von einem 82jährigen Mann.) Zahlreiche
fleckige Verschattungen (Kalkherde) in verschiedenen Teilen
der Zwischenwirbelscheibe.

untersuchten Wirbelsäulen zeigten in 4,1% und in späteren Lebensaltern in 8,7%
Gallertkernverkalkungen. Sowohl Kalkeinlagerungen im Faserring als auch im
Gallertkern können vereinzelt oder an mehreren Stellen bei einer Wirbelsäule

vorkommen. Auch an einer Zwischenwirbelscheibe finden sich bisweilen mehrere in verschiedenen Teilen des Flachschnittes unregelmäßig verstreute Kalkeinlagerungen.

In Durchschnitten durch Zwischenwirbelscheiben (sagittal oder horizontal) erscheinen die Gallertkernverkalkungen als feinbröcklige weiße Einlagerungen im Spaltenwerk der Gallertkernhöhle (Abb. 138). Röntgenaufnahmen solcher Fälle ergeben fast die gleichen Bilder (Abb. 140 und 141), wie man sie mit

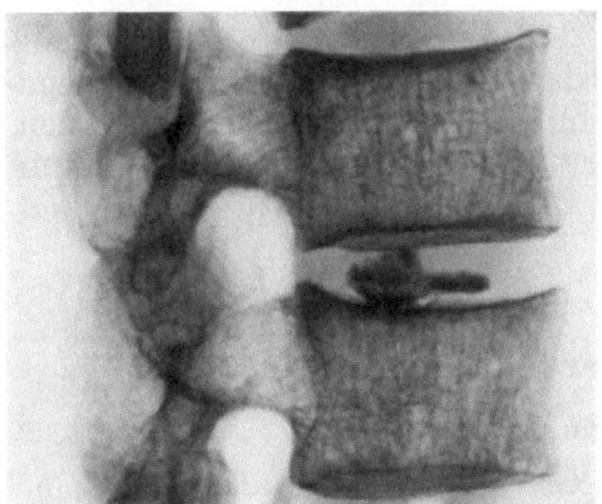

Abb. 140. (Seitliche Röntgenaufnahme einer Hälfte der in der Sagittalebene durchschnittenen Wirbelsäule.) Ausgedehnte wolkig-fleckige Verkalkung der 3. Lendenbandscheibe im Bereich des Gallertkerns mit einem Ausläufer nach vorn zu.

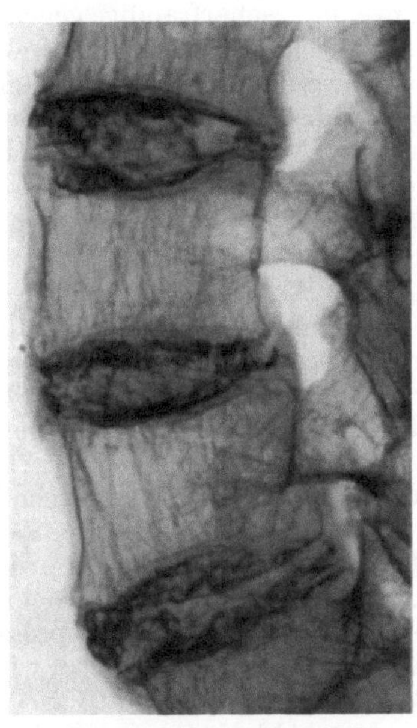

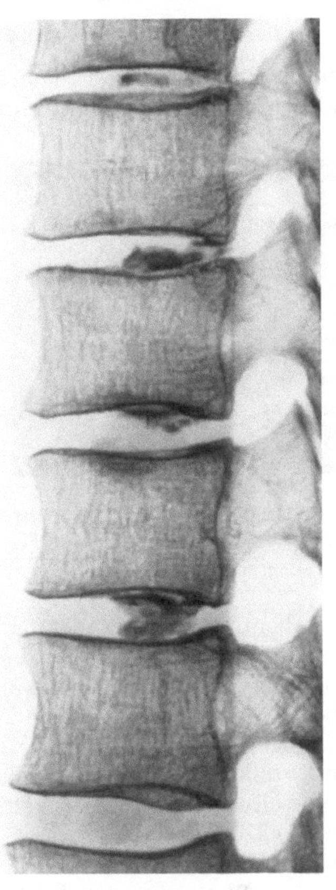

Abb. 142. (Seitliche Röntgenaufnahme einer Hälfte der in der Sagittalebene durchsägten Lendenwirbelsäule einer 68jährigen Frau.) Ausgedehnte große Schattenherde (Verkalkungen) in allen Teilen der Zwischenwirbelscheiben (besonders in den Faserringen). Hochgradige Osteoporose.

Abb. 141. (Seitliche Röntgenaufnahme einer Hälfte der in der Sagittalebene durchsägten Brustwirbelsäule einer 78jährigen Frau.) Wolkige, zum Teil zwiebelschalenartig angeordnete Verkalkungen in vier übereinanderliegenden Zwischenwirbelscheiben im Gallertkerngebiet.

Einspritzung schattengebender Flüssigkeit in die Gallertkernhöhle erhält (SCHMORL und JUNGHANNS). Zweifellos hat sich der Kalk auf den Zotten und in den Buchten der Höhlen festgesetzt (SCHMORL). Die Verkalkungen im Faserring, die man am besten auf Horizontalschnitten untersucht, sind unregelmäßig im Faserring verteilt (Abb. 139 und 142). Meist sitzen sie, gewissermaßen als Ausfüllung, in kleinen Einrissen oder Nekrosen des Faserringes. Beziehungen der Verkalkungen zu Blutgefäßeinwucherungen und auch Beziehungen zwischen Blutungen in die Gallertkernhöhlen und Verkalkungen sind noch nicht eingehend untersucht.

Die Fragen, wieweit Verkalkungen in den Zwischenwirbelscheiben mit Rückenbeschwerden zusammengebracht werden müssen, sind im klinischen Schrifttum vielfach erörtert, aber noch nicht mit Sicherheit entschieden worden (ANNOVAZI, ARLABORSE, GIONGA, FOÀ, MOREL und ROEDERER, GUICHARD und SIMON, RIETEMA. und KEJSER, PETIT-DUTAILLIS, ZEITLIN, ZUPPA und die vorher genannten Bearbeiter).

E. Einlagerungen anderer Gewebsarten.

1. Fibröses Gewebe.

Herdförmige Einlagerungen von fibrösem Gewebe werden in den Zwischenwirbelscheiben häufig beobachtet. SCHMORL hat solche Herde als erster ausführlich beschrieben. Sie sitzen meist im Gallertkerngebiet. Ihre Ausdehnung läßt sich am besten auf horizontalen Schnittflächen erkennen (Abb. 143). Sie erscheinen dann als weißlich-glänzende, scharfrandig gegen das regelrechte Zwischenwirbelscheibengewebe abgesetzte Herde von einem dichten Gefüge. Das fibröse Gewebe besitzt nur eine mangelhafte Elastizität. Auf Schnitten in der Pfeilnahtebene erkennt man oft schon mit bloßem Auge, oft aber erst bei eingehender mikroskopischer Untersuchung, daß das fibröse Gewebe durch feine Spalten der Knorpelplatte aus den anliegenden Markräumen des Wirbelkörpers her eingedrungen ist. Dabei werden bisweilen SCHMORLsche Knötchen als Wegbereiter benutzt.

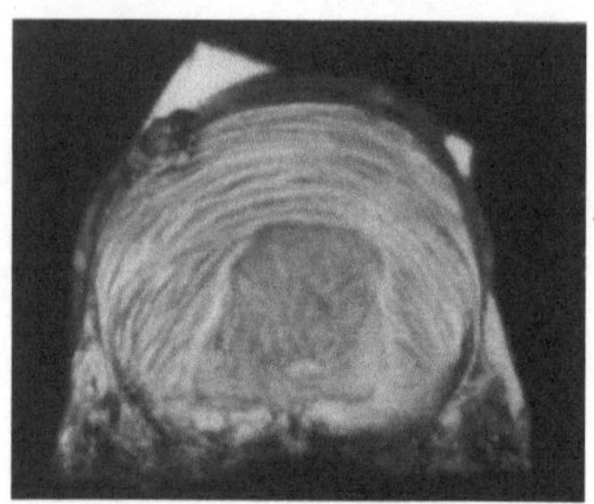

Abb. 143. (Lichtbild der Horizontalschnittfläche durch eine Zwischenwirbelscheibe.) Im Gallertkerngebiet weiches, derbes, dicht gefügtes, fibröses Gewebe.

In manchen Fällen dringt das Zwischenwirbelscheibengewebe auch von hinten her aus dem Rückenmarkkanal in die Zwischenwirbelscheiben ein. Wahrscheinlich sind es Schädigungen des Zwischenwirbelscheibengewebes (Auflockerung, kleine Nekrosen), die das Einwuchern der Gefäße und des Bindegewebes veranlassen. Im Endzustand ist die betroffene Zwischenwirbelscheibe vollkommen durchwuchert, so daß die vorher regelrechte Zeichnung ganz verschwindet. Immer geht der fibrösen Umwandlung eine Einsprossung zarter Gefäßbäumchen voraus. Manchmal ist das gesamte Zwischenwirbelscheibengewebe bis auf wenige Reste im Bereich der äußersten Faserringschichten vollkommen durch fibröses Gewebe ersetzt (Abb. 144). Der Zwischenwirbelraum ist dann außerordentlich niedrig. Dabei können die Knorpelplatten, selbst bei hochgradiger fibröser Umwandlung des gesamten Zwischenwirbelscheibengewebes, gut erhalten bleiben. Das wenig elastische, straffe fibröse Gewebe klammert dann die beiden Wirbelkörper fast unbeweglich aneinander. Ist dies nur in einer Zwischenwirbelscheibe der Fall, dann hat es keine allzu große Bedeutung für die Leistungs- und Bewegungsfähigkeit der Wirbelsäule. Oft zeigen aber zahlreiche übereinanderliegende Zwischenwirbelscheiben die gleichen Veränderungen, und man muß von einer fibrösen Versteifung der Wirbelsäule sprechen (SCHMORL). GÜNTZ hat solche Zwischenwirbelscheibenversteifungen durch Zwischenwirbelscheibenfibrose eingehend geschildert. Im Röntgenbild ist stets eine Abnahme der Zwischenwirbelraumhöhe nachweisbar.

A. W. Fischer konnte einen entsprechenden Fall klinisch beobachten. Auch D'Amato, Grashey, Lindemann, Meiss u. a. berichten über ähnliche Zustände.

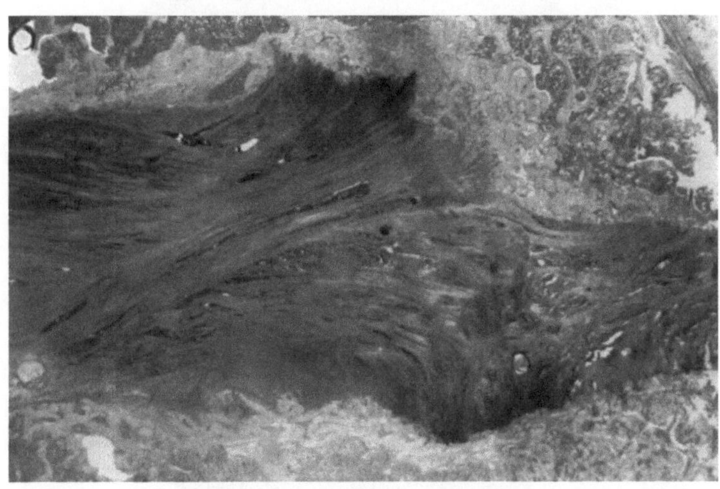

Abb. 144. (Mikrophotogramm der Sagittalschnittfläche durch eine Zwischenwirbelscheibe.) Umwandlung des Zwischenwirbelscheibengewebes in fibröses Gewebe mit Zwischenlagerungen einzelner Blutgefäße. Knorpelplatten fehlen vollkommen.

2. Blutgefäße.

Neben den geringen Blutgefäßwucherungen, die zusammen mit der Einwucherung von fibrösem Gewebe vorkommen, finden sich sehr häufig in Zwischenwirbelscheiben ausgedehnte Blutgefäßeinwucherungen (Vaskularisationen, Abb. 145—147). Solche Blutgefäßeinwucherungen können in der gleichen Weise wie das fibröse Gewebe durch Lücken in den Knorpelplatten oder von hinten her in das Bandscheibengewebe eindringen. Sie sind meist mit einem lockeren Bindegewebe vereinigt (Abb. 146). Die einzelnen Vaskularisationsherde sehen auf den Schnittflächen dunkelrot aus und sind scharf, meist bogenförmig, gegen das regelrechte Zwischenwirbelscheibengewebe abgegrenzt (Abb. 145). In ihrem Bereich ist die regelrechte Schichtung des Bandscheibengewebes vollkommen aufgehoben. Etwas seltener als im Gallertkerngebiet finden sich herdförmige Gefäßeinwucherungen im Faserring. Sie sind dann oft guirlandenartig angeordnet (Abb. 147) und als Ausheilungszustände von konzentrischen Rissen im Faserring anzusehen.

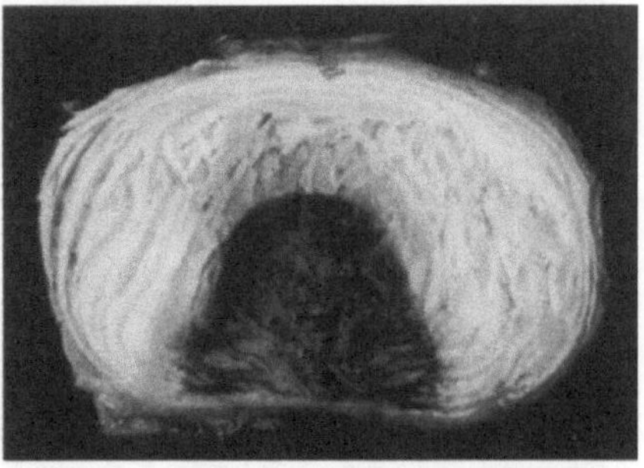

Abb. 145. (Lichtbild der Horizontalschnittfläche durch eine Zwischenwirbelscheibe.) Der Gallertkern ist durch ein von hinten her eingedrungenes, gegen den Faserring scharf abgesetztes Gewebe ersetzt. Im frischen Präparat sieht dieses Gewebe dunkelrot aus, und es besteht aus dichtgedrängten Blutgefäßen (Vaskularisation des Nucleus pulposus).

3. Knochengewebe.

Zwischenwirbelscheiben können vollkommen durch spongiöses Knochengewebe ersetzt sein. Dies ist bei den angeborenen Wirbelsynostosen die Regel (Abb. 28 und 90), und eine Verknöcherung vorher angelegter Zwischenwirbel-

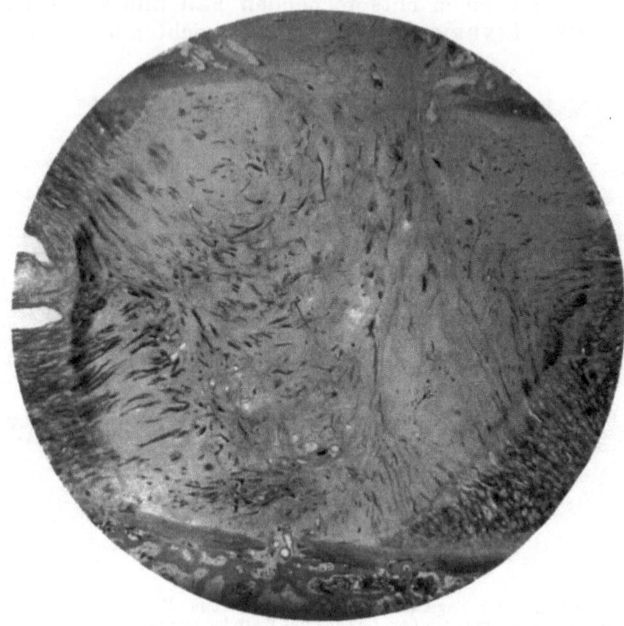

Abb. 146. (Mikrophotogramm der Sagittalschnittfläche des Gallertgebietes einer Zwischenwirbelscheibe.)
Das Gallertkerngewebe ist durch Einwucherung von zahlreichen Blutgefäßen mit lockerem Bindegewebe ersetzt.
Die Vaskularisation dringt von oben her durch ein Knorpelknötchen ein.

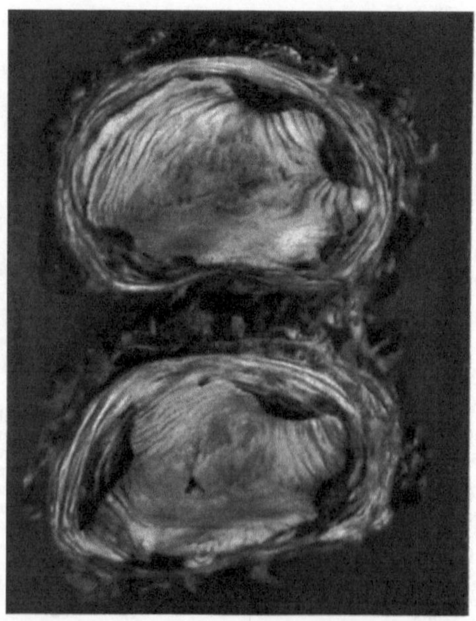

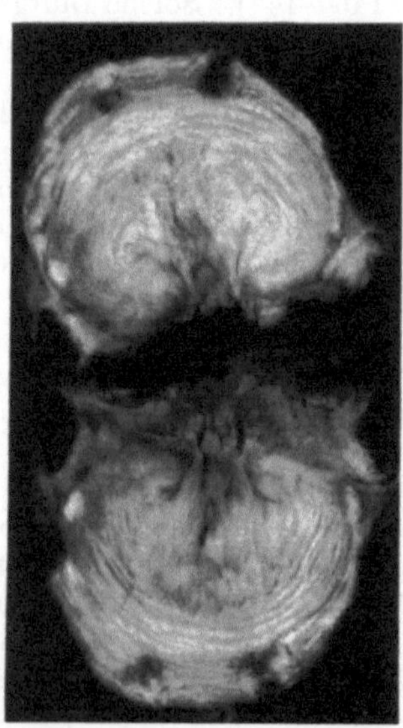

Abb. 147. (Lichtbild mehrerer Horizontalschnittflächen von
Zwischenwirbelscheiben der Lendenwirbelsäule eines 72jähri-
gen Mannes.) Die ringförmige Schichtung der Faserringe ist
nur noch stellenweise erhalten. Die schmalen bogenförmigen
und scharf begrenzten dunklen Felder sind in Heilung be-
griffene, mit Gefäßen und zellreichem Gewebe ausgefüllte
konzentrische Risse (girlandenförmige Vaskularisation
im Faserring).

Abb. 148. (Lichtbild einer in der Horizontalebene durchschnittenen und auseinandergeklappten Zwischenwirbelscheibe einer 74jäh-
rigen Frau.) In den vorderen Abschnitten
des Faserringes sind mehrere Faserschichten
verletzt und an diesen Stellen kleine
Knochenstücke eingelagert.

scheiben geschieht regelmäßig in den untersten Kreuzbeinbandscheiben während des Wachstums. Bisweilen können aber doch noch kleine Reste der Zwischenwirbelscheiben bestehen bleiben. Dann handelt es sich meist um Reste von Gallertkerngewebe, während der Faserring im allgemeinen vollkommen verknöchert.

Auch bei Ausheilungszuständen nach Zerstörungen der Zwischenwirbelscheiben durch entzündliche Vorgänge oder durch Verletzungen kommen mehr oder weniger ausgedehnte Knocheneinlagerungen in das noch vorhandene Bandscheibengewebe vor (Abb. 90). Auf Schnittflächen durch derartig verknöcherte Zwischenwirbelräume finden sich meist noch reichlich Reste von Zwischenwirbelscheibengewebe, das in ganz verschiedener Verteilung im ganzen Bereiche der früheren Zwischenwirbelscheibe angeordnet sein kann.

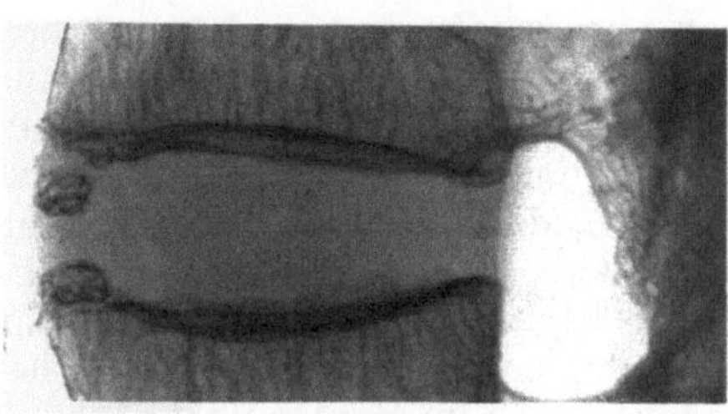

Abb. 149. (Seitliche Röntgenaufnahme einer Hälfte der in der Sagittalebene durchsägten Lendenwirbelsäule einer 86jährigen Frau.) Einlagerung von zwei kleinen Knochenstücken in der 3. Lendenbandscheibe nahe den Vorderkanten der angrenzenden Wirbelkörper.

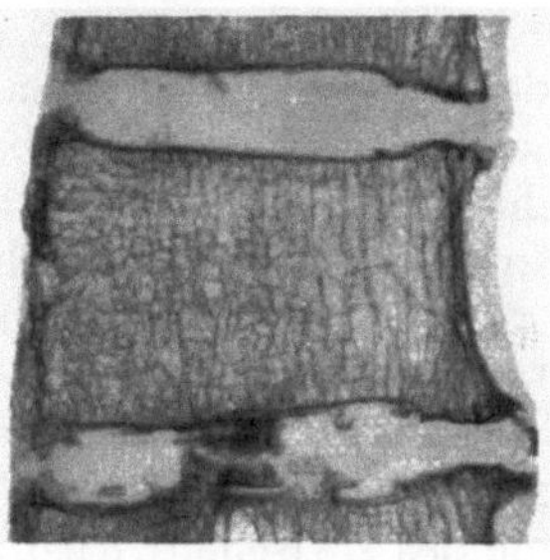

Abb. 150. (Röntgenaufnahme einer aus einer Wirbelsäule herausgeschnittenen sagittalen Scheibe.) Beginnende Verknöcherung einer Zwischenwirbelscheibe von beiden angrenzenden Wirbelkörpern her.

Nicht allzu selten werden Einwucherungen von fibrösem Gewebe oder von Blutgefäßen, die soeben beschrieben wurden, ebenfalls von Knocheneinlagerungen begleitet. Wahrscheinlich sind in solchen Fällen knochenbildende Zellen von den Markräumen des Wirbelkörpers her mit eingewandert (Abb. 150).

Besonders häufig bestehen aber im Faserring kleine Knocheneinwucherungen. Sie bilden sich ebenso wie die Einlagerungen von Kalk an diesen Stellen (S. 365) als Ausheilungsvorgänge kleiner Einrisse aus, die durch allmähliche Degeneration, vielleicht auch durch einmaliges Trauma, entstanden sind. Auf Horizontalschnitten (Abb. 148) sieht man deutlich, daß an den Stellen der Knocheneinlagerung parallele Faserzüge des Faserringes unterbrochen sind. Öfter kommen hier auch größere Knocheneinlagerungen vor, die dem äußeren Rande des Faserringes bogenförmig konzentrisch folgen. Sie haben sich in konzentrischen Rissen des Faserringes gebildet. Als Vorbereitung derartiger Knocheneinlagerungen ist stets erst Blutgefäßeinwucherung nötig. In den vorderen Teilen des Faserringes sind die kleinen Knocheneinlagerungen besonders häufig (Abb. 149), sie kommen aber auch in den anderen Abschnitten des Faserringes vor. Schnitte in der Pfeilnahtebene durch solche kleine Knocheneinlagerungen im Faserring lassen erkennen, daß die Einlagerungen meist der einen Wirbelkörperrandleiste näher liegen als der anderen, nur selten liegen sie genau in der Mitte zwischen beiden. Wenn sie einer Wirbelkörperrandleiste sehr nahe liegen (Abb. 149), können sie infolge von dauernden Reibungen bei Wirbelsäulenbewegungen eine Rauhigkeit der Wirbelkörperrandleiste an diesen Stellen erzeugen (Schmorl und Junghanns).

Die kleinen, den Randleisten naheliegenden Knocheneinschlüsse in den Faserringen sind im seitlichen Röntgenbild auch vom Lebenden häufig festzustellen.

Sie haben schon beträchtliche differentialdiagnostische Schwierigkeiten bereitet (JANKER), wenn es sich um die Abgrenzung von sog. „peristierenden Wirbelkörperepiphysen" und abgetrennten Wirbelkörperkanten handelt (S. 315, 356).

F. Traumen.

1. Verletzungen der Zwischenwirbelscheiben.

Zwischenwirbelscheibengewebe kann durch traumatische Einflüsse verletzt werden, ohne daß dabei nennenswerte Wirbelkörperbrüche stattfinden. Es wird allerdings bisweilen recht schwer sein, bei Rissen im Zwischenwirbelscheibengewebe mit Sicherheit die Entstehungsursache zu klären, weil hier außerordentlich häufig degenerative Riß- und Spaltenbildungen vorkommen, wie wir beschrieben haben (S. 360). Einzelne, die Faserringschichten quer durchsetzende Risse bei gut erhaltenen, nicht ausgetrocknetem und zermürbtem Zwischenwirbelscheibengewebe sind aber stets auf traumatische Entstehung verdächtig. So sind auch die nach hinten verlaufenden Risse, die LUSCHKA als „hinterer Rezessus" beschrieben hat, nach den Untersuchungen SCHMORLs in der größten Mehrzahl als traumatisch entstanden anzusehen (SCHMORL und JUNGHANNS). Stärkere Zerquetschungen mit ausgedehnten, meist sternförmigen Zerreißungen des Zwischenwirbelscheibengewebes und der angrenzenden knorpeligen Schlußplatten (Abb. 122) kommen nur selten vor. Sie gehen mit Höhenabnahme des Zwischenwirbelraumes einher, wie auch im Röntgenbild nachweisbar ist (GALLI), und es sind oft dabei kleine Bandscheibenhernien (mit Knorpelwucherungen) entwickelt. SCHINZ bezeichnet das allmähliche Schwinden einer traumatisch geschädigten Zwischenwirbelscheibe als fibrokartilaginäre Form der KÜMMELLschen Krankheit. Auch KÜMMELL selbst hat in seinen letzten Arbeiten Verletzungen mit Knorpelknötchenbildungen mitverantwortlich für das Entstehen einer KÜMMELLschen Krankheit gemacht. Diese Folgerungen müssen jedoch noch weiter geprüft werden, ehe sie spruchreif sind (SCHMORL und JUNGHANNS). Wenn infolge von Bandscheibenquetschungen unrichtige Bewegungsmöglichkeiten zwischen den beiden Wirbelkörpern bestehen, kann sich auch eine knöcherne Verdichtungsschicht an den Wirbelkörperendflächen ausbilden. Die Vorderteile der Zwischenwirbelscheibe werden bei den Verletzungen der Wirbelkörperrandleisten im jugendlichen Alter (Abb. 83) auch stets in Mitleidenschaft gezogen.

Als seltene Präparate bewahrt die SCHMORLsche Sammlung Zwischenwirbelscheiben mit starken Blutungen in die Gallertkernhöhle auf. Das kann dann vorkommen, wenn durch Rißbildungen vorher bestehende krankhafte Gefäßeinwucherungen in den Zwischenwirbelscheiben zerrissen werden.

2. Ausheilungszustände.

Ebenso wie die durch Degeneration entstehenden Riß- und Spaltenbildungen können in den Zwischenwirbelscheiben auch die traumatisch entstandenen Einrisse durch Einlagerungen von fibrösem Gewebe oder von Knochengewebe wieder ausgefüllt werden. TAMMANN hat über die Heilungsvorgänge in den Zwischenwirbelscheiben Tierversuche angestellt, und er fand, daß sich weder der Gallertkern noch das Faserringgewebe vollkommen wiederherstellen kann. Es tritt nach Zwischenwirbelscheibenverletzungen Granulationsgewebe in den Zwischenwirbelraum ein, das sich narbig verändert und meist durch nachwachsenden Knochen ersetzt wird. Stark geschädigte Zwischenwirbelscheiben können so vollkommen verknöchern und zu einer Blockwirbelbildung Anlaß geben. Oft werden verletzte Zwischenwirbelscheiben auch durch Knochenkallusbildung überbrückt, die sich in den Längsbändern entwickelt (Abb. 74 und 75). Es ist in allen diesen Fällen in abgeschlossenen Zuständen sehr schwer, meist sogar unmöglich, zu entscheiden, ob sich diese Zustände auf Grund einer Verletzung oder einer lange zurückliegenden Infektion entwickelt haben, weil auch Infektionen zu gleichen Endzuständen führen können. Daß auch Kalkherde in verletzten Zwischenwirbelscheiben zur Ausbildung kommen können, war bereits erwähnt. FILIPPE berichtet, daß im Tierversuch Verletzungen der Zwischenwirbelscheibe anatomisch und funktionell vollkommen wieder ausgeglichen werden. Diese Feststellungen stehen jedoch im Widerspruch zu anderen Versuchen (TAMANN) und zu unseren anatomischen Erfahrungen, weshalb eine Nachprüfung angezeigt erscheint.

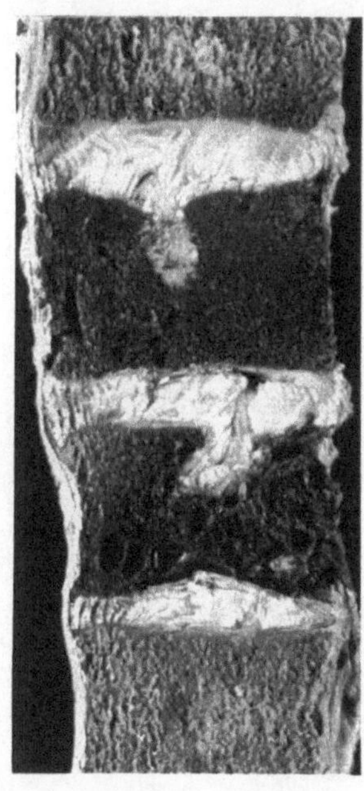

Abb. 151. (Lichtbild der Sagittalschnittfläche einer Lendenwirbelsäule.) Durchblutung von zwei Wirbelkörpern (dunkle Verfärbung) infolge eines leichten Kompressionsbruches. In beide Wirbelkörper ist von oben her Zwischenwirbelscheibengewebe hernienartig vorgefallen (traumatische Bandscheibengewebshernie).

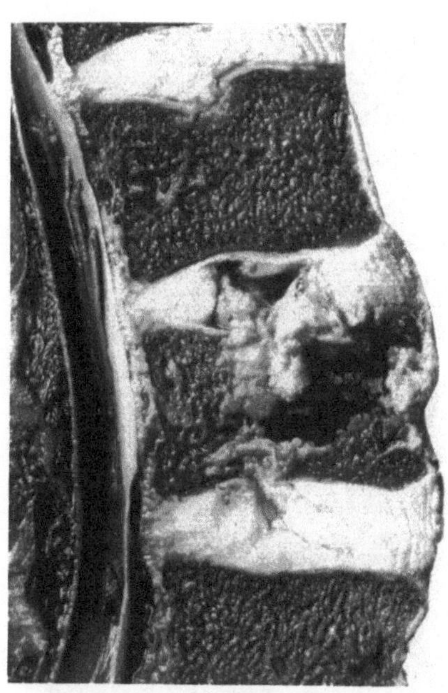

Abb. 152. (Lichtbild der Sagittalschnittfläche der Lendenwirbelsäule eines 25jährigen Mannes.) Zertrümmerungsbruch eines Wirbelkörpers mit Vorfall von Zwischenwirbelscheibengewebe von den beiden angrenzenden Zwischenwirbelscheiben her. Im darüberliegenden Wirbelkörper kleines SCHMORLsches Knötchen mit Knochenschale.

3. Verhalten der Zwischenwirbelscheiben bei Wirbelkörperbrüchen.

Bei allen gröberen Verletzungen der Wirbelkörper werden die Zwischenwirbelscheiben mitverletzt. Dabei kommen Einbrüche der Knorpelplatten und des angrenzenden Zwischenwirbelscheibengewebes in die Wirbelkörper vor (Abb. 151). Das Zwischenwirbelscheibengewebe erhält Rißbildungen oder wird bei Quetschbrüchen mitgequetscht oder bei Schubfrakturen unter Rißbildungen mit der Knorpelplatte, die dem abgeschobenen Wirbelkörperstück aufliegt, mit nach vorn zu geschoben. Bei stärkeren Zertrümmerungsbrüchen der Wirbelkörper kann das Zwischenwirbelscheibengewebe von beiden anliegenden Zwischenwirbelscheiben her in den Bruchspalt eingepreßt werden, so daß es sich im Wirbelkörperinneren berührt (Abb. 152 und 153). Es ist von anatomischer Seite nachdrücklichst zu betonen, daß Mitverletzungen der Zwischenwirbelscheiben fast regelmäßig bei Wirbelbrüchen vorkommen, wenn sie sich auch dem Nachweis im Röntgenbild entziehen.

In zahlreichen Versuchen hat Göcke das Verhalten der Zwischenwirbelscheiben bei Verletzungen untersucht. Seine im Versuch erzeugten Zustandsbilder an Leichenwirbelsäulen entsprechen durchaus den Verhältnissen bei Entstehen solcher Verletzungen beim Lebenden.

Die Mitverletzungen der Zwischenwirbelscheibe bei Wirbelbrüchen zeigen die gleichen Ausheilungszustände (Abb. 154), die wir im vorhergehenden Abschnitt bei den Eigenverletzungen des Bandscheibengewebes beschrieben haben

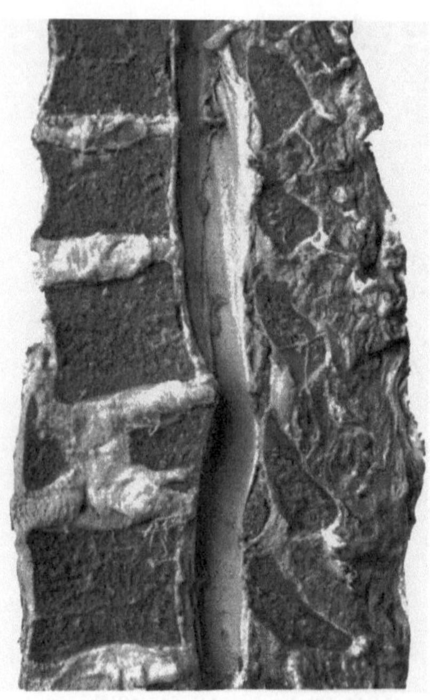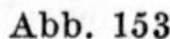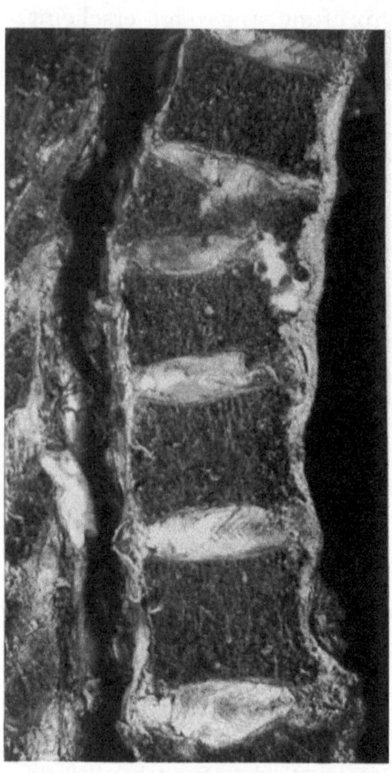

Abb. 153.   Abb. 154.

Abb. 153. (Lichtbild der Sagittalschnittfläche der Lendenwirbelsäule einer 24jährigen Frau.) Quetschbruch des 3. Lendenwirbelkörpers mit Einbruch der benachbarten Zwischenwirbelscheiben, die sich im Wirbelkörper berühren. (Fraktur 6 Jahre vor dem Tode.) (Präparat der Sammlung Prof. Dr. Geipel.)

Abb. 154. (Lichtbild der Sagittalschnittfläche der Brustwirbelsäule einer 63jährigen Frau.) Quetschbruch des 9. Brustwirbelkörpers. Die vordere obere Ecke des 10. Brustwirbelkörpers ist in den 9. unter Zerreißung der 9. Brustbandscheibe hineingepreßt. Das zerrissene Zwischenwirbelscheibengewebe ist fibrös ausgeheilt (ungegliedertes, weißes Gewebe). Umschriebener Vorfall der 8. Brustbandscheibe in den 9. Brustwirbelkörper nach Zerreißung der oberen Knorpelplatte des 9. Brustwirbelkörpers.

(fibröse Einwucherungen, Kalkeinlagerungen, Knocheneinwucherungen usw.). Auch hier ist es in abgeschlossenen Zuständen bisweilen schwer zu entscheiden, ob die Veränderungen durch ein lange zurückliegendes Trauma oder durch einen entzündlichen Vorgang hervorgerufen worden sind. Stets rufen die Ausheilungsvorgänge, die niemals ein regelrecht funktionstüchtiges Zwischenwirbelscheibengewebe wieder herstellen, Behinderung in der Bewegungsfähigkeit und in der Elastizität der Zwischenwirbelscheiben hervor (Memmi). Außerdem haben sie auch ihren Anteil in der Ausbildung von Änderungen der regelrechten Wirbelsäulenkrümmung.

4. „SCHMORLsche Knötchen" und Trauma.

Aus unserer Schilderung über die Vorbedingungen und Entstehungsursachen der SCHMORLschen Knötchen in den Wirbelkörpern und im Wirbelkanal (S. 360, 355) geht hervor, daß sie durch traumatische Schädigungen entstehen können, daß die Mehrzahl dieser Bildungen sich aber auf Grund angeborener Zustände und degenerativer Vorgänge unter Mitwirkung der gewöhnlichen Belastung allmählich entwickelt. Das anatomische Zustandsbild zeigt bei frischen Wirbelsäulentraumen unter Umständen den Einriß in die Knorpelplatte sowie das in die Markräume des Wirbelkörpers eingepreßte Zwischenwirbelscheibengewebe mit kleinen Brüchen des Knochenbälkchenwerkes und mit umgebenden Blutungen (Abb. 151). Dann ist die Diagnose einer traumatisch entstandenen „Bandscheibenhernie" einwandfrei zu stellen. Das Röntgenbild versagt bei der Darstellung dieser frischen Zustände vollkommen. Auch im anatomischen Zustandsbild kann den ausgebildeten SCHMORLschen Knötchen, selbst wenn sie sich innerhalb von Wirbelkörpern finden, die früher beim Trauma zusammengebrochen sind, nicht mehr angesehen werden, ob sie nicht schon vor dem in Rede stehenden Unfallereignis in dem Wirbelkörper gesessen haben.

Im klinischen Schrifttum ist diese Frage eingehend durchgesprochen worden, und die Meinungen darüber sind sehr geteilt. Man hat in Röntgenbildern bei Wiederuntersuchungen nach Wirbelbrüchen allmählich auftretende und größer werdende SCHMORLsche Knötchen im gebrochenen Wirbel selbst oder in seiner Nachbarschaft verfolgen können und diese dann als „traumatische SCHMORLsche Knötchen" bezeichnet (DITTRICH, GLORIEUX, W. MÜLLER, STRAUSS u. a.). Andererseits wird die Möglichkeit auch vollkommen abgelehnt (WISSING). Bei der Beurteilung ist jedenfalls größte Zurückhaltung am Platze (BRANDES, BUISSON, ROSE und MENTZINGEN, SCHMORL und JUNGHANNS u.a.).

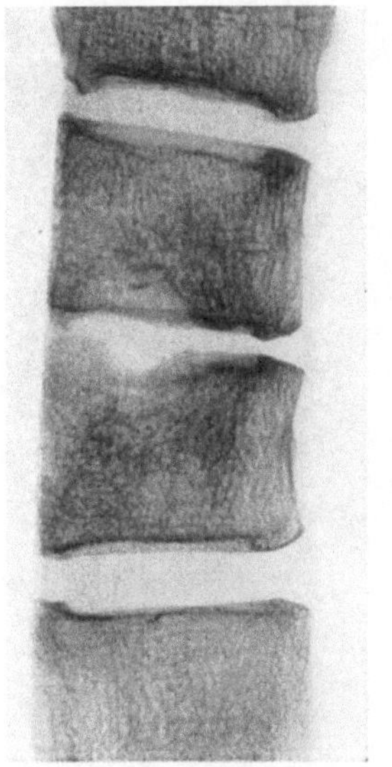

G. Infektionen.

1. Primäre Infektionen der Zwischenwirbelscheiben.

Ansiedlung von Keimen, die der Zwischenwirbelscheibe auf dem Blutwege zugebracht werden, ist nur möglich, solange das Bandscheibengewebe in der Jugend noch von Blutgefäßen versorgt wird (S. 223) oder wenn infolge krankhafter Zustände in späteren Lebensjahren wieder Blutgefäße in das Zwischenwirbelscheibengewebe eingewuchert sind (S. 369). Trotzdem konnte SCHMORL bei seinen Reihenuntersuchungen die Primärinfektion einer Zwischenwirbelscheibe nur in großen Ausnahmefällen finden. Das Zwischenwirbelscheibengewebe wird dann zerstört, und bei der Ausheilung tritt unter Abnahme der Zwischenwirbelraumhöhe Einwucherung von Bindegewebe oder Knochengewebe ein. Dabei können Restabszesse mit schwielig verdickter Kapsel bestehen bleiben (Abb. 155). Früher war man der Ansicht, daß die tuberkulöse und typhöse Infektion der Wirbelsäule im allgemeinen ihren Ausgangspunkt von den Zwischenwirbelscheiben nehmen würden. Die neueren Untersuchungen

Abb. 155. (Seitliche Röntgenaufnahme einer Hälfte der in der Sagittalebene aufgesägten Brustwirbelsäule einer 20 jährigen Frau.) Höhenabnahme eines Zwischenwirbelraumes mit leichter Knochenbälkchenverdickung an den angrenzenden Wirbelkörpern. In der Zwischenwirbelscheibe lag ein mit derber fibröser Kapsel umgebener Abszeß.

(STRUKOW) haben dies jedoch nicht bestätigt (S. 319). Verschiedentlich wird aber auch jetzt noch an dieser Ansicht festgehalten (ANNOVAZI, KLAR, MORASCA).

2. Verhalten der Zwischenwirbelscheiben bei Wirbelkörperinfektionen.

Alle einschmelzenden Vorgänge können sich vom Wirbelkörper aus auch auf die Zwischenwirbelscheiben ausbreiten. Dabei geht die Einschmelzung des Zwischenwirbelscheibengewebes verhältnismäßig rasch vor sich, wenn erst einmal der Durchbruch durch die widerstandsfähigere Knorpelplatte stattgefunden hat. Entzündliche Zwischenwirbelscheibeneinschmelzung kann auch dadurch zustande kommen, daß von den Außenseiten her Eiter in das Bandscheibengewebe eindringt (Abb. 87 und 88), wenn sich Senkungsabszesse oder eine Osteoperiostitis (S. 321) unter dem vorderen Längsband ausbilden (KREMER und WIESE, SCHMORL und JUNGHANNS, MANDELSTAMM). Dieser Infektionsweg des Zwischenwirbelscheibengewebes ist jedoch seltener als der durch die Knorpelplatte. Die durch Infektion bedingten Einschmelzungsvorgänge im Bandscheibengewebe rufen eine Höhenabnahme des Zwischenwirbelraums hervor (Abb. 156).

Die Ausheilung der eingeschmolzenen Zwischenwirbelscheiben geschieht durch Einwucherung von fibrösem Bindegewebe und von Knochengewebe. Es können sich als Endzustände Blockwirbel bilden, die den traumatisch entstandenen Blockwirbeln und auch angeborenen Blockwirbeln so außerordentlich ähneln können, daß eine sichere Differentialdiagnose oft nur schwer möglich ist. Dies gilt in besonderem Maße für die röntgenologische Diagnose, wie schon

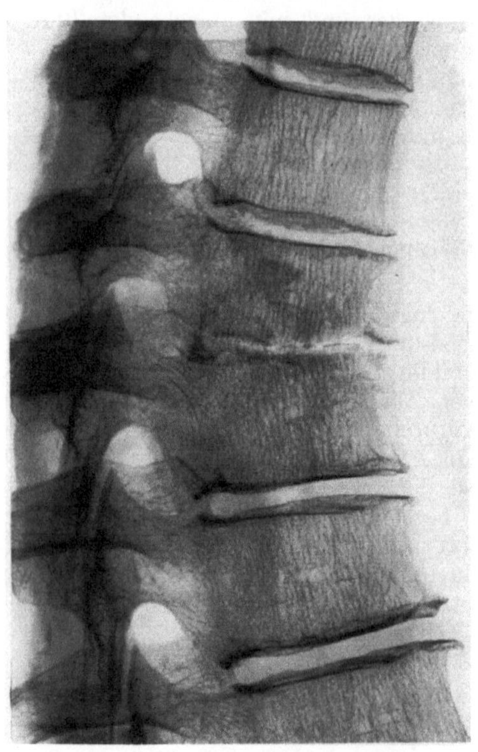

Abb. 156. (Seitliche Röntgenaufnahme einer Hälfte der in der Sagittalebene durchsägten Brustwirbelsäule eines 58jährigen Mannes.) Verschwinden eines Zwischenwirbelraumes mit beginnender knöcherner Verschmelzung der beiden benachbarten Wirbelkörper (beginnende Blockwirbelbildung) bei abheilender Tuberkulose.

mehrfach erwähnt worden ist (BÜSSEM, ELLMER, FINDER, LYON, ROSTOCK). Für die Infektionsvorgänge gilt es ebenso wie für die Verletzungen, daß die Ausheilungszustände in den Zwischenwirbelscheiben für die Belastungs- und Bewegungsfähigkeit und für die Form der Wirbelsäule häufig folgenschwerer sind als Wirbelkörperinfektionen bzw. -verletzungen ohne Beteiligung der Zwischenwirbelscheiben.

H. Tumoren.

Primäre Geschwülste oder unmittelbare Ansiedlung von Geschwulstmetastasen im Zwischenwirbelscheibengewebe sind bisher noch nicht beobachtet worden (SCHMORL und JUNGHANNS). Übergreifen von Geschwulstmetastasen oder von Geschwülsten aus der Nachbarschaft in den Zwischenwirbelraum

ist jedoch bisweilen festzustellen. Wenn das Geschwulstgewebe vom Wirbelkörper her eindringt, kann es selbständig die Knorpelplatten zerstören.
Häufig benutzt eindringendes Geschwulstgewebe aber bereits vorhandene Einrisse oder Einlagerungen von fibrösem Gewebe, Blutgefäße oder Knochen als
Wegbereiter. Auch von vorn her werden die Zwischenwirbelscheiben ebenso
wie die Wirbelkörper (S. 340) bisweilen von Geschwulstgewebe (auch von
Aneurysmen) angegriffen.

Häufiger als Einwucherungen von Geschwulstgewebe in den Zwischenwirbelraum kommt es vor, daß bei knochenzerstörenden Geschwülsten infolge
des Ausdehnungsdruckes Gallertkerngewebe nach Einreißen der unterhöhlten
Knorpelplatten in das nachgiebig gewordene Knochenbälkchenwerk eindringt
(Abb. 121) und „Bandscheibenhernien" verursacht. Wie wir schon schilderten
(S. 353), bleibt dabei allerdings meist eine Knorpel- oder Knochenwucherung
in der Umgebung aus.

VI. Die Verkrümmungen der Wirbelsäule.

A. Kyphosen [1].

1. Angeborene Kyphosen.

Eine große Zahl von Fehlbildungen der Wirbelsäule geht mit kyphotischen
Verkrümmungen der Wirbelsäule einher, die teilweise bereits im Embryonalleben deutlich entwickelt sind, oder sich erst durch allmähliche weitere Umformung der mißbildeten Wirbelkörper bei zunehmender Belastung nach der
Geburt ausbilden. Das Letztere gilt besonders für die Wirbelkörperspalte in
Pfeilnahtrichtung (Abb. 246), den bestehenbleibenden Chordakanal (Abb. 38),
die rückenwärts entwickelten Halbwirbel (Abb. 35) und bei fehlender Wirbelkörperverknöcherung. Da in den verschiedenen Abschnitten über die Wirbelsäulenfehlbildungen (II B) die angeborenen Kyphosen jeweils bereits besprochen
sind, kann hier auf weitere Ausführungen verzichtet werden.

2. Adoleszentenkyphose.

SCHEUERMANN hat die Kyphoseform der Heranwachsenden, die „Adoleszentenkyphose", erstmalig ausführlich beschrieben. Er entdeckte als Ursache der
Verkrümmung Keilwirbelbildungen und fand (im Röntgenbild) Unregelmäßigkeiten der sog. „Wirbelkörperepiphysen" (Wirbelkörperrandleisten) und eine
unscharfe Zeichnung an den Wirbelkörperendplatten, die er auf krankhafte
Veränderungen im Bereiche der Wachstumsschicht des Wirbelkörpers bezog.
Auf Grund von Röntgenbildern glaubte er, daß zwischen der Adolszenten-
kyphose und den von PERTHES und CALVÉ beschriebenen Hüftveränderungen
gewisse Beziehungen, vielleicht auch eine gleiche Entstehungsursache, vorliegen müßten. Diese Ansicht haben sich auch andere Untersucher zu eigen
gemacht (GALEAZZI, ROCHER und ROUDIL, MÜLLER und HETZAR u. v. a.).
Die von SCHEUERMANN beschriebenen röntgenologisch nachweisbaren Veränderungen sind von verschiedenen Seiten bestätigt worden (EDELSTEIN, KOHLE,
MAU, HARRENSTEIN, HANSON u. a.), aber über die Entstehungsursache und
das zugrunde liegende anatomische Bild herrschte lange Zeit Unklarheit, und
viele Streitfragen darüber sind heute noch nicht zur Ruhe gekommen. Besonders eingehend ist die Frage behandelt worden, ob und inwieweit bei der
Adoleszentenkyphose Veränderungen der knöchernen Randleisten und ihrer

---

[1] Siehe auch PUTSCHAR: Dieses Handbuch, IX/3.

Ausbildung vorkommen und ob diese Veränderungen Ursache für die Wirbelsäulenverkrümmung sind. Das Krankheitsbild wird besonders im französischen
Schrifttum oft als „épiphysite vertebrale" bezeichnet, und es wird auf schmerzhafte Zustände (epiphysite vertebrale douloureuse) beim Beginn der Erkrankung
aufmerksam gemacht (Delahaye, Gourdon, Mayer, Mocquot und Baumann, Rocher und Roudil u. a.). Eckhardt bezeichnet die Adoleszentenkyphose als „Osteochondritis deformans juvenilis dorsi", v. d. Osten-Sacken führt die Erkrankung auf eine endochondrale Ossifikationsstörung zurück, und Donati hält mangelhafte Verkalkungsvorgänge für die Ursache der Adoleszentenkyphose. Es sind auch noch andere

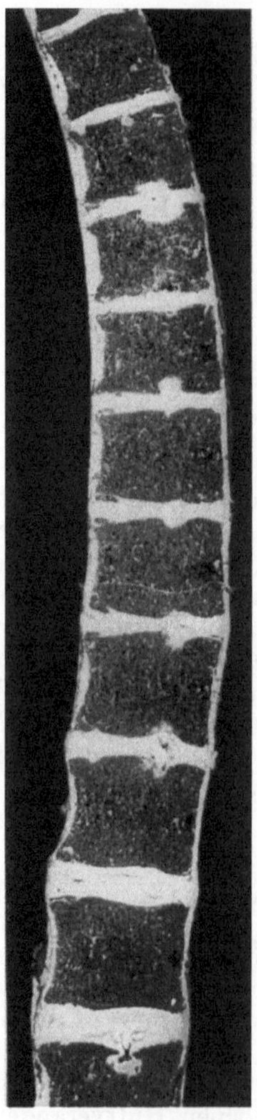

Abb. 157. (Lichtbild der Sagittalschnittfläche der Wirbelsäule eines 25jährigen Mannes.) Schmorl-sche Knötchen an fast allen Zwischenwirbel-scheiben nach oben und unten zu ohne wesentliche Verkrümmung der Wirbelsäule.

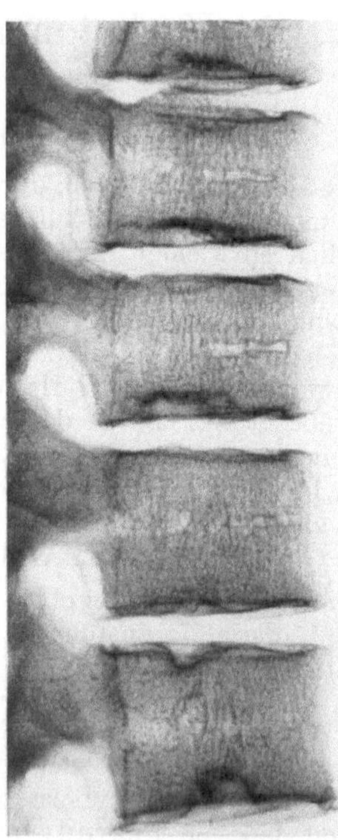

Abb. 158. (Seitliche Röntgenaufnahme der Brustwirbel-säule eines 19jährigen Mädchens.) In die Ober- und Unterflächen fast sämtlicher Wirbelkörper wölben sich Schmorlsche Knötchen ein, die an der umgebenden dichten Knochenschale deutlich zu erkennen sind.

Ursachen in Erwägung gezogen worden (Mocquot und Baumann: abgeschwächte
Osteomyelitis, Freyka: Tuberkulose, Mutschlechner: Mißverhältnis zwischen
Wachstumsschnelligkeit der Wirbelsäule und des Brustbeins u. ä.).

Nachdem durch Schmorls Untersuchungen die Aufmerksamkeit auf die
„Knorpelknötchen" in den Wirbelkörpern gelenkt worden war, fiel es zuerst
W. Müller und auch Harrenstein auf, daß solche Knorpelknötchen häufig
bei Adoleszentenkyphosen im Bereiche der kyphotischen Verkrümmung zu

finden sind, und SCHMORL selbst hat dann in weiteren Untersuchungen den Zusammenhang zwischen Knorpelknötchenbildungen und Adoleszentenkyphose geklärt. Die Adoleszentenkyphose entwickelt sich in überwiegendem Maße

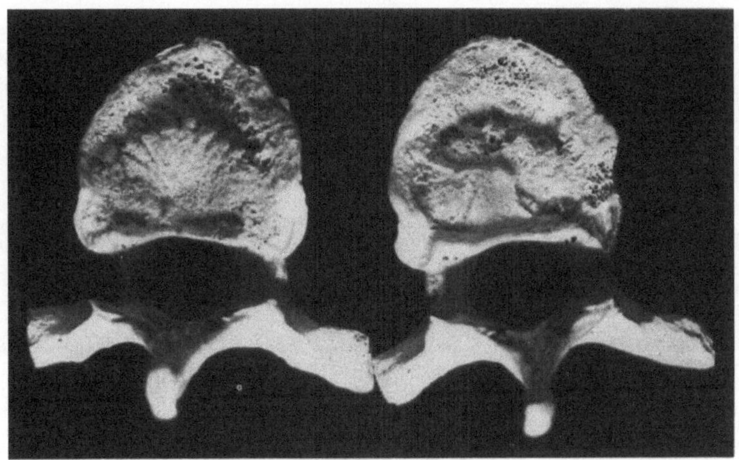

Abb. 159. (Lichtbild von zwei mazerierten Brustwirbelkörpern. Ansicht der Endflächen.) Tiefe Grubenbildungen in den Wirbelkörperendflächen bei Adoleszentenkyphose.

bei Jugendlichen, die bereits angeborene Einbuchtungen der Zwischenwirbelscheiben im Bereiche des Gallertkerns haben, wie weiter vorn besprochen ist (S. 256, Abb. 39). Da innerhalb der Ausbuchtungen die Knorpelplatten etwas dünner sind als der Regel entspricht, besteht hier eine Stelle besonders geringer

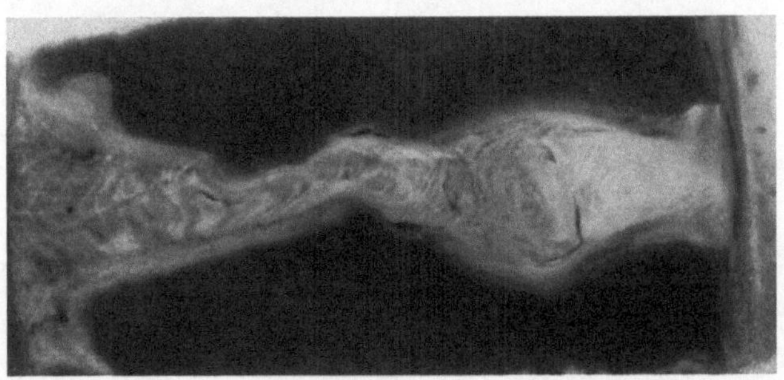

Abb. 160. (Lichtbild der Sagittalschnittfläche durch Brustbandscheibe eines 17jährigen Jünglings mit Adoleszentenkyphose.) Ausbuchtung der Zwischenwirbelscheibe im Gallertkerngebiet nach oben und unten. In der Mitte Höhenabnahme des Zwischenwirbelraumes und an der niedrigsten Stelle Unterbrechung der Knorpelplatten. Vorn (im Bilde links) sind die knorpeligen Wirbelkörperrandleisten sichtbar.

Widerstandsfähigkeit. Wenn junge Leute mit solchen, wenig widerstandsfähigen Wirbelsäulen während der zweiten Wachstumszeit (also nach dem 12. Lebensjahr) schwere Arbeit leisten müssen, oder wenn sie einen die Wirbelsäule stark belastenden Sport treiben, oder ihre Wirbelsäule starken Erschütterungen ausgesetzt ist (Motorradfahren usw.), dann kann es an den dünnen Knorpelplatten zu Einrissen und zu Austritt von Zwischenwirbelscheibengewebe in die angrenzende Wirbelkörperspongiosa kommen (Abb. 157). Bisweilen beschränkt sich die Zerstörung der Knorpelplatte aber nicht allein auf das Gallertkerngebiet, sondern erfaßt bei schweren Schädigungen oder bei ausgedehnteren solchen Fehlbildungen auch noch die angrenzenden Teile der Knorpelplatte (Abb. 158). Infolge des ausgedehnten Prolapses von Zwischenwirbelscheibengewebe, der sich bei jeder weiteren schweren Belastung natürlich verstärkt, wird auch die Elastizität und die Bewegungsfähigkeit der betroffenen

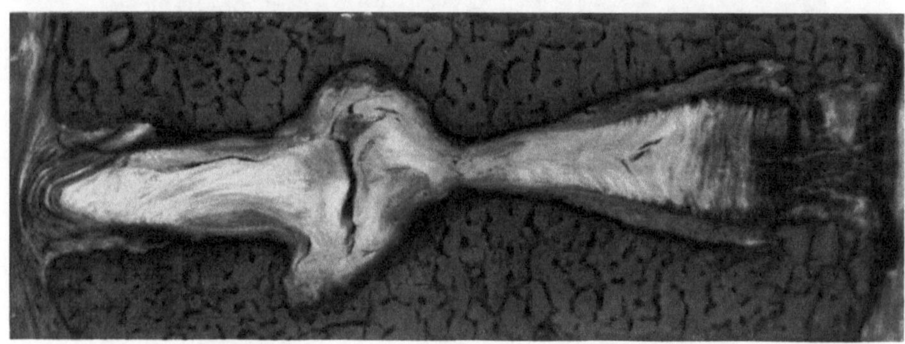

Abb. 161. (Lichtbild der Sagittalschnittfläche durch eine Brustbandscheibe.) Starke Formveränderung der Zwischenwirbelscheibe mit unregelmäßig zackiger Verbreiterung im Gallertkerngebiet. Vorn (rechts im Bilde) sind die erhabenen knöchernen Wirbelkörperrandleisten, an deren hinterer Grenze die Knorpelplatte aufhört, deutlich erkennbar.

Zwischenwirbelscheiben sehr schwer geschädigt. Gleichzeitig wird auch die Wachstumszone, die sich ja an der knochenwärts gerichteten Oberfläche der in diesem Lebensalter noch teilweise aus hyalinem Knorpel bestehenden Zwischenwirbelscheibe befindet (Abb. 11) in ausgedehntem Maße zerstört. Das Nachlassen

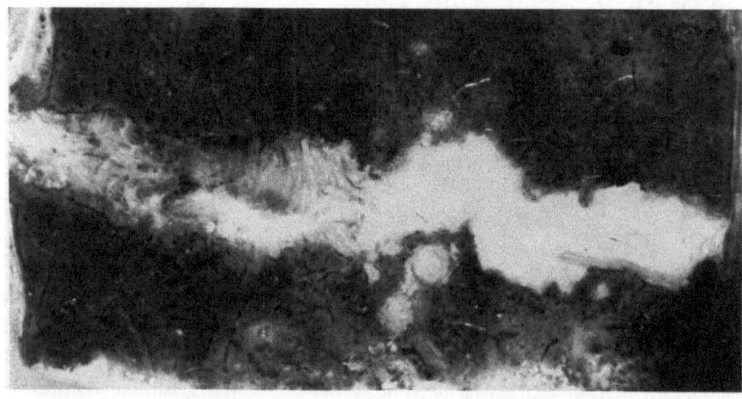

Abb. 162. (Lichtbild der Sagittalschnittfläche durch Brustbandscheibe bei ausgeheilter Adoleszentenkyphose.) Ausgedehnte Zerstörung sowohl der unteren als auch der oberen Knorpelplatte. Unregelmäßige Begrenzung zwischen Wirbelkörper und Bandscheibe, von der große Teile fibrös umgewandelt sind (auffallend weißes, ungegliedertes Gewebe).

der Elastizität des Gallertkerns und der Gewebsverlust, der im Zwischenwirbelscheibengewebe entsteht, führt dazu, daß sich die beiden übereinanderliegenden Wirbelkörper nähern. Da die Wirbelkörper aber hinten durch die kleinen Wirbelgelenke gewissermaßen gesperrt sind, nähern sich besonders die vorderen Wirbelkörperkanten. Es entsteht also bei der belasteten Wirbelsäule ein etwas nach vorn zugespitzter keilförmiger Zwischenwirbelraum. Dadurch erhöht sich der Druck auf die vorderen Wirbelkörperteile, und da sich der ganze Vorgang an wachsenden Wirbeln abspielt, wird durch den Druck eine

Wachstumshemmung an diesen Wirbelkörperteilen hervorgerufen. Im Laufe der weiteren Entwicklung führt das dann zur Bildung keilförmig nach vorn zugespitzter Wirbelkörper (Abb. 163).

Gleichzeitig mit der Ausbildung dieser Veränderungen spielen sich andere Vorgänge in den Wirbelkörpern ab, wie wir sie bereits bei der Knorpelknotenbildung besprachen. Es legen sich um das in den Wirbelkörper eingedrungene Zwischenwirbelscheibengewebe zunächst knorpelige, später knöcherne Schalen. Außerdem setzt meist eine Einwucherung von fibrösem Gewebe und Blutgefäßen in die Zwischenwirbelscheiben ein, die durch die in den Knorpelplatten entstandenen Lücken hereinkommt. Der Endzustand ist dann eine ziemlich ausgedehnte Durchwucherung der betroffenen Zwischenwirbelscheiben mit fibrösem Gewebe und dadurch eine feste, unbewegliche Zusammenklammerung der benachbarten Wirbelkörper (Abb. 162). Alle diese Zustandsbilder sind besonders schön an Sagittalschnittflächen frischer Präparate zu untersuchen (Abb. 157, 161, 162). An mazerierten Wirbelsäulen sind die durch SCHMORLsche Knötchen hervorgerufenen Gruben (Abb. 159) leicht nachzuweisen. Die zur Adoleszentenkyphose führenden Veränderungen gehen meist im unteren Teil der Brustwirbelsäule vor sich und befallen in der Regel 6—8 untereinanderliegende Zwischenwirbelscheiben, so daß wir hier eine bogenförmige, durch die Keilwirbelbildung hervorgerufene und in Endzuständen meist völlig versteifte Kyphose finden. Die Zwischenwirbelscheiben sind unregelmäßig nach oben und unten zu begrenzt und die Knorpelplatten weitgehend zerstört (Abb. 163).

Auch in späteren Lebensaltern läßt sich auf Sägeschnitten in der Pfeilnahtebene stets noch der typische Befund erheben und die Diagnose der Adoleszentenkyphose zweifelsfrei stellen. Die sehr starken Knochenschalen, die sich um die Knorpelknötchen ausbilden, verschwinden allerdings mit zunehmendem Alter etwas, wenn die Zwischenwirbelscheiben durch fibröse Einwucherungen vollkommen unelastisch geworden sind und

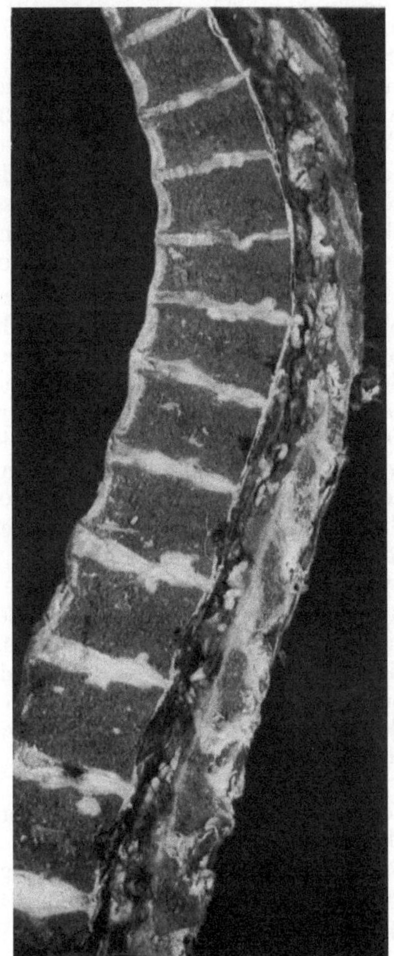

Abb. 163. (Lichtbild der Sagittalschnittfläche der Brustwirbelsäule eines älteren Mannes). Abgeheilte Adoleszentenkyphose mit deutlicher Keilform der unteren Brustwirbelkörper und starken unregelmäßigen Veränderungen der zugehörigen Zwischenwirbelscheiben.

dadurch der Druckreiz auf das in die Wirbelkörper vorgefallene Zwischenwirbelscheibengewebe aufhört. Dies hat man auch in Röntgenreihenuntersuchungen festgestellt (MAU).

Im Verlauf von Adoleszentenkyphosen können sich infolge der abnormen Zerrungen und Druckverhältnisse an den vorderen Wirbelkörperkanten kleine spondylotische Zacken ausbilden. Diese erfahren allerdings dann, wenn eine völlige Fibrose des geschädigten Zwischenwirbelscheibengewebes und damit eine Versteifung eingetreten ist, wieder eine Rückbildung, ähnlich wie wir dies noch bei der Alterskyphose und der Spondylosis deformans beschreiben werden. Im klinischen Röntgenbild lassen sich diese Zacken an den Vorderkanten der Keilwirbel ebenfalls darstellen (BOEREMA, REISNER u. a.).

Im allgemeinen entwickeln sich die Kyphosen langsam. Nur bei solchen jungen Menschen, die sehr schwere Arbeiten in gebückter Stellung (Tragen schwerer Lasten) leisten müssen, nimmt die Verkrümmung rascher zu und erreicht eine stärkere Ausbildung. Mitunter läßt sich der Beginn der Verkrümmung auch auf eine einmalige Leistung einer besonders schweren körperlichen Arbeit zurückführen, wie SCHEUERMANN ausdrücklich hervorhebt. In diesem Falle sind wahrscheinlich bei bestehender Anlage (besondere Minderwertigkeit der Knorpelplatte) durch ein einmaliges Trauma mehrere Knorpelplatten gleichzeitig zerrissen oder eingerissen. Dadurch ist dem Eindringen größerer Massen von Gallertkerngewebe in die Wirbelkörper Vorschub geleistet und das rasche Entstehen einer Kyphose eingeleitet worden.

In Röntgenbildern vom Lebenden sind von verschiedenen Seiten bei der Ausbildung von Adoleszentenkyphose Unregelmäßigkeiten in der Verknöcherung der Wirbelkörperrandleiste beschrieben worden (LYON und MARUM, MAU, SCHEUERMANN u. v. a.), die auch zu der Bezeichnung Epiphysitis Anlaß gegeben haben (s. weiter vorn). Es ist durchaus denkbar, daß infolge des vermehrten Druckes auf den vorderen Wirbelkörperteilen, der zu den beschriebenen Keilwirbelbildungen Anlaß gibt, auch gewisse Störungen in der Verknöcherung der Randleisten auftreten. SCHMORL konnte aber niemals Veränderungen im Sinne von entzündlichen Vorgängen oder Nekrosen in den Randleisten finden. Auch bei älteren Menschen mit abgeheilten und versteiften Adoleszentenkyphosen sind stets die Randleisten regelrecht ausgebildet gewesen. SCHEUERMANN hat sich auch in der letzten Zeit immer wieder auf den Standpunkt gestellt, daß die ursächlichen Veränderungen im „Limbus vertebralis" (Randleiste) sitzen, und daß nur hin und wieder eine Adoleszentenkyphose als Folge von SCHMORLschen Knötchen auftreten kann. Solange aber noch eingehende mikroskopische Untersuchungen über das Verhalten der Randleisten und ihrer Umgebung bei Adoleszentenkyphosen, die in der Ausbildung begriffen sind, fehlen, wird sich die Frage nicht restlos klären lassen. Auch die Frage, wieweit bei der Entstehung von Adoleszentenkyphosen endokrine Störungen (MÜLLER). Minderwertigkeit der Wirbelsäule (SCHEDE), Osteoporose (LYON und MARUM) oder ähnliche Allgemeinerkrankungen eine Rolle spielen, ist noch nicht spruchreif. WOLF konnte feststellen, daß bei Adoleszentenkyphose der Phosphatspiegel im Blut unverändert ist, daß also keine Rachitis vorliegt.

Weiteres neueres Schrifttum: ALBANESE, BOEREMA, GRUB, HANSON, HETZAR, MANARA, LINDEMANN, SCHILDBACH, WÖLFER.

3. Alterskyphose.

Die Alterskyphose hat im Gegensatz zur Adoleszentenkyphose, die in der unteren Brustwirbelsäule ihren Krümmungsscheitel zeigt, ihren Sitz in der mittleren Brustwirbelsäule an der Stelle der normalen kyphotischen Brustwirbelsäulenausbiegung und beruht auf typischen Veränderungen der Zwischenwirbelscheiben (SCHMORL), während im allgemeinen die Wirbelkörper dabei keine wesentlichen Form- oder Festigkeitsänderungen zeigen. [Es soll hier eingeschaltet werden, daß die jetzt zu besprechende Alterskyphose nichts mit der „osteoporotischen Kyphose" zu tun hat, die sich bei allen Formen der Osteoporose findet und meist auch ihren Krümmungsscheitel an der Stelle der normalen Brustwirbelsäulenkrümmung hat (Abb. 58). Sie entsteht jedoch durch Zusammensinken der nachgiebig gewordenen osteoporotischen Wirbelkörper zu Keilwirbeln und nicht durch Zwischenwirbelscheibenveränderungen.]

Infolge der Erschlaffung gewisser Bänder- und Muskelgruppen bildet sich im Alter ein zunehmender Druck auf den Wirbelkörper aus, der im Brustteil infolge der normalen kyphotischen Verbiegung besonders auf den Wirbelkörpervorderrändern liegt. Bei Osteoporose kann dieser Druck keilförmiges Zusammensinken von Wirbeln und damit eine osteoporotische Kyphose hervorrufen. Fehlt jedoch eine stärkere Osteoporose, dann können bei älteren Menschen die widerstandsfähigen vorderen Kanten der Wirbelkörper (die Randleisten mit ihrer dichten und festen Knochenoberfläche) das Bandscheibengewebe so stark zwischen sich zusammenpressen, daß dieses degenerativen Veränderungen unterliegt. Es bilden sich zunächst Risse im Zwischenwirbelscheibengewebe aus, die in den vorderen Bandabschnitten konzentrisch entlang dem hinteren Rande der Wirbelkörperrandleiste verlaufen (Abb. 164). Solche Risse können sich im Flachschnitt spaltförmig zeigen, sehr oft beobachtet man aber, daß sie sichelförmig ausgebildet sind und recht häufig frischere und ältere Blutungen

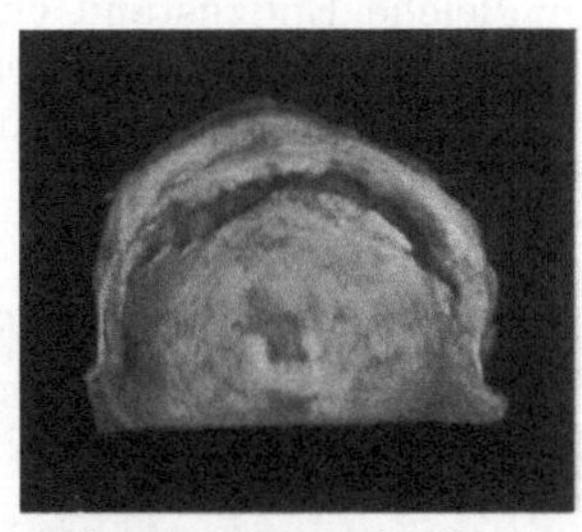

Abb. 164. (Lichtbild einer horizontal aufgeschnittenen Zwischenwirbelscheibe.) Unregelmäßig begrenzter, klaffender, sichelförmiger Spalt in dem vorderen Anteil des Faserringes, entlang dem hinteren Rande der Randleiste. In der Tiefe des Spaltes ist die knöcherne Schlußplatte des angrenzenden Wirbelkörpers sichtbar.

in ihren Hohlräumen enthalten. Diese Rißbildungen erfahren schließlich eine Organisation durch Einwucherung von Bindegewebe mit Blutgefäßen und durch Knochenbildung. Nach und nach wird der ganze vordere Abschnitt der Zwischenwirbelscheiben zwischen den Wirbelkörperrandleisten spongiosiert, so daß die beiden benachbarten Wirbelkörper vorn eine ineinanderlaufende Spongiosazeichnung erhalten, in der im Endzustand keinerlei Reste von Zwischenwirbelscheibengewebe mehr nachzuweisen sind. In den übrigen Teilen bleibt die Zwischenwirbelscheibe völlig unversehrt (Abbildung 165).

Der geschilderte vermehrte Druck auf die vorderen Zwischenwirbelscheibenteile ruft aber oft nicht nur konzentrische Rißbildungen hervor, sondern er führt häufig zu völliger Zermürbung und Nekrose des vorn zwischen den Randleisten liegenden Zwischenwirbelscheibengewebes. Im anatomischen Präparat sieht dann das Zwischenwirbelscheibengewebe, soweit es zwischen den Wirbelkörperrandleisten liegt, trocken und dunkelgelb aus (Abb. 166). Der Zwischenwirbelraum ist im Bereich der Gelbfärbung — also vorn — dann wesentlich niedriger als sonst, so daß er sich keilförmig nach vorn zu verjüngt. Diese

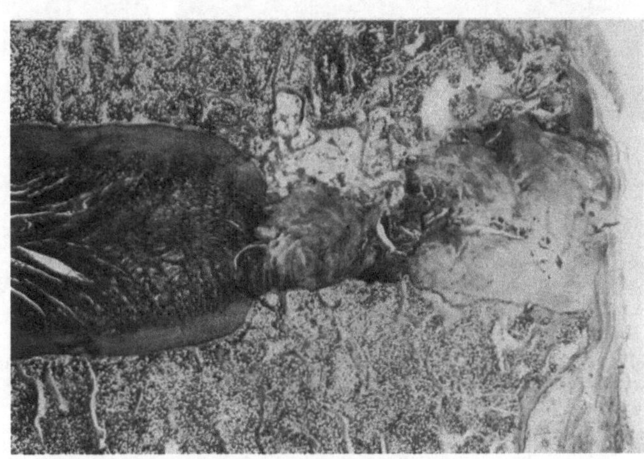

Abb. 165. (Mikrophotogramm eines Sagittalschnittes durch eine Zwischenwirbelscheibe und die angrenzenden Wirbelkörperteile. Vordere Hälfte.) Beginnende Alterskyphose. Einwucherung von Blutgefäßen, fibrösem Gewebe und spongiösem Knochen in die Zwischenwirbelscheibe am hinteren Rande der knöchernen Randleiste.

Bandscheibennekrosen bedingen eine abnorme Beweglichkeit und infolge mangeln-
der Federung eine Reibung der anliegenden Wirbelkörperrandleisten, was eine
Sklerosierung der Spongiosa in den sich berührenden Abschnitten zur Folge
hat (Abb. 167 und 169). Im weiteren Verlauf wuchern auch in diese ausgedehnten
Nekrosen Bindegewebe und schließlich spongiöser Knochen ein, so daß sich
der gleiche Endzustand entwickelt wie nach den oben beschriebenen Einrissen
in das Bandscheibengewebe am hinte-
ren Rande der Wirbelkörperrandleiste
(Abb. 170).

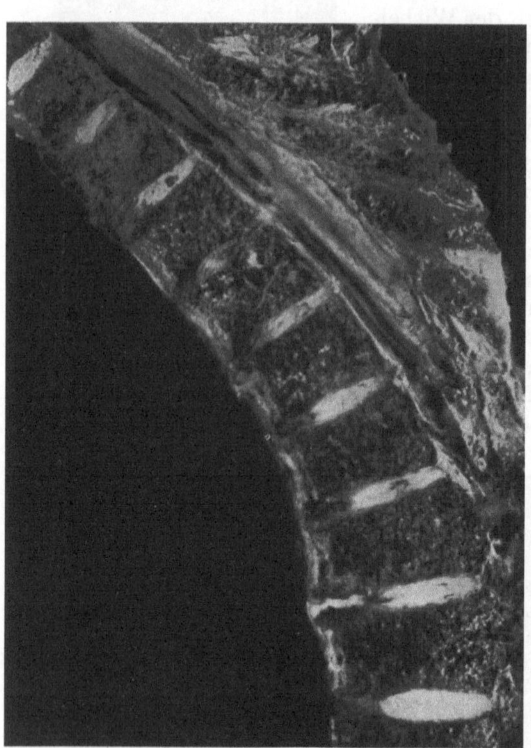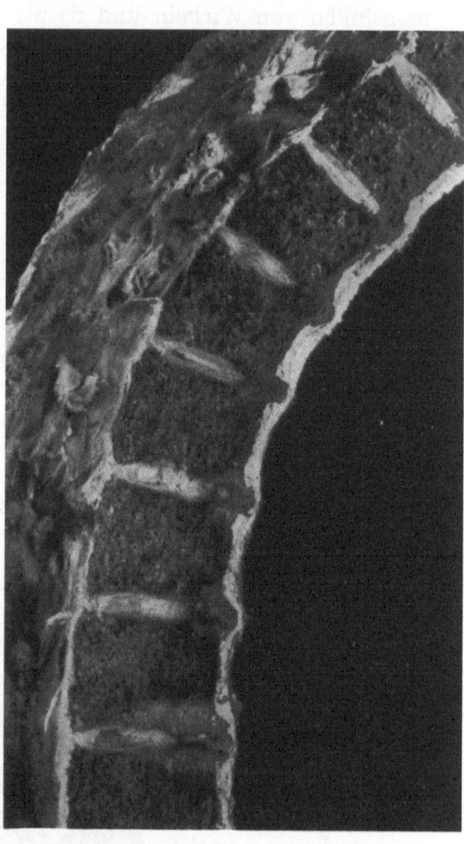

Abb. 166.Abb. 167.

Abb. 166. (Lichtbild der Sagittalschnittfläche der Brustwirbelsäule einer 85jährigen Frau.) Mäßig stark ausgebildete Alterskyphose. Zwischenwirbelräume vorn niedrig, zum Teil verknöchert. Eine Zwischenwirbelscheibe
ist im vorderen Drittel mit fibrösem Bindegewebe durchsetzt.

Abb. 167. (Lichtbild der Sagittalschnittfläche der Brustwirbelsäule eines älteren Mannes.) Alterskyphose im
Entstehen. Die oberen drei abgebildeten Zwischenwirbelscheiben sind vorn völlig mit Knochen durchsetzt. Die
drei unteren im Bilde dargestellten Zwischenwirbelscheiben sind vorn niedrig, und das Zwischenwirbelscheibengewebe ist in den vorderen Abschnitten bröckelig, nekrotisch und die Spongiosa in der Umgebung verdichtet.

Diese Vorgänge, besonders die Höhenabnahme im vorderen Drittel des
Zwischenwirbelraumes, die Sklerosierung in den angrenzenden Wirbelkörperteilen, und die Verknöcherung im vorderen Drittel des Zwischenwirbelraumes
sind auch im Röntgenbild gut zu erkennen (Abb. 169 und 170), wie JUNGHANNS
an Röntgenbildern von Leichenwirbelsäulen nachgewiesen hat und ALAJOUA-
NINE und MAURIC am Lebenden bestätigen konnten. Die Veränderungen in
den Zwischenwirbelscheiben schreiten in der Brustwirbelsäule von oben nach
unten zu fort. Während die höhergelegenen Zwischenwirbelscheiben bereits
vorn verknöchert sind, zeigen tiefergelegene erst die Anfangszustände (Höhen-

a·bnahme vorn usw.). So bildet sich allmählich eine immer stärker werdende
kyphotische Verbiegung des betreffenden Wirbelsäulenabschnittes aus.

Die Verknöcherungen der vorderen Bandscheibenteile, die, wie wir beschrieben haben, den Endzustand der zur Alterskyphose führenden Veränderungen darstellen, haben selbstverständlich eine vollkommene Versteifung des
kyphotisch gekrümmten Wirbelsäulenabschnittes zur Folge. Sowie die Verknöcherung erfolgt ist, werden die Spongiosaverdichtungen wieder abgebaut, die sich während der Zeit gebildet hatten, als im vorderen
Bandscheibenteil infolge der Nekrose außergewöhnliche Bewegungen und Reibungen vorhanden waren. Röntgenaufnahmen lassen dies recht

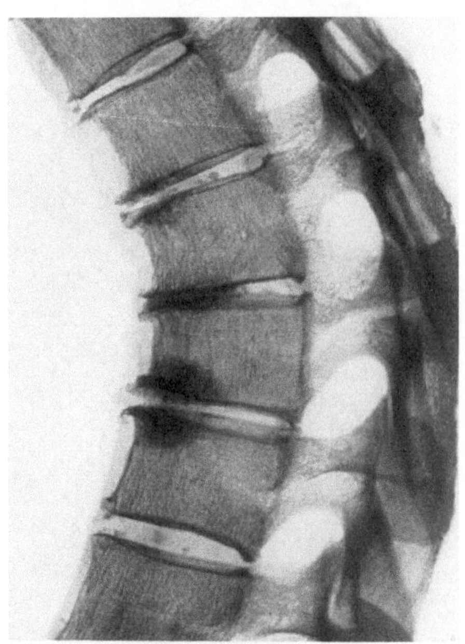

Abb. 168.
Abb. 169.

Abb. 168. (Lichtbild der mazerierten Brustwirbelsäule einer 68jährigen Frau. Ansicht von der Seite.) Alterskyphose mit Verknöcherung der vorderen Zwischenwirbelscheibenteile. An einigen Wirbelkörpern deutliche
knöcherne Randzackenbildungen. An den fest verknöcherten Zwischenwirbelscheiben sind die Randzacken
bereits zurückgebildet.

Abb. 169. (Seitliche Röntgenaufnahme einer Hälfte der in der Sagittalebene durchsägten Brustwirbelsäule
einer 43jährigen Frau.) Alterskyphose im Entstehen. Niedrige vordere Zwischenwirbelscheibenabschnitte
mit Verdichtung der angrenzenden Knochenbälkchen. Einwucherung von Knochengewebe in die
Zwischenwirbelscheiben. Kleine Randzacken.

deutlich erkennen (Abb. 170). Auch kleine Zacken, die an den sich berührenden vorderen Wirbelkörperkanten manchmal entstehen (Abb. 168), werden nach
der Vollendung der knöchernen Versteifung wieder restlos abgebaut, wodurch
sich schließlich eine vollkommen geglättete Vorderfläche der Wirbelsäule bildet
(Abb. 170). Die Spongiosabälkchen durchziehen im Endzustand von Wirbel zu
Wirbel den verknöcherten Bandscheibenteil und haben sich in ihrer Richtung
und in ihrem Aufbau vollkommen den veränderten Druckverhältnissen angepaßt.

Das beschriebene Krankheitsbild der Alterskyphose auf Grund von konzentrischer Rißbildung oder Nekrose der vorderen Bandscheibendrittel hat nichts mit der BECHTEREWschen Erkrankung oder mit der Spondylosis deformans zu tun, die später noch besprochen werden. Nicht nur im anatomischen Bilde, sondern auch bei aufmerksamer Betrachtung von Röntgenbildern des Lebenden

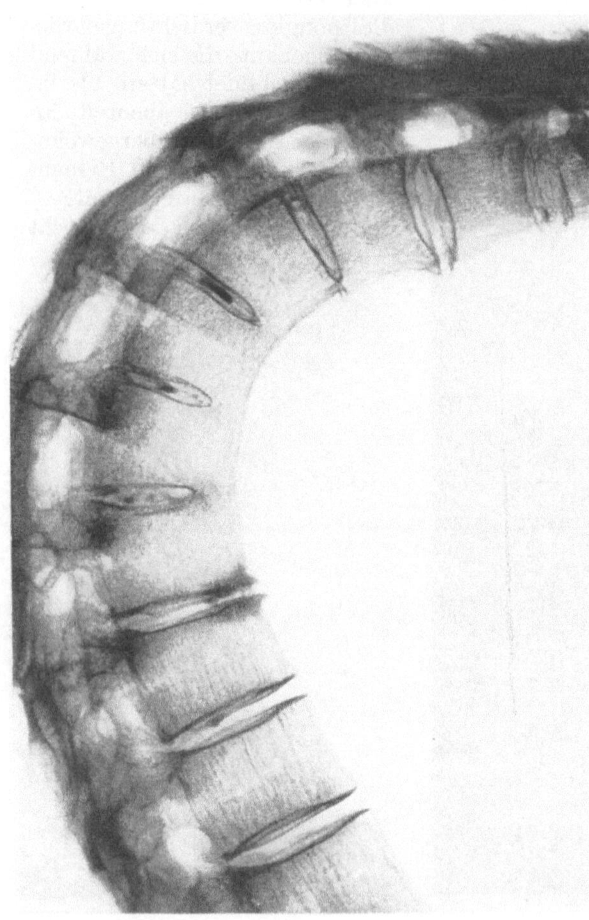

sind diese Krankheitsbilder gut zu unterscheiden. In seltenen Fällen läßt sich an der gleichen Wirbelsäule die Alterskyphose mit Bandscheibenveränderungen und die osteoporotische Kyphose mit Keilwirbelbildungen zusammen beobachten (SCHMORL und JUNGHANNS).

4. Kyphosen durch Traumen, Infektionen und Tumoren.

Bei Wirbelsäulenverbiegungen, die nach Traumen zurückbleiben, handelt es sich im allgemeinen um Gibbusbildungen und nur selten um bogenförmig ausgebildete Kyphosen. Diese Gibbusbildungen sind meist schon ihrer Form nach und besonders gut bei genauer anatomischer Durchmusterung der verkrümmten Stellen von den typischen Alters- und Adoleszentenkyphosen leicht zu unterscheiden, während die Abgrenzung gegenüber Kyphosen, die durch Infektionen entstanden sind, viel schwieriger ist. Die äußere Form der Wirbelsäulenverkrümmung kann bei beiden Entstehungsarten vollkommen gleich sein, und

Abb. 170. (Seitliche Röntgenaufnahme einer Hälfte der in der Sagittalebene durchsägten Brustwirbelsäule einer 65jährigen Frau.) Vollkommen versteifte hochgradige Alterskyphose. Mehrere Zwischenwirbelscheiben sind in ihren Abschnitten vollkommen verknöchert, in den erhaltenen mittleren und hinteren Zwischenwirbelscheibenteilen sind einige kleine Kalkeinlagerungen. Die nächsttieferliegende Zwischenwirbelscheibe vorn niedrig, Einwucherung von Knochengewebe und Verdichtung der angrenzenden Wirbelkörperspongiosa und kleine Randzacken an den benachbarten Wirbelkörpern.

bisweilen wird auch die nähere Betrachtung des zusammengebrochenen Wirbelkörpers die Differentialdiagnose zwischen traumatischem oder infektiösem Wirbelzusammenbruch nicht ermöglichen, wie wir weiter vorn bereits ausführten.

Wenn in einer Wirbelsäule getrennt voneinander mehrere Wirbelkörperbrüche auftreten, können sich deutlich zwei kyphotische Verbiegungen ausbilden. Dann ist das zwischen den beiden zusammengestauchten Wirbelkörpern liegende Wirbelsäulenstück meist auffallend gerade. Auch Luxationen und

Verrenkungsbrüche können bleibende Kyphosen bzw. Gibbusbildungen hervorrufen, wenn sie in entsprechender Stellung stehenbleiben und zur Ausheilung kommen.

Kyphosen durch Infektionsvorgänge können ebenfalls in allen Wirbelsäulenteilen sitzen. Auffallend ist bei den Kyphosen nach Wirbelkörperinfektionen, besonders bei den posttuberkulösen Kyphosen, daß sie fast immer stark winkelig abgebogen sind (Gibbus, POTTscher Buckel), da meist mehrere Wirbelkörper und die dazwischenliegenden Bandscheiben von der Infektion befallen werden und zusammensinken (Abb. 89). Bei der Ausheilung ergeben sich dann im Scheitel der Kyphose die auch schon beschriebenen „Blockwirbel" (Abb. 90).

Primäre Wirbeltumoren und auch Geschwulstmetastasen rufen bisweilen umschriebene, spitzwinkelige oder seltener bogenförmige Kyphosen hervor (Abb. 102). Häufig ist dies bei Myelomen. Auch größere Wirbelhämangiome können Wirbelkörperzusammenbrüche zur Folge haben (BAILY und BUCY, MAKRYCOSTAS u. a.). Bei knochenzerstörenden Geschwulstmetastasen entwickeln sich die kyphotischen Verkrümmungen im allgemeinen allmählich durch langsames Zusammensinken des Knochengerüstes. Kleinere oder größere traumatische Einwirkungen können auch plötzliche Zusammenbrüche (unter Umständen sogar mit plötzlicher Querschnittslähmung) herbeiführen. Wenn an verschiedenen Wirbelsäulenabschnitten durch Geschwülste oder Geschwulstmetastasen Wirbelzusammenbrüche auftreten und sich mehrere Kyphosen ausbilden, dann ist das Zwischenstück, ebenso wie bei mehrfachen Wirbelbrüchen, meist gerade aufgerichtet.

5. Kyphosen anderer Entstehung.

Alle allgemeinen Knochenerkrankungen, die eine gewisse Nachgiebigkeit und Weichheit des Knochenbälkchenwerkes der Wirbelsäule herbeiführen (Osteoporose, Osteomalazie, Hungerosteopathie, Osteodystrophien u. ä.) gehen mit kyphotischen Verkrümmungen einher. Dabei handelt es sich meist um eine Zunahme der gewöhnlichen Brustkrümmung infolge von Keilwirbelbildung, wie dies im Abschnitt über die Alterskyphose (S. 382) bereits angedeutet wurde. Darüber hinaus sind aber bei zahlreichen Erkrankungen Wirbelsäulenkyphosen beschrieben worden, deren Entstehungsursachen und deren genaues anatomisches Bild noch nicht völlig geklärt ist, da sie meist nur als Nebenbefunde angesehen worden sind. Hier liegt noch ein weites Betätigungsfeld für Reihenuntersuchungen. Besonders muß dabei geklärt werden, ob die Kyphoseformen, die bei den noch aufzuzählenden Krankheiten beobachtet werden, sich nach ihrem anatomischen Bilde einer der bekannten Kyphoseformen einordnen lassen, oder ob sie eigene Krankheitsbilder darstellen.

MUTSCHLECHNER hat bei zahlreichen Krankheitsbildern Kyphosen beschrieben. Als Entstehungsursache für Kyphose bei Akromegalie[1], eunuchoidem Hochwuchs und endokrinem Riesenwuchs führt er den Wachstumsüberschuß an den Wirbelkörpern gegenüber dem Brustbein an. W. MÜLLER gibt demgegenüber an, daß die bei diesen Erkrankungen auftretenden Kyphosen das Bild der Adoleszentenkyphose (SCHMORLsche Knötchen usw.) zeigen. ALBANESE ist der gleichen Ansicht. Kyphosen findet man auch noch bei starker Kurzsichtigkeit, beim Habitus asthenicus, bei FRIEDREICHscher Ataxie und bei Syringomyelie (MUTSCHLECHNER). Auch bei der epidemischen Enzephalitis besteht stets eine kyphotische Haltung.

Bei der BECHTEREWschen Krankheit, über die wir in einem folgenden Abschnitt noch genauer zu sprechen haben (S. 403), beobachtet man auch

---

[1] Vgl. Abbildung bei M. B. SCHMIDT: Dieses Handbuch, Bd. IX/3, S. 52.

stets eine bogenförmige kyphotische Verbiegung der gesamten Wirbelsäule mit vollkommener Versteifung. Die Ursache dieser Kyphose ist unklar. Vielleicht ist die Kyphose eine Entlastungs- und Schonungshaltung bei entzündlichen Vorgängen in den kleinen Gelenken. Durch die Versteifung bei der Ausheilung der Entzündungsvorgänge wird diese Haltung dann fixiert.

Bei der Neurofibromatose sollen nach den Untersuchungen von MICHAELIS auch ganz typische Wirbelsäulenveränderungen vorkommen, die er als „Kyphose mit geringer skoliotischer Komponente" bezeichnet haben möchte. Er hat zahlreiche Fälle aus dem Schrifttum zusammengestellt und einige eigene Fälle dazu genauer besprochen.

B. Lordosen.

Durch Haltungsfehler und auch durch krankhafte Vorgänge können die regelrechten lordotischen Krümmungen im Bereiche der Halswirbelsäule und Lendenwirbelsäule Änderungen erfahren, die bisweilen von beträchtlicher Bedeutung für die Statik der Wirbelsäule sind und auch mit groben, anatomisch nachweisbaren Veränderungen der betreffenden Wirbelsäulenabschnitte einhergehen können.

Verstärkung der gewöhnlichen lordotischen Haltung der Hals- und Lendenwirbelsäule kommen als ausgleichende Verkrümmungen bei starken Gibbusbildungen und Kyphosen vor. Wenn sich Gibbusbildungen der Brustwirbelsäule während des Wachstumsalters ausbilden (z. B. bei Tuberkulose), tritt regelmäßig eine ausgleichende Höhenzunahme der Lendenwirbelkörper ein (S. 323, Abb. 90), die im Bereiche der verstärkten Lendenlordose liegen (SCHMORL und JUNGHANNS). W. MÜLLER hat solche Wirbelkörper als Langwirbel bezeichnet. Auffallende Lordosen der Lendenwirbelsäule treten nach MUTSCHLECHNER bei Chondrodystrophie und bei der progressiven Muskelatrophie auf. Dornfortsatzspalten können bisweilen Grund für Lordosen sein (FELLER und STERNBERG). Verstärkte Lordosen im Bereiche der Halswirbelsäule können Speiseröhrenverengerungen nach sich ziehen. KNOFLACH fand dies bei kyphoskoliotischen und posttraumatischen Lordosen der Halswirbelsäule.

Bei sehr ausgeprägten Lordosen berühren sich die breiten Dornfortsätze der Lendenwirbelsäule stets, und es kommt zu Gelenkbildungen zwischen den Dornfortsätzen und oft zur Entwicklung großer Randwülste an diesen neu-gebildeten Gelenken (BAASTRUP).

Abflachung der regelrechten Lendenlordose kommt zusammen mit der Aufkippung des Beckens bei Spondylolisthese vor. (Die bei ausgeprägten Spondylolisthesen sichtbaren Stufenbildungen in der Lendenwirbelsäule sollten nicht als Lordose bezeichnet werden.) Verringerungen der Lordosen werden auch bei Wirbelverschiebungen nach hinten oft beobachtet. Bei Ausbildung größerer SCHMORLscher Knötchen in mehreren Lendenwirbelkörpern findet sich regelmäßig eine Geradehaltung der Lendenwirbelsäule.

C. Skoliosen.

1. Angeborene Skoliosen.

Daß der angeborene „Hemispondylus" (einseitiger Halbwirbel, S. 249) Ursache für eine Skoliose sein kann, war schon den älteren Anatomen bekannt (ROKITANSKY). Da in den Abschnitten über die Wirbelsäulenfehlbildungen an den entsprechenden Stellen bereits auf die begleitenden Skoliosen hingewiesen worden ist, kann hier auf die Aufzählung aller zu Skoliosen führenden angeborenen Veränderungen (seitlich entwickelte Halbwirbel, hemimetamere

Segmentverschiebungen usw.) verzichtet werden. Je nach dem Sitze der ursächlichen Fehlbildung können angeborene Skoliosen in allen Wirbelsäulenteilen vorkommen (Abb. 32 und 33). Über die Erblichkeit der Skoliose verdanken wir FABER ausgedehnte Untersuchungen.

2. Erworbene Skoliosen.

Obwohl kyphotische Wirbelsäulenverbiegungen viel häufiger sind als Skoliosen (SCHMORL und JUNGHANNS), ist doch über die Skoliose ein viel umfangreicheres, besonders klinisches Schrifttum entstanden, weil auch bei geringgradigen Skoliosen die Beschwerden größer sind, und die fehlerhafte Körperhaltung viel mehr ins Auge springt als bei Kyphosen. Über die zahlreichen Erklärungsversuche zur Skoliosenentstehung muß das entsprechende Schrifttum nachgelesen werden[1]. Es ist hier nicht der Platz, auf alle diese Fragen einzugehen. In den neuesten Erklärungsversuchen werden Wachstumsverschiedenheiten zwischen der Wirbelkörper- und der Wirbelbogenreihe angenommen (HEUER), und ERLACHER macht darauf aufmerksam, daß bei Wasserzunahme in den Gallertkernen die Wirbelbogenreihe relativ zu kurz gegenüber der Wirbelkörperbandscheibenreihe wird, und daß dadurch Skoliosen verursacht werden können.

Bei manchen Skoliosen zeigt das pathologisch-anatomische Zustandsbild deutlich, daß die veränderten Krümmungsverhältnisse an der Wirbelsäule durch Wirbelkörperveränderungen bedingt sind (seitlich zugespitzte Keilwirbel mit Torsion und Rotation). Die Zwischenwirbelscheiben zeigen dabei nur begleitende Veränderungen. Sie sind auf der Bogenaußenseite hoch, auf der Innenseite niedrig, und der Gallertkern liegt stets etwas nach der Bogenaußenseite verschoben. Auffallende Veränderungen im Gebiete des Zwischenwirbelscheibengewebes lassen sich bei beginnenden Skoliosen Jugendlicher weder makro- noch mikroskopisch erkennen. Die Wirbelkörperrandleiste ist meist in regelrechter Höhe und Breite entwickelt. Nur recht selten finden sich geringe Änderungen der Wirbelkörperrandleisten, die auch sonst bei älteren Menschen mit Osteoporose manchmal beobachtet werden. Bisher fehlen noch eingehende Reihenuntersuchungen darüber, aber es kann schon jetzt gesagt werden, daß die Randleistenveränderungen nicht Ursache der Skoliosen sind.

In neuester Zeit vertritt LINDEMANN (auch ROEDERER und D'INTIGNANO) die Ansicht, daß die Adoleszentenskoliose in der gleichen Weise entsteht, wie SCHMORL für die Adoleszentenkyphose (S. 377) beschrieben hat. LINDEMANN glaubt, daß Austritt von Zwischenwirbelscheibengewebe in die Wirbelkörper (Bandscheibenhernien) mit allen ihren Folgezuständen auch die Ursache für die in der Jugend entstehenden Skoliosen sind. SCHMORL hat diese Möglichkeit nach seinen Untersuchungen früher abgelehnt. Die Klärung dieser Frage bleibt weiteren anatomischen Forschungen vorbehalten.

Neben den durch Knochenveränderungen hervorgerufenen seitlichen Wirbelsäulenverkrümmungen werden Skoliosen beobachtet, bei denen sich an der Bogeninnenseite an einer oder mehreren im Krümmungsscheitel liegenden Zwischenwirbelscheiben in den seitlichen Teilen die gleichen Veränderungen zeigen (SCHMORL und JUNGHANNS), wie sie bei der Alterskyphose in den vorderen Zwischenwirbelscheibenteilen vorkommen (S. 382, Abb. 164—170). Die an der Bogeninnenseite liegenden seitlichen Zwischenwirbelscheibenteile sind zermürbt, nekrotisch, zum Teil mit fibrösem Gewebe durchsetzt, und die angrenzenden Wirbelkörperteile zeigen Verdichtungen des Knochenbälkchenwerkes. Es ist noch ungeklärt, ob diese Veränderungen sich infolge der seit langem bestehenden

---

[1] PUTSCHAR: Dieses Handbuch, Bd. IX/3.

Skoliose allmählich erst in zweiter Linie entwickelt haben, oder ob infolge von dauernder Wirbelsäulenschiefhaltung (Muskelerschlaffung, unzweckmäßige Arbeitshaltung usw.) die Zwischenwirbelscheibenveränderungen in erster Linie einsetzten und die skoliotischen Verbiegungen allmählich nach sich zogen. Die sog. Adoleszentenskoliose (LANGE) oder Lehrlingsskoliose (SCHANZ), die durch einseitiges Tragen schwerer Lasten entstehen können, lassen an die letzte Erklärung denken.

Ein sehr häufiges und anatomisch gut umrissenes Krankheitsbild mit seitlichen Verbiegungen der Wirbelsäule ist die „skoliotische Lumbosakralarthrose" (KIENBÖCK). Bei tiefsitzender Lendenskoliose wird die letzte präsakrale Zwischenwirbelscheibe an der Seite, an der die Bogenaußenseite der Lumbalskoliose auf dem Kreuzbein aufsitzt, sehr stark zermürbt, und die angrenzenden Knochenteile zeigen sklerotische Verdichtungen. Bei diesen Fällen bestehen stets starke klinische Beschwerden. Die Veränderungen der letzten Zwischenwirbelscheibe sind aber nicht Ursache der Verkrümmung, sondern lediglich Folge der seitlichen Belastung.

Von verschiedenen Seiten sind zahlreiche, außerhalb der Wirbelsäule selbst liegende Erkrankungen für die Entstehung bestimmter Skolioseformen verantwortlich gemacht worden: Muskelkontrakturen (JOHOW), Muskellähmungen (M. LANGE), seitlich an die Wirbelsäule angrenzende Geschwülste (FROSCH), Schmerzzustände durch Ischias (STRÜMPELL), Empyemschwarten, Narbenzüge, Rippenverwachsungen, Folgezustände von Thorakotomien, Neurofibromatose (VIGANO) u. ä. BLUMENSAAT und NESTMANN beschreiben das häufige Vorkommen von Skoliosen bei Nierenleiden (nephrogene Skoliosen) und BLUMENSAAT hat im Tierversuch derartige Wirbelsäulenverkrümmungen erzeugen können. GIRAUDI erklärt jedoch das Vorkommen von Skoliosen bei Nierenerkrankungen lediglich als Zufallsbefund. ZANETTI findet bei Gallenblasenerkrankungen häufig eine dextro-konvexe Skoliose, die er auf Schmerzreflexe zurückführt. Für alle diese Skoliosen fehlt noch die eingehende pathologisch-anatomische Nachprüfung.

Auf der Bogeninnenseite von Skoliosen entwickeln sich auch immer Randwülste und Randzacken. Dies hängt zweifellos mit den Bandscheibenveränderungen zusammen, die wir weiter vorn besprachen, und die stets auf der Bogeninnenseite ihren Sitz haben. Die Randwülste vergrößern sich, solange noch Bewegungen möglich sind. Wenn der verkrümmte Wirbelsäulenabschnitt aber schließlich durch überbrückende Randwülste versteift, werden diese ganz ähnlich wie bei der Alterskyphose wieder abgebaut und geglättet.

Im klinischen Schrifttum werden häufig Skoliosen beschrieben, die Druckerscheinungen auf das Rückenmark oder auf die Nervenstämme ausüben (GROBELSKI, SIEBNER, WREDEN u. a.). VALENTIN und PUTSCHAR haben das klinische und pathologisch-anatomische Bild dieser Skoliosen eingehend beschrieben. Über die Skoliosenbehandlung — auch über Entfernungen der im Krümmungsscheitel sitzenden Keilwirbel — enthält das neuere Schrifttum zahlreiche Arbeiten: FENKNER, FREY, GAUGELE, HOHMANN, J. MÜLLER, F. LANGE, SCHEDE, VOGEL u. a.

D. Geradehaltungen.

Neben übermäßigen Verkrümmungen der Wirbelsäule kommen nicht allzuselten auch Aufhebungen der regelrechten Krümmungsverhältnisse im Sinne einer unrichtigen Aufrichtung (Geradehaltung) vor. Solche Geradehaltungen sind oft nur beim Lebenden vorhanden und lassen sich dann auch nur bei aufrechter Körperhaltung (seitliche Röntgenaufnahmen im Stehen) nachweisen, andere Geradehaltungen sind versteift, so daß sie auch nach der Herausnahme der Wirbelsäule aus der Leiche noch festgestellt werden können. Besonders häufig zeigen Wirbelsäulen oberhalb einer zermürbten Zwischenwirbelscheibe eine Aufhebung der regelrechten Krümmung und deutliche Geradehaltung über eine größere Strecke (GÜNTZ), die als Ausgleichshaltung zur Vermeidung einer Wirbelkörperverschiebung anzusehen ist. Auch bei der Wirbelkörperverschiebung nach hinten (JUNGHANNS) ist eine Geradehaltung der oberhalb liegenden Wirbelsäulenabschnitte immer vorhanden. Mit dem echten Wirbelgleiten (Spondylolisthese) ist, vereinigt mit einer Aufkippung des Beckens, stets eine Abflachung der regelrechten Lendenlordose vergesellschaftet. Eine Geradehaltung der Lendenwirbelsäule wird fast immer festgestellt, wenn sich in Lendenwirbelkörpern mehrere größere SCHMORLsche Knötchen finden. Es bestehen dann meist auch Schmerzen, wie von klinischer Seite beobachtet wurde. Bei mehrfachen, entfernt voneinander liegenden Wirbelkörperbrüchen findet sich sehr häufig im zwischenliegenden Wirbelsäulenabschnitt eine völlige Geradehaltung. Das kann auch zwischen zwei voneinander entfernt liegenden entzündlichen Einschmelzungsherden (Tuberkulose) vorkommen. Die Beachtung derartiger Aufrichtungen der regelrechten Wirbelsäulenkrümmungen ist recht wichtig, denn fast immer gehen diese Veränderungen mit Schmerzzuständen einher. Im anatomischen Schrifttum sind die Geradehaltungen im Bereich der Wirbelsäule fast überhaupt noch nicht beachtet worden, und auch von seiten der Kliniker und Röntgenologen verdienen sie größere Aufmerksamkeit.

VII. Die Spondylosis deformans.

A. Allgemeines.

Die häufigste und infolge der starken Formveränderungen auffallendste Erkrankung der Wirbelsäule ist die Spondylosis deformans (JUNGHANNS, KÜMMELL und KAUTZ, W. MÜLLER u. v. a.). Über die Entstehungsursachen der ihr eigentümlichen Randzacken- und Randwulstbildungen an den Wirbelkörpern sind die verschiedensten anatomisch begründeten Meinungen angeführt worden. BENEKE und ROKITANSKY waren die ersten, die auf die Bedeutung der Zwischenwirbelscheiben bei der Entstehung dieser Erkrankung aufmerksam machten, und es ist in der Folgezeit den Zwischenwirbelscheibenveränderungen dabei die größte Beachtung geschenkt worden. Großes Interesse hat die Spondylosis deformans im letzten Jahrzehnt vor allem für Begutachtungsfragen erhalten, da die Zusammenhänge zwischen ihr, Wirbelsäulentraumen und Berufsschädigungen geklärt werden müssen. Auch die Abgrenzung der Spondylosis deformans von entzündlichen Leiden ist ausführlich behandelt worden. In den folgenden Abschnitten wird auf viele der neueren Arbeiten eingegangen werden, es ist aber unmöglich, alle Arbeiten des fast unübersehbaren Schrifttums über dieses Teilgebiet der Wirbelsäulenforschung zu besprechen oder zu erwähnen.

B. Häufigkeit.

Über die Häufigkeit von Randzacken- und Randwulstbildungen an den Wirbelkörpern enthält das Schrifttum recht widersprechende Angaben. Die größte pathologisch-anatomische Statistik wurde an Hand des SCHMORLschen Untersuchungsgutes zusammengestellt (JUNGHANNS), in dem an 4253 fortlaufend hintereinander vorgenommenen Wirbelsäulenuntersuchungen die Ausdehnung der Spondylosis deformans an der Brust- und Lendenwirbelsäule sofort nach

Herausnahme der Wirbelsäule aus der Leiche durch Abtasten der Wirbelkörperränder festgestellt wurde. Dabei zeigte sich, daß der Unterschied in der Hochgradigkeit und Häufigkeit der Spondylosis deformans bei beiden Geschlechtern nicht so hochgradig ist, wie im allgemeinen im Schrifttum angegeben wird (Tabelle 7, Abb. 171).

Tabelle 7. Die Häufigkeit der Spondylosis deformans bei Männern und Frauen in den verschiedenen Lebensaltern, berechnet aus 4253 pathologisch-anatomisch untersuchten Wirbelsäulen.

1	2	3	4	5	6	7
	Männer			Frauen		
Lebens-jahre	Ge-samt-zahl	mit Spondylosis deformans		Ge-samt-zahl	mit Spondylosis deformans	
		Anzahl	%		Anzahl	%
0—19	96	—	—	92	1	1,1
20—29	196	21	10,7	152	19	12,5
30—39	138	50	36,3	170	54	31,8
40—49	203	158	77,8	186	114	61,3
50—59	396	369	93,2	273	229	83,9
60—69	499	475	95,2	451	413	91,6
70—79	451	439	97,3	557	530	95,2
80—89	128	126	98,4	236	222	94,1
Über 90	8	8	100,0	21	19	90,5
Summe	2115	1646	77,8	2138	1601	74,9

Sehr auffallend ist der steile Anstieg der Häufigkeitskurve bei

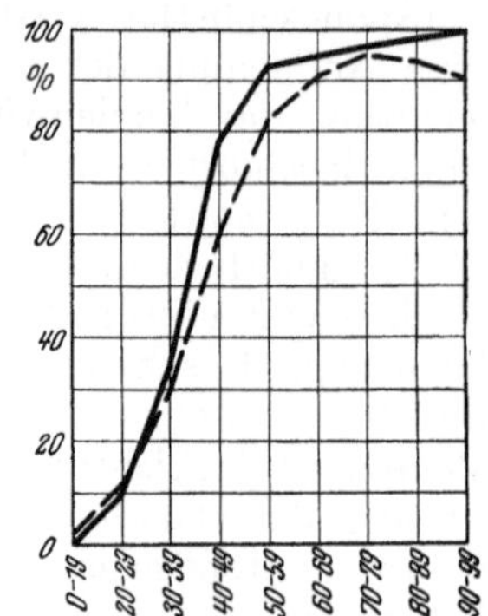

Abb. 171. Die Häufigkeit der Spondylosis deformans bei Männern und Frauen in den verschiedenen Lebensaltern. (Männer: ausgezogene Linie, Frauen: gestrichelte Linie.)

Männern und Frauen in verschiedenen Lebensaltern (Abb. 171). Im Alter von 49 Jahren haben bei Frauen 60 und bei Männern fast 80% der Untersuchten Erscheinungen einer Spondylosis. Dies steht in einem gewissen Gegensatz zu HEINE, der am gleichen Institut 1926 im Alter zwischen 40 und 49 Jahren nur bei 15,6% der Frauen und 24,3% der Männer eine Spondylosis fand. Allerdings hat HEINE nur die Fälle zur Spondylosis deformans gerechnet, bei denen Randzackenbildungen mit bloßem Auge sichtbar waren.

Die erwähnten pathologisch-anatomischen Statistiken ergeben wesentlich höhere Hundertsätze als in klinischen und röntgenologischen Statistiken bekanntgegeben wird. Nach Angaben von GANTENBERG fand SCHÜRMANN bei 35—40% der Ruhrbergleute Zacken- und Spornbildungen an der Wirbelsäule. Nach GARVIN hatten 67% der Männer und 40% der Frauen nach dem 50. Lebensjahr eine röntgenologisch nachweisbare Spondylosis deformans, wie er als Nebenbefund bei 1090 Nieren- und Harnleiteraufnahmen erhob. Im Gegensatz zu HEINE, der bei seiner Zusammenstellung keine Bevorzugung irgendwelcher Berufsarten beobachten konnte, berichtet GANTENBERG in seiner neuesten Arbeit über außerordentlich große Unterschiede in der Häufigkeit der Spondylosis deformans bei verschiedenen Berufen. Aus seinen 1200 röntgenologisch untersuchten Fällen errechnete er bei den Bergleuten eine besonders hohe Zahl von Fällen mit einer Spondylosis deformans schweren und mittleren Grades. Bei den Fabrikarbeitern ist die Zahl bereits geringer, und noch seltener besteht bei den Handwerkern eine Spondylosis deformans. Bei den körperlich nicht schwer arbeitenden Berufen fand er die Spondylosis deformans wesentlich seltener und wenig stark ausgebildet.

Die beiden Geschlechter geben in unserer Abb. 171 ziemlich gleichlaufende Kurven. Die Häufigkeit der Spondylosis bei den Frauen steht nur wenig hinter der bei den Männern zurück. Wie schon erwähnt wurde, ist der Unterschied in der Häufigkeit der Spondylosis bei beiden Geschlechtern in der Statistik

HEINES größer. Er fand für Frauen wesentlich niedrigere Zahlen als wir. Sicherlich ist die Angabe BRAUNs, daß Männer doppelt so häufig Spondylosis deformans zeigen als Frauen, nicht zutreffend. Wieweit die von GANTENBERG berichtete außerordentlich niedrige Zahl für die Häufigkeit der Spondylosis deformans bei Frauen und die Angabe SCHERESCHEWSKIs, daß die Spondylosis deformans fast ausschließlich Männer befällt, von der zufälligen Zusammensetzung ihres Materials abhängt, soll dahingestellt bleiben. Der Unterschied zwischen den Häufigkeitszahlen in klinisch-röntgenologischen und anatomischen Statistiken ist wohl im wesentlichen darin begründet, daß manche von den Anatomen deutlich fühlbaren und sichtbaren kleinen Randzacken im klinischen Röntgenbild noch nicht gesehen werden können.

Die Abb. 172 veranschaulicht noch einige wissenswerte Tatsachen. Bei Männern und Frauen zeigt die gestrichelte Linie, daß im jugendlichen Lebensalter

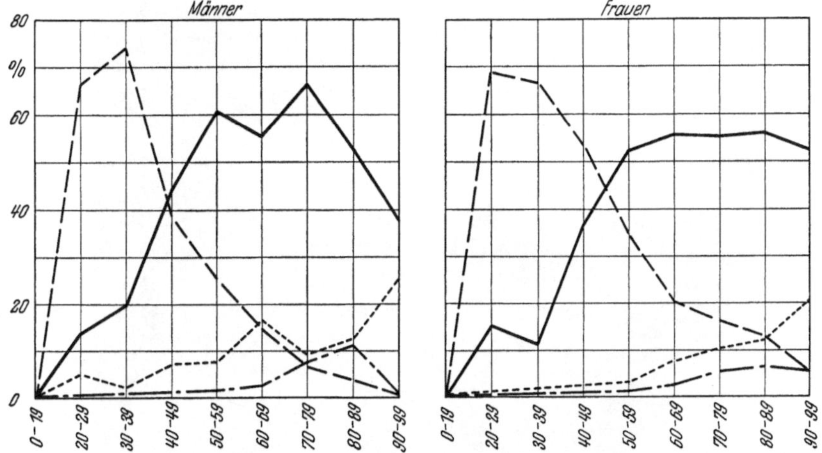

Abb. 172. Die Verteilung der Spondylosis deformans auf die Lenden- und Brustwirbelsäule in den einzelnen Lebensjahrzehnten bei Männern und Frauen (Erklärung siehe Text).

die Fälle, die nur an der Brustwirbelsäule spondylotische Zackenbildungen aufweisen, einen höheren Hundertsatz ausmachen als im Alter, wo besonders oft Fälle mit mäßiger Spondylosis der Brust- und Lendenwirbelsäule gefunden werden. Starke Spondylosis deformans der Lendenwirbelsäule zusammen mit geringerer der Brustwirbelsäule (punktierte Linie) und ebenso starke Spondylosis in Brust- und Lendenwirbelsäule gleichzeitig (strichpunktierte Linie) lassen ein geringes Ansteigen in den letzten Jahrgängen erkennen, sind aber doch auch in den älteren Jahrgängen gegenüber den leichten Formen (ausgezogene Linie) verhältnismäßig selten.

C. Entstehungsursachen.

Nachdem ROKITANSKY auf das Zusammentreffen von Zwischenwirbelscheibendegenerationen und Randwulstbildungen an den Wirbelkörpern aufmerksam gemacht hatte, hat R. BENEKE eingehend das anatomische Zustandsbild der Spondylosis deformans geschildert. Nach seiner Ansicht bedingen Degenerationsvorgänge in den Zwischenwirbelscheiben, besonders im Gallertkern (braune Erweichung, Zermürbung usw.) Elastizitätsverlust und damit unphysiologische Zerrungen am Bandapparat, die dann von den Ansatzstellen des Bandapparates an den Wirbelkörperaußenflächen ausgehende Wucherungen

(„Randwülste") nach sich ziehen. Lange Zeit galt diese Erklärung für stichhaltig, und für anatomische und klinische Fragestellungen wurde sie als Grundlage hingenommen (W. MÜLLER, UEBERMUTH, F. LANG u. v. a.). UEBERMUTH sieht den Beginn der Spondylosis deformans infolgedessen bereits in den ersten Degenerationserscheinungen im Bereiche der Knorpelplatten (Ossifikationslücken, Gefäßnarben usw.) und LANG bezeichnet sie als eine chronische, produktive, infektiöse Entzündung der Wirbelsäule. Mit besonderem Nachdruck

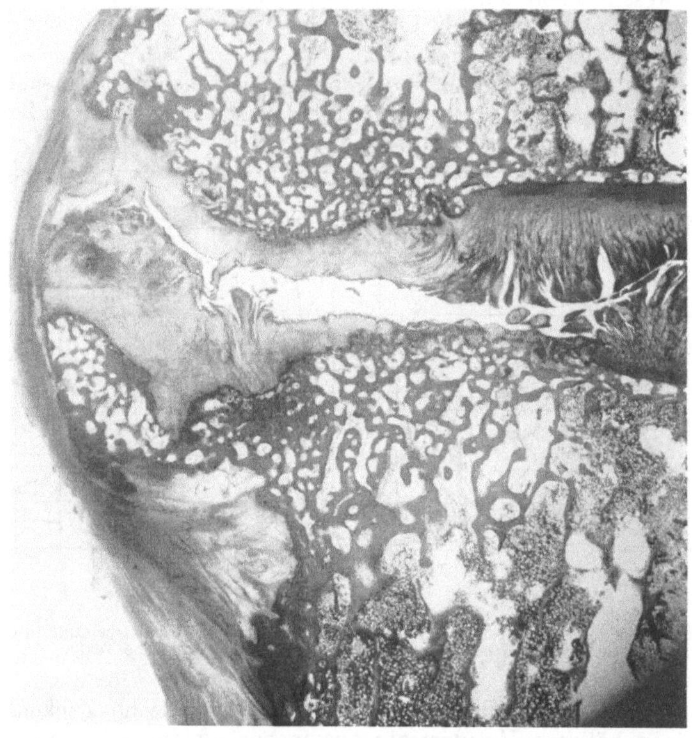

Abb. 173. (Mikrophotogramm eines Sagittalschnittes durch die vorderen Teile einer Zwischenwirbelscheibe.) Beginnende Spondylosis deformans. Medialer Riß im Randleistenannulus. Verlängerung der Zwischenwirbelscheibe nach vorn und doppelseitige Randwulstbildung mit Sklerosierung der angrenzenden Wirbelkörperspongiosa.

macht er darauf aufmerksam, daß bei Elastizitätseinbuße des Zwischenwirbelscheibengewebes sich alle Belastungen und Bewegungen auf den anliegenden Knochen ungemildert und mehr oder minder unverteilt übertragen. Dadurch werden die aus dem Knochen vorgreifenden Gefäß-, Markraum- und Knochenbildungen als Ausdruck der „Spondylitis deformans" angeregt. Wenn man diese Erklärungsversuche folgerichtig weiterdenkt, dann muß mit zunehmender Zwischenwirbelscheibenschädigung (also bei hochgradigem Elastizitätsverlust!) auch die Spondylosis deformans zunehmend stärkere Grade zeigen. Dies ist aber durchaus nicht so (SCHMORL und JUNGHANNS). Die größten allgemeinen Randwulstbildungen, also das typische Bild der Spondylosis deformans, finden sich meist bei Wirbelsäulen mit nur geringen Zwischenwirbelscheibendegenerationen und bei gut erhaltenem Gallertkern. Bei hochgradigen Zwischenwirbelscheibenzermürbungen sind meist die Randwulstbildungen weniger stark. Dafür überwiegt hier die Sklerose der angrenzenden Wirbelkörperflächen (Osteochondrosis, S. 362, Abb. 134—137).

Auf Grund dieser Erfahrungstatsachen, die sich in die bisherigen Anschauungen über die Entstehung der Spondylosis deformans nicht einordnen ließen, ist SCHMORL in den letzten Jahren seiner Forschertätigkeit diesen Fragen mit besonderem Eifer nachgegangen, und er konnte wichtige Befunde zur Klärung der strittigen Fragen erheben. Nach seinen Untersuchungsergebnissen ist die allgemeine Degeneration des Zwischenwirbelscheibengewebes nicht die Ursache

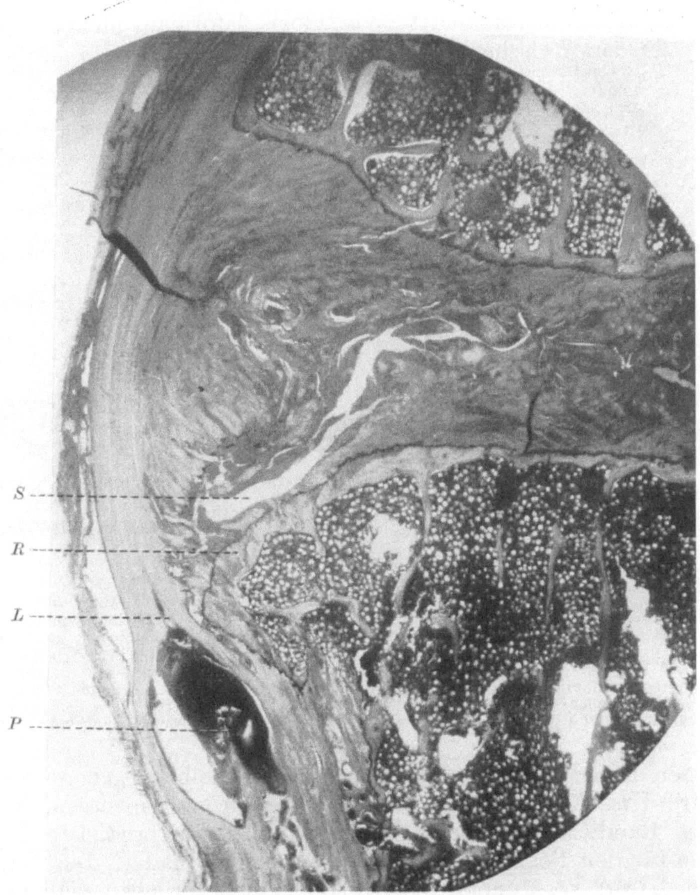

Abb. 174. (Mikrophotogramm eines Sagittalschnittes durch vordere Anteile einer Zwischenwirbelscheibe.) Beginnende Spondylosis deformans. Rißbildung (*S*) im Randleistenannulus mit Ablösung des Randleistenannulus von der Wirbelkörperrandleiste. *R* knöcherne Randzacke, *L* vorderes Längsband mit Einlagerung eines verkalkten Bandscheibengewebsprolapses (*P*).

für die Randwulstbildungen. Die Spondylosis deformans wird vielmehr von einer typischen Rißbildung im Bereiche des Randleistenannulus eingeleitet (als „Randleistenannulus" bezeichnet SCHMORL die äußersten Ringschichten des Faserringes, die in die Wirbelkörperrandleisten mit SHARPEYSCHEN Fasern einstrahlen). Wenn Fasern des Randleistenannulus in größerer Ausdehnung von der Randleiste abreißen (Abb. 173—175), dann ist der feste Zusammenhalt zwischen Wirbelkörper und Bandscheibe zerstört, und es können hier unphysiologische Bewegungen eintreten. Die Haltetätigkeit muß dann vom vorderen Längsband übernommen werden, und es bilden sich an dessen Ansatzstellen (Abb. 18 und 19) infolge der Überbeanspruchung Knochenzacken aus (Abb. 176

bis 178). Infolge seines Ausdehnungsdruckes preßt der Gallertkern, wenn er noch nicht degeneriert ist, das im Randleistenannulus gelöste Zwischenwirbelscheibengewebe nach außen, wodurch eine Vorbuchtung bis an das vordere Längsband hervorgerufen wird, die ebenfalls zu erhöhter Zerrung an dessen Ansatzstellen Anlaß gibt. Wenn infolge Degeneration des Gallertkerns jedoch sein Ausdehnungsdruck vermindert ist, kann die Zerrung am vorderen Längsband nicht so hochgradig sein.

Die Untersuchungsergebnisse SCHMORLs haben die grundsätzliche Ansicht von BENEKE u. a., daß die Ursache der Spondylosis deformans nicht im Wirbelkörper, sondern in den Zwischenwirbelscheiben liegt, durchaus bestätigt. Im

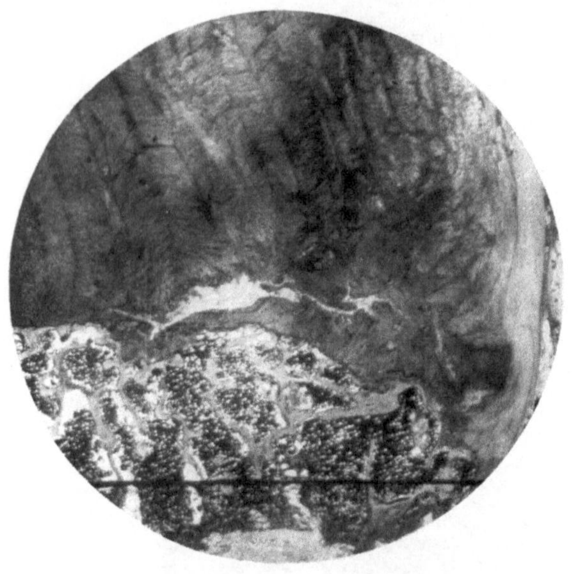

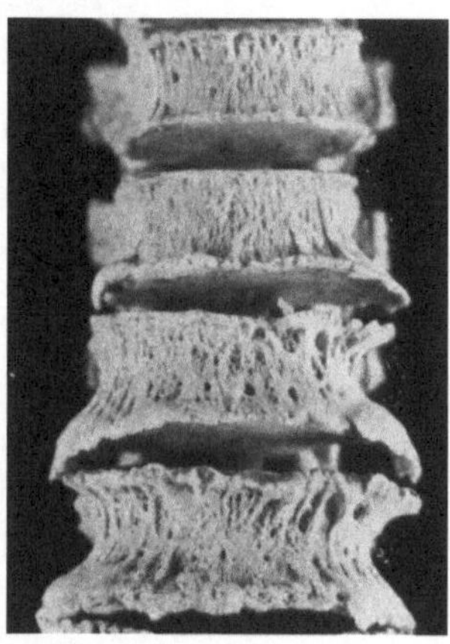

Abb. 175. (Mikrophotogramm eines Sagittalschnittes durch die vorderen Anteile einer Zwischenwirbelscheibe. Deutlicher Abriß des Randleistenannulus von der Wirbelkörperrandleiste.

Abb. 176. (Lichtbild der mazerierten Lendenwirbelsäule eines 73jährigen Mannes. Ansicht von vorn.) Zahlreiche größere und kleinere Randzacken an den Wirbelkörpern, an die sich von der Wirbelkörperaußenfläche her deutlich erhabene Knochenleisten (verknöcherte Bandzüge des vorderen Längsbandes) anlegen.

Gegensatz zu den bisherigen Annahmen, daß Bandscheibendegenerationen im allgemeinen ihre Ursache sind, hat SCHMORL jedoch nachgewiesen, daß die Abtrennung des Randleistenannulus von der Wirbelkörperrandleiste die auslösende Ursache für den Beginn der Spondylosis deformans ist. Die Tatsache, die BENEKE, F. LANG, W. MÜLLER u. a. besonders hervorheben, daß nämlich unrichtige Belastung, falsche Druckverteilung usw. die Ausbildung der Randwülste und das Fortschreiten der Spondylosis deformans verursachen, bleibt trotz der Befunde SCHMORLs unangetastet. Die Abtrennung des Randleistenannulus allein ohne Belastung und Bewegung der Wirbelsäule ruft keine Spondylosis deformans hervor. Hier ist auch noch zu erwähnen, daß besonders bei Schwerarbeitern (GANTENBERG u. a.) oft eine hochgradige Spondylosis deformans gefunden wird, daß also zweifellos dauernde Überbelastung der Wirbelsäule zu solchen Zuständen führen kann, wenn als Voraussetzung eine Ablösung des Randleistenannulus besteht (s. auch Abschnitt über Trauma und Spondylosis deformans, S. 402). Auch das stärkere Befallensein der rechten Seite der Brustwirbelsäule gegenüber der linken haben BENEKE und SIMMONDS mit der stärkeren Inanspruchnahme infolge der Rechtshändigkeit erklärt. Man findet tatsächlich bei Linkshändern stärkere Randwulstbildungen an der linken Seite der Brustwirbelsäule (SCHMORL und JUNGHANNS). SCHANZ hat diese auffallende

Tatsache, daß die linke Seite der Brustwirbelsäule meist weniger Zackenbildung bei Spondylosis deformans zeigt, mit der Lage der Aorta erklären wollen, die er als ein Hilfstragorgan der Wirbelsäule bezeichnet. PLESMANN glaubt, daß der pulsierende Druck der Aorta an dieser Stelle die Randwulstbildungen verhindert.

Von anderer Seite ist in neuerer Zeit ebenfalls den Entstehungsursachen der Spondylosis deformans nachgegangen worden. So glaubt PODKAMINSKY, daß dabei die p_H-Ionenkonzentration in der Gallertkernflüssigkeit herabgesetzt ist daß dadurch eine Störung in der Wegschaffung der Abbaustoffe eintritt, so daß sich Degenerationen einstellen. PLATE nimmt eine Infektion an, die die Widerstandskraft des Knochens schädigt. TAPIA und VALDIVIESO sprechen septischen Zuständen eine Rolle zu. Unter Zuhilfenahme der Staphylolysinreaktion konnten SEIFERT und SCHMIDT-KEHL nachweisen, daß bei der Spondylosis deformans sicher keine Staphylokokkeninfektion vorliegt. KLINGE möchte für manche Formen der Zwischen-

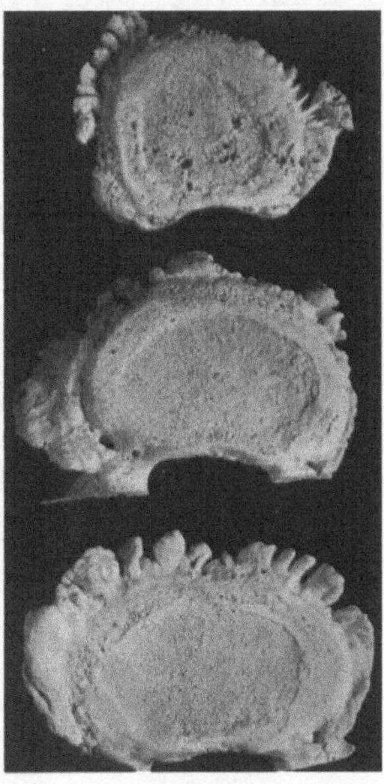

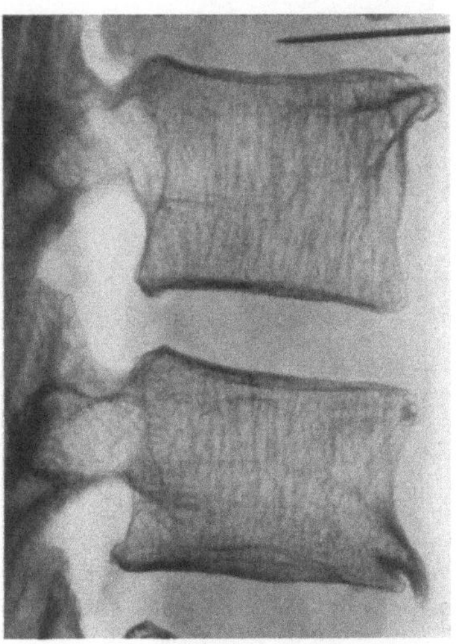

Abb. 177.   Abb. 178.

Abb. 177. (Lichtbild einiger mazerierter Wirbel. Ansicht von der Wirbelkörperendfläche her.) Ausgedehnte Randwulstbildungen. Man erkennt, daß die Randwülste nicht von der leicht erhobenen knöchernen Randleiste, sondern von einer etwas tiefer an der Wirbelkörperaußenfläche gelegenen Stelle ihren Ursprung nehmen. Die hintere Wirbelkörperfläche (die Vorderwand des Wirbelkanales) ist frei von Randwülsten.

Abb. 178. (Seitliche Röntgenaufnahme einer Hälfte der in der Sagittalebene durchsägten Lendenwirbelsäule einer 62jährigen Frau.) Beginnende Randwulstbildungen an den Wirbelkörpern, deutlich von einer vom Wirbelkörperrand entfernt liegenden Stelle ausgehend (vgl. Abb. 18 und 19).

wirbelscheibendegeneration eine Entstehung auf rheumatischer Grundlage annehmen, und er glaubt, daß infolgedessen auch manche Fälle von Spondylosis deformans rheumatischen Ursprungs sein können. Auch von OBER wird eine infektiöse Entstehung angenommen. Kongenitale Faktoren sollen eine Rolle spielen (LANDWEHR).

Einzeln auftretende Randwulstbildungen an Wirbelkörpern hat man auch verschiedentlich als Ausdruck von Erkrankungen in der Nachbarschaft aufgefaßt (Nierenkrankheiten usw). JACOBOWICI und JIANO glauben, daß sie durch unrichtige Muskelbelastung oder durch Schonung gewisser Muskelgruppen mit Überbelastung der Wirbelsäule zu erklären sind. Diese Fragen bedürfen aber ebenso noch der Nachprüfung wie die Behauptungen, daß oft einzeln entwickelte Wirbelkörperrandwülste auf den Sitz einer Rückenmarksgeschwulst hindeuten, wie dies im klinischen Schrifttum angegeben wird.

D. Anatomisches Bild.

Die Loslösung des Randleistenannulus von der Wirbelkörperrandleiste,
die Schmorl beschreibt, ist in makroskopischen und mikroskopischen Sagittalschnitten gut zu erkennen (Abb. 173—175). Der Randleistenannulus einer
Zwischenwirbelscheibe kann oben und
unten von beiden angrenzenden Wirbelkörpern abgetrennt sein. Meist ist er
aber nur nach einem Wirbelkörper zu
losgelöst. Eine wesentliche pathologische Bedeutung hat die Ablösung erst

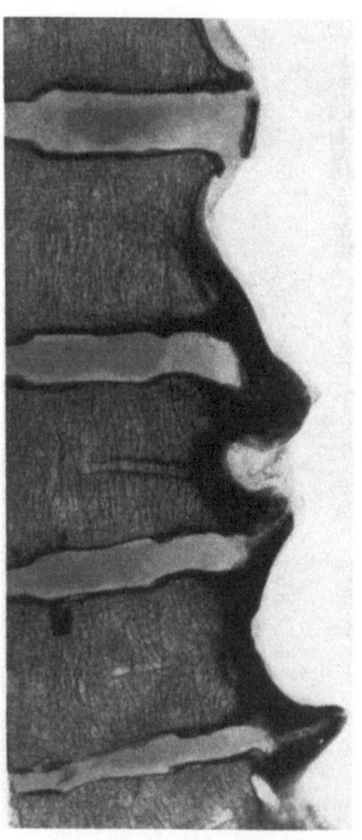

Abb. 179.

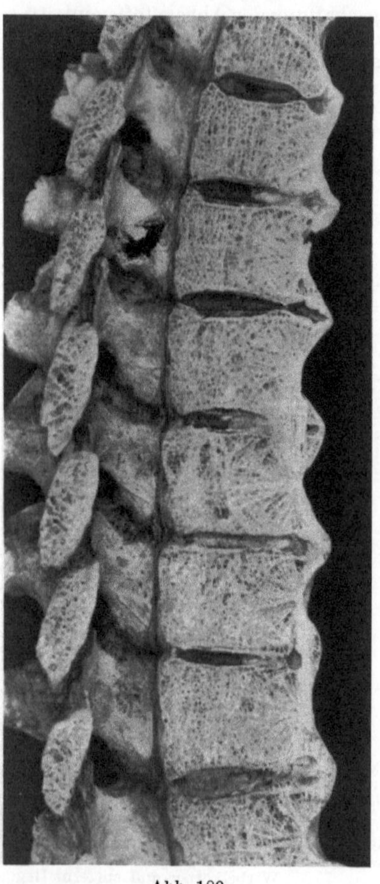

Abb. 180.

Abb. 179. (Seitliche Röntgenaufnahme einer dünnen, in der Sagittalebene aus der Brustwirbelsäule eines
46jährigen Mannes herausgesägten Scheibe.) Hochgradige überbrückende Randwülste aus dichtem Knochen
an allen Wirbelkörpern. Zwischen den beiden unteren Randwülsten Gelenkbildung.

Abb. 180. (Lichtbild der Sagittalschnittfläche einer mazerierten Wirbelsäule von einem älteren Menschen.)
Überbrückende Randwulstbildungen an allen Wirbelkörpern. Umbau der Knochenbälkchenstruktur in den
Wirbelkörpern.

dann, wenn der Randleistenannulus an seiner ganzen Haftfläche (vom Rand-
leistenvorderrande bis zum vorderen Beginn der Knorpelplatte) von der Randleiste abgetrennt ist, denn erst dann können wesentliche Verschiebungen der
Zwischenwirbelscheibe nach außen zu eintreten. Die Vorpressung der Zwischenwirbelscheibe nach außen zu, die schon Beneke bekannt war, kann in manchen
Fällen auch Anregung zu Wucherungsvorgängen geben, und es finden sich dann
zwischen Randwülsten Einlagerungen von Zwischenwirbelscheibengewebe, die
durch aktive Wucherungen von Zwischenwirbelscheibengewebe entstanden
sind (Schmorl).

Es war schon erwähnt worden, daß die Randzacken, die das auffallendste makroskopisch sichtbare Zeichen der Spondylosis deformans sind, gar nicht am eigentlichen Rande des ausgebildeten Wirbelkörpers sitzen. Sie entspringen an der Stelle aus der Wirbelkörperaußenfläche, an der sich während der Wachstumszeit Wirbelkörper und knorpelige Wirbelkörperrandleiste berühren (Abb. 18 und 19). LUSCHKA glaubte aus dieser Tatsache schließen zu können, daß die Randwulstbildungen aus Resten der knorpeligen Wirbelkörperrandleisten entstehen. Diese Ansicht ist aber leicht zu widerlegen, denn die Randwülste entstehen ja meist erst später nach dem Wachstumsabschluß, wenn überhaupt kein Knorpel hier mehr vorhanden ist. Die Randwulstbildungen bilden sich aus einem anderen Grunde gerade an dieser Stelle. Hier hebt sich das vordere Längsband, das fest mit der Wirbelkörperaußenfläche verwachsen ist, von der Wirbelkörperaußenfläche ab (S. 232, Abb. 18 und 19). Es überbrückt dann, nur mit wenigen Fasern angeheftet, den Teil des Wirbelkörpers, der sich aus der knorpeligen Randleiste gebildet hat, ferner die Zwischenwirbelscheibe und die Randleiste des nächsten Wirbelkörpers, um sich erst dann dicht unterhalb der Randleiste wieder an den Wirbelkörper anzuheften. Die beginnenden Randzacken entwickeln sich nun gerade an der Stelle, an der sich das die Randleiste überbrückende Längsband wieder am Wirbelkörper fest anheftet (Abb. 176 bis 179), weil hier die Zerrungen durch das vorgepreßte Bandscheibengewebe und durch die unphysiologischen Bewegungen wirksam werden. Sehr häufig kann man auch beobachten, daß sich von der Wirbelkörpervorderfläche nach den vorspringenden Randzacken zu kleine erhabene Knochenwülste ziehen, die den vom Ligamentum longitudinale

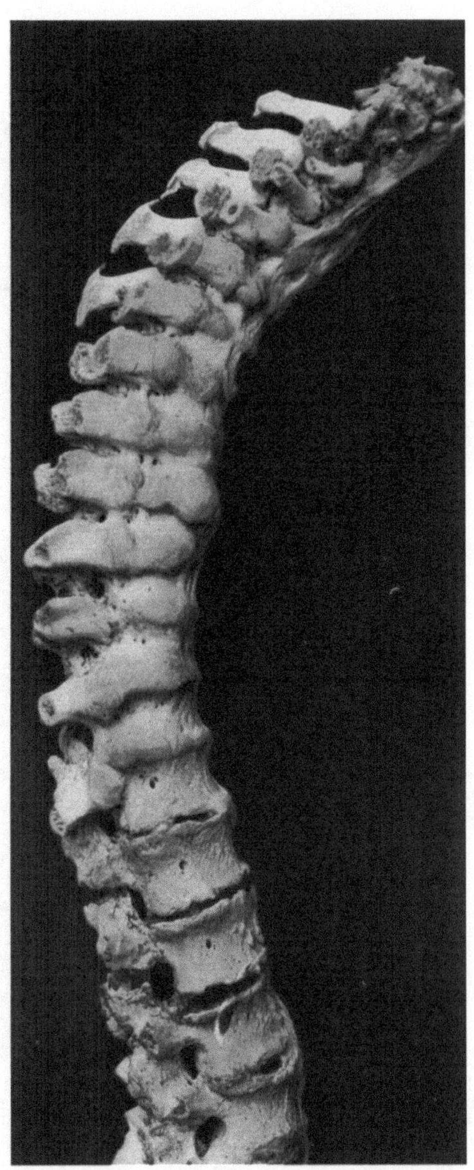

Abb. 181. (Lichtbild der mazerierten Wirbelsäule eines älteren Menschen. Ansicht von der Seite.) Ausgedehnte Spondylosis deformans mit überbrückenden, fest verknöcherten Randwülsten, deren Oberfläche geglättet (zuckergußartig) ist.

anterius auf die Wirbelkörpervorderfläche ausstrahlenden Bandfasern entsprechen (Abb. 176).

Die Randwulstbildungen der Spondylosis deformans können zu ganz eigentümlichen, knorrigen Knochenvorsprüngen ausarten (Abb. 179), die in bizarren

Formen die Zwischenwirbelräume überbrücken und sich außerdem noch weit auf die Wirbelkörper ausdehnen. Dabei entstehen bisweilen bei gleichzeitiger starker Atrophie der Wirbelkörper mit Einziehung der Wirbelkörperaußenflächen (taillenförmige Einziehung) zwischen den Randwülsten und den Wirbel-

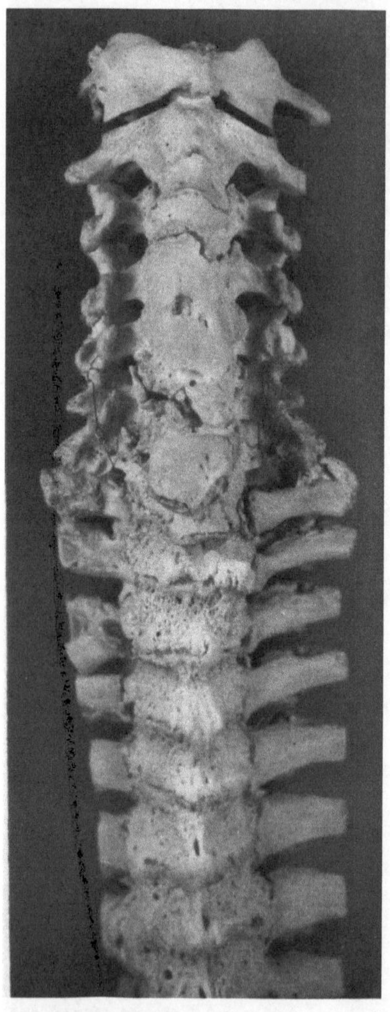

Abb. 182. (Lichtbild der mazerierten Halswirbelsäule eines 78jährigen Mannes. Ansicht von vorn.) Ausgedehnte überbrückende, zum Teil an der Vorderseite geglättete Randwülste im Bereiche der Halswirbelsäule.

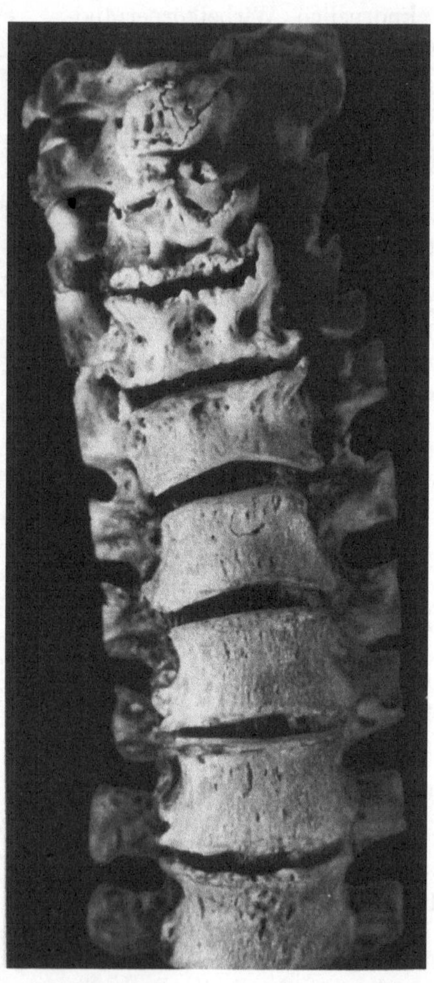

Abb. 183. (Lichtbild der mazerierten Halswirbelsäule eines 71jährigen Mannes. Ansicht von vorn.) Ausgedehnte Spondylosis deformans der Halswirbelsäule, ohne nennenswerte Spondylosis an der Brustwirbelsäule.

körpern Hohlräume, die im Röntgenbild durchaus an Zysten erinnern. HAMMERBECK beschreibt ausführlich einen hochgradigen Fall dieser Art. Auch W. MÜLLER gibt eine entsprechende Abbildung. In hochgradigen Fällen können die Randwülste der benachbarten Wirbel miteinander knöchern fest verwachsen, sie können sich mit gelenkartigen Spalten berühren, oder zwischen zwei Randwülsten können Schaltknochen (SCHMORL, NIEDNER) eingelagert sein (Abb. 179). Wenn Randwülste vollkommen miteinander verwachsen sind, zeigt sich meist eine geglättete Oberfläche (zuckergußartig) und ein deutlicher Umbau des Knochenbälkchenwerkes (Abb. 180 und 181). Bei oberflächlicher Betrachtung können dann Verwechslungen mit der Spondylarthritis ankylopoetica vorkommen (Abb. 181).

Es muß hier ausdrücklich erwähnt werden, daß an allen Stellen, an denen Wirbelkörper unbeweglich miteinander verwachsen sind (durch fibröse Umwandlungen der Zwischenwirbelscheiben, durch Zwischenwirbelscheibenverknöcherungen usw.), keine Randzacken entstehen können. Häufig kann man röntgenologisch verfolgen, daß Randzacken, die sich infolge abnormer Bewegungsmöglichkeit zunächst gebildet hatten (z. B. bei der Adoleszentenkyphose, bei der Alterskyphose), allmählich wieder verschwinden, wenn eine Versteifung zwischen den Wirbelkörpern eingetreten ist, wenn also keine Zerrungen und Reibungen am Bandapparat mehr vorkommen können.

Die Beteiligung der Halswirbelsäule bei der Spondylosis deformans (Abb. 182 und 183) zeigt noch einige Besonderheiten. SCHINGNITZ errechnete, daß 40% aller Menschen Randzacken an der Halswirbelsäule haben, was also den vorn mitgeteilten Durchschnittswerten an der Brust- und Lendenwirbelsäule entspricht. BARSONY, GRASHEY, KIENBÖCK, A. FISCHER haben sich mit der Röntgendarstellung der Spondylosis deformans im Bereiche der Halswirbelsäule beschäftigt. Es scheint an der Halswirbelsäule öfter vorzukommen, und es ist mit großer Wahrscheinlichkeit nachgewiesen worden, daß Randzackenbildungen Beschwerden infolge Einengung der Zwischenwirbellöcher und Druck auf die austretenden Nerven verursachen können (GOETTE, MORTON, RYDEN u. a.). Oft rufen auch Randwulstbildungen an den Hemiarthroses intervertebrales laterales, die bereits LUSCHKA an der Halswirbelsäule beschrieben hat, beträchtliche klinische Beschwerden hervor (GIRAUDI). Es fehlen aber noch anatomische Untersuchungen darüber, ob die Arthrosis deformans in diesen Halbgelenken ursächlich durch Zwischenwirbelscheibenveränderungen bedingt wird. Von einigen Seiten wird berichtet, daß Knochenzacken an der Halswirbelsäule Schluckbeschwerden oder Einengung der Trachea verursachen können (HOLMGREN und HELLMER, SPITZENBERGER).

Durch Experimente an Tieren (Zerstörung von Zwischenwirbelscheiben, Ablösung von Randleisten usw.) konnten Randzacken erzeugt werden, die der menschlichen Spondylosis deformans sehr ähneln (KEYES und COMPERE, LOB, SCHRADER, TAMMANN). Auch bei Haustieren kommen spontane Randzacken der Wirbelsäule vor, über die eingehende anatomische Berichte allerdings noch fehlen.

E. Randwülste anderer Entstehung.

An der Wirbelsäule werden auch bisweilen noch Randwulstbildungen beobachtet, die sich nicht ganz an das eben geschilderte Schema halten, die insbesondere nicht von der Stelle ausgehen, an der die knöcherne Randleiste mit dem Wirbelkörper zusammenstößt, sondern von der Randleiste selbst ihren Ursprung nehmen. Solche Randwülste können selbstverständlich nicht auf Zerrungen an dem vorderen Längsband zurückgeführt werden, da dieses ja nicht von der Randleiste entspringt. Derartige Bildungen werden vielmehr beobachtet, wenn infolge Zwischenwirbelscheibenschwundes die gegenüberliegenden Wirbelkörperrandleisten unmittelbar aufeinanderreiben können. Dann entstehen an der Randleiste selbst als Folge der Reibungen kleine Knochenwucherungen, was besonders häufig bei der Alterskyphose vorkommt (Abb. 168). Ähnliche Zackenbildungen an der Wirbelkörperkante entstehen auch bei Tabes der Wirbelsäule, weil hier ebenfalls infolge ausgedehnten

Schwundes und starker Zermürbung der Zwischenwirbelscheiben die benachbarten Wirbelkörperoberflächen aufeinanderreiben (Abb. 116).

Die bekannten Zackenbildungen bei Spondylitis infectiosa (Typhus, Tuberkulose usw.), die schon oft im Schrifttum beschrieben sind (HASELHORST, RUMMEL, PUHL u. a.), haben sicherlich auch nichts mit der eigentlichen Spondylosis deformans zu tun. Es muß aber noch eingehenderen Untersuchungen vorbehalten bleiben, festzustellen, ob solche Zackenbildungen als Folge der infektiösen Bandscheibenzerstörung und dadurch bedingten abnormen Bewegungen und Bänderzerrungen aufzufassen sind, oder ob sie durch den Reiz der Entzündungsvorgänge am knochenbildenden Gewebe (Periost) entstehen. Jedenfalls wird man guttun, diese Zackenbildungen an den Wirbelkörpern nach Entzündungen völlig vom Krankheitsbild der Spondylosis deformans abzutrennen. Die Frage, ob die oben beschriebenen Randwulstbildungen, die auf Grund unmittelbaren Reibens der Wirbelkörper aufeinander bei Tabes, Alterskyphose, starken seitlichen Wirbelsäulenverkrümmungen usw. entstehen und sich meist an der Wirbelkörperkante, also an der Wirbelkörperrandleiste selbst, entwickeln, der eigentlichen Spondylosis deformans zuzurechnen sind, kann erst gelöst werden, wenn genaue mikroskopische Untersuchungen solcher Fälle vorliegen.

F. Randwülste im Wirbelkanal.

Große Randwülste im Wirbelkanal hat SCHMORL bei seinen Reihenuntersuchungen auch dann nicht finden können, wenn eine ausgedehnte allgemeine Spondylosis deformans vorhanden war. Da das hintere Längsband im Gegensatz zum vorderen mit seinen wesentlichsten Bandzügen an der Zwischenwirbelscheibe und nicht am Wirbelkörper ansetzt, können Zerrungen an den Wirbelkörperhinterflächen durch unphysiologische Bewegungen gar nicht in nennenswerter Weise vorkommen. Nur selten finden sich kleine, hirsekorngroße Knochenwucherungen an den im Wirbelkanal liegenden Kanten der Wirbelkörper. Größere Knochenbildungen an dieser Stelle sind meist verknöcherte „hintere SCHMORLsche Knötchen" (S. 355). Außerdem können noch Verknöcherungen der gelben Bänder oder Randzacken an den kleinen Wirbelgelenken (S. 344, 408) etwas in den Wirbelkanal hineinragen. SCHMORL fand jedoch niemals im Wirbelkanal Zackenbildungen, die Rückenmarkdruckerscheinungen hervorgerufen hatten. Im klinischen Schrifttum sind zahlreiche Berichte über Rückenmarkerscheinungen bei Spondylosis deformans enthalten (BRAUN, JUNGHAGEN, KRABBE, v. RAD, ZAVODNY u. a.), doch scheinen die pathologischen Grundlagen der beschriebenen Nervenerscheinungen nicht in allen Fällen in spondylotischen Zacken zu liegen. Dies wird auch vielfach von klinischer Seite abgelehnt (LYON). Die von KIENBÖCK veröffentlichten Fälle sind sehr zweifelhaft.

G. Spondylosis deformans und Trauma.

Das Schrifttum der letzten Jahre enthält über die Beziehungen zwischen Trauma und Spondylosis deformans ausgedehnte Auseinandersetzungen. Die Ablösung des Randleistenannulus von der knöchernen Randleiste des Wirbelkörpers, die als auslösende Ursache der Spondylosis deformans angesehen werden muß, kann durch degenerative Veränderungen, aber auch durch einmalige traumatische Einflüsse oder durch häufig wiederholte Überbelastungen hervorgerufen werden. Es besteht also kein Zweifel, daß in gewissen Fällen eine traumatische Schädigung der Wirbelsäule eine zunehmende Spondylosis deformans nach sich ziehen kann (GÜNTZ, Tierversuche von LOB). Ebenso ist es natürlich auch möglich, daß bei bereits bestehender Ablösung des Randleistenannulus und Wirbelkörperrandzackenbildungen ein Trauma weitere Vorpressung des Faserringes und damit Verschlimmerung der Spondylosis deformans herbeiführt. Die Schwierigkeiten bei der Beurteilung klinisch beobachteter Fälle sind außerordentlich groß. Es ist auch noch eine strittige Frage, wieweit eine örtlich begrenzte Spondylosis deformans in der Nähe von Wirbelkörperbrüchen („im Bruchgebiet" nach HELLNER) als „Spondylosis deformans" oder als „Bruchkallus" bezeichnet werden muß. Auf die zahlreichen, einander entgegenstehenden Meinungen auf diesem Gebiete soll hier jedoch nicht eingegangen werden. Darüber ist das klinische Schrifttum nachzulesen. (Von BOIDI-TROTTI wird angeregt, die Spondylosis deformans der Lendenwirbelsäule bei einzelnen Berufsgruppen als Berufskrankheit anzuerkennen.) Weitere gemeinsame Forschungen von Anatomen und Röntgenologen können hoffentlich bald zur Klärung beitragen. Der Röntgenologe hat hierbei gegenüber dem Anatomen dadurch einen Vorteil, daß er die Ausbildung und Vergrößerung oder auch Rückbildung von Randwulstbildungen in Reihenuntersuchungen am Lebenden über lange Zeit hinaus verfolgen kann. Traumatische Abbrüche von Wirbelkörperrandzacken oder Brüche des verknöcherten Längsbandes sind beobachtet (SCHRÖDER), oft aber im Röntgenbild schwer zu deuten.

Das neuere klinische Schrifttum: BLENKE, BRANDIS, BURCKHARDT, ELLMER, EWALD, A. W. FISCHER, GAUGELE, GÜNTZ, HAUMANN, HELLNER, HUSTIN, LOB, MAU, MILKO, NICOLAS, PLATE, RUGE, SCHMIEDEN, SCHRADER, SEGRE, STEINMANN, WAEGNER u. v. a.

VIII. Die Spondylarthritis ankylopoetica.

Früher wurde die Spondylarthritis ankylopoetica (die „Spondylose rhizomélique" der Franzosen) als ein eigenes Leiden der Wirbelsäule aufgefaßt, und der BECHTEREW-Typ (ohne Beteiligung anderer Gelenke) von dem STRÜMPELL-MARIE-Typ (mit Beteiligung anderer Gelenke) abgegrenzt. Nach BUCKLEY soll das Krankheitsbild bereits 1700 von CONNOR beschrieben worden sein. Die neueren Untersuchungen lassen es als sicher erscheinen, daß die Spondylarthritis ankylopoetica als rheumatische Entzündung der kleinen Wirbelgelenke aufzufassen ist. KLINGE hat dies in neuerer Zeit überzeugend nachgewiesen, und viele haben sich diesem Urteil angeschlossen, nachdem schon vorher vielfach der Verdacht geäußert wurde, daß ein durch Erkältungskrankheiten, durch fokale Infektionen, durch Gonorrhöe u. ä. hervorgerufenes rheumatisches Leiden vorliegen könnte (HÖHNE, BUCKLEY, EHRLICH, SCHWANKE, KOCH, KREBS, A. FISCHER, FEDERSCHMIDT, NACHLAS, KRONER, BENASSI und RIZZATTI u. v. a.). Eine begleitende Iritis wird oft dabei gefunden (HÖHNE, TEMPELAAR, TESCHENDORF). Die Blutsenkungsgeschwindigkeit ist in akuten Fällen stets beschleunigt (HÖHNE, GÜNTZ, A. FISCHER, CROSETTI). Von verschiedenen Untersuchern wird jedoch auch den Epithelkörperchen eine wesentliche Rolle bei der Entstehung des Leidens zugesprochen, und ihre Entfernung oder ihre Ausschaltung durch Blutgefäßunterbindung (nach LÉRICHE) soll in vielen Fällen schon Heilung oder wenigstens Besserung der Beschwerden und der begleitenden Stoffwechselstörungen (verzögerte Blutzuckerregulation, erhöhter Blutkalkgehalt) gebracht haben (APPEL, CHIASSERINI, CROSETTI, HOFFMEISTER, JASIENSKI, MALLET-GUY). Toxische Schädigungen durch Blei usw. sind ebenfalls als Entstehungsursache angegeben worden (WERTHEMANN und RINTELEN). Nach vielen Angaben spielt das Trauma eine gewisse Rolle, und es sind Erkältungskrankheiten von den Erkrankten häufig als Ursache angeschuldigt worden (EHRLICH, E. FRÄNKEL, GEILINGER, HEILIGENTHAL, HEINEMANN-

GRÜDER). Auf eine gewisse erbliche Veranlagung zur Entstehung des Leidens wird von verschiedenen Seiten aufmerksam gemacht (FISCHER und VONTZ, ANSCHÜTZ, MAGNUS-LEVY, WEIL, EHRLICH, GEILINGER u. a.), und nach allen bisherigen Untersuchungen erkranken weit mehr Männer als Frauen an einer Spondylarthritis ankylopoetica (KRONER, BENASSI, RIZZATTI, W. MÜLLER u. a.).

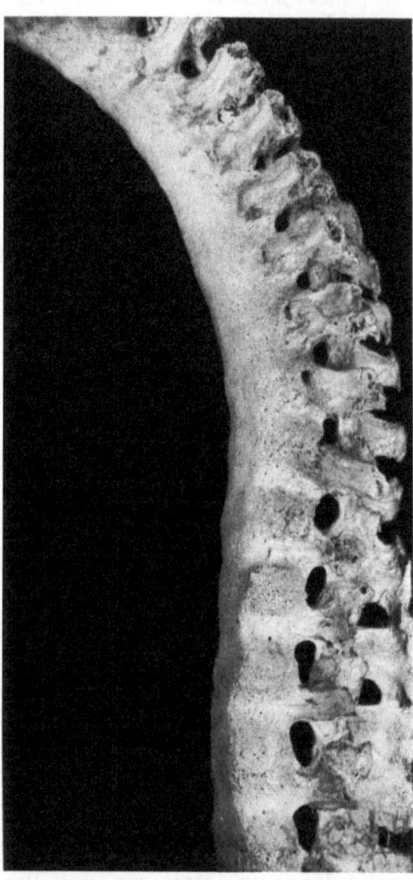

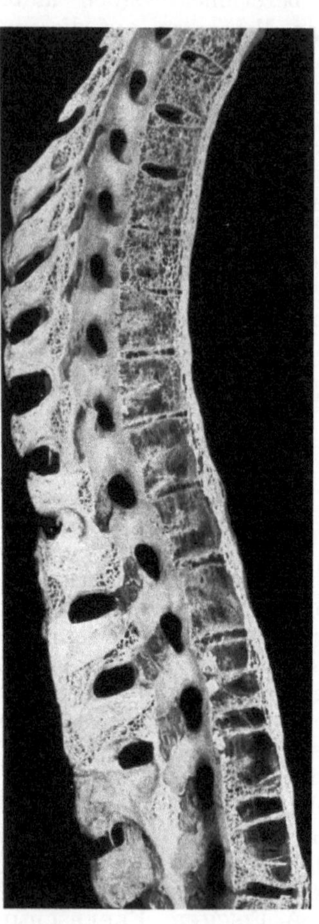

Abb. 184. (Lichtbild der mazerierten Wirbelsäule eines 66jährigen Mannes. Ansicht von links.) Spondylarthritis ankylopoetica. Vollkommen glatte Verknöcherung des ganzen vorderen Längsbandes ohne Randzackenbildung. Verknöcherung der Rippenwirbelgelenke und der kleinen Wirbelgelenke.

Abb. 185. (Ansicht der Sagittalschnittfläche der gleichen Wirbelsäule wie in Abb. 184.) Deutlich ist hier Verknöcherung des ganzen vorderen Längsbandes ohne jede Randzackenbildung zu erkennen. Hochgradige Osteoporose. Einlagerung von spongiösem Knochen in allen Zwischenwirbelscheiben.

Die Spondylarthritis ankylopoetica ist in fortgeschrittenen Fällen (Abb. 184 bis 186) im anatomischen Bild durch eine vollkommene knöcherne Versteifung der ganzen Wirbelsäule gekennzeichnet. Durch eine vollkommene Verknöcherung des vorderen Längsbandes und auch fast aller übrigen Wirbelsäulenbänder (Ligamenta flava, interspinalia usw.) ist die Wirbelsäule in einen unbeweglichen, einem Röhrenknochen ähnelnden, knöchernen Stab verwandelt. Die kleinen Wirbelgelenke sind vollkommen verknöchert, es ist an ihnen kein Gelenkspalt mehr nachzuweisen, wie auch aus Röntgenaufnahmen deutlich hervorgeht. Stets zeigt die Wirbelsäule noch eine mäßig ausgeprägte Verstärkung der normalen Brustkyphose. Im Endzustand des Leidens sind auch die Zwischenwirbelscheiben, die anfangs noch recht gut erhalten sein können, reichlich mit spongiösem Knochengewebe durchsetzt, das von der Bandscheibenwirbelkörpergrenze her eingedrungen ist. Die Wirbelkörper selbst zeigen einen beträchtlichen Schwund der Knochenbälkchen, während sich infolge der Verknöcherungen des Längsbandes eine sehr dicke, die ganze Wirbelsäulenaußenfläche überziehende „Kortikalis" gebildet hat (Abb. 184, 185, 186), weshalb die Wirbelsäule mit einem „Bambusstab" oder einer „flämischen Säule" verglichen werden kann.

Die mikroskopischen Untersuchungen haben die schon von klinischer Seite ausgesprochene Annahme, daß die Spondylarthritis ankylopoetica in den kleinen Wirbelgelenken beginnt, durchaus bestätigt. Hier finden sich alle Formen der entzündlichen, allmählich eintretenden Gelenkversteifung (GÜNTZ, SIVEN, M. LANGE, KLINGE). Der Gelenkspalt ist durch fibröses, wahrscheinlich von den Kapselansätzen eindringendes Gewebe verlegt, man findet Rundzelleninfiltrate und Knorpelreste der Gelenkflächen (Abb. 187). (Die Ansicht von KIENBÖCK, daß es sich bei der Spondylarthritis ankylopoetica um eine „eigentümliche Form der serös-exsudativen Gelenktuberkulose" handelt, erscheint nicht genügend begründet.) Allmählich stellt sich eine vollkommene knöcherne Versteifung ein. Es ist auffallend, daß GÜNTZ an den ebenfalls vollkommen verknöcherten Längsbändern keine entzündlichen Erscheinungen finden konnte. Ob diese ausgedehnten Verknöcherungen des gesamten Bandapparates der Wirbelsäule nur infolge der Untätigkeit eintreten, nachdem die kleinen

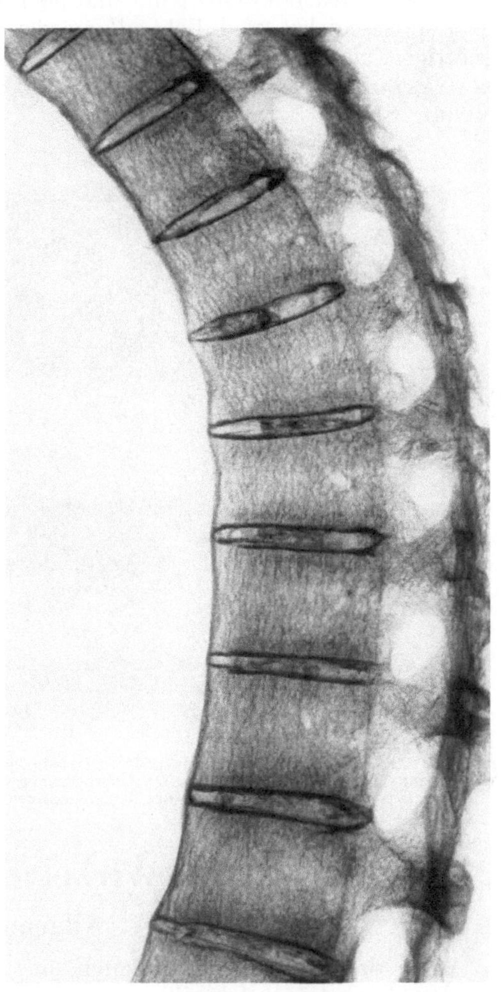

Abb. 186. (Seitliche Röntgenaufnahme einer Hälfte der in der Sagittalebene durchsägten Wirbelsäule eines 61jährigen Mannes.) Spondylarthritis ankylopoetica. Vollkommene Verknöcherung der kleinen Wirbelgelenke und des vorderen Längsbandes. Niedrige Zwischenwirbelräume, Einlagerungen von spongiösem Knochen.

Gelenke versteift sind, oder ob doch eigene Entzündungsherde an den Längsbändern sitzen und die knöcherne Versteifung der kleinen Gelenke und der Längsbänder gleichzeitig durch das gleiche Krankheitsgeschehen eintreten, muß noch geklärt werden.

Die Spondylarthritis ankylopoetica galt früher als außerordentlich selten, wird aber jetzt im Röntgenbild vom Lebenden verhältnismäßig häufig gefunden, so daß in den letzten Jahren klinische Arbeiten mit einer großen Zahl von Fällen erscheinen konnten (EHRLICH, FISCHER und VONTZ u. a.). SCHMORL fand bei seinen 10000 anatomisch untersuchten Wirbelsäulen etwa 8 ausgeprägte Fälle. BACHMANN zählte bei Durchsicht einer großen Röntgenbildersammlung 2%. Nach KREBS verhält sich die Häufigkeit zwischen Spondylosis deformans und Spondylarthritis ankylopoetica wie 10:1.

Aus dem neueren Schrifttum sind noch folgende Arbeiten, die sich besonders mit der Geschichte und Behandlung der Spondylarthritis ankylopoetica beschäftigen, zu erwähnen: ARNOLD, BECKMANN, ENGELEN, FRITZ, GRAUER, GOLD, DE GAETANO, GIRAUDI, ISELIN, KREBS, MUNRO, NEUMANN, RASZEJA, SALVATORI, SEPPÄ, STIASNY, WOLFF.

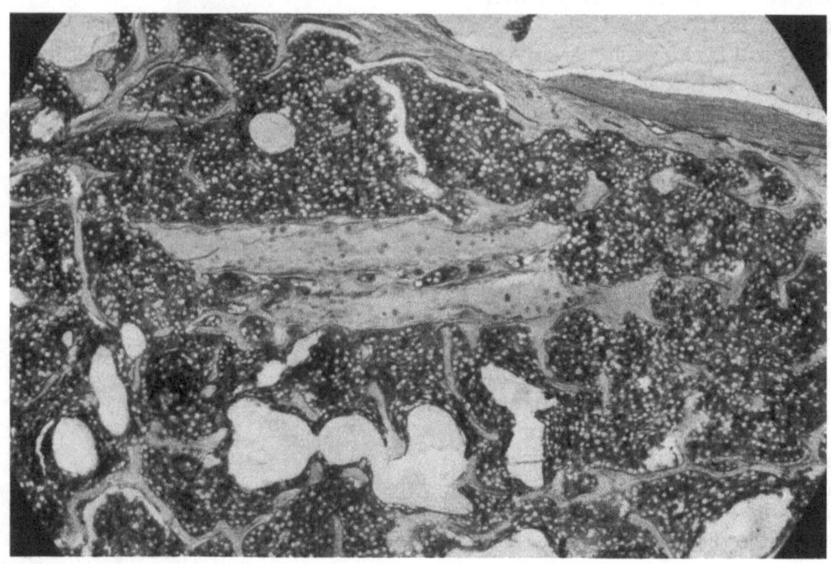

Abb. 187. (Mikrophotogramm des kleinen Brustwirbelgelenkes zwischen 3. und 4. Brustwirbel bei Spondylarthritis ankylopoetica.) Völlige spongiöse Überbrückung der beiden Gelenkfortsätze. Zwei parallel liegende Knorpelstreifen sind als Reste des ehemaligen Gelenkes sichtbar. (Nach E. GÜNTZ.)

IX. Die Wirbelverschiebungen.

A. Allgemeines.

Außer dem echten Wirbelgleiten, der Spondylolisthese (Abb. 41—48), die bei den Wirbelsäulenfehlbildungen ausführlich besprochen ist (S. 259), und den Wirbelluxationen (S. 310), gibt es noch eine Anzahl anderer Formen von Verschiebungen zwischen Wirbelkörpern. Bisher ist diesen Formen nur geringe Beachtung geschenkt worden, und sie galten als große Seltenheiten. Da alle Verschiebungen zwischen einzelnen Wirbelkörpern Änderungen der Wirbelsäulenstatik bedingen, haben sie großes klinisches Interesse. Außerdem gehen sie stets mit Veränderungen des Zwischenwirbelscheibengewebes einher, denn ebenso, wie sich bei bestehender Spondylolyse nur unter gleichzeitiger Zermürbung und Lockerung des Zwischenwirbelscheibengewebes ein echtes Wirbelgleiten ausbilden kann (S. 265), sind auch Wirbelverschiebungen nur bei begleitenden Veränderungen der zwischen den gegeneinander verschobenen Wirbelkörpern liegenden Zwischenwirbelscheiben möglich. Oft bilden diese Veränderungen überhaupt die Ursache der Wirbelverschiebungen, wie wir noch besprechen werden.

Um die wenig einheitliche und zum Teil verwirrende Namengebung etwas übersichtlicher zu gestalten, sollen mit „Wirbelgleiten" (Spondylolisthese) nur die Fälle bezeichnet werden, bei denen die Ursache des Gleitens ein Spalt oder eine Veränderung im Zwischengelenkstück ist. Von „echtem Wirbelgleiten" wird nur dann gesprochen, wenn ein angeborener Spalt im Zwischengelenkstück (Spondylolyse) vorliegt. „Wirbelverschiebung" heißt dagegen, daß sich Wirbel gegenseitig verschoben haben, ohne daß irgendwelche ursächlichen Veränderungen im Zwischengelenkstück vorliegen.

Wer sich mit Wirbelverschiebungen beschäftigt, wird auch auf die aus Amerika kommende eigenartige Sekte der Chiropraktiker stoßen, die behaupten, daß alle Krankheiten durch Wirbelverschiebungen entstehen und durch Wiedereinrenkung der Verschiebungen (mit „chiropraktischem Ruck") geheilt werden können. Mit ernster Wissenschaft haben diese Sektierer nichts zu tun. Die Medizinische Fakultät Zürich hat die Grundlagen und Arbeitsweise dieser Sekte in einem ausführlichen Gutachten[1] ins rechte Licht gerückt, und bereits darauf hingewiesen, daß die Chiropraktiker die Forschungen SCHMORLs und seiner Schule zu Unrecht als Beweise für ihre Ansichten anführen.

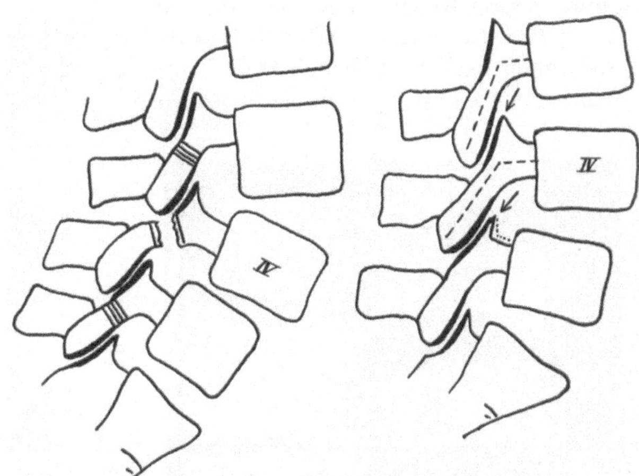

Abb. 188. (Halbschematische Pause seitlicher Röntgenbilder der Lendenkreuzbeingegend.) Links: echte Spondylolisthese des 4. Lendenwirbels mit Spalt im Zwischengelenkstück. Rechts: Pseudospondylolisthese des 4. Lendenwirbels. Der untere Gelenkfortsatz ist etwas flacher gestellt als die übrigen. Flachstellung des Spaltes des kleinen Gelenkes zwischen 4. und 5. Lendenwirbel. Vergrößerung des Winkels zwischen Bogenwurzel und unterem Gelenkfortsatz. In das 4. Lendenzwischenwirbelloch ragt eine kleine Zacke vom oberen Gelenkfortsatz des 5. Lendenwirbels hinein (Pfeil).

B. Wirbelgleiten (Spondylolisthese) durch nicht angeborene Veränderungen im Zwischengelenkstück.

Außer dem „echten Wirbelgleiten", für das als unerläßliche Voraussetzung eine angeborene Spaltbildung im Zwischengelenkstück (Spondylolyse) angesehen werden muß (S. 259), kommen in seltenen Fällen Spondylolisthesen vor, bei denen andere Veränderungen im Zwischengelenkstück das Abgleiten des Wirbelkörpers mit den Bogenwurzeln und oberen Gelenkfortsätzen mit der ganzen darüberliegenden Wirbelsäule verursacht haben. Zum Beispiel kann ein symmetrischer Bruch (Fraktur der Portio interarticularis) zu einer Lockerung an dieser Stelle und anschließend unter begleitender Zermürbung der Zwischenwirbelscheibe zum Vorwärtsgleiten Veranlassung geben (BÖHLER, GEORGE und LEONARD, HOLFELDER, MANDLER, MJAKOTNICH, HELLNER, MEYER-BURGDORFF, REISNER, RYZOV). Als sehr seltene Fälle sind auch schon Infektionsherde oder Geschwulstmetastasen in Zwischengelenkstücken die Ursache für ein Vorwärtsgleiten im Sinne einer Spondylolisthese gewesen (ABRAHAM, REISNER, SISEFSKY). Es fehlen allerdings noch anatomisch untersuchte

---

[1] Gutachten über die Chiropraktik. Zürich und Leipzig: Orell Füssli 1937.

Präparate, die diese bisher nur in Röntgenbildern vom Lebenden gestellten
Diagnosen mit Sicherheit bestätigen.

C. Wirbelverschiebung nach vorn (Pseudospondylolisthese).

Eine besondere Art von Wirbelverschiebungen nach vorn, die bei oberflächlicher Betrachtung sagittaler Sägeschnitte der Wirbelsäule leicht als beginnende Spondylolisthese angesehen
werden kann, deren Ursache aber nicht
in einer Spaltbildung oder in Veränderungen im Zwischengelenkstück beruht, wurde erstmals von Junghanns

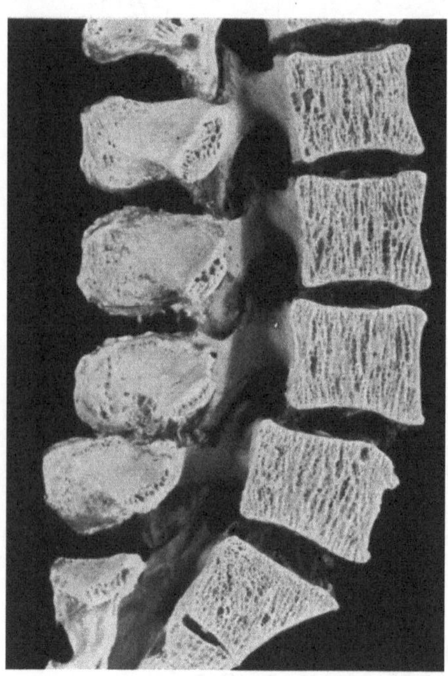

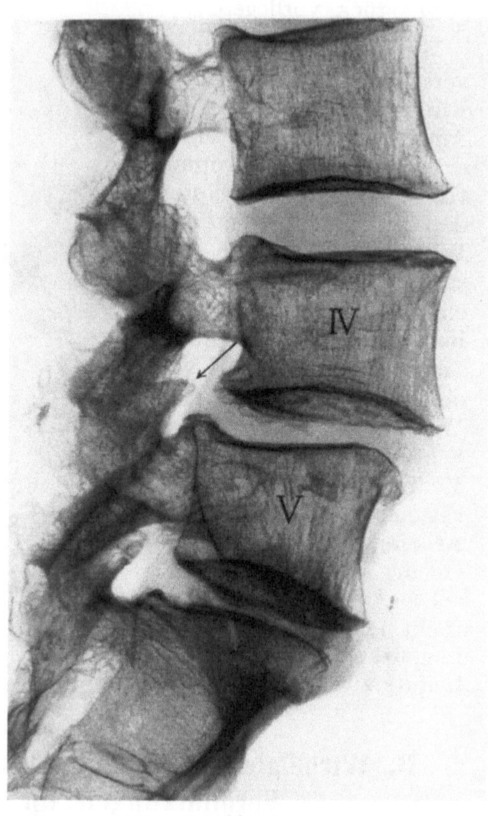

Abb. 189.   Abb. 190.

Abb. 189. (Lichtbild der linken Hälfte einer in der Sagittalebene aufgesägten Lendenwirbelsäule einer 72jährigen
Frau.) Pseudospondylolisthese des 4. Lendenwirbelkörpers. Der 4. Lendenwirbel ist um 1 cm nach vorn
verschoben. Flachstellung des kleinen Gelenkes und Zackenbildung am oberen Gelenkfortsatz des 5. Lendenwirbels.

Abb. 190. (Röntgenaufnahme zu Abb. 189.) Der Pfeil zeigt auf die in das Zwischenwirbelloch hineinragende
Zackenbildung des oberen Gelenkfortsatzes vom 5. Lendenwirbel (wie in der Zeichnung, Abb. 188).

an Hand von 14 Fällen beschrieben und als Pseudospondylolisthese bezeichnet.
Die dabei vorliegenden Veränderungen sind in Abb. 188 schematisch dargestellt.
Bei der echten Spondylolisthese bildet der breitklaffende Spalt im Zwischengelenkstück des 4. Lendenwirbels die Ursache für das Vorgleiten, während
bei der Pseudospondylolisthese das Zwischengelenkstück unversehrt ist. Dafür
ist hier aber am 4. Lendenwirbel der Winkel zwischen Bogenwurzel und Achse
des unteren Gelenkfortsatzes bedeutend größer als an den benachbarten Wirbeln.
Gleichzeitig besteht eine Verkleinerung des Winkels am Übergang von der
Bogenwurzel zum oberen Gelenkfortsatz am 5. Lendenwirbel. Außerdem ist
der Gelenkspalt des kleinen Gelenkes zwischen 4. und 5. Lendenwirbel etwas

flacher gestellt (der eingezeichnete Pfeil gibt ungefähr die Richtung an). Röntgenaufnahmen und Lichtbilder solcher Fälle (Abb. 189 und 190) lassen stets die gleichen Veränderungen erkennen, wie wir sie in der schematischen Skizze dargestellt haben.

Im mazerierten Präparat zeigen die Gelenkflächen der unteren Gelenkfortsätze des abgleitenden Wirbels eine auffallend starke Arthrosis deformans mit Schliffflächen, freiliegender Spongiosa und starken Randwulstbildungen. Die gleichen Veränderungen sieht man auch an den Gelenkflächen der oberen Gelenkfortsätze des unter dem pseudospondylolisthetischen Wirbel gelegenen Wirbels. Die kleinen Gelenke der anderen benachbarten Wirbel lassen aber Veränderungen in dieser Hochgradigkeit nicht erkennen. Die unter dem abgleitenden Wirbelkörper liegende Zwischenwirbelscheibe ist in der gleichen Art verändert (Zermürbung mit Sklerose der angrenzenden Wirbelkörperflächen), wie dies bei den echten Spondylolisthesen der Fall ist. Auch kleine Randzacken an den Wirbelkörperkanten werden dabei beobachtet.

Die Kennzeichen der Pseudospondylolisthese sind also neben der geringen Verschiebung eines Lendenwirbelkörpers Schiefstellung und Arthrosis deformans der entsprechenden kleinen Wirbelgelenke. Ob die Schiefstellung als angeborene Fehlbildung aufzufassen ist, oder ob die Entwicklung der Arthrosis deformans die Schiefstellung erst hervorruft, bedarf noch der Klärung. Die Veränderungen der Zwischenwirbelscheibe sind wohl erst in zweiter Linie als Folge der veränderten Gelenkstellung und der unrichtigen Belastung und Beweglichkeit entstanden. Es ist auch noch nicht geklärt, wieweit die Schiefstellung der kleinen Gelenke zu Luxationen zwischen den betreffenden Wirbelkörpern Veranlassung geben kann. Andeutungen über diese Möglichkeiten finden sich jedoch mehrfach im Schrifttum: CHIARI, GOLDTHWAIT u. a.

Die Pseudospondylolisthese kommt häufiger bei Frauen als bei Männern vor (SCHMORL und JUNGHANNS), und sie sitzt meist am 4. Lendenwirbel. Sie wird auch im klinischen Schrifttum der letzten Jahre behandelt: MEYER-BURG-DORFF, W. MÜLLER, REISNER, FRIEDL, STEWART u. a.).

D. Wirbelverschiebungen nach hinten.

Bei Betrachtung sagittaler Sägeflächen von Wirbelsäulen oder seitlicher Wirbelsäulenröntgenbilder findet man bisweilen eine Verschiebung von Wirbelkörpern nach hinten zu. Die dadurch entstehende Stufenbildung läßt sich besonders schön erkennen, wenn man die hinteren, nach dem Wirbelkanal zu liegenden Wirbelkörperkanten betrachtet, weil hier die Lagebeziehungen nicht durch Randwülste verschleiert werden. Derartige Wirbelverschiebungen nach hinten wurden bisher meist im Bereiche der oberen Lendenwirbelsäule beobachtet (JUNGHANNS). Im Bereich eines Zwischenwirbelraumes hat sich eine leichte, bajonettartige Verschiebung der ganzen darüberliegenden Wirbelsäule nach hinten zu gegenüber dem unteren Wirbelsäulenabschnitt eingestellt (Abb. 191). Der betreffende Zwischenwirbelraum ist dabei stets außerordentlich niedrig, das Zwischenwirbelscheibengewebe fast vollkommen zermürbt und die angrenzenden Wirbelkörperteile zeigen verdichtetes Knochenbälkchenwerk. Die Veränderungen der Zwischenwirbelscheibe sind also die gleichen, wie bei der Spondylolisthese, der Pseudospondylolisthese und bei starken Zwischenwirbelscheibenzermürbungen (Osteochondrosis). Mäßige Randzackenbildungen an den Wirbelkörperrändern, besonders vorn, fehlen ebenfalls nie (Abb. 192).

Spaltbildungen oder Veränderungen im Knochenaufbau der Wirbelbögen sind nie als Ursache von Wirbelverschiebungen nach hinten vorhanden. Aber der untere Gelenkfortsatz des nach hinten zu verschobenen Lendenwirbels ragt

ein Stück nach unten über die Gelenkfläche des oberen Gelenkfortsatzes des
nächst tieferen Wirbels heraus (Abb. 192, Pfeile). Immer findet sich in dem über
der Verschiebung liegenden Wirbelsäulenteil eine auffallend gerade Haltung
(Güntz).

Bei der Wirbelverschiebung nach hinten
besteht also Höhenabnahme eines Zwischenwirbelraumes mit gleichzeitiger Verschiebung der Gelenkflächen der zugehörigen

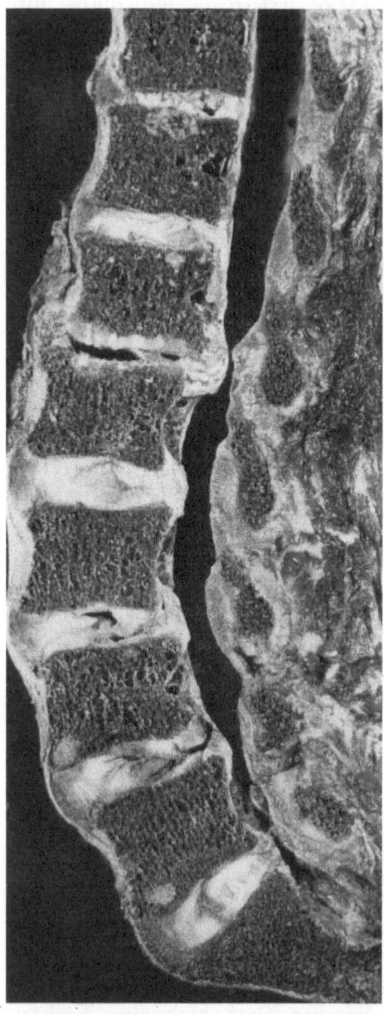

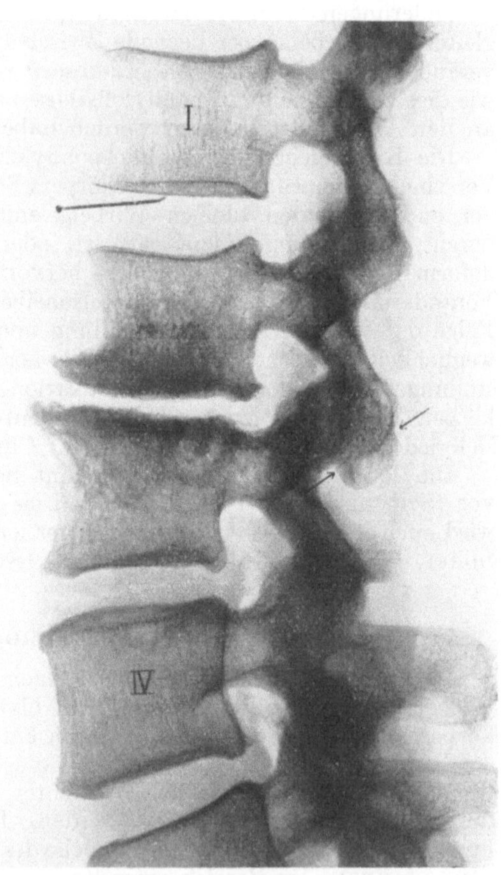

Abb. 191. (Lichtbild der Sagittalschnittfläche
der Lendenwirbelsäule einer 75jährigen Frau.)
Geringe Verschiebung des 1. Lendenwirbels
nach hinten zu mit starker Zermürbung und
Höhenabnahme der darunterliegenden Zwischenwirbelscheibe. Reste des Zwischenwirbelscheibengewebes sind nach hinten zu in den
Wirbelkanal vorgebuchtet.

Abb. 192. (Seitliche Röntgenaufnahme einer Hälfte der in
der Sagittalebene durchsägten Lendenwirbelsäule eines
67jährigen Mannes.) Hochgradige Höhenabnahme der
2. Lendenbandscheibe mit Verdichtung der angrenzenden
Wirbelkörperspongiosa. Verschiebung des 2. Lendenwirbels
nach hinten mit gleichzeitigem Abgleiten eines unteren
Gelenkfortsatzes nach hinten-unten, so daß er die Gelenkfläche des oberen Gelenkfortsatzes des 3. Lendenwirbels
nach unten hin überragt (Pfeile!).

kleinen Gelenke nach unten zu. Da die kleinen Gelenke in der oberen Lendenwirbelsäule eine nach hinten unten zu gehende Verlaufsrichtung haben, muß
zwangsläufig bei beträchtlicher Höhenabnahme eines Zwischenwirbelraumes
und Abgleiten der Gelenkflächen nach unten zu eine geringe Verschiebung
nach hinten zu eintreten. Besonders deutlich ist dies in einem Falle, bei dem
die Höhenabnahme eines Zwischenwirbelraumes durch traumatische Einpressung

des Zwischenwirbelscheibengewebes in den Wirbelkörper eingetreten war (JUNG-
HANNS). Die Wirbelverschiebung nach hinten kann also immer dann vorkommen,
wenn ein Zwischenwirbelraum im Bereiche der oberen Lendenwirbelsäule an
Höhe verliert (durch Osteochondrosis, durch Austritt von Zwischenwirbelscheibengewebe, durch infektiöse Zerstörung von Zwischenwirbelscheibengewebe usw.).
Es bleibt noch die Frage zu klären, ob vielleicht eine akute Arthritis in den
kleinen Wirbelgelenken zu Schlottergelenkbildung und dadurch zu unrechter
Bewegungsmöglichkeit und Zwischenwirbelscheibenzermürbung führen kann,
oder ob stets die Zwischenwirbelscheibenveränderungen ursächlich für das Abgleiten der Gelenkflächen der kleinen Gelenke verantwortlich zu machen sind.

Die Wirbelverschiebungen nach hinten sind auch schon Gegenstand klinischer Forschungen gewesen. Sie können erhebliche Beschwerden hervorrufen
und auch an mehreren übereinanderliegenden Zwischenwirbelräumen treppenförmig vorkommen. Neueres Schrifttum: JOHNSON, LAWSON, MOSENTHAL,
W. MÜLLER, SMITH, DE VEER, VOGT, WEINDRUCH und KORETZKY, ZAREMBA.

E. Wirbelverschiebungen nach der Seite („Drehgleiten").

Wirbelverschiebungen nach der Seite sind recht selten. Sie können bei
Tabes vorkommen (JUNGHANNS), da hier die Wirbelsäulenveränderungen stark
zerstörenden Charakter haben und die eigenartigsten Verdrehungen und Stellungsänderungen von Wirbelkörpern nach sich ziehen können, die durch Veränderungen der Zwischenwirbelscheibe oder des Knochens zustande kommen
(BREITLÄNDER). Daß durch schwere Wirbelsäulenverletzungen seitliche Verschiebungen größeren Ausmaßes (bis zu Wirbelkörperbreite) vorkommen, ist
weiter vorn (S. 310) bereits besprochen worden.

Eine besondere Bedeutung haben seitliche Verschiebungen von Wirbeln
bei Skoliose im Bereiche der Lendenwirbelsäule. JUNGHANNS hat dies an Präparaten der SCHMORLschen Sammlung beschrieben. Die Verschiebung nach
der Seite kann dabei recht beträchtlich sein. Die Zwischenwirbelscheibe ist an
der Stelle der Verschiebung immer zerstört, und der Zwischenwirbelraum
besonders niedrig. Auch Randzacken bilden sich oft dabei aus. W. MÜLLER
bezeichnet die seitlichen Wirbelverschiebungen bei Skoliosen als „Drehgleiten"
und konnte nachweisen, daß der Wirbelkörper nach seitlich abgedreht wird, weil
die kleinen Gelenke seitliche Drehbewegungen zulassen. Stets bestehen in
diesen Fällen beträchtliche klinische Beschwerden (LINDEMANN, W. MÜLLER,
NITSCHE). Das Drehgleiten tritt auch bei Skoliosen, die schon seit der Jugend
bestehen, erst in höheren Lebensaltern auf. Traumatische Einflüsse spielen
bei der Entstehung keine wesentliche Rolle. Hier ist noch mit Nachdruck darauf
hinzuweisen, daß die Bezeichnung dieser Fälle als Spondylolisthese vermieden
werden sollte. Dies geschieht aber leider im klinischen Schrifttum (FENKNER
u. a.) noch recht häufig.

Schrifttum[1].

ABRAHAM, H. A.: Über Wirbelgleiten (Spondylolisthese), unter Zugrundelegung von
23 Beobachtungen der Röntgenabteilung der chirurgischen Universitätsklinik zu Frank-
furt a. M. Diss. Frankfurt a. M. 1934. — ADOLPHI: Über die Variationen des Brustkorbes
und der Wirbelsäule des Menschen. Gegenbaurs Jb. **33**, 1095. — ADSON: Angef. nach
W. MÜLLER. — AICHEL: Über Lendenwirbel und lumbodorsale Übergangswirbel. Verh.
anat. Ges. **1922**. Anat. Anz. **55**. (Angef. nach W. MÜLLER.) — ALAJOUANINE et THUREL:
Les ostéo-arthropathies vertébrales tabétiques. (Étude radiographique.) Presse méd.
1934 II, 1762. — ALBANESE, A.: (a) Über die sogenannten Lendenrippen. Ref. Z.org.

---

[1] Das hier fehlende Schrifttum siehe bei SCHMORL und JUNGHANNS: Die gesunde
und kranke Wirbelsäule im Röntgenbild. Leipzig: Georg Thieme 1932.

Chir. **60**, 35 (1932). (b) Über die Abweichungen des Sakrums im seitlichen Bild (Sacrum acutum, Sacrum arcuatum). Ref. Zbl. Radiol. **13**, 774 (1932). (c) Die Kyphose des Wachstumsalters. Ref. Z.org. Chir. **81**, 675 (1936). (d) Die Adolescentenkyphose. Ref. Zbl. Radiol. **24**, 373 (1937). — ALBEE, F. H.: (a) Anatomico-physiological considerations in the treatment of tuberculosis of the spine. Amer. J. Surg., N. s. **21**, 204 (1933). (b) Spinal tuberculosis. Climatic and operative treatment. Amer. J. Surg., N. s. **30**, 60 (1935). — ALEXANDROW, A.: Anomalien des lumbosakralen Abschnittes der Wirbelsäule bei Frauen und ihre klinische Bedeutung. Ref. Zbl. Radiol. **24**, 29 (1936). — ALLAN: Angef. nach W. MÜLLER. — ALLENBACH, ZIMMER, SARTORI et MEYER: Mykosis vertébrales. Rev. d'Orthop. **23**, 586 (1936). — ALPERS, GRANT and YASKIN: Chondroma of the intervertebral disks. Ann. Surg. **97**, 10 (1933). — ALPERS and PANCOAST: Haemangioma of the vertebrae. Surg. etc. **55**, 374 (1932). — D'AMATO, L.: Eigenartiger Fall von Ankylose der Wirbelsäule. Ref. Z.org. Chir. **60**, 332 (1932). — ANGERER, G.: Mikroskopische Befunde am Steißbein. Arch. klin. Chir. **191**, 776 (1938). — ANGERER, L.: Zur Pathologie des Steißbeins. Arch. klin. Chir. **181**, 427 (1934). — ANNOVAZZI, G.: Verhalten der Zwischenwirbelscheiben bei Spondylitis typhosa. Ref. Z.org. Chir. **1933**, 497. — ANNOVAZZI u. GIRAUDI: Die Processus mamillares im Röntgenbild. Ref. Zbl. Radiol. **14**, 187 (1933). — ANSCHÜTZ: Angef. nach A. FISCHER. — ANTONI, NILS: Tumoren der Wirbelsäule einschließlich des epiduralen Spinalraums. Handbuch der Neurologie von BUMKE und FOERSTER. Berlin: Julius Springer 1936. — APPEL: Angef. nach PLÜCKER (bei SCHMORL-JUNGHANNS). — ARKUSSKY, J.: Über eine vereinfachte Methode der Röntgenaufnahme der oberen Halswirbel (zugleich ein Beitrag zur Spina bifida des Atlas). Röntgenprax. **1931**, 953. — ARLABOSSE: Un nouveau cas de calcification du nucléus pulposus. Ref. Zbl. Radiol. **12**, 101 (1932). — ARNAUD, M.: A propos d'un kyste hydatique du rachis. (Étude clinique, opératoire, anatomique et histologique d'une compression médullaire grave par hydatides de l'espace épidurale.) Bull. Soc. nat. Chir. Paris **60**, 746 (1934). — ARNOLD, H.: Zur Frühgeschichte der chronischen Wirbelsäulenversteifung. Klin. Wschr. **1937 II**, 1286. — ASCHAN: Angef. nach RUGE. — ASKEY and COLLINS: An usual case of cervical spina bifida. Lancet **1935 I**, 26. — ASSEN, J. VAN: Angeborene Kyphose. Acta chir. scand. (Stockh.) **67**, 14 (1930). — AXHAUSEN: Angef. nach ZEMGULYS.

BAASTRUP, CH.: (a) On the spinous processes of the lumbar vertebrae and the soft tissues between them, an on pathological changes in that region. Acta radiol. (Stockh.) **14**, 52 (1933). (b) Proc. spin. vert. lumb. und einige zwischen diesen liegenden Gelenkbildungen mit pathologischen Prozessen in dieser Region. Fortschr. Röntgenstr. **48**, 430 (1933). (c) Le Lumbago et les affections radiologiques des apophyses épineuses des vertèbres lombaire de la Ire vertèbre sacrée et des parties interépineuses. J. de Radiol. **19**, 78 (1936). — BABAIANTZ et PERROT: Les disque intervertébral en radiologie. Rev. méd. Suisse rom. **1934**, No 8. — BABCIN, J.: Zur Diagnostik und operativen Technik der Entfernung der hinteren SCHMORLschen Knorpelknötchen bei Kompression des Rückenmarks. Ref. Z.org. Chir. **78**, 513 (1936). — BADO, J. L.: (a) Ausgleiten des 5. Lendenwirbels nach hinten. Ref. Z.org. Chir. **80**, 662 (1936). (b) Ref. Zbl. Radiol. **24**, 442 (1937). — BAKKE: Misdannelser og utviklingsanomalier i hvirelsø ilen. Bergen: J. W. Eides 1935. — BAKKE, S. N.: (a) Spondylosis ossificans ligamentosa localisata. Fortschr. Röntgenstr. **53**, 411 (1936). (b) Ref. Z.org. Chir. **81**, 676 (1937). — BALADIN: Angef. nach JACOBI. — BARGI, L.: Spondylitis brucellaris. Ref. Z.org. Chir. **82**, 180 (1937). — BARNARD and NUYS: Primary haemangioma of the spine. Ann. Surg. **97**, 19 (1933). — BARR, J. S.: „Sciatica" caused by intervertebraldisc lesion. J. Bone Surg. **19**, 323 (1937). — BÀRSONY u. WINKLER: (a) Kreuzbeinzysten. Sakrumstudien V. Röntgenprax. **7**, 505 (1935). (b) Fehlen der Dornfortsätze am Übergang zwischen Brust- und Lendenwirbelsäule. Acta radiol. (Stockh.) **16**, 563 (1935). — BARTA: Die Spätresultate der isolierten Dornfortsatzfrakturen und der Lendenwirbelquerfortsatzfrakturen. Ref. Z.org. Chir. **61**, 101 (1933). — BARTSCH, J.: Spondylitis als Komplikation bei Morbus Bang. Fortschr. Röntgenstr. **54**, 410 (1936). — BASSOE, P.: The KLIPPEL-FEIL syndrome. Ref. Zbl. Radiol. **12**, 644 (1932). — BAUER, H.: Über angeborene Wirbelsäulenmißbildungen, insbesondere angeborene Kyphosen. Z. orthop. Chir. **58**, 354 (1932). — BAUER, K. H.: Über Wirbelsynostosen. Zbl. Chir. **1933**, 2569. — BAUER, K. H. u. B. JENNER: Ist die HENLE-ALBEEsche Operation bei Spondylitis tuberculosa noch erlaubt? Bruns' Beitr. **157**, 337 (1933). — BAUMANN, G. J.: Absence of the cervical spine. KLIPPEL-FEIL syndrome. J. amer. med. Assoc. **98**, 129 (1932). — BAUMECKER, H.: Traumatische Schädigungen der Halswirbelsäule und ihre Spätergebnisse. Münch. med. Wschr. **1935 I**, 127. — BECK, A.: Sakralisation des 5. Lendenwirbels als Ursache von Kreuzschmerzen. Zbl. Chir. **1933**, 728. — BECKMANN, T. M.: Bemerkungen mit Hinblick auf die traumatische Lumbago. Ref. Z.org. Chir. **66**, 434 (1934). — BEDDIGES, F.: Über einen Fall von KLIPPEL-FEILschem Syndrom. Diss. Hamburg 1935. — BEITZKE, H.: (a) Handbuch der pathologischen Anatomie und Histologie, Bd. 9, 2. Berlin 1934. (b) Erkrankungen der Knochen und Gelenke. Seltene Mykosen der Knochen und Gelenke. Rotz der Knochen und Gelenke. Erworbene Syphilis der Knochen. Lymphogranulomatöser Gibbus. Virchows Arch. **296**,

358 (1935). — DI BELLA, F.: Sarcoma vertebrale primitivo. Ref. Zbl. Radiol. 13, 685 (1932). BELOT et NADAL: Le glissement vertébral. Verh. 4. internat. Kongr. Radiol. 2, 184 (1934). — BENASSI, G.: (a) Röntgenanatomie der Lumbosarkoiliakalgegend. Ref. Zbl. Radiol. 14, 432 (1933). (b) Rachischisis und Spondylolisthesis. Ref. Zbl. Radiol. 20, 104 (1935). — BENASSI u. RIZATTI: La spondilosis rizomelica. Ref. Z.org. Chir. 57, 329 (1932). — BERTOLINI, ROCCA u. CERVINO: Spondylitis typhosa. Ref. Z.org. Chir. 58, 312 (1932). — BERTOLOTTI: Sacralisation de la 5. lombaire. Riforma med. 1917. — BÉZI, ISTVAN: Assimilation of atlas and compressions of medulla. The clinical significance and pathology of torticollis and localized chronic arthritis deformans of the spine. Arch. of Path. 12, 333 (1932). — BLUM, W.: Rückenmarksläsion bei SCHEUERMANNscher Krankheit (Kyphosis dorsalis adolescentium). Schweiz. med. Wschr. 1936 I, 283. — BLUMENSAAT u. CLASING: Anatomie und Klinik der lumbosacralen Übergangswirbel (Sakralisation und Lumbalisation). Erg. Chir. 25 (1932). — BOCKELMANN u. KREUZ: Die pathologischen Veränderungen des Lendenwirbelsäulen-Kreuzbeingebietes und ihre Beziehungen zum Kreuzschmerz der Frau. Ein Beitrag zur gynäkologischen Orthopädie. Arch. Gynäk. 151, 220 (1934). — BODECHTEL u. GUIZETTI: Die Veränderungen der Wirbelsäule bei der Lymphogranulomatose und ihre Beziehungen zu neurologischen Symptomen. Z. Neur. 149, 191 (1933). — BÖHLER, L.: (a) Wirbelbrüche mit Spaltung des Dornfortsatzes. Zbl. Chir. 1932, 2170. (b) Eine einfache Methode zur Bestimmung der Beweglichkeit der Wirbelsäule. Münch. med. Wschr. 1933 II, 1826. (c) Die Fixationsdauer bei der Behandlung von Wirbelbrüchen. Bruns' Beitr. 161, 293 (1935). (d) Wirbelbrüche und Wirbelverrenkungen. I. Gesetzmäßige Brüche und Verschiebungen der Bögen, Gelenk-, Quer- und Dornfortsätze bei Wirbelbrüchen. Chirurg 7, 444 (1935). (e) II. Bogenbrüche vom Typus der Spondylolyse und der Spondylolisthese und ihre Bedeutung für die Erhaltung des Rückenmarkes. Chirurg 7, 477 (1935). (f) III. Örtliche Betäubung zur Einrichtung von Wirbelbrüchen. Chirurg 7, 562 (1935). (g) IV. Einrichtung von schweren Verrenkungsbrüchen und von Verrenkungen der Wirbelsäule. Chirurg 7, 643 (1935). (h) Pathologische Anatomie und Behandlung der Wirbelbrüche und Wirbelverrenkungen. Wien. klin. Wschr. 1935 I. (i) Behandlung von Wirbelbrüchen mit und ohne Lähmungen. Zbl. Chir. 1937, 2210. — BÖHLER u. HEURITSCH: Spondylolisthesis traumatica vertebrae dorsalis 11. Chirurg 6, 485 (1934). — BÖHM, M.: Die Varietäten der Wirbelsäule. Röntgenprax. 1933 I, 81. — BOEMKE u. JOEST: Chordome im Bereich des Schädels. Virchows Arch. 297, 351 (1936). — BOEREMA, I.: Über die Prognose der Spondylitis tuberculosa. Z. orthop. Chir. 60, 350 (1933). — BOFINGER: (a) Über Dornfortsatzbrüche und deren eigenartige Ursache. Münch. med. Wschr. 1933 I, 146. (b) Dornfortsatzbrüche. Münch. med. Wschr. 1934 I, 491. — BOIDI-TROTTI: Über isolierte einseitige Frakturen der Wirbelquerfortsätze. Ref. Zbl. Radiol. 14, 112 (1933). — BOIDI-TROTTI, G.: Unfallfolgen und Arthrosis der Wirbelsäule in ihren Beziehungen zur Unfallheilkunde und zu den Berufskrankheiten. Ref. Z.org. Chir. 82, 103 (1937). — BOORSTEIN: Osteochondritis der Wirbelsäule. J. Bone Surg. 9, 629. — BORHARDT: Angef. nach TAURIT. — BORIANI, G.: Eine typische, jedoch seltene Fraktur der Wirbelsäule im lumbosakralen Abschnitt. Ref. Zbl. Radiol. 21, 673 (1936). — BOTREAU, ROUSSEL u. HUARD: Spondylite et arthrite sacro iliaque mélitococciques avec abscès fessiers bilatéreaus ayant simulé des abscès froids ossifluents. Z.org. Chir. 57, 622 (1932). — BOUDREAUX, J.: Les tumeurs primitives du rachis. Chirurgie du corps vertébral. Paris: Vigot frères 1936. — J. de Chir. 48, 352 (1936). — BOURDILLON, J.: Contribution à l'étude de la pathologie du discue intervertébral. Ann. d'Anat. path. 11, 253 (1934). — BOWEN and McGEHEE: Typhoid spine. Radiology 27, 357 (1936). — BRACK, E.: Das antomische Substrat der versicherungsrechtlichen Beurteilung von Wirbelsäulenunfällen. Med. Welt 1934, 1221. — BRAILSFORD, J. F.: (a) Radiographic invertigation of lumbar and sciatic pain. Brit. med. J. 1932, Nr 3748, 827. (b) Lumbago or sciatica. Brit. J. Radiol. 5, 648 (1932). (c) Spondylolisthesis. Brit. J. Radiol. 6, 666 (1933). — BRANDT, H.: Das Krankheitsbild der Fischwirbel. Beitr. klin. Chir. 164, 354 (1936). — BRAUN, CHR.: Angeborene Anomalien der Wirbelsäule, insbesondere der Wirbelkörperreihe. Frankf. Z. Path. 16, 163 (1933). — BREITLÄNDER: Angef. nach W. MÜLLER. — BREITSOHL, H.: Spondylitis luetica. Diss. Königsberg 1935. — O'BRIEN, F. W.: Unrecognized vertebral fracture vs. KÜMMELL's disease. Radiology 17, 661 (1931). — BROCA: Angef. nach LE DOUBLE. — BROCHER: Unvollständige Blockwirbelbildung in der oberen Lendenwirbelsäule. Röntgenprax. 8, 380 (1936). — BROWN, L. T.: The mechanics of the lumbosacral and sacro-iliaca joints. J. Bone Surg. 19, 770 (1937). — BRUDER, K.: Über die Spondylitis typhosa. Diss. Münster i. W. 1934. — BRÜHL, E.: Neurologie der Verletzungen der obersten Halswirbelsäule. Diss. Freiburg i. Br. 1935. — BRÜSSOVA u. SANTOCKIJ: Zur Klinik und Pathologie der Zwischenwirbelscheiben. Ref. Z.org. Chir. 59, 27 (1932). — BRUHMAN, J.: Platyspondylie. Arch. Surg. 34, 23 (1937). — BRUNZEL: Angef. nach W. MÜLLER. — BUBER: Angef. nach W. MÜLLER. — BUCHMANN, J.: Platyspondylie. Arch. Surg. 34, 23 (1937). — BÜHRING, R.: Beitrag zur erworbenen, nicht infektiösen Plattwirbelbildung des Kindesalters. (Vertebra plana Calvé.) Diss. Kiel 1934. — BÜLOW HANSEN, V.: Congenital synostosis of the columna. Acta orthop. scand. 1, 292 (1930). —

BÜSSEM, W.: Differentialdiagnostische Schwierigkeiten zwischen Spondylitis tuberculosa und unspezifischer Erkrankung der Zwischenwirbelscheiben. Dtsch. Z. Chir. **240**, 464 (1933). — BUHMAN: Osteochondritis der Wirbelsäule. J. Bone Surg. **9**, 55. — BUISSON, M.: Ein Fall von mehrfachen Nukleus pulposus-Hernien. Ref. Z. org. Chir. **66**, 671 (1934). — BURCKHARDT, H.: (a) Die unspezifischen chronischen Erkrankungen der Wirbelsäule. Stuttgart 1932. Ref. Chirurg 4, 822 (1932). (b) Über Spondylitis (Spondylosis) deformans. Med. Klin. **1934** II, 1349. — BURMEISTER: Die orthopädische Behandlung schwerster Lähmungen nach Wirbelsäulenverletzungen. Arch. orthop. Chir. **37**, 113 (1936). — BUSCH u. CHRISTENSEN: Die lumbalen Pulposushernien. Zbl. Neurochir. **1**, 53 (1936). — BUTO, J.: (a) Über einige Formverhältnisse bei den Sakralisationsvorgängen im Japaner-Kreuzbein. Ref. Zbl. Radiol. **13**, 111 (1932). (b) Die Formverhältnisse der sechswirbeligen Kreuzbeine bei den Japanern. Ref. Zbl. Radiol. **13**, 112 (1932). — BUXTON: GAUCHERsche Krankheit der Wirbelsäule bei einem Kind. Ref. Z.org. Chir. **75**, 171 (1935).

CANIGIANI, TH.: Zur Diagnose und Differentialdiagnose der KLIPPEL-FEILschen Halswirbelsäulenanomalie. Fortschr. Röntgenstr. **54**, 296 (1936). — CAPUTO, B.: Querfortsatzfrakturen der Lendenwirbel infolge von Saltomortale. Ref. Z.org. Chir. **62**, 762 (1933). — CARAVEN: Double luxation de la colonne lombaire sans troubles moteurs on sensitifs. Ref. Z.org. Chir. **57**, 783 (1932). — CARDILLO, F.: Die Geschwülste der Wirbelsäule. Klinische und röntgenologische Eigentümlichkeiten. Ref. Z.org. Chir. **74**, 348 (1935). — CARNOT: Mal de Pott staphylococcique de l'adulte. Paris méd. **1932**, 513. — CATALDO, C.: Seltene angeborene Anomalie der Wirbelsäule. Ref. Zbl. Radiol. **19**, 254 (1935). — CATALIOTTI, F.: Über die Frakturen der Querfortsätze der Lendenwirbel. Ref. Z.org. Chir. **62**, 762 (1933). — CEBBA, J.: Ein neuer Fall von Osteochondritis vertebralis infantilis. Ref. Zbl. Radiol. **23**, 489 (1936). — CEREPNINA u. MICHAILOV: Über Krebsmetastasen in der Wirbelsäule. Ref. Z.org. Chir. **70**, 43 (1935). — CESARINI, M.: Beitrag zur Kenntnis der abszedierenden Osteomyelitis der Wirbelsäule. Ref. Zbl. Radiol. **23**, 491 (1936). — CHARRY, V.: Spondylolisthesis avec spina bifida. Rev. d'Orthop. **23**, 245 (1936). — CHASIN, A.: Über Veränderungen in der Wirbelsäule nach Tetanus. Fortschr. Röntgenstr. **46**, 427 (1932). — CHAVANEZ: Angef. nach RUGE. — CHEVRIER et ELBIM: Sur deux cas de fractures des apophyses transverses lombaires. Ref. Z.org. Chir. **61**, 445 (1933). — CHIASSERINI, A.: (a) Spondylitis ankylopoetica. Z.org. Chir. **65**, 141 (1934). — (b) Pression der rechten 6. Nalsnervenwurzel durch Bruch des Gallertkerns. Ref. Z.org. Chir. **84**, 629 (1937). — CHIERICI, R.: Beitrag zur Kenntnis der isolierten Frakturen der Wirbelquerfortsätze. Ref. Zbl. Radiol. **23**, 495 (1936). — CHINAGLIA, A.: Die akute Osteomyelitis der Wirbelsäule. Ref. Z.org. Chir. **83**, 342 (1937). — CHRISTELLER: Angef. nach W. MÜLLER. — CIMINO, S.: Über die KÜMMELLsche Krankheit. Ref. Z.org. Chir. **68**, 236 (1934). — CIULLA, U.: Über die Entwicklung des Lumbosakralwinkels. Ref. Zbl. Radiol. **24**, 495 (1937). — CLARENZ, F. M.: Beobachtungen über 40 Fälle von Tetanus aus der chirurgischen Univ.-Klinik Gießen nebst Beitrag zur Frage der Wirbelsäulenveränderungen im Anschluß an Wundstarrkrampf usw. Diss. Gießen 1935. — CLAVELIN et GAUTHIER: Un cas d'angiome vertébral. Rev. de Chir. **51**, 308 (1932). — CLERICI, C.: Über Spondylitis bei Febris undulans. Ref. Z.org. Chir. **58**, 545 (1932). — CLIMESCU, VALEANU u. GHIMPETEANU: Ein Fall von schmerzhafter Sakralisation. Ref. Z.org. Chir. **60**, 453 (1933). — COENEN: Angef. nach W. MÜLLER. — COMPERE, E. L.: Excision of hemivertebrae for conection of congenital scoliosis. Report of two cases. J. Bone Surg. **14**, 555 (1932). — CONGDON, R. T.: Spondylolisthesis and vertebral anomalies in skeletous of American aborigines. With clinical notes of spondylolisthesis. J. Bone Surg. **14**, 511 (1932). — CONNOR: Angef. nach BUCKLEY. — CONSTANTINI u. AZONLAY: Echinokokkuszyste der Wirbelsäule. Ref. Z.org. Chir. **66**, 439 (1934). — CORREIA: Häufigkeit der Okzipitalisation des Atlas. Angef. nach W. MÜLLER. — COUTTS, M. B.: Atlanto-epistropheal subluxations. Arch. Surg. **29**, 297 (1934). Ref. Z.org. Chir. **69**, 460 (1934). — CRAIG, W. K.: Fracture dislocation of the cervical vertebrae with injury to the spinal cord. Surg. Clin. N. Amer. **11**, 841 (1931). — CROSETTI, L.: Klinische Bemerkungen und Untersuchungen über den Stoffwechsel bei der Spondylosis rhizomelica. Ref. Z.org. Chir. **60**, 812 (1933).

DAHL, B.: Fracture de torsion de la colonne vertébrale chez un lanceur de disque. Acta orthop. scand. 1, 245 (1930). — DAVIS: Angef. nach BÖHLER. — DEBUCH, L.: Die Schipperkrankheit und ihre Behandlung. Dtsch. med. Wschr. **1936** II, 1837. — DECKNER: Fraktur des 6. Brustwirbels. Ref. Zbl. Chir. **1931**, 1604. — DECOURT, GALLY et GUILLAUMIN: Schmerzhafte Osteoporose der Wirbelsäule als „früste" Form der Osteomalazie und ihre Behandlung mit bestrahltem Ergosterin. Ref. Zbl. Radiol. **13**, 775 (1932). — DEFAYAY: Angef. nach MEYER-BURGDORFF. — DELAHAYE, A.: Signes radiologiques de l'épiphysite vertébrale douloureuse des adolescents. J. de Radiol. **15**, 665 (1931). — DELHERM u. MOREL-KAHN: Angef. nach W. MÜLLER. — DELUEN: Metastase im Halswirbel von einem Tumor der Chorioidea herrührend. Ref. Zbl. Radiol. **23**, 656 (1936). — DENKS, H.: Über den Grad des Wiederaufbaues bei der Vertebra plana Calv. Zbl. Chir. **1938**, 338. — DERGANZ: Angef. nach RUGE. — DEUTICKE, P.: (a) Ein Fall einer Totalquerfraktur (Extensionsfraktur) des 3. Lendenwirbels. Dtsch. Z. Chir. **240**, 778 (1933). (b) Zur Behandlung von Wirbelverletzungen mit

Querschnittsläsion. Zbl. Chir. **1936**, 11. — DICKSON and EDDY: Fractures of the lower back. Surg. Clin. N. Amer. **16**, 1001 (1936). — DIEBOLD, O.: Ochronose und Unfall. Dtsch. Z. Chir. **245**, 63 (1935). — DIETRICH, A.: Die Entwicklungsstörungen der Knochen. Handbuch der pathologischen Anatomie und Histologie, Bd. 11, 1. Berlin 1929. — DIETERICH, H.: Klinische Beobachtungen über Knorpelknötchen der Wirbelsäule. Mitt. Grenzgeb. Med. u. Chir. **42**, 578 (1932). — DIJKSTRA, O. H.: Die Osteogenese bei der Marmorknochenkrankheit. Ref. Zbl. Radiol. **20**, 528 (1935). — DITTMAR, O.: (a) Die sagittal- und lateralflexorische Bewegung der menschlichen Lendenwirbelsäule im Röntgenbild. Zur Mechanologie der Wirbelsäule. 1. Mitt. Z. Anat. **92**, 644 (1930). (b) Röntgenstudium zur Mechanologie der Wirbelsäule. Z. orthop. Chir. **55**, 321 (1931). — DÖRSY: Angef. nach SCHAFFER. — DOERTH, FR. A.: Über Wirbelbruchbehandlung mit und ohne Aufrichtung. Diss. Göttingen 1936. — DONATH, J. u. A. VOGL: (a) Untersuchungen über den chondrodystrophischen Zwergwuchs. Wien. Arch. inn. Med. **10** (1925). (b) Untersuchungen über den chondrodystrophischen Zwergwuchs. II. Mitt. Z. Neur. **111**, 333 (1927). — DOUB: The rôle of ligamentous calcification in lower back pain. Amer. J. Roentgenol. **12**, 168 (1924). — LE DOUBLE: Traité des Variations de la colonne vertébrale de l'homme et de leur signification au point de vue de l'Anthropologie zoologique. Paris 1912. — DREHMANN, FR.: Die angeborene Kyphose. Bruns' Beitr. **165**, 595 (1937). — DREYFUSS, R.: (a) Die Mikrospondylie und ihre Differentialdiagnose. Zbl. Chir. **1937**, 1450. (b) Über ein neues mit allgemeiner wahrer oder scheinbarer Breitwirbeligkeit (Platyspondylia vera aut spuria generalisata) einhergehendes Syndrom. Jb. Kinderheilk. **150**, 42 (1937). — DRUECK: Angef. nach RUGE. DUBREUIL-CHAMBARDEL: L'atlas. Paris: Vigot 1921. — DUCREY, E.: Unsere Behandlung der tuberkulösen Spondylitis. Dtsch. Z. Chir. **246**, 307 (1936). — DUNCAN u. COUGHLAN: Disease of the sacroiliac joint. A study of 400 cases. Ref. Zbl. Radiol. **21**, 540 (1936). — DWIGHT: Angef. nach LE DOUBLE. — DYES, O.: (a) Sagittalbild des Wirbelkeils. Münch. med. Wschr. **1931 II**, 2 148. (b) Die Randleistenfraktur des Wirbels. Arch. orthop. Chir. **32**, 297 (1932). (c) Heilungsvorgänge nach Wirbelfrakturen. Münch. med. Wschr. **1933 I**, 147.

EBERSTADT: Angef. nach W. MÜLLER. — EDELMANN: Angef. nach W. MÜLLER. — EDELSTEIN, J. M.: Adolescent kyphosis. Brit. J. Surg. **22**, 119 (1934). — EHRLICH: (a) Ein Fall von ochronotischer Alkaptonurie mit erheblichen Skelettveränderungen. Röntgenprax. **1932**, 865. (b) Die dunklen Streifen im Röntgenbilde des Bechterew. Röntgenprax. **1933**, 347. — EICHLAM, K.: Zur Kenntnis der Spondylolistheses. Zbl. Chir. **1934**, 555. — EIGLER: Angef. nach IRELAND. — EISELSBERG: Angef. nach SCHLOFFER. — EISLER u. HASS: Angef. nach W. MÜLLER. — EKENBARY, C. F. and JOHN F. LE COCQ: Treatment of cervical spine dislocation. Surg. Clin. N. Amer. **13**, 1315 (1933). — ELLERMANN: Angef. nach RUGE. — ELLMER, G.: (a) Rückenmarksschädigung durch Erkrankungen von Zwischenwirbelscheiben. Chirurg **4**, 805 (1932). (b) Zur Beurteilung von Wirbelsäulenverletzungen. (Über sekundäre Spondylosis deformans.) Chirurg **5**, 47 (1933). — ELOWSON, S.: Ein Fall mit „KLIPPEL-FEILS Syndrom". Acta chir. scand. (Stockh.) **67**, 326 (1930). — ENDERLEN: Angef. nach RUGE. — ENGLÄNDER, O.: Über spaltförmige Defekte bzw. persistierende Knorpelfugen im vorderen Atlasbogen. Fortschr. Röntgenstr. **49**, 403 (1934). — ERBEN: Angef. nach RUGE. — ERDHEIM, J.: Die pathologisch-anatomischen Grundlagen der hypophysären Skelettveränderungen (Zwergwuchs, Typus Fröhlich, Akromegalie, Riesenwuchs). Fortschr. Röntgenstr. **52**, 234 (1935). — ERDLE, F.: Rheumatische Kreuzschmerzen als Unfallfolgen. Mschr. Unfallheilk. **43**, 182 (1936). — ERLACHER: (a) Angef. nach GÖCKE. (b) Nochmals zur Skoliosenentstehung. Z. orthop. Chir. **59**, 594 (1933). — ERNST u. RÖMMELT: Über traumatische und pathologische Querfortsatzbrüche der Lendenwirbelsäule. Dtsch. Z. Chir. **237**, 580 (1932). — ESAU: (a) Hydrencephalocele occipitalis, Spina bifida mit koordinierten Wirbelmißbildungen. Arch. klin. Chir. **171**, 445 (1932). (b) Frühzeitige Röntgendiagnose bei der akuten Wirbelosteomyelitis. (Paravertebrale Schat enstreifen.) Dtsch. Z. Chir. **239**, 615 (1933). — ETTORE, E.: (a) Künstlich erzeugte Wirbelbrüche. Ref. Chirurg **3**, 939 (1931). (b) Experimentelle Untersuchungen über Frakturen des Wirbelkörpers. Ref. Zbl. Radiol. **13**, 686 (1932). (c) Die chirurgische Behandlung der Sakralisation des 5. Lendenwirbels. Ref. Z.org. Chir. **73**, 29 (1935).

FABER, A.: Untersuchungen über die Erblichkeit der Skoliose. Arch. orthop. Chir. **36**, 217 (1936). — FALDINI, G.: Brustwirbelfraktur, Lendenskoliose und Kontraktur einer unteren Extremität als Komplikation des Wundstarrkrampfes. Ref. Z.org. Chir. **70**, 105 (1935). — FALDINI u. GIANELLI: Klinisch-statistische Betrachtungen über 199 Wirbelsäulenbrüche. Ref. Z.org. Chir. **17**, 249 (1932). — FALENI, A. R.: Spondylolisis oder Spondylitis traumatica (KÜMMELL-VERBEUILsche Krankheit). Ref. Z.org. Chir. **73**, 30 (1935). — FALK: Angef. nach FELLER und STERNBERG. — FARABEUF: Angef. nach LE DOUBLE. — FARMER, H. L.: Accessory articular processes in the lumbar spine. Amer. J. Roentgenol. **36**, 763 (1936). — FARKAS, J.: Über einen Fall von Luxation des 5. Halswirbels. Ref. Z.org. Chir. **60**, 36 (1932). — FARR, CH. E.: Sarcoma of cervical vertebra. Ann. Surg. **95**, 936 (1932). — FEDERSCHMIDT: (a) Das Röntgenbild der Vertebra plana Calvé und seine Deutung. Röntgenprax. **1933**, 801. (b) Über rheumatische Versteifung der Wirbelsäule. Bruns' Beitr. **162**, 350 (1935). — FEIL: Angef.

nach W. MÜLLER. — FELLER u. STERNBERG: (a) Zur Kenntnis der Fehlbildungen der Wirbelsäule. I. Die Wirbelkörperspalte und ihre formale Genese. Virchows Arch. 272, 613 (1929). (b) II. Über vollständigen und halbseitigen Mangel von Wirbelkörpern. Virchows Arch. 278, 566 (1930). (c) III. Über den vollständigen Mangel der unteren Wirbelsäulenabschnitte und seine Bedeutung für die formale Genese der Defektbildungen des hinteren Körperendes. Virchows Arch. 280, 649 (1931). (d) IV. Die anatomischen Grundlagen des Kurzhalses (KLIPPEL-FEILschen Syndrom). Virchows Arch. 285, 112 (1932). (e) V. Über Fehlbildungen der Wirbelkörper bei Spaltbildungen des Zentralnervensystems und ihre formale Genese. Z. Anat. 103, 609 (1934). (f) Virchows Arch. 285, 112 (1932). (g) Über Sirenenbildung. Frankf. Z. Path. 47, 97 (1934). — FENKNER: (a) Seitliches Abgleiten der Wirbelsäule und Trauma. Arch. klin. Chir. 161, 475 (1930). (b) Beitrag zur Frage der Skoliose und ihrer operativen Behandlung. Arch. klin. Chir. 169, 132 (1932). — FEUEREISEN, W.: Über neurologische Symptome bei Mißbildungen der Wirbelsäule. Nervenarzt 5, 237 (1932). — FILIPPI, A.: Die Heilung der Zwischenwirbelscheibe nach künstlicher Herausschneidung des Nucleus pulposus im Tierversuch. Ref. Z.org. Chir. 74, 146 (1935). — FINCK, V.: Die Enderfolge der Behandlung der Wirbeltuberkulose. Z. orthop. Chir. 60, Beil.-H., 343 (1934). — FINDER, J. G.: The healing process in tuberculous spondylitis: a histopathologic case study. Surg. etc. 62, 665 (1936). — FIORENTINI, A.: Osteodystrophia localizzata del rachide. Ref. Z.org. Chir. 58, 312 (1932). — FISCHEL: Über Anomalien des Knochensystems, insbesondere des Extremitätenskelets. Anat. H. 40, H. 120, 1 (1910). — FISCHER, A.: (a) Begutachtung rheumatischer Erkrankungen. Rheumaprobleme, Band 2. Leipzig: Georg Thieme 1931. (b) Beiträge zur Klinik der „rheumatischen" Erkrankungen. Z. klin. Med. 117, 443 (1931). (c) Rheumatismus und Grenzgebiete. Fachbücher für Ärzte, Bd. 15. Berlin: Julius Springer 1933. — FISCHER u. VONTZ: Klinik der Spondylarthritis ankylopoetica. Mitt. Grenzgeb. Med. u. Chir. 42, 586 (1932). — FLEISCHER, F.: Angiome der Wirbelsäule. Mitt. Ges. inn. Med. Wien. 33, 46 (1934). — FLETSCHER, WOLTMAN and ADSON: Sacrococcygealchordomas. Arch. of Neur. 33, 283 (1935). — FOÀ, A.: Über einen besonderen Fall von Verkalkung einer Zwischenwirbelscheibe. Ref. Zbl. Radiol. 17, 555 (1934). — FOGGIE, W.: A case of congenital short neck showing the KLIPPEL-FEIL syndrome. Ref. Z.org. Chir. 75, 293 (1936). — FORTON, P.: Mehrfache Brüche der Querfortsätze der Lendenwirbelsäule. Drei Fälle. Ref. Z.org. Chir. 64, 360 (1933). — FRANCESCHELLI, U.: Das intersomatische, artikuläre System der Wirbelsäule und seine Funktionen. Ref. Zbl. Radiol. 18, 528 (1934). — FREEDMANN, E.: The behavier of the intervertebral disc in certain spine lesions. Radiology 22, 219 (1934). — FREJKA, B.: Kyphosis adolescentium. J. Bone Surg. 14, 545 (1932). — FRETS: (a) Studien über die Variabilität der Wirbelsäule. Gegenbaurs Jb. 43, 449 (1911). (b) Das menschliche Sakrum. Gegenbaurs Jb. 48, 365 (1914). — FREY, E. K.: (a) Untersuchungen über das Rumpfskelett. Gegenbaurs Jb. 62, 355 (1929). (b) Zur operativen Skoliosenbehandlung. Zbl. Chir. 1935, 66. — FRIEDL: Einige Bemerkungen zum Wirbelgleiten (Spondylolisthesis) und zur Wirbelverschiebung. Röntgenprax. 7, 374 (1935). — FRIEDL, E.: Ist die Form der Lendenwirbelquerfortsätze 3 und 4 konstant (BRANDT?) usw. Arch. orthop. Chir. 37, 471 (1937). — FRIEDMAN and TIBER: Simple rotary luxation of the atlas. Amer. J. Surg. 19, 104 (1933). — FRIEDRICH: Angef. nach RUGE. — FRIEDRICH, K.: Zur Behandlung von Wirbelfrakturen. Mschr. Unfallheilk. 44, 321 (1937). FRITZ: Zur Begutachtung der Spondylitis ankylopoetica. Ärztl. Sachverst.ztg 41, 157 (1935). FRÖHLICH u. MOUCHET: Spondylite traumatique (maladie de KÜMMELL-VERNEUIL). Ref. Chirurg. 4, 79 (1932). — FRORIEP: Zur Entwicklungsgeschichte der Wirbelsäule. Arch. f. Anat. 1883, 177—184; 1886, 69—150. — FULTON and KALBFLEISCH: Accessory articular processes of the lumbar vertebrae. Arch. Surg. 29, 42 (1934). — FUMAROLA u. ENDERLE: Haemangioma vertebrale. Z. Neur. 150, 411 (1934). — FUNSTEIN u. KOTSCHIEW: Über die Osteopoikilie. Fortschr. Röntgenstr. 54, 595 (1936). — FUSARI, A.: Angeborene Skoliosen. Ref. Z.org. Chir. 60, 36 (1932).

GAAL, A.: Zur Diagnose des Wirbelhämangioms. Röntgenprax. 6, 195 (1934). — GAETANO, L. DE: Spondylose Rhizomélique und coxyfemorale Gelenkplastiken. Ref. Zbl. Radiol. 15, 499 (1933). — GAJZAGO: Über eine Spondylolisthese traumatischen Ursprungs. Mschr. Geburtsh. 95, 54 (1933). — GALEAZZI: Über den Aufbau der Zwischenwirbelscheiben und ihre Pathologie. Arch. di Ortop. 51, 217 (1935). — GAUCHER: Angef. nach LYON. — GAUCHER et ROEDERER: Les hiatus sacro-iliaques. Bull. Soc. Radiol. méd. France 20, 417 (1932). — GAUGELE, K.: (a) Umfrage über die Begutachtung von Unfallschäden an der Wirbelsäule. Med. Klin. 1930 II. (b) Wirbelkallus und Spondylosis deformans. Verh. 26. Kongr. dtsch. orthop. Ges. Z. orthop. Chir. 55, 247 (1932). (c) Über Erfolge der heutigen Skoliosebehandlung. Z. orthop. Chir. 57, 321 (1932). (d) Über den Zusammenhang zwischen Spondyldef. und Unfall. Z. orthop. Chir. 60, 346 (1933). (e) Die deformierende Spondylose. Med. Klin. 1934 I. (f) Münch. med. Wschr. 1934 II, 1344. (g) Zur Frage der traumatischen Spondylosis deformans. Arch. orthop. Chir. 36, 218 (1936). — GAZOTTI, L. G.: Schmerzhafte Knochenkerne über den Dornfortsätzen. Ref. Z.org. Chir. 68, 235 (1934). — GEIPEL, P.: (a) Zur Kenntnis der Spaltbildung des Atlas und Epistropheus.

Fortschr. Röntgenstr. **52**, 533 (1935). (b) Doppelte Spaltbildung des Atlas. Med. Klin·
1936 II, 1302, 1337. — GERLACH, G.: (a) Experimentelle Untersuchungen über symmetrische Frakturen der Wirbelsäule. Arch. orthop. Chir. **33**, 464 (1933). (b) Eine topographische Studie zur röntgenologischen Darstellung der Spaltbildung in der Portio interarticularis des Lendenwirbels am Lebenden. Z. orthop. Chir. **58**, 465 (1933). — GIORDANO, G.:
Beobachtungen an einigen Fällen von Elfenbeinwirbeln. Ref. Zbl. Radiol. **23**, 497 (1936). —
GIRAUDI, G.: (a) I „Sulci paraglenoidales" (praeauricolares) dell'osso ileo e dell'osso sacro.
Radiol. med. **19** (1932). (b) I processori mamillari nell'immagine Roentgen. Riv. Radiol.
e Fisica med. **5** (1933). (c) Circa un particolare reperto roentgenologico in corrispondenza
di processi articolari inferiori lombari. Arch. di Ortop. **1934**. (d) Röntgenologischer Beitrag zum Studium der „nephrogenen Skoliose". Ref. Zbl. Radiol. **19**, 568 (1935). (e) Studio
radiologica sull'osso sacro. Radiol. med. **23** (1936). (f) Contributo anatomico e radiologico
alla conoscenza delle „articolazioni" sacro-iliache acessorie". Radiol. med. **13**, No 12
(1936). (g) Le cosidette „epifisi marginali" o punti complementari tardivi d'ossificazione
delle parti laterali dell'osso sacro. Arch. di Ortop. **53**, 481 (1937). — GLADYREWSKIJ, N.:
Zur Pathologie der intervertebralen Scheiben. Ref. Z.org. Chir. **64**, 356 (1933). —
GLOGNER, E.: Spondylitis deformans nach Spondylitis infectiosa. Diss. Hamburg
1932. — GLORIEUX, P.: (a) Un cas de marmor skelett. J. belge Radiol. **6** (1932). (b) Les
traumatisme rachidiens. J. belge Radiol. **21**, 259 (1932). (c) Les scolioses par spondylolyse. Bull. Soc. belge d'Orthop. **1933**. (d) Quelques notions générales sur le diagnostic
et l'évolution des fractures et entorses du rachis. Bull. Soc. Radiol. méd. France **21**, 202
(1933). (e) Les hernies nucléaires postérieures dans les fractures de colonne. Verh. 4.
internat. Kongr. Radiol. **2**, 188 (1934). (f) La physiologie pathologique et les diverses
formes de fractures de la colonne. Fortschr. Röntgenstr. **53**, 433 (1936). (g) La hernie
postérieure du ménisque intervertébral. Bd. IV. Paris: Masson & Cie 1937. — GÖCKE, C.: Das
Verhalten der Bandscheiben bei Wirbelverletzungen. Z. orthop. Chir. **55**, Beil.-H., 291
(1932). — GÖTZEL: Angef. nach BOSS. — GOLD, E.: Die Chirurgie der Wirbelsäule. Neue
deutsche Chirurgie, Bd. 54. Stuttgart: Ferdinand Enke 1933. — GONZALES-AGUILAR' J.: Der
Krebs der Wirbelsäule. Z.org. Chir. **60**, 37 (1932). — GORINEVSKAJA u. DREWING: Die funktionelle Behandlung der Kompressionsbrüche der Wirbelsäule. Ref. Z.org. Chir. **76**, 564 (1936).
GOURDON, J.: Le sacrum basculé. Cause des Pseudo-Lumbagos, Pseudo-Sciatiques, Pseudo-
Rhumatisme vertébreux. Presse méd. **1932**, 669. — GRABERGER, G.: Beitrag zur Kenntnis
der akzessorischen Knochenkerne in den Querfortsätzen der Brustwirbelsäule sowie über
die Persistenz solcher Kerne in den Querfortsätzen des 1. Brustwirbels. Z.org. Chir. **54**,
557 (1931). — GRÄSSNER: Angef. nach W. MÜLLER. — GRAF, P.: Zur chirurgischen Behandlung der Sakralisation des 5. Lendenwirbels. Zbl. Chir. **1933**, 721. — GRASHEY, R.:
(a) Spaltbildung im unteren Gelenkfortsatz des 2. Lendenwirbels. Röntgenprax. **1933**,
387. (b) Spaltbildung in der Interartikularportion. Röntgenprax. **1933**, 388. (c) Wirbelfraktur und Spondylolisthesis bei Osteopsathyrosis. Röntgenprax. **6**, 197 (1934). (d) Fraktur des 2. Brustwirbeldornfortsatzes, Fraktur des 4. Brustwirbelkörpers vorgetäuscht
(Skoliose). Röntgenprax. **1935**, 116. (e) Spondylolisthesis kein Geburtshindernis. Röntgenprax. **8**, 206 (1936). — GRAZIANSKY, W.: Zur Frage über frühe und abnorme Verknöcherung
der Wirbelkörperrandleisten bei Kranken mit tuberkulöser Spondylitis. Röntgenprax.
5, 329 (1933). — GREENBERG, L.: Absence of the cervical spine KLIPPEL-FEIL syndrome.
J. Bone Surg. **15**, 444 (1933). — GREZZI, S.: Multiple Halsrippen und Hypertrophie der
Apophysis transversae. Ref. Zbl. Radiol. **13**, 762 (1932). — GRILLI, A.: (a) 2 Fälle von luischer Spondylitis. Ref. Zbl. Radiol. **23**, 491 (1936). (b) Eburnisation der gesamten Wirbelsäule. Ref. Zbl. Radiol. **23**, 496 (1936). — GRISEL et APERT: Les synostose occipito-atloï-
dienne congénitale. (D'après un cas mortel.) Presse méd. **1933 I**, 397. — GRISEL u. Dévé:
Angef. nach GOLD. GROBELSKI, M.: Kompressionslähmung des Rückenmarks bei Skoliose.
Z. orthop. Chir. **57**, 220 (1932). — GROOS, E.: Über Heilungsformen der Spondylitis tuber-
culosa mit besonderer Berücksichtigung der funktionellen und kosmetischen Resultate.
Arch. orthop. Chir. **32**, 490 (1932). — GRUB, H.: Entwicklungsstörungen der Wirbelsäule.
Diss. Leipzig 1936. — GRUBER: Angef. nach W. MÜLLER. — GRUDZINSKI: Angef. nach
WAHREN. — GRÜNWALD, K.: Über drei Fälle von KLIPPEL-FEILschen Syndrom. Dtsch.
Z. Nervenheilk. **141**, 113 (1936). — GÜNTZ, E.: (a) Abnorme Geradhaltung der Brustwirbelsäule bei Veränderungen der Zwischenwirbelscheiben. Z. orthop. Chir. **58**, 66 (1932).
(b) Spondylosis deformans und Unfall. Z. orthop. Chir. **59**, 412 (1932). (c) Spondylosis
deformans und Unfall. Z. orthop. Chir. **60**, 136 (1933). (d) Die Frühdiagnose der Spondylarthritis ankylopoetica (Bechterew). Verh. 28. Kongr. dtsch. orthop. Ges., S. 118. (e) Beitrag zur pathologischen Anatomie der Spondylarthritis ankylopoetica. Fortschr. Röntgenstr. **47**, 683 (1933). (f) Die Erkrankungen der Zwischenwirbelgelenke. Arch. orthop. Chir.
34, 334 (1934). (g) Eine seltene Mißbildung des Lendenkreuzbeinübergangs. Röntgenprax.
6, 224 (1934). (h) Zur Frage der traumatischen Spondylosis deformans. Arch. orthop.
Chir. **36**, 225. (i) Die Behandlung von Dornfortsatzbrüchen. Münch. med. Wschr. **1936 I**, 895.
(k) Haltungsveränderungen der Wirbelsäule bei Erkrankungen der Zwischenwirbelscheiben

und ihre Beziehungen zu Rückenschmerzen. Röntgenprax. 8, 73 (1936). (l) Schmerzen und Leistungsstörungen bei Erkrankungen der Wirbelsäule. 1. Teil: I. Die Untersuchung Wirbelsäulenkranker. II. Die Erkrankungen der Zwischenwirbelscheiben. Stuttgart: Ferdinand Enke 1937. — GUILLAIN et MOLLERAT: Revue neur. 38, 436 (1932). — GUILLEMINET, M.: (a) Le spondylolisthésis. Rev. d'Orthop. 23, 385 (1936). (b) Anbringung paraspinöser Knochenspangen bei 11jähr. Mädchen mit Spondylolisthesis. Ref. Z.org. Chir. 76, 566 (1936). — GUILLOT: Angef. nach JUNGHANNS. — GYÖRGYI, G.: Beitrag zur Pathogenese der Spondylosis deformans. Röntgenprax. 8, 687 (1936).

HABERLER u. RISAK: Stenose der Arteria pulmonalis, bedingt durch einen paravertebralen Abszeß und ihre chirurgische Behandlung. Z. klin. Med. 122, 152 (1932). — HADLEY, L. A.: (a) Subluxation of the apophyseal articulations with long impiingement as a cause of back pain. Amer. J. Roentgenol. 33, 209 (1935). (b) Apophyseal subluxation. Disturbances in and about the intervertebral foramen causing back pain. J. Bone Surg. 18, 428 (1936). — HAFFNER: Eineiige Zwillinge mit symmetrischer Wirbelsäulendeformität. Keilwirbel. Acta radiol. (Stockh.) 17, 529 (1936). — HAHN u. DEYKE-PASCHA: Angef. nach W. MÜLLER. — HAMMERBECK, W.: (a) Der äußerlich sichtbare Bandscheibengewebsprolaps der Wirbelsäule. Virchows Arch. 294, 8 (1934). (b) Angeborene Spaltbildung an den Bogenwurzeln des vierten Lendenwirbels (mit besonderer Berücksichtigung der Spondylolisthese). Fortschr. Röntgenstr. 54, 144 (1936). — HAMMOND: Angef. nach RUGE. — HAMPTON and ROBINSON: The roentgenographic demonstration of rupture of the intervertebral disc into the spinal canal after the injection of Lipiodol. Amer. J. Roentgenol. 36, 782 (1936). — HAMSA, W. R.: Congenital absence of the sacrum. Arch. Surg. 30, 657 (1935). — HANCKEN, W.: Wirbeldornfortsatzbrüche durch Muskelzug. Röntgenprax. 1932, 672. — HANKE, H.: (a) Zur Heilung unreponierter, beidseitiger und vollkommener Halswirbelluxationen nach vorn. Arch. orthop. Chir. 31, 237 (1932). (b) Über die Heilung schwerer, nicht reponierter Verletzungen der Brustwirbelsäule (Totalluxation und Luxationsfraktur). Bruns' Beitr. 159, 148 (1934). (c) Über schwere, nicht eingerichtete Verletzungen der Wirbelsäule. Bruns' Beitr. 161, 138 (1935). — HANSON, R.: Über tuberkulöse Spondylitis bei Fällen von Kyphosis dorsalis juvenilis sive adolescentium. Acta chir. scand. (Stockh.) 78, 287 (1936). — HAPPEL: Das Sakroiliakalgelenk im Röntgenbild. Arch. orthop. Chir. 20 (1922). — HARBITZ, H. F.: Aktuelle Probleme in der Pathologie der Wirbelsäule. Ref. Z.org. Chir. 73, 192 (1935). — HARE and LEPPER: Two cases of lympho-granulomatosis malign one with involvement of the vertebral periosteum. Lancet 1931 I, 334. — HARTMANN, K.: Zur Pathologie der bilateralen Wirbelkörperfehlbildungen und zur normalen Entwicklung der Wirbelkörper. Fortschr. Röntgenstr. 55, 531 (1937). — HAYEK, W.: Ererbte Rückenformen. Z. orthop. Chir. 58, 537 (1933). — HEANEY and WHITAKER: Hämangioma of the spine. Brit. med. J. 1933, Nr 3799, 775. — HEDRI, A.: Zur Therapie der Querfortsatzbrüche. Verh. 6. internat. Kongr. gewerbl. Unfälle u. Berufskrkh. 1931, 445. — HEIDECKER: Angef. nach FELLER u. STERNBERG. — HEIDSIECK, E.: Der Nervus obturatorius bei Sacralisation des 5. Lendenwirbels. Z. orthop. Chir. 63, 163 (1935). — HEINEMANN-GRÜDER u. RYKSZKIEWICZ: Zur Nomenklatur der Wirbelsäulenerkrankungen. Dtsch. med. Wschr. 1933 I, 805. — HELD, H. J.: Zur Frage der Zwischenwirbelscheibenverkalkung. Dtsch. Z. Chir. 242, 675 (1934). — HELLMER, H.: (a) Ein Fall von Verlagerung von Bandscheibengewebe nach hinten. Acta radiol. (Stockh.) 14, Nr 78. (b) Röntgenologisk ryggradsdiagnostik och försäkringsmedin. Nord. med. Tidskr. 5, 171 (1933). (c) Röntgenologische Betrachtungen über Ossifikationsstörungen im Limbus vertebrae. Acta radiol. (Stockh.) 8, H. 5, Nr 75. — HELLNER, H.: (a) Halswirbelkörperfrakturen beim Schwimmen und bei gymnastischen Bodenübungen. Münch. med. Wschr. 1934 II, 1615. (b) Knochenmetastasen bösartiger Geschwülste. Erg. Chir. 28, 72 (1935). (c) Die Wirbelbogenbrüche. Arch. orthop. Chir. 35, 40 (1935). (d) Die Wirbelbogenbrüche. Zbl. Chir. 1935, 42. — HELLY, K.: Spondylomalacie. Virchows Arch. 298, 30 (1936). — HENLE: Angef. nach GOLD. — HENNES, H.: Die Diagnose des Wirbelsäulencarcinoms. Med. Welt 1933, Nr 12. — HENNES u. WOLF: Wirbelquerfortsatzfrakturen ohne Beschwerden. Röntgenprax. 1935, 108. — HENSCHEN: (a) Angef. nach GOLD. (b) Osteodystrophia fibrosa et cystica der Wirbelsäule. Zbl. Chir. 1936, 2557. — HERLYN, K. E.: Über Fehldiagnosen bei Spondylitis unter Berücksichtigung atypischen Sitzes, der Blockwirbelbildung und der Spondylitis luica. Fortschr. Röntgenstr. 51, 521 (1935). — HERLYN u. KOCHS: Ergebnisse konservativer Behandlung der Spondylitis tuberculosa. Bruns' Beitr. 162, 83 (1935). — HESSE, F. A.: Erg. Chir. 10 (1918). — HETZAR, W.: (a) Adolescentenkyphose. Bericht über 38 Fälle. Diss. Königsberg 1933. (b) Untersuchungen über Kyphosis adolescentium. Bruns' Beitr. 160, 13 (1934). — HEURITSCH, J.: Interessanter Entstehungsmechanismus eines Wirbelbruches und Bemerkungen über die Behandlung schwerer Wirbelbrüche. Röntgenprax. 8, 591 (1936). — HILDEBRANDT, A.: Über Osteochondrosis im Bereiche der Wirbelsäule. Fortschr. Röntgenstr. 47, 551 (1933). — HINTZE, A.: Die Fontanella lumbosacralis und ihr Verhältnis zur Spina bifida occulta. Arch. klin. Chir. 119, 409 (1922). — HIRSCHFELD: Angef. nach JACOBI. — HÖHNE, CH.: Spondylitis ankylopoetica

Bechterew. Arch. orthop. Chir. **35**, 277 (1935). — HOESSLY: Angef. nach JAKI. — HOFF-MANN, W.: Häufung von Dornfortsatzabrissen bei Schipp-Arbeitern. Zbl. Gewerbehyg., IV. F. **12**, 179 (1935). — HOFFMEISTER, W.: Epithelkörperchen-Entfernung bei Spondyl-arthritis ankylopoetica. Münch. med. Wschr. **1933** I, 491. — HOHMANN, G.: (a) Rückgrat-verkrümmungen. Neue deutsche Klinik, Bd. 9, S. 478. 1932. (b) Statisch-mechanische Veränderungen als Ursache ischiasähnlicher Erkrankungen. Zur Diagnose und Therapie. Zbl. inn. Med. **1935**, 113. — HOLMGREN u. HELLMER: Fall von Spondylosis deformans in der Halswirbelsäule mit Einbuchtung der Oesophagus- und Trachealwand. Ref. Zbl. Radiol. **21**, 267 (1935). — HOLZMANN: Ein Fall von Gumma im Körper des Epistropheus. Arch. Ohr- usw. Heilk. **130**, 46 (1931). — HOSFORD, J. P.: KÜMMELL's disease. Lancet **1936** I, 249. — HSIEH: Röntgenologic study of sacrococcygeal chordoma. Radiology **27**, 101 (1936). HUDSON, O. C.: Fractures and dislocations of the cervical spine. J. Bone Surg. **17**, 324 (1935). — HULTEN: Ein Fall von Elfenbeinwirbel bei Lymphogranulomatose. Acta radiol. (Stockh.) **8**, 245. — HUSTIN, A.: Quelques notions peu connues on controversées sur les traumatisme de la colonne vertébrale. Ref. Z.org. Chir. **57**, 701 (1932). — HULTON and YOUNG: A report of two cases; A malignant sacrococcygeal chordoma and a chordoma of the dorsal spine. Surg. etc. **48**, 333 (1929). — HYRTL: Angef. nach W. MÜLLER.

ILES, A.: Spondylolisthesis als Geburtshindernis. Brit. J. Radiol. **8**, 659 (1935). — IMHÄUSER, W.: (a) Die Osteoporose der Wirbelsäule als selbständiges Krankheitsbild, ihre klinische und unfallrechtliche Bedeutung. Dtsch. med. Wschr. **1936** I, 677. (b) Patho-logisch-anatomische und röntgenologische Betrachtungen über die Osteoporose der Wirbel-säule. Fortschr. Röntgenstr. **53**, 91 (1936). — INGEBRIGTSEN: Zur pathologischen Bedeu-tung der asymmetrischen Sakralisation des 5. Lendenwirbels. Zbl. Chir. **1933**, 2368. — INGHAM, S.: Coccidiengranulom der Wirbel mit Rückenmarkskompression. Ref. Zbl. Radiol. **23**, 495 (1936). — IRELAND, J.: Haemangioma of the vertebra. Amer. J. Roentgenol. **28**, 372 (1932). — IRSIGLER, F.: Dornfortsatzmißbildungen. Arch. orthop. Chir. **38**, 593 (1938). — ISELIN: Die Wirbelsäulenversteifungen und Deformationen vom Standpunkt des Röntge-nologen, Chirurgen und Unfallmediziners aus betrachtet. Schweiz. med. Wschr. **1934** I, 457.

JACOBOVICI et JIANO: Wirbelkörperzackenbildung als Zeichen einer paravertebralen Erkrankung. Rev. d'Orthop. **21**, 113 (1934). — JAEGER, W.: (a) Beobachtungen über den Achsenverlauf der Wirbelsäule. Fortschr. Röntgenstr. **47**, 299 (1933). (b) Considération radiologiques sur les traumatismes des vertèbres. Bull. Soc. Radiol. méd. France, April **1934**. (c) Spondylitis tuberculosa mit durch Trauma bedingter Infraktion. Schweiz. Z. Unfallmed. u. Berufskrkh. **1934**, Nr 1. (d) Über die Spondylolisthesis. Fortschr. Röntgenstr. **52**, 107 (1935). (e) Altersosteoporose und Wirbelfrakturen. Z. Unfallmed. **29**, 81 (1935). — JAKI, G.: Die Verletzungen der Wirbelsäule. Ref. Z.org. Chir. **81**, 348 (1936). — JAKOB, M.: Die Bedeutung von Wirbelkörperdefekten in der Röntgendiagnostik der Wirbelsäule. Fortschr. Röntgenstr. **54**, 525 (1936). — JANAS, A.: Die Heilungsweise der tuberkulösen Wirbelentzündung des Erwachsenen. Ref. Zbl. Radiol. **20**, 532 (1935). — JANKER, R.: Verkalkungen im vorderen Längsband der Halswirbelsäule. Arch. orthop. Chir. **31**, 500 (1932). — JANSEN: Angef. nach W. MÜLLER. — JANSSEN, K.: Beitrag zur Kasuistik und Ätio-logie der Spondylolisthese. Röntgenprax. **5**, 742 (1933). — JASIENSKI, G.: Quatre cas de spondylose rhizomélique traités par les procédé de LERICHE. Rev. de Chir. **52**, 761 (1933). — JEFFERSON: Angef. nach RUGE. — JENKINS, J.: Spondylolisthesis. Brit. J. Surg. **24**, 80 (1936). — JIRASEK, A.: Spina bifida occulta inferior, Symptom und Behand-lung. Ref. Z. org. Chir. **57**, 328 (1932). — JOHNSON, R. W.: Posterior luxations of the lumbosacral joint. J. Bone Surg. **16**, 867 (1934). — JOHNSTONE u. THOMPSON: Spontan-geburt bei hochgradigem Wirbelgleiten. Ref. Zbl. Radiol. **19**, 620 (1935). — JONATA, R.: Röntgenologische Untersuchungen über die Verknöcherungsvorgänge an der Wirbelsäule beim menschlichen Fetus. Ref. Zbl. Radiol. **20**, 672 (1935). — JONCKHERE u. LECLERQ: Wirbel-verschiebung als nicht erkannte Ursache hartnäckigen Ischiasschmerzes. Ref. Z.org. Chir. **78**, 582 (1936). — JONES, A. W.: The rôle of anatomy in the radiological study of the spine. Canad. med. Assoc. J. **34**, 265 (1936). — JONES, R. W.: Spontaneous hyper-aemic dislocation of the atlas. Ref. Z.org. Chir. **59**, 28 (1932). — JOPLIN, R. J.: The invertebral disk, Embryology, anatomy, physiology and pathology. Surg. etc. **16**, 591 (1935). — JORDAN u. MARATH: Angef. nach RUGE. — JOYCE, T. M.: Chordoma of the second and third cervical vertebrae. Ref. Z.org. Chir. **62**, 764 (1933). — JULIN, J.: A propos du diagnostic et du traitement des fractures vertébrales. J. Chir. et Ann. Soc. belge Chir. **1935**, No 3, 177. — JUNG et BRUNSCHWIG: Recherches histologique sur l'innervation des articulations des corps vertébreaux. Presse méd. **1932**, 316. — JUNGHANNS, H.: (a) Die anatomischen Besonderheiten des fünften Lendenwirbels und der letzten Lendenbandscheibe. Arch. orthop. Chir. **33**, 260 (1933). (b) Die neuesten und praktisch wichtigsten Ergebnisse der Wirbelsäulenforschung. Zbl. inn. Med. **1933**, 289. (c) Der anatomische Bau und die krankhaften Veränderungen der Wirbelkörperrandleisten („-epiphysen") während des Wachstumsalters. La Cure marine **1933**, 18. (d) Dorsale Halb-wirbel als Ursache für angeborene Kyphosen. Röntgenprax. **1933**, 561. (e) Die Verletzungen der Wirbelsäule. Chirurg **6**, 18 (1934). (f) Erkrankungen der Wirbelsäule. Chirurg **6**, 55 (1934). (g) Lendenkreuzbeingegend und Becken. Chirurg **6**, 135 (1934). (h) Die Zwischenwirbelscheiben. Chirurg **6**, 213 (1934). (i) Die entwicklungsgeschichtlichen Grundlagen der angeborenen Kyphosen. Ref. Zbl. Chir. **1935**, 2997. (k) Verletzungen der Wirbelsäule. Med. Welt **1936** I, 509. (l) Offene Fragen aus dem Gebiete der Wirbelsäulenentwicklung und der Wirbelsäulenfehlbildungen. Z. Anat. **106**, 625 (1936). (m) Zusammenvorkommen von angeborenen Spaltbildungen im Zwischengelenkstück und im Dornfortsatz des gleichen Wirbels. Arch. orthop. Chir. **37**, 123 (1936). (n) Die Fehlbildungen der Wirbelkörper. Arch. orthop. Chir. **38**, 1 (1937). (o) Eine seltene Hefepilzerkrankung der Haut mit Epithelwucherungen (Blastomykose, GILCHRISTsche Krankheit). Virchows Arch. **299**, 767 (1937). (p) La significacion clinica de los discos intervertebrales y sus alteraciones. Revista Medica **1937**, 172. (q) Klinische Bedeutung der Nebenknochenkerne an Dornfortsätzen der Lendenwirbelsäule. Röntgenprax. **10**, 571 (1938). — JVANOV u. ROTAERMEL: Knochenbrüche und Varietäten der Gelenkfortsätze der Lendenwirbel. Ref. Z.org. Chir. **80**, 105 (1936).

KALINA, L.: Osteomyelitis vertebrorum pneumococcica. Ref. Zbl. Radiol. **13**, 275 (1932). — KALLIUS, H. U.: (a) Arch. orthop. Chir. **29**, 440 (1930). (b) Zur Klassifizierung von Wirbelsäulenmißbildungen. Arch. orthop. Chir. **31**, 287 (1932). — KANERT, W.: Über schwere, nicht eingerichtete Verletzungen der Wirbelsäule. Bruns' Beitr. **160**, 484 (1934). — KAMNIKER, K.: Zur Behandlung der posttetanischen Kyphose. Zbl. Chir. **1934**, 2433. — KAPSAMER: Angef. nach SCHAFFER. — KASSOWITZ: Angef. nach SCHAFFER. — KATZ, K.: Über Röntgenbefunde am Kreuzdarmbeingelenk. Bruns' Beitr. **163**, 192 (1936). — KELLER, E.: Spondylolisthesis des 1. Kreuzbeinwirbels. Chirurg **9**, 216 (1937). — KEMMLER, H.: Vorderer Bandscheibenprolaps der Halswirbelsäule auf traumatischer Grundlage. Mschr. Unfallheilk. **45**, 194 (1938). — KEYES and COMPERE: The normal and pathological physiology of the nucleus pulposus of the intervertebral disc. An anatomical clinical and experimental study. J. Bone Surg. **14**, 897 (1932). — KIENBÖCK, R.: Degenerative Wirbelsäulenerkrankungen. Berlin: Urban & Schwarzenberg 1936. — KIENBÖCK u. SEREGHY: Ein Fall von Ostitis deformans Paget. Röntgenprax. **1932**, 698. — KIMMERLE: Angef. nach W. MÜLLER. — KINZEL, H.: Ostitis fibrosa der Wirbelsäule. Arch. klin. Chir. **170**, 106 (1932). — KLAR, M. M.: „Blockwirbelbildung" als Folgeerscheinung der Chondritis intervertebralis infectiosa. Röntgenprax. **5**, 206 (1933). — KLEBS: Angef. nach FELLER u. STERNBERG. — KLEIN, H. M.: Acute osteomyelitis of the vertebrae. Arch. Surg. **26**, 169 (1933). — KLEINBERG, S.: (a) Unilateral subluxation of the lumbosacral joint. J. Bone Surg. **14**, 384 (1932). (b) Spondylolisthesis of the vertebrae. J. Bone Surg. **16**, 441 (1934). — KLINGE: Angef. nach M. LANGE. — KLINGE, F.: Die rheumatischen Erkrankungen der Knochen und Gelenke und der Rheumatismus. HENKE-LUBARSCH' Handbuch der pathologischen Anatomie, Bd. 9, 2. Berlin: Julius Springer 1934. — KNAPPER: Hemivertebra lumbalis. Nederl. Tijdschr. Geneesk. **1936**, 1583. — KOCH, C. E.: Zur Frühdiagnose der Spondylarthritis ankylopoetica. Fortschr. Röntgenstr. **53**, 418 (1936). — KÖLLICKER: Angef. nach SCHAFFER. — KOEPCHEN, A.: Über das gehäufte Auftreten der sog. Schipperkrankheit bei Erdarbeitern. Dtsch. med. Wschr. **1935** II, 1271. — KOEPCHEN u. BAUER: Die Schipperkrankheit in medizinischen und arbeitstechnischen Untersuchungen nebst Vorschlägen zu ihrer Verhütung. Leipzig 1937. KOLLMANN: Angef. nach W. MÜLLER. — KOLMER: Angef. nach FELLER u. STERNBERG. — KOPITS, J.: Ein sehr schwerer Fall von Spondylolisthesis. Arch. orthop. Chir. **34**, 609 (1934). — Z.org. Chir. **71**, 161 (1935). — KOPYLOW u. RUNOWA: Angef. nach W. MÜLLER. — KORFF, H.: Darmstück in einer Wirbelspalte als Ausdruck einer unvollständigen neurenterischen Verbindung. Virchows Arch. **299**, 190 (1937). — KORVIN: Wirbelkörperspalte am 5. Lendenwirbel (Schmetterlingswirbel). Röntgenprax. **1933**, 389. — KOVACS, A.: Die sakroiliakale Spaltenaufnahme. Röntgenprax. **7**, 763 (1935). — KRAUSS, F.: Steißbeinfraktur oder Luxation? Zbl. Chir. **1932**, 1752. — KREBS, W.: Die BECHTEREWsche Krankheit und ihre Behandlung. Med. Welt **1936**, 81. — KREUZ: (a) Angef. nach W. MÜLLER. (b) Die Arthrosis der Zwischenwirbelgelenke, ihre röntgenologische Darstellung und klinische Bewertung. Zbl. Chir. **1936**, 1095. — KRONER: Über Spondylarthritis ankylopoetica. Dtsch. med. Wschr. **1933** I, 732. — KÜHNE, K.: Die Vererbung der Variationen der menschlichen Wirbelsäule. Z. Morph. u. Anthrop. **30**, 1 (1932). — KÜTTNER: Angef. nach Boss. — KUFFERATH, W.: Ein Beitrag zu den Anomalien des Halsskelettes beim angeborenen Schiefhals. Chirurg **5**, 743 (1933). — KUHN, A.: Ein Fall von Spondylitis typhosa. Röntgenprax. **1932**, 712. — KUHNS, J. G.: Development changes in the vertebral articular facets. Radiology **25**, 498 (1935). — KULENKAMPFF: Über die Behandlung der Verrenkungsbrüche des Atlas. Fortschr. Ther. **7**, H. 13 (1931). — KULOWSKI, J.: Pyogenic osteomyelitis of the spine. An analysis and discussion of 102 cases. J. Bone Surg. **18**, 343 (1936). — KULOWSKI u. WINKE: Undulant (Malta) fever spondylitis. Report of a case, due to Brucella melitensis, bovina variety, surgically treated. Ref. Z.org. Chir. **61**, 582 (1933). — KUNZ: Brustwirbelfraktur mit Lähmung des rechten und Parese des linken Beines. Zbl. Chir. **1935**, 1939. — KUNZE, F.: Über Spaltbildungen der hinteren Wirbelbögen. Diss. Königsberg 1934. — KUNZ u. BÖHLER: Wirbelbrüche mit Rückenmarkbeteiligung. Zbl. Chir. **1935**, 1939. — KUX, E.: Zur

Histopathologie der posttraumatischen (KÜMMELLschen) Wirbelerkrankung. Arch. orthop. Chir. **34**, 18 (1933). LAESECKE, M.: Über Halswirbelbrüche. Dtsch. Z. Chir. **236**, 329 (1932). — LAGROT et SOLAL: L'ostéomyélite des apophyses épineuses. Rev. d'Orthop. **19**, 311 (1932). — LAMY et WEISSMANN: L'angiome vertébral. Rev. d'Orthop. **23**, 121 (1936). — LANCE: Angef. nach HARRENSTEIN. — LANDWEHR: Der kongenitale Faktor in der Genese der Spondylosis deformans. Z. Orthop. **64**, Beil.-H., 243 (1936). — LANG, F.: Seltene Spaltbildung an den Gelenkfortsätzen der Lendenwirbelsäule. Mschr. Unfallheilk. **43**, 569 (1936). — LANG, F. J.: (a) Über die chronische deformierende Entzündung der Wirbelsäule (Spondylitis deformans). Wien. klin. Wschr. **1934** I, 360. (b) Arthritis deformans und Spondylitis deformans. HENKE-LUBARSCH' Handbuch der pathologischen Anatomie, Bd. 9, 2. Berlin: Julius Springer 1934. (c) Zur Frage der Begutachtung von Wirbelsäulenverletzten. Dtsch. Z. Chir. **244**, 279 (1935). — LANGE, FRITZ: Verbiegungen der Wirbelsäule. „SPITZY-LANGE, Orthopädie im Kindesalter", 3. Aufl. Leipzig: F. C. W. Vogel 1930. — LANGE, MAX: (a) Fehldiagnosen bei der Begutachtung eines Wirbelbruches. Münch. med. Wschr. **1932** I, 1076. (b) Veränderungen an den kleinen Wirbelgelenken als Ursache rheumatischer Schmerzen. Verh. 28. Kongr. dtsch. orthop. Ges. (c) Die Wirbelgelenke. Stuttgart: Ferdinand Enke 1934. (d) Wie vor, 2. erw. Aufl. (e) Erkrankungen der Wirbelsäule. Handbuch der Neurologie von BUMKE u. FOERSTER. Berlin: Julius Springer 1936. — LASSERE u. POIRIER: 2 Fälle von Wirbellymphogranulomatose. Ref. Z.org. Chir. **59**, 29 (1932). — LATARJET, M.: Un cas d'occipitalisation de l'atlas. Ann. d'Anat. path. **13**, 749 (1936). — LAUTERBURG: Angef. nach W. MÜLLER. — LAWSON, J. D.: Lateral dislocation of the vertebra Report of three cases. J. Bone Surg. **14**, 387 (1932). — LAZAREWA, A.: Die Knochenform der Xanthomatose. Fortschr. Röntgenstr. **45**, 692 (1932). — LAZARUS, J. A.: Osteomyelitis of the vertebrae with a report of two cases simulating perinephritic abscess. Amer. J. Surg. **15**, 82 (1932). — LECLERCQ: (a) Spättuberkulose der Wirbelsäule nach Verletzung. Ref. Z.org. Chir. **61**, 105 (1933). (b) Zur Behandlung der Brüche der Brust- und Lendenwirbel in Hyperlordose. Ref. Z.org. Chir. **73**, 429 (1935). — LEDDA, G. M.: Processus styloides der Lendenwirbelsäule. Ref. Z.org. Chir. **71**, 268 (1935). — LEDENY, J.: Exostosen am Rückgrat. Ref. Z.org. Chir. **81**, 429 (1936). — LEHMANN, E.: Spina bifida und obere Harnwege. Z. urol. Chir. **33**, 406 (1931). — LEHMANN-FACIUS: Die Keilwirbelbildung bei der kongenitalen Skoliose. Frankf. Z. Path. **31**, 489 (1925). — LENARDUZZI, G.: Über teilweise Ablösung des vorderen Randes der Wirbelkörper. Ref. Zbl. Radiol. **23**, 488 (1936). — LENK, R.: Zur Differentialdiagnose zwischen der angeborenen und erworbenen Synostose der Halswirbel. Röntgenprax. **7**, 250 (1935). — LENNER, S.: Über die Osteomyelitis der Wirbelsäule. Bruns' Beitr. **155**, 223 (1932). — LESER u. MAYER: Wirbelbrüche und ihre Behandlung. Arch. klin. Chir. **190**, 523 (1937). — LEUBE: Angef. nach W. MÜLLER. — LEUBNER, H.: Die Arthritis deformans der kleinen Wirbelgelenke. Z. Orthop. **65**, 42 (1936). — LEVEUF, J.: Classifications des „spina bifida". Paris méd. **1934** II, 345. — LIÈVRE, J. A.: Les angiomes vertébraux. Paris méd. **1934** II, 1571. — LINDEMANN: (a) Zur Kasuistik der angeborenen Kyphosen. Arch. orthop. Chir. **30**, 27 (1931). (b) Bandscheibenveränderungen unklarer Ursache an jugendlichen Wirbelsäulen. Z. orthop. Chir. **55**, Beil.-H., 281 (1932). (c) Wert und Bedeutung der Röntgenuntersuchung für die klinische Beurteilung der Wirbeltuberkulose in ihrem Verlauf. Dtsch. Z. Chir. **237**, 234 (1932). (d) Die lumbale Kyphose im Adolescentenalter. Zbl. Chir. **1933**, 832. (e) Das Drehgleiten bei Skoliosen. Arch. orthop. Chir. **34**, 601 (1934). (f) Entstehung der Adolescentenskoliose. Z. orthop. Chir. **62**, Beil.-H., 141 (1935). (g) Bandscheibenverknöcherung bei juvenilen Kyphosen. Z. Orthop. **64**, Beil.-H., 143 (1936). — LINDGREN, E.: Skeletveränderungen bei Rückenmarktumoren. Nervenarzt **10**, 240 (1937). — LINDSTRÖM, N.: Vertebra plana Calvé. Acta orthop. scand. (Københ.) **6**, 208 (1935). — LIPPENS, A.: Hiérolisthesis et spondylolisthesis traumatique. Presse méd. **1934**, No 31. — LITTEN, F.: (a) Beitrag zur Kenntnis der primären Geschwülste der Wirbelsäule (Hämangiom). Röntgenprax. **4**, 1035 (1932). (b) Über Spaltbildungen an den Gelenkfortsätzen der Wirbelsäule. Röntgenprax. **4**, 1039 (1932). — LIVINGSTONE, S. K.: Primary hemangioma of the third lumbar vertebrae. Case report. Amer. J. Roentgenol. **33**, 381 (1935). — LOB, A.: (a) Spondylosis deformans. Zbl. Chir. **61**, 1072 (1934). (b) Die Zusammenhänge zwischen den Verletzungen der Bandscheiben und der Spondylosis deformans im Tierversuch. I. Mitt. Dtsch. Z. Chir. **240**, 222 (1933). — II. Mitt. Dtsch. Z. Chir. **243**, 283 (1934). (c) Die Ausheilungsvorgänge am Wirbelbruch unter besonderer Berücksichtigung der Frage der traumatischen Spondylosis deformans. I. Teil (Tierversuche). Dtsch. Z. Chir. **248**, 452 (1937). — LOBEN, F.: Rezidivierende Osteomyelitis in den Querfortsätzen des 4. Lendenwirbels. Münch. med. Wschr. **1933** II, 1622. — LÖHR, W.: Die Vertebra plana osteonecrotica (CALVÉ). Chirurg **5**, 569 (1933). — LÖNNERBLAD, L.: Über Dornfortsatzfraktur durch Muskelzug, insbesondere über sog. Schleuderbruch. Acta chir. scand. (Stockh.) **73**, 285 (1933). — Löw, A.: (a) Zur Therapie und Pathogenese des Ischias. Med. Klin. **1933** I, 186. (b) Zur Symptomatologie der Spondylarthrose, zugleich ein Beitrag zur Pathogenese der Neuralgie. Med. Klin. **1937** I, 870, 906. — LÖWE: Angef. nach SCHAFFER. —

LOHMÜLLER, W.: Zur Frage angeborener Wirbelsynostosen und primärer angeborener Skoliosen. Dtsch. Z. Chir. **242**, 714 (1934). — LOMBARD, P. et C. SOLAL: Sacrolisthésis transitoire. Rev. d'Orthop. **22**, 669 (1935). — LORENZEO, C.: Frühzeitige Laminektomie wegen Wirbelfraktur mit Verletzung und Lähmung durch Kompression der Medulla, Ausgang in Heilung. Ref. Z.org. Chir. **58**, 691 (1932). — LOSSEN, H.: (a) Chorda dorsalis im Röntgenbild. Anat. Anz. **73**, 113 (1931). (b) Bildungsabweichung am 5. Lendenwirbel. Röntgenprax. **1933**, 636. — LOVE and WALSH: Zwischenwirbelscheibenvorfall. J. amer. med. Assoc. **111**, 396 (1938). — LUCCA, E.: Läsion einer Zwischenwirbelscheibe durch gonorrhoische Infektion. Ref. Z.org. Chir. **66**, 435 (1934). — LUDLOFF: Angef. nach RUGE. — LUDWIG, E.: (a) Zur Begutachtung der Wirbelquerfortsatzfrakturen. Mschr. Unfallheilk. **42**, 449 (1935). (b) Über isolierte Frakturen der Dorn- und Querfortsätze der Wirbelsäule. Mschr. Unfallheilk. **43**, 295 (1936). — LÜTH, G.: Zur praktischen Bedeutung der Spina bifida sacralis anterior. Zbl. Chir. **1937**, 15. — LUNEDEI, A.: Die Rachirheostose. Über einen Fall von „gußförmiger Hyperostose" der Wirbelsäule mit Zeichen von starkem Hirndruck und meningealer Hämorrhagie. Ref. Zbl. Radiol. **24**, 28 (1936). — LYON, E.: (a) Beiträge zur Klinik der Bandscheibenverkalkung und -verknöcherung. Arch. orthop. Chir. **28**, 717 (1930). (b) Über horizontale Verdichtungen in den Wirbelkörpern. Fortschr. Röntgenstr. **45**, 592 (1932). (c) Multiple Myelome und Wirbelsäule. Fortschr. Röntgenstr. **46**, 174 (1932). (d) Primäre angeborene Lipoidstoffwechselstörungen und Wirbelsäule. Arch. orthop. Chir. **32**, 341 (1932). (e) Kalkablagerungen in der Zwischenwirbelscheibe im Kindesalter. Z. Kinderheilk. **53**, 570 (1932). (f) Spondylosis deformans, Arthrosis deformans der kleinen Wirbelgelenke und Nervensystem. Fortschr. Röntgenstr. **48**, 46 (1933). (g) Leukämie und Wirbelsäule. Acta radiol. (Stockh.) **27**, 506 (1936).

MABREY, R. E.: Chordoma. A study of 150 cases. Amer. J. Canc. **25**, 501 (1935). — MACKH, E.: Teilweise und vollständige Verrenkungen und Brüche der Halswirbelsäule und ihre Spätergebnisse. Dtsch. Z. Chir. **241**, 695 (1933). — MAGNUS: (a) Indikation, Kontraindikation in der Frakturbehandlung. Chirurg **5**, 390 (1933). (b) Spätfolgen und Anpassungen traumatischer Läsionen der Wirbelsäule. Ref. Z.org. Chir. **61**, 355 (1933). (c) Über Dornfortsatzbrüche. Mschr. Unfallheilk. **1933**, 199. — MAGNUS-LEVY: Angef. nach A. FISCHER. — MALCOMSON, P. H.: Radiologic study of the development of the spine and pathologic changes of the intervertebral disc. Radiology **25**, 98 (1935). — MALLET-GUY, P.: (a) Akute Staphylokokkenosteomyelitis der Körper der ersten beiden Lendenwirbel. Gutartige bandscheibennahe Form beim Erwachsenen. Ref. Zbl. Radiol. **13**, 114 (1932). (b) Résultats de dix-neuf réductions de fracturs du rachis dorsolombaire selon la technique de Böhler. Fractures récentes et fractures anciennes. Lyon chir. **33**, 606 (1936). (c) Zwei Fälle von ankylosierender Gelenkentzündung der Wirbelsäule, behandelt durch einseitige Entfernung der Nebenschilddrüsen. Ref. Z.org. Chir. **79**, 193 (1936). (d) Le traitement non sanglant des fractures du rachis. Paris: Masson & Cie. 1938. — MANARA, A.: Die epiphysären Knochenkerne der Wirbelsäule und ihre Erkrankungen. Ref. Zbl. Radiol. **23**, 487 (1936). — MANDELSTAMM, M.: Beiträge zur pathologischen Anatomie der Spondylitis tuberculosa. Arch. klin. Chir. **174**, 685 (1933). — MANDL, F.: Authentischer Bericht über den ersten, mit Epithelkörperchenexstirpation behandelten Fall von RECKLINGHAUSENscher Knochenkrankheit. Bruns' Beitr. **160**, 295 (1934). — MANFREDI: Angef. nach RUGE. — MARDERSTEIG, K.: Spaltbildungen in den Zwischenwirbelscheiben im Röntgenbild. Fortschr. Röntgenstr. **52**, 279 (1935). — MARIETTA, S. M.: Maltafieber mit Beteiligung der Rückenmarkhäute und der Wirbelsäule, eine Tuberkulose vortäuschend. Ref. Zbl. Radiol. **21**, 673 (1935). — MARQUARDT, W.: Krankheitsbild der Vertebra plana CALVÉ. Z. Orthop. **66**, 343 (1937). — MARTENS, G.: (a) Quellung der Zwischenwirbelscheiben und Skoliosenentstehung. Arch. orthop. Chir. **32**, 369 (1932). (b) Das Verhalten der Zwischenwirbelscheiben bei Skoliose. Arch. orthop. Chir. **34**, 429 (1934). — MARZIANI, R.: Über die sog. Platyspondylien. Z. orthop. Chir. **56**, 446 (1932). — MATHIEU et DEMIRLEAU: Traitement chirurgical du spondylolisthésis douloureux. Rev. d'Orthop. **23**, 352 (1936). — MATOLCSY, T. v.: Über Geschwülste der Wirbelsäule. Arch. klin. Chir. **187**, 97 (1936). — MATTHES, H. C.: (a) Dornfortsatzabrisse, eine typische Verletzung bei schweren Erdarbeiten. Chirurg **7**, 665 (1935). (b) Über Erfahrungen bei der Schipperkrankheit. Arch. orthop. Chir. **37**, 232 (1936). — MAU, C.: Spondylosis deformans und Unfall. Bemerkungen zu den Arbeiten von GAUGELE und GÜNTZ. Z. orthop. Chir. **60**, 16 (1933). — MAURIC, G.: Le disque intervertébral. Physiologie-pathologie et indications thérapeutiques, Tome 12. Paris: Masson & Cie. 1933. Ref. Chirurg **5**, 675 (1933). — MAY, DECOURT u. WILLM: Syphilitic vertébrale avec aspect radiologique pseudo-angiomateux. Ref. Zbl. Radiol. **13**, 516 (1932). — MEISS, W. C.: Ein Fall von Spondylitis ankylopoetica ohne röntgenologischen Befund. Mschr. Unfallheilk. **40**, 562 (1933). — MEMMI, R.: Über die Endausgänge von Verletzungen der Wirbelkörper und des Zwischenkörpergelenkes. Ref. Z.org. Chir. **77**, 419 (1936). — MERCER, W.: Spondylolisthesis. Mit Beschreibung einer neuen Operationsmethode und Bemerkungen über 10 Fälle. Ref. Z.org. Chir. **80**, 591 (1936). — METGE, E.: Dornfortsatzabrisse. Röntgenprax. **6**, 97 (1934). — MEYER, H.: (a) Spondylolisthesis und Unfall.

Arch. orthop. Chir. **29**, 109 (1930). (b) Untersuchungen zur Ätiologie der Spondylolisthesis. Zbl. Chir. **1930**, 2619. — MEYER, M.: La cyphosis douloureuse des adolescents, son substratum anatomique. Ref. Z.org. Chir. **61**, 445 (1933). — MEYER and GALL: Mycosis of the vertebral column. A review of literature. J. Bone Surg. **17**, 857 (1935). — MEYER u. WEILER: Angef. nach RUGE. — MEYER-BURGDORFF: (a) Untersuchungen über das Wirbelgleiten. Leipzig: Georg Thieme 1931. (b) Traumatisch-statische Veränderungen der Lumbo-Sacralregion und ihre röntgenologische Erfassung. Zbl. Gynäk. **1932**, 2796. (c) Über die Veränderungen der Bandscheiben beim Wirbelgleiten. Z. orthop. Chir. **62**, Beil.-H., 120 (1935). (d) Die Bedeutung der präsacralen Bandscheibe für die Spondylolisthesis. Dtsch. Z. Chir. **245**, 173 (1935). (e) Frontale Wirbelspalten. Zbl. Chir. **1935**, 2806. — MEYER-BURGDORFF u. KLOSE-GERLICH: Hemmungsbildungen im Ablauf der Wirbelsäulenverknöcherung. Arch. klin. Chir. **182**, 220 (1935). — MEYERDING, H. W.: (a) Spondylolisthesis. Surg. etc. **54**, 371 (1932). (b) Diagnosis and roentgenologic evidence in spondylolisthesis. Radiology **20**, 108 (1933). — MEWES, F.: Diagnostik und Operation der Wirbelhämangiome. Chirurg **10**, 44 (1938). — MEZZARI, A.: CALVÉsche Vertebra plana (infantile Pseudospondylitis). Fortschr. Röntgenstr. **57**, 275 (1938). — MICHAELIS, L.: (a) Wirbelsäule und Aortenaneurysma. Z. orthop. Chir. **55**, Beil.-H., 277 (1932). (b) Ostitis deformans (Paget) und Ostitis fibrosa (v. Recklinghausen). Erg. Chir. **26**, 381 (1933). — MICHEL, MUTEL et ROUSSEAUX: Les traumatismes fermés du rachis. Paris: Masson & Cie. 1933. — MIDDLETON u. TEADER: Angef. nach ALAJOUANINE. — MIKULA: Angef. nach RUGE. — MILCH, H.: Riesenzellgeschwülste der Dornfortsätze. Amer. J. Canc. **21**, 363 (1934). Ref. Zbl. Radiol. **19**, 342 (1935). — MILKO, W.: Die Frage der Entschädigung bei Spondylitis deformans. Ref. Z.org. Chir. **61**, 362 (1933). — MILWART and GROUT: Veränderungen der Zwischenwirbelscheiben nach Lumbalpunktion. Lancet **1936 II**, 183. — MINOT: Angef. nach SCHAFFER. — MITCHELL, G.: The significance of lumbosacral transitorial vertebrae. Brit. J. Surg. **24**, 147 (1936). — MITCHELL, J. I.: Vertebral Osteochondritis. Arch. Surg. **25**, 544 (1932). — MIXTER u. AYER: Herniation or ruptur of the intervertebral disk into the spinal canal. A report of 34 cases. Ref. Z.org. Chir. **76**, 326 (1936). — MJAKTOTNICH, S.: Zur Diagnose und konservativen Behandlung der Spondylolisthese. Ref. Z.org. Chir. **60**, 615 (1933). — MOCQUOT u. BAUMANN: Epiphysite vertébrale. Ref. Z.org. Chir. **57**, 620 (1932). — MOFFAT, B. W.: (a) Enlargement of the intervertebral disc associated with decalcifikation of the vertebral body usw. J. Bone Surg. **15**, 679 (1933). (b) Pathologic fracture of the spine associated with discoders of calcium metabolism. Arch. Surg. **28**, 1095 (1934). — MOLINEUS, G.: Ein seltenes Endergebnis nach dem Abbruch mehrere Querfortsätze im Bereich der Lendenwirbelsäule. Zbl. Chir. **1934**, 1401. — MONTANT, R.: Fracture des apophyses transver des vertébres lombaires. Ref. Z.org. Chir. **61**, 446 (1933). — MOONEY, A. C.: (a) Hernia of the nucleus pulposus. Brit. J. Radiol. **7**, 46 (1934). (b) Intervertebral disc changes. Brit. J. Radiol. **10**, 389 (1937). — MORASCA, L.: (a) Zerstörung der Zwischenwirbelscheibe bei Wirbelsäulentuberkulose. Ref. Z.org. Chir. **64**, 79 (1933). (b) Pathogenetische Betrachtungen über den anatomischen Befund in einem Fall von Ischias infolge Apophysenarthritis. Ref. Z.org. Chir. **74**, 697 (1935). — MOREL u. ROEDERER: Une nouvelle observation du nucléus pulposus calcifié. Ref. Zbl. Radiol. **13**, 114 (1932). — MORQUIO: Angef. nach W. MÜLLER. — MORTON, S. A.: Umschriebene hypertrophische Veränderungen der Halswirbelsäule mit Druck auf das Rückenmark. J. Bone Surg. **18**, 893 (1936). — MOSBERG, G.: Beiträge zur Spondylolisthesis. Ref. Zbl. Radiol. **20**, 256 (1935). — MOSCHETTA, G.: Beitrag zur Kenntnis der KÜMMELLschen Krankheit. Ref. Z.org. Chir. **60**, 36 (1932). — MOSER: Angef. nach W. MÜLLER. — MÜLLER, J. H.: Ein Fall von Aplasion des Sacrum. Röntgenprax. **8**, 105 (1936). — MÜLLER, JOHANNA: Die Operation der Skoliose. Diss. Leipzig 1933. — MÜLLER, WALTHER: (a) Wirbelverschiebungen nach der Seite. Chirurg **3**, 481 (1931). (b) Pathologische Physiologie der Wirbelsäule. Leipzig: Johann Ambrosius Barth 1932. (c) Weitere Beiträge aus dem Gebiete der Knorpelknötchen. Dtsch. Z. Chir. **235**, 440 (1932). (d) Pathologisch-anatomische Grundlagen zur Insufficientia vertebrae. 28. Kongr. dtsch. orthop. Ges. (e) Umbauzonen an den Dornfortsätzen kyphotischer Wirbelsäulen als Ursache von Schmerzzuständen. Fortschr. Röntgenstr. **48**, 639 (1933). (f) Weitere Beobachtungen über das Drehgleiten an skoliotischen Lendenwirbelsäulen älterer Leute und seine Bedeutung für die Unfallbegutachtung. Arch. orthop. Chir. **33**, H. 1 (1933). (g) Die Diagnose der funktionellen Wirbelsäulenstörungen. Dtsch. med. Wschr. **1930 I**, 513. — MÜLLER, W. u. W. HETZAR: Familiäre generalisierte Osteochondritis dissecans zahlreicher Gelenke und der Wirbelsäule. Dtsch. Z. Chir. **241**, 795 (1933). — MÜNZ, W.: Seltene Frakturen der beiden obersten Halswirbel. Diss. Freiburg i. Br. 1935. — MUMME: Angef. nach GOLD. — MUZIL, M.: Über eine äußerst seltene Anomalie der Querfortsätze zweier Lendenwirbel. Ref. Z.org. Chir. **65**, 475 (1934).

NÄGELI: (a) Angef. nach W. MÜLLER. (b) Beitr. klin. Chir. **99**, 128 (1916). — NAGY, G.: Über Gibbusbildung bei Tetanus. Z. klin. Med. **127**, 434 (1934). — NECAI, L.: Chondrom der Wirbelsäule. Ref. Z.org. Chir. **60**, 458 (1933). — NEUMANN, H.: Behandlung der Spondylarthrosis rheumatica und verwandter Krankheitserscheinungen mit Cibalgin. Wien. med.

Wschr. **1934** II, 1406. — NEUSTADT: Wirbelsynostosen. Klin. Wschr. **1932** I, 744. — NICHOLS u. SHIFLETT: Nichtvereinigte abnorme Epiphysen an den unteren Lendenwirbelgelenkfortsätzen. Ref. Z.org. Chir. **66**, 21 (1934). — NICOLAS, L.: Beitrag zur Frage der traumatischen Spondylosis deformans. Zbl. Chir. **1938**, 991. — NIEDLICH: Angef. nach RUGE. — NIEDNER, F.: (a) Zur Kenntnis der normalen und pathologischen Anatomie der Wirbelkörperrandleisten. Fortschr. Röntgenstr. **46**, 628 (1932). (b) Schaltknochen in den Zwischenwirbelscheiben. Fortschr. Röntgenstr. **47**, 70 (1933). — NIEHUS, H.: Beitrag zur Entstehung des angeborenen Keilwirbels. Diss. Münster 1930. — NIEMANN u. PICK: Angef. nach LYON. — NIESSEN, H.: Die diagnostische Verwertbarkeit der Rückenschmerzen. Zbl. Chir. **1935**, 2973. — NILSONNE, H.: (a) Die Frage der traumatischen Lumbago nach dem Material der Reichsversicherungsanstalt. Ref. Z.org. Chir. **57**, 397 (1932). (b) Richtlinien für die Behandlung der traumatischen Lumbago. Ref. Z.org. Chir. **61**, 583 (1933). — NITSCHE, F.: Drehgleiten der nichtskoliotischen Wirbelsäule. Arch. orthop. Chir. **36**, 86 (1935). — NORLEN: Angef. nach RÖVEKAMP. — NÖLLER, F.: Spaltbildungen an den Gelenkfortsätzen der Lendenwirbelsäule. Arch. klin. Chir. **191**, 703 (1938). — NOVAK, C.: (a) Hemispondylia sagittalis. Ref. Z.org. Chir. **63**, 478 (1933). (b) Beiträge zur angeborenen Skoliose durch Halbwirbel. Ref. Z.org. Chir. **90**, 388 (1938). — NUVOLI e TATA: Studio radiologico sull'ossificazione della colonna vertebrale nel feto umano. Ann. Radiol. e fisica Med. **9** (1935).

OBER, G.: Über „Spondylosis deformans" der Halswirbelsäule. Dtsch. Z. Chir. **246**, 666 (1936). — ODELBERG-JOHNSON, O.: A case of cervical spondylarthritis after tonsillectomie. Acta orthop. scand. **2**, 302 (1931). — ODÉN, O.: Three cases of anomaly of the bodies of the vertebrae in the cervical region. Arch. radiol. (Stockh.) **15**, 69 (1934). — ODESSKY, J.: Über die Verkalkung des Ligamentum ileolumbale. Arch. orthop. Chir. **31**, 316 (1932). — OEHLECKER, F.: (a) Eine weitgehende Zerstörung des Kreuzbeins durch ein Fibrom, ohne wesentliche Nervenausfallserscheinungen. Z. Nervenheilk. **117**, 331 (1931). (b) Ein Wirbelbruch mit zunehmenden Lähmungen als Ausnahmefall früh operiert. Zbl. Chir. **1932**, 1274. (c) Über Klinik und Unfallbegutachtung der chronischen Osteomyelitis der Wirbelsäule. Chirurg **4**, 473 (1932). — OETTINGEN, E. N. v.: (a) Zwei angeborene Wirbelsäulenveränderungen. Röntgenprax. **1932**, 969. (b) Die Erkennung der Wirbelbogenfraktur im Röntgenbild. Dtsch. Z. Chir. **241**, 471 (1933). — OLEAGA: Die Knochenanomalien des lumbosakralen Segmentes. Ref. Zbl. Radiol. **23**, 25 (1936). — OLLER u. BRAVO: La maladie Kümmel comme accident de travail. Ref. Zbl. Radiol. **14**, 599 (1933). — OPPENHEIMER, A.: Diseases affecting the intervertebral foramina. Radiology **28**, 582 (1937). — OPPIKOFER, E.: Osteomyelitis des 2. und 3. Halswirbels nach Adenotomie. Z. Hals- usw. Heilk. **35**, 325 (1934). — ORTH, O.: (a) Das Chordom und seine differentialdiagnostische Bedeutung. Chirurg **2**, 91 (1930). (b) Spondylolisthesis kein Geburtshindernis. Röntgenprax. **8**, 206 (1936). — OSGOOD: Angef. nach RUGE. — OSTEN-SACKEN, E.: Über vordere Wirbelspalten. Ref. Z.org. Chir. **78**, 180 (1936). — OTT, TH.: Frakturen der Wirbelkörper. Bruns' Beitr. **147**, 343 (1929). — OTTO, E.: Wirbelverletzung und goldenes Sportabzeichen. Röntgenprax. **1933**, 698. — OTTONELLO, P.: Röntgenbild eines Hämangioms des 11. Brustwirbels. Ref. Zbl. Radiol. **23**, 496 (1936). — OVERTON and GHORMLEY: Congenital fusion of the spine. J. Bone Surg. **16**, 929 (1934). — OWEN, HERSEY u. GURDJIAN: Chordoma dorsalis of the cervical spine. Ref. Zbl. Radiol. **13**, 685 (1932).

PAGENSTECHER, A.: Ein Beitrag zur Erblichkeit der Marmorknochenkrankheit. Röntgenprax. **7**, 14 (1935). — PALAGI, P.: Lokalisation des Febris undulans in der Wirbelsäule. Ref. Z.org. Chir. **70**, 108. — PALTRINIERI, M.: Wirbeltuberkulose mit mehrfachen Herden. Ref. Zbl. Radiol. **20**, 533 (1935). — PAROV: Angef. nach JACOBI. — PARTSCH: Arch. orthop. Chir. **24**, 199 (1927). — PATERSON: Angef. nach W. MÜLLER. — PAU: Fusion of cervical certebrae. J. of Anat. **66**, 426 (1932). — PAVLIK, A.: Ursachen und Behandlung der Wirbelverschiebung. Ref. Z.org. Chir. **79**, 192 (1936). — PEET and ECHOLS: Herniation of the nucleus pulposus. A case of compression of the spinal cord. Arch. of Neur. **32**, 924 (1934). — PEROTTI, D.: Die Röntgenzeichen der Ausheilungsvorgänge bei der Wirbeltuberkulose. Ref. Zbl. Radiol. **23**, 490 (1936). — PERROT et BABAIANTZ: Les malformations congénitales de la colonne vertébrale et les scolioses consécutives. Rev. méd. Suisse rom., Juli **1933**. Ref. Zbl. Chir. **1933**, 2704. — PFLEIDERER, H. R.: Bau und Altersveränderungen der Zwischenwirbelscheiben. Diss. Tübingen 1936. — PHILIPP, E.: Röntgenologische und anatomische Untersuchungen zum Kapitel des Kreuzschmerzes mit besonderer Berücksichtigung der Sakralisation. Z. Geburtsh. **102**, 233 (1932). — PICCHINO, C.: Usur der Wirbelkörper durch einen Lymphdrüsentumor (Lymphosarkom). Zbl. Radiol. **23**, 496 (1936). — PICK: Angef. nach LYON. — PITKIN and PHEASANT: Darm-Kreuzbeinschmerzen. Eine Untersuchung der Beweglichkeit des Kreuzbeins. J. Bone Surg. **18**, 365 (1936). — PODKAMINSKI, N. A.: (a) Die fermentative Theorie der Entstehung von Arthritis und Spondylitis deformans. Arch. klin. Chir. **171**, 592 (1932). (b) Röntgendiagnostik der Erkrankungen der Zwischenwirbelscheiben. Arch. klin. Chir. **182**, 352 (1935). — POKORNY, L.: Wirbelsäulenveränderung nach Tetanus. Röntgenpraxis **9**, 813 (1937). — POLGAR, F.: Osteoporotische Wirbelerkrankung. Fortschr. Röntgenstr. **56**, 208 (1937). — POMMÉ u. MAROT: Subluxation des 5. Halswirbels nach vorn einschließlich des darübergelegenen Halswirbelabschnittes. Teilweise Kompression des. 6. Halswirbels. Ref. Zbl. Radiol. 19, 188 (1935). — PORGES: Angef. nach W. MÜLLER. — PORTMANN, A.: Wirbelsäulenveränderungen nach Tetanus. Diss. Zürich 1937. — POSSATI, A.: Röntgenbild des Wirbellymphogranuloms. Ref. Zbl. Radiol. 23, 495 (1936). — POZZAN, A.: Beitrag zur Kenntnis der Echinokokken der Wirbelsäule. Ref. Z.org. Chir. 72, 107 (1935). — PRATESI, F.: Wirbelsäulenschädigung bei Brucillose. Ref. Z.org. Chir. 80, 105 (1936). — PRICHOTKO u. MOSKWIN: Luetische Spondylitiden. Ref. Z.org. Chir. 60, 274 (1932). — PROUST, R.: A propos de la spondylite traumatique. Ref. Z.org. Chir. 56, 152 (1931). — PÜRKHAUER: Angef. nach ZEMGULYS. — PÜSCHEL: Angef. nach W. MÜLLER. — PUKY, P.: Die Rolle des intervertebralen Faserknorpels bei Deformitäten der Wirbelsäule. Ref. Z.org. Chir. 81, 425 (1937). — PUTTI: Die angeborenen Deformitäten der Wirbelsäule. Fortschr. Röntgenstr. 14, 285 (1909/10). — PUTTI u. SCAGLIETTI: Technica dell'apofisectomia nella sacralizza ione della quinta vertebra lombare. Ref. Zbl. Radiol. 13, 683 (1932). — PUTTI, V.: (a) Klinische Betrachtungen über die Degeneration der Zwischenwirbelscheiben. Ref. Z.org. Chir. 65, 273 (1934). (b) Come e perchè Vesalio ha contato sei vertebre nel sacro umano. Voll. e Mem. della Soc. Em. Rom. di Chir., Vol. 2, F. I. 1936. (c) Costale cervicale e aneurisma della succlavia. Voll. e Mem. della Soc. Em. Rom. di Chir Vol. 2, F. II. 1936. — PUTZU, F.: Über Wirbelsäulenbrüche ohne Behinderung des Herumgehens. Ref. Z.org. Chir. 62, 33 (1933). — PUUSEPP, L.: Zwei Fälle von Ekchondromen der Lendenwirbelsäule mit Gefäßkrämpfen der Füße. Chirurgische Abtragung und völlige Heilung. Ref. Z.org. Chir. 71, 426 (1935).

QUAINTANCE, P. A.: Fractures of the tranverse processes for the lumbar vertebrae. Arch. Surg. 19, 968 (1929). Ref. Chirurg 2, 441 (1930). — QUERVAIN, DE: A propos de la spondylite traumatique. Congr. franç. Chir., 39. Sess. Paris 1930.

RADULESCU, A. D.: Ein seltener Fall von vollständiger Mißbildung der Wirbelsäule ohne funktionelle Störungen. Ref. Z.org. Chir. 64, 569 (1933). — RAMAGE et NATTES: Angef. nach IRELAND. — RASZEJA, F.: Beiträge zur Klinik und Therapie unspezifischer Wirbelerkrankungen. Mitt. Grenzgeb. Med. u. Chir. 44, 401 (1936). — RATHCKE, L.: (a) Cysten in den Zwischenwirbelscheiben. Beitr. path. Anat. 87, 737 (1931). (b) Zur normalen und pathologischen Anatomie der Halswirbelsäule. Dtsch. Z. Chir. 242, 122 (1933). (c) Unsere heutigen Kenntnisse von der Spondylolisthese. Dtsch. med. Wschr. 1937 II, 1228. — RATTI, A.: Die Heilung der Wirbeltuberkulose im Röntgenbild. Zbl. Radiol. 24, 30 (1936). — RAVENA: Angef. nach W. MÜLLER. — RAWLS, J. L.: Fractures of the vertebrae. Ref. Z.org. Chir. 56, 793 (1932). — RAYNAUD et CONSTANTINI: Chronischer Rheumatismus der Wirbelsäule und RECKLINGHAUSENsche Krankheit durch Entfernung der Nebenschilddrüse behandelt. Ref. Z.org. Chir. 65, 275 (1934). — REBAUDI, F.: Osteodystrophie fibrosa cystica localisata in der Wirbelsäule. Ref. Zbl. Radiol. 20, 256 (1935). — RECCANDTE, A.: Contribution à l'étude des anomalies du développement du rachis. Rev. d'Orthop. 18, 674 (1931). — REDELL, G.: Spondylitis als Komplikation von Febris undulans Bang. Acta chir. scand. (Stockh.) 69, 87 (1931). — REDDINGIUS, T.: Wirbelstörungen bei Tetanus. Ref. Zbl. Radiol. 25, 342 (1937). — REGENSBURGER: Beitrag zur Erkennung und Krankheitsäußerung der seitlichen Spaltbildung (Spondylolyse) in den Lendenwirbelbögen. Zbl. Chir. 1935, 2819. — REGENSBURGER, K.: Spaltbildungen und freie Knochenschatten an Gelenkfortsätzen der Lendenwirbelsäule. Beitr. klin. Chir. 167, 622 (1938). — REISCHAUER, F.: Zur Frage der Spondylysis. Beitr. klin. Chir. 162, 64 (1935). — REISNER: (a) Das Röntgenbild der Keilwirbel, seine Bedeutung für die Genese der Wirbelsäulendeformitäten. Westdtsch. Ärzteztg, Juli 1932, Nr 14. (b) Arch. orthop. Chir. 32, 135 (1932). (c) Kreuzschmerzen und lombosakraler Übergangswirbel. Fortschr. Röntgenstr. 48, Kongreß-H. (1933). (d) Unfallfolge oder Entwicklungsstörung der obersten Halswirbel? Röntgenprax. 5, H. 2 (1933). — REISNER, A.: (a) Bogenbrüche des 2. Halswirbels. Röntgenprax. 5, H. 2 (1933). (b) Die Wichtigkeit der Projektion für Krankheitsherde. Röntgenprax. 5, H. 4 (1933). — REISNER u. BRADA: Lymphogranulomatose der Knochen. Röntgenprax. 5, H. 3 (1933). — RENANDER: Angef. nach W. MÜLLER. — REVIGLIO, G.: Einige seltene Dystrophien der Wirbelsäule. Ref. Zbl. Radiol. 23, 492 (1936). — RIMBAUD u. LAMARQUE: Mal de Pott mélitococcique. Ref. Zbl. Radiol. 15, 659 (1933). — RINONAPOLI: Multiple tuberkulöse Lokalisationen an der Wirbelsäule. Ref. Zbl. Radiol. 15, 339 (1933). — ROBERG, O. TH.: Spinal deformity following tetanus and its relation to juvenile Kyphosis. J. Bone Surg. 19, 603 (1937). — ROBERTS, S. M.: Congenital absence of the odentoid process resulting in dislocation of the atlas on the axis. J. Bone Surg. 15, 988 (1933). — ROBERTSON: Angef. nach RUGE. — ROBINSON, S., STONE jr. and H. ELLIOT: Cervial rips. West. J. Surg. 43, 295 (1935). — ROCHER et ROUDIL: Hernies nucléaires et épiphysites vertébrales dans la cyphose des adolescentes. Bull. Soc. Radiol. méd. France 20, 235 (1932). — ROEDERER et GLORIEUX: La spondylyse; ses causes et ses conséquences. Presse méd. 1933 II, 1550. — ROEDERER et D'INTIGNANO: Die röntgenologischen Veränderungen der beginnenden Skoliose. Ref. Zbl. Radiol. 22, 454 (1936). — RÖVEKAMP, TH.: Einseitige Sakralisation der gesamten Lendenwirbelsäule. Röntgenprax. 7, H. 8 (1935). — ROHDE: Seltene Röntgenbefunde an der oberen Wirbelsäule und ihre Abgrenzung gegen Verletzungsfolgen. Arch. klin. Chir. **186**, Kongreßber., 123 (1936). — ROKHLINE, ROUBACHEWA et MAIKOWA-STROGANOWA: La cyphose des adolescents. Recherche paléopathologique. J. de Radiol. **20**, 246 (1936). — ROLLESTONE u. FRANKAU: Angef. nach W. MÜLLER. — ROSE: Angef. nach W. MÜLLER. ROSE u. MENTZINGEN: Knorpelknoten im Wirbelkörper und Trauma. Chirurg **2**, 418 (1930). ROSH, R.: Vertebral involvement in Hodgkins' disease. Report of three cases. Radiology **26**, 454 (1936). — ROSSI, DE: Sacralisation de la 5 lombaire. Chir. Org. Movim **1918**. — ROSTOCK, P.: Die traumatischen Erkrankungen der Wirbelsäule. Bruns' Beitr. **159**, 313 (1934). — ROZOVA-MUCHINA, Z.: Ein Fall kombinierter Wirbelsäulenanomalien (Platyspondylie nach PUTTI). Ref. Z.org. Chir. **57**, 245 (1932). — RUBASCHEWA, A.: Über den Processus lateralis der Lendenwirbel und spez. über den Proc. styloides (im Röntgenbild). Fortschr. Röntgenstr. **47**, 183 (1933). — RUGE, E.: (a) Die geschlossenen Verletzungen der Wirbelsäule. Erg. Chir. **26** (1933). (b) Die Wirbelsäule in der Unfallheilkunde. Berlin: F. C. W. Vogel 1934. — RUGGERI, F.: Ostitis fibrosa cystica localisata der Lendenwirbelsäule. Ref. Z.org. Chir. **69**, 240 (1934). — RUGGLES: Angef. nach W. MÜLLER. — RUHNAU, A.: Über Spondylolisthesis. Diss. Königsberg 1932. — RUMMELHARDT: Über 178 Fälle von Spondylitis tuberculosa aus den Jahren 1907—1927. Arch. klin. Chir. **160**, 771 (1930). — RYCHLIK, E.: Kyphose nach Tetanus. Ref. Z.org. Chir. **66**, 197 (1934). — RYDÉN, A.: Spondylitis deformans of the cervical spine as a cause of so-called brachial neuralgia and other neuralgiforme paines. Acta orthop. scand. (Københ.) **5**, 49 (1934). — RYZOW, J.: Varianten, Anomalien und Deformitäten der Wirbelsäule. Ref. Z.org. Chir. **58**, 543 (1932).

SABIN, G. M.: Some interesting fracture of the spine. New England J. Med. **205**, 1031 (1931). — SALOTTI: Angef. nach RUGE. — SALVATORI, G.: Beitrag zur Kenntnis der Dauererfolge nach Sympathektomie bei anyklosierender Spondylarthrose. Ref. Zbl. Radiol. **23**, 497 (1936). — SANDIFORT: Angef. nach W. MÜLLER. — SANDSTRÖM, O.: Multiple Spondylitis bei Febris undulans BANG. Acta radiol. (Stockh.) **18**, 253 (1937). — SASHIN, D.: Relation of patholgic changes of the intervertebral discs to pain in the lower part of back. Arch. Surg. **32**, 932 (1936). — SAVÈS, M.: Scoliose congénitale par hémiatrophie de la deucième vertèbre lombaire. Ref. Z.org. Chir. **68**, 637 (1934). — SAXL, A.: Lumbago arthritica lumbosacralis. Wien. klin. Wschr. **1935 II**, 1131, 1155. — SCAGLIETTI, O.: Indicazioni cliniche alla cura chirurgica della sacralizzazione dolorosa della. Va lombare e considerazioni sui risultati. La Chirurgica **18**, F. V (1933). — SCHACHTSCHNEIDER, H.: Der hintere Bandscheibenprolaps in seinen klinischen Auswirkungen. Fortschr. Röntgenstr. **54**, 107 (1936). — SCHAFFER, J.: (a) Die Rückenseite der Säugetiere nach der Geburt nebst Bemerkungen über den Bau und die Verknöcherung der Wirbel. Sitzgsber. ksl. Akad. Wiss. **119**, H. 9, Abt. III, 409 (1910). (b) Bemerkungen über die feineren Vorgänge bei der Verknöcherung der Wirbel. Sitzgsber. Akad. Wiss. **119**, H. 9, Abt. III, 453 (1910). (c) Lehrbuch der Histologie und Histogenese. Leipzig 1922. — SCHAJOWICZ, F.: Contributo alla struttura microscopica e alla patologia dei dischi intervertebrali nei giovani. Chir. Org. Movim. **24**, Fasc. I (1938—XVII). — SCHANZ, A.: Spondylitis deformans, Arthritis deformans und Schmerzen. Münch. med. Wschr. **1930 I**, 94. — SCHAPIRA, C.: Klinischer und röntgenologischer Beitrag zum Studium der Veränderungen des Discus intervertebralis. Ref. Z.org. Chir. **68**, 638 (1934). — SCHEDE, F.: (a) Die Frühbehandlung der Skoliose. Z. orthop. Chir. **56**, 569 (1932). (b) Zur Operation der Skoliose. Arch. klin. Chir. **172**, 775 (1933). — SCHERER, E.: Beitrag zur Kasuistik der Wirbelangiome mit Kompression des Rückenmarks. Beitr. path. Anat. **90**, 521 (1933). — SCHEUERMANN, H.: (a) Die Intervertebralscheiben. Ref. Z.org. Chir. **62**, 516 (1933). (b) Roentgenologic studies of the origin and development of juvenile kyphosis, together with some investigations concerning the vertebral spine in man and in animals. Arch. orthop. scand. **5**, 161 (1934). — (c) Kyphosis juvenilis (SCHEUERMANNs Krankheit). Fortschr. Röntgenstr. **53**, H. 1 (1936). — SCHIELE, M.: Ein Fall von Spondylitis luetica. Diss. Köln 1931. — SCHIFFNER: Angef. nach W. MÜLLER. — SCHILDBACH, J.: Die Entwicklung der juvenilen Kyphose. Zbl. Chir. **1937**, 2086. — SCHILLER u. ALTSCHUL: Erfahrungen über Wirbeltuberkulose. Röntgenprax. **1933**, 481. — SCHINGNITZ, D.: Randzacken der Halswirbelsäule. Arch. orthop. Chir. **32**, 356 (1933). — SCHINZ, H. R.: Fortschritte in der Röntgendiagnostik der Wirbelsäule. Wien. klin. Wschr. **1935 I**, 321. — SCHLACHETZKI: Zur Wiederaufrichtung frakturierter Wirbelkörper. Zbl. Chir. **1934**, 706. — SCHLOFFER, H.: Erfahrungen über Relaminektomien. Med. Klin. **1933 II**, 1635. — SCHMARJEWITSCH: Zur Frage der Spondylosis. Z. orthop. Chir. **55**, 378 (1931). — SCHMIDT, F.: Über Verletzungen der vorderen Wirbelkörperkanten. Z. orthop. Chir. **20**, 596 (1935). — SCHMIDT, K. H.: Brustwirbelfrakturen und Respiration. Zbl. Chir. **1936**, 1153. — SCHMIDT, M. B.: Rachitis und Osteomalazie. Handbuch der pathologischen Anatomie und Histologie Bd. 9, 1. Berlin 1929. — SCHMIEDEN: (a) Berichte über die Hauptvorträge des Chirurgenkongreß 1930. II. Chirurgie der Wirbelsäule. Chirurg **1**, 528 (1930). (b) Trauma und Wirbelsäule. Mschr. Unfallheilk. **1931**. Beih., 8. (c) Über die Versteifungsoperationen nach HENLE-ALBEE an der Halswirbelsäule. Arch. klin. Chir. **170**, 89 (1932). — SCHMIEDEN u. REISNER: Wirbelsäule und Unfall.

Vereinsbl. pfälz. Ärzte **45** (1933). — SCHMINCKE, A.: Zur Sektionstechnik der Wirbelsäule. Zbl. Path. **47**, 177 (1930). — SCHMORL: (a) Beitrag zur Kenntnis der Spondylolisthesis. Dtsch. Z. Chir. **237**, 422 (1932). (b) Über Verlagerungen von Bandscheibengewebe und ihre Folgen. Arch. klin. Chir. **172**, 240 (1932). (c) Zur pathologischen Anatomie der Lendenbandscheiben. Klin. Wschr. **1932 II**, 1369. — SCHMORL u. JUNGHANNS: Die gesunde und kranke Wirbelsäule im Röntgenbild. Leipzig: Georg Thieme 1932. — SCHNEIDER: Angef. nach RUGE. — SCHÖNBAUER, L.: Zur Operationstechnik der bösartigen und entzündlichen Erkrankungen der Wirbelsäule. Schweiz. med. Wschr. **1935 I**, 95. — SCHÖNBURG, E.: Spondylitis infectiosa infolge Phlegmone am Bein nach Granatsplitterverwundung. Mschr. Unfallheilk. **41**, 575 (1934). — SCHRADER: (a) Zur klinischen und unfallmedizinischen Bedeutung der Sakralisation und Lumbalisation. Arch. orthop. Chir. **30**, 352 (1931). (b) Experimentelle Untersuchungen zur Spondylosis deformans. Z. orthop. Chir. **62**, Beil.-H., 117 (1935). — SCHREDL, L.: Röntgenologische Studien über die Verknöcherung der Bänder unter besonderer Berücksichtigung des Ligamentum ileolumbale. Arch. orthop. Chir. **31**, 301 (1932). — SCHREINER, K.: Spondylitis traumatica (KÜMMELL). Münch. med. Wschr. **1933 I**, 604. — SCHRICK, F. G. VAN: Die angeborene Kyphose. Z. orthop. Chir. **56**, 238 (1933). — SCHRÖDER, A. H.: Echinococcus vertebralis. Ref. Z.org. Chir. **64**, 218 (1933). — SCHRÖDER, W.: Fraktur des verknöcherten vorderen Längsbandes der Halswirbelsäule. Röntgenprax. **9**, 832 (1937). — SCHÜLLER, J.: Spondylolisthesis. Zbl. Chir. **1931**, 1085. — SCHÜLLER, M. P.: Die Sakralisation des 5. Lendenwirbels mit besonderer Berücksichtigung ihrer klinischen Bewertung. Beitr. klin. Chir. **131**, 281 (1924). — SCHÜLLER-CHRISTIAN: Angef. nach LYON. — SCHÜTZ: Angef. nach BOSS. — SCHULZE, K.: Ein Beitrag zur Frage der Verlagerung von Bandscheibengewebe. Röntgenprax. **9**, 641 (1937). — SCHULZE-GOCHT: (a) Über den Trapeziusdefekt. Zugleich ein Beitrag zur Frage der Skoliosenentstehung. Arch. orthop. Chir. **26**, 302 (1928). (b) Rückenverletzungen beim Schwimmsport. Arch. orthop. Chir. **30**, 34 (1931). — SCHUPP: Angef. nach JUNGHANNS. — SCHUPPLAR, H.: Zwei Fälle von Spina bifida occulta des 1. Brustwirbels. Röntgenprax. **1933**, 856. — SCHWABE, R.: Untersuchungen über die Rückbildung der Bandscheiben im menschlichen Kreuzbein. Virchows Arch. **287**, 651—713 (1933). — SCHWANKE, W.: Statik der versteiften Wirbelsäule. Dtsch. Z. Chir. **248**, 375 (1936). — SCHWEDE: Ein Fall von Knorpelknötchen. Röntgenprax. **1933**, 515. — SCHWEGEL: Angef. nach LE DOUBLE. — SEGRE, G.: (a) Posttyphöse Spondylitis. Ref. Z.org. Chir. **60**, 812 (1933). (b) Posttraumatische Arthritiden der Wirbelsäule. Ref. Zbl. Radiol. **14**, 112 (1933). — SEIFERT u. SCHMIDT-KEHL: Zur Entstehungsweise der Spondylosis deformans. Arch. orthop. Chir. **32**, 350 (1933). — SELIG and ÉLIASOPH: Wiederherstellung der knöchernen Struktur und Form des 6. und 7. Halswirbels nach starker Atrophie und Zusammenbruch. J. Bone Surg. **14**, 417 (1932). — SELVAGGI, G.: Wirbelsäulenosteomyelitis. Ref. Z.org. Chir. **63**, 622 (1933). — SEPPÄ, T.: Über chronische Versteifungen der Wirbelsäule. Ref. Z.org. Chir. **61**, 363 (1933). — SERCK-HANSSEN: Familiäres Vorkommen von Halsrippen in Verbindung mit anderen Unregelmäßigkeiten der Wirbelsäule. Acta chir. scand. (Stockh.) **76**, 551 (1935). — SERRA, A.: Beobachtungen über Folgen von Verletzungen der Wirbelsäule. Ref. Z.org. Chir. **61**, 102 (1933). — SHORE, L. R.: On osteo-arthritis in the dorsal intervertebral joints. A study in morbid anatomy. Brit. J. Surg. **22**, 833 (1935). — SICARD: Angef. nach W. MÜLLER. — SICK: Angef. nach W. MÜLLER. — SIEBNER, M.: Zur Behandlung der Kompressionslähmung des Rückenmarks bei schwerer Skoliose. Chirurg **2**, 663 (1930). — SIEGMUND, H.: Zur Begutachtung der hinteren Bandscheibenprolapse. Mschr. Unfallheilk. **43**, 609 (1936). — SILFVERSKIÖLD, N.: Spondylolisthesis. Acta orthop. scand. **1**, 42 (1930). — SIMON, W. V.: Der Lumbago in der Unfallbegutachtung. Z. orthop. Chir. **56**, 642 (1932). — SISEFSKY, M.: Spondylolisthesis and conditions resembling it. Acta orthop. scand. **4**, 234 (1933). — SIVEN: Angef. nach LANGE. — SMERCHINICK: Wirbelhämagiom. Ref. Zbl. Radiol. **23**, 110 (1936). — SOLCARD, M.: Un cas de maladie de KÜMMEL-VERNEUIL. Rev. d'Orthop. **20**, 319 (1933). — SOLGER: Angef. nach LE DOUBLE. — SOMMER, R.: (a) Einseitige Atlasluxation nach vorn ohne Bruch des Zahnfortsatzes. Chirurg **5**, 489 (1933). (b) Über Dornfortsatzabrisse. Mschr. Unfallheilk. **44**, 84 (1937). — SORGE, F.: Der fünfte Lendenwirbel. Eine anatomisch-röntgenologische Studie. Arch. orthop. Chir. **32**, 72 (1932). — SORREL, E.: Effondrements post-traumatiques de la colonne vertébrale. Fracture frustes (type Verneuil). Bull. Soc. nat. Chir. Paris **61**, 654 (1935). — SORREL, LEGRAND-LAMBLING u. NABERT: Zwei Fälle von Entwicklungsmangel der Disci und der Brustwirbelkörper. Ref. Zbl. Radiol. **23**, 184 (1936). — SOUQUES, LAFOURCADE u. TERRIS: Angef. nach W. MÜLLER. — SPAMER, E.: Zur Repositionsbehandlung der Wirbelluxationsbrüche. Zbl. Chir. **1935**, 685. — SPIETH: Angef. nach W. MÜLLER. — SPITZENBERGER, O.: Arthritische Randzackenbildungen an der Halswirbelsäule als Ursache von Schluckbeschwerden. Röntgenprax. **8**, 159 (1936). — SPRUNG, H. B.: Spondylitis, Spondylopathie, Spondylolisthesis bei luischer Erkrankung. Dtsch. Z. Chir. **249**, 632 (1938). — STAMM, CH.: Über Dornfortsatzbrüche der unteren Hals- und der oberen Brustwirbelkörper. Mschr. Unfallheilk. **43**, 176 (1936). — STEFAN, H.: Über Wirbelbogenveränderungen bei Rückenmarkstumoren im Röntgenbild.

Z. Neur. 151, 683 (1934). — STEHR, L.: Über die Arthrosis der Ileosarkalgelenke. Röntgenprax. 8, 518 (1936). — STEINMANN: Spondylitis deformans und Unfall. Ref. Chirurg 3, 939 (1931). — STERNBERG: (a) Über Röntgenbefunde bei Osteomyelitis der Wirbelsäule und Spondylitis infectiosa. Fortschr. Röntgenstr. 49, 41. (b) Die angeborene Kyphose und der angeborene Gibbus, ihre anatomischen Grundlagen und ihre formale Genese. Arch. orthop. Chir. 31, 465 (1932). (c) Über Wirbelsäulenosteomyelitis und Spondylitis infectiosa. Wien. klin. Wschr. 1934 I, 492. — STEWART, T. D.: (a) Vorkommen der Spondylolyse an der Wirbelsäule der Eskimos. Ref. Mschr. Unfallheilk. 1933, 45. (b) Spondylolisthesis without separate neural arch (pseudospondylolistheis of JUNGHANNS). J. Bone Surg. 17, 640 (1935). — STIASNY, H.: (a) Fraktur der Halswirbelsäule bei Spondylarthritis ankylopoetica (BECHTEREW). Zbl. Chir. 1933, 998. (b) Vererbbarkeit der Osteopsathyrosis. Zbl. Chir. 1935, 634. — STIEWE: Angef. nach M. LANGE. — STOCK, F.: Über Wirbelfrakturen und Luxationen. Diss. Leipzig 1931. — STORCK, H.: Anatomische Grundlagen für Beschwerden im Abschnitt Kreuzbein-Lendenwirbelsäule. Fortschr. Röntgenstr. 25, Kongr.-H., 51 (1935). — STOYANOFF, P.: Über einen Fall von Echinokokkus der Wirbelsäule. Ref. Z.org. Chir. 74, 411 (1935). — STREIGNART, E.: A propos d'un cas de spondylolisthésis. Rev. d'Orthop. 22, 233 (1935). — STRUCKOW, A.: (a) Pathologische Anatomie der tuberkulösen Spondylitis Erwachsener im Zusammenhang mit den Besonderheiten der Histostruktur der Wirbelkörper. Ref. Z.org. Chir. 73, 430 (1935). (b) Veränderungen der Zwischenwirbelscheiben bei tuberkulöser Spondylitis. Ref. Z.org. Chir. 73, 430 (1935). — STURM, V.: Über Platyspondylie und begleitende neurologische Erscheinungen. Ref. Z.org. Chir. 74, 552 (1935). — SUCHER, J.: Ein Fall von Spondylitis nach Typhus abdominalis. Klin. Med. (russ.) 9, 643 (1931). — SUERMONT, W. F.: Über Spondylolisthese. Ref. Z.org. Chir. 57, 245 (1932). — SUGA, Y.: Über einen Sektionsfall der Wirbelaktinomykose. Ref. Zbl. Radiol. 23, 413 (1936). — SUMITA: Angef. nach W. MÜLLER. — SUNDT, H.: Vertebra plana Calvé. Acta chir. scand. (Stockh.) 76, 501 (1935). — SUSSMANN, M. L.: Chronic osteomyelitis of the spine. Acta radiol. (Stockh.) 14, 43 (1933). — SZAVOLSKI: Angef. nach W. MÜLLER.

TABB and TUCKER: Actinomycosis of the spine. Amer. J. Roentgenol. 29, 628 (1933). — TAMMANN: Die Wundheilung im Bereich der Zwischenwirbelscheibe. Arch. klin. Chir. 177, 120 (1933). — TAPIA u. VALDIVIESO: (a) Die Wirbelsäulenerscheinungen bei Maltafieber. Ref. Z.org. Chir. 60, 274 (1932). (b) Zur infektiösen Ätiologie der Spondylarthrose. Ref. Zbl. Radiol. 15, 38 (1933). — TEMPELAAR, H.: Spondylosis rhizomelica. Ref. Z.org. Chir. 79, 365 (1936). — TENEFF, ST.: (a) Ischiassyndrom bei Verletzung der Zwischenwirbelscheibe. Ref. Z.org. Chir. 67, 112 (1934). (b) Die Degeneration der Zwischenwirbelscheibe. Ref. Z.org. Chir. 67, 113 (1934). (c) Fall von Hernia intraspongiosa der Zwischenwirbelscheibe. Ref. Z.org. Chir. 66, 436 (1934). — TESCHENDORF, J.: Iritis rheumatica und Spondylarthritis ankylopoetica. Dtsch. med. Wschr. 1933 II, 1576. — THORNDIKE: Angef. nach RUGE. — TICHENOW, W.: Spondylitis luetica. Ref. Z.org. Chir. 60, 273 (1932). — TIMMERKAMP, H.: Die prämature Synostose der Halswirbelsäule (KLIPPEL-FEILsches Syndrom) und ihre Deutung. Diss. Münster i. W. 1932. — TORBIN u. JALIN: Angef. nach W. MÜLLER. — TOWNE, E. B.: Injuries of the spinal cord and its roots following dislocation of the cervical spine. Surg. etc. 57, 783 (1933). — TRACHSLER, W.: Über einen Fall von primärem Samenblasencarcinom mit Metastasen in der Wirbelsäule bei klinisch fraglicher KÜMMELscher Krankheit infolge von Trauma. Z. Krebsforsch. 41, 382 (1934). — TURNER u. MARKELLOW: Die Röntgendiagnostik der Spondylolysis im Lichte experimenteller Forschung an Kadavern. Acta chir. scand. (Stockh.) 67, 914 (1930).

UHDE: Angef. nach LE DOUBLE. — UHLENBRUCH, A.: Über die Osteomyelitis der Wirbelsäule. Diss. Königsberg 1931. — UMLAUFT: Beitrag zu den Brüchen der Halswirbelsäule. Zbl. Chir. 1933, 2462.

VALENTIN u. PUTSCHAR: (a) Zur Klinik und Pathologie der Kyphoskoliosen mit Rückenmarkschädigung. Z. orthop. Chir. 57, 245 (1932). (b) Dysontogenetische Blockwirbel- und Gibbusbildung. Z. Orthop. 64, 338 (1936). — VEER, A. DE: Wirbelverschiebung nach hinten unter dem Bilde schwerer Ischias. Röntgenprax. 7, 27 (1935). — VEGH, J.: Über Riesenzellgeschwülste, auf Grund eines am Dornfortsatz des 6. Halswirbels beobachteten Falles. Ref. Zbl. Radiol. 24, 441 (1937). — VEITH, G.: Über Dornfortsatzbrüche. Diss. Frankfurt a. M. 1936. — VERTH, ZUR: Lumbago und Lumbago ossea unter besonderer Berücksichtigung der Unfallentstehung. Hefte Unfallheilk. 5 (1931). — VIGANO, A.: (a) PAGETsche Krankheit und RECKLINGHAUSENsche Krankheit. Ref. Zbl. Radiol. 20, 526 (1935). (b) Wirbelsäulenveränderungen bei Neurofibromatose. Ref. Z.org. Chir. 76, 692 (1936). — VOGT, A.: Wirbelverschiebung nach hinten, traumatisch entstanden. Acta radiol. (Stockh.) 18, 227 (1937). — VOLHARD, E. u. v. DRIGALSKI: Über eine eigenartige familiäre Entwicklungsstörung des Rumpfskelets. Zbl. inn. Med. 1937, 243. — VOLKMANN, J.: (a) Über den Processus styloides der Wirbel. Zbl. Chir. 1934, 1340. (b) Über Brüche der Wirbeldornfortsätze. Med. Klin. 1935 II, 1593. — VOLKOVA, K.: Über Ruptur der Zwischenwirbelscheiben und Entstehung der sog. SCHMORLschen Knötchen. Ref. Z.org. Chir. 63, 710 (1933).

Waaler, E.: Infektion durch Paratyphus A mit Spondylitis. Ref. Z.org. Chir. 76, 160 (1936). — Wachs, E.: Über Abrißfrakturen an den Dornfortsätzen der Wirbelsäule. Fortschr. Röntgenstr. 52, 261 (1935). — Wagner, W.: Über Frakturen durch Muskelzug. Arch. klin. Chir. 171, 503 (1932). — Wahren, H.: (a) Über Ischiasskoliosen und ähnliche Zustände. Acta orthop. scand. 1, 183 (1930). (b) Achondroplasia atypica. Acta orthop. scand. 2, 87 (1931). — Wainstein, W.: Zur Behandlung der Wirbelkörperbrüche. Ref. Z.org. Chir. 66, 282 (1934). — Wallgren, G.: Über die Spondylolisthesis. Acta orthop. scand. 4, 1 (1933). — Walz: Angef. nach Kinzel. — Wanke: Angef. nach Kinzel. — Warner (a) Studien zur Pathologie des Lumbosakralgebietes. Hefte Unfallheilk. 4, 121 (1929). (b) der 5. Lendenwirbel. Arch. orthop. Chir. 33, 279 (1933). — Warshaw, D.: Dislocation of the cervical vertebrae usw. Ann. Surg. 99, 470 (1934). — Weber: Angef. nach Jacobi. — Weber, W.: Angef. nach W. Müller. — Wegener, E.: Über die Lymphogranulomatose der Wirbelsäule. Virchows Arch. 289, 386 (1933). — Weil, S.: (a) Spondylolisthesis. Zbl. Chir. 1930, 2620. (b) Ungewöhnlicher Fall von Wirbelsäulenmißbildung mit Zweiteilung des Wirbelkanals. Arch. klin. Chir. 170, 100 (1932). Weil et Dam: L'hypertransition douloureuse lombosacrée. Étude clinique et thérepeutique. Presse méd. 1934 II, 1919. — Weiss, O.: Über die Anatomie der Übergangswirbel an der Grenze von Lendenwirbelsäule und Kreuzbein und ihre klinische Bedeutung. Z. Anat. 92, 533 (1930). — Weninger, A.: Über eine seltene Entwicklungsanomalie des Halses (Klippel-Feil-Syndrom). Arch. Gynäk. 159, 775 (1935). — Wenzl, O.: Die Sakralisation des 5. Lendenwirbels und ihre klinische Bedeutung. Arch. klin. Chir. 188, 493 (1937). — Werner: Angef. nach Jacobi. — Werthemann u. Rintelen: Über „spastische Spinalparalyse" bei Kompression des Rückenmarks durch ein im Verlauf von Spondylitis ankylopoetica verknöchertes hinteres Schmorlsches Knötchen. Z. Neur. 142, 200 (1932). — Westermann: Angef. nach Ruge. — Wette: Spondylosis oder Variationsform des 5. Zwischengelenkstückes? Unfallfolge? Mschr. Unfallheilk. 43, 249 (1936). — Whitman and Lewis: J. Bone Surg. 16, 587 (1934). — Wildhagen, K.: Zwei Fälle von Wirbelangiom. Diss. Hamburg 1936. — Wilhelm: Angef. nach Ruge. — Wilhelm, R.: Der Kreuzschmerz. Erg. Chir. 28 (1935). — Williams, P. C.: (a) Reduced lumbosacral joint space. J. amer. med. Assoc. 99, 1677 (1932). — (b) Lesions of the lumbosacral spine etc. J. Bone Surg. 19, 690 (1937). — Willich: Wirbelsäulenerkrankungen bei angeborenen Wirbelmißbildungen. Arch. klin. Chir. 162, 60 (1930). — Willis, Th. A.: (a) The separate neural arch. J. Bone Surg. 13, 709 (1931). (b) J. Bone Surg. 14, 267 (1932). (c) Sakro-iliacale Arthritis. Ref. Zbl. Chir. 1934, 3004. — Willms, E.: Zur Vertebra plana. Zbl. Chir. 1934, 1130. — Winterstein, O.: Über Querforsatzfrakturen. Schweiz. Z. Unfallmed. 28, 57 (1934). — Wolf: Angef. nach Ruge. — Wolff, G.: (a) Spondylolisthese und Unfall. Z. orthop. Chir. 61, 132 (1934). (b) Zur Diagnose und Beurteilung der sog. Bechterewschen Erkrankung. Z. orthop. Chir. 63, 133 (1935). — Wollenberg: Angeborene Kyphose. Gerharts Leitfaden der Röntgenologie, S. 169. Berlin 1922. — Wollmann u. Meyerding: Spontane hyperämische Luxation des Atlas. Ref. Z.org. Chir. 69, 461 (1934). — Worringer: Angef. nach W. Müller. — Woytek, G.: (a) Über einen eigenartigen hyperostotischen vornehmlich an der Lendenwirbelsäule lokalisierten Knochenprozeß. Mélérhéostose (Léri) der Lendenwirbelsäule. Dtsch. Z. Chir. 239, 565 (1933). (b) Über Spätveränderungen bei der Osteodystrophia deformans der Wirbelsäule. Arch. klin. Chir. 136, Kongr.-Ber., 122 (1936). — Wreden, R.: (a) Dysplasien des unteren Wirbelsäulenabschnittes, ihre Folgen und Behandlung. Ref. Z. org. Chir. 60, 331 (1932). (b) Die Kyphoskoliosen und Komplikationen seitens des Nervensystems. Ref. Z. org. Chir. 72, 594 (1935). — Wunderlich, H.: Spondylolisthesis und Sportunfallbegutachtung. Arzt u. Sport 12, 1, 6 (1936).

Yvin, M.: Platyspondylie généralisée avec ostéopoecilie localiséé. Rev. d'Orthop. 22, 683 (1935).

Zanetti, S.: Erkrankungen der Gallenblase und Verkrümmungen der Wirbelsäule. Ref. Zbl. Radiol. 19, 188 (1935). — Zanoli, R.: Über die chirurgische Behandlung der Apophysengelenkentzündung der Wirbelsäule nach Putti. Ref. Z.org. Chir. 78, 583 (1936). — Zaremba, R.: Ein Fall von wahrscheinlicher Entartung einer Zwischenwirbelscheibe. Ref. Z.org. Chir. 78, 268 (1936). — Zeitlin, A.: Verkalkungen der Zwischenwirbelscheiben und ihre klinische Bedeutung. Ref. Z.org. Chir. 71, 423 (1935). — Zimmer, E. A.: Über Dornfortsatzbrüche. Bruns' Beitr. 162, 273 (1935). — Zlaff, S.: Klinische Beobachtungen einiger Zwischenwirbelscheibenveränderungen. Hinteres Knorpelknötchen (Ekchondrom) am Lebenden röntgenologisch diagnostiziert. Fol. neuropath. eston. 15/16, 429 (1936). — Zubkov u. Aronov: Ein Fall von angeborener Wirbelsäulenmißbildung (Platyspondylie). Ref. Z.org. Chir. 74, 552 (1935). — Zuckermann, W.: Isolierte Frakturen der lumbalen Wirbelquerfortsätze. Ref. Z. org. Chir. 60, 272 (1932). — Zuckschwerdt u. Axtmann: Wirbelveränderungen nach Wundstarrkrampf. Dtsch. Z. Chir. 238, 627 (1933). — Zuppa, A.: Die Verkalkung des intervertebralen Pulpakerns. Arch. di Radiol. 10, 250 (1934).

5. Spezielle Pathologie des Beckens.

Von

Walter Putschar-Charleston, W.Va.

Mit 56 Abbildungen.

Einleitung.

Bei der Bearbeitung der speziellen Pathologie des Beckens befindet man sich in einer ungewöhnlichen Lage. Erstens, weil die Heranziehung von Material zur eigenen Untersuchung, die bei inneren Organen ein leichtes ist, nur in recht beschränktem Maße möglich ist. Zweitens, weil in dem großen Werk von BREUS und KOLISKO eine Beckenpathologie vorliegt, die in jahrzehntelanger Arbeit und Erfahrung an Hand des größten je durchgearbeiteten Materials aufgebaut wurde. Diese Umstände bringen es mit sich, daß man sich bei der Beschränktheit der eigenen Erfahrung in vielen Abschnitten der klassischen Pelikologie auf eine Interpretation der Ergebnisse von BREUS und KOLISKO beschränken muß, zu deren Kritik eine gleichwertige Erfahrung nötig wäre. Dies trifft um so mehr zu, als seit dem Ausbau der operativen Geburtshilfe das Interesse der Frauenärzte, die vorwiegend die Beckenpathologie betrieben, abnahm, so daß in den letzten 20 Jahren nur wenig auf pelikologischem Gebiet gearbeitet wurde. Eine Ausnahme hiervon machen die chirurgisch wichtigen Beckenverletzungen und die Protrusion der Hüftpfanne, ferner die Entwicklungsstörungen, die besonders klinisch seit Verbesserung der Röntgentechnik eingehend studiert wurden und die erst in den letzten Jahren systematisch bearbeitete Pathologie der Beckenverbindungen. Die spezifischen und unspezifischen Entzündungen sowie die Geschwülste und Parasiten des Beckens werden nicht besprochen, da in den entsprechenden allgemeinen Kapiteln dieses Handbuchs hinreichende Einzelheiten mitgeteilt sind.

Das verwendete Material entstammt meinen früheren Arbeitsstätten (Pathologisches Institut der Universität Göttingen [Prof. GG. B. GRUBER], Pathologisches Institut der Universität Buffalo [Prof. K. TERPLAN]), dem Museum des Berliner Pathologischen Instituts [Prof. R. ROESSLE] und dem Röntgenarchiv der Krüppel- Heil- und Pflegeanstalt Annastift in Hannover [Prof. B. VALENTIN], wofür ich allen Genannten bestens danken möchte. Für ein Präparat bin ich Herrn Prof. JACOBS, Pathologe am Buffalo City Hospital, zu Dank verpflichtet.

Die Niederschrift erfolgte an Hand des Buffaloer Sammlungsmaterials: nur eine letzte Überarbeitung und Ergänzung wurde an meiner neuen Arbeitsstätte vorgenommen.

I. Beckenmessung und Beckenmaße.

Die Beckenmessung ist auch abgesehen vom geburtshilflichen Interesse ein unentbehrliches Hilfsmittel zur anatomischen Untersuchung. Sie läßt geringere aber gelegentlich wichtige Unterschiede klar hervortreten und gleichzeitig läßt die Mitteilung der wesentlichen Maße eines Beckens dessen Formeigentümlichkeiten klarer und objektiver erkennen als die Beschreibung. Voraussetzung für die Verwertbarkeit der Beckenmaße ist, daß man sich der Grenzen der Genauigkeit bewußt bleibt, und daß man sich an vereinbarte Meßpunkte hält oder mindestens die Meßpunkte, die gewählt wurden, angibt, da sonst keine vergleichbaren Werte gewonnen werden. BREUS und KOLISKO drangen mit Recht darauf, die Beckenmessung nicht durch unnötiges mathematisches Beiwerk zu komplizieren, wie es zum Teil in der älteren Pelikologie geschehen war, und betonen, daß die Messung auf Millimeter genau mehr zur Genauigkeit des Meßvorganges als wegen der objektiven Verwertbarkeit einzelner Millimeter nötig sei. Auch bei exakter Vereinbarung der Meßpunkte bleibt immer noch ein mehrere Millimeter betragender Spielraum, besonders an manchen Stellen. Ungenauigkeit der Meßergebnisse ergeben sich noch aus dem Zustande des Beckenpräparates. Die Vertrocknung der Knorpel der Beckenverbindungen ist bei Erhaltung des natürlichen Verbandes zu berücksichtigen; Vertrocknung der Ligamente kann sogar die Stellung der Beckenknochen zueinander ändern. Bei künstlich zusammengesetzten Beckenknochen ist die Art der Fassung und die Dicke der Zwischenschichten eine mögliche Fehlerquelle. Am größten sind naturgemäß diese Fehler bei den noch zum Teil knorpeligen und mit knorpeligen Wachstumsfugen durchsetzten Becken von Kindern und Jugendlichen, aber auch von manchen Zwergformen mit verzögerter Verknöcherung. Deshalb sollten Kinderbecken nur feucht (in Alkohol oder Formalin) aufbewahrt werden. Deshalb wäre es am wünschenswertesten, das frisch der Leiche entnommene Becken, nach Abpräparation der Weichteile von den Meßpunkten, zu messen, was bei den großen Reihenuntersuchungen von BREUS und KOLISKO nicht durchführbar war, aber bei einzelnen wichtigen Becken durchaus möglich wäre. Scheinbare Widersprüche bei Beckenmaßen können auch durch vernachlässigte Rassenunterschiede bedingt sein.

Ich folge in der Wahl und Festlegung der Beckenmaße den Angaben von BREUS und KOLISKO, weil sie gerade die für die anatomische Untersuchung brauchbarsten Maße ausgewählt haben, und weil das größte jemals anatomisch untersuchte Beckenmaterial, das in ihrem Werk verwertet und dessen Zahlen dort mitgeteilt sind, nach diesen Angaben gemessen wurde. Soweit im folgenden eigene Beckenmaße mitgeteilt werden, entsprechen sie den Vorschriften von BREUS und KOLISKO und sind in Zentimetern.

BREUS und KOLISKO verwenden fast ausschließlich die Angabe der Maße in absoluten Zahlen (Zentimeter) und schränken die relative Meßmethode für die Sonderfälle ein, in denen man die Proportionen sehr verschieden großer Becken vergleichen muß (Kinderbecken, Zwergbecken, Riesenbecken). Solche relative Beckenmaße hatten LITZMANN und BREISKY ausgearbeitet. LITZMANN setzte die Conjugata vera = 1 und reduzierte die anderen Beckenmaße in Beziehung auf dieses Grundmaß, während BREISKY die größte vordere Kreuzbeinbreite an der Linea terminalis als Grundmaß wählte und alle anderen Maße in Prozenten dieses Maßes ausdrückte.

Man unterscheidet 3 Arten von Beckenmaßen: 1. Durchmesser (Lichtungsmaße), 2. Abstände von Punkten der Beckenwandung, deren Verbindungslinien den Beckenkanal nicht diametral durchsetzen, 3. Strecken- oder Wandungsmaße, welche die Ausdehnung einzelner Knochen und Knochenteile angeben (BREUS und KOLISKO). Diese Maße geben Aufschluß, wie sich Größe und Form des Beckens aus den Maßen der Teilstücke aufbauen und deshalb sind gerade die Streckenmaße für den Pathologen am wertvollsten. Die Durchmesser werden in verschiedenen Höhen des Beckenkanals gemessen (Beckeneingang, Beckenmitte, Beckenausgang). Die Begrenzung des Beckeneinganges liegt nur selten in einer Ebene, da das Promontorium in der Regel über der Ebene der Lineae terminales der Hüftknochen (FRORIEPs Terminalebene) erhoben ist. Die Beckeneingangsebene geht durch das Promontorium, während die Terminalebene die ventrale Kreuzbeinfläche etwas tiefer schneidet. Es liegen also die Beckeneingangsdurchmesser selten alle in einer Ebene. Die Conjugata vera anatomica (C. v.) wird von der Mitte des oberen ventralen Randes des 1. Kreuzbeinwirbels (Promontorium) zur Mitte des oberen Randes der Symphysis pubis gemessen. Die Conjugata inferior (C. i.) KEHRERs ist der sagittale Durchmesser der Terminalebene (gemessen bis zur Verbindungslinie der Terminallinie der beiden Hüftknochen an der zentralen Kreuzbeinfläche). Die Distanz der sakralen Endpunkte dieser beiden Konjugaten gibt Aufschluß über die Stellung des Promontoriums. Bei asymmetrischen und schräg verschobenen Becken fällt die C. v. nicht in die Sagittalebene, deshalb soll man auch den Sagittaldurchmesser des Einganges messen und seine Endpunkte angeben. Bei solchen Becken ist auch anzugeben, ob die Mikrochorden vom Promontorium oder von der Sagittallinie aus gemessen wurden. Der Querdurchmesser des Eingangs (Transversa major, Tr.) wird gemessen als größte Distanz der beiden Terminallinien senkrecht auf die Conjugata, manchmal ist die Entfernung seines Fußpunktes vom Sakroilikalgelenk bedeutsam. Als vorderer Querdurchmesser (Transversa anterior, Tr. a.) kann die Distanz der beiden Eminentiae ileopectineae gemessen werden. Die Schrägdurchmesser des Eingangs (Obliquae) werden gemessen vom Schnittpunkt des Sakroiliakalgelenkes mit der Terminallinie zur Grenze von Schambein und Darmbein der anderen Seite (etwa entsprechend der Projektion der Eminentia ileopectinae auf die Terminallinie). Die Bezeichnung rechts und links richtet sich nach dem Sakroiliakalgelenk. In der Beckenmitte wird die Conjugata vom oberen Rand des 3. Kreuzwirbels zur Mitte der Symphyse gemessen, der entsprechende Querdurchmesser geht durch die Mitte der Acetabula (WALDEYER). Als Conjugata des Beckenausgangs wird die Distanz vom unteren Symphysenende zur kaudalen Endfläche des letzten knöchern mit dem Kreuzbein verbundenen Wirbels gemessen (ohne Rücksicht auf Assimilation). Als Querdurchmesser bestimmt man die Distanz der Sitzbeinstachel (Dist. spin. ischii), die der Beckenenge angehört und von den vorspringenden symmetrischen Stellen gemessen wird. Ferner die Distanz der Sitzhöcker (Dist. tub. isch.), die großen Spielraum bei der Wahl des Maßpunktes gestattet. Nach BREISKY wird am besten von den am meisten vorspringenden Stellen des Ansatzes des Lig. sacrotuberosum gemessen.

Die wichtigsten außerhalb des Beckenkanals gelegenen Abstände werden folgendermaßen bestimmt: Der Abstand der vorderen oberen Darmbeinstachel (Dist. spin.) wird von dort gemessen, wo die Mittellinie des Darmbeinkammes an der Spina endet. Der Abstand der Darmbeinkämme (Dist. crist.) ist gleichfalls von der Mittellinie des Crista ilei zu messen, da man bei der üblichen Messung an der Außenfläche das Maß durch die variable Stärke des von WALDEYER als Tuber glutaeum anterius bezeichneten Muskelhöckers stört. Die Distanz der Trochanteren ist anatomisch wenig bedeutsam. Wichtiger kann der Abstand der hinteren oberen Hüftbeinstacheln (Dist. spin. post.) sein: man mißt vom weitest dorsal vorspringenden Punkte der Spinae (MICHAELIS). Alle diese Maße kennzeichnen vor allem die Stellung und Krümmung der Darmbeinschaufeln.

Am wichtigsten für die Beurteilung der Genese der Beckenform sind die Teilstreckenmaße am Hüftbein. Man mißt die Länge des Hüftknochens entlang der Linea terminalis. BREUS und KOLISKO teilen diese Strecke entsprechend den Wachstumsverhältnissen des jugendlichen Beckens in 3 Teilstrecken: Pars sacralis, Pars iliaca und Pars pubica. Die Pars sacralis (P. s.) wird gemessen von dem Punkt, wo die Linea terminalis den ventralen Rand der Facies auricularis ilei trifft bis zum entferntesten Punkt am hinteren unteren Ende des Darmbeinkammes. Dieser Punkt liegt meist etwas ober der Spina posterior superior. Die Pars iliaca (P. i.) wird vom vorderen Rand der iliakalen Gelenkfläche entlang der Linea terminalis bis zur Synostosierungsspur zwischen Ilium und Pubis gemessen. Die Pars pubica (P. p.) mißt man von dieser Synostosierungsstelle bis zum oberen Rand des Symphysenknorpels. Die Summe dieser 3 Teilstrecken bezeichnen BREUS und KOLISKO als Terminallänge.

Als Normalmaße der Teilstrecken der Terminallänge geben BREUS und KOLISKO für das erwachsene weibliche Becken an:

$$\text{Pars sacralis (P. s.)} = 6{,}5\text{—}7 \text{ cm,}$$
$$\text{Pars iliaca (P. i.)} = 6\text{—}6{,}5 \text{ cm,}$$
$$\text{Pars pubica (P. p.)} = 7\text{—}7{,}5 \text{ cm.}$$

Die Maße des Kreuzbeins müssen sowohl in der Länge (Höhe) wie auch in der Breite infolge der zweifachen Flächenkrümmung dieses Knochens mit dem Zirkel und mit dem Bandmaß genommen werden. Die Differenz dieser Maße deutet die Krümmung an; will man diese näher kennzeichnen, so ist der größte vertikale Abstand des Bogens von der Sehne anzugeben. Die Länge wird in der Mittellinie vom proximalen Rand des ersten bis zum distalen Rand des letzten Wirbels gemessen, der mindestens teilweise mit dem Kreuzbein synostosiert ist. Diese Festlegung ist in Anbetracht der sehr häufigen Vermehrung oder Verminderung der Kreuzwirbel nötig. In zweifelhaften Fällen sind zwei Maße anzugeben. Die Breite des Sakrums, die für Form und Größe des Beckens sehr wichtig ist, wird von den beiden Stellen, wo die Lineae terminales die Sakroiliakalgelenke treffen, mit dem Zirkel gemessen. Die Berechnung eines Sakralindexes nach TURNER oder PATERSON ist für die Zwecke des Pathologen wertlos. Die sagittale Krümmung des Sakrums kann man durch Bestimmung des Sakralwinkels nach DÜRR angeben, der durch die beiden geraden Linien begrenzt wird, die sich von der Mitte des Promontoriums und der Kreuzbeinspitze zur Mitte des 3. Kreuzwirbels ziehen lassen. Die Bestimmung des Promontoriumwinkels (Lumbosakralwinkels), der von den Vorderflächen des letzten Lenden- und ersten Kreuzwirbels gebildet wird, ist nur am frischen Präparat von Wert. (Näheres siehe bei JUNGHANNS im Kapitel Wirbelsäule dieses Handbuchs.) Als Terminalwinkel bezeichnet FRORIEP den Winkel, den die Vorderfläche des Sakrums mit der Terminalebene bildet. Wegen der Krümmung der ventralen Kreuzbeinfläche ist es schwierig, diesen Winkel genau zu bestimmen, wenn man nicht am sagittalen Medianschnitt die Achse der Sakralwirbelkörper aufsuchen kann. Deshalb muß man sich nach BREUS und KOLISKO meist mit der Schätzung begnügen, ob dieser Winkel vermehrt oder vermindert ist. Die Kreuzbeinneigung gegen den Horizont und die Neigung des Beckens bei aufrechter Stellung sind nur an geeignet präparierten Skeleten, nicht aber an isolierten Becken mit einiger Verläßlichkeit feststellbar.

Die klinische Beckenmessung hat sich durch Benützung der Röntgentechnik sehr verfeinert. So beschrieb MARTIUS eine sehr brauchbare Technik bei plattenparalleler Einstellung der Beckeneingangsebene und Verwendung der BUCKY-Blende. Die Reduktion der gefundenen Werte ist bei gleichbleibendem Fokusabstand mit Hilfe des DRÜNERschen Gittermaßstabes leicht möglich. Die Anwendung dieser oder ähnlicher Methoden könnte in der Orthopädie viel zur Aufklärung der Genese der abweichenden Beckenformen beitragen, da man die anatomischen Kenntnisse durch Röntgenserien eines Individuums ergänzen könnte. Auch für den Pathologen kann die Röntgenaufnahme und Messung des Beckens in besonderen Fällen wichtig sein, wenn das Becken nicht herausgenommen werden kann.

Was die Normalmaße des Beckens betrifft, so seien im folgenden die Angaben von TOLDT und GEGENBAUER zusammengestellt, die ich aus BREUAS und KOLISKO entnehme. Angaben über die Beckenmaße während des Wachstumsalters, die sehr nötig wären, scheinen bisher nicht vorzuliegen.

Neuere Angaben über das Beckenwachstum von Beobachtungen am Lebenden finden sich bei GELLER. Er fand bis gegen das 10. Lebensjahr keinen nennenswerten Geschlechtsunterschied. Vom 2. bis 4. Jahr, der Zeit des stärk-

Tabelle 1. Normalmaße des Beckens in Zentimetern.

	Nach TOLDT		Nach GEGENBAUER	
	♂	♀	♂	♀
Dist. crist.	—	—	25,7	25,7
Dist. spin. ant.	—	—	24,4	24,4
Conj. v.	11,3	11,8	10,8	11,6
Transv. maj.	12,7	13,5	12,8	13,5
Conj. d. Beckenmitte	11,4	12,6	10,8	12,2
Transv. d. Beckenmitte	10,9	12,0	12,2	13,5
Conj. d. Beckenausganges	—	—	9,5	11,5
Dist. spin. isch.	—	—	8,5	11,0
Dist. tub. isch.	8,2	11,0	8,1	11,0
Angulus pubicus	70°	85—90°	75°	95°

sten Wachstums, vergrößert sich besonders der Sagittaldurchmesser, während vom 5.—7. Jahr das Wachstum mehr in die Breite zu erfolgt. Vom 8.—10. Jahr zeigen Knaben mehr Wachstum im Sagittaldurchmesser, Mädchen weiteres Breitenwachstum. Vom 11.—13. Lebensjahr ist das Verhältnis gerade umgekehrt, die Mädchen holen im Sagittaldurchmesser auf, die Knaben im Querdurchmesser. Nach dem 14. Lebensjahr zeigen weibliche Becken andauernd vorwiegendes Breitenwachstum, während männliche Becken beide Durchmesser gleich oder den Sagittaldurchmesser überwiegend vergrößern. Die überwiegende Beckenbreite der Frauen ist besonders durch frühe Schwangerschaften bedingt[1].

II. Entwicklungsstörungen des Beckens.

Eine zusammenfassende Darstellung der Mißbildungen des Beckens liegt bisher nicht vor. Bei BREUS und KOLISKO sind die Beckenmißbildungen nur so weit berücksichtigt, als sie bei Erwachsenen beobachtet werden können und somit ein geburtshilfliches Problem enthalten. Angaben über das Verhalten des Beckens bei verschiedenen Mißbildungen sind im Schrifttum zerstreut, besonders zu nennen ist hier einerseits das bekannte Werk VROLIKs sowie im neueren Schrifttum die zahlreichen Veröffentlichungen GG. B. GRUBERs und seiner Mitarbeiter. Weitere Einzelheiten werden erst von einer systematischen Durchforschung der Entwicklungsstörungen des Beckens zu erwarten sein.

Vollständiger Mangel des ganzen Beckens kommt wohl nur bei Akardiern vor, denen die ganze hintere Körperhälfte fehlt. Teilweise Verkümmerung oder partielle Agenesie des Beckens steht sonst auch bei Akardiern und bei großen seitlichen Bauchspalten in innigem Zusammenhang mit schweren gleichzeitigen Entwicklungsstörungen der unteren Extremitäten. Überhaupt treten die Entwicklungsstörungen des Beckens meist nicht isoliert auf, sondern stehen in inniger Beziehung zu der Entwicklung der unteren Extremitäten, der Wirbelsäule und der Urogenitalorgane, so daß sie sich in entsprechende Gruppen unterteilen lassen. Eine getrennte Betrachtung erfordert das Verhalten des

---

[1] Zusatz bei der Korrektur: Über Beckenmaße bei Jugendlichen zwischen dem 10. und 20. Lebensjahr gibt es kaum Untersuchungen. Auf meine Veranlassung hat R. A. OBIDITSCH in systematischen Messungen diese Lücke in einer demnächst erscheinenden Arbeit [Virchows Arch. **303** (1939)] auszufüllen sich bemüht.   RÖSSLE.

Beckens bei Doppelbildungen, obwohl auch hier Übereinstimmung mit dem Verhalten der Wirbelsäule einerseits, der Beine andererseits besteht.

1. Becken bei Doppelbildungen (einschließlich der Steißteratome).

Wenn die Verdoppelung der Wirbelsäulenanlagen auf die suprapelvinen Anteile beschränkt ist, wie dies bei den verschiedenen Formen der Diprosopie zutrifft, so ist das Beckenskelet an der Doppelung überhaupt nicht beteiligt, wie aus den Befunden von Gg. B. Gruber und H. Eymer hervorgeht. Anders liegen die Verhältnisse schon bei der Dizephalie, die offenbar immer mit einer vollständigen Doppelung des Achsenskelets einhergeht. Die Ausdehnung der Doppelbildung im Bereich des Beckens ist dabei immer abhängig vom Grad der Doppelung und Ausmaß der Achsendivergenz am kranialen Pol, wobei infolge der kaudalen Konvergenz der Fetalachsen die Doppelung hier immer geringer ist als im Bereich der oberen Körperhälfte. Bei dem geringsten Grad der Dizephalie, dem Dicephalus diauchenos dibrachius, sind entsprechend dem völligen Mangel einer dritten oberen Extremität die Wirbelkörperknochenkerne im Bereich des Kreuzbeins zwar auch doppelt angelegt, aber medial einander sehr angenähert, ohne daß Knochenkerne für die Kreuzwirbelbögen wie auf der Lateralseite erkennbar wären. Die drei Knochenkerne des Hüftbeins sind nicht gestört, doch besteht auch hier schon die für alle Dizephalenbecken charakteristische Zunahme der queren Beckenmaße, die durch die Verdoppelung des Kreuzbeins und Zwischenschaltung rudimentärer, verschmolzener Hüftbeinteile in verschiedenem Grade bewirkt wird (Gg. B. Gruber und H. Eymer).

Bei den hochgradigeren vorderen Doppelungen, die eine dritte unvollständig geteilte obere Doppelextremität aufweisen, ist auch die Doppelung des Beckens weiter gediehen. So zeigt das Skelet eines Dicephalus der Göttinger Sammlung, der zwei mediale Schulterblätter mit gemeinsamer Gelenkpfanne aufweist, auch die medialen Bogenteile des verdoppelten Kreuzbeins ausgebildet. Bei noch weiterer Distanz des verdoppelten Achsenskelets findet sich zwischen den vollständig verdoppelten Kreuz- und Steißbeinen ein Y-förmiges knorpliges oder verknöchertes Gebilde, das den rudimentären, verschmolzenen Doppelungen der Hüftbeine entspricht (Gruber und Eymer, Fall 5 und 6), dabei erscheint die vordere Beckenwand flacher als normal. Auch Jagnov fand bei einem Dicephalus mit recht unvollständiger Doppelung des dritten Arms die beiden Kreuzbeine nur knorplig miteinander verbunden.

Wie auch bei den anderen Organsystemen, schließt sich im Verhalten des Beckens der Dizephalie der Ileothoracopagus tripus in der Formenreihe der Doppelung an. Busse fand bei einem Ileothoracopagus mit rudimentärem 3. Fuß (Fall 1) die beiden Kreuzbeine hinten durch verschmolzene Hüftbeine getrennt, die eine ovale Knochenplatte bildeten, auf deren Mitte die Pfanne für das 3. Bein lag. Ähnlich lagen die Verhältnisse in seinem 2. Fall bei besser entwickeltem 3. Bein, wobei die Verschmelzung der rudimentären Hüftbeine rhombische Gestalt aufwies. Busse spricht von „hinterer Symphyse“. Dies ist insoferne nicht ganz richtig, als die Doppelung nur bis zur Pfannengegend vorgedrungen ist, so daß die Symphysengegend gar nicht gebildet wurde. Besonders klar zeigt diese Verhältnisse ein neuerdings von Röver im Göttinger Institut bearbeiteter Ileothoracopagus tripus, von dem mir eine Reihe von Abbildungen vorliegen (Abb. 1a und b). Es sind hier schon im Bereich des Beckens zwei sekundäre Vorderseiten ausgebildet, von denen die eine rudimentär ist. Jede derselben ist zur Hälfte von jedem Fruchtanteil gebildet. Infolgedessen sind die beiden wohlgebildeten Beckenhälften so in der Symphyse vereinigt, daß sie ihre Seitenansicht — und somit die Hüftpfannen — der sekundären Vorderseite zuwenden. Die rudimentären Beckenhälften zeigen gut ausgebildete Darmbeinschaufeln, sind aber wieder in der Gegend der Hüftpfanne für das 3. Bein miteinander vereinigt. Der Beckeneingang hat dadurch die Form eines Dreiecks mit abgerundeten Ecken und nach hinten gerichteter Spitze.

Diese Formenreihe läßt sich weiter fortführen über den einfach-symmetrischen zum doppelt-symmetrischen Ileothoracopagus mit 4 Armen und 4 Beinen. In diesen Fällen vollkommener Doppelung wird auch an der zweiten sekundären Vorderseite eine Symphyse ausgebildet; hier könnte man von einer „hinteren Symphyse" sprechen, aber hier hat das Wort „hinten" seinen topographischen Sinn verloren, weil zwei neue, in letzterem Falle völlig gleichwertige Vorderseiten, die zur Hälfte von jedem Fruchtteil gebildet werden, entstanden sind.

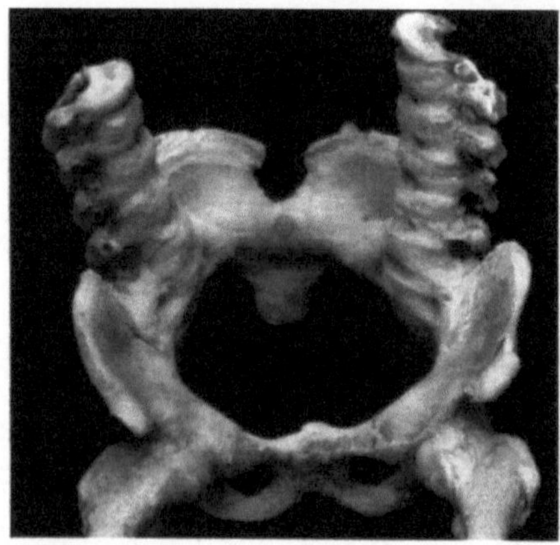 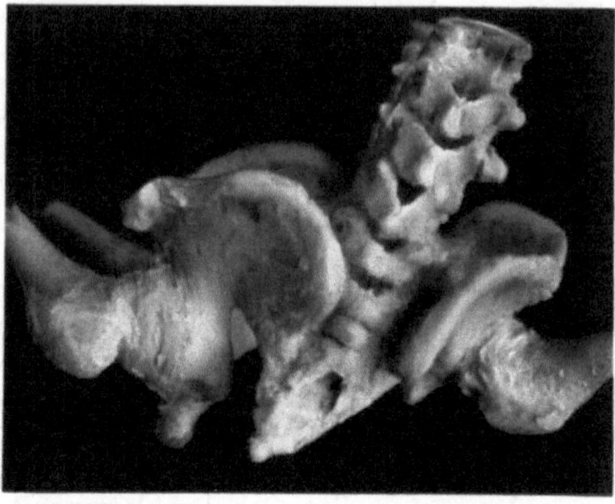

a   b

Abb. 1a und b. Becken eines Ileothoracopagus tripus. a Vorderansicht, b Seitenansicht (S. 22/36 Göttingen, präpariert von Dr. Röver.)

Anders liegen die Verhältnisse bei jenen sehr seltenen menschlichen Doppelbildungen, bei denen die Doppelung auf das kaudale Körperende beschränkt ist (Duplicitas posterior). Dabei kommt es zu einer kaudalen Divergenz mit entsprechender Verdopplung des Kreuzbeins. Es können 2 oder 4 Beine gebildet werden, doch am häufigsten sind offenbar 3 vorhanden (W. Meyer). Hinsichtlich des Beckens stellen sie das Gegenstück der Verhältnisse beim Dizephalen und dreibeinigen Ileothorakopagen dar, indem hier kaudale Divergenz an Stelle von kranialer Divergenz vorliegt. Bei vierbeiniger Duplicitas posterior brauchen die beiden Becken nicht mißbildet sein, wenn die Doppelung des Achsenskelets kranial erheblich über das Sakrum hinausgeht. So zeigt ein Fetus der Buffaloer Sammlung mit Duplicitas posterior, die bis in den Hals reicht, 4 Beine, 4 Arme und 2 völlig regelmäßig geformte Becken. W. Meyer hat eine hintere Doppelung mit rudimentärem 3. Bein und Steißteratom beschrieben, bei der eine gewisse distaldivergente Doppelung des Kreuzbeins nachweisbar war.

Beim Pygopagen sind je nach der Art der Aneinanderlagerung der beiden Fruchtteile verschiedene Möglichkeiten gegeben. Kürzlich hat Frädrich einen monosymmetrischen Pygopagen auch hinsichtlich des Beckens genau beschrieben. Es finden sich hier zwei völlig getrennte, recht regelmäßig gebildete Beckenringe (Abb. 2a und b), deren skoliotisch gekrümmte Kreuzbeine sich so aneinanderlagern, daß vom 3. Wirbel abwärts die Verschmelzung unter Wegfall der nach der Medialseite gelagerten Sakralforamina erfolgt. Das Ende des gedoppelten Achsenskelets bildet hier ein ungeteiltes Steißbein. Die beiden Wirbelkanäle münden in einen im untersten Abschnitt einheitlichen Sakralkanal.

Beim disymmetrischen Pygopagus konvergieren die Steißbeine mit ihren Spitzen gegeneinander. BREUS und KOLISKO identifizieren ein Sakralteratom mit einem rudimentären Pygopagus und sprechen in diesen Fällen von pygopagischem Becken. Sie sehen als Kennzeichen dieser Beckenform die Streckung des Kreuzbeins an, die zur queren und sagittalen Konvexität des unteren Abschnitts führen kann und starke Verlängerung der Conjugata des Ausgangs bedingt. BREUS und KOLISKO haben diese eigenartige Stellung des Kreuzbeins auch schon bei einem Neugeborenen (mit einem großen Sakralteratom!) gesehen und erblicken darin nicht die Folge mechanischer Druckwirkung und Raumbeengung, sondern ein pygopagisches Merkmal. Ich glaube, daß sie darin

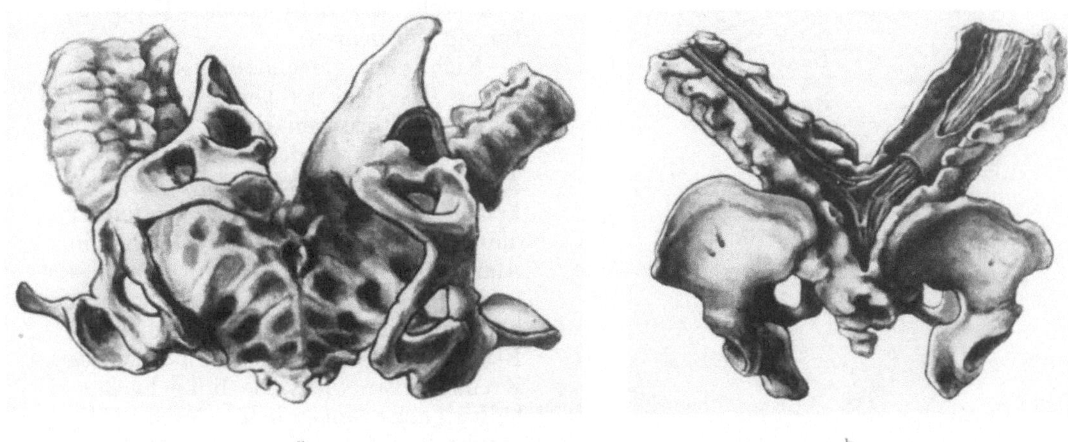

Abb. 2a und b. Becken eines monosymmetrischen Pygopagus bei Anenzephalie und Rhachischisis des einen Fruchtteils. a Vorderansicht, b Hinteransicht. (Nach FRÄDRICH.)

irren und daß die Stellungs- und Formänderung bei Steißteratomen, die ja während der intra- und extrauterinen Wachstumsperiode ihren Einfluß geltend machen können, doch durch mechanisch modifiziertes Wachstum zu erklären ist. Dies scheint mir auch aus einer Beobachtung GRUBERS an einem von BLUME genau präparierten Spaltbecken mit kleinerem Steißteratom hervorzugehen, das nicht die „pygopagische Stellung", wohl aber eine seitliche Abknickung des unteren Kreuzbeinabschnittes und des Steißbeins erkennen läßt, die nur durch das vordrängende Wachstum des Teratoms erklärt werden kann.

2. Becken bei Entwicklungsstörungen der unteren Extremitäten.

Akardier, deren untere Körperhälfte ausgebildet ist, können ein wohlentwickeltes Becken aufweisen, trotzdem die obere Körperhälfte fehlt, wenn nur die Beine regelrecht gebildet sind (VROLIK, Tafel 48). Ist aber nur ein Bein vorhanden, so kann die Beckenhälfte auf der Seite des fehlenden Beines kümmerlicher entwickelt sein (VROLIK, Tafel 47). GG. B. GRUBER fand bei einem einarmigen Hemiakardier, dessen linkes hexadaktyles Bein eine dem „Femurdefekt" nahestehende Störung aufwies, eine Hypoplasie der gleichseitigen Beckenhälfte (Abb. 3). Die Akardier verhalten sich also in der Beziehung der Becken- zur Beinentwicklung im wesentlichen wie die Feten mit selbständigem Kreislauf.

Bei den mehr seitlichen Bauchspalten, die nicht mit einer Blasen-Darm-spalte einhergehen, aber weit genug kaudal reichen, um die Entwicklung des einen Beins zu behindern, ist auch das Becken in Mitleidenschaft gezogen. GG. B. GRUBER und E. BEST sahen bei einer sirenoiden Frucht mit Störung der Wirbelsäulen- und Kreuzbeinentwicklung, rechtsseitiger seitlicher Rachischisis lumbosacralis und Verkümmerung des rechten Beins auch die rechte Beckenhälfte nur kümmerlich und in ungewöhnlicher Lagerung entwickelt. Einen noch höheren Grad der Störung sah VROLIK (Tafel 64), in dessen Beobachtung auf der Seite der Bauchspalte das Bein und die Anlage des Hüftbeins völlig fehlten, während das Kreuz- und Steißbein sowie die andere Beckenhälfte und das zugehörige Bein recht gut ausgebildet waren. Aus der Kasuistik ließe sich wohl die Zahl solcher Beobachtungen vermehren.

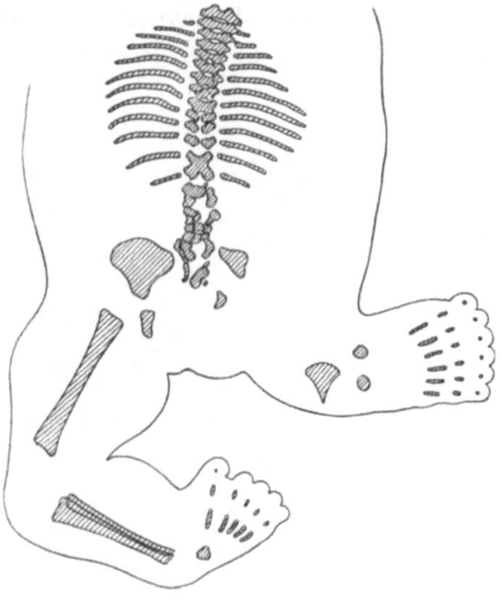

Nicht ganz gleichmäßig ist das Verhalten des Beckens bei den isolierten schweren Störungen der Entwicklung der unteren Extremitäten (Peromelie, Amelie) ohne Verschlußstörung der Leibeshöhlen. Auch hier steht offenbar die Differenzierung des Hüftbeines in Abhängigkeit von der Entwicklung eines proximalen Femurendes. VROLIK fand bei einem Neugeborenen, dem beide Beine fehlten und das ein defektes Kreuzbein aufwies, die linke Beckenhälfte besser entwickelt, deren Hüftpfanne ein beweglicher Femurkopf (bei Mangel des restlichen Beinskelets) angelagert war, während rechts das Extremitätenskelet völlig fehlte und die entsprechende Beckenhälfte klein und wenig differenziert war. Die gleiche Gesetzmäßigkeit zwischen Entwicklung des Femurkopfes und der Beckenhälfte erhellt aus einer Reihe klinischer Beobachtungen. So fand W. MÜLLER bei einem 1¹/₂jährigen Kind mit geringen Abweichungen der Wirbelentwicklung einen völligen Mangel des linken Beines und der zugehörigen Beckenhälfte bei normaler Bildung des Kreuzbeins. BREITENFELDER sah bei einem 15 Monate alten Mädchen Mangel des linken Beines, verbunden mit recht rudimentärer Ausbildung von Ilium, Ischium und Pubis auf der Defektseite. MASSART, dessen Beobachtungen mir nur in BREITENFELDERs Zitat zugänglich sind, fand in seinem ersten Fall nur geringe parasakrale Reste des Ilium auf der Defektseite, während Ischium und Pubis nicht nachweisbar waren. Im 2. Fall MASSARTs soll allerdings trotz Fehlen eines Beins ein tadelloses Becken bestanden haben. Bei hochgradigem „Femurdefekt" sah JOACHIMSTHAL nur parasakrale Teile des Darmbeins, das Sitzbein und den absteigenden Schambeinast und NILSONNE fand auf der Defektseite die Darmbeinschaufel kaum angedeutet und den oberen Schambeinast beiderseits fehlend. Andererseits war in BISPIUCKs Beobachtung, die einen 3 cm langen Femurstumpf aufwies, das Becken gut ausgebildet.

Bei diesen klinischen Beobachtungen ist im Auge zu behalten, daß der Mangel sich röntgenologisch vor allem durch Fehlen entsprechender Knochenkerne darbietet, dagegen ist die Unterscheidung zwischen ausgebliebener

Abb. 3. Röntgenbild der distalen Körperhälfte eines Hemiacardius monobrachius mit Hypoplasie der linken Beckenhälfte bei linksseitigem Femurdefekt und Polydaktylie. (Nach GG. B. GRUBER.)

Ossifikation oder auch Fehlen der knorpligen Vorstufe eines kleinen, nicht palpablen Skeletabschnittes nicht immer mit Sicherheit möglich. Hier können nur anatomische Beobachtungen Klarheit schaffen. In einem von RAINER untersuchten Fall von Monopodie mit völligem Nierenmangel war das Becken regulär geformt, aber es war auch der Femurkopf und ein $1^1/_2$ cm langer knöcherner Stumpf des Femurkopfes auf der Defektseite vorhanden. Besonders aufschlußreich sind hier neue, sehr genaue Untersuchungen von BLUME an dem Becken eines Peromelus, der 4 Wochen gelebt hatte und äußerlich nur in der Form an Mammillen erinnernde Hautbürzel an Stelle der Oberschenkel aufwies. Er fand symmetrisch rein knorplige Femurköpfe, die mit der rudimentär gebildeten Pfannengegend synchondrotisch verbunden waren, während sie mit knorpligen Rudimenten des Trochanter major und des Femurschaftes nur bindegewebig vereinigt waren. Das Becken (Abb. 4) zeigte bei normalem Eingang eine gegen den Ausgang zunehmende quere Erweiterung, die besonders durch Divergenz und relative Verlängerung der absteigenden Sitzbeinäste bedingt war und auch eine Formänderung der Incisura ischiadica major veranlaßte. Die Symphysengegend war auffallend breit, der Schambogen übermäßig rund und das Foramen obturatum höher, breiter, gröber und runder als normal. BLUME führt diese — im ganzen geringen — Formabweichungen des Beckens auf eine Änderung der Wachstumsrichtung der seitlichen Beckenteile infolge des Mangels unterer freier Extremitäten zurück. Ganz ähnliche Verhältnisse dürfte SCHLIEPHAKEs Fall 18 aufgewiesen haben, doch ist die Beschreibung nicht zureichend genau. Es ist recht wahrscheinlich, daß auch in MASSARTs 2. Fall, der als einziger von der oben erwähnten Regel abweicht, kein völliger Defekt des Extremitätenskelets vorlag, sondern daß ein knorpliges, röntgenologisch nicht nachweisbares Rudiment des Femurkopfes vorhanden war.

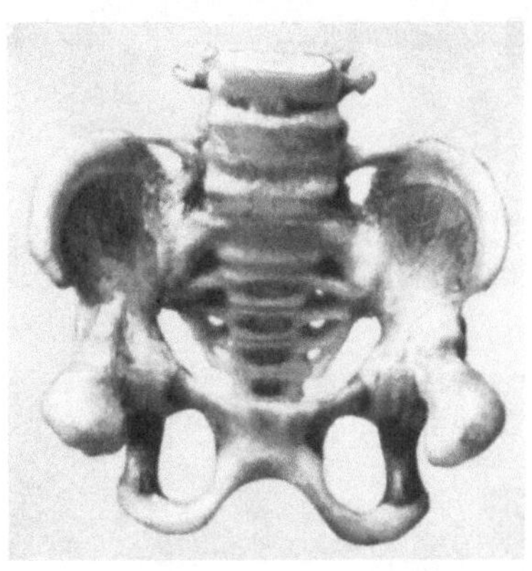

Abb. 4. Geringe Formstörung des Beckens bei doppelseitiger Peromelie mit rudimentären, synchondrotischen Femora. (4 Wochen ♀, Beobachtung des Göttinger Pathol. Instituts, veröffentlicht von W. BLUME.)

Ein Sammlungspräparat des Pathologischen Institutes in Buffalo, das Mangel aller vier Extremitäten bei einem Neugeborenen aufweist, zeigt röntgenologisch ein gut gebildetes Becken ohne knöcherne Teile des Beinskelets. Vermutlich wird auch hier weitere Präparation knorplige Reste des Extremitätenskelets nachweisen lassen. MANGNANI beobachtete sogar Schwangerschaft bei völligem Mangel beider Beine. Umgekehrt kann aber trotz Ausbildung beider Beine eine Beckenhälfte völlig fehlen, wie GRÜNWALDT in einem Fall mit Bauchbruch und zahlreichen Urogenitalmißbildungen nachwies.

Ähnlich liegen hinsichtlich des Beckens die Verhältnisse bei einem eigenartigen erwachsenen „Phokomelen" mit rudimentärer Ausbildung der proximalen Extremitätenabschnitte bei guter Differenzierung von Händen und Füßen, dessen in der Pariser Anatomie aufbewahrtes Skelet bei VROLIK auf Tafel 77 sehr klar abgebildet ist. Auch hier fällt an dem an sich wohlgestalteten Becken die Weite des Beckenausganges, die Divergenz der Sitzbeine und die für einen Mann ungewöhnliche Weite und Rundung des Schambogens auf. Allerdings ist hier eine Mitwirkung abnormer Beanspruchungsweise (bes. beim Sitzen) während der postfetalen Wachstumsperiode mit in Erwägung zu ziehen. Eine sehr mangelhafte Entwicklung des Darmbeins bei regelrechter Bildung der zugehörigen Extremität beschrieb ANDRASSY.

Es sind nun noch die Verhältnisse des Beckens bei den als Sirenen bekannten Mißbildungen zu besprechen, die nur eine mehr oder minder weitgehend verschmolzene hintere Doppelextremität aufweisen. Es kann hier nicht auf die zahlreichen Probleme der Sirenen und der sirenoiden Mißbildungen eingegangen werden, in dieser Beziehung sei auf die kürzlich erschienene ausführliche Darstellung GG. B. GRUBERS in der „Morphologie der Mißbildungen" verwiesen, die auch bei den folgenden Ausführungen benützt wurde. Maßgebend für die Verhältnisse des Beckens ist auch hier die Anordnung des oder der proximalen Femurenden. Seit FOERSTER unterscheidet man in Anlehnung an GEOFFROY ST. HILAIRE im Formenreichtum der Sirenen je nach dem Grad der Verschmelzung und Rudimentierung bipodale, monopodale und apodale Symmelien. Bei allen Sirenenbecken liegt eine Pelvis inversa vor, doch ist der Grad der Verschmelzung und Rudimentierung der Beckenknochen sehr verschieden. Häufig ist das kaudale Ende des Achsenskelets mangelhaft gebildet, so daß partieller oder totaler Kreuzbeindefekt bestehen kann. Hier ergeben sich Beziehungen zum dyspygischen Becken. Doch kann auch die Sakralentwicklung ungestört sein. In diesen Fällen, die wohl meist bipodale Sirenen mit zwei Hüftpfannen betreffen, zeigt das Kreuzbein eine hochgradige Lordose. Infolge der Inversion des Beckens sieht das Hüftgelenk nach rückwärts und Kniekehle und Ferse sind nach vorne gewandt. Bei Sirenen mit zwei völlig getrennten Femora sind zwei nach hinten gerichtete Hüftgelenke vorhanden, außerdem ist infolge der Verdrehung die Beckenneigung sehr vermehrt und die aneinandergelagerten aufsteigenden Sitzbeinäste sind meist knorplig miteinander verschmolzen. Sehr klar zeigt diese Verhältnisse eine von FRÄDRICH (Göttingen) präparierte Sirene aus der Rostocker pathologischen Sammlung (Abb. 5a und b). Während in diesen Fällen Form und Höhlung des Beckens noch einigermaßen erkennbar sind, kann man die Homologie der Teile an den hochgradig verschmolzenen inversen Becken bei Ausbildung nur eines Femurs und eine

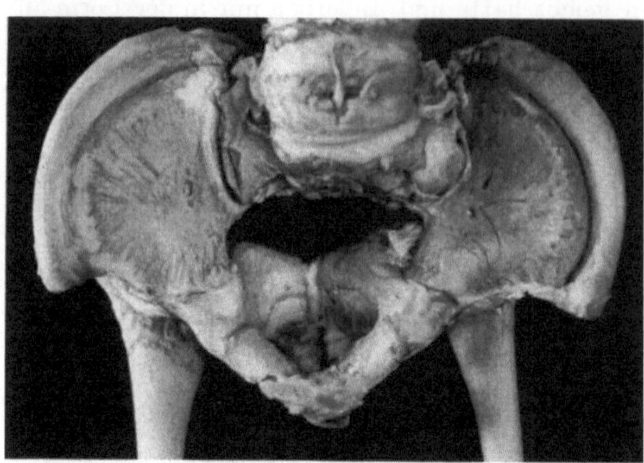

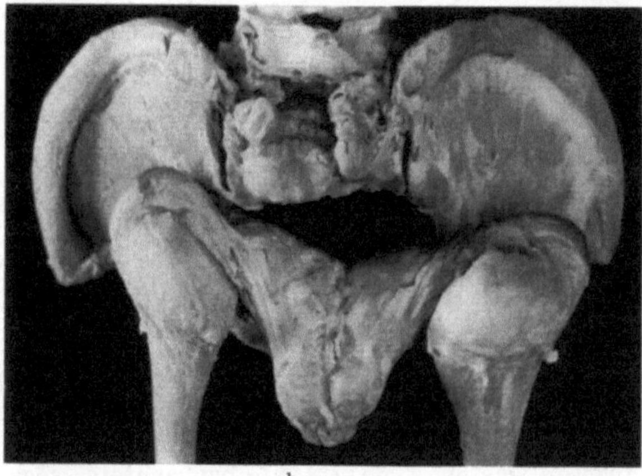

Abb. 5 a und b. Becken einer dipodalen Sirene. a Vorderansicht, b Hinteransicht. (S. 63/36 Göttingen, präpariert von Dr. RÖVER, Sammlungspräparat des Rostocker Pathologischen Institutes.)

Hüftpfanne erst nach sorgfältiger Analyse erkennen. Bezüglich weiterer Einzelheiten sei auf GRUBERs Darstellung verwiesen. Schöne Bilder der verschiedenen Sirenenformen finden sich bei VROLIK und GG. B. GRUBER. Das früheste Stadium der Sirenenbildung wurde kürzlich bei einem 19 mm langen Embryo beschrieben, dessen Beckenanlage das Rückenmark dorsal umgriff (GRÜNWALD).

Die Sirenoiden im Sinne von FELLER und STERNBERG haben mit den echten Sirenen das Vorhandensein nur einer Nabelarterie gemeinsam, weisen aber zwei Beine auf. In diese Gruppe rechnet GRUBER auch manche Formen der Monopodie, bei denen der laterale Mangel sich der Mittellinie annähert (z. B. RAINERs Fall), auch manche Vorkommnisse mit Verkümmerung des einen Beines (z. B. Fall GRUBER-BEST) wären hier einzureihen. Liegt der „Defekt" rein dorsal, so besteht „Anchipodie" (Annäherung beider Beine) bei teilweisem oder völligem Kreuzbeinmangel (Dyspygie), während rein ventraler Defekt Mangel im Urogenitalapparat aufweist. Alle diese Mangelbildungen (sog. Defekte) am kaudalen Körperende können nach den Untersuchungen von FELLER und STERNBERG als sirenoide Bildungen den Sirenen im engeren Sinne genetisch nahe gerückt werden. Bezüglich weiterer genetischer Erwägungen, ausführlicher Kasuistik und Literatur sei auf GG. B. GRUBERs Ausführungen verwiesen.

3. Becken bei Störung der Urogenitalentwicklung (Spaltbecken).

Das Spaltbecken ist gekennzeichnet durch eine angeborene Spaltbildung an Stelle der Symphyse. Es ist immer nur gemeinsam mit Störungen der Urogenitalentwicklung vorhanden. Die große Mehrzahl der Fälle betreffen Ekstrophie der Harnblase, die immer mit Spaltbecken kombiniert ist. Die Störung kann aber auch größere Teile der vorderen Bauchwand betreffen (Bauchblasendarmspalten) und gerade in diesen Fällen finden sich die höchsten Grade von Spaltbecken (Pelvis inversa AHLFELDs). Andererseits betonen BREUS und KOLISKO, daß auch bei den geringsten Graden medianer Spaltbildungen Spaltbecken vorhanden ist, und führen hierfür seltene Beobachtungen von Epispadie mit fibrös überbrückter Spaltsymphyse (ohne Nennung von Autoren) an. Eine reiche Kasuistik des Spaltbeckens bei Blasenektopie und Rektusdiastase gibt GRUBER[1].

Spaltbecken Erwachsener sind nicht häufig anatomisch untersucht worden. Die ältesten beiden Beschreibungen (CRÉVE, WALTER) stammen noch aus dem 18. Jahrhundert. Der Fall WALTERs soll ohne Störung der Harnorgane gewesen sein, was von BREUS und KOLISKO sehr bezweifelt wird. Neuerdings beschrieb allerdings MACKENZIE ein Spaltbecken mit 11 cm Schambeinabstand, das ein Ligament an Stelle der Symphyse aufwies. Der Nabel war besonders tief und die Blase fand sich in die Bauchfaszie eingelagert. Die Vagina war kurz und weit, die Klitoris auffallend groß und ein Perineum fehlte fast völlig. Die Frau wurde 2mal durch Sektio entbunden. MEIJER veröffentlichte sogar ein Spaltbecken ohne Mißbildung von Abdominalwand und Blase; leider war mir die Arbeit nicht zugänglich. Im Falle MACKENZIEs lag offenbar eine Blasenektopie (Verlagerung der geschlossenen Harnblase) bei sehr vollkommener Ausbildung der Bauchdecken vor. Die erste genaue Beschreibung gab LITZMANN, den weiteren Ausbau der Kenntnis des Spaltbeckens verdanken wir BREUS und KOLISKO, die vier Spaltbecken von Erwachsenen untersuchten. Die Verhältnisse eines kindlichen Spaltbeckens bei Blasenekstrophie zeigt Abb. 6.

BREUS und KOLISKO unterscheiden 2 Typen des Spaltbeckens nach dem Verhalten des Sakrums. In dem einen Typ, den LITZMANN zuerst beschrieb,

---

[1] GRUBER: Dieses Handbuch, Bd. VI/2, S. 102.

ist die Ventralfläche des Sakrums konvex und sieht wie vorgetrieben aus, während im 2. Typ, der nicht selten ist, die Ventralfläche des Kreuzbeins konkav ist.

Der Symphysenspalt beträgt bei Erwachsenen 10 cm und mehr und ist meist nicht von einem Ligament überbrückt. Dies gilt vor allem für alle Fälle vollständiger Blasenspaltung, da das Ligament immer vor den Harnwegen liegt. Wenn die Blase nur teilweise gespalten ist und ein kleiner Bauchwandeffekt vorliegt, ist die Symphysenspalte von einem Band überbrückt, wie im Falle Walters und Vroliks. Die Vergrößerung des Spaltes während der Wachstumsjahre ist nach der Meinung von Breus und Kolisko Folge des Breitenwachstums des Kreuzbeins und nicht eine Rumpflastwirkung, wie Litzmann

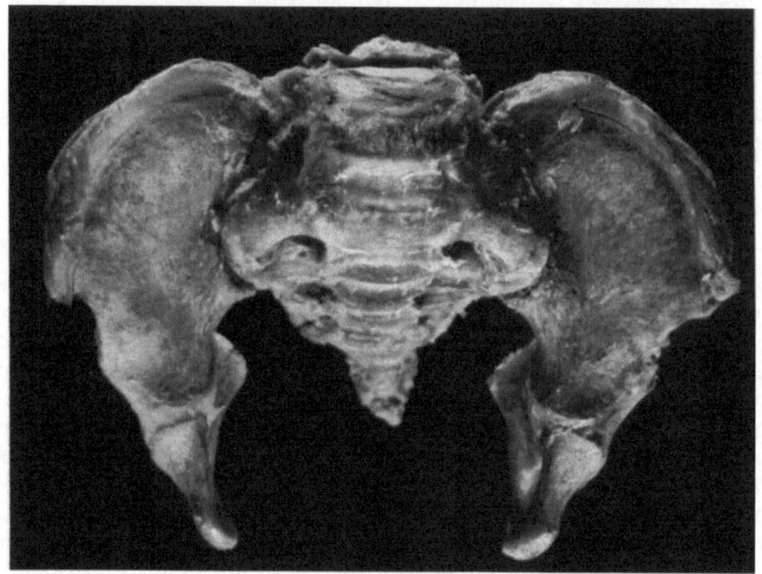

Abb. 6. Spaltbecken eines 3jährigen Mädchens mit Blasenekstrophie. (Sammlungspräparat des Göttinger Pathologischen Institutes.)

meinte. Beim Lebenden federn die beiden Hüftbeine und die Spaltbreite kann zwischen Adduktion und Abduktion 2 cm schwanken (Waldstein).

Die Seitenbeckenknochen sind auffallend gestreckt, die Hüftpfannen nach der Seite gerichtet. Die Schambeine sind meist nur wenig konvergent. Ein kennzeichnender Befund ist meist die auffallende Einengung der Incisura ischiadica, hervorgerufen durch eine spitzwinkelige Abknickung ihres oberen Schenkels. Der Sakralzapfen ist meist, trotz des sonst zarten Knochenbaues, sehr kräftig entwickelt und zeigt eine tiefe und breite Ligamentinsertionsfurche an seiner Ventralseite. Desgleichen zeigt die Tuberositas iliaca sehr tiefe Gruben für die Bandansätze. Die Facies auricularis ist sehr groß.

Die Teilstrecken des Hüftbeins zeigen eine sehr mächtig entwickelte Pars sacralis und eine kurze Pars iliaca. Die Pars pubica ist nicht wie normal meßbar. Am Schambein sind vor allem die Teile kümmerlich entwickelt, deren Wachstum vom Symphysenknorpel aus erfolgt. Es sind vor allem die medialen oberen Teile verkümmert, weil der Symphysenknorpel durch die Spaltbildung stark gestört ist, während die unteren Teile, die von der Junctura ischio pubica und der Apophyse des Sitzhöckers auswachsen, normal gebildet sind. So sind Pecten ossis pubis und Crista obturatoria anterior auffallend kurz

und der medial vom Tuberculum pubicum gelegene Teil des Schambeins ist bisweilen nur eine dünne Knochenkante, die in den stärkeren Ramus descendens
übergeht. Das Foramen obturatorium ist manchmal schmal und hoch. Die
medialen Schambeinenden sind nach oben gerichtet und wie nach außen umgekrempelt, was Breus und Kolisko auf die geänderte Wachstumsrichtung
und die Einwirkung der Beckenmuskulatur zurückführen.

Das Kreuzbein ist immer stark entwickelt, sein Promontorium hoch-
stehend, gelegentlich sind auch seine einzelnen Wirbel höher und dicker. Beim
Litzmannschen Typ des Spaltbeckens bildet der hochstehende 1. Kreuzwirbel
auf dem 2. ein flacheres 2. Promontorium. Die ersten beiden Wirbel treten an
der Ventralfläche konkav vor, die übrigen verlaufen gestreckt und auch die
Querhöhlung ist verringert oder aufgehoben, wodurch große Ähnlichkeit mit
einem rachitischen Kreuzbein zustande kommt. Beim 2. Typ, den Breus und
Kolisko beschrieben haben, ist das Kreuzbein längs und quer stark gehöhlt.
Das Kreuzbein ist infolge der starken Ausbildung der Pars sacralis tief zwischen
den Hüftbeinen gelegen, aber nicht, wie Litzmann meint, mechanisch durch die
Rumpflast nach vorne verschoben, da in solchem Falle die Sakralzapfen des
Darmbeins reduziert sein müßten (Breus und Kolisko).

Im ganzen zeigen die Spaltbecken bei Erwachsenen eine auffallende kompensatorische Verstärkung der hinteren Beckenwand. Die Sakroiliakalgelenke sind auffallend groß und kräftig, die Bandansätze verstärkt. Die
Ansätze des M. pyriformis an der Ventralseite des Kreuzbeins zeigen grubig-
höckrige Beschaffenheit und auch die übrigen Muskel- und Bandansätze sind
verstärkt. Trotzdem ist diese Kompensation nicht immer ausreichend, so zeigt
das 2. Wiener Spaltbecken eines 26jährigen Lehmführers zwei Schliffflächen hinter
dem oberen und unteren Ende des Sakroiliakalgelenkes als Ausdruck dafür,
daß eine Gelenklockerung eingetreten war, die zu rotatorischen Bewegungen
führte. Blume deutet auch das bei einem erwachsenen Spaltbecken gefundene
Band, das die Schambeinenden über dem Blasenscheitel verband, als An-
passungserscheinung an den erschwerten Gang. Es ist jedoch naheliegend, in
diesem Fall an einen Übergang zur Blasenektopie zu denken.

Das Spaltbecken zeigt einen etwa viereckigen Beckeneingang mit fehlender
Vorderseite. Die Querdurchmesser sind vergrößert (bis zu 15 cm nach Breus
und Kolisko), was durch die auffallende Breite des Kreuzbeins und die massive
Ausbildung des Sakralzapfens bedingt wird. Entsprechend ist die Trochanter-
distanz so groß, daß die Oberschenkel medial sich erst in der Kniegegend berühren. Am Beckenausgang kann der Querdurchmesser verkleinert sein. Der
Terminalwinkel ist klein, aber die Neigung der Terminalebene gegen den Horizont
groß. Als Ausdruck dafür, daß diese starke Beckenneigung bei manchen Bewegungen vermindert wird, zeigt das 2. Wiener Spaltbecken rundliche Abschleifung der Vorderkanten des 4. und 5. Lendenwirbels.

Eine Erörterung bedürfen noch jene hochgradigen Formen des Spaltbeckens,
die nur bei Neugeborenen mit ausgedehnten Bauch-Blasen-Darmspalten gesehen
werden und mit weiterem Leben nicht vereinbar sind. Meist bestehen gleichzeitig schwere Störungen der Wirbelentwicklung (bes. Rhachischisis) und des
Rückenmarkes (Myelozystozele), worauf schon v. Recklinghausen hingewiesen
hat. Diese Form des Spaltbeckens schildert Ahlfeld näher und bezeichnete
sie als Pelvis inversa, weil die Symphyse so weit klafft, daß die Beckenknochen
nach seitlich umgelegt sind. Dabei war in Ahlfelds Fall das Sakrum so weit
nach vorne umgebogen, daß die Kreuzbeinspitze höher als die Terminallinie
lag. In solchen Becken ist ein Beckenraum kaum noch vorhanden oder überhaupt fehlend. So hat Gg. B. Gruber zwei einschlägige Beobachtungen bei ausgedehnten Bauch-Blasen-Darmspalten beschrieben, die noch höhere Grade der

Inversion und Verkümmerung des Beckens aufweisen. Im 1. Fall war das Becken so weit „aufgeklappt", daß die Schambeinenden nahe der Sakrumspitze lagen und mit dieser durch Ligamente verbunden waren, während die Hüftpfannen direkt dorsal gerichtet waren; daneben bestanden lumbosakrale Rhachischisis und Unregelmäßigkeiten in der Verknöcherung von Kreuz- und Steißbein. Im 2. Fall, der mit hochgradiger Lordose und Skoliose der Lendenwirbelsäule und des Kreuzbeins einherging, waren die Hüftbeine dorsal hinter dem Kreuzbein vereinigt und bildeten überhaupt keine Sakroiliakalgelenke, sondern waren nur locker mit dem Kreuzbein durch Bänder verbunden. Die ventral weit klaffenden Schambeine waren ligamentär verbunden. Gruber meint, daß diese hohen Grade der Inversion des Beckens in eine morphologische Reihe gehören mit den völlig invertierten Becken der Sirenen und sieht die gemeinsame Ursache in sehr früh einsetzenden metameren Wachstumsstörungen des Mesoderms im Sinne Kermauners.

Alle Spaltbecken gehen auf solche komplizierte Störungen in der Entwicklung des kaudalen Körperendes zurück. Eine andere Frage ist, wieweit die Beckenform des erwachsenen Spaltbeckens von der Mißbildung allein oder auch von mechanischen Verhältnissen abhängig ist. Litzmann glaubte besonders die Protrusion des Sakrums auf Rumpflastwirkung zurückführen zu müssen und räumte auch sonst mechanischen Einflüssen in der Ausgestaltung des Beckens großen Raum ein. Breus und Kolisko haben dagegen den Standpunkt vertreten, daß das Spaltbecken auch in seiner Formabweichung durch die Mißbildung bedingt sei und daß nur die oben näher besprochenen Anpassungen auf die abnorme Belastung zu beziehen wären. Sie stützen ihre Ablehnung der Litzmannschen Deutung damit, daß der 2. Typ des Spaltbeckens, der Litzmann noch nicht bekannt war, gar keine Protrusion des Sakrums habe und ferner, daß man schon beim Neugeborenen, bei dem eine Rumpflastwirkung nicht in Frage kommt, den Litzmannschen Typ des Spaltbeckens mit protrudiertem Sakrum und quadratischem Beckeneingang nachweisen könne. Breus und Kolisko meinen, daß der Litzmannsche Typ Ausdruck einer schwereren Behinderung der Sakralentwicklung ist, wie sie in höchstem Grade im gelegentlich lordotischen Sakrum der Pelvis inversa vorliegt, während geringere Störung der Kreuzbeinentwicklung die Ausbildung der ventralen Konkavität wie in Typ 2 gestattet.

4. Becken bei Störung der Kreuzbeinentwicklung.

a) Becken bei Rhachischisis anterior des Kreuzbeins.

Die vordere Wirbelspalte im Bereich des Kreuzbeins ist sehr selten als isolierte Mißbildung des Beckenskelets. Sie ist immer verbunden mit einer Meningozele. Die genauest beschriebene Beobachtung stammt von Kroner und Marchand und betraf eine 20jährige Frau, bei der eine große präsakral gelegene Meningozele operiert wurde. Diese Zyste war mit einem weiten Gang durch einen Defekt an der Kreuzbeinvorderfläche mit dem Duralsack in Verbindung. Das Mazerationspräparat zeigte eine mediane Spalte des 1. Kreuzwirbelkörpers, ferner eine gleiche Spalte im 2. Sakralwirbel mit völligem Mangel der rechten Hälfte dieses Wirbelkörpers und eine Spaltung des 5. Sakralwirbels. Das Sakrum war niedrig, breit, wenig gekrümmt, der fetalen Form angenähert. Das Steißbein war abnorm gebildet. Das Becken war nur wenig schief, indem die rechte Hälfte etwas kleiner und stärker gekrümmt war. Es bestand rechts ein verkürzter Klumpfuß.

Eine ähnliche nur klinische Beobachtung teilte Pupovac mit. Bei einer 26jährigen Frau mit Uterus bicornis fand sich eine große präsakrale Meningozele,

die durch einen größeren Defekt im Körper des 4. Kreuzwirbels mit dem Kreuz-
beinkanal in Verbindung stand. Vom 3. Kreuzwirbel abwärts war das Sakrum
gespalten.

Diese hochgradigen vorderen Kreuzwirbelspalten mit Meningozelen sind als
koordinierte Entwicklungsstörungen des Achsenskelets und des Zentralnervensystems im Sinne v. RECKLINGHAUSENs zu deuten und leiten allmählich zu den
stärkeren Rudimentierungen und schließ-
lich Mangel des Kreuzbeins über, wie wir
ihn gleichfalls in Verbindung mit Meningozelen beim dyspygischen Becken sehen.

Geringe Grade einer solchen Störung sind
erst in den letzten Jahren durch die systematischen Untersuchungen SCHMORLs und
seiner Schüler bekannt geworden. Es handelt sich um intrasakral gelegene, meist
mehr nach vorne zu entwickelte, durchschnittlich kirschgroße Meningozelen, die
meist nicht mit der Dura in Verbindung
stehen. Diese Zysten können den betreffenden Sakralwirbel nur flach eindellen oder

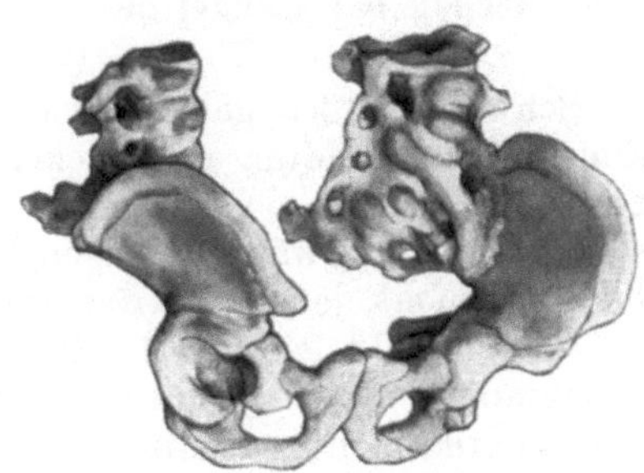

Abb. 7. Hintere Beckenspalte bei kompletter
Spaltung der ganzen Wirbelsäule.
(Nach GG. B. GRUBER.)

auch bis auf eine dünne Knochenschicht ersetzen. Am uneröffneten Kreuzbein
sind diese Zysten nicht erkennbar. Sie führen klinisch weder zu Harninkontinenz noch zu sonstigen Erscheinungen. KLEINER berichtet an Hand des
SCHMORLschen Materials, daß unter 4300 aufgesägten Wirbelsäulen 48 (1,1%)
solche Meningealzysten gefunden wurden. Sie lagen 6mal (13%) am 1., 28mal
(58%) am 2., 10mal (21%) am 3. und 1mal (2%) am 5. Kreuzwirbel. Nur in

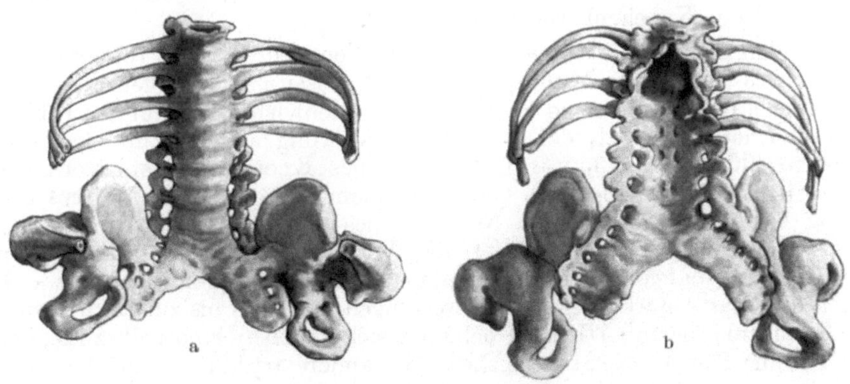

Abb. 8a und b. Vordere und hintere Beckenspalte bei totaler Rhachischisis sacralis. a Vorder-, b Hinteransicht. (Nach GG. B. GRUBER.)

3 Fällen war die Zystenbildung über mehrere Kreuzwirbel ausgedehnt. Sie
werden als Spina bifida sacralis anterior incompleta bezeichnet (einige Fälle
entsprachen einer Sp. bif. post.). v. RECKLINGHAUSEN faßt solche gelegentlich
gesehenen Befunde als Ausheilung einer Meningozystozele auf. BRACK hat
2 einschlägige Fälle mitgeteilt, aber wohl zu Unrecht als erworbene Veränderung gedeutet. Die Beckenform bleibt dabei ebenso wie bei der häufigen
hinteren Sakralrhachischisis unverändert, weshalb letztere im Zusammenhang
mit der Wirbelsäule von JUNGHANNS besprochen wird.

Die Beckenverhältnisse bei vollkommener Kreuzbeinspaltung wurden kürzlich von GG. B. GRUBER näher beschrieben. In der einen seiner Beobachtungen

bestand eine „hintere Beckenspalte" bei vollkommener Wirbelsäulenspaltung und dorsaler Ekstrophie des Darmes (Abb. 7), verbunden mit starker Zunahme des Querdurchmessers und Abflachung der Vorderseite des Beckens. In einem anderen Fall fand sich eine vordere und hintere Beckenspalte bei Blasen-Darm-Genitalspalte und totaler Rhachischisis des Kreuzbeins (Abb. 8).

b) Becken bei Mangel des Kreuzbeins oder Defekten am Kreuzbeinkörper (dyspygisches Becken).

Schwerste Störungen des distalen Endes des Achsenskeletes werden in Verbindung mit Fehlbildung des Rückenmarkes (Myelozystozele) beobachtet (v. RECKLINGHAUSEN). Der vollständige Mangel des Kreuzbeins ist offenbar äußerst selten. BRACK erwähnt völligen Kreuzbeinmangel bei einer sirenenartigen Mißbildungsfrucht, jedoch ist die Angabe nur auf den Mangel von Knochenkernen im Röntgenbild gegründet. HOHL sah bei einem neugeborenen Mädchen mit hochgradiger Spina bifida an Stelle des Kreuzbeins nur ein halbmondförmiges Knochenrudiment. Rudimentäre Ausbildung des Kreuzbeinkörpers sind bei Neugeborenen und Kindern, meist neben sonstigen Mißbildungen, mehrfach beschrieben worden und wurden in 2 Fällen auch bei Erwachsenen gesehen (LITZMANN, ALBRECHT).

Die Beobachtungen sind meist am Lebenden gemacht und die Diagnose durch Röntgenaufnahmen belegt, deshalb ist es unmöglich, zwischen Verknöcherungsmangel in einem hypoplastischen Knorpelsakrum und tatsächlicher Agenesie des Sakrums zu unterscheiden. Daß hier bei der Deutung von Röntgenbildern Vorsicht am Platz ist, zeigt ein Fall von WHITE und eine neue Beobachtung GG. B. GRUBERS, die beide bei anatomischer Präparation das knorplige Achsenskelet, wenn auch verkümmert, viel weiter kaudal verfolgen konnten, als es das Röntgenbild der Knochenkerne erwarten ließ.

So fanden BREUS und KOLISKO bei einem Neugeborenen mit totaler hinterer Rhachischisis und mit Myelozystozele, doppelseitiger Hüftgelenksluxation, hochgradigen Klumpfüßen und Kyphose der Lendenwirbelsäule nur den 1. Kreuzwirbel knöchern angelegt, der 2. war nur knorplig angelegt und hatte verkümmerte Flügel, vom 3. war nur ein kleines Knorpelrudiment vorhanden. Teilweisen Kreuzbeinmangel sah GRAF bei einem Anencephalus. WHITES Beobachtung betrifft ein männliches Neugeborenes mit zahlreichen Mißbildungen (Nabelschnurbruch, Atresia recti et ani, Verschmelzungsniere, Verödung des linken Ureters, Mangel des rechten Samenleiters, Pes equinovarus bds.). Die Wirbelsäule zeigte starke Segmentverwerfungen und wies bis zur Lendenwirbelsäule Knochenkerne auf. Darunter befanden sich 2 größere Knorpelbezirke, deren einer 3 kleine Knochenschatten enthielt, der andere artikulierte auf dem linken Hüftbein, während die Darmbeine sich dorsal berührten. In GG. B. GRUBERS Beobachtung einer zwerghaften Frucht mit Chondrodystrophie und Osteogenesis imperfecta waren im ganzen Bereich der verkümmerten Lendenwirbelsäule und des Kreuzbeins keine Knochenkerne nachweisbar, auch hier berührten sich die beiden Darmbeinanlagen mit ihren dorsalen Anteilen hinter dem rudimentären Kreuzbein. Ähnliche Verhältnisse lagen vor bei einer Beobachtung KULIGAS, sowie in einer weiteren Beobachtung GG. B. GRUBERS bei einer typisch anchipodalen Frucht.

Die weiteren Beobachtungen betreffen klinische Feststellungen. So sah DESFOSSES bei einem 7 Monate alten Mädchen mit doppelseitigen Spitzfüßen und mangelhafter Differenzierung der Kloakenabkömmlinge (genaue Angaben fehlen) die Wirbelsäule nur bis zum 2. Lendenwirbel verknöchert, die beiden Hüftbeine auffallend klein und am Röntgenbild dorsal vereinigt (Abb. 9).

Rendu und Verrier sahen bei einem 1¹/₂jährigen Mikrozephalen mit Mißbildung des Anus und Klumpfüßen nur den 1. Kreuzwirbel ausgebildet. Eine ähnliche Beobachtung machte Fitch bei einem 6jährigen Knaben, dessen Sakrum gleichfalls bis auf den 1. Wirbel reduziert war. Salvat Espasa fand bei einem 7jährigen Knaben die Wirbelsäule nur bis zum 4. Lendenwirbel ausgebildet, der mit beiden Hüftbeinen artikulierte; in diesem Falle fehlte die rechte 12. Rippe und die linke war mangelhaft ausgebildet.

Sehr klar und genau ist der Befund einer Beobachtung von Stewart bei einem 6jährigen Mexikaner mit doppelseitigen Klumpfüßen, Insuffizienz von Blase und Mastdarm und Sensibilitätsstörungen der unteren Extremitäten. Das Röntgenbild (Abb. 10) läßt die Wirbelsäule nur bis zum 5. Lendenwirbel verfolgen, der mit beiden Darmbeinen, die dorsal sehr angenähert sind, an seinen Querfortsätzen artikuliert. In diesem Fall

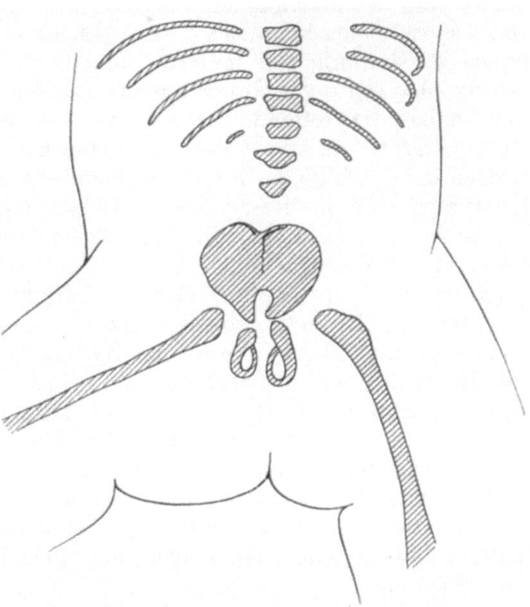

Abb. 9. Dyspygisches Becken eines 7 Monate alten Mädchens bei völligem Kreuzbeinmangel. (Nach Desfosses.)

war wohl auch kein knorpliger Sakrumrest vorhanden, da sich bei rektaler Untersuchung die Haut der Kreuzbeingegend vorwölben ließ. In allen diesen Fällen besteht eine hochgradige quere Einengung des Beckens, so maß Stewart den Abstand der hinteren oberen Darmbeinstacheln 2 cm, den Abstand der Sitzhöcker 2,5 cm, den Abstand der Darmbeinkämme 11 cm, der Trochanteren 18 cm, der vorderen oberen Darmbeinstacheln 14 cm. Stewart erwähnt noch eine alte Beobachtung Wertheims bei einem 8 Tage alten Kind, bei dem der 5. Lendenwirbel der letzte Wirbel gewesen sei, es geht aber aus der Beschreibung nicht hervor, ob daneben eine Meningozele oder ein Steißteratom vorlag. Weiter führt Stewart einen sehr interessanten Fall von Deschamp an, der bei einem einige Wochen alten Mädchen einen zystischen Sakraltumor mit Erfolg operierte, der sich als vom 5. Lendenwirbel ausgehende Meningozele bei Mangel des Kreuzbeins erwies. Während der Operation

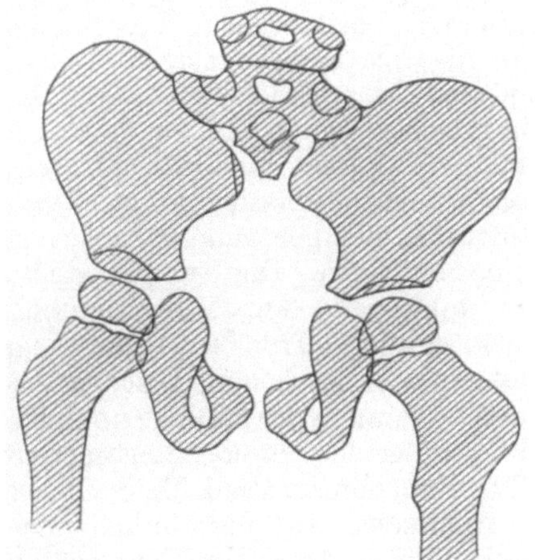

Abb. 10. Dyspygisches Becken eines 6jährigen Mexikaners bei nahezu vollständigem Kreuzbeinmangel. (Nach Stewart.)

trat der nur von Peritoneum bedeckte Darm in der Wunde hervor und es blieb dauernd eine Hernie in der Kreuzbeingegend zurück. Auch in Stewarts Fall bestand beiderseits neben dem 5. Lendenwirbel eine fluktuierende Vorwölbung der Haut, vermutlich auch eine Meningozele. Höhere

Grade der Reduktion der Sakralwirbel sind oft mit schwereren Entwicklungs-
störungen der kaudalen Rückenmarkabschnitte sowie der Kloakenabkömmlinge
(äußere Geschlechtsorgane, Harnblase, Mastdarm) verbunden. Eine eingehendere
Darstellung der allgemeinen Fragen findet sich bei LÉRI, FELLER und STERN-
BERG sowie neuerdings bei GG. B. GRUBER. LÉRI nennt Menschen mit derartiger Fehlbildung „les insacres" und bezeichnet den Symptomenkomplex als
„Dystrophie cruro-vésico-fessière par agénésie du sacrum". FELLER und STERN-
BERG haben die treffende Bezeichnung Anchipodie ($\dot{\alpha}\nu\chi\acute{\iota}$ = nahe, $\pi o \upsilon \varsigma$, $\pi o \delta \acute{o} \varsigma$ =
Fuß) geprägt, um die dorsale Annäherung der Beine zu kennzeichnen. Sie
bringen die Anchipodie in eine Formenreihe mit den sirenoiden Bildungen und
den sympodalen Sirenen (s. diese). Einschlägige klinisch-röntgenologische Beob-
achtungen sind besonders in den letzten Jahren zahlreicher geworden. Ohne
Anspruch auf Vollständigkeit seien genannt: FRIEDEL, DREHMANN, BRAILSFORD,
STERNBERG, GOLDHAMMER, GIRARD, ROCHER und RONDIL, HAMSA, CORNIL,
BONNET und TACHOT, GILLES, CHALIER und SANTY, MARIQUE und PAQUET,
LÉRI und LINOSSIER, FOIX und HILLEMAND, ACHARD, FOIX und MOUZON.
Die Beobachtung von MARIQUE und PAQUET betraf zwei Schwestern. Die
Fälle von ACHARD, FOIX und MOUZON, FOIX und HILLEMAND, CORNIL, BONNET
und TACHOT beweisen, daß derartige Menschen auch über das Kindesalter
hinaus lebensfähig sind. GG. B. GRUBER erwähnt an Hand einer klinischen
Beobachtung B. VALENTINs als besondere äußerliche Kennzeichen die Aus-
wärtswendung der Kniescheiben, die Annäherung und Rückwärtswendung der
Hüftgelenke, welche alle Folgen der Verschmälerung der dorsalen Beckenabschnitte sind.

Zwei Becken mit mangelhafter Entwicklung der Kreuzbeinkörper, für die
ALBRECHT die Bezeichnung dyspygische Becken vorschlug, haben LITZMANN
und ALBRECHT beschrieben. LITZMANNs Beobachtung betrifft eine 36jährige
Frau (Zwillingskind), die geboren hatte und nach der 3. Geburt an Peritonitis
durch Scheidenruptur starb. Sie hatte angeborene Klumpfüße, eine Mißbildung
des Ohres und litt an Harninkontinenz. Sie konnte lange gehen, aber nicht
auf einem Fleck stehen. Das grazile Becken zeigte als Kreuzbeinrudiment nur
eine niedrige Knochenspange, welche die Verbindung mit dem 5. Lendenwirbel
und den Darmbeinen herstellte. Die übrigen Kreuzwirbel fehlen gänzlich. Die
Darmbeinschaufeln stoßen dorsal zusammen und sind durch Ligamente verbunden, sie sind quadratisch, stehen steil und zeigen einen kaum S-förmig
geschwungenen Beckenkamm. Der Beckeneingang ist etwas viereckig, da die
Hüftbeine ziemlich gerade nach vorne laufen und dann winklig in die Schambeine umbiegen. Die Symphyse ist auffallend hoch, was BREUS und KOLISKO
als funktionelle Anpassung deuten. Die Beckenmaße sind vor allem quer
stark verkürzt (Transversa des Eingangs 10,5 cm, Transversa der Mitte 7,8 cm,
Dist. spin. isch. 6,5 cm, Dist. tub. isch. 8,5 cm). Die Quereinengung war noch
durch Pfannenvorwölbung unterstützt. Die Sagittaldurchmesser sind groß,
aber infolge des Kreuzbeinmangels mit den normalen Maßen nicht vergleichbar.
Über Rückenmark und Meningen ist leider nichts bekannt.

ALBRECHT sah eine ähnliche Beckenform an dem in Brüssel aufbewahrten
Becken einer 25jährigen Frau mit lumbaler Lordoskoliose, Spina bifida anterior
im unteren Teil des 1. und seitlichem Defekt (Spondylolysis) im Bogen des
2. Kreuzwirbels, dessen Körper rudimentär war. Die quere Einengung des
Beckens in allen Ebenen war in diesem Fall noch hochgradiger als in LITZMANNs
Beobachtung.

Es kann keinem Zweifel unterliegen, daß alle angeführten Beobachtungen
Ausdruck schwerer Entwicklungsstörungen des kaudalen Körperendes sind, die
neben dem Achsenskelet zum Teil die Kloakenabkömmlinge und vor allem das

Rückenmark und seine Hüllen betreffen, entsprechend den Vorstellungen v. RECKLINGHAUSENs. LITZMANNs Deutung der Dyspygie als mechanischen Effekt bei Zwillingsschwangerschaft lehnten schon BREUS und KOLISKO ab.

Nach ALBRECHT sollen noch hochgradigere Reduktionen des kaudalen Endes der Achsenskelete bis in die Lendenwirbelsäule bei Huftieren und Raubtieren vorkommen.

Ein schräg verengtes Becken bei eigenartiger Rhachischisis, die mit Verwerfungen, Verschmelzungen und Verlust von Segmenten auch innerhalb des Sakrums einhergeht, zeigt die Beobachtung von GUERRERO (Abb. 11a und b).

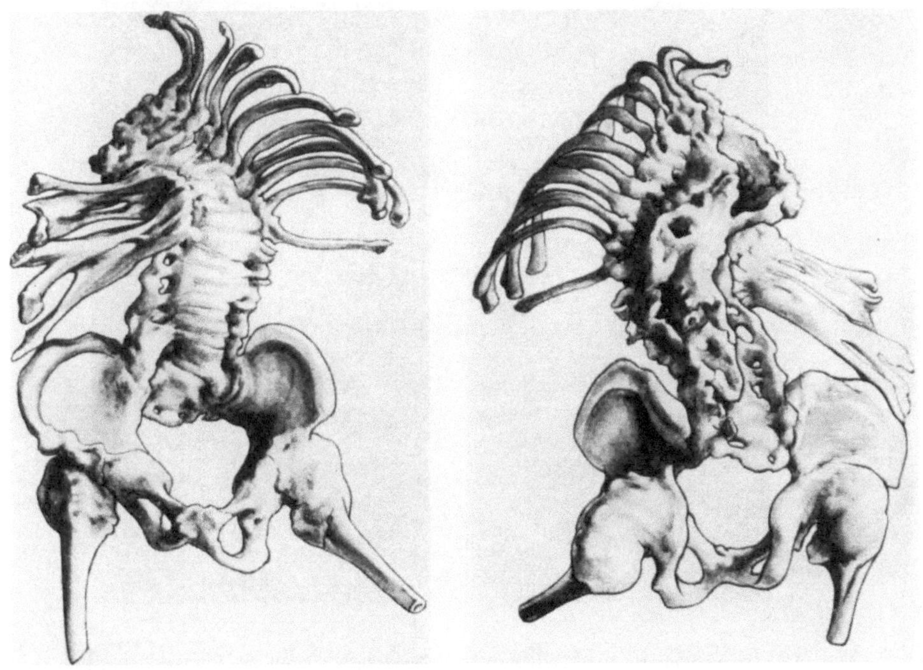

a   b

Abb. 11a und b. Schräg verengtes Becken bei eigenartiger Rhachischisis mit Verwerfungen, Verschmelzungen und Verlust von Segmenten auch im Sakrum. a Vorder-, b Hinteransicht. (Neugeboren, S. 62/36 Göttingen, bearbeitet von GUERRERO.)

In manchen Fällen ist die dyspygische Entwicklungsstörung nur gering ausgebildet und betrifft nur das Steißbein. So beschrieben BLOOM, STONE und HENRIQUE Steißbeinmangel bei zwei Schwestern. DIJONNEAU sah Steißbeinmangel bei kongenitaler Skoliose und Spina bifida. BLANC beobachtete ein gegabeltes Steißbein in einem Fall mit Harnstörungen. In SOLOWIJs Fall von Steißbeinmangel hatten neun Geburten stattgefunden.

c) Becken bei sakralen Keilwirbeln.

Das Vorkommen seitlicher Halbwirbel, die ROKITANSKY als erster beschrieb, wurde von ihm auch für das Sakrum nachgewiesen. Das Präparat, das in der Wiener Sammlung aufbewahrt ist, betrifft nur Wirbelsäule und Sakrum einer 46jährigen Frau, so daß leider über das Becken nichts bekannt ist. Die Wirbelsäule zeigt eine S-förmige Dorsalskoliose durch Einschaltung mehrerer seitlicher Halbwirbel und auch im Sakrum, das einen an der rechten Seite halbseitig

sakral assimilierten Übergangswirbel an seiner oberen Grenze aufweist, findet
sich links ein Halbwirbel eingeschaltet. Weiter hat PATERSON ein Sakrum abgebildet, dessen eigenartige Form BREUS und KOLISKO durch Einschaltung
eines lateralen Keilwirbels auf der rechten und linken Seite erklären.

Ein sehr interessantes Becken, bei dem vom 1. Kreuzwirbel nur die rudimentäre linke Hälfte vorhanden war, beschrieb H. v. MEYER. Allerdings war
in diesem Fall die Beckenform noch weiter stark gestört, da gleichzeitig links-
seitig das Hüftgelenk kongenital luxiert war. Es bildete sich eine hochgradige
lumbale, rechtskonvexe Lordoskoliose, um die Schwerlinie des Rumpfes über

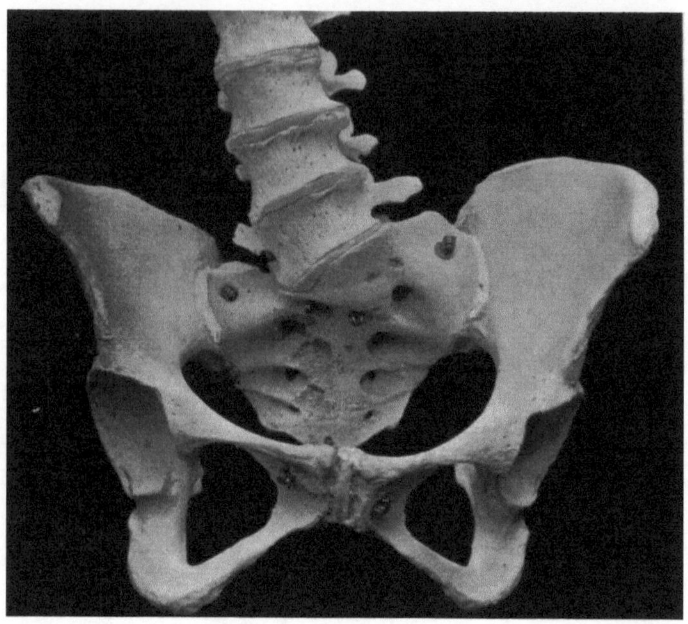

Abb. 12. Beckenasymmetrie durch seitlichen Hemispondylus an Stelle des 1. Kreuzbeinwirbels.
(40 Jahre ♀, Berliner Pathologisches Institut, Präparat Prof. RÖSSLE.)

dem rechten Hüftgelenk, das infolge der abnormen mechanischen Beanspruchung
starke Arthritis deformans zeigt, auszubalancieren. Der 4. und 5. Lendenwirbel ist dabei infolge des mangelhaften Widerstandes des rudimentären
1. Kreuzwirbels tief in die rechte Beckenhälfte gesunken, diese stark einengend.
Das Becken ist stark asymmetrisch, schräg verschoben und in der rechten
Hälfte eingeengt.

Einen ähnlichen Fall, der nicht durch Hüftluxation kompliziert war, konnte
ich im Museum des Berliner Pathologischen Universitätsinstitutes untersuchen.
Es handelt sich um das Becken einer 40jährigen Frau (Abb. 12), das mit den
Lendenwirbeln aufbewahrt ist und folgenden Befund darbietet: Der 1. Sakralwirbel hat links einen wohl und vollkommen sakral ausgebildeten, rein quer
verlaufenden Flügel, der mit dem Flügel des 2. Kreuzwirbels vollkommen synostosiert ist. Sein Körper zeigt links normale Höhe, doch verläuft seine obere Fläche
so schräg nach rechts und unten, daß eine Keilform entsteht und rechts der
5. Lendenwirbel und der 2. Kreuzwirbel sich berühren. Es fehlt somit mindestens
ein Teil der rechten Hälfte des Körpers des 1. Kreuzwirbels und sein ganzer
rechter Flügel. Das Sakrum besitzt also links 4 und rechts nur 3 Foramina.

Dabei ist die rechtskonvexe Lumbalskoliose unterhalb des Keilwirbels, der mit seiner Vorderfläche noch an der Rechtswendung der Lendenwirbelsäule teilnimmt, durch eine Linkswendung der Ventralseite des 2. und weniger des 3. Kreuzwirbels kompensiert. Die Eigenart der Asymmetrie des Beckens, das allerdings auch durch die Skoliose etwas beeinflusst ist, erinnert am meisten an die Verhältnisse des asymmetrischen Assimilationsbeckens. Dies erscheint verständlich, weil es für die Beckenform — abgesehen von der dadurch bedingten Skoliose — wenig Unterschied bedeutet, ob die 2. Hälfte des 1. Kreuzwirbels lumbal geformt ist wie beim asymmetrischen Assimilationsbecken, oder ob sie ganz fehlt wie beim Keilwirbelbecken. Ganz entsprechend wie beim asymmetrischen Assimilationsbecken ist die Asymmetrie bei dorsaler Betrachtung am stärksten. Das Hüftbein steht auf der Seite des Keilwirbels höher. Die beiden Sakroiliakalgelenke verhalten sich ungleich. Auf der einen Seite nimmt der Keilwirbel, der 2. und in geringem Maße der 3. Kreuzwirbel an der Gelenkbildung teil, auf der anderen Seite nur der vikariierend vergrößerte Flügel des 2. Kreuzwirbels und der 3. Kreuzwirbel. Nach vorne zu gleicht sich die Asymmetrie rasch aus und die Asymmetrie, die hier an der Vorderwand des Beckens besteht, ist wohl durch die Skoliose bedingt. Die Terminallinie steigt auf der Keilwirbelseite steiler gegen die obere Begrenzung des 1. Kreuzbeinloches auf, während sie auf der anderen Seite flacher gegen die obere Begrenzung des 2. Foramens verläuft; somit beschreibt die Begrenzung des Beckeneinganges wie beim asymmetrischen Assimilationsbecken eine Schraubenlinie, die am 1. linken Sakralforamen beginnt und am 2. rechten endet. Das Kreuzbein ist breit und längs und quer konkav. Der Beckenraum ist weder grob asymmetrisch noch stärker in irgendeiner Richtung eingeengt. Das Promontorium liegt in der Mitte der schiefen Ebene, die den Keilwirbel oben begrenzt, in halber Höhe zwischen dem höchsten Punkt des 1. und des 2. Kreuzwirbels, es besteht also kein Doppelpromontorium wie bei dem asymmetrischen Assimilationsbecken.

Ich bin auf dieses Becken näher eingegangen, da die reine Form des Beckens bei rudimentärer Keilform des 1. Kreuzwirbels, soweit ich das Schrifttum überblicke, bisher nicht beschrieben ist, jedenfalls BREUS und KOLISKO nicht bekannt war. Schon daraus ist zu schließen, daß diese Beckenform selten ist.

Auf die Entstehung der Halbwirbel als solche kann hier nicht näher eingegangen werden. Sie kommen in allen Abschnitten der Wirbelsäule vor und stellen eine charakteristische Fehldifferenzierung der Wirbelsegmente dar, die sozusagen nur zufällig im Bereich des Kreuzbeins zu einem Problem der Beckenpathologie werden, deshalb muß hinsichtlich näherer Einzelheiten über laterale keilförmige Halbwirbel auf die Bearbeitung der Wirbelsäulenpathologie in diesem Bande durch JUNGHANNS verwiesen werden.

d) Becken bei Mangel des ganzen Flügels eines oder mehrerer Kreuzwirbel (KUNDRATscher Defekt).

In sehr seltenen Fällen kann an einem oder mehreren Kreuzwirbeln der ganze Flügel, d. h. der Processus transversus und costarius fehlen. BREUS und KOLISKO haben diese Entwicklungsstörung zuerst genauer an einem von KUNDRAT gesammelten, aber nicht veröffentlichtem Becken beschrieben und als KUNDRATschen Defekt benannt. Außer dem Becken KUNDRATs war ihnen nur ein von THOMAS mitgeteilter Befund an einem alten Leydener Sammlungspräparat bekannt. Soweit ich das Schrifttum überblicke, ist auch seither keine neue Beobachtung hinzugekommen.

Das KUNDRATsche Becken stammt von einem alten Mann (Anatomieleiche) und wurde nur mazeriert untersucht, so daß über Muskel, Nerven und Gefäße im Bereich des Defektes nichts bekannt ist. Dem 1. Kreuzwirbel fehlt auf der rechten Seite der ganze Flügel. Der Körper des 1. Kreuzwirbels ist mit dem 2. nur knorplig verschmolzen, etwas nach rechts verschoben und an dieser Seite niederer. Der Anteil, den der 1. Kreuzwirbel an dem rechten Sakro-iliakalgelenk nehmen sollte, wird ganz von dem stark vikariierend hypertrophi-schen Flügel des 2. Kreuzwirbels gedeckt. Das Sakroiliakalgelenk ist nicht synostoriert. Der rechte Querfortsatz des 5. Lendenwirbels und der rechte Flügel des 2. Kreuzwirbels zeigen ein Foramen transversarium. Dies läßt sich nach HOLLs Untersuchungen über die Wirbelquerfortsätze durch teilweise Isolierung einer „Epiphysis transversa" (wie sie an den Halswirbeln normal

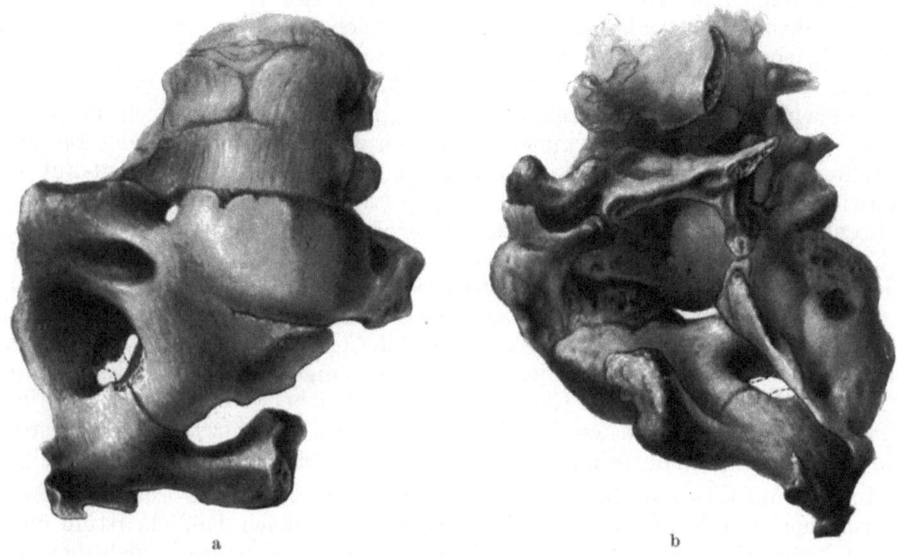

a   b

Abb. 13a und b. Verkümmerung des 1. und völliger Mangel des 2. und 3. linken Kreuzbeinflügels in einem Fall von dysontogenetischer Skoliose mit Verwerfungen, Verschmelzungen und Defekten von Wirbelsegmenten im Körper- und Bogenbereich. a Vorder-, b Hinteransicht. (16 Jahre ♀, Sammlungspräparat des Buffalo City Hospitals.)

statthat) erklären. Oberer rechter Gelenkfortsatz und Bogen sind am 1. Kreuz-wirbel ziemlich gut ausgebildet. Der mächtige 2. rechte Kreuzbeinflügel ist fast ganz vom Proc. transversus gebildet, sein vor dem For. transversarium gelegener Costarius ist verkümmert. Das Becken ist ausgesprochen asym-metrisch und in der Eingangsebene gegen die normale Seite zu schräg verschoben.

Das Präparat von THOMAS, das auch nur mazeriert untersucht wurde und vermutlich ein weibliches Becken ist, zeigt noch weitgehendere Störungen. Es fehlt gleichfalls der 1. rechte Flügel und der Defekt wird im Gelenk durch Vergrößerung des 2. Flügels ausgeglichen; doch ist auch der Bogen des 2. Kreuz-wirbels nicht mit dem Körper verbunden, so daß der Querfortsatz der linken Seite und beide Gelenkfortsätze fehlen. Ferner fehlt am 3. Sakralwirbel der ganze linke Flügel, so daß das 2. und 3. Sakralforamen zu einer großen Lücke vereinigt sind, die lateral von einer vom 4. Sakralwirbel kommenden Knochen-leiste begrenzt wird. Das Becken ist gleichfalls schräg verschoben und das Sakroiliakalgelenk nicht synostosiert. Diese Becken haben eine äußere Ähn-lichkeit mit dem NAEGELE-Becken. Die KUNDRAT-Becken sind nur im Eingang stark schräg verschoben und asymmetrisch, die NAEGELE-Becken zeigen in allen Beckenebenen schräge Verschiebung und Asymmetrie. Außerdem haben erstere nie eine Ankylose des Sakroiliakalgelenkes. Es ist wohl seit den Untersuchungen von BREUS und KOLISKO sicher, daß diese beiden Beckenformen genetisch nichts miteinander zu tun haben. Verkümmerung des 1. und völligen Mangel des 2. und 3. linken Kreuzbeinflügels in einem Fall von dysontogenetischer Skoliose mit Verwerfungen, Verschmelzungen und Defekten von Wirbelsegmenten im Körper- und Bogenbereich zeigt ein Musealpräparat des Buffalo City Hospitals (Abb. 13a und b). Leider ist das Becken nicht vorhanden.

Weitere klinisch-röntgenologische Beobachtungen einschlägiger Fälle fand ich im französischen Schrifttum, doch ist es aus dem Röntgenbefund am Lebenden schwierig, die Art der Störung genau festzulegen (ROCHER und ROUDIL, FROELICH, LERI, PETTIDI und COTTENOT, PUIG und ROUSSELIN, MACHARD, FISCHER). ROCHER und ROUDIL heben hervor, daß falls die Störung nur einen Wirbel betrifft, dieser immer der oberste oder unterste ist. Im Falle FROELICHs war bei der 20jährigen Patientin eine normale Geburt erfolgt. Abzulehnen ist die Nomenklatur von ROCHER und ROUDIL, die von „Hemiatrophie des Sakrums" sprechen, während es sich doch tatsächlich um eine mangelhafte Ausbildung oder Fehlen der Anlage des Flügels handelt.

e) Becken bei Defekt des Processus transversus des 1. Kreuzwirbels.

Während der KUNDRATsche Defekt den Mangel eines ganzen Flügels — Pars costalis und Processus transversus — darstellt, fehlt bei der nun zu schildernden Entwicklungsstörung des Kreuzbeins nur der Processus transversus. Dieser Mangel des Processus transversus wurde zuerst von BREUS und KOLISKO beschrieben. Er kommt ein- oder doppelseitig vor, ist aber in den bisher bekannten Fällen immer auf den 1. Kreuzwirbel beschränkt. Zum Verständnis dieser Störung ist es nötig, sich die normale Entwicklung der oberen Kreuzbeinwirbel zu vergegenwärtigen. Sie entstehen nach BREUS und KOLISKO aus 5 Knochenkernen, nämlich

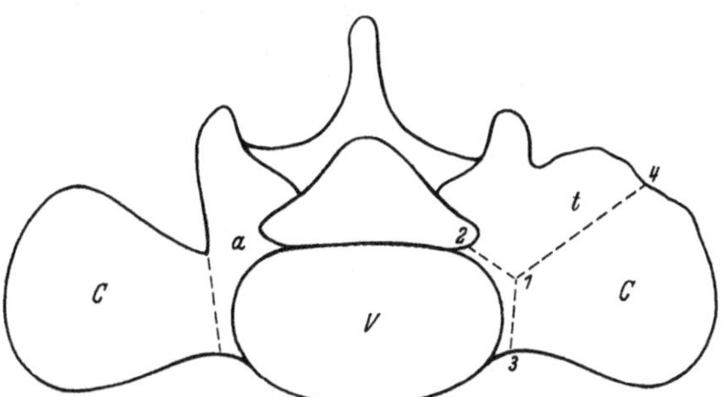

Abb. 14. Mangel des Processus transversus am 1. Kreuzwirbel. *V* Wirbelkörper, *C* Proc. costalis, *t* Proc. transversus, *a* Bogenwurzel mit aufsteigendem Gelenkfortsatz, *1—4* Trennungslinie zwischen Kostalis und Transversus, *1—3* Trennungslinie zwischen Kostalis und Körper, *1—2* Trennungslinie zwischen Bogen und Körper. (Schematisch nach BREUS und KOLISKO.)

einem für den Körper, 2 für die Partes costarii und 2 für die Wirbelbogen. Von diesen letzteren zweigt die Verknöcherung des Processus transversus fortsatzartig ab. RAMBAUD und RENAULT nehmen allerdings 2 eigene Knochenkerne für die Verknöcherung der Querfortsätze — also im ganzen 7 Knochenkerne — an, was aber von BREUS und KOLISKO bestritten wird. In diesen seltenen Fällen mit Transversusdefekt kommen zwar die 5 Knochenkerne des 1. Kreuzwirbels zur Anlage, aber es unterbleibt die knöcherne Aussprossung des Querfortsatzes von der Bogenwurzel. An einem jugendlichen Kreuzwirbel mit Mangel des Querfortsatzes durchsetzt die Knorpelfuge zwischen Costarius (Flügel) und Wirbelkörper die Flügelwurzel vollständig von vorne nach hinten, während sie normal nur den vorderen Anteil des Flügels durchsetzt, da sich unten der einheitlich mit dem Bogenkern verbundene Querfortsatz vorlegt (Abb. 14). Überdies verknöchert normalerweise gerade die Fuge zwischen Querfortsatz und Rippenteil als erste, später die Fuge zwischen Bogenwurzel und Wirbelkörper und zuletzt erfolgt die Verschmelzung der Bogenkerne

im Dornfortsatz. Während also normal auch im wachsenden Kreuzwirbel die
Stabilität seines Gefüges gesichert ist, stellt zweifellos der Mangel des Querfortsatzes eine empfindliche Schwächung dar, da hier das knöcherne Gegenlager
fehlt und außerdem die Knorpelfuge die ganze Flügelwurzel durchsetzt. Dies
erscheint besonders bedeutsam, wenn man bedenkt, daß das Kreuzbein wie der
Schlußstein eines Gewölbes der Rumpflast einerseits und dem Gegendruck der
das Becken unterstützenden Schenkelknochen ausgesetzt ist. Tatsächlich zeigen
zwei von den Becken mit Transversusmangel gerade an dieser schwachen
Stelle traumatische Veränderungen (BREUS und KOLISKO, FRITSCH).

Die erste Beobachtung dieser Art machten BREUS und KOLISKO am Becken
einer 21jährigen Frau mit doppelseitigem Querfortsatzmangel am 1. Kreuzwirbel. Das Becken war etwas schräg nach links verschoben. Das schmale
Kreuzbein zeigte außer dem Mangel des Querfortsatzes noch folgende Veränderungen: Während links der den ersten Flügel allein bildende Rippenteil
fest mit dem Wirbelkörper knöchern verbunden war, fand sich zwischen dem
rechten Rippenteil und dem Wirbelkörper eine offene Fuge mit pseudarthrotisch
veränderten Rändern. Das gleiche Aussehen zeigt die Fuge dieses isolierten
Flügels gegen den Flügel des 2. Kreuzwirbels, der auf dieser Seite vikariierend stärker ausgebildet ist. Der losgelöste Flügel ist etwas nach hinten luxiert,
seine Vorderfläche nach innen und etwas nach oben gedreht. Entsprechend
ist der Körper des 1. Kreuzwirbels etwas nach rechts und hinten gedreht, was
der 2. durch entsprechende Gegendrehung kompensiert. Diese Asymmetrie
führte zur Schrägverschiebung des Beckens, ähnlich aber geringer als bei
KUNDRATschem Defekt. Einen analogen Befund hat FRITSCH (1874) als „durch
Fraktur schräg verengtes Becken" beschrieben ohne den — aus seinen Bildern
eindeutig hervorgehenden — doppelseitigen Querfortsatzmangel am 1. Kreuzwirbel zu bemerken. Erst BREUS und KOLISKO fanden die richtige Deutung.
Es handelt sich um das Becken eines 18jährigen Mädchens, das die beschriebenen
Veränderungen noch hochgradiger aufweist. Der rechte isolierte Flügel des
1. Kreuzwirbels ist noch stärker nach dorsal luxiert, mit seiner Vorderfläche
nach innen gewendet und in dieser Stellung sekundär mit dem Wirbelkörper
synostosiert. Infolgedessen ist die schräge Verschiebung an diesem Becken
viel hochgradiger, so daß eine sekundäre Skoliose der Wirbelsäule die Drehung
des Kreuzbeins und Asymmetrie des Beckens ausgleichen mußte. Aus diesen
Beobachtungen geht zweifellos hervor, daß dieser durch Querfortsatzmangel
geschwächte 1. Kreuzbeinflügel während der Wachstumsjahre mechanischen
Schädigungen mehr ausgesetzt ist, die zur Fugenlösung und dorsalen Luxation
dieses Flügels mit nachfolgenden Störungen der Beckensymmetrie führen können.
Andererseits muß der Mangel des Querfortsatzes nicht notwendig zu solchen
Veränderungen führen, denn BREUS und KOLISKO sahen 2 Becken mit ein-
seitigem Querfortsatzdefekt des 1. Kreuzwirbels ohne traumatische Fugenlösung
oder Luxation. Das eine Becken betrifft eine osteomyelitische Synostose des
linken Sakroiliakalgelenkes mit Mangel des linken Transversus und ausgebliebener
Vereinigung zwischen Bogen und Körper des 1. Kreuzwirbels. Zwischen Körper
und Flügel war an Stelle der Knorpelfuge noch eine Trennungsspur erkennbar; auch der rechte Kreuzbeinflügel war nicht ganz normal. Das 2. Becken
stammt von einem 17jährigen Mädchen mit sternförmigem Pfannenbruch
durch Sturz in die Tiefe, das als Nebenbefund einen Mangel des ersten Querfortsatzes zeigte. Die knöcherne Vereinigung zwischen dem geschwächten Flügel
und dem Wirbelkörper war vollkommen und so stabil, daß trotz der großen
bei dieser Sturzfraktur wirksamen Gewalt gerade an dieser Stelle kein Beckenbruch eintrat.

f) Becken bei abweichendem Segmentaufbau des Kreuzbeins (Assimilationsbecken).

α) **Häufigkeit und Genese der Assimilation.** Es ist lange bekannt, daß nicht immer die gleichen Wirbelsäulensegmente mit der Anlage der Hüftbeine in räumliche Beziehung während der Entwicklung treten und so schließlich das Kreuzbein bilden. Diese Erscheinung wird als Assimilation bezeichnet und die aus solcher gestörter Niveaubeziehung zwischen Wirbelsäule und Beckenanlage hervorgehenden Becken nennt man Assimilationsbecken (BREUS und KOLISKO). Diese Assimilationserscheinungen können an der lumbosakralen und an der unteren Grenze des Kreuzbeins gegen das Steißbein auftreten, wodurch Übergangswirbel entstehen, die in ihrem morphologischen Verhalten in wechselndem Ausmaß die Kennzeichen der beiden angrenzenden Wirbelsäulenabschnitte in sich vereinigen. DÜRR, der sich schon 1860 eingehend mit der Assimilation von Lumbalwirbeln ans Kreuzbein beschäftigt, nannte diese Übergangswirbel am oberen Ende des Kreuzbeins Lumbosakralwirbel. Diese Assimilationsvorgänge können zu einer Zunahme der Zahl der Kreuzwirbel oder zu einer Abnahme führen, aber oft bleibt die Zahl der Kreuzwirbel trotz Assimilation unverändert, weil häufig am anderen Ende des Kreuzbeins der entgegengesetzte Assimilationsvorgang stattfindet. Es ist deshalb oft schwierig, das Vorhandensein einer Assimilation überhaupt zu erkennen und es ist unmöglich anzugeben, welcher Wirbel der Übergangswirbel eigentlich ist, wenn man nicht von kranial her die ganze Wirbelreihe auszählen kann. Die Auszählung von distalem Ende ist wegen der wechselnden Zahl der Steißwirbel (2—6, meist 4) nicht möglich. Das bedeutet, daß man an den meist nur mit einem Teil der Lendenwirbelsäule aufbewahrten Sammlungsbecken überhaupt nicht feststellen kann, welcher Wirbel der Assimilation unterliegt. Normal ist der 24. Wirbel der 5. Lendenwirbel und der 25. der 1. Kreuzwirbel; ebenso ist der 29. Wirbel normal der 5. Kreuzwirbel und der 30. der 1. Steißwirbel. BARDEEN gibt an, daß unter 1059 anatomisch untersuchten Fällen folgende Abweichungen gefunden wurden: In 28 Fällen (2,7%) war der 24. Wirbel der 1. Kreuzwirbel und in 47 Fällen (4,4%) war der 25. Wirbel lumbal gebaut. Am distalen Ende des Kreuzbeins war in 27 Fällen (2,5%) schon der 29. Wirbel der 1. Steißwirbel und in 91 Fällen (8,6%) war der 30. Wirbel noch als letzter Kreuzwirbel ausgebildet. WILLIS fand bei der Untersuchung von 748 Skeleten bei 717 (95,8%) die Summe der Brust- und Lendenwirbel konstant mit 17; jedoch befanden sich unter diesen Fällen 9 „kompensierte" Assimilationen an der thorakolumbalen Grenze, nämlich 4 Fälle mit 6 Lendenwirbeln, aber nur 11 Brustwirbeln und 5 mit 13 Brustwirbeln, aber nur 4 Lendenwirbeln. Die 31 Fälle, in denen die Summe der Brust- und Lendenwirbel nicht gleich 17 war, zeigten 5mal einen präsakralen Wirbel zu wenig und 26mal einen präsakralen Wirbel zu viel. Sowohl ALBANESE wie MAUCLAIRE und FLIPO, deren Arbeiten mir leider nicht im Original zugänglich sind, haben, wie MOORE mitteilt, einen großen Rassenunterschied hinsichtlich der anatomischen Häufigkeit von Assimilationsvorgängen an der lumbosakralen Grenze gefunden. ALBANESE gibt die Häufigkeit der Sakralisation bei Europäern mit 4% (MAUCLAIRE und FLIPO 2%) und bei niederen Rassen mit 41,6% (MAUCLAIRE und FLIPO 40%) an. Aus diesen Gründen deutet ALBANESE die Sakralisation als Atavismus, da manche Anthropoiden regelmäßig 6 Kreuzwirbel haben. Als Sakralisation wird vielfach die Einfügung des letzten Lumbalwirbels in das Sakrum und als Lumbalisation die Angliederung des prospektiven 1. Kreuzwirbels an die Lendenwirbelsäule bezeichnet. Diese Nomenklatur ist aber nur dann berechtigt, wenn man durch Auszählung der ganzen Wirbelreihe in der Lage ist nachzuweisen, daß wirklich im Falle der Sakralisation der 24. Wirbel (der prospektive 5. Lumbalwirbel) dem Kreuzbein eingegliedert ist, bzw. im Falle der Lumbalisation, daß tatsächlich der 25. Wirbel (der prospektive 1. Kreuzwirbel) als Lendenwirbel ausgebildet ist. Diese Sicherung ist aber meist nur bei Untersuchung ganzer Skelete zu gewinnen, da man weder morphologisch noch nach der Zahl der Kreuz- und Lendenwirbel allein feststellen kann, welche Ordnungsnummern in der Wirbelreihe der fragliche Übergangswirbel hat. Die meisten Untersuchungen sind aber anatomisch an unvollständigen Skeletteilen und klinisch an Röntgenbildern der Lumbosakralregion gemacht worden, die gar nicht diese Unterscheidung zulassen, weil auch die Lumbalwirbelzahl nicht konstant ist, wie gerade die an ganzen Skeleten ermittelten Zahlen von WILLIS zeigen. Ich werde deshalb weiterhin wie BREUS und KOLISKO nur den allgemeineren Ausdruck Assimilation verwenden. Die Lumbalisation wird auch oft als Dissimilation bezeichnet, auch dieser Begriff ist der eben erwähnten Einschränkung unterworfen. Hinsichtlich weiterer Einzelheiten des Problems der Assimilation, das ja im Grunde ein Problem der Variabilität der Wirbelsäule ist, muß auf die Darstellung der speziellen Pathologie der Wirbelsäule in diesem Bande durch JUNGHANNS verwiesen werden. Klinisch haben diese Veränderungen in den letzten Jahren seit Verbesserung der Röntgentechnik viel Aufmerksamkeit gefunden und wurden vielfach mit Rücken- und Kreuzschmerzen in Zusammenhang gebracht. MOORE konnte unter 3640 Röntgenaufnahmen der Ileosakralgegend 117mal (3,2%) Assimilationsvorgänge nachweisen und SUTHERLAND fand bei 12000 Röntgenbildern dieser Gegend 4,5% Sakralisationen. Es sei nochmals betont, daß dabei die morphologisch ziemlich vollkommenen Assimilationen ohne Änderung der Zahl der Kreuz- oder Lendenwirbel naturgemäß nicht erkannt werden können. Hinsichtlich der klinischen Bedeutung sei hervorgehoben, daß MOORE bei 61% der Patienten mit Rückenschmerzen Assimilationsvorgänge fand, was sehr hoch erscheint, wenn man bedenkt, daß wohl nur die asymmetrischen Assimilationen mit Pseudarthrosen- oder Schleimbeutelbildung zwischen dem Querfortsatz des Übergangswirbels und der Darmbeinschaufel tatsächlich die Quelle der Schmerzen abgeben.

Die formale Genese der Assimilation ergibt sich daraus, daß die Anlage des Darmbeins nicht wie normal mit dem 25.—27. Wirbel in Beziehung tritt, sondern sich an höhere oder tiefere Wirbelsegmente anlegt. Offenbar bewirkt, wie schon BREUS und KOLISKO betonen und BARDEEN bestätigt, die Anlage des Os ilium die Ausbildung der Kostalstücke, die normal nur an den ersten 3 Kreuzwirbeln auftreten und den Kreuzbeinflügel sowie die Gelenkfläche aufbauen. Wir würden heute einen solchen Vorgang als Induktion bezeichnen und daraus erklärt sich auch, daß die Einbeziehung eines ganzen Wirbels in diese sakral determinierte Einflußsphäre meist von Ausscheiden eines anderen aus diesem Bereich begleitet ist, was schon als Kompensation der Assimilation am anderen Kreuzbeinende erwähnt wurde. Wie stark die Angleichung der betreffenden Wirbel an die neue Umgebung ist, wird davon abhängen, wie genau der Niveaufehler der Beckenanlage segmental „zentriert" ist. Eine andere Frage ist, wodurch solche Niveaufehler zustande kommen. ROSENBERG hat durch embryologische Untersuchungen die Auffassung gewonnen, daß die Anlage des Beckens bei menschlichen Embryonen von kaudal nach kranial wandere und daß besonders der 25. Wirbel, der normal als 1. Kreuzwirbel erscheint, erst später in das Becken aufgenommen werde, während der 30. und 31. aus der Kreuzbeinanlage austreten. Nach dieser Auffassung würde also eine Hemmung dieser oralen Wanderung der Beckenanlage oder ein über das Ziel hinausschießen derselben die Ursache der Assimilation darstellen. Es muß aber betont werden, daß dieser Auffassung ROSENBERGs hinsichtlich der normalen Entwicklung von HOLL, PATERSON, WELCKER und BARDEEN widersprochen wurde.

Dieser Niveaufehler in der Beckenanlage wirkt sich aber für die Entwicklung des ganzen Beckens aus, da einerseits der Stand des definitiven 1. Kreuzwirbels in bezug auf die Beckeneingangsebene (Promontoriumstand) und andererseits auch die Breitenentwicklung des Kreuzbeins weitgehend von diesen Abweichungen abhängig sind. Diese Störungen der ganzen Beckenentwicklung können so augenfällig sein, daß sich nach BREUS und KOLISKO Assimilationsbecken schon bei der Obduktion oft durch dimensionale Abweichungen verraten. Die genaue Kenntnis der zahlreichen durch Assimilation bedingten Abweichungen der Beckenentwicklung und damit der schließlichen Beckenform verdanken wir den eingehenden Studien von BREUS und KOLISKO, die seither keine wesentliche Bereicherung mehr erfuhren und auf denen deshalb die folgende Darstellung unter Beschränkung auf das Wesentliche aufgebaut ist. Die Assimilation kann halbseitig (asymmetrisch) oder doppelseitig (symmetrisch) sein, sie kann am proximalen oder distalen Ende oder an beiden auftreten, wobei sich oft, wie erwähnt, die normale Wirbelzahl durch „kompensatorische" Assimilation am anderen Ende wieder herstellt. Die halbseitige Assimilation ist am anderen Ende des Kreuzbeins meist an der Gegenseite ausgeglichen.

β) **Die anatomischen Kennzeichen der Assimilation.** BREUS und KOLISKO betonen, daß es auch bei großer Erfahrung in einzelnen sehr vollkommen assimilierten Fällen sehr schwierig sein kann, die Assimilation zu erkennen. Es ist deshalb notwendig, für denjenigen, der sich nicht ständig mit der Untersuchung von Becken befaßt, die Assimilationszeichen zusammenzufassen.

Die lumbosakrale Assimilation ist am besten am Verhalten des Costariusanteils des Übergangswirbels erkennbar. Der Costarius ist entweder nur einseitig oder doppelseitig, aber doch ungleichmäßig und tritt mit der Massa lateralis in mehr oder weniger ausgedehnte synchondrotische Verbindung. Je mehr er sich der sakralen Form nähert, desto mehr verschmilzt er mit der Massa lateralis und nimmt schließlich auch in wechselndem Ausmaße an der sakralen Gelenkfläche teil. Auch bei sehr vollkommener Assimilation verraten noch Schlankheit und schräg absteigender Verlauf seines Flügels die Assimilation. Ein weiteres Assimilationszeichen ergibt eine markierte Sondierung des Querfortsatzteiles des Kreuzbeinflügels an der Basis in Form einer queren Furche oder es kann sich der ganze Querfortsatzteil reliefartig abheben und eine frei lateral endende Spitze haben. Meist ist dieser Übergangswirbel der 25. und steht meist hoch über dem Beckeneingang (hohes Promontorium), meist tritt er auch etwas zurück, so daß es sich nicht mit der Ventralfläche der übrigen Kreuzwirbel in einer Flucht befindet. Seltener steht der Übergangswirbel abnorm tief, auch das war soweit bestimmbar im Material von BREUS und KOLISKO der 25. Diese dorsale Abknickung kann zur Bildung eines deutlichen Doppelpromontoriums führen, besonders wenn die Bandscheibe zwischen Übergangswirbel und nächstem Kreuzwirbel erhalten bleibt, kann das untere Promontorium sogar stärker ausgebildet sein. Die Beteiligung des Übergangswirbels an der Gelenkfläche ist, wenn vorhanden, nur geringfügig und beschränkt sich auf die dorsalen und über der Terminalebene gelegenen Teile derselben. Die Synostose mit dem übrigen Kreuzbein erfolgt später und zum Teil unvollkommen. An der Hinterseite können Dornfortsatz, Bogen und andere Gelenkfortsätze frei oder doch auch nach der Verschmelzung noch deutlicher erkennbar bleiben als normal. Ein untrügliches Assimilationszeichen ist selbstverständlich die Vermehrung oder Verminderung der Kreuzwirbel, dabei ist die Einbeziehung des 30. häufiger als die des 24. (BREUS und KOLISKO).

Die sakrokaudale Assimilation ist meist viel vollkommener als die lumbosakrale, so daß morphologisch manchmal die irreguläre Ordnungszahl des betreffenden Wirbels nicht mehr vermutet werden kann. Kennzeichnend für den aus dem Sakrum ausgeschiedenen letzten prospektiven Sakralwirbel (Ordnungszahl 29) sind schmächtige Fortsätze, mangelhafte und unterbrochene Verbindung mit dem vorangehenden Sakralwirbel, unvollkommener Abschluß des letzten Kreuzbeinloches (kaudale Assimilation). Starke Entwicklung der Fortsätze, proximale Orientierung der Seitenteile, Synostose des Körpers und Synostose oder Synchondrose der Fortsätze mit dem vorangehenden Wirbel kennzeichnen den ins Kreuzbein einbezogenen präsumptiven 1. Steißwirbel (Ordnungszahl 30).

γ) **Veränderungen der Beckenknochen bei Assimilation.** Die Beckengestalt ist recht wechselnd, gelegentlich — besonders bei tiefstehendem Promontorium — stehen die Darmbeinplatten auffallend steil, in anderen Fällen sind sie mehr nach hinten ausgezogen und flach gelegt. Das Promontorium steht meist hoch oder tief, seltener normal. Die Kreuzbeinlänge ist sehr schwankend (15,5—9 cm nach BREUS und KOLISKO), seine Krümmung oft abgeändert und seine Stellung zwischen den Hüftbeinen abnorm. Die geänderte Länge ist nicht nur von der Zahl, sondern auch von der abweichenden Höhe oder Niedrigkeit der einzelnen Wirbel abhängig. Die Sakrumbreite ist gleichfalls vermehrt oder vermindert, zum Teil nur scheinbar vermindert durch verstärkte Querkrümmung. Bei hochstehendem 1. Sakralwirbel und schmalem Sakrum ist die Hüftbreite naturgemäß gering und umgekehrt bei tiefstehendem 1. Sakralwirbel und breitem Sakrum besonders groß. Hervorzuheben ist noch, daß BREUS und KOLISKO wiederholt bei kindlichen Assimilationsbecken auch am 4. Kreuzwirbel 2 Knochenkerne für den Kostalteil (also im ganzen 5 Knochenkerne statt 3) nachweisen konnten, auch wenn er der 28. Wirbel war. Wie groß die Niveaufehler der Beckenanlage sein können, geht aus der Angabe von BREUS und KOLISKO hervor, daß gelegentlich einerseits der 24. Wirbel als 1. Sakralwirbel ein tiefstehendes Promontorium mit dem 23. als letzter Lumbalwirbel formen kann, andererseits kann der 25. Wirbel rein lumbal geblieben sein und trotzdem das Promontorium zwischen ihm und dem 26. ziemlich hoch stehen. Der Terminalwinkel der Assimilationsbecken ist gewöhnlich größer oder geringer als normal, was schon FRORIEP andeutete.

In der Fülle der möglichen Formen der Assimilationsbecken lassen sich nach BREUS und KOLISKO verschiedene Typen unterscheiden. Die 3 ersten Gruppen (das hohe A.B., das querverengte A.B. und das mittenplatte A.B.) sind gemeinsam durch einen Hochstand des Promontoriums gekennzeichnet, während das niedere Assimilationsbecken (Typ 4) ein tiefstehendes Promontorium aufweist. Als 5. Typ ist das asymmetrische Assimilationsbecken genannt und schließlich bleiben noch eine Reihe von Übergangsformen, die sich dem Einteilungsschema nicht befriedigend einfügen lassen. Im nachfolgenden sollen die einzelnen Typen des Assimilationsbeckens hinsichtlich Form, Dimension und Häufigkeit kurz gekennzeichnet werden.

δ) **Das hohe Assimilationsbecken.** Das hohe Assimilationsbecken ist nach BREUS und KOLISKO neben den asymmetrischen Formen das häufigste Assimilationsbecken. Es ist gekennzeichnet durch ein hochstehendes Promontorium und meist durch Verlängerung der Conjugata vera und der Mikrochorden.

Der Übergangswirbel zeigt eine beiderseits meist recht gleichmäßige und sehr vollkommene sakrale Assimilation, so daß nur geringe lumbale Formcharaktere an ihm erkennbar sind. Er steht hoch über der Terminalebene, seine Flügel zeigen meist steil abfallenden Verlauf und gelegentlich auffallend schlank. Der Querfortsatzanteil seiner Massa lateralis hebt sich oft noch stärker hervor und die knöcherne Verschmelzung mit dem Flügel des nächsten Kreuzwirbels ist nicht immer vollkommen.

Das Kreuzbein ist sehr lang und besteht meist aus 6 Wirbeln mit 5 Paaren von Kreuzbeinlöchern, gelegentlich sind auch die einzelnen Wirbel höher. Längs- und Querkrümmung des Kreuzbeins sind häufig etwas verändert, desgleichen ist die Kreuzbeinneigung geringer, so daß der Terminalwinkel kleiner als normal ist.

Oft besteht auch an der sakrokaudalen Grenze Assimilation, die so vollkommen sein kann, daß man sie ohne eingehendere Untersuchung nur schwer gewahr wird.

Die Facies auricularis des Darmbeins ist meist lang, schlank und wenig nach hinten gebogen. Der Anteil der Gelenkfläche für den Flügel des 2. Kreuzwirbels ist am größten, in diesem Bereich finden sich auch dorsal die tiefsten Gruben für die Bandansätze. Der Anteil für den als 1. Kreuzwirbel

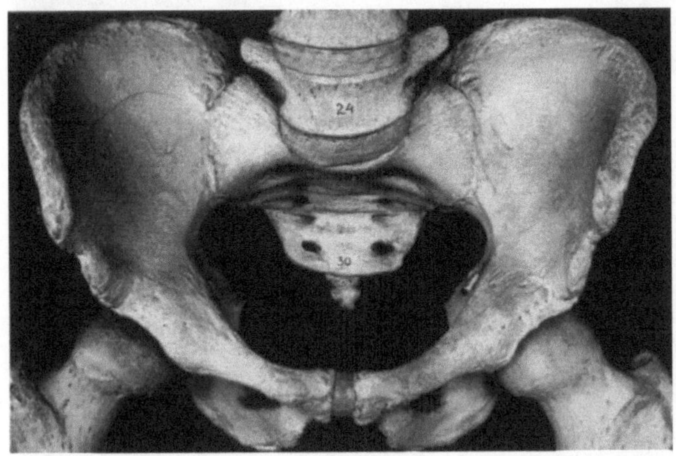

Abb. 15. Becken mit sehr vollkommener sakraler Assimilation des 30. Wirbels. (Von einem starkknochigen, hochwüchsigen männlichen Skelet im Museum des Pathologischen Institutes der Universität Buffalo.)

fungierenden Übergangswirbel ist kleiner und meist auf mehr dorsale und über der Terminallinie gelegene Teile beschränkt, entsprechend dem hohen Stand dieses Wirbels.

Wenn man in der Lage ist, die Ordnungszahl des Übergangswirbels an der lumbosakralen Grenze festzustellen, so zeigt sich nach BREUS und KOLISKO, daß es entgegen der Erwartung viel häufiger der 25. als der 24. ist. Das heißt, also entwicklungsgeschichtlich gesprochen, daß das hohe Assimilationsbecken häufiger der Ausdruck einer zu tiefen als einer zu hohen Beckenanlage ist (Abb. 15). Es ist aber nicht angängig, wie schon BREUS und KOLISKO gegenüber ROSENBERG betonen, solche Becken mit hohem Promontorium einfach als atavistische oder primitive Formen zu bezeichnen, da die Entwicklungsrichtung der Wirbelsäule beim Menschen einer Verminderung der präsakralen Wirbel zustrebe. Denn nur, wenn die Ordnungszahl des hochstehenden Übergangswirbels 25 ist, wenn also der präsumptive 1. Sakralwirbel nicht richtig in das Becken einbezogen ist, wäre diese Deutung angängig, während der 24. Wirbel, also der präsumptive 5. Lendenwirbel, als sakrolumbaler Übergangswirbel eine vorauseilende Entwicklung als eine Art „Zukunftsbecken" im ROSENBERGschen Sinn darstellen würde. Auch hieraus ersieht man, daß ohne Auszählung der ganzen Wirbelsäule genetisch verschiedene Assimilationen nicht immer unterschieden werden können.

Schon beim hohen Assimilationsbecken sind die queren Beckenmaße etwas reduziert und dies leitet über zu den ausgesprochen querverengten Assimilationsbecken.

ε) Das querverengte Assimilationsbecken. Das querverengte Assimilationsbecken, über dessen Häufigkeit sich BREUS und KOLISKO nicht näher äußern, das aber offenbar nicht selten ist, hat viele Eigenschaften mit dem hohen Assimilationsbecken gemeinsam. Sein Promontorium steht auch hoch und sein Kreuzbein ist lang und oft sechswirblig. Im Vordergrunde steht bei dieser Beckenform die Abnahme der Quermaße, besonders am Beckeneingang

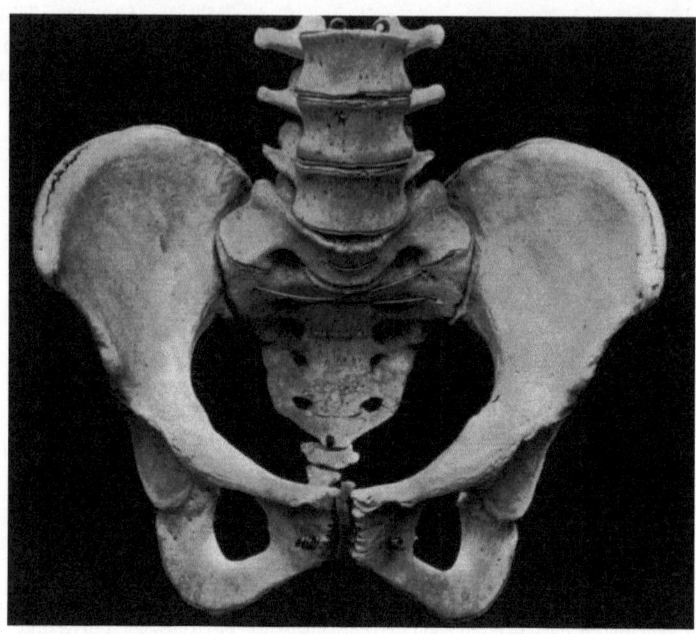

Abb. 16. Querverengtes weibliches Assimilationsbecken mit unvollständiger symmetrischer Assimilation an beiden Enden des Kreuzbeins. Maße: Sp. 22,7, Cr. 24,1, C.v. 10,8 (bzw. 9,8 unterhalb des Assimilationswirbels), Transv. 12,2, Obliqua sin. 12,1, Obl. d. 12,6, Tubera isch. 11,2, Conj. d. Ausg. 10,3. (22 Jahre ♀, Musealpräparat des Berliner Pathologischen Institutes.)

und in der Beckenmitte, seltener am Ausgang. Dabei ist infolge des Promontoriumhochstandes trotz der kleineren Gesamtmaße dieser Becken die Conjugata vera nicht oder wenig verkürzt, die Abweichung der Beckenmaße erklärt sich durch die auffallende Schmalheit des Kreuzbeins, wobei es zum Teil noch durch verstärkte Querkonkavität seiner Ventralfläche an Spannweite verliert. Unterstützt wird die quere Verengung gelegentlich noch dadurch, daß infolge des Hochstandes des 1. Kreuzwirbels, des schräg abfallenden Verlaufes seiner Flügel und seiner geringen Beteiligung am Sakroiliakalgelenk die Distanzierung der beiden Hüftknochen den an sich schmäleren Flügeln des 2. und 3. Kreuzwirbels überlassen bleibt (Abb. 16). Derselbe Umstand bedingt ja auch schon beim hohen Assimilationsbecken eine leichte Abnahme der Querdurchmesser. Schließlich zeigen die Darmbeine selbst eine Abnahme ihrer Terminalkrümmung, die BREUS und KOLISKO als Ausdruck einer von der Assimilation abhängigen Wachstumsstörung deuten, wodurch die Einengung des Quermaßes noch verstärkt wird.

Die Neigung des Kreuzbeins gegen die Terminalebene ist meist geringer als normal (kleiner Terminalwinkel), wodurch die Conjugata der Beckenmitte etwas verkürzt wird. Diese Veränderung, die hier nur angedeutet ist, wird im mittenplatten Assimilationsbecken die beherrschende Abweichung.

Als seltene Form einer so hochgradigen Querverengung, die rein dimensional an das ROBERTsche Becken erinnert, beschreiben BREUS und KOLISKO das Assimilationsbecken einer 13jährigen. Die Vergleichung der Teilstreckenmaße an der Linea terminalis dieser Becken zeigen, daß die Pars iliaca ungefähr normal ausgewachsen war. Die Pars pubica hatte den um die Pubertätszeit eintretenden Wachstumsschub mitgemacht und schon fast normale Werte erreicht, aber das Sakrum war mit seinem Querwachstum zurückgeblieben, das normalerweise um die Pubertät gemeinsam mit dem Wachstumsschub der Schambeine auftritt und die Längsspannung des Kinderbeckens in die Querspannung des erwachsenen weiblichen Beckens überführt. BREUS und KOLISKO beziehen auch diese Störung des Ausmaßes und der Koordination des Beckenwachstums auf die Assimilation. Vermutlich wäre bei weiterer Entwicklung die Querverengung dieses Beckens auch noch etwa durch verspätetes Breitenwachstum des Sakrums vermindert worden.

ζ) **Das mittenplatte Assimilationsbecken.** Der Name mittenplatt soll zum Ausdruck bringen, daß die Verkürzung des Sagittaldurchmessers der Beckenmitte die hervorstechendste Dimensionsabweichung dieses Beckentypus ist. Es ist die seltenste Form unter den Assimilationsbecken. BREUS und KOLISKO haben sie unter über 100 Assimilationsbecken nur 3mal gesehen. Auch das mittenplatte Assimilationsbecken ist ein hohes, mit langem, sechswirbligem Kreuzbein mit proximaler und distaler Assimilation. Kennzeichnend ist, daß der hochstehende assimilierte 1. Kreuzwirbel stärker dorsal zurücktritt und sich winklig abknickt. Dieser Abweichung folgt auch der 2. Kreuzwirbel, so daß das Kreuzbein sagittal überstreckt und in der Sagittalrichtung konvex statt konkav an der Ventralfläche erscheint. Dies führt dazu, daß die Verbindungsleiste zwischen dem Körper des 2. und 3. Kreuzwirbel stärker in die Beckenhöhle vorspringt und gerade die Conjugata der Beckenmitte bis über 2 cm einengt. Das Sakrum ist wenig gegen das Becken geneigt (kleiner Terminalwinkel) und zeigt nur geringe quere Konkavität an der Vorderfläche (im Gegensatz zur Rachitis).

Die Gelenkfläche des Darmbeins ist in ihren oberen Anteilen, entsprechend dem starken frontalen Zurücktreten des 1. Kreuzwirbels, stark nach hinten umgebogen. In einem Fall war sogar noch eine Reibungsfläche hinter dem eigentlichen Gelenk zwischen Darmbein und Kreuzbein nachweisbar.

Beziehungen zu nachweisbarer Rachitis bestehen bei diesen Becken nicht, ebenso fehlen Beziehungen zu Skoliosen, welche durch gewisse Ähnlichkeiten der Beckenform vermutet werden könnten. Die Darmbeinplatten sind bei diesen Becken nach hinten und oben flachgelegt, so daß die oberen vorderen Darmbeinstacheln viel weiter seitlich liegen als die unteren, die S-förmige Krümmung der Darmbeinkämme ist abgeschwächt.

η) **Das niedere Assimilationsbecken.** Das niedere Assimilationsbecken steht allen bisher beschriebenen Typen der hohen Assimilationsbecken in vielen Merkmalen gegensätzlich gegenüber und ist entschieden seltener als das hohe. Es ist gekennzeichnet durch ein tiefstehendes Promontorium, das wenig über, in oder sogar unter der Terminalebene steht. Sein Sakrum ist niedrig und besteht meist nur aus 4, gelegentlich 5 Wirbeln. Die Krümmung des Kreuzbeins in sagittaler Richtung ist meist sehr stark konkav, desgleichen die Querkrümmung. Die Kreuzbeinvorderfläche ist gegen den Beckeneingang stark geneigt, so daß der Terminalwinkel groß ist. Das Sakrum ist breit. Die Flügel des 1. Kreuzwirbels verlaufen rein lateral oder manchmal sogar etwas aufsteigend. Die Gelenkfläche des Darmbeins wird meist größtenteils vom

1., weniger vom 2. und oft gar nicht vom 3. Kreuzbeinflügel besetzt. Dementsprechend sind auch dorsal nur am 1. und 2. Kreuzwirbel Insertionsgruben für die hinteren Kreuzdarmbeinbänder ausgebildet, wovon oft nur die am 1. Wirbel tief ist. Die Facies auricularis des Darmbeins ist mehr rechteckig, gelegentlich nach vorne geneigt und überragt kaum die Linea terminalis, ja sie kann sogar auf das unterste Ende des Darmbeins beschränkt sein. Auch darin kommt der Niveaufehler der Beckenanlage zum Ausdruck.

Nach der Annahme von BREUS und KOLISKO entsteht das niedere Assimilationsbecken meist dadurch, daß der 25. Wirbel, der präsumptive 1. Sakralwirbel aus dem Sakrum austritt und bis auf geringere oder größere Kostalisrudimente weitgehend lumbale Form annimmt, wobei oft der 30. Wirbel, der

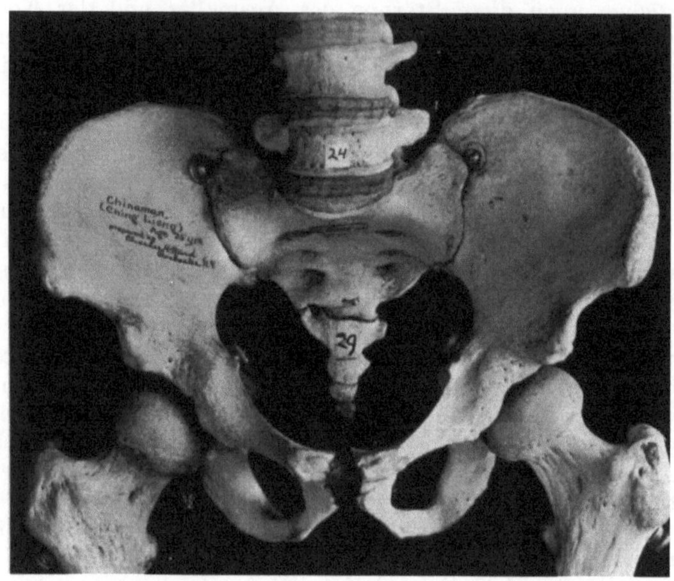

Abb. 17. Niedriges Assimilationsbecken mit weitgehender kokkygealer Assimilation des 29. Wirbels. (Von dem Skelet eines 35jährigen Chinesen im Museum des Pathologischen Institutes der Universität Buffalo.)

präsumptive 1. Steißwirbel, sehr vollkommen dem Kreuzbein assimiliert ist. Allerdings konnten BREUS und KOLISKO nur in einem ihrer Fälle die Ordnungszahl des sakrolumbalen Übergangswirbels bestimmen und in diesem Fall war es der 25. Während diese Form des niederen Assimilationsbeckens auf zu tiefe Anlage des Beckens zurückgeht, gibt es auch eine bei zu hoher Beckenanlage, die BREUS und KOLISKO offenbar nicht kannten. So zeigt ein vollständiges Skelet eines 35jährigen Chinesen, das im Museum des Pathologischen Institutes der Universität Buffalo aufbewahrt ist, ein niederes Assimilationsbecken, dessen Kreuzbein nur aus 4 Wirbel besteht. Die Auszählung ergibt aber, daß der 1. tiefstehende, mit seinem Promontorium kaum die Terminalebene überragende 1. Kreuzwirbel der 25. ist. Weder dieser noch der letzte Lendenwirbel (Ordnungszahl 24) zeigen besondere Assimilationszeichen. Hingegen ist der 29. Wirbel, der den 5. Kreuzwirbel darstellen sollte, völlig vom Kreuzbein gelöst und vollkommen kaudal geformt (Abb. 17). Er besitzt zwei Cornua, die mit gleichartigen Hornbildungen des 28. Wirbels nicht knöchern vereinigt sind, dagegen ist er mit dem nächsten Steißwirbel synostosiert, hinter dem noch zwei nur knorplig verbundene Steißwirbel folgen. Seine sakrale Herkunft verrät sich morphologisch nur dadurch, daß er mit einem seitlichen Fortsatz rechts, der mit der Massa lateralis des 28. Wirbels wohl synchondrotisch verbunden war, ein Kreuzbeinloch bildet. In diesem offenbar seltenen Fall liegt also eine reine Assimilation des 29. Wirbels zum Steißbein vor ohne Assimilationszeichen an der lumbosakralen Grenze. BREUS und KOLISKO haben also nicht recht, wenn sie vermuten, daß die niedrigen Assimilationsbecken mit 4wirbligem Sakrum immer durch Austritt des 25. Wirbels aus der Kreuzbeinanlage zustande kommen.

Die Dimensionen der niederen Assimilationsbecken zeigen die Conjugata des Beckeneingangs gelegentlich leicht verkürzt, während die Sagittaldurchmesser der Beckenmitte infolge der starken Kreuzbeinhöhlung und des Beckenausganges infolge der geringen Länge des Kreuzbeins meist groß sind. Die Querdurchmesser sind zum Teil sogar größer als normal, was sich aus der großen Kreuzbeinbreite und dem tiefen Stand des 1. Kreuzwirbels erklärt.

ϑ) **Das asymmetrische Assimilationsbecken.** Diese sehr auffällige Form des Assimilationsbeckens war schon HOHL, ROKITANSKY, LITZMANN, H. V. MEYER und WELCKER bekannt. Sie ist dadurch gekennzeichnet, daß an der lumbosakralen Grenze ein halbseitig assimilierter Übergangswirbel vorliegt und daß sich die dorsalen Darmbeinenden in verschiedener Höhe mit dem Kreuzbein verbinden. Der Übergangswirbel zeigt meist halbseitig sehr vollkommen sakrale Gestalt und halbseitig rein lumbales Aussehen; seltener ist auch die zweite Seite weniger vollkommen sakral gestaltet. BREUS und KOLISKO zählen dabei nicht den Übergangswirbel, sondern den ersten vollkommen sakral geformten Wirbel als 1. Kreuzwirbel. Meist dürfte der Übergangswirbel der 25. sein. Das Kreuzbein ist ungleich hoch und die Zahl der Kreuzbeinlöcher ungerade, wenn nicht halbseitige distale Assimilation der Gegenseite die gerade Zahl wieder herstellt. Es zeigt schwache sagittale Konkavität, aber oft starke und ungleichmäßige Querhöhlung. Die Neigung der Kreuzbeinvorderfläche gegen die Terminalebene ist nicht groß, so daß der Terminalwinkel klein bleibt. Durch die halbseitige Assimilation entsteht ein eigenartiges Doppelpromontorium, indem die obere Grenze des Übergangswirbels den Vorberg der assimilierten Beckenhälfte und die untere Grenze desselben den für die andere Beckenhälfte bildet; jedoch sind beide Promontorien flach. Entsprechend wird der Beckeneingang von einer Schraubenlinie begrenzt, die am oberen Promontorium beginnt, der steileren Terminallinie der Assimilationsseite folgt, in die flachere Terminallinie der anderen Seite übergeht und am unteren Promontorium endet. Die Symphyse steht dem Kreuzbein gegenüber und eine Asymmetrie des Beckeneinganges wird nur deutlich, wenn eine lumbale Skoliose hinzutritt, doch wird auch diese meist durch eine Gegendrehung des nächsten Kreuzwirbels kompensiert.

Sehr deutlich ist die halbseitige Niveaudifferenz bei Betrachtung von hinten. Das Darmbein (und damit die Spina iliaca post. sup.) steht auf der Assimilationsseite deutlich höher, was man schon beim Lebenden durch Ausmessung der MICHAELISschen Raute feststellen könnte (BREUS und KOLISKO). Entsprechend zeigt sich eine Asymmetrie in den Sakroiliakalgelenken. Auf der Assimilationsseite ist die Gelenkfläche von den Flügeln der Übergangswirbel und der beiden ersten Kreuzwirbel besetzt, während auf der anderen Seite nur die beiden Kreuzwirbel an der Gelenkbildung teilnehmen. Diese Asymmetrie der hinteren Beckenwand gleicht sich aber nach vorne und unten rasch aus, so daß schon die Distanz der Sitzbeinhöcker von der Kreuzbeinspitze beiderseits gleich ist. Diese Becken sind meist geräumig. Sie sind zurückzuführen auf eine Niveauverschiedenheit in der ersten Anlage der beiden Beckenhälften, wodurch sich die asymmetrische Entwicklung im Bereich des induktiv beeinflußten Wirbelsäulenabschnittes aufklärt.

ι) **Übergangsformen der Assimilationsbecken.** Nicht alle Beobachtungen fügen sich in die bisher angegebenen Gruppen ein. Ein häufigerer Übergangstyp zeigt nach BREUS und KOLISKO ein 5wirbliges Kreuzbein, dem sich oben ein beiderseits unvollständig sakral assimilierter Übergangswirbel anschließt, der frontal etwas zurückspringt und so mit dem 1. Kreuzwirbel ein deutliches, mit dem letzten reinen Lumbalwirbel ein flaches Promontorium bildet. Seine Kostales begrenzen zwar ein überzähliges Paar von Kreuzbeinlöchern, verschmelzen aber nicht knöchern mit den Kreuzbeinflügeln und treten nicht in das Sakroiliakalgelenk ein. Dieses Becken steht dem niederen Assimilationsbecken nahe, ist aber oft auch etwas asymmetrisch.

Seltener haben BREUS und KOLISKO Übergangsformen zwischen dem hohen und dem mittenplatten Typus beobachtet.

5. Becken bei Störungen der Skeletanlage.
a) Becken bei Osteogenesis imperfecta.

Die Veränderungen des Beckens bei Osteogenesis imperfecta sind nicht näher studiert, man findet nur gelegentliche einschlägige Bemerkungen im Schrifttum. GRUBER und MYLIUS betonen in einer kürzlich erschienenen eingehenden Bearbeitung der Osteogenesis imperfecta besonders die Mitbeteiligung des Beckens an der Verknöcherungsstörung. Charakteristische Veränderungen der kümmerlich angelegten Knochenkerne des Beckens können schon auf Röntgenbildern von Neugeborenen mit Osteogenesis imperfecta wahrgenommen werden. Bei einem Spätfall von Osteogenesis imperfecta, der ein 3jähriges Kind betraf, fand WILTON bei der Sektion das Promontorium durch eine gelatinöse Veränderung der Bandscheiben mächtig verdickt. Die Sakralwirbel waren klein und komprimiert. Die Beckenknochen bestanden nahezu nur aus lockerem Mark und Periost, während die Knorpelteile normal gewesen sein sollen. Angaben über Beckenveränderungen bei Erwachsenen mit Osteogenesis imperfecta tarda sind mir nicht bekannt.

b) Becken bei Dysostosis cleido-cranialis.

Die eigenartige erbliche, als Dysostosis cleido-cranialis bekannte Wachstumsstörung, die vorwiegend sich durch Fehlen der Verknöcherung des Schlüsselbeins und im Bereich des Schädeldachs aufweist, kann auch mit Beckenveränderungen einhergehen. Eine eingehende Darstellung aller einschlägigen Fragen ist kürzlich von B. VALENTIN gegeben worden.

MAYGRIER und SALLES fanden klinisch ein hochgradig querverengtes Becken, das von ihnen irrigerweise als rachitisch gedeutet wurde, und mußten deshalb Kaiserschnitt ausführen. HULTKRANTZ, der über etwa 60 Literaturfälle und eigene Beobachtungen berichtete, wies auf die Häufigkeit von Mißbildungen und verschiedenen sog. Belastungsdeformitäten bei den Dysostotikern hin. Unter der Gruppe der „Belastungsdeformitäten" erwähnt er auch 7mal Beckenmißbildungen. Nach klinischen Angaben waren die Becken bei Dysostosis cleido-cranialis von Frauen meist allgemein verengt (BREUS und KOLISKO).

Die erste anatomische Beschreibung des Beckens bei Dysostosis cleido-cranialis gab TERRY (1899). Das Becken war hoch (18,5 cm) und schmal (Breite 19,8 cm), dabei zeigte der Beckeneingang ausgesprochene quere Verengung. Die Transversa und die Conjugata waren gleich lang (10,8 cm). Trotzdem das Becken von einer alten Frau stammte, waren die Knochenleisten der Darmbeinkämme noch nicht synostosiert. Was die quere Verengerung betrifft, denken BREUS und KOLISKO an die Möglichkeit einer Kombination mit hoher Assimilation.

Ein weiteres Dysostotikerbecken einer Beobachtung PALTAUFs beschrieben
BREUS und KOLISKO eingehend bei einem 25jährigen Mann. Es bestand eine
vollständige Rhachischisis posterior des Kreuzbeins, die auch an einem Teil
der freien Wirbelsäule ausgeprägt war und die nicht selten bei Dysostosis cleido-
cranialis beobachtet wird. Das Becken war nicht stärker quer verengt. Als
Besonderheit bestand eine äußerlich nicht erkennbare, ohne Urogenitalstörung
einhergehende geringgradige Symphysenspalte, die erst am mazerierten Becken
entdeckt wurde, so daß über das Zwischengewebe zwischen den beiden Schambeinenden nichts bekannt ist. Jedenfalls fehlt an den schmalen dreieckigen
Medialstücken der Schambeine eine Fläche für den Symphysenknorpel. Die
absteigenden Schambeinäste verlaufen bis zur Junctura ischiopubica steil
und fast parallel nach abwärts, so daß sie einen hohen Symphysenteil vortäuschen. Erst die aufsteigenden Sitzbeinäste weichen unter Bildung eines Angulus
pubis auseinander. Auch in
anderer Beziehung bestanden
Veränderungen ähnlich wie
bei einem Spaltbecken. So
war die Incisura ischiadica
major außerordentlich eng und
der Sakralzapfen besonders
mächtig ausgebildet. Die horizontalen Schambeinäste waren
nach vorne und abwärts gerichtet und zeigten einen besonders stark ausgebildeten
Pecten ossis pubis.

Weitere anatomische Be-
schreibungen des Beckens bei
Dysostosis cleidocranialis sind
mir nicht bekannt, allerdings
habe ich nicht die ganze kasuistische Literatur der letzten
Jahre darauf durchgesehen.

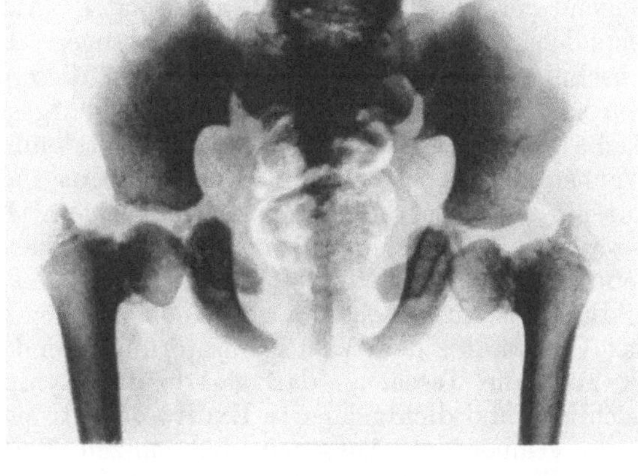

Abb. 18. Becken eines 10jährigen Mädchens mit Dysostosis cleido-
cranialis, verzögerte Verknöcherung der symphysennahen Abschnitte von Ischium und Pubis, abnorme Breite des Pfannenfugenknorpels, kongenitale Coxa vara beiderseits. (Nach B. VALENTIN.)

Wie das ganze Skelet zeigt
auch das Becken Zeichen der Hypoplasie, die offenbar erst in einem Zurückbleiben des postfetalen Wachstums deutlicher zum Ausdruck kommt.

Dies geht besonders aus klinischen Röntgenbefunden an jugendlichen
Dysostotikern hervor. So beschreibt CROUZON eine Verzögerung oder ein völliges
Ausbleiben der Verknöcherung des Schambeins, so daß das Foramen obtura-
torium nicht zum normalen Zeitpunkt geschlossen, sondern medial offen ist.
Ebenso berichtet H. BLENCKE über abnorme Breite des Pfannenfugenknorpels.
Diese beiden Anzeichen gehemmter Ossifikation sind deutlich in einem kürzlich
von B. VALENTIN veröffentlichten Röntgenbild einer 10jährigen Dysostotikerin
(Abb. 18). Außerdem ist oft, wie auch in dem eben erwähnten Fall, eine doppelseitige angeborene Coxa vara vorhanden, gleichfalls ein Ausdruck der Ossifikationsstörung.

c) Becken bei multiplen kartilaginären Exostosen.

Bei der allgemeinen, geschwulstähnlichen, meist erblichen Wachstumsstörung des Skelets, die unter dem Namen multiple kartilaginäre Exostosen
bekannt ist, findet sich nicht selten auch das Becken mitbeteiligt. Die Veränderungen am Becken bestehen nicht nur in der Ausbildung der Exostosen,
sondern auch in mehr oder minder ausgeprägten Wachstumsstörungen der

Beckenknochen, wie BESSEL-HAGEN (1890) als erster erkannte. Die Befunde von BESSEL-HAGEN wurden zum Teil bestätigt und ergänzt durch BREUS und KOLISKO, welche ihre Darstellung auf die Untersuchung von 4 Exostotikerskeleten der Wiener Sammlung und eines der Prager Sammlung (von CHIARI veröffentlicht) aufbauten. Die multiplen Exostosen des Beckens treten meist erst um die Pubertätszeit auf. Nur BESSEL-HAGEN beschreibt einen Fall, in dem schon bei einem 6jährigen Knaben Exostosen der Beckenschaufel nachweisbar waren. Man findet deshalb die Exostosen nur an den Teilen der Beckenknochen, die zur Zeit der Pubertät noch Wachstumsknorpel aufweisen. An den Hüftbeinen finden sie sich besonders äußeren, weniger an der inneren Seite der Darmbeinschaufeln unterhalb der Darmbeinkämme, an der Tuberositas ilei, in der Umgebung der Symphyse und der Facies auricularis, um die Junctura ischiopubica, am Innenrand des Foramen obturat., am Sitzhöcker und Sitzbeinstachel und an der Außen- und Innenfläche der Pfannenfugen. Am Kreuzbein sind die Exostosen seltener und beschränken sich meist auf die Gegend der verschmolzenen Dornfortsätze. Auf die Schilderung der Exostosen als solcher sei hier nicht näher eingegangen. In dieser Hinsicht muß auf den Abschnitt über Knochengeschwülste in diesem Handbuch verwiesen werden. Nur so viel sei hervorgehoben, daß die dichtgestellten Exostosen an der Außenfläche der Darmbeinschaufel, deren Entstehung aus versprengten Inseln des Wachstumsknorpels man z. B. in CHIARIs Fall schön verfolgen kann, meist nur ein recht begrenztes Wachstum zeigen. Die Knorpelkappen verknöchern rasch. Die Exostosen verwandeln sich in radiär gegen die Hüftpfanne gerichtete gebirgskammartige Wülste (BREUS und KOLISKO), die sich durch weitere Rückbildung bis zu unscheinbaren Unebenheiten abflachen können. Wichtig für das Verständnis der Wachstumsstörungen und sonstigen Beckenveränderungen ist noch die Tatsache, daß gerade das Symphysenstück der Schambeine so reichliche und dichtgelagerte Exostosen aufweist, daß ein höckeriges, an Baumrinde erinnerndes Aussehen des ganzen Knochenabschnittes entsteht. Die Breite dieser Symphysenstücke kann bis zu 4 cm betragen. Ebenso häufig und wichtig sind die zahlreichen, vielfach zu einem hohen zerklüfteten Höcker konfluierten Exostosen an der Tuberositas ilei, dem Ursprung der das Sakrum tragenden hinteren Ileosakralligamente. Diese Exostosen können sich mit grubigen Vertiefungen des Sakrums so verheilen, daß sie eine Ankylose vortäuschen.

Die Wachstumsstörungen der Beckenknochen der Exostotiker und die dadurch bedingten Abweichungen der Beckenmaße lassen sich nach BREUS und KOLISKO nicht allein auf Wachstumshemmungen der die Exostosenmatrix abgebenden Epi- und Apophysenknorpel zurückführen, wie dies BESSEL-HAGEN annahm. Neben möglicher Wachstumshemmung spielen vor allem lokale Wachstumssteigerung und geänderte mechanische Momente eine Rolle. Dabei ist, wie BREUS und KOLISKO hervorheben, Vorsicht in der Deutung der gefundenen Veränderungen am Platz, weil oft andere Anomalien (bes. Assimilation) gleichzeitig vorliegen. BESSEL-HAGEN hat als regelmäßigsten Befund die S c h m a lh e i t d e s B e c k e n s mit geringem Abstand der vorderen oberen Darmbeinstachel und der Darmbeinkämme hervorgehoben. BREUS und KOLISKO fanden diese Schmalheit weniger stark, nicht regelmäßig und betonen vor allem, daß ein solcher Befund bei gleichzeitiger hoher Assimilation nicht verwertbar ist. Die regelmäßige Schmalheit der Hüften (geringer Trochanterabstand) erklären BREUS und KOLISKO in erster Linie als Folge der Verkümmerung der exostosentragenden Schenkelhälse. Regelmäßig besteht eine S t e i l s t e l l u n g d e s D a r mb e i n k a m m e s, wie schon BESSEL-HAGEN hervorhob, jedoch wohl nicht als Wachstumshemmung erklärbar. Da gerade an die Außenseite der Darmbeinschaufel die Exostosen häufig, an der Innenseite aber spärlich sind, mußte das

Wachstum an der Außenseite gehemmt sein, was zur Auswärtswendung und Flachstellung der Darmbeinschaufeln führen würde. Nun tritt aber gerade das Gegenteil tatsächlich ein und BREUS und KOLISKO nehmen deshalb an, daß das Wachstums an der Außenfläche des Darmbeins normal oder sogar gesteigert war, da auch die beträchtlichen Höhenmaße der Hüftknochen gegen eine Wachstumshemmung sprechen. Für diese Deutung spricht ein Befund am Prager Exostosenbecken, bei dem an umschriebener Stelle die Exostosen an der Innenfläche der Darmbeinschaufel gehäuft sind und gerade an dieser Stelle die sonst steilstehende Darmbeinschaufel eine Umbiegung des Innenrandes nach außen zeigt, die wohl nur durch lokale Wachstumssteigerung am inneren Rand des Kristaknorpels erklärt werden kann.

Die auffallendste Abweichung ist die Verkürzung der Pars iliaca, die von BESSEL-HAGEN auch als Ausdruck der Wachstumshemmung gedeutet wurde. BREUS und KOLISKO fanden dieses Maß in reinen Fällen auf 4,2—5 cm verkürzt (normal 6—6,5 cm). Sie halten diese Verkürzung nur teilweise für die Folge einer Wachstumshemmung und überhaupt zum Teil nur für eine scheinbare Verkürzung. Es besteht nämlich in diesen Becken eine mechanische Verschiebung des Kreuzbeins nach vorne (Anteversion), die zu einer Verkürzung der Pars iliaca und Verlängerung der Pars sacralis führen muß. Die Ursache dieser Verschiebung liegt in einer Lockerung der Kreuzdarmbeingelenke, hervorgerufen durch flache exostosenartige Wucherungen an der iliakalen Gelenkfläche. Der eigenartigen Doppelstellung dieses Knorpels als Gelenkknorpel und als Wachstumsknorpel ist es nach BREUS und KOLISKO zuzuschreiben, daß auch hier Wucherungen auftreten. Das Vorwärtssinken des Kreuzbeins wird aber trotz der Lockerung der Kreuzdarmbeingelenke erst ermöglicht durch die Entspannung der hinteren ileosakralen Ligamente, infolge der mächtigen Exostosenbildung an ihrer iliakalen Ursprungsfläche (Tuberositas ilei). Diese vorübergehende Lockerung verrät sich auch in einem Umbau der Gelenkfläche, der gerade im entgegengesetzten Sinne erfolgt, wie bei der Retroversion des Sakrums im Kyphosenbecken. Der vordere, dem Sakralzapfen entsprechende Rand der iliakalen Gelenkfläche ist bis zu 1 cm hoch und nahezu rechtwinklig nach medial von der übrigen Gelenkfläche abgeknickt, wodurch eine konsolenartige Stützfläche für den Vorderrand des Kreuzbeinflügels entsteht. Ferner zeigt der obere Anteil der iliakalen Gelenkfläche eine Verbreiterung und der hintere Abschnitt eine entsprechende Verflachung. Neben dieser mechanisch und durch ausgleichendes Wachstum im Bereich des Sakralzapfens bedingten Scheinverkürzung der Pars iliaca besteht aber auch noch eine reelle Verkürzung durch Wachstumshemmung, da die Summe der Pars sacralis und iliaca immer noch meist um 1—2,5 cm hinter der Norm (13—13,5 cm) zurückbleibt (BREUS und KOLISKO). Dieses Wachstumsdefizit ist auf den Darmbeinkörper zu beziehen, wie BREUS und KOLISKO daraus schließen, daß die Synostosierungsmarke des iliakalen Pfannenanteils ungewöhnlich nahe am Scheitel der Incisura ischiadica major liegt und sehr kurzschenklig und spitzwinklig ist. Viel deutlicher ist die Schmalheit des Kreuzbeins, die im wesentlichen auf Ausbleiben des in der Pubertätszeit erfolgenden Breitenwachstums der Kreuzbeinflügel beruht. Diese Wachstumshemmung betrifft nur die oberen Kreuzbeinflügel, die an der Gelenkbildung beteiligt sind, während die unteren normale Breite erreichen. BREUS und KOLISKO neigen mehr zu der Ansicht, daß diese Wachstumshemmung im Sakrum Folge der Anteversion ist, denn Exostosenbildung wird gerade an den Kreuzbeinflügeln meist vermißt. Im wesentlichen durch dieses Verhalten des Kreuzbeins erklärt sich allgemeine leichte Verengerung des Beckeneinganges und quere Verengerung der Beckenmitte bei relativer oder absoluter Erweiterung des Beckenausganges.

Die wichtigste Formanomalie des Exostotikerbeckens besteht in einer reellen Verlängerung des Schambeins um 1—1,5 cm durch Wachstumssteigerung an den exostosenreichen Symphysenenden des Schambeins um die Pubertätszeit. Infolge der Schmalheit des Sakrums wirkt sich die Verlängerung der Schambeine in einer recht- bis spitzwinkligen Vereinigung derselben an der Symphyse aus. Durch diese Streckung der horizontalen Schambeinäste wird die Verkürzung der Eingangsconjugata, welche die Anteversion des Sakrums bedingt, teilweise wieder ausgeglichen. Ungleichheit der Wachstumsstörungen kann zu starken Beckenasymmetrien und dadurch zu statischer Skoliose führen, wie dies schon Bessel-Hagen beobachtete; andererseits kann Asymmetrie der Beine durch Störung des Längenwachstums sowohl Becken wie Wirbelsäule beeinflussen.

III. Wachstumsstörungen des Beckens.

A. Bei allgemeiner Wachstumsstörung ohne Belastungsfolgen.

1. Zwergbecken.

Die einzige umfassende Darstellung der Zwergbecken haben Breus und Kolisko gegeben, doch war zu dieser Zeit der hypophysäre Zwergwuchs noch nicht bekannt. Die von Breus und Kolisko angewandte Einteilung der Zwergwuchsformen ist von Rössle einer ablehnenden Kritik unterzogen worden. Es ist hier nicht möglich auf die schwierigen Fragen des Zwergwuchses näher einzugehen, diesbezüglich muß auf Rössles Darstellung verwiesen werden. Die anatomische Kenntnis der verschiedenen Zwergwuchsformen ist immer noch ungenügend, außerdem liegen nur in wenigen Fällen genauere Angaben über das Becken vor. Dazu kommt noch, daß gerade einige der am genauesten beschriebenen Zwergbecken der älteren Literatur (Naegele-Boeckh, Schauta, Paltauf) hinsichtlich ihrer Zugehörigkeit zu einer der Zwergwuchstypen — etwa der Rössleschen Einteilung — nicht mehr mit genügender Sicherheit bestimmbar sind, da keine eingehenden mikroskopischen Untersuchungen der endokrinen Drüsen vorliegen. Bei dieser Sachlage muß die Besprechung der Zwergbecken ein unvollkommener Versuch bleiben, bis neues völlig durchuntersuchtes Sektionsmaterial vorliegt. Eine Ausnahme davon macht nur die wohl charakterisierte und verhältnismäßig genau bekannte Gruppe des chondrodystrophischen Zwergwuchses. Die Erwartung von Breus und Kolisko, daß jede Zwergwuchsform sich in charakteristischer Weise am Becken äußern würde, geht vielleicht insoferne zu weit, als große Verschiedenheiten in der Ausprägung der Beckenform in einer und derselben ätiologischen Gruppe möglich sind, bedingt durch die Verschiedenheit von Zeitpunkt und Ausmaß der Störung. Dies gilt vor allem für die endokrin bedingten Formen.

Für den primordialen Zwergwuchs Hansemanns, den Rössle für identisch mit dem hypoplastischen Zwergwuchs von Breus und Kolisko hält und der gleichbedeutend mit Levis heredofamiliärer Mikrosomie ist, gibt es keine neueren kritisch verwertbaren Sektionsberichte (Rössle), und so weit ich das Schrifttum überblicke, auch keine näheren Angaben über das Becken. Es soll sich hier um eine familiäre rein quántitative Wachstumsstörung handeln, so daß weder Geschlechtsfunktion noch Wachstumsabschluß und Fugenschluß gestört sind. Infolge dieses während der ganzen Entwicklungsperiode gleichmäßig reduzierten Wachstums sollen nur die Dimensionen, nicht aber die Proportionen des Skelets geändert sein (Dietrich).

Breus und Kolisko beschreiben als echte Zwergbecken die Fälle von Naegele-Boeckh, Schauta, Paltauf und eine Beobachtung Zemanns. Sie verstehen darunter eine völlige oder fast völlige Wachstumshemmung vor den Pubertätsjahren, so daß das Becken auf einer kindlichen Entwicklungsstufe stehen bleibt und die Knorpelfugen offen sind. Dieser Definition entspricht die Gruppe des infantilistischen Zwergwuches bei RÖSSLE, die immer mit gehemmter Sexualentwicklung verbunden ist. Tatsächlich rechnet auch RÖSSLE den PALTAUFschen Fall in die infantilistische Gruppe. Ob die Fälle NAEGELE-BOECKH und SCHAUTA infantilistische Zwerge waren, vermag ich nicht zu entscheiden. Im Falle NAEGELE-BOECKH bestand Geschlechtsreife und es kam zu Schwangerschaft und Geburt, was jedenfalls gegen eine Einreihung in diese Gruppe spricht. ZEMANNs Fall ist eher hierher zu rechnen, da er auch mangelhafte Sexualentwicklung zeigte. Diese Zwergbecken, von denen die Fälle NAEGELI-BOECKH und SCHAUTA weibliche, die Beobachtungen von PALTAUF und ZEMANN männliche Individuen betreffen, zeigen bezüglich der Dimensionen und der Proportionen kindliche Verhältnisse (BREUS und KOLISKO), sie sind also wirklich als infantil zu bezeichnen. Entsprechend dem vermutlich um die Pubertätszeit herum eintretenden Wachstumsstillstand zeigt sich auch das Verhalten der Knorpelfugen. Die in den Kinderjahren zustande kommende Verschmelzung zwischen Transversus, Costarius und Wirbelkörper war in allen Fällen erfolgt, dagegen waren die Bogen der Kreuzwirbel dorsal nicht geschlossen und die Kreuzwirbel untereinander nicht verschmolzen. Der Pfannenfugenknorpel war auch in PALTAUFs Fall (49 Jahre ♂) noch offen, aber die Junctura ischiopubica gelegentlich synostosiert (NAEGELE-BOECKH, ZEMANN). Am stärksten ist die Hemmung der Verknöcherung an den spät auftretenden Randepiphysen des Darmbeinkammes, Sitzhöckers und Symphysenendes. Im ZEMANNschen Fall, der nur einen Kleinwuchs von 137 cm betraf, waren die Knorpel weniger mächtig als in den anderen Fällen, aber die Proportionen noch kindlich. Vor allem ist auch das Verhältnis der Teilstreckenmaße der Linea terminalis wie im Kindesalter, da die nach der Pubertät eintretende Verlängerung besonders der Pars pubica nicht mehr zustande kommt. Ebenso ist die Stellung der Beckenknochen zueinander analog wie bei dem kindlichen Becken (BREUS und KOLISKO).

Als weitere Form haben BREUS und KOLISKO das kretinistische Zwergbecken beschrieben. Es wird wohl im wesentlichen der Gruppe des dysthyreotischen Zwergwuches der RÖSSLEschen Einteilung angehören. Auf eine Diskussion der Beziehungen zwischen Kretinismus und Schilddrüsenstörung kann hier nicht eingegangen werden. Diesbezüglich sei auf RÖSSLE verwiesen, die eben erschienene Monographie von DE QUERVAIN und WEGELIN war mir leider bisher nicht zugänglich. Beim kretinistischen Zwergbecken kommt es nach BREUS und KOLISKO zu einer schweren Hemmung und Verlangsamung des Wachstums, die sich in einem stark verzögerten Fugenschluß äußert. Im Gegensatz zur infantilistischen Form ist aber der Wachstumsstillstand· kein vollkommener. Da das Wachstum auch nach der Pubertätszeit fortschreitet, fanden BREUS und KOLISKO in Form und Proportionen mehr die Verhältnisse eines erwachsenen als eines kindlichen Beckens, wenn auch die Maße klein waren. Dies äußert sich besonders in der Länge der Pars pubica, sowie in der Stellung und Krümmung des Kreuzbeins. Die Fugen waren bei mehr als 30jährigen Individuen zum Teil noch offen oder sie zeigten durch höckerige Auftreibungen oder grubige Vertiefungen im Bereich der Verschlußlinien, daß der Fugenschluß verzögert und gestört war. Besonders ausgesprochen waren solche Veränderungen an den am spätesten verschwindenden Randepiphysen der Beckenknochen. Das Kreuzbein war schmal und meist noch in seine einzelnen Wirbeln getrennt. Der Sakralzapfen ist stark nach hinten gerichtet, die Incisura ischiadica weit. Im ganzen bezeichnen BREUS und KOLISKO das

kretinistische Becken als ein allgemein ziemlich gleichmäßig verengtes, das
bei einer Körperlänge von etwa 125 cm in allen Durchmessern um 2—2,5 cm
unter der Norm zurückbleibt.

Ein vermutlich in diese Gruppe gehöriges Skelet einer als Kretinismus
bzw. kretinoide Idiotie bezeichneten Zwergin ist in der Sammlung des Pathologischen Instituts in Buffalo aufbewahrt. Das Skelet ist unter Erhaltung der
Knorpel und Bandscheiben mazeriert und mißt 84 cm. Vorgeschichte und
Sektionsbefund sind nicht genauer
bekannt, doch zeigt eine im 18. Lebensjahr gemachte Photographie
kretinenhaftes, pastös-adipöses Aussehen, ebenso wie ein von der Leiche
gemachter Gipsabguß des Kopfes
und Rumpfes bei dem „viele Jahre
später" erfolgten Tod. Das genaue
Alter ist unbekannt. WAGNER-
JAUREGG waren klinisch Kretinen
bis zu 89 cm Körpergröße herab
bekannt.

In diesem Falle zeigt die Skelet-
entwicklung noch hochgradigere
Hemmung als bei den infantilistischen Zwergen. Das Schädeldach
zeigt auch die Stirnnaht erhalten
und ist so lose vereinigt, daß die
Teilknochen auseinanderfallen. Die
Sphenookzipitalfuge ist offen, an
der Sella ist vielleicht eine gewisse
Erweiterung konstatierbar und an
der Mitte ihres Bodens sieht man
eine feine Öffnung, die vielleicht
dem Rest eines Canalis cranio-
pharyngeus entspricht, an der Un-
terseite des Keilbeins sieht man
zwei feine Öffnungen, die wie Gefäß-
lücken aussehen. Das Gebiß enthält zum Teil Milchzähne, daneben
bleibende Zähne teils im Durchbruch, die Weisheitszähne sind nicht
sichtbar. Die Bögen der meisten
Halswirbel sind weder dorsal ver-

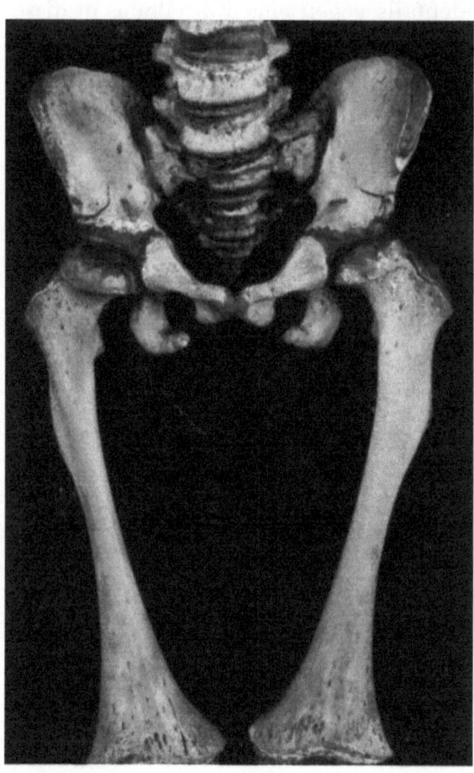

Abb. 19. Becken einer kretinistischen, vermutlich dys-
thyreotischen Zwergin mit offenen Fugen und rudimentären
oder fehlenden Epiphysenkernen. Cr. 13,5, Sp. 11,7, Tr. 6,
C.c. 4,5, Tub. isch. 6,8, Sakrum: Breite 5,5, Länge 7
(Zirkelmaße), Skelethöhe 84 cm. (Musealpräparat des
Pathologischen Institutes der Universität Buffalo.)

einigt, noch mit dem Wirbelkörper verschmolzen. Alle Röhrenknochen zeigen
offene Fugen und kümmerliche Epiphysenkerne. Die Verknöcherung der Hand-
und Fußwurzelknochen ist sehr unvollkommen. Das Corpus sterni ist größtenteils
knorplig mit 4 Knochenkernen, der Brustkorb schmal und tief (Kielbrust). Das
Becken (Abb. 19) ist außerordentlich klein aber quergespannt, und das Verhältnis
der Teilstreckenmaße der Linea terminalis mehr dem Verhalten des Erwachsenen
genähert, wenn auch die Pars pubica die Pars sacralis nicht an Länge übertrifft.
Bei allen Maßen ist die Verkleinerung durch die Trocknung der Knorpel zu berücksichtigen. Trotz der Vertrocknung mißt die Fuge zwischen Ilium und Pubis
bis 5 mm, die zwischen Ilium und Ischium bis 3 mm, die zwischen Ischium und
Pubis 1—2 mm in der Breite. Die Randepiphysen sind weder am Becken noch an
den Wirbelkörpern angelegt. Das Sakrum besteht aus einzelnen Wirbeln mit dorsal

offenen Bögen, wie dies auch am 4. und 5. Lendenwirbel angedeutet ist. Im Gegensatz zu den bekannten Zwergbecken ist aber am 1. Sakralwirbel auch die Fuge zwischen Körper, Kostarius und Transversarius fast völlig erhalten. An Stelle der Junctura ischio pubica klaffen die Knochenenden 13 mm. In seinen Maßen (s. Bildbeschriftung) bleibt dieses Becken noch deutlich hinter PALTAUFs Zwerg zurück. Es liegt weder Mikrozephalie noch starker Hydrozephalus vor, wenn auch der Schädel relativ groß ist und besonders nach hinten ausladet.

Angaben über das Becken bei hypophysärem Zwergwuchs fand ich nur bei ERDHEIM und PRIESEL. ERDHEIM fand bei einem 38jährigem Mann mit Kleinwuchs (142 cm) das Sakrum infolge Schmalheit der Flügel des 1. Kreuzwirbels sehr schmal und fast überall gleich breit. Die Kreuzwirbelkörper waren nicht, die Flügel nur teilweise miteinander verschmolzen; auch die Randepiphyse des 1. Kreuzwirbels war teilweise frei. Der Pfannenfugenknorpel war offen, die Eminentia iliopubica sprang kammartig vor, die Junctura ischiopubica war einseitig verschmolzen. Die Crista ilei hatte noch keinen Randepiphysenkern, an dem Sitzhöcker war die Fuge der Randepiphyse noch offen. In PRIESELs Fall eines 91jährigen 132 cm großen Mannes waren alle Fugen geschlossen und das Becken normal proportioniert. Bei Errechnung des Verhältnisses der Conjugata (68 mm) zur Transversa (100 mm) ergibt sich 1:1,47 (normal 1:1,12), so daß man es doch als platt bezeichnen muß.

Angaben über das Becken bei sonstigen Untergruppen des Zwergwuchses sind mir nicht bekannt. Das rachitische Zwergbecken wird im Anschluß ans Rachitisbecken besprochen.

a) Das chondrodystrophische Zwergbecken.

Hinsichtlich des Wesens und der sonstigen Einzelheiten der chondrodystrophischen Wachstumsstörung muß auf DIETRICHs Darstellung[1] verwiesen werden, hier stehen nur die Besonderheiten der Beckenform zur Erörterung. PORAK hat als erster die Beckenform bei einem chondrodystrophischen Zwergskelet beschrieben. Die ausführlichste Darstellung und Aufklärung der formalen Genese verdanken wir BREUS und KOLISKO, die 7 erwachsene Chondrodystrophikerskelete untersuchen konnten. Sie unterscheiden 2 Formen des chondrodystrophischen Zwergbeckens, von denen sie vermuten, daß sie vielleicht dem hypo- bzw. hyperplastischen Typ der Chondrodystrophie im Sinne E. KAUFMANNs entsprechen könnten. Die 1. Form des chondrodystrophischen Zwergbeckens ist gekennzeichnet durch eine hochgradige Abplattung des Beckeneinganges, während die 2. Form ein mehr allgemein verengtes Becken zeigt. Kürzlich veröffentlichte Untersuchungen am neugeborenen und erwachsenen Chondrodystrophenbecken von R. v. OEYNHAUSEN bestätigen weitgehend die Angaben von BREUS und KOLISKO; allerdings kommen Formen abortiver Chondrodystrophie vor, die in keinen Typ passen.

α) **Das platte chondrodystrophische Zwergbecken** (1. Form von BREUS und KOLISKO). Sehr charakteristisch zeigt diesen Beckentyp in Form und Maßen das Skelet einer 66jährigen chondrodystrophischen Zwergin von 118 cm Skelethöhe im Pathologischen Museum der Universität Buffalo (Abb. 20). Der Beckeneingang ist hochgradig abgeplattet und nierenförmig. Die Conjugata vera war in den Fällen von BREUS und KOLISKO auf 4—7 cm reduziert, während die Transversa des Eingangs nur auf 11—12 cm herabgesetzt war. Während normal das Verhältnis der Conjugata zur Transversa des Eingangs wie 100:123 ist, war in diesen Fällen die gleiche Verhältniszahl 100:164—280, also eine

---

[1] DIETRICH: Dieses Handbuch, Bd. IX/1.

enorme relative und absolute Verkürzung des Sagittaldurchmessers. Diese
enorme Verkürzung ist auf eine hochgradige Wachstumshemmung der Pars
iliaca des Hüftbeins zurückzuführen, die statt 6 cm nur 3—3,5 cm erreicht
und außerdem im Bereich der Terminallinie besonders stark gekrümmt ist.
Das Maß der Pars sacralis nähert sich mehr der Norm und die Pars pubica
kann fast normal ausgewachsen sein. Die auffallendste Wachstumshemmung
des Darmbeins findet sich kurz hinter der Y-Fuge, ähnlich wie bei schwerster
Rachitis. Die Hüftpfannen sind klein und flach, ihr Boden sehr dick. Die
Facies lunata zeigt öfter noch die Trennungsfurchen der 3 Anteile, dabei kann
der Anteil des Pubis bis auf Linsengröße reduziert sein. Die Darmbeinschaufeln sind relativ hoch, ihre Cristae wulstig und stark gerundet. An der
meist etwas verdickten und massigen Pars sacralis sind Höcker und Gruben

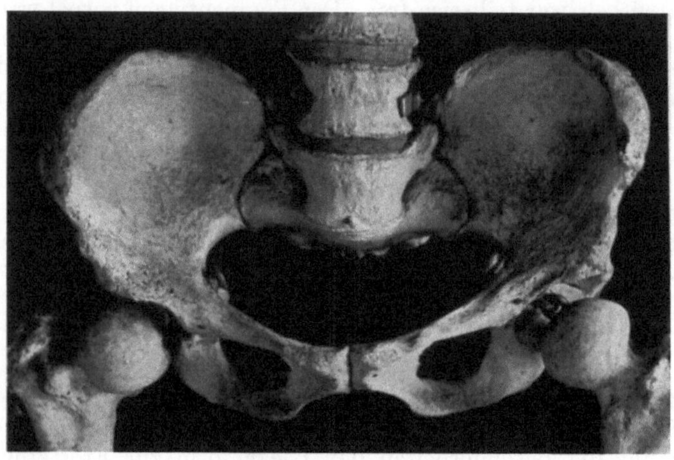

Abb. 20. Plattes Becken einer 66jährigen chondrodystrophischen Zwergin. Cr. 22,5, Sp. 21,5, Tr. 11,8, C.v. 4, 8,
Obl. beiderseits 10,3, Sp. isch. 12,3, Tub. isch. 12,1, Sakralbreite 8,8 (Zirkel), Basisbreite des 5. Lumbalwirbels
4 cm, Skelethöhe 118 cm. (Musealpräparat des Pathologischen Institutes der Universität Buffalo.)

für den Ansatz der hinteren Verstärkungsbänder sehr stark ausgeprägt, gelegentlich sieht man auch Stützflächen für das Sakrum, die Reibspuren aufweisen können.

Die Facies auricularis des Darmbeins ist schmal und rudimentär und
bildet einen sehr stumpfen Winkel mit der Terminalebene. Die Anteile der
Gelenkfläche für den 1. Kreuzwirbel einerseits, den 2. und 3. Kreuzwirbel
anderseits können vollkommen getrennt und bis zu 1,5 cm voneinander entfernt sein (BREUS und KOLISKO). Die Gelenkfacetten sind bei männlichen
Becken mehr rechtwinklig, bei weiblichen mehr spitzwinklig und nach hinten
umgebogen. Die Incisura ischiadica ist eng (2,5—3,5 cm größte Weite).
Die Höhe des kleinen Beckens bleibt bis zu 3 cm hinter der Norm zurück.

Die Sitz- und Schambeinäste sind etwa normal lang aber zart, dabei
ist das Foramen obturatum groß und der Schambogen weit.

Die auffallendsten und kennzeichnendsten Veränderungen zeigt das Kreuzbein. Das Promontorium steht hoch und springt stark vor. Außerdem knickt
sich der 1. Kreuzwirbel meist so weit dorsal ab, daß ein 2. (falsches) Promontorium entsteht. Das Kreuzbein ist fast horizontal gegen den Horizont eingestellt. Mit der Terminalebene schließt der 1. Kreuzwirbel fast keinen Winkel
ein, der untere Teil des Sakrum steht auch zur Terminalebene fast horizontal.
Die Beckenneigung, d. h. die Neigung der Terminalebene gegen den Horizont,

ist nicht im gleichen Maße wie die Kreuzbeinneigung vermehrt, was sich aus der Abwinklung des 1. Kreuzwirbels und dem stark dorsal gerichteten Verlauf des Sakralzapfens erklärt.

Der wichtigste, nach Breus und Kolisko pathognomonische Befund am Kreuzbein ist die hochgradige quere Einengung (Frontalstenose) des Sakralkanals. Breus und Kolisko geben das obere Quermaß auf 10 mm, das untere (am Hiatus) auf 8 mm reduziert an, bei einem oberen Sagittaldurchmesser des Kreuzbeinkanals von 19—21 mm. Entsprechend sind an der Hinterseite des Sakrums die sakralen Gelenkfortsätze bei sonst normaler Stellung einander sehr genähert, ebenso die ihnen entsprechenden Höcker der Crista sacralis lateralis medialis und die Cornua sacralia. Auch die den lateralen hinteren Enden der Querfortsätze der Kreuzwirbel entsprechenden Teile liegen sehr stark angenähert. Das Kreuzbein ist sehr schmal, was auf die geringe Breite

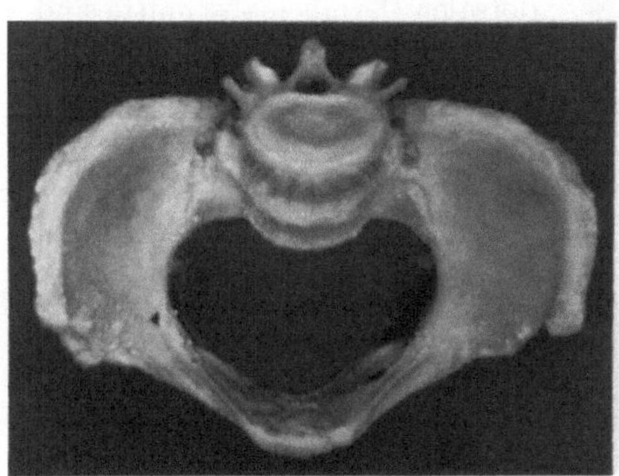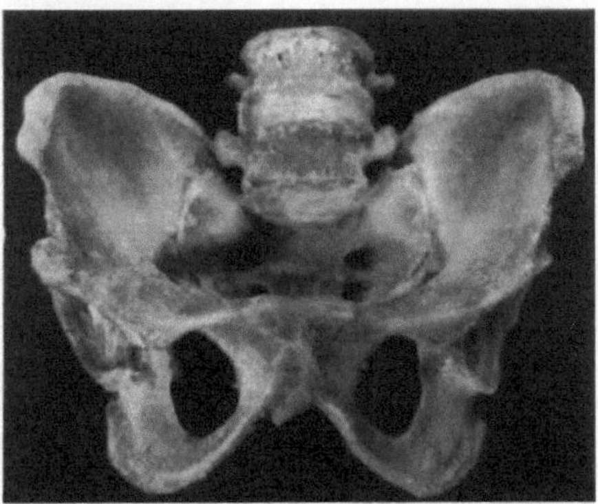

Abb. 21. Allgemein verengtes chondrodystrophisches Zwergbecken (Typ 2) eines 41jährigen Mannes von 115 cm Körperlänge. Beckenmaße: C.v. 6,3, C.inf. 7,4, Tr. 9,1, Obl. d. 10, Obl. sin. 10,1, C. der Beckenmitte 8,6, Tr. der Beckenmitte 10,3, Conj. d. Ausg. 9,9. (Nach v. Oeynhausen.)

seines Körpers und seiner Flügel zurückzuführen ist. Breus und Kolisko geben Kreuzbeinbreiten von 8,2—9,5 cm an. Besonders an den ersten 3 Kreuzwirbeln sind die lateralen und dorsalen Teile stark verkümmert. Am Seitenteil des 2. oder 3. Kreuzwirbels findet sich meist eine tiefe Einkerbung. Die Höhe des Kreuzbeins ist weniger reduziert (etwa 10 cm). Die Ventralfläche des Kreuzbeins ist längs und quer, wenigstens an den oberen Wirbeln, konvex. Die vorderen Kreuzbeinlöcher sind auffallend groß und hoch, die hinteren meist auffallend klein und in einer tiefen Furche zwischen den Processus spinosi spurii und der Reihe der verschmolzenen Gelenkfortsätze gelegen. Am 2. und 3. Kreuzwirbel ist dorsal eine tiefe Mulde oder ein Knochenhöcker mit Gleitflächen ausgebildet, die den Abklatsch der entsprechenden Stützflächen des Darmbeins darstellen. Infolge der Schmalheit der dorsalen Kreuzbeinabschnitte nähern sich die hinteren Anteile der Hüftbeine einander sehr stark.

Diese Form des Chondrodystrophenbeckens ist offenbar die häufigere. Ihr gehören die 6 Wiener Fälle von Breus und Kolisko an, sowie das Becken einer Beobachtung E. Kaufmanns, von dem mir nur ein Bild zur Verfügung steht, und das einer 66jährigen chondrodystrophischen Zwergin, deren Skelet ich im Pathologischen Museum der Universität Buffalo genau untersuchen konnte. Die 2. Form des Chondrodystrophenbeckens ist offenbar seltener, ihr entsprach der Fall Poraks und das Grazer Chondrodystrophenbecken bei Breus und Kolisko.

β) **Das allgemein verengte Chondrodystrophenbecken** (2. Form von BREUS und KOLISKO). Diese Becken sind allgemein verkleinert. Die relative Verkürzung der Conjugata gegenüber der Transversa wird erst bei genauer Messung erkennbar, ohne aber im Gegensatz zur platten Form ein stärkeres Mißverhältnis zwischen diesen beiden Maßen zu zeigen. Das kleine Becken ist außerordentlich niedrig. Das Sitzbein ist mehr nach auswärts gewendet. Alle Durchmesser sind gegen den Ausgang zu relativ stark erweitert. Ein sehr typisches Becken dieser Art wurde kürzlich von R. v. OEYNHAUSEN beschrieben (Abb. 21).

Die Seitenbeckenknochen sind klein, annähernd normal geformt. Das Darmbein ist relativ hoch und steil, seine Schaufel tief gehöhlt und dünn. Die Teilstreckenmaße an der Terminallinie zeigen eine gleichmäßige Verkürzung aller 3 Anteile im Gegensatz zur 1. Form. Die Hüftpfannen sind klein und flach, aber mit tiefer Fossa acetabuli wie Form 1. Die dorsalen Darmbeinabschnitte sind nicht stark ausgebildet und zeigen keine verstärkten Bandansätze. Die Incisura ischiadica ist im Gegensatz zur 1. Form sehr groß. Die Sitz- und Schambeinäste sind schwach, ihre Vorderfläche rinnenartig gehöhlt; das Foramen obturat. ist scharfrandig und mehr dreieckig.

Das Kreuzbein läßt im Gegensatz zum 1. Typ die Frontalstenose des Sakralkanals vermissen. BREUS und KOLISKO geben als Breite des Kanals am oberen Ende 26 mm an bei einem Sagittaldurchmesser von 18 mm. Es ist also bei diesen Becken keine extreme Schmalheit der Sakralwirbelbogen vorhanden, die ja letzten Endes die Frontalstenose herbeiführt. Trotzdem ist das relativ lange Kreuzbein schmal infolge geringer Breitenentwicklung seiner Flügel. Es ist querkonvex und längskonkav. Die hinteren Kreuzbeinlöcher sind im Gegensatz zur 1. Form groß und nicht auffallend nahe dem der Gegenseite. Die Neigung des Kreuzbeins gegen die Terminalebene ist gering (kleiner Terminalwinkel); dagegen ist die Neigung der Terminalebene und des Kreuzbeins verstärkt (starke Beckenneigung).

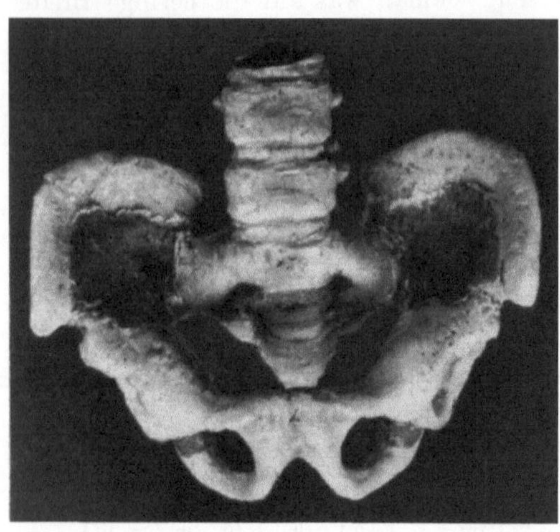

Abb. 22. Knorpelreiches plattes Becken eines Neugeborenen mit hyperplastischer Chondrodystrophie. (Nach V. OEYNHAUSEN.)

γ) **Das fetale Chondrodystrophiebecken.** Das Becken chondrodystrophischer Neugeborener ist unter anderen von KEHRER, FISCHER, GRÄFE, BORNTRÄGER studiert worden, wobei die Maße recht voneinander abweichen, je nachdem ob hyper- oder hypoplastische Typen im Sinne KAUFMANNS untersucht wurden. KEHRER nahm an, daß die Beckenform durch Muskelwirkung bedingt sei, während FEHLING Wachstumsstörungen für die Formabweichung verantwortlich machte.

BREUS und KOLISKO stellten auf Grund eigener Untersuchungen fest, daß es auch bei den chondrodystrophen Neugeborenen zwei recht wohlcharakterisierte Typen gibt, zwischen denen Übergänge vorkommen. Die eine Form entspricht einem hochgradig platten Becken mit einem Verhältnis der Conjugata des Eingangs zur Transversa wie 1:2. Die andere Form zeigt einen mehr allgemein verengten etwa 3winkligen Beckeneingang mit einem Verhältnis der

Conjugata zur Transversa wie 1:1—1,25. Vermutlich entsprechen diese beiden
Formen des chondrodystrophen Neugeborenenbeckens dem platten und dem
allgemein verengten Typ des erwachsenen Chondrodystrophenbeckens. Besonders beim platten Typ ist die Übereinstimmung weitgehend. So zeigt schon
das Neugeborenenbecken plumpe Knorpelwülste am Darmbeinkamm, mächtige
Knorpelmassen in der Pfannengegend. Ebenso zeigt sich die Pars iliaca verschwindend klein und das Sakrum ist gleichfalls fast horizontal gestellt, so daß
sich der Beckenkanal nach unten erweitert. Ein sehr typisches Becken dieser
Art veröffentlichte kürzlich R. v. OEYNHAUSEN (Abb. 22).

Der wichtigste Befund ergab sich am Sakrum eines Fetus, den schon LANGER
hinsichtlich der Schädelbasis untersucht hatte. BREUS und KOLISKO fanden
in diesem Fall an den Kreuzwirbeln, wie auch an den übrigen Wirbeln, den
Knochenkern des Wirbelkörpers fugenlos mit den Knochenkernen der Bögen

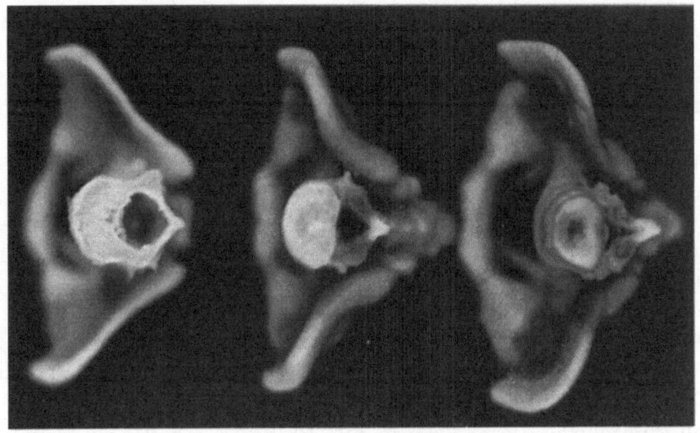

Abb. 23. Neugeborenenbecken, links normal, Mitte und rechts platte Chondrodystrophiebecken
mit verschieden hochgradiger Frontalstenose des Sakralkanals. (Nach v. OEYNHAUSEN.)

verschmolzen. Ein solcher Befund ist besonders geeignet das Wachstumsdefizit
an der Hinterseite des Kreuzbeins zu erklären, das zur Frontalstenose des
Sakralkanals, Annäherung der Gelenkfortsätze und Einengung der hinteren
Kreuzbeinlöcher führt. Die Wirbelkörper sind im Breitenwachstum weniger
gehemmt und wölben sich deshalb konvex über die Flügel an der Ventralseite
vor, anderseits führt die freiere Entfaltung der ventralen Teile bei starkem
Zurückbleiben und Zusammendrängung der dorsalen auch zur sagittalen Überstreckung des Kreuzbeins und somit erklärt sich die eigenartige Form und
Stellung des Kreuzbeins allein aus dieser Wachstumsstörung. Die charakteristische
platte Beckenform und die gelegentlich hochgradige Frontalstenose des Kreuzbeinkanals geht besonders schön aus einer Abbildung v. OEYNHAUSENs hervor
(Abb. 23). Wie schon BREUS und KOLISKO betonen braucht es nicht immer eine
Synostose sein, da ja KAUFMANN und PALTAUF auch für die Schädelbasis nachwiesen, daß zwar erhaltene, aber in ihrer Wachstumstätigkeit hochgradig gehemmte Knorpelfugen zu ähnlichen Verunstaltungen (z. B. der Nasenwurzel)
führen als vollständige Verknöcherung der Fugen.

Bei dem allgemein verengten Typ des chondrodystrophischen Neugeborenenbeckens ist die Pars iliaca im selben Verhältnis verkürzt wie die anderen
Teilstrecken. Im Kreuzbein sind die Knochenkerne der Wirbelkörper in der
mächtigen Knorpelmasse auffallend klein und nicht mit den Bogenkernen

verschmolzen. Es besteht also auch hier eine gewisse Übereinstimmung mit der vermutlich entsprechenden Beckenform des Erwachsenen.

Zusammenfassend läßt sich wohl sagen, daß Breus und Kolisko bis ins Detail den Beweis dafür erbracht haben, daß die Eigentümlichkeiten des Chondrodystrophenbeckens lokaler Ausdruck der allgemeinen Wachstumsstörung sind, die im wesentlichen schon zur Zeit der Geburt vorhanden sind, woraus zur Genüge hervorgeht, daß Muskelmechanik und Belastung keinen Anteil an der Ausbildung dieser Beckenform haben.

2. Hypoplastische Becken.

In diese ätiologisch recht mannigfaltige Gruppe von Becken, denen allen gemeinsam ist, daß sie nur zu geringer Größe auswachsen, haben die Untersuchungen von Breus und Kolisko eine gewisse Ordnung gebracht. Im wesentlichen lassen sich zwei Hauptgruppen unterscheiden, je nachdem, ob die Hemmung des Wachstums alle Teile des Beckens nahezu gleichmäßig betrifft oder sich auf bestimmte Teile beschränkt und deshalb auch mit Störungen der Proportionen und nicht nur der Dimensionen verbunden ist. Die 1. Form bezeichnen Breus und Kolisko als allgemein hypoplastisches Becken, sie ist identisch mit dem allgemein gleichmäßig verengten Becken (Pelvis justo minor) des geburtshilflichen Schrifttums. Die 2. Form ist als partiell oder ungleichmäßig hypoplastisches Becken im Sinne von Breus und Kolisko zu bezeichnen und entspricht zum Teil dem einfach platten, nichtrachitischen Becken und dem allgemein verengten, platten, nichtrachitischen Becken des älteren Schrifttums. Eine gestörte Größenentwicklung liegt natürlich auch allen Zwergbecken zugrunde, jedoch fallen in diese Gruppe nur jene zu kleinen Becken, deren Träger nicht der Definition des Zwergwuchses entsprechen und die nicht offensichtlich rachitischer Entstehung sind.

Ätiologisch kommen in dieser Gruppe alle Prozesse vor, die zu einer kümmerlichen Entfaltung des Skeletes führen, ohne direkt Zwergwuchs im strengen Sinne zu veranlassen. Man könnte also die Gruppe als pathologischen Kleinwuchs zusammenfassen, wie sie auf angeborener Grundlage bei verschiedensten Störungen des Nervensystems (Hydrozephalus, Idiotie, Kretinismus), der Kreislauforgane oder Geschlechtsorgane, oder im Anschluß an chronische erschöpfende Erkrankungen auftreten können, um nur einige Faktoren zu nennen. Hier ergeben sich Berührungen mit den von Rössle aufgestellten Gruppen des dyszerebralen und dysgenitalen Zwergwuchses.

Diese Gruppe der hypoplastischen Becken ist nach Ansicht von Breus und Kolisko weniger häufig, als in der älteren pelikologischen Literatur (Litzmann u. a.) angenommen wurde, da sich ein Teil derselben als rachitische Becken, ein anderer als Assimilationsbecken, die lange nicht erkannt wurden, aus dieser Gruppe ausscheiden läßt. Vor allem viele sog. Trichterbecken, die vorwiegend am Beckenausgang verengert sind, gehören zu den Assimilationsbecken. Vor allem ist es der auffallend hohe oder tiefe Promontoriumstand, der auf Assimilationsvorgänge hindeutet. Anderseits kann natürlich bei der großen Häufigkeit der Assimilationsvorgänge ein aus anderen Gründen zu klein gebliebenes Becken außerdem Assimilationszeichen aufweisen. Eine Entscheidung über die Bedeutung der einzelnen Faktoren für die endgültige Beckenform kann im Einzelfall recht schwierig sein. Breus und Kolisko betonen im Gegensatz zu zahlreichen klinischen Angaben, daß sie hypoplastische Becken nur gefunden haben, wenn auch die übrigen Skeletabschnitte hypoplastische Anzeichen im Sinne verminderten Wachstums aufwiesen.

a) Das allgemeine hypoplastische Becken (Pelvis justo minor).

Diese Beckenform ist deskriptiv den Geburtshelfern lange bekannt. In typischen Fällen handelt es sich um ein ziemlich normal proportioniertes, verkleinertes Abbild eines normalen Beckens. Die Knochen sind trotz ihrer Kleinheit nicht immer zart, sondern manchmal relativ derb, was schon MICHAELIS bekannt war. BREUS und KOLISKO fanden die Terminallänge ebenso wie die Beckenhöhe bis um 3—4 cm gegenüber der Norm zurückgeblieben. Die Kreuzbeinbreite bleibt um 1—1,5 cm zurück und ist besonders an den Kreuzbeinflügeln ausgesprochen. Änderungen in Flächenkrümmung und Neigung des Kreuzbeins sind mehr auf die häufige Assimilation als auf die Hypoplasie zu beziehen. Die Kreuzbeindicke ist meist wenig reduziert. Gelegentlich kommen Zeichen unvollkommener Synostose zwischen Sakralwirbelkörpern oder höckerige Auftreibungen an der Junctura ischiopubica als Hinweis auf verzögerte Verschmelzung vor; doch findet man hier direkt offene Fugen wie bei manchen Zwergwuchsformen (BREUS und KOLISKO). Auch die Höhe des kleinen Beckens ist regelmäßig verringert und die Durchmesser seines Ausganges sind verkleinert (LITZMANN). Bei eingehender Untersuchung sieht man, daß die Gleichmäßigkeit der Verkleinerung meist keine im strengen Sinne vollkommene ist, sondern daß einzelne Durchmesser stärker reduziert sind und die Verkleinerung auch nicht in allen Beckenebenen gleich ausgesprochen ist (BREUS und KOLISKO). In der Regel geht die Verkürzung der Lichtungsmaße nicht über 1—2 cm hinaus, worauf schon STEIN hinwies, und erreicht nicht einen so hohen Grad wie bei rachitischen Becken. Dieses auf Hypoplasie der Beckenknochen zurückzuführende Becken haben BREUS und KOLISKO nur bei allgemeinem Kleinwuchs angetroffen (die angeführten Beispiele betreffen Individuen von 130—148 cm Länge). Diese Angabe steht im Gegensatz zur Ansicht von LITZMANN und anderen Geburtshelfern, daß diese Beckenform auch bei mittelgroßen und großen Individuen vorkomme. Umgekehrt muß nicht jede Unterwüchsigkeit des Skelets mit einem allgemein verengten Becken verbunden sein. Eine Wachstumsstörung, die zu einer gleichmäßigen Verengerung des Beckens führt, muß entweder in früher Kindheit eingesetzt haben und lange bestehen geblieben sein oder sie ist erst um die Pubertätszeit zur Geltung gekommen (BREUS und KOLISKO).

In diese Gruppe gehören noch auf kindlicher Entwicklungsstufe stehengebliebene Becken kleinwüchsiger Idiotinnen mit mangelhafter Genitalentwicklung, die genetisch dem dyszerebralen Zwergwuchs nahestehen. Solche Becken sind von LEISINGER und NAEGELE bei Idiotinnen, von BÜTTNER bei Hydrozephalus beschrieben worden. In den Fällen von LEISINGER und NAEGELE waren alle Wachstumsfugen offen geblieben und auch die Querspannung nicht in normaler Weise eingetreten. Im BÜTTNERschen Fall ist der Zustand der Fugen nicht bekannt und was die Maße betrifft, so bestand ausgesprochene Längsspannung, außerdem war dieser Fall noch durch doppelseitige „angeborene" Hüftgelenksluxation kompliziert. Diese Beckenformen spielen in der älteren pelikologischen Literatur auch eine große Rolle als sog. Liegebecken, indem das Fehlen der Querspannung im Sinne der MEYER-LITZMANNschen mechanischen Theorie der Beckenentwicklung darauf zurückgeführt wurde, daß die betreffenden Individuen durch dauernde Bettlägerigkeit der normalen Beckenbelastung entzogen waren. Die Irrigkeit dieser Annahme wiesen BREUS und KOLISKO nach. Hervorgehoben sei nur, daß bestimmte Lähmungsbecken trotz fehlender normaler Belastung sogar eine quere Erweiterung zeigen. Das Überwiegen der Sagittaldurchmesser (Längsspannung) dieser im engeren Sinne infantil gebliebenen Becken erklärt sich daraus, daß die normal in den letzten

Jahren, vor Eintritt der Pubertät vorhandene Längsspannung durch die hochgradige Wachstumshemmung weitgehend erhalten geblieben war (BREUS und KOLISKO).

Gegen die Verwendung der Bezeichnung infantil für erwachsene Becken mit geschlossenen Knorpelfugen, die in einer oder der anderen Beziehung an gewisse Stadien der kindlichen Becken erinnern (AHLFELD, FREUND, WIEDOW), erheben BREUS und KOLISKO entschieden Widerspruch, da dadurch nur Verwirrung angerichtet werde. Auch hier sind viele Assimilationsbecken einbezogen worden und daraus erklärt sich, daß WIEDOW das infantile Becken klinisch für häufig hielt.

Ähnlich liegen, wie schon erwähnt, die Verhältnisse bezüglich des Trichterbeckens. Nur in wenigen Fällen ist die stärker als in der Norm vorhandene Konvergenz der Seitenbeckenknochen gegen den Ausgang zu Ausdruck reiner Wachstumsstörung. Hier kann eine durch den Sakralzapfen nicht ausgeglichene Schmalheit des 2. und 3. Kreuzwirbels oder eine Änderung von Form und Stellung des Sitzbeins vorliegen (BREUS und KOLISKO). Die meisten klinisch festgestellten Trichterbecken sind jedoch Assimilationsbecken.

b) Das partiell hypoplastische (platte) Becken.

Diese Beckenform wurde in der älteren pelikologischen Literatur (MICHAELIS, LITZMANN) als einfach plattes, nicht rachitisches Becken bezeichnet. Das auffallendste Kennzeichen ist die durch die Verkürzung der Conjugata hervorgerufene meist nur geringe Plattheit. Die Conjugata vera wird dabei selten kleiner als 8 cm gefunden (LITZMANN). Die Ausschließung der rachitischen Ätiologie wird mit dem Fehlen sicher rachitischer Knochenveränderungen begründet, ferner mit dem Fehlen einer verstärkten Neigung des Kreuzbeins gegenüber dem Becken. Demgegenüber ist allerdings zu betonen, daß BREUS und KOLISKO gezeigt haben, daß auch sichere Rachitisbecken normale oder verminderte Neigung des Kreuzbeins gegenüber dem Becken aufweisen können. Das konstanteste Merkmal dieser Becken ist die Verkürzung der Pars iliaca bei unbedeutender Verkürzung der Pars sacralis und pubica. Dieses Verhalten der Teilstreckenmasse, das genau mit dem bei typischen Rachitisbecken übereinstimmt, lassen BREUS und KOLISKO vermuten, daß auch hier meist rachitische Genese anzunehmen ist, deren Kennzeichen sich bis auf diese Dimensionsabweichung verwischt hätten. Jedenfalls sind solche Becken anatomisch recht selten.

Das allgemein verengte platte Becken, das als sehr selten gilt und auf die Beschreibungen von LITZMANN und SCHAUTA zurückgeht, halten BREUS und KOLISKO gleichfalls für eine Folge rachitischer Wachstumsstörung, ohne aber eine andere Entstehungsmöglichkeit absolut abzulehnen.

3. Riesenbecken.

Der Riesenwuchs ist viel seltener als der Zwergwuchs und eine Gruppierung verschiedener Formen des Riesenwuchses in ätiologischer Beziehung ist bisher kaum möglich (RÖSSLE). Die Abgrenzung von Riesenwuchs und Hochwuchs wird verschieden angegeben. BOLLINGER rechnet den Riesenwuchs von 205 cm an, während RAUTMANN schon über 190 cm von Riesenwuchs spricht. Je niedriger man die Grenze des Riesenwuchses ansetzt, desto eher gibt es normale, d. h. wohlproportionierte, leistungsfähige, endokrin nicht gestörte Riesen. Bei Annahme des BOLLINGERschen Grenzmaßes gibt es wohl nur pathologische Riesen, die so gut wie alle, soweit sie genau genug bekannt sind, hypophysäre Störungen mit oder ohne Akromegalie aufweisen (RÖSSLE). Dies gilt auch für

die von BREUS und KOLISKO hinsichtlich der Beckenverhältnisse genauer untersuchten Riesen der Wiener anatomischen Sammlung, die schon LANGER bei
seiner grundlegenden Arbeit über das Wachstum mit Bezug auf den Riesen
bearbeitet hatte. Auch für die von BREUS und KOLISKO aus dem Schrifttum
herangezogenen Riesen und das Innsbrucker Riesenskelet ist wohl die hypophysäre Genese gesichert. Wir können uns daher bei der folgenden Darstellung,
die den Studien von BREUS und KOLISKO folgt, vor Augen halten, daß die
Angaben vor allem für den hypophysären Riesenwuchs gelten.

Die überwiegende Mehrzahl der bekannten Riesenskelete betrifft Männer
und BREUS und KOLISKO hatten ausschließlich männliche Riesenbecken zur
Untersuchung. Wie die übrigen Teile des Skelets sind beim pathologischen Riesenwuchs die Beckenknochen abnorm groß und ihre Proportionen gestört. Das
letztere hat nach BREUS und KOLISKO seinen Grund darin, daß das pathologisch
gesteigerte Wachstum nicht während der ganzen Wachstumsperiode gleichmäßig anhält, sondern früher oder später beginnt. Aus der Länge der einzelnen
Knochen und Knochenteile lassen sich zum Teil wertvolle Schlüsse auf den
Verlauf der Wachstumsstörung ziehen, da Fugen, die zur Zeit des Beginns
der Wachstumssteigerung schon geschlossen waren, sich naturgemäß am Riesen-
wachstum nicht mehr beteiligen können. Umgekehrt kann bei früh sistierender
Wachstumssteigerung ein normales oder annähernd normales Wachstum der
später ihre Hauptwirksamkeit entfaltenden Fugen zustandekommen. Allerdings
darf ebenso wie bei gewissen Formen des Zwergwuchses aus dem Offenbleiben
von Fugen kein Schluß auf das Alter des Individuums gezogen werden, da verzögerter Fugenschluß bei Riesenwuchs nicht selten ist. Über das spezielle
Interesse der Beckenpathologie hinaus gewinnen die Maße der Riesenbecken
Interesse als Indikatoren für ein zeitlich wechselnd begrenztes, pathologisch
gesteigertes Wachstum. Aus diesen verschiedenen Zeitperioden der Wachstumssteigerung erklären sich auch die Unterschiede in den Proportionen der
Riesenbecken, die von BREUS und KOLISKO als platte Riesenbecken und schmale
Riesenbecken mit entsprechenden Zwischenformen gruppiert werden.

Die auffallendste Veränderung des Riesenbeckens ist die oft exzessive Verbreiterung des Sakrums, so daß die Breite die Länge erheblich übertreffen
kann. Die Maße waren (nach BREUS und KOLISKO) bei dem Innsbrucker Riesen
16 cm (Länge 13,5 cm), bei dem irischen Riesen Magrath (Dublin) 16,2 cm
(Länge 11,2 cm) und bei dem Londoner Riesen O'Byrne 16,8 cm (Länge 14,5 cm).
An der Kreuzbeinbasis wird die Verbreiterung hauptsächlich durch die Breite
des Wirbelkörpers, an den übrigen Teilen mehr durch die Flügelbreite bedingt.
Der 1. Sakralwirbel muß mit seiner oberen Fläche dem Breitenwachstum des
5. Lendenwirbels folgen, während seine untere Fläche schon früher mit dem
2. Kreuzwirbel synostosiert. Dadurch ergibt sich schon normal eine konische
Gestalt des 1. Kreuzwirbels, die bei den Riesen besonders übertrieben hervortritt (LANGER). Die folgenden Maße sind nach LANGER bzw. BREUS und
KOLISKO. Die Riesen sind mit den von LANGER, sowie BREUS und KOLISKO
verwendeten Namen bezeichnet, um die Identifizierung zu ermöglichen.

Tabelle 2.

	Nach LANGER			Nach BREUS und KOLISKO
	normal ♂ cm	Krainer cm	Grenadier cm	Innsbrucker Riese cm
Breite der kranialen Endfläche von S_1 .	4,7	6,7	7,4	7,5
Breite der kaudalen Endfläche von S_1 .	3,5	3,3	4,2	3,8

Das übertriebene Mißverhältnis zwischen der Größe der oberen und unteren Fläche des 1. Kreuzwirbels beim Riesenbecken geht aus diesen Zahlen klar hervor. Das Kreuzbein ist in der Regel fest eingefalzt und zeigt eine tiefe Incisura sacralis, worin möglicherweise eine gewisse Anpassung an die Gewichtszunahme zum Ausdruck kommt. Die Sagittalkrümmung des Kreuzbeins ist meist vermehrt und die Sakralforamina sind meist sehr groß, da das Wachstum der Endflächen der Kreuzwirbel früher sistiert als das der Flügel.

Die riesigen Dimensionen des Hüftbeins verteilen sich meist nicht auf alle Teilstrecken der Linea terminalis gleichmäßig, sondern in der Regel ist die Pars pubica am stärksten, die Pars iliaca am wenigsten verlängert. Die Wiener Riesen zeigen Terminallängen von 24—28,7 cm, wobei bei dem Barthschen Riesen die Pars pubica allein 12,5 cm mißt. Durch diese besondere Verlängerung des Symphysenteils der Schambeine entsteht eine gewisse Ähnlichkeit mit einem weiblichen Becken, die noch dadurch verstärkt wird, daß sich auch die aufsteigenden Sitzbeinäste mehr nach vorwärts wenden. Die Darmbeine stehen weniger steil als beim normalen männlichen Becken. Die Muskelansätze sind meist sehr kräftig. Der Sakralzapfen zeigt eine ungewöhnlich breite Vorderfläche und es bestehen keine Anzeichen einer Lockerung der Sakroiliakalgelenke. Das Foramen obturatum ist meist sehr breit und hoch. Die Epiphysenleisten an Darmbeinkamm, Symphysenende der Schambeine und an den Sitzhöckern wurden mehrfach auch jenseits der normalen Altersgrenze noch lose gefunden.

Das platte Riesenbecken ist offenbar die häufigste Form und fand sich bei allen von Breus und Kolisko untersuchten Riesen. Seine starke Querspannung kommt zustande durch die besondere Breite des Kreuzbeins und die meist gleichzeitig vorhandene abnorme Länge der Schambeine. Dabei ist der Sagittaldurchmesser infolge geringer oder fehlender Verlängerung der Pars iliaca auffallend klein. So zeigte der 23jährige hypophysäre Riese Magrath, der erst nach seinem 15. Lebensjahr von 154 auf 233 cm heranwuchs, einen Querdurchmesser des Beckeneingangs von 21,7 cm gegenüber einem Sagittaldurchmesser von nur 11,2 cm. Das Verhältnis des Quer- zum Sagittaldurchmesser, das sich nach Toldt normal wie 1:1,12 verhält, war hier infolge des disproportionalen Wachstums 1:1,94. Am typischsten wird das platte Riesenbecken zur Ausbildung kommen, wenn die Wachstumssteigerung erst gegen Ende der Wachstumsperiode geltend wird, da das Breitenwachstum der Kreuzbeinflügel und Schambeinäste viel länger erhalten bleibt, während eine Verlängerung der Pars iliaca nach Fugenschluß in der Hüftpfanne nicht mehr möglich ist. Man kann feststellen, ob der Zuwachs des Schambeins mehr vom Pfannenfugenknorpel oder vom Symphysenknorpel geliefert wurde, wenn man die Längen der Teilstrecken des Schambeins medial und lateral vom Tuberculum pubicum miteinander vergleicht. Beim Barthschen Riesen betrug das Symphysenstück 4,4 cm, der Rest 8,3 cm, während beim „Krainer" das Symphysenstück nur 2,6 cm, der Rest gleichfalls 8,3 cm betrug. Im letzteren Falle war also die Schambeinverlängerung vor allem auch durch Wachstum des vielleicht noch jenseits der Pubertät erhaltenen Y-Knorpels zustande gekommen. Umgekehrt zeigte der Riese Botis, der erst nach seinem 21. Lebensjahr von 172 auf 200 ccm wuchs, enorm lange Schambeine bei ziemlich kurzer Pars iliaca (Buday und Jansco). Dadurch wird der Schambogen recht- bis stumpfwinklig und auch die Transversa anterior ist meist auffallend groß. Auch Beckenmitte und Beckenausgang zeigen meist große Maße, sogar im Sagittaldurchmesser (infolge der stärkeren Kreuzbeinwölbung).

Das schmale Riesenbecken ist offenbar die seltenere Form. Breus und Kolisko rechnen hierher 2 von Zitterland beschriebene Berliner Riesen und 2 von Humphry veröffentlichte Londoner Skelete. Die verringerte Querspannung dieser Becken, bei denen die Verhältniszahl zwischen Quer- und Sagittaldurchmesser unternormal ist, kommt nicht durch Verkleinerung der Transversa, sondern durch Vergrößerung der Conjugata zustande, da die Pars iliaca enorme Längen erreicht. Es sind offenbar früher einsetzende und vielleicht auch früher sistierende Wachstumsstörungen, die hier zugrunde liegen. Schon physiologisch ist ja vom 8.—12. Lebensjahr eine deutliche Längsspannung des Beckens vorhanden. Das Kreuzbein zeigt nur geringe Sagittalkrümmung und die Hüftpfannen sind im Gegensatz zum platten Riesenbecken mehr seitlich als nach vorne gerichtet. In dem 2. Fall ZITTERLANDs war die Eingangsconjugata 15,36 cm, die Transversa 16,99 cm, also die Verhältniszahl 1:1,106; ähnlich fand HUMPHREY beim kleineren Londoner Riesen die Eingangsconjugata 13,46 cm, die Transversa 14,73 (Verhältnis 1:1,094, alle Zahlen nach BREUS und KOLISKO, die zweiten Dezimalstellen ergeben sich durch Umrechnung in Zentimeter). Eine Übergangsform zwischen den platten und schmalen Riesenbecken stellt das des Petersburger Riesen mit einer Conjugata von 14 cm, Transversa von 18 cm dar (Verhältniszahl 1:1,28).

4. Das Hochwuchsbecken und das zu große Becken (Pelvis justo major).

Der physiologische Hochwuchs geht kontinuierlich in den normalen Riesenwuchs über, und je nachdem, wo man die Grenze des Riesenwuchses zieht, wird ein Fall in die eine oder andere Gruppe einzureihen sein. Das Becken des physiologischen Hochwuchses ist gegenüber der Norm durch eine Steigerung der Hüftbreite gekennzeichnet (LANGER). Gegenüber dem im vorigen Abschnitt besprochenen pathologischen Riesenwuchs sind die Dimensionen des Hochwuchsbeckens kleiner und die Proportionen näher der Norm (BREUS und KOLISKO). Vermutlich ist in diesen Fällen das Wachstum schon von früher Kindheit an gesteigert, was zwar eine Vergrößerung der Dimensionen, aber keine nennenswerte Störung der Proportionen mit sich bringt. Trotzdem treten bestimmte Dimensionen stärker hervor, da beim Hochwuchs das Wachstum in der Pubertätszeit besonders stark gesteigert ist. Es werden also die Kreuzbeinbreite und die Schambeinlänge mehr betont sein als die Verlängerung der Pars iliaca, weil der Fugenknorpel der Hüftpfanne um diese Zeit schon zu verschwinden beginnt. Durch diese Vorgänge wird eine übernormale Querspannung des männlichen und weiblichen Hochwuchsbeckens hervorgerufen, die aber nicht an das exzessive Mißverhältnis des Riesenbeckens heranreicht. Trotzdem ist der Geschlechtscharakter des physiologischen Hochwuchsbeckens meist sehr ausgeprägt, d. h. der Angulus subpubicus beim männlichen sehr spitz, beim weiblichen Hochwuchsbecken etwa ein rechter Winkel. Die quere Erweiterung betrifft nicht nur den Beckeneingang, sondern besonders beim weiblichen Hochwuchsbecken auch stark den Ausgang. Das Vorkommen von stärker betonter Längsspannung des Beckens infolge von Kombination mit hoher Assimilation oder bei noch erhaltener Wucherungsfähigkeit des Y-Knorpels halten BREUS und KOLISKO analog dem schmalen Riesenbecken für das seltenere.

Anders verhält sich das Becken bei pathologischem Hochwuchs bei früher Kastration. Nach den von BREUS und KOLISKO aus der Literatur gesammelten Angaben ist das Kastratenbecken durch verminderte Hüftbreite gekennzeichnet. Am Beckeneingang ist die Verminderung des Querdurchmessers wenig ausgesprochen. Der Beckenausgang ist bei männlichen Kastraten etwas erweitert, der Angulus subpubicus stumpfer als normal. Umgekehrt fand ROBERTS klinisch bei Frauen, die in früher Kindheit kastriert wurden, den Schambogen außerordentlich eng und spitz. Dieses verschiedene Verhalten der Geschlechter ist dadurch verständlich, daß sich bei frühzeitiger Entfernung

der Keimdrüsen offenbar eine mehr indifferente Beckenform entwickelt, die
keiner der beiden Geschlechtscharaktere darbietet. Da sich die Geschlechtscharaktere des Beckens diametral gegenüberliegen, erscheint das männliche
Kastratenbecken weiblicher und das weibliche männlicher als normal, in Wirklichkeit liegt wohl die indifferente Grundform ohne sekundäre Geschlechtscharaktere vor. Diese Annahme steht in guter Übereinstimmung mit den
Beobachtungen von TANDLER und GROSZ an rumänischen Skopzen, die sich
aus religiösen Gründen der Kastration unterziehen. Sie fanden längeres Persistieren der Epiphysenfugen bei kindlicher Beckenform. Die äußere Untersuchung ergab in 4 Fällen auffallend große quere Beckenmaße bei grazilem Skelet.

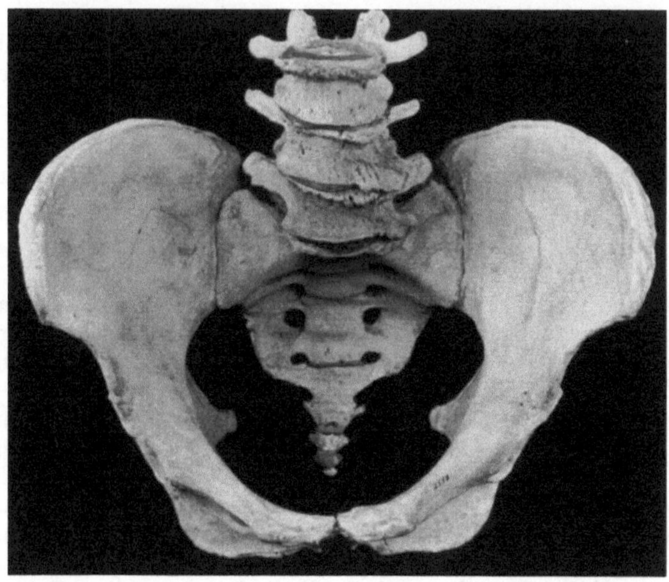

Abb. 24. Weibliches Pelvis justo major von grobem Knochenbau. Maße: Cr. 27, Sp. 25,5, Transv. 14, Conj. v.
12,5, Obl. d. 13,2, Obl. sin. 14, Spinae ischii 9,5, Conj. d. Ausg. 9. (Musealpräparat des Pathologischen
Institutes der Universität Buffalo.)

Kurz erwähnt seien Angaben über das Verhalten des Beckens bei den seltenen
Vorkommnissen echter menschlicher Zwitter. KLEINKNECHT fand bei einem
9jährigen Individuum mit beiderseitigem Ovotestis einen mehr männlichen
Beckentyp. PHOTAKIS berichtete über einen 36jährigen Zwitter mit Hermaphroditismus verus lateralis (Hoden auf der einen und Ovar auf der anderen
Seite), der im Verhalten des Beckens sowohl wie in Behaarungstyp, äußeren
Geschlechtsorganen, Kehlkopf- und Brustentwicklung mehr dem männlichen
Typus angenähert war.

Es ist hier noch einzugehen auf jene Gruppe nicht näher charakterisierter
Becken, die nur durch die Größe ihrer Maße auffallen und in der pelikologischen
Literatur als Pelvis justo major bekannt sind. BREUS und KOLISKO bezeichnen
sie auch als hyperplastische Becken und betonen, daß dieses etwas übermäßige
Wachstum entweder das ganze Becken gleichmäßig betreffen kann oder nur
bestimmte Dimensionen betrifft, ähnlich wie dies auch bei dem Unterwuchs
der hypoplastischen Becken der Fall ist. Auch die Riesenbecken und Hochwuchsbecken sind hyperplastische Becken, doch ist hier der Zusammenhang zwischen allgemein gesteigertem Wachstum und Beckenvergrößerung

augenfällig. Die verbleibenden harmonisch proportionierten zu großen Becken, die sich vereinzelt in den verschiedenen Sammlungen finden, entbehren meist der genügenden Angaben und der Beziehung auf die Länge der Leiche, um sie näher gruppieren zu können. Das haben schon BREUS und KOLISKO hervorgehoben und das trifft auch für ein weibliches Pelvis justo major in der Buffaloer Sammlung zu (Abb. 24). Abgesehen von Hochwuchs oder hohem Wuchs können noch Rassenbesonderheiten für die Beckengröße maßgebend sein. So übertreffen RAUBERs Normalmaße in Dorpat zum Teil diejenigen zu weiter Becken, und RUMPEs zu weite Becken stammen alle aus der Königsberger Sammlung, es scheinen also bezüglich der Beckengröße in den Ostseeprovinzen besondere Verhältnisse vorzuliegen. Ein wichtiger Faktor übernormaler Größe bei weiblichen Becken kann zweifellos in der Häufung von Schwangerschaften während den letzten Jahren der Wachstumsperiode erblickt werden, worauf schon LANGER hinwies und auch BREUS und KOLISKO besonders aufmerksam machten. Die Steigerung der Hypophysentätigkeit während der Schwangerschaft führt an allen noch wachstumsfähigen Knorpeln, besonders am Becken, zu gesteigertem Wachstum. Dies ist bis etwa zur Mitte des 3. Jahrzehnts am Symphysenknorpel und am Faziesknorpel besonders des Darmbeins möglich. So kann eine gewisse quere Erweiterung und auch Vergrößerung des Sagittaldurchmessers zustandekommen. Systematische, messende Untersuchungen, die bei dem heutigen Stande der Röntgentechnik möglich wären, liegen, so weit ich sehe, bisher nicht vor. Anatomische Untersuchungen nach dieser Richtung haben den Nachteil, daß man mit anderen Individuen vergleichen muß, so daß kleinere Unterschiede schon in die individuelle Schwankungsbreite fallen.

Teilweise Vergrößerung einzelner Dimensionen bringen BREUS und KOLISKO mit den häufig vorhandenen Assimilationsvorgängen in Zusammenhang, die infolge der Änderung der Lastübertragung auf Kreuzbein und Becken, wie sie mit geändertem Promontoriumniveau einhergeht, zu Wachstumsmodifikationen Anlaß geben.

Die ersten genauen Angaben über zu weite Becken finden sich bei DOHRN und RUMPE. Die von diesen Autoren gefundene verringerte Querspannung steht im Widerspruch zu BREUS und KOLISKOs Ergebnissen und wird von diesen als Effekt der damals noch nicht bekannten Assimilation angesehen. TARNIER und BUDIN fanden wie BREUS und KOLISKO das erweiterte Becken meist mit großer Querspannung und geben an, auch bei mittelgroßen und sogar bei kleinen Frauen ungewöhnlich große und weite Becken beobachtet zu haben.

B. Becken bei allgemeiner Wachstumsstörung mit Belastungsfolgen.
Rachitisbecken.

Die Kenntnis der feineren anatomischen Einzelheiten und vor allem die Klarstellung der Genese der rachitischen Becken wurden erst durch die klassischen, an einem sehr großen Material durchgeführten Untersuchungen von BREUS und KOLISKO, denen ich in der Darstellung folge, gewonnen. Vor allem ist es ihr Verdienst, gegenüber der herrschenden v. MEYER-LITZMANNschen Lehre der geburtshilflichen Pelikologie gezeigt zu haben, daß es nicht rein mechanische Faktoren, sondern hauptsächlich abgeänderte Wachstumsvorgänge sind, welche die abweichende Form der Rachitsbecken bedingen. Vor näherer Erörterung der Genese sollen die Befunde geschildert werden. Vorausgeschickt sei, daß Rachitisbecken — zumindest zu der Zeit, als BREUS und KOLISKO ihre Untersuchungen durchführten — einen sehr häufigen Befund darstellten und daß sie in Grad und Form große Mannigfaltigkeit zeigen, so daß nur besondere Typen näher besprochen werden können. Die Beckenknochen zeigen eine Reihe charakteristischer Veränderungen an Rachitisbecken.

Das Hüftbein ist kleiner und deformiert. Seine Höhe — gemessen vom Tuber ischii zum Darmbeinkamm — kann um 1 bis mehrere Zentimeter verkürzt sein. Besonders regelmäßig ist die Verkürzung der Terminallinie, die nur 16—19 cm mißt. Diese Verkürzung ist fast nur durch die regelmäßig vorhandene Kleinheit der Pars iliaca bedingt, während die Pars sacralis annähernd normale Maße erreicht und die Pars pubica sogar sehr groß werden kann. Die Darmbeinschaufeln sind kleiner und eckiger, ihre Fossa iliaca kann vertieft sein und eine trichterförmige Mulde nahe dem Sakroiliakalgelenk aufweisen. Die Darmbeinschaufeln sind bei starker Höhlung meist steiler gestellt als normal oder sie laden mehr seitlich aus, wenn sie flach sind. Der Darmbeinkamm ist verkürzt, aber seine S-förmige Krümmung besonders im hinteren Anteil verstärkt. Das sog. „Klaffen" der Hüftbeine ist nur durch die Formänderung des Hüftbeins, nicht durch Änderung der Stellung der Hüftbeine gegeneinander bedingt. Die Linea arcuata ist stark gekrümmt und der Knochen hier oft verdickt. Besonders ausgesprochen ist die Verdickung meist am hinteren Darmbeinende. Der Sakralzapfen ist klein und kurz und infolgedessen ist die Incisura ischiadica major nur wenig oder gar nicht eingeengt. Die horizontalen Schambeinäste sind oft sehr dünn, aber lang. Die Symphyse ist niedrig. Der Pecten ossis pubis tritt oft als scharfer Kamm hervor. Am Tuberculum pubicum und der Eminentia ileopubica finden sich oft stachelartige Exostosen, die diagnostisch wertvoll sein können. Der Sitzbeinkörper ist meist stärker verschmälert. Normal mißt man von der Umgrenzung des Foramen obturatum bis zur Incisura ischiadica major quer über die pelvine Seite des Pfannenbodens 6,5 cm, bei Rachitisbecken fanden BREUS und KOLISKO dieses Maß bis um 1,7 cm verkleinert. Das Foramen obturatum ist niedriger und mehr in die Breite gezogen. Die Höhenkrümmung, das ist die Krümmung an der Außenseite des Hüftbeins vom Tuber ischii zur Crista ilei und Tuber glutaeum anterius (BREUS und KOLISKO), ist am Rachitisbecken verstärkt, da hier hinter der Hüftpfanne statt einer Mulde eine flache oder mehr buckelförmige Erhebung liegt. Die Verstärkung der horizontalen Biegung beschränkt sich auf die Linea arcuata im Bereich des Darmbeins, tritt aber viel schwächer auf der Außenseite hervor. Es kann also nicht eine mechanische Knickung des Darmbeins vorliegen, wie dies SCHRÖDER anangenommen hatte (BREUS und KOLISKO). Die Hüftpfannen sind mehr nach vorne gerichtet. Der Pfannenanteil des Darmbeins ist kleiner als normal, dafür hat das Sitzbein einen etwas und das Schambein einen bedeutend größeren Anteil an der Pfanne. Häufig sind die Trennungsspuren auch nach Verknöcherung des Y-Knorpels noch deutlich erkennbar. Diese Verkürzung der seitlichen Beckenwand ist Ausdruck des gehemmten Wachstums und kann rein mechanisch nicht erklärt werden (BREUS und KOLISKO).

Das Kreuzbein ist vorne breit, dünn, kurz, abgeflacht und stärker gegen das Becken geneigt. Als Breitenmaße in der Terminallinie fanden BREUS und KOLISKO 10,3—13 cm. Dabei ist die Breite hauptsächlich durch die langen Processus costarii bedingt, während die Wirbelkörper nur schmal sind. Die lateralen Ränder der Sakralbasis zeigen statt eines etwa parallelen Verlaufes eine starke Konvergenz nach hinten, was ein wertvolles diagnostisches Kennzeichen ist. Der Querdurchmesser des Sakralkanals kann um etwa $^1/_3$ (rund 1 cm) herabgesetzt sein. So entsteht eine „Frontalstenose" des Sakralkanals, ähnlich wie bei Chondrodystrophie, doch ist sie hier nur durch Herabsetzung des Knochenwachstums und nicht durch vorzeitige Fugenverknöcherung bedingt. Die Kreuzbeinflügel sind dünn und der 1. Kreuzwirbelkörper tritt ventral vor, so daß hier die Querhöhlung aufgehoben ist oder sogar konvex wird.

Entsprechend ist die Hinterseite des Kreuzbeins quer abgeflacht oder sogar eingedellt. Das Promontorium springt stark vor. Die unteren Sakralwirbel sind meist weniger vorgewölbt. BREUS und KOLISKO führen diese Veränderung hauptsächlich auf stärkere Wachstumshemmung in den dorsalen mehr belasteten Kreuzbeinabschnitten zurück, geben aber zu, daß bei starker Knochenweichheit die Rumpflast die Protrusion der Sakralwirbel noch mechanisch verstärken kann. Die Verkürzung des Kreuzbeins ist eine reale und durch die geringere Höhe einzelner oder aller Sakralwirbel bedingt. Die Längskrümmung verhält sich verschieden. Im Bereich der oberen Wirbel ist die Krümmung immer vermindert. Die Streckung der Sagittalkonkavität kann das ganze Kreuzbein betreffen, oder die Krümmung ist vom 3. Kreuzwirbel normal, oder es findet sich hier eine stärkere winklige Knickung, die vielfach für die Regel gehalten wurde. Die Neigung des Sakrums gegen das Becken und gegen den Horizont kann so verstärkt sein, daß seine Vorderfläche horizontal oder sogar nach dorsal aufsteigend verlaufen kann. Nicht so selten kann infolge von Lockerung in den Sakroiliakalgelenken, die bei Kindern im floriden Stadium der Rachitis häufiger gefunden wird als bei Erwachsenen, noch eine wirkliche Verschiebung zwischen Sakrum und Darmbein hinzutreten. Dabei tritt das Sakrum etwas tiefer kaudal und ventral zwischen die Hüftbeine und dreht sich auch mit seiner Basis mehr nach vorne. Die Beschaffenheit der Gelenkflächen sowie die relative oder sogar absolute Verlängerung der Pars sacralis lassen auch später noch die durchgemachte Gelenklockerung erkennen.

In den meisten Fällen sind die Gelenke des Beckens bei oder nach Rachitis fest, doch kann die Lockerung sehr hochgradig und bleibend sein. In diesen Fällen zeigen die Gelenkflächen stärkere Veränderungen. Die Facies auricularis des Darmbeins kann verlagert und verkümmert sein. Sie ist verkleinert, durch Furchen mehr oder minder vollständig unterbrochen, in kleinere Inseln aufgeteilt oder sogar bis auf eine einzelne kleine Fläche reduziert. Durch diese Vorwärtswanderung der Gelenkfläche wird die Pars sacralis verlängert, da ihr vorderer Meßpunkt der Vorderrand der Gelenkfläche ist. Als Zeichen gesteigerter Beweglichkeit finden sich Abschleifung und Glättung der Gelenkflächen, sowie eine schalig-wulstige Kante mit kleinen Exostosen am ventralen Rand. Die Ansatzstellen der Aufhängebänder des Kreuzbeins zeigen an diesem und am Darmbein höckrig-zackige Beschaffenheit und sind verstärkt und ausgezogen infolge der stärkeren Bänderspannung. Infolge der Verschiebung kann es zur Ausbildung kleiner akzessorischer Gleitflächen zwischen hinteren Darmbein- und Kreuzbeinabschnitten kommen. Die Gelenkfläche des Kreuzbeins zeigt entsprechende Veränderungen. Gelegentlich zeigt auch die Symphyse Spuren verminderter Festigkeit. Eine Verschiebung des Kreuzbeins während der Periode florider Rachitis zieht eine Verbiegung der hinteren Darmbeinenden nach ventral nach sich, doch kommt es nicht einfach zu einer Einbiegung der ganzen hinteren Beckenwand und nicht zu einer Knickung in der Pars iliaca, sondern die Biegungsstelle des Darmbeins liegt beim Kind in der Pars sacralis (BREUS und KOLISKO).

` Alle geschilderten Veränderungen sind graduell wechselnd und treten in verschiedener Kombination auf, sind also nicht alle in einem Fall anzutreffen. Recht typisch ist das in Abb. 25a und b wiedergegebene platte weibliche Rachitisbecken aus der Göttinger Sammlung.

Nach Form und Dimensionen ist das Rachitisbecken als platt zu bezeichnen. BREUS und KOLISKO unterscheiden hierbei 6 Unterformen: 1. Das typische platte Rachitisbecken, 2. das allgemein verengte platte Rachitisbecken, 3. das mittenplatte Rachitisbecken, 4. das platte Rachitisbecken mit steilem Sakrum, 5. das platte Rachitisbecken mit hochstehendem Promontorium und 6. das asymmetrische platte Rachitisbecken.

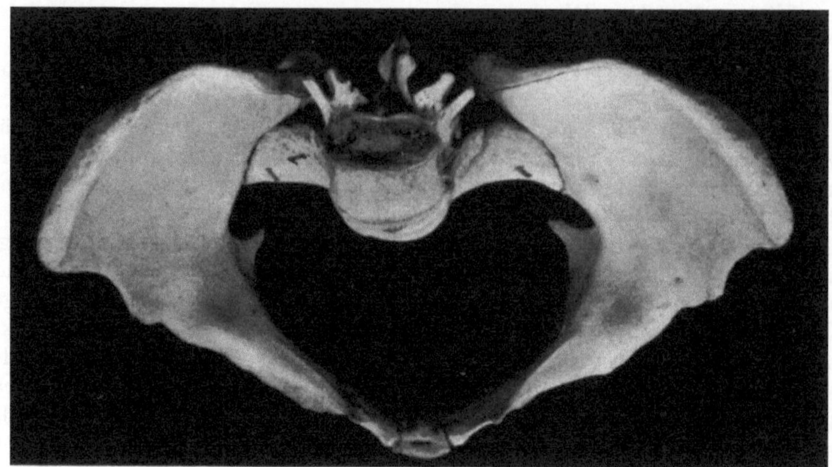

a

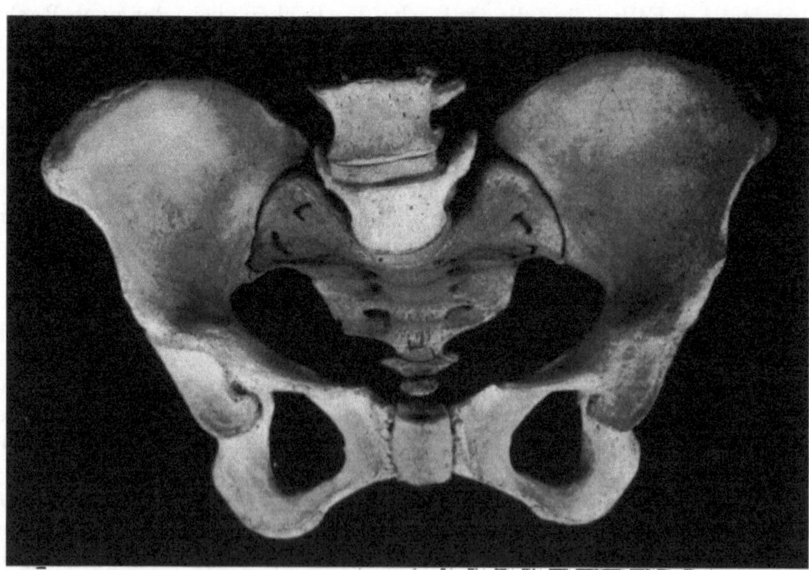

b

Abb. 25a und b. Plattes Rachitisbecken. a von oben, b von vorne. (Maße von Dr. WEPLER): Länge der Leiche 130 cm, C. v. 7,2, Transv. 14, Transv. ant. 12, 1. schräger Durchm. 13,4, 2. schräger Durchm. 12,2, Conj. d. Beckenmitte 10,3, Querdurchm. d. Beckenmitte (Abstand der Azetabula) 12,5, Ausgangsconj. 11, Spin. isch. 11,3, Tub. isch. 13,9, Spin. il. ant. sup. 24,4, Dist. crist. 23,2, Spin. il. post. sup. 6,15, Pars sacralis (Zirkel) rechts 5,6, links 5,8, P. iliaca (Bandmaß) rechts 5,1, links 5,2, P. pubica (Band) rechts 7,5, links 7,4, Kreuzbeinbreite in Terminallinie 11,6 (Zirkel), 13 (Band), Kreuzbeinlänge 8 (Zirkel), 9,2 (Band). (21 Jahre, ♀, S. 74/28. Göttingen.)

Die Plattheit des Beckeneingangs wird durch die rachitische Deformierung und die Ventralverschiebung des Kreuzbeins noch verstärkt, während sie in den anderen Beckenebenen abgeschwächt oder aufgehoben wird. Die Form des Beckeneingangs ist nierenförmig bis kleeblattförmig, besonders wenn die

Pfannengegend mehr vorgetrieben ist und eine Exostose trägt. Die hinteren Darmbeinenden ragen infolge Form- und Stellungsänderung des Kreuzbeins dorsal stärker vor. Das Promontorium ist immer der Symphyse genähert, aber es steht nicht immer tief. Am stärksten ist die Conjugata vera verkürzt. Meist beträgt das Defizit einige Zentimeter, und das Maß kann bis auf 4 cm herabsinken (BREUS und KOLISKO). Nur bei Kombination mit hochgradiger rachitischer Kyphoskoliose haben BREUS und KOLISKO die Conjugata vera normal lang oder sogar verlängert gefunden. Das Verhalten der Conjugata der Beckenmitte und des Ausgangs ist von der Art der Kreuzbeinkrümmung abhängig, doch kann die erstere auf 7—8 cm verkürzt sein, und auch die letztere ist meist kürzer als normal. Die Mikrochorden sind meist sehr stark verkürzt und oft ungleich lang, weil geringe Asymmetrien im Rachitisbecken fast immer vorhanden sind.

Die Transversa major liegt sehr weit hinten, so daß das Promontorium in oder vor ihr liegen kann. Sie ist meist leicht verlängert, um 13,5 cm herum, seltener bedeutend verlängert und nur bei rachitischen Zwergen stark verkürzt (BREUS und KOLISKO). Die Transversion der Beckenmitte ist auch meist leicht verlängert. Stark verlängert sind die queren Abstände meist im Bereich des Beckenausgangs. BREUS und KOLISKO fanden die Distanz der Spinae ischii bis zu 13,8 cm, der Tubera ischii bis zu 15,5 cm. Der Abstand der vorderen oberen Darmbeinstacheln ist gleichfalls meist etwas verlängert (bis 29 cm nach BREUS und KOLISKO), seltener etwas verkürzt. Die Distanz der Darmbeinkämme ist meist kleiner als normal, dadurch wird die Differenz zwischen Distantia cristarum und spinarum kleiner als normal und kann sogar negativ werden, was für das Rachitisbecken ziemlich charakteristisch ist. Der Abstand der hinteren oberen Darmbeinstacheln ist meist gleichfalls verkleinert und kann bei stärkerer medialer Umbiegung der hinteren Darmbeinenden auf 4,2 cm herabgehen (BREUS und KOLISKO).

Die übrigen Unterformen des Rachitisbeckens sind seltener und sollen nur kurz gekennzeichnet werden.

Das allgemein verengte platte Rachitisbecken ist selten, wenn man in diese Gruppe Becken mit einem deutlichen Defizit mehrerer Querdurchmesser rechnet, die in anderen Ebenen nicht kompensiert sind. BREUS und KOLISKO fanden es vor allem bei rachitischen Zwergen. Noch seltener ist das von SPIEGELBERG beschriebene, allgemein gleichmäßig verengte (nicht platte) Rachitisbecken, das im Gegensatz zum allgemein verengten hypoplastischen Becken Rachitiszeichen darbietet und eine mehr dreieckige Gestalt des Beckeneingangs aufweist.

Das mittenplatte Rachitisbecken zeigt eine Conjugata der Beckenmitte, die gleich oder kleiner als die des Beckeneingangs ist. BREUS und KOLISKO fanden es nur bei Kombination von hoher Assimilation (6wirbliges Sakrum mit hochstehendem Promontorium) und rachitischer Kyphoskoliose, welche Steilstellung des Sakrums bedingt. Möglicherweise liegt nur ein mittenplattes Assimilationsbecken vor, dessen Deformität durch rachitische Kyphoskoliose gesteigert wurde. Etwas ähnliche, aber nicht wirklich mittenplatte Formen haben BREUS und KOLISKO bei rachitischer Kyphoskoliose ohne Assimilation gesehen.

Das platte Rachitisbecken mit steilem Sakrum ist nicht selten. Die Conjugata der Beckenmitte ist hier zwar erheblich verkürzt, aber immer noch länger als die des Einganges. Zum großen Teil handelt es sich hier um hohe Assimilationsbecken. Eine Drehung des Sakrums, die nach der v. MEYER-LITZMANNschen Theorie die primäre Veränderung des Rachitisbeckens sein soll, ist hier überhaupt nicht zustande gekommen.

Das platte Rachitisbecken mit hochstehendem Promontorium ist immer mit 6wirbligem Sakrum und hoher Assimilation verbunden, wobei trotz der durch die Rachitis vermehrten Sakrumneigung das Promontorium hoch über dem Beckeneingang bleibt.

Das asymmetrische platte Rachitisbecken ist bei gröberen Graden der Asymmetrie nie Folge der Rhachitis allein, sondern durch ungleiche Beinlänge infolge rachitischer Verkrümmungen oder seltener durch Wirbelsäulenverbiegungen beeinflußt.

Die Statik des rachitischen Beckens ist ausgesprochen ungünstig, weil infolge der Kürze der Partes iliacae die Schwerlinie des Rumpfes vor die Verbindung der Hüftpfannen rückt. Auch die starke Neigung des Sakrums stört die Stabilität. Ausgeglichen wird diese Störung durch eine starke Lumballordose, welche die Schwerlinie des Rumpfes wieder weiter zurückverlegt, und durch Verringerung der Neigung des Beckeneingangs gegen den Horizont, wodurch die Verbindungslinie der Hüftgelenke weiter nach vorne verlegt wird (Breus und Kolisko). Die häufig gemachte Angabe, daß die Beckenneigung vermehrt sei, ist irrig, nur die Sakrumneigung ist verstärkt, die Beckenneigung verringert (Breus und Kolisko).

a) Wachstum und Formentstehung des Rachitisbeckens.

Auf die Bedeutung von Wachstumsstörungen für das Zustandekommen des Rachitisbeckens hat vor Breus und Kolisko nur J. Engel (1877) hingewiesen, während sonst allgemein die v. Meyer-Litzmannsche rein mechanische Theorie als zutreffend angesehen wurde. Breus und Kolisko führten demgegenüber aus, daß die Störungen der komplizierten Wachstumskorrelationen, die während der Zeit der floriden Rachitis stattfinden, durch das an sich gesunde postrachitische Wachstum nicht mehr ausgeglichen werden können. Die Möglichkeit direkter mechanischer Deformierung ist auf die verhältnismäßig kurze Zeit wirklicher Knochenweichheit beschränkt. Breus und Kolisko gingen an das Studium des floridrachitischen und des postrachitischen Kinderbeckens heran und konnten zeigen, daß ein Teil der am Erwachsenenbecken vorhandenen, mechanisch erklärten Veränderungen am rachitischen Kinderbecken fehlen. So fehlt die verstärkte Biegung („Knickung") der Pars iliaca regelmäßig am rachitischen Kinderbecken, tritt aber bald auf, wenn die Knochen wieder fest sind und ungehemmt wachsen.

Breus und Kolisko fanden 2 Beckentypen bei floridrachitischen Kindern. Erstens rein hypoplastische, die aber neben einer allgemeinen quantitativen Wachstumsstörung doch eine deutliche Verkürzung der Pars iliaca aufwiesen. Aus ihnen gehen vermutlich manche der sog. „nicht rachitischen" allgemein verengten oder einfach platten Becken hervor, wenn die am Kinderskelet noch deutlichen sonstigen Rachitisspuren verschwunden sind. Zweitens Becken, die auch qualitative Störungen an einzelnen Wachstumsfugen aufweisen.

Das Becken florid rachitischer Kinder ist klein, plump, weicher als normal und oft mißgestaltet. Die Geschlechtsunterschiede sind oft nicht ausgeprägt und eine Altersschätzung nach der Beckengröße ist nicht möglich, da, infolge fast völligen Wachstumsstillstandes während der Rachitis, die Becken 2—3jähriger rachitischer Kinder oft nicht größer als die normaler 1jähriger Kinder sind (Breus und Kolisko). Besonders klein sind die Darmbeine. Dabei sind die Knochen dick, die Knorpelzonen sind dicker und breiter. Die Sakroiliakalgelenke sind oft gelockert. Die Pars iliaca ist verkürzt, das Sakrum etwa normal breit. Das Becken ist im ganzen niedriger, platter und mehr trichterförmig als normal. Die Innenfläche der Darmbeinschaufeln ist zum

Teil so stark gehöhlt, daß eine trichterförmige Grube hinter dem Sakroiliakalgelenk entsteht, von der eine Knickungsfurche gegen den vorderen oberen Darmbeinstachel verlaufen kann.

Die Kreuzbeinneigung ist vermehrt und die hinteren Darmbeinenden sind dem Sakrum oft flach aufgelagert. Das Foramen obturatum ist sehr klein und der Arcus pubis spitzwinkliger als normal. Der Beckeneingang ist mehr dreieckig, stark abgeplattet, weil die Terminallinie nur nahe der Symphyse gekrümmt ist, während sie im Bereich der Pars iliaca gerade oder sogar nach innen konvex verläuft. Das Promontorium steht mehr ventral und tiefer als normal. Im Gegensatz zum erwachsenen Rachitisbecken ist die Mitte und der Ausgang ausgesprochen quer verengt. Die Conjugata des Eingangs ist stark verkürzt, dabei ist im Gegensatz zum normalen Kinderbecken die Conjugata der Mitte und des Ausganges länger als die des Einganges.

Die Form des Sakrums im erwachsenen Rachitisbecken ergibt sich zum großen Teil aus Wachstumsbesonderheiten (Breus und Kolisko). Erstens sind die Wachstumsfugen zwischen Körper und Bogen, sowie zwischen Costarius und Transversus qualitativ bei Rachitis stärker verändert als die vorderen und seitlichen Knorpel, da sie stärker belastet sind. Zweitens schließen sich gerade diese Fugen schon am frühesten (bis zum 5. Lebensjahr), so daß die Zeit der rachitischen Wachstumshemmung (oft vom 2.—4. Jahr) hier gerade die Hauptwachstumsleistung dieser Fugen ausfallen läßt. Daraus erklärt sich die Enge des Sakralkanals und die Schmächtigkeit der Flügelbasis, während die Flügelbreite nach der Pubertät noch durch Wachstum am Faziesknorpel zunimmt.

Die Knochenkerne im floridrachitischen Sakrum sind in den Wirbelkörpern klein und oft nach vorne zu keilförmig (auch bei noch ungeknickter Knorpelanlage). Sekundär kann hier durch Rumpflast und Sitzdruck eine Knickung im ventralen Bereich eintreten.

Beim normalen Beckenwachstum spielt der Faziesknorpel des Darmbeins eine große Rolle, da er den Sakralzapfen bildet und auch die Länge der Pars iliaca entscheidend beeinflußt. Normal zeigt sich nach Breus und Kolisko schon beim Neugeborenen ein geringes Überwiegen des queren Durchmessers (Querspannung), das bis zum 8. Lebensjahr ständig zunimmt. Vom 8.—11. Lebensjahr überwiegen wieder die sagittalen Durchmesser (Längsspannung), da nun die Pars iliaca voll ausgewachsen ist. Später bis zum Wachstumsabschluß kommt durch das starke Breitenwachstum an Sakrum und Pubis wieder zunehmende Querspannung zustande. Einen Einfluß mechanischer Faktoren bei der normalen Entwicklung, wie dies von v. Meyer und Litzmann angenommen wurde, lehnen Breus und Kolisko völlig ab. Bei Rachitis ist gerade dieser Faziesknorpel am stärksten gestört, zeigt zackigen Verlauf und ist bei Gelenklockerung nach vorne ausgezerrt. Die Wachstumsstörung am Faziesknorpel kann zahlreiche Folgen haben. Infolge mangelhaften Knochenansatzes entsteht kein richtiger Sakralzapfen. Die Pars iliaca bleibt kurz und die Dorsalwanderung der Gelenkfläche bleibt aus. Infolge der Inkongruenz der Gelenkflächen kommt es zur Lockerung der Sakroiliakalgelenke. Diese führt zur Ventralverschiebung des Sakrums und zum Tiefstand des Promontoriums. Dabei zieht das unter der Rumpflast vorsinkende Sakrum die hinteren Darmbeinenden mit Hilfe der gestrafften Bänder nach und knickt sie gelegentlich unter Infraktion ab. Sowohl durch die Kleinheit der Pars iliaca wie durch das Vorsinken des Kreuzbeins wird die Conjugata des Eingangs vermindert und so die Querspannung vermehrt.

Beim rachitischen Kinderbecken geht die frühkindliche Querspannung nie in Längsspannung über, da das postrachitische Längenwachstum der Pars iliaca dazu nicht ausreicht.

Nach den Untersuchungen von BREUS und KOLISKO zeigen rachitische Kinder im 1. Lebensjahr am Becken vorwiegend allgemeine Wachstumshemmung. Im 2. Lebensjahr zeigen sich starke rachitische Deformierungen, die sich später noch verstärken, während Maße und Proportionen des Beckens sich in der Periode florider Rachitis kaum ändern.

Das postrachitische Kinderbecken, das auch erst von BREUS und KOLISKO untersucht wurde, nimmt eine Mittelstellung zwischen dem floridrachitischen Kinderbecken und dem erwachsenen Rachitisbecken ein. Durch das nun wieder eintretende Wachstum werden manche Deformierungen gemildert, andere auch verstärkt. So wird z. B. die Plattheit und Querspannung des Beckens durch das spät einsetzende Längenwachstum der Schambeinenden noch stärker ausgeprägt. Das Becken wird nun im ganzen graziler und größer. Es bildet sich ein Sakralzapfen. Die Pars iliaca wächst etwas nach und bekommt erst jetzt ihre vermehrte Krümmung, die aber nicht direkt mechanisch bedingt ist. Infolge dieser Vorgänge wandert die grubige Vertiefung des Darmbeintellers, die sich unter Verschwinden der Knickungsfurche abflacht, lateral bis vor das Sakroiliakalgelenk. Die Partes sacrales wachsen vom Kristaknorpel aus wieder mehr nach hinten und richten sich wieder mehr nach außen auf. Dadurch verschwindet die bucklige Vorwölbung an der Außenseite der Hüftbeine und es tritt eine mehr geschweifte Form hervor. Bei der Dorsalwanderung der Darmbeingelenkfläche wird die ursprünglich in der Pars sacralis gelegene Knickungsstelle der Darmbeinschaufel in die Pars iliaca einbezogen und verstärkt hier die Krümmung der Linea arcuata. Die Incisura ischiadica gewinnt an Größe, die Symphyse wird breiter, der Arcus flacher und die Sitzbeine wachsen mehr nach außen. Das Sakrum wird länger und besonders im Flügelbereich breiter. Die Längsknickung des Sakrums nimmt ab, da die Wirbelkörperkerne zum Teil ihr Wachstum nachholen. Die Kreuzbeinneigung wird geringer und die Sakroiliakalgelenke sind meist wieder fest. Der Beckeneingang ist durch das Nachwachsen der Pars iliaca nun mehr nierenförmig als dreieckig und die Transversa major ist nun nicht mehr mit der Kreuzbeinbreite identisch, sondern überragt diese.

Diese Untersuchungen von BREUS und KOLISKO zeigten, daß nur ein recht kleiner Teil der Beckenveränderungen bei und nach Rachitis direkt mechanisch erklärt werden kann, wie dies v. MEYER und LITZMANN unter Heranziehung von Rumpflast und Schenkeldruck für alle Abweichungen versuchten. Auch KEHRER überschätzte den Einfluß von Muskel- und Bänderzug auf die Gestaltung des Rachitisbeckens. Im einzelnen soll auf diese — nur mehr historischen — Kontroversen aus Platzersparnis hier nicht eingegangen werden. HOFFA, der neuerdings an klinischem Material die Genese des Rachitisbeckens studierte, schreibt gleichfalls direkten mechanischen Einflüssen nur eine geringe Bedeutung bei, hält aber die Deformität einer viel weitergehenden postrachitischen Rückbildung fähig als BREUS und KOLISKO annahmen.

b) Das pseudoosteomalazische Becken.

Diese Beckenform, die neben rachitischen Veränderungen gewisse Eigenheiten des osteomalazischen Beckens aufweist, wurde zuerst von NAEGELE (1839) beschrieben und erhielt ihren Namen von MICHAELIS. Weitere Untersuchungen, besonders hinsichtlich der Genese dieser seltenen Form des rachitischen Beckens stammen von LITZMANN und besonders von BREUS und KOLISKO.

Das pseudoosteomalazische Becken (= in sich zusammengeknicktes rachitisches Becken LITZMANNs) hat folgende Merkmale mit dem Osteomalaziebecken gemeinsam: Die hinteren Teile der Darmbeinplatten sind eingerollt. An Stelle der Fossa iliaca findet sich eine sulcusartige Grube. Der Beckeneingang ist dreieckig bis kartenherzförmig. Die Terminallinie ist gestreckt oder sogar leicht nach innen konvex. Gelegentlich ist durch Einwärtsknickung der horizontalen Schambeinäste ein sog. „Symphysenschnabel" ausgebildet. Das Kreuzbein ist oben stark querkonvex und stark nach abwärts geneigt, während der untere Teil in scharfem Bogen nach vorne gekrümmt ist. Das Promontorium liegt weit vorne und tief im Becken. Durch die Verkürzung des Querdurchmessers wird der platte Charakter des Beckens verwischt. Mit dem Rachitisbecken stimmt überein die Kleinheit der Beckenknochen und Kürze der Terminallinie, die Kürze und Krümmung der Pars iliaca, das Verhalten der Kristakrümmung, wie es im Verhältnis der Abstände der Cristae und Spinae zum Ausdruck kommt, ferner der verhältnismäßig weite Arcus pubis.

Breus und Kolisko fanden das Sakrum schmäler (10 cm und weniger) als im platten Rachitisbecken, dabei waren die Flügel schlank und der Sakralkanal frontal eingeengt. Die Pars sacralis ist stärker verkürzt als bei sonstigen Rachitisbecken. Die Distanzen der Spinae und Tubera ischii sind kleiner als beim Rachitisbecken. Die Knochen sind schmal und dünn, aber hart. Das Becken ist allgemein verengt. Die Differentialdiagnose gegenüber einem später osteomalazisch gewordenen Rachitisbecken kann sehr schwierig sein.

Bezüglich der Genese weichen die Ansichten von Litzmann und von Breus und Kolisko voneinander ab. Es war schon lange bekannt, daß besonders bei langdauernder Rachitis pseudoosteomalazische Becken entstehen, die ja viel Ähnlichkeiten mit dem floridrachitischen Kinderbecken haben. Litzmann meinte, daß bei lang dauernder und besonders hochgradiger Knochenweichheit, vor allem mechanische Deformierung, dieses osteomalazieähnliche Bild hervorruft. Breus und Kolisko vertreten demgegenüber die Ansicht, daß vor allem durch die lange Dauer der Erkrankung das ausgleichende postrachitische Wachstum weitgehend verhindert und so in ungewöhnlichem Ausmaß die Form des floridrachitischen Kinderbeckens erhalten hat. In diesem Sinne spricht die ungewöhnliche Kürze der Pars sacralis und die Lokalisation der grubigen Vertiefung der Fossa iliaca. Diese liegt beim rachitischen Kind und beim pseudoosteomalazischen Becken in der Pars sacralis ungefähr entsprechend dem hinteren Costariusrand der Sakralbasis, während beim platten Rachitisbecken diese Grube infolge der Dorsalwanderung der Facies auricularis in die Pars iliaca zu liegen kommt und sich nun lateral oder sogar vor dem vorderen Costariusrand der Kreuzbeinbasis befindet. Der verhinderte Wachstumsausgleich ist zweifellos ein wichtiger Faktor, doch darf auch der mechanische Faktor Litzmanns bei dieser Beckenform nicht unterschätzt werden. Es bestehen heute hier um so weniger grundsätzliche Schwierigkeiten als an einer Wesensverschiedenheit von Rachitis und Osteomalazie nicht mehr festgehalten wird.

c) Das Becken bei rachitischem Zwergwuchs.

Breus und Kolisko unterscheiden 3 Formen des rachitischen Zwergwuchses, die auch verschiedene Beckenformen aufweisen.

Die erste Gruppe ist gekennzeichnet durch Vorwalten gehemmten Längenwachstums ohne nennenswerte Verbiegungen. Diese Zwerge haben meist allgemein verengte platte Becken, die ziemlich hoch sind und daher eine schlechte geburtshilfliche Prognose geben.

Die zweite Gruppe zeigt stärkere rachitische Deformitäten neben starker Wachstumshemmung. Diese Zwerge haben meist ein plattes, gelegentlich asymmetrisches, sehr niederes Becken mit zum Teil übergroßen Quermaßen und wären geburtshilflich günstiger zu beurteilen.

Die dritte Gruppe zeigt extreme Deformierung und extreme Wachstumshemmung vereinigt. In dieser Gruppe finden sich Becken von extremer Kleinheit der Knochen und mit fast völlig durch die Deformierung aufgehobener Beckenlichtung. Sie zeigen meist pseudoosteomalazische Form, jedoch mit großer Angleichung an Osteomalazie, da auch die Knochen meist sehr porotisch sind. BREUS und KOLISKO fanden bei 19- und 24jährigen rachitischen Zwergen dieser Gruppe noch alle Knorpelfugen offen, woraus gleichfalls die Hochgradigkeit der Wachstumsstörung hervorgeht.

An und für sich kann jede Form des rachitischen Beckens auch bei rachitischen Zwergen angetroffen werden.

C. Becken bei lokaler Wachstumsstörung.

Becken bei entzündlicher Synostose des Sakroiliakalgelenkes (NAEGELEsches Becken und ROBERTsches Becken).

Alle aus einer ein- oder doppelseitigen tiefen Synostose des Sakroiliakalgelenkes hervorgegangenen pathologischen Beckenformen sind unter ausführlicher Begründung an Hand eines großen eigenen Materials von BREUS und KOLISKO genetisch einheitlich aufgefaßt und in der Gruppe der ostitisch-synostotischen Becken vereinigt worden. Auf die Begründung und die Hauptpunkte der lange dauernden Diskussion soll erst bei der Besprechung der Genese des NAEGELE-Beckens eingegangen werden. Als entzündliche Erkrankungen, die das Sakroiliakalgelenk ergreifen und weitgehend zerstören können, kommt vor allem die Osteomyelitis des Hüftbeins und die Tuberkulose dieses Gelenkes in Frage. Auf die dabei entstehenden Veränderungen soll nur soweit eingegangen werden, als es zum Verständnis der Beckenform nötig ist.

Die Veränderungen einer floriden destruktiven Arthritis im Sakroiliakalgelenk gestalten sich nach BREUS und KOLISKO folgendermaßen: Am Kreuzbein werden hauptsächlich die Flügel der ersten Kreuzwirbel und von diesen wieder besonders die ventralen Costariusteile, welche die Gelenkfläche tragen, von der Zerstörung betroffen, so daß gelegentlich nur eine schmale Knochenleiste als laterale Umrahmung der Sakralforamina erhalten bleibt. Trotz der starken Verschmälerung des Flügels kann es durch entzündliche Knochenneubildung zur Verdickung des Flügelstumpfes kommen, welche sich als platte oder mehr exostosenartige, besonders in der Nähe des erkrankten Gelenkes lokalisierte Auflagerungen darbieten. Durch diese Veränderungen, die zur weitgehenden oder völligen Zerstörung des sakralen und iliakalen Wachstumsknorpels im Bereich des erkrankten Gelenkes führen, kommen auch Wachstumsstörungen und durch die Annäherung der Muskel- und Bandansätze infolge der Zerstörung der Gelenkenden auch Atrophie des Knochens zustande. Das Hüftbein zeigt bei der sekundär auf das Gelenk übergreifenden Osteomyelitis viel ausgedehntere Hyperostosen und Osteophyten als bei den direkt das Gelenk betreffenden Tuberkulosen. Der Zerstörung verfällt vor allem die Gelenkfläche und der dieselbe tragende Sakralzapfen. Die zunächst vorhandenen höckerigen Unebenheiten an den beiden aus dem Zerstörungsprozeß hervorgegangenen Gelenkflächenstümpfen können sich durch Bewegungen in dem gelockerten Gelenk soweit abreiben, daß der Flügelstumpf des Kreuzbeins in einer flachen Mulde des Darmbeins eine Art Artikulation findet. Am hinteren Darmbeinende kann der untere und auch der obere hintere Darmbeinstachel durch die Zerstörung verschwunden sein. Während der Dauer der Gelenklockerung kommt es unter der Einwirkung der Rumpflast zu einer geringen Verschiebung des Kreuzbeins nach ventral und kaudal gegenüber dem erkrankten Hüftbein.

Große Verschiebungen sind nicht möglich, da das 2. Sakroiliakalgelenk und die Symphyse nicht gelockert sind. Verstärkt wird am ausgewachsenen Becken der Eindruck der Ventralverschiebung des Kreuzbeins noch dadurch, daß auf der erkrankten Seite infolge der Wachstumsstörung des Faziesknorpels die physiologische Dorsalwanderung des Kreuzbeins nicht eintreten kann.

Durch Rumpflast und Gegendruck werden die beiden aus der Zerstörung des Gelenkes hervorgegangenen Knochenflächen aufeinandergepreßt, wobei es nur zu einer geringen Drehung des Kreuzbeins um seine Längsachse kommt und das Sitzbein der erkrankten Seite sich infolge der Zerstörung des Sakralzapfens dem Kreuzbein nähert. In dieser Stellung erfolgt als Endausgang ausnahmslos eine mehr oder minder vollkommene knöcherne Ankylose, wobei der Flügelstumpf des Sakrums oft tief in die Spongiosa des Darmbeins hineingestaucht ist. An der Außenseite des Darmbeins ist über der Synostosenstelle oft eine periostale Höckerbildung erkennbar. Auf Sägeschnitten durch die Synostose kann man die Verschmelzungszone oft als streifenförmige Sklerosierung der Spongiosa erkennen. Nach erfolgter Ankylosierung können die periostalen Auflagerungen und Osteophyten weitgehend abgebaut werden.

Die Auswirkungen auf die Formgestaltung des Beckens hängen ab von der Ein- oder Doppelseitigkeit der Erkrankung, dem Alter bei Krankheitsbeginn, der Intensität und Dauer der Erkrankung, dem Ausmaß der Knochenzerstörung und dem Grad der statischen Störungen, sowie der dadurch bedingten kompensatorischen Veränderungen (BREUS und KOLISKO). Daraus erklärt sich eine große morphologische Mannigfaltigkeit dieser genetisch einheitlichen Gruppe von Beckendeformitäten. BREUS und KOLISKO unterscheiden: 1. Das schräg verengte ostitisch-synostotische Becken und dessen larvierte Unterart das NAEGELE-Becken. 2. Die quer verengte Form und ihre larvierte Unterart das ROBERTsche Becken. 3. Atypische ostitisch-synostotische Becken. Die erste Form entsteht bei einseitiger, die zweite bei doppelseitiger Erkrankung in den Wachstumsjahren, die dritte bei geringgradigen Fällen oder bei ein- oder doppelseitiger Erkrankung nach Wachstumsabschluß.

a) Das schräg verengte ostitisch-synostotische und das NAEGELE-Becken.

Diese beiden Formen, die vielfach für grundverschieden gehalten wurden, unterscheiden sich nur dadurch, daß bei dem ersteren die vorangegangene entzündliche Zerstörung des Ileosakralgelenkes sich durch untrügliche sonstige Knochenveränderungen kundgibt, während beim typischen NAEGELE-Becken die Gegend der Synostose weitgehend geglättet ist und sonstige Spuren eines entzündlichen Knochenprozesses völlig vermissen lassen kann. Zwischen diesen Extremen, bezüglich der Ausprägung entzündlicher Kennzeichen außer dem Bestehen der Synostose, finden sich aber nach BREUS und KOLISKO alle Übergänge mit weniger ausgesprochenen, oder fast ganz fehlenden sonstigen entzündlichen Knochenveränderungen, so daß, um Wiederholungen zu vermeiden, ihre gemeinsame Besprechung gerechtfertigt erscheint.

NAEGELE hat 1838 das schräg verengte Becken bei einseitiger Sakroiliakalankylose eingehend beschrieben, von den zahlreichen späteren Arbeiten sei vor allem auf die ausführliche Darstellung auch der anatomischen Verhältnisse durch THOMAS (1861) und die Ausführungen von BREUS und KOLISKO verwiesen, denen ich im wesentlichen folge. Das NAEGELE-Becken der Buffaloer Sammlung (Abb. 26a—d) kann als typisches Beispiel gelten.

Das Kreuzbein ist an diesen Becken schmal und asymmetrisch. Die gesundseitige Hälfte kann normal breit sein, auf der synostotischen Seite ist der Flügel nur halb so breit oder schmäler. Die Sakrumspitze weicht infolge

der kompensatorischen Skoliose meist nach der Synostosenseite ab. Die Längs-
und Querhöhlung des Kreuzbeins ist verringert. Die Asymmetrie beschränkt
sich auf die Flügel. Auf der Synostosenseite sind die vorderen und hinteren
Kreuzbeinlöcher schmal und oft auffallend hoch. Die laterale Begrenzung

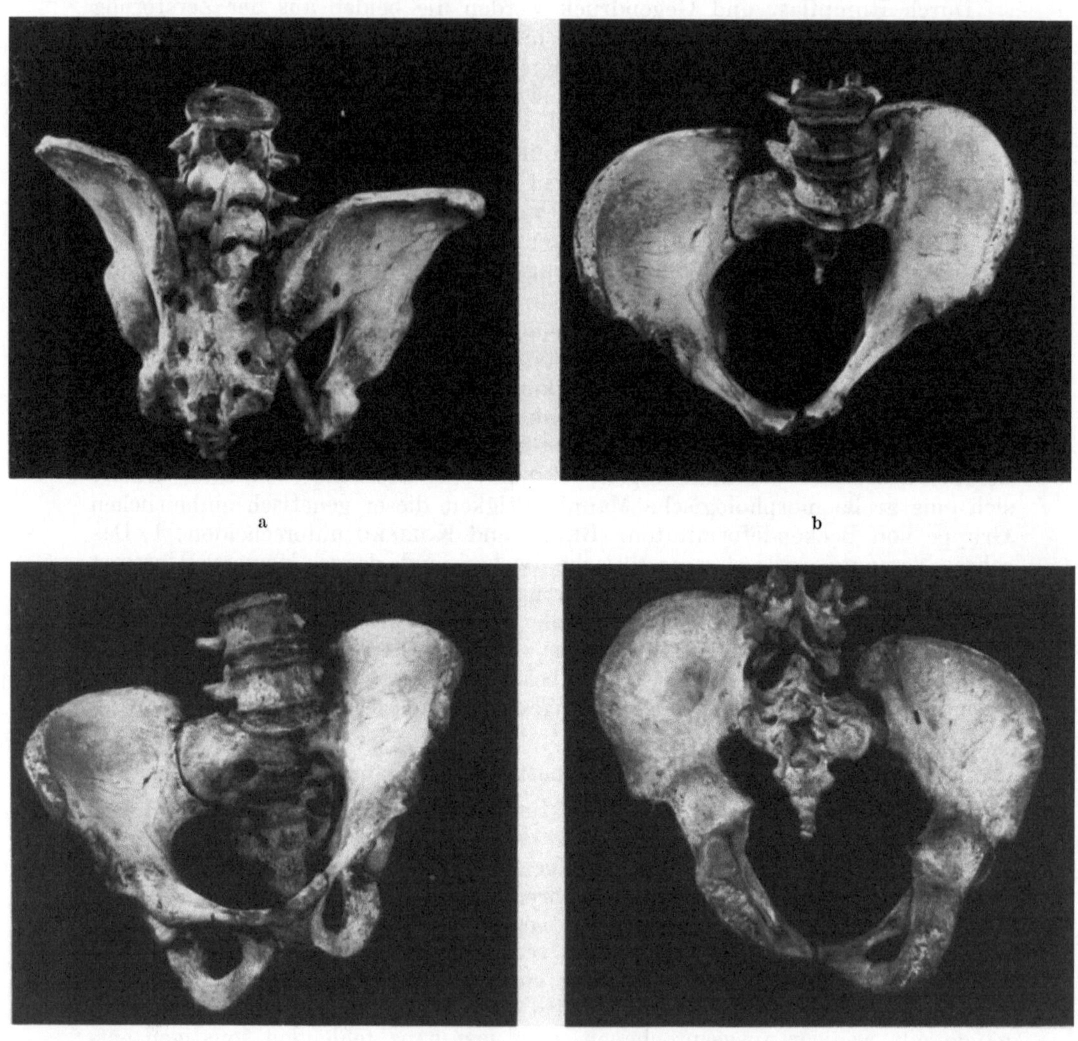

Abb. 26a—d. ♀, NAEGELE-Becken (schrägverengt) nach linksseitiger Sakroiliakalankylose. a von vorne, b von
hinten, c von oben, d von unten. Cr. 23,3, Sp. 20,5, Tr. 11, Obl. v. norm. Gelenk 10,3, Obl. v. ankylosierten
Gelenk 12, Tub. isch. 8,8, Sp. isch. 7,2, Distanz vom Sitzbeinstachel zur Kreuzbeinspitze: Normalseite 6,7,
Ankylosenseite 5,1. (Musealpräparat des Pathologischen Institutes der Universität Buffalo.)

der Foramina ist immer, gelegentlich sogar hochgradig verschmälert und zeigt
an den typischen NAEGELE-Becken im Bereich der oberen Kreuzwirbel das
glatte und eburnierte Aussehen einer Knochennarbe. Auf der gesunden Seite
findet sich häufig eine besonders tiefe Incisura sacralis, unter der der 3. Kreuz-
wirbelflügel stark ausladet. An der Kreuzbeinbasis betrifft die Verkürzung
des Flügels der kranken Seite vorwiegend oder ausschließlich den Costariusteil,
kaum den Transversariusanteil. In sagittaler Richtung kann der Flügelrest

dicker sein als normal. Die Hinterfläche zeigt entsprechende Asymmetrie. Die Synostosierungslinie liegt meist nahe der lateralen Begrenzung der Kreuzbeinlöcher, die als schmale Knochenleiste vorspringen kann.

Beide Hüftbeine zeigen ausgedehnte und zum Teil gegensätzliche Veränderungen. Das Hüftbein der synostosierten Seite zeigt als wichtigste Veränderung den weitgehenden oder fast völligen Verlust des Sakralzapfens, worauf erst BREUS und KOLISKO hinwiesen. Dieses Hüftbein ist vorwiegend im Ileumbereich kleiner und schwächer, die Terminallänge meist um 1,5 cm oder sogar mehr verkürzt (BREUS und KOLISKO). Die Terminallinie tritt hier weniger stark hervor und ist in ihrer ganzen Krümmung, besonders im vorderen Abschnitt, stark abgeflacht. Die Incisura ischiadica ist klein, eng und spitzwinklig. Das Verhältnis der Teilstrecken der Terminallänge ist gestört, indem die Pars iliaca bis zu 1,5 cm verkürzt ist, während die Pars pubica meist länger als auf der gesunden Seite ist und auch die Pars sacralis oft lang gefunden wird. Das letztere erklärt sich daraus, daß infolge des Wegfalls der Wachstumsvorgänge am Faziesknorpel die physiologische Dorsalwandung des Kreuzbeins ausbleibt und so der ganze Zuwachs am hinteren Ende der Darmbeinwandfuge als Verlängerung der Pars sacralis in Erscheinung tritt. Bei stärkerer Hyperostose kann die Aufsuchung des Meßpunktes zwischen Pars sacralis und iliaca, der im Bereich der Synostose liegt, Schwierigkeiten bereiten.

Das Hüftbein der gesunden Seite zeigt kompensatorische Veränderungen, um die statische Störung durch Substanzverlust und Wachstumsausfall im Bereich der Synostose auszugleichen. Es ist größer und stärker und zeigt eine übernormal verstärkte Terminalkrümmung. Die Proportionen der Teilstrecken sind gerade umgekehrt wie an der Synostosenseite. Die Pars iliaca ist infolge verstärkten Wachstums an der iliakalen Faziesfläche absolut verlängert und kann bis zu 7,5 cm messen (BREUS und KOLISKO), während die Pars pubica meist, die Pars sacralis gelegentlich kürzer ist als auf der anderen Seite. Der Sakralzapfen ist ungewöhnlich massiv und durch gesteigerte Knochenapposition besonders verbreitert. Die Facies auricularis tritt winklig hervor; das ganze hintere Darmbeinende ist sehr massiv und zeigt verstärkte Ligamentansätze. Die kompensatorische Lumbalskoliose ist immer nach der gesunden Seite konvex. Alle diese Veränderungen kommen durch abgeändertes Wachstum unter dem Einfluß veränderter statischer und dynamischer Beanspruchung zustande (BREUS und KOLISKO).

Im Bereich der Synostose ist die Stellung von Kreuzbein und Hüftbein zueinander beim typischen NAEGELE-Becken in derselben Weise verändert, wie es bei der floriden destruktiven Sakroiliakalarthritis schon besprochen wurde. Die knöcherne Verschmelzung ist meist vollkommen, doch kann die Verschmelzungslinie sich noch durch Wülste oder Furchen zu erkennen geben. Die größere sagittale Länge derselben weist oft darauf hin, daß nicht die Gelenkflächen selbst, sondern die nach dem Zerstörungsprozeß zurückgebliebenen Knochenstümpfe miteinander verwachsen sind.

In Form und Dimension ist das NAEGELE-Becken, ebenso wie das bei markanter ausgeprägter entzündlicher Sakroiliakalsynostose, schräg verschoben und schräg verengt. Seine beiden Hälften sind sehr ungleich und zum Teil gegensätzlich gestaltet. Während auf der Synostosenseite die beckenwärts gerichteten Flächen von Kreuzbein und Hüftbein einen spitzen Winkel bilden, ist er auf der gesunden Seite besonders stumpf. Der Unterschied der Terminalkrümmung wurde schon besprochen. Dadurch liegt die Symphyse nach der gesunden Seite verschoben, und die schräg verlaufende Conjugata teilt das Becken in allen Ebenen in eine geräumige gesundseitige und in die stark abgeflachte und eingeengte synostotische Hälfte. Gelegentlich kann die Verengerung sogar gegen den Beckenausgang zunehmen. Der Beckeneingang ist schräg eiförmig. Besonders stark ist der Seitenunterschied der Incisura ischiadica. Auf der Synostosenseite ist sie spitz und eng, und der sakrale Schenkel liegt stark lateral vom koxalen Schenkel, während sie auf der gesunden Seite weit und flach ist und der koxale Schenkel stark lateral vom sakralen liegt. Die Hüftpfanne ist auf der synostotischen Seite mehr nach vorne gewandt. Das synostotische Hüftbein steht mit allen seinen Teilen höher als auf der gesunden Seite; was besonders bei Betrachtung von hinten deutlich wird. Die Neigung des Sakrums gegen das Becken ist gering und somit der Terminalwinkel klein. Die hochgradige Asymmetrie äußert sich auch an den Maßen. Der schräge Durchmesser, der vom gesunden Sakroiliakalgelenk zur Pfannengegend der koxitischen Seite verläuft, kann bis zu 6 cm kürzer sein als der andere (BREUS und KOLISKO). Noch größer ist der Unterschied bei den Mikrochorden. BREUS und KOLISKO fanden in einem hochgradigen Fall die der Synostosenseite 3,5 cm lang, während die der anderen Seite 11 cm maß. Als Transversa soll nach BREUS und KOLISKO hier der Abstand zwischen der Mitte der Partes iliacae gemessen werden. Die Conjugata vera, die von den Querdurchmessern infolge ihres schrägen Verlaufs nicht im rechten Winkel geschnitten wird, ist nicht verkürzt; die Conjugata der Beckenmitte kann leicht verkürzt, die des Beckenausganges sogar verlängert sein.

Das NAEGELE-Becken ist trotz der starken Asymmetrie in statischer und dynamischer Beziehung meist so gut kompensiert, daß die Deformität äußerlich nicht leicht erkennbar ist und der Gang meist nur angedeutetes Hinken zeigt. Durch eine geringe Skoliose, die im Lumbalbereich nach der gesunden Seite konvex ist, wird die Rumpflast wieder gleichmäßig auf beide Beine verteilt. Außerdem werden durch kompensatorische Wachstumsvorgänge im Becken die Symphyse ziemlich in die Mitte zwischen die beiden Hüftpfannen gebracht und letztere möglichst weit voneinander entfernt. Kompensatorische Veränderungen der Schenkelhalswinkel fanden THOMAS, KROS und BREUS und KOLISKO, bei denen sich ausführlichere Angaben über diese Fragen finden, nicht ganz übereinstimmend.

Die Genese des NAEGELE-Beckens war lange sehr umstritten, was aus dem großen, vorwiegend geburtshilflichen Schrifttum über diese Beckenform hervorgeht. NAEGELE selbst nahm einen angeborenen Entwicklungsfehler als Ursache an. Demgegenüber wies schon BETSCHLER (1840) auf die entzündliche Entstehung an Hand eines NAEGELE-Beckens mit offensichtlichen ostitischen Veränderungen hin. UNNA und HOHL versuchten die Deformität auf einen Mangel der Knochenkerne des Costarius zu beziehen. D. B. HART (1917) hat ähnliche Vermutungen geäußert und sowohl das NAEGELE-Becken wie das ROBERTsche Becken auf Keimplasmaverluste bei der Reduktionsteilung zurückgeführt, nur die „Pseudoformen" seien entzündlicher Herkunft. Doch auch die entzündliche Genese fand weitere Vertreter in MARTIN, GURLT und vor allem THOMAS. Es war ja auch zu auffallend, daß in zahlreichen Fällen entweder die Anamnese oder Fistelnarben oder geringere ostitische Anzeichen außer der Synostose auf die entzündliche Entstehung hinweisen (die einschlägige Kasuistik ist bei BREUS und KOLISKO ausführlich besprochen). Eine Verwirrung in dieser langdauernden Diskussion entstand weiter dadurch, daß von NAEGELE selbst und auch von LITZMANN Becken ohne Synostose (z. B. asymmetrische Assimilationsbecken) mit in diese Gruppe der „schräg verengten Becken" genommen wurden. So entstand die Meinung einer verschiedenen Genese. BREUS und KOLISKO führten demgegenüber überzeugend aus, daß alle NAEGELE-Becken nur Endstadien von entzündlicher einseitiger Destruktion des Sakroiliakalgelenkes mit nachfolgender Ankylose seien. Fälle angeblicher NAEGELE-

Becken ohne Sakroiliakalankylose erwiesen sich nicht als stichhaltig. Ein NAEGELE-Becken beim Neugeborenen oder bei Kindern ist nie beobachtet worden, so daß die kongenitale Theorie wohl als widerlegt gelten kann. Allerdings hat erst neuerdings wieder J. W. WILLIAMS (1929) auf Grund eines genau untersuchten Falles die entzündliche Genese bezweifelt. Anderseits ist die völlige Rückbildung der entzündlichen Osteophyten jahrelang nach ankylotischer Abheilung des arthritischen Prozesses durchaus nichts Ungewöhnliches und kann nicht als Argument gegen eine entzündliche Genese verwendet werden, wie dies schon GURLT richtig im Gegensatz zu UNNA erkannte. Der vorhandene Defekt am Kreuzbein und Darmbein wurde erst von BREUS und KOLISKO befriedigend durch die arthritische Zerstörung der Gelenkenden erklärt, während man vorher annahm, daß hier nur Atrophie und Wachstumsstörung, die zweifellos auch eine Rolle spielen, wirksam wären. Die Rolle der Ankylose ist bei der Entstehung dieser Beckenform keine aktive, denn in unfertigem Zustande liegt das NAEGELE-Becken auch schon bei florider Sakroiliakalarthritis vor, wenn die Gelenkenden der Zerstörung verfallen. Die Ankylose fixiert nur den Endzustand der Zerstörung dauernd. Die übrigen Änderungen am gesunden Hüftbein und die Stellungsänderung zwischen Kreuzbein und Hüftbein im Bereich der Ankylose sind nicht direkte Druckwirkungen und Verschiebungen im Sinne LITZMANNS, sondern Ausdruck mechanisch modifizierter Wachstumsvorgänge, neben denen tatsächliche Stellungsänderungen nur eine geringe Rolle spielen. Die Ankylose stellt einen toten Punkt im weiteren Wachstum des Beckens dar und deshalb bleibt die physiologische Dorsalwanderung des Kreuzbeins auf dieser Seite aus, weil keine Apposition an den zerstörten Faziesknorpel erfolgen kann. Dies erklärt das geänderte Verhältnis der Teilstreckenmaße gegenüber der gesunden Seite und ist auch mehr als tatsächliche Stellungsänderung dafür verantwortlich, daß das synostotische Hüftbein dorsal und auch kranial das gesundseitige überragt. Das einseitige, ostitisch-synostotische, schräg verengte Becken und seine Endform, das NAEGELE-Becken, sind nicht sehr selten im Gegensatz zur doppelseitigen Form.

b) Das quer verengte ostitisch-synostotische Becken und das ROBERT-Becken.

Kurz nach NAEGELES Beschreibung des schräg verengten Beckens bei einseitiger Sakroiliakalsynostose beschrieb ROBERT (1842) ein querverengtes Becken bei doppelseitiger sakroiliakaler Synostose. Trotz der verschiedenen Form bestand nie ein Zweifel, daß es sich pathogenetisch um den gleichen, nur hier doppelseitigen Vorgang handle wie beim NAEGELE-Becken. BREUS und KOLISKO waren nur 10 anatomische Beschreibungen dieser recht seltenen Beckenform bekannt (ROBERT 2 Fälle, KIRCHHOFFER, LAMBL, KEHRER, LLOYD-ROBERTS, MARTIN, CHOISIL 2 Fälle, FERRUTA). Über eine neue Beobachtung berichtet TONDO (1930).

Eine Reihe dieser Becken (ROBERT-DUBOIS, LAMBL, MARTIN und CHOISIL-LANDOUZY) zeigten offensichtlich ostitische Veränderungen außer den Synostosen. Weiterhin wies in einer Reihe von Fällen die Anamnese auf eine in der Jugend durchgemachte Sakroiliakalarthritis hin (KIRCHHOFFER, KEHRER, MARTIN).

Infolge der Doppelseitigkeit des Prozesses kommt es hier zu einer besonders hochgradigen, meist ziemlich symmetrischen Verschmälerung des Kreuzbeins. ROBERT fand in seinem 1. Fall eine Kreuzbeinbreite von 6,1 cm, FERRUTA maß sogar nur 5,9 cm in seinem Fall. Die durch Destruktion, Wachstumsausfall und Atrophie bedingte Verschmälerung des Sakrums kann auf die oberen Wirbel beschränkt sein, so daß der 4. Wirbel die Kreuzbeinbasis an Breite übertreffen kann (KIRCHHOFFER) oder alle Wirbel sind verschmälert. Die Länge des Kreuzbeins ist nur in den mit Assimilation verbundenen Fällen vermehrt (LAMBL, KIRCHHOFFER). Die Kreuzbeinkrümmungen sind vermindert. Die Sakralforamina sind meist schmal und hoch und seitlich nur durch eine schmale Knochenleiste abgeschlossen. Die Hüftknochen zeigen beiderseits den Sakralzapfen bis auf einen unbedeutenden Rest geschwunden, wodurch besonders die doppelseitige starke Abschwächung der Terminalkrümmung bedingt wird. Die Beckenknochen sind meist etwas kleiner als normal. Von den Teilstrecken ist die Pars iliaca verkürzt, die Pars sacralis verlängert (BREUS und KOLISKO), die Pars pubica fand LITZMANN absolut verlängert. Die Gründe für diese Abweichung sind hier an beiden Seiten dieselben wie beim NAEGELE-Becken an der synostotischen Seite. Das Sakrum liegt kaudal und ventral tiefer zwischen den Hüftbeinen, was zum Teil durch direkte Verschiebung, zum Teil durch ausgebliebene Dorsalwanderung infolge fehlenden Wachstums am Sakralzapfen bedingt sein wird. Asymmetrien im Ausmaß der Veränderung beider Seiten äußern sich hier vor allem in einer gewissen Drehung des Kreuzbeins um seine Längsachse (ROBERT, DUBOIS, KIRCHHOFFER, KEHRER). Die Incisurae ischiadicae sind spitz. Die Hüftbeine sind einander genähert, manchmal gegen den Beckenausgang zu stärker konvergent. Die Schambeine treffen unter einem spitzen Winkel zusammen. Die Synostosen verhalten sich wie beim NAEGELE-Becken, d. h. sie sind völlig glatt, zeigen leistenartige Verwachsungsspuren oder deutliche Kennzeichen entzündlicher Veränderungen. Nur im Falle ROBERT-DUBOIS war die Ankylose unvollständig.

Das Becken ist vor allem quer verengt. Der Eingang ist schmal, schlitzförmig (LITZMANN). Im 1. Falle ROBERTs maß die Transversa des Eingangs nur 7,2 cm. Die Distanz der Spinae ischiadicae kann auf 2 cm herabsinken (KIRCHHOFFER). Die Conjugata zeigt nur geringe Abweichungen unter oder über die Norm, wobei auch Assimilationsvorgänge mitspielen. Ein solcher Grad von Querverengung wird kaum bei den schwersten Osteomalaziebecken gesehen. Die Genese des ROBERT-Beckens war demselben Streit der Meinungen unterworfen wie die des NAEGELE-Beckens. ROBERT selbst glaubte zunächst, daß eine Entwicklungsstörung im Sinne eines gänzlichen Mangels der Costariuskerne vorliegt, räumte allerdings bei seinem späteren offensichtlich ostitischen Fall der Sammlung DUBOIS ein, daß die Störung auch erworben sein könne. KIRCHHOFFER und besonders eindringlich LAMBL traten wieder für eine Entwicklungsstörung ein. LITZMANN glaubt ebenso wie beim NAEGELE-Becken an angeborene oder früh erworbene Ankylose, während nur die offensichtlich ostitischen Veränderungen darbietenden Fälle auf einen kariösen Prozeß zurückzuführen seien. BREUS und KOLISKO halten auch für das ROBERTsche Becken, das nur das doppelseitige Gegenstück des NAEGELE-Beckens ist, die einheitliche Entstehung durch destruktive, wohl meist tuberkulöse Sakroiliakalarthritis aufrecht.

c) Das atypische ostitisch-synostotische Becken.

In dieser Gruppe vereinigen BREUS und KOLISKO jene Fälle, in denen weder die typische schräg verengte Form bei einseitiger, noch die quer verengte Form bei doppelseitiger Erkrankung zustande gekommen ist. Der Grund für dieses Abweichen vom Typus kann verschiedener Art sein. Maßgebend ist vor allem, wenn die Erkrankung nur geringgradige Zerstörungen setzt oder kurz vor oder sogar nach Wachstumsabschluß einsetzt. Eine andere Quelle atypischer Veränderungen ergibt sich bei Becken, die schon vor der destruktiven Sakroiliakalarthritis pathologisch verändert waren. Am häufigsten ergibt sich naturgemäß die Kombination mit Assimilationsvorgängen oder rachitischen

Beckenveränderungen. Kombination von Sakroiliakalsynostose und koxitischer Ankylose der gleichen Seite haben BREUS und KOLISKO vor allem bei Osteomyelitis des Darmbeins gesehen; andererseits wurde Kombination mit Kyphose mehrfach beschrieben, wobei Gibbus und Sakroiliakalsynostose Folgen tuberkulöser Veränderungen waren.

Die spät auftretenden einseitigen Synostosen lassen vor allem die kompensatorischen, durch abgeändertes Beckenwachstum bedingten Veränderungen vermissen, außerdem ist die „Dorsalverschiebung" des ostitischen Hüftbeins wenig ausgesprochen, da die physiologische Dorsalwanderung des Kreuzbeins schon zum Abschluß gekommen war. Die schräge Verengerung kommt zwar noch zustande, aber die Streckung des ostitischen Hüftbeins und die Verlängerung des gesunden kommen nicht mehr zu voller Ausbildung.

Noch weniger typisch ist ein spät entstandenes und mit geringer Zerstörung der Gelenkenden verbundenes, doppelseitiges synostotisches Becken. Hier tritt die Querverengung kaum ein, durch Vorrücken des Kreuzbeins kann sogar sagittale Abplattung eintreten (BREUS und KOLISKO). Bei sehr ungleicher doppelseitiger Erkrankung kann das Becken im ganzen mehr die schräg verengte Form, wie bei einseitiger Erkrankung, annehmen. Diese Mischformen sind vor allem bei BREUS und KOLISKO eingehend beschrieben.

IV. Becken bei durch geänderte Statik und Mechanik beeinflußtem Wachstum (sog. Belastungsdeformitäten).

A. Becken bei Veränderungen der Wirbelsäule (Gleichgewichtsstörung der Rumpflast).

1. Das Kyphosebecken (Gibbusbecken).

Der Einfluß einer Kyphose auf das Becken hängt ab von dem Grad und dem Sitz der kyphotischen Verkrümmung in der Wirbelsäule und von dem Alter des Individuums bei Eintritt der Kyphose. So haben die arkuären Kyphosen, wie sie als Adoleszentenkyphose bekannt sind, keinerlei Einfluß auf die Beckenform, weil die Verbiegung zu gering ist und zu hoch sitzt. Überhaupt sind es nur die scharfwinkligen hochgradigen Knickungen der Wirbelsäule, die wir heute als Gibbus den mehr ausgeglichenen bogenförmigen Kyphosen gegenüberstellen, welche die Beckenform abändern. Es wäre deshalb richtiger, von einem Gibbusbecken als von einem Kyphosenbecken zu sprechen, aber die Bezeichnung Kyphosenbecken ist so eingebürgert, daß ein solcher Vorschlag kaum durchdringen wird. Auch der winklige Gibbus beeinflußt die Beckenform nicht oder kaum merklich, wenn er sich auf die Hals- und obere Brustwirbelsäule beschränkt, weil die zwischen Gibbus und Becken liegenden Wirbelsäulenabschnitte dann immer noch ausreichen, um die Balancestörung der Rumpflast weitgehend auszugleichen, so daß das Becken in solchen Fällen nicht unter wesentlich abgeänderten statisch-mechanischen Verhältnissen steht. Nur Gibbusbildungen, in welche die untere Brust- und die Lendenwirbelsäule oder auch das Kreuzbein einbezogen sind, beeinflussen die Ausbildung der Beckenform stärker. In der Regel handelt es sich um Gibbus nach Wirbeltuberkulose, seltener kann eine Entwicklungsstörung (dorsale Halbwirbel) oder eine geheilte Fraktur Ursache des Gibbus sein.

Schon ROKITANSKY gab eine kurze Kennzeichnung des Kyphosenbeckens (1839), eingehend beschrieben und gedeutet wurde die Eigenart des Kyphosenbeckens von BREISKY (1865), weitere größere Studien teilten W. A. FREUND

und TREUB mit. Einen Abschluß und zum Teil eine Neugestaltung hat die Lehre vom Kyphosenbecken durch die Untersuchungen von BREUS und KOLISKO, an Hand eines großen und vielseitigen anatomischen Materials erfahren, — der — soweit ich das Schrifttum überblicke — nichts Wesentliches mehr hinzugefügt wurde. Den folgenden Ausführungen liegt die Darstellung von BREUS und KOLISKO zugrunde.

Mit Hinblick auf die große individuelle Verschiedenheit der Gibbusbildung und der sie begleitenden Störungen der Belastung und Mechanik ist es nicht überraschend, daß auch die Beckenform der Kyphotiker recht verschieden sein kann. Einigermaßen allgemeine Geltung hat nur die recht allgemein gehaltene Charakterisierung ROKITANSKYs, daß das Kyphosenbecken im allgemeinen sehr geräumig und beträchtlich hoch ist; wobei die Conjugata der vorwaltende Durchmesser ist. Dazu kommt noch häufig eine quere Verengerung des Beckenausganges (BREISKY). Bei dorsolumbalem Gibbus ist die Beckenneigung meist groß, weil die kompensatorische Lordose unterhalb des Gibbus sitzt. Umgekehrt ist bei lumbosakralem Gibbus, bei dem die kompensatorische Lordose oberhalb des Gibbus sitzt, die Beckenneigung abgeschwächt oder aufgehoben (ROKITANSKY). Da das Verhalten des Beckens verschieden ist, muß zwischen dorsolumbalem und lumbosakralem Gibbus unterschieden werden. Eine 3. Gruppe bei rein sakralem Gibbus (BREISKY) halten BREUS und KOLISKO nicht aufrecht.

a) Die Stellung der Knochen im Kyphosenbecken.

Die Änderung der Stellung der Knochen zueinander spielt eine große Rolle im Kyphosenbecken. Am meisten charakteristisch und am regelmäßigsten ausgeprägt ist die Stellungsänderung des Kreuzbeins. Dieses ist immer retroponiert, wenn der Gibbus bis in die Lendenwirbelsäule reicht und früh genug ausgebildet war. Es sitzt also weiter dorsal zwischen den Hüftbeinen, so daß es diese wenig oder gar nicht überragen. Das Spatium interosseum zwischen der Tuberositas ossis ilei und dem Sakrum, in welchem die hinteren Kreuzdarmbeinbänder liegen, stellt nur einen schmalen Spalt dar. Die Pars sacralis ist naturgemäß verkürzt und die Facies auricularis weit nach dorsal verschoben. Neben dieser Retroposition, die von BREISKY nicht erkannt wurde, besteht meist auch noch eine Rotation um eine frontale, durch die Sakroiliakalgelenke gehende Achse. Die Rotation erfolgt bei der dorsolumbalen Kyphose so, daß die Kreuzbeinbasis nach hinten rotiert und der Terminalwinkel verkleinert wird. Diese Rotation führt zur Verlängerung der Eingangsconjugata, aber nicht immer zur Verkürzung der Ausgangsconjugata, weil die Rotation manchmal auf die oberen Kreuzwirbel beschränkt ist und außerdem, weil infolge der Längsstreckung des Kreuzbeins dessen Spitze nicht oder nur wenig nach vorne tritt. Gelegentlich kann sogar trotzdem die Kreuzbeinspitze nach hinten gerichtet sein, so daß sogar die Ausgangsconjugata verlängert ist. Diese Rotation hielt BREISKY für die einzige und regelmäßige Stellungsänderung des Kreuzbeins bei Kyphose, das ist nicht ganz richtig. BREUS und KOLISKO wiesen nach, daß bei der lumbosakralen Kyphose nur im Frühstadium diese Dorsalrotation der Kreuzbeinbasis eintritt, während nach Synostosierung des Gibbus eine Gegenrotation eintritt, welche die Kreuzbeinbasis nach vorne und die Kreuzbeinspitze nach hinten wendet, so daß die Eingangsconjugata etwas verliert und die Ausgangsconjugata zunimmt.

Eine weitere Stellungsänderung zeigen die Seitenbeckenknochen zueinander und zum Kreuzbein, die sich in der meist vorhandenen Querverengung des Beckenausganges äußert. Die Seitenbeckenknochen sind um eine etwa von der Symphyse gegen den oberen Teil des Kreuzdarmbeingelenkes gehende Achse jederseits so gedreht, daß die Darmbeinkämme weiter auseinanderrücken und die Sitzbeine sich einander nähern (MOOR, BREUS und KOLISKO). Die Achse geht nicht, wie BREISKY meinte, durch die Hüftgelenke, weil sonst die Eingangsconjugata erweitert sein müßte, was BREISKY allerdings irrigerweise für die Regel hielt.

b) Die Beckengelenke im Kyphosenbecken.

Die Beckengelenke zeigen in typischen Fällen bei Kyphose meist ausgedehnte Veränderungen durch die abnorme Wirkung der Rumpflast und die dadurch herbeigeführte Stellungsänderung der Beckenknochen. Die Gelenke werden mit der Zeit durch die abweichende Beanspruchung gelockert (MOOR), dies gilt vor allem für die Sakroiliakalgelenke. Diese Lockerung kann vorübergehend oder dauernd sein. Es kommt zu einer allmählichen Verschiebung der Gelenkflächen, so daß diese sich nicht mehr völlig decken. Solche außer Kontakt stehende Randteile der Gelenkfläche verlieren entweder mit der Zeit ihren Knorpelüberzug, oder sie apponieren solange Knochen unter dem Knorpel, bis der Gelenkkontakt wieder hergestellt ist. An anderen Stellen entstehen infolge der Gelenkslockerung Schliffflächen, die mit der Zeit überknorpelt und ins Gelenk einbezogen werden können. So kann es im Laufe der Zeit zu einem völligen Umbau des Gelenkes kommen.

Die Veränderungen sind sehr wechselnd, werden aber an den Sakroiliakalgelenken selten ganz vermißt. Der Gelenkskontur kann als Schlangenlinie oder mehr zackig verlaufen, oder direkt wie verzahnt sein. Sehr oft ist die Seitenkante des Kreuzbeins in der Höhe des 2. Kreuzwirbels tief eingeschnitten und nimmt den Sakralzapfen auf, der von einer seitlichen Ausladung des 3. Kreuzwirbels unterstützt wird. Die Gelenkränder zeigen oft, besonders am kaudalen Ende, rauhe und schalige Beschaffenheit als Ausdruck lange dauernder abnormer Beweglichkeit. An der Basis steht häufig die sakrale Gelenkfläche etwas höher und man kann hier kleine überknorpelte Bezirke sehen, die aus dem Gelenkkontakt ausgetreten, evertiert und in die Kreuzbeinbasis übergegangen sind.

Der obere Schenkel der Facies auricularis des Darmbeins, der in der Fortsetzung der Terminallinie verläuft, ist verkürzt, verschmälert und zeigt gelegentlich völligen Knorpelverlust und Verödung. Der absteigende Schenkel ist oben verschmälert und unten verbreitert und ausgerieben. Dieser untere Schenkel kann allein übrigbleiben, und infolge des stärkeren Höhenwachstums der Kreuzwirbel bei Kyphose gelegentlich auch höher sein als normal. Doch geht dieses Verhalten, nicht wie BREISKY meinte, auf eine Streckung des Winkels zurück, den die beiden Schenkelgelenkflächen miteinander bilden (BREUS und KOLISKO). Die Längsachse dieser Gelenkfläche steht nicht in stumpfem Winkel zur Terminallinie, wie normal, sondern bildet mehr einen rechten Winkel. Die Gelenkfläche ist stark nach hinten gerückt, die Pars sacralis verkürzt und die Pars iliaca gelegentlich so stark verlängert, daß sie die längste der drei Teilstrecken sein kann. Der vordere Rand der Gelenkfläche des Darmbeins kann sich so stark erheben, daß die Fazies wie stumpfwinklig in den Knochen eingeschnitten erscheint; manchmal ist diese Stellungsänderung auf die oberen Teile der Gelenkfläche beschränkt, so daß diese gegenüber dem unteren Anteil wie torquiert aussieht. Die Form und Stellung der Gelenkfläche ist individuell recht verschieden. Der Zuwachs der Pars iliaca erfolgt hauptsächlich vom iliakalen Gelenkknorpel aus durch Dorsalwanderung der Gelenkfläche, infolge von Knochenneubildung am vorderen Rand. In geringerem Maße erfolgt vielleicht der Zuwachs auch vom Y-Knorpel aus. Dieses vermehrte Knorpelwachstum unter dem Einfluß einer Zugwirkung, das sich in vermehrten Knochenanbau umsetzt, paßt gut zu ROUXs Vorstellungen über Wachstumssteigerung durch Zug.

Die Tuberositas ossis ilei ist verkleinert, kürzer und niedriger, besonders bei lumbosakraler Kyphose. Ihre Oberfläche ist meist geglättet; die Ansätze der infolge der Retroposition und Rückwärtsrotation des Kreuzbeins entspannten, hinteren Kreuzdarmbeinligamente sind abgeflacht. Im Gegensatz dazu sieht man bei Lumbosakralgibbus mit Vorwärtsrotation des Kreuzbeins und starker Spannung dieser Bänder bei dauernder sehr starker Gelenklockerung starkes Relief mit Furchen und Kanten für die Bandansätze. Es kann dabei auch zur Bildung von Schliffflächen zwischen dem Kreuz- und Darmbein hinter dem Gelenk kommen, deren Anordnung aufschlußreich für die Art der Belastungsrichtung ist.

Veränderungen der Symphyse sind viel unbedeutender und werden oft ganz vermißt. Der Symphysenknorpel kann sich auf die hinteren und unteren Anteile der vorderen Schambeinenden beschränken und auf 2 cm Höhe reduziert sein (BREUS und KOLISKO). Durch die Drehung der Seitenbeckenknochen wird der Schambogen spitzwinkliger und dadurch der Symphysenknorpel unten schmaler, während oben die sich etwas giebelförmig vereinigenden horizontalen Schambeinäste einen etwas weiteren dreieckigen Raum für den Knorpel lassen.

Auffallende Gelenklockerungen bei Kyphose haben MOOR und KORSCH anatomisch beschrieben, desgleichen KOUWER nach Zangengeburt. Allerdings betreffen alle diese Angaben mit Ausnahme von zwei Beobachtungen von BREUS und KOLISKO Schwangere oder Wöchnerinnen, bei denen bekanntlich schon physiologisch eine Lockerung der Beckenverbindungen zustande kommt, die aber offenbar an den an sich etwas lockeren Gelenken des Kyphosenbeckens stärker zum Ausdruck kommt.

c) Die Beckenknochen bei Kyphose.

Das Kreuzbein ist sagittal gestreckt und verlängert (bis über 14 cm, BREUS und KOLISKO), die ventrale Längskonkavität ist dabei vermindert oder aufgehoben. Die Wirbelkörper sind höher als normal, die Intervertebralleisten sind verstrichen oder man sieht auf dem medianen Sägeschnitt vorne breit klaffende Fugen entsprechend den Bandscheibenresten. Die Flügel des 1. Kreuzwirbels fallen steil ab und dementsprechend ist das 1. vordere Kreuzbeinloch oft schlitzförmig. Durch diesen Verlauf der ersten Kreuzbeinflügel verliert das Sakrum, ähnlich wie beim hohen Assimilationsbecken, an Breite. BREUS und KOLISKO geben die Kreuzbeinbreite des Kyphosenbeckens bei Frauen bis zu 9 cm, bei Männern bis zu 7,5 cm reduziert an, so daß also bei Frauen entgegen der Norm die Länge des Sakrums die Breite überwiegt. Die Streckung ist besonders an den oberen Wirbeln deutlich, die untere Hälfte des Kreuzbeins kann normal gekrümmt sein, so daß bei dorsaler Überstreckung des 1. Kreuzwirbels die Ventralfläche S-förmig gekrümmt sein kann. Der 1. Kreuzbeinflügel wird durch die Terminallinie in einen großen basalen und einen sehr schmalen pelvinen Teil geteilt. Die Querkonkavität des Kreuzbeins ist normal oder vermindert. Die Gelenkfläche des Kreuzbeins verhält sich in der Form ungefähr wie die des Darmbeins. Da der 1. Kreuzwirbel nach oben und hinten fast völlig aus dem Gelenk ausgetreten ist, ist sein Faziesanteil fast völlig verödet. Die geschilderten Veränderungen sind um so ausgeprägter, je tiefer die dorsale Kyphose in den Lendenteil reicht, sind aber wenig oder gar nicht ausgeprägt bei reiner Lumbalkyphose. Bei lumbosakralem Gibbus ist das Sakrum zwar meist gestreckt, aber kurz. Ist es trotzdem verlängert, so deutet dies darauf hin, daß die Erkrankung des Sakrums erst nach schon lange bestehendem, höher sitzenden Gibbus auftrat (BREUS und KOLISKO).

Die Seitenbeckenknochen zeigen eine Verkürzung der Pars sacralis bis auf weniger als 5 cm, bei entsprechender Verlängerung der Pars iliaca ohne Zunahme der Terminallänge, die sogar bei jüngeren Individuen infolge der allgemeinen Skelethypoplasie bei Knochentuberkulose etwa verkürzt sein kann (BREUS und KOLISKO).

Die Längsstreckung der Terminalkrümmung ist nur scheinbar, die Krümmung ist nicht vermindert, sondern nur über eine größere Strecke verteilt. Die hinteren Anteile des Darmbeins sind niedrig. Die Darmbeinschaufeln sind hakenförmig, langgestreckt, wie nach hinten ausgezogen. Die Schweifung der Darmbeinkämme ist hinten abgeschwächt. Die Darmbeinteller sind flach. Der Sakralzapfen ist kurz. Die Hüftpfannen sind tief, wie ausgerieben, der Pfannenboden gelegentlich stark verdünnt und gegen das Becken etwas vorgewölbt. Das hintere Horn der Gelenkfläche ist häufig erhöht und ungewöhnlich stark ausgebildet, das vordere, ebenso wie der angrenzende Pfannenrand, verflacht und niedrig. Diese Hüftveränderungen ähneln sehr denen bei Spondylolisthesis und deuten auf Erschwerung der Gleichgewichtshaltung als gemeinsame Ursache hin. Der Schambogen kann ebenso wie bei Spondylolisthesis so stark nach außen umgekrempelt werden, daß die pelvine Seite seiner Begrenzung nach medial sieht.

d) Form und Maße des Kyphosenbeckens.

α) **Dorsolumbale Form.** Die Retroposition, Rückwärtsrotation und Längsstreckung des Kreuzbeins, sowie die Flachlegung der Darmbeinschaufeln und das Einwärtstreten der Sitzbeine geben diesem Becken Trichterform. Der Beckeneingang ist meist infolge der eigenartigen Drehung der Seitenbeckenknochen leicht quer verengt, seine Gestalt ist sagittal eiförmig mit der stumpfen Seite gegen das Sakrum. Das kennzeichnendste Merkmal ist die starke, gelegentlich sehr hochgradige Verlängerung der Conjugata vera, die nach BREUS und KOLISKO bei männlichen Kyphotikern 16,5 cm erreichen kann. Die quere Erweiterung des Eingangs, die BREISKY für typisch hielt, kommt nach BREUS und KOLISKO nur bei atypischen Kyphosen mit breitem Sakrum vor. Die Conjugata der Mitte ist meist infolge der Kreuzbeinstreckung etwas verkürzt. Fast immer sind die Querdurchmesser in Beckenmitte und Beckenausgang — gelegentlich bis zur Hälfte — herabgesetzt. Besonders konstant ist die Minderung des Abstandes der Sitzbeinstachel, während die Distanz der Sitzbeinhöcker nur bei stärkerer Konvergenz der Seitenbeckenknochen nach unten vermindert ist. Die Conjugata des Ausganges ist wenig oder nicht verkürzt, da die Rotation oft durch die Streckung des Sakrums ausgeglichen wird. Der Schamwinkel kann auch bei Frauen so spitz sein, daß gelegentlich die Geschlechtsbestimmung nach dem Becken allein nicht möglich ist. Die Beckenknochen sind bei jugendlichen Kyphotikern oft grazil und hypoplastisch, bei alten massiv und mit stärkerem Relief durch gesteigerte Muskeltätigkeit.

β) **Lumbosakrale Form** (Abb. 27a und b). Der 5. Lendenwirbel ist immer zerstört und das Sakrum ist in verschiedenem Ausmaß mitbeteiligt, so daß naturgemäß das Promontorium fehlt. Das Becken zeigt einerseits noch ausgeprägter die Kennzeichen des Kyphosenbeckens, mit ausgesprochener Trichterform und sagittal elongiertem Eingang bei quer verengtem Ausgang, andererseits bestehen eine Reihe von kennzeichnenden Abweichungen gegenüber der Beckenform bei dorsolumbaler Kyphose. So ist bei stärkerer Mitbeteiligung des Sakrums am kariösen Prozeß der 1. Sakralflügel meist sehr atrophisch und das Sakrum auffallend kurz und schmal. Ein weiterer Unterschied gegenüber dem Becken bei dorsolumbaler Kyphose besteht im Verhalten der

Kreuzbeinstellung. Zunächst kommt es auch beim lumbosakralkyphotischen Becken zu einer Rotation der Kreuzbeinbasis nach hinten, aus den noch später anzuführenden mechanischen Gründen. Nach Wachstumsabschluß aber, wenn die Kreuzwirbel zu einem Knochen verschmolzen sind und auch mit den an der Gibbusbildung beteiligten Lendenwirbeln synostosiert sind, ändern sich die mechanischen Bedingungen. Die Rumpflast, die auf den lordotischen Abschnitt der Lendenwirbelsäule drückt, greift nun gleichsam am oberen Hebelarm des verschmolzenen Knochens an, der aus Lendenwirbeln und Sakrum besteht und so verwandelt sich notwendigerweise die ursprüngliche Dorsalrotation in eine Ventralrotation, die durch Lockerung der Sakroiliakalgelenke ermöglicht wird. Deshalb sind in der Regel die Umbauerscheinungen, Lockerung, Deformierung und Abschleifung der Sakroiliakalgelenke gerade bei der lumbosakralen

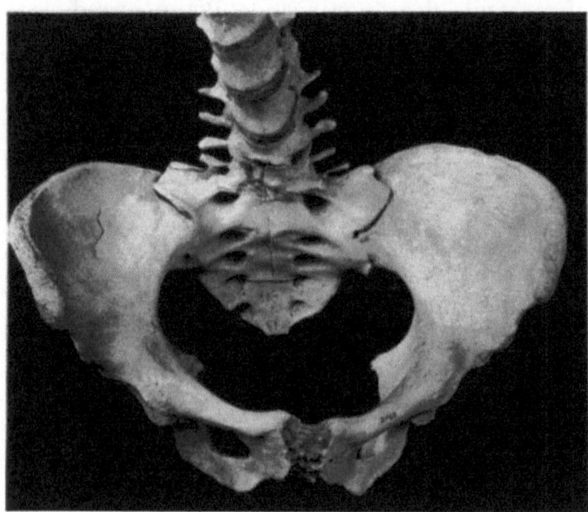 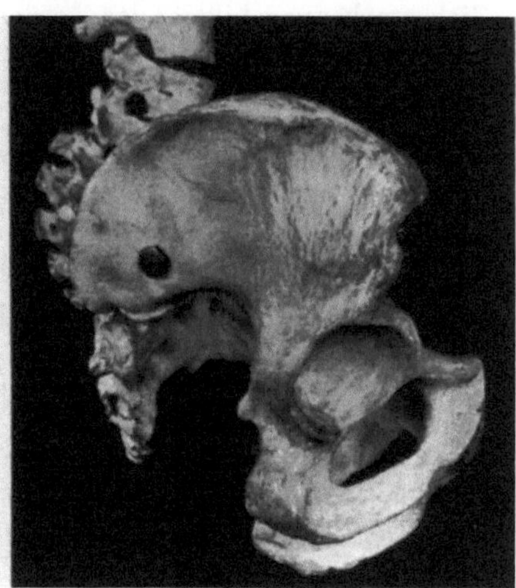

a   b

Abb. 27a und b. ♀, Becken bei Lumbosakralkyphose nach Wirbeltuberkulose. a von oben, b von der Seite. Cr. 24,3, Sp. 20,5, Tr. 12,2, C.v. 11,5, Obl. d. 12, Obl. s. 11, Sp. isch. 8,5. (Musealpräparat des Pathologischen Institutes der Universität Buffalo.)

Kyphose am stärksten ausgeprägt. Diese Gegenrotation des Kreuzbeins bedingt aber auch gewisse Abweichungen an den Dimensionen des Beckens bei Lumbosakralkyphose. Diese Gegenrotation bedingt eine Abnahme der Eingangsconjugata, da die Sakralbasis nach vorne tritt, und Zunahme der Ausgangsconjugata, da die Kreuzbeinspitze weiter zurücktritt. Es bleibt also die Trichterform des typischen Kyphosenbeckens nur in frontaler Richtung erhalten, während sich in sagittaler Richtung im Gegenteil das Becken von oben nach unten erweitert. Eine weitere Besonderheit des Beckens bei lumbosakraler Kyphose ist die Höhenabnahme der hinteren Beckenwand und, wie schon erwähnt, die Verringerung der Beckenneigung, da die kompensierende Lordose oberhalb des Gibbus sitzt.

e) Die Genese des Kyphosenbeckens.

Die Entstehungsmechanik des dorsolumbalen Kyphosenbeckens stellt sich nach BREUS und KOLISKO folgendermaßen dar: Es sind 2 Momente, wodurch die Rumpflastwirkung auf den infragibbären Wirbelsäulenabschnitt und das

Kreuzbein abgeändert wird. Erstens wird durch den Knickungswinkel in der Wirbelsäule die Richtung der Rumpflastwirkung abgeändert. Diese Kraft muß man sich an jedem einzelnen Wirbel in 2 Komponenten zerlegt denken, wie schon BREISKY erkannte, nämlich in eine horizontal nach hinten wirkende und in eine axial wirkende. Die Horizontalkomponente disloziert den unteren Gibbusschenkel nach hinten und retroponiert das Sakrum, während die axiale Komponente den unteren Gibbusschenkel und das Sakrum nach unten drückt und von diesem auf Hüftbeine und untere Extremitäten übertragen wird. Zweitens gelangt diese axiale Komponente dadurch zu einer abnormen Wirkung, daß die Lastübertragung auf mehr dorsale Teile der Wirbel, an den zerstörten fast ausschließlich auf die Wirbelbögen, fällt. Diese Eigenart der Belastung entging BREISKY, fand aber schon bei MOOR und HÖNING Beachtung. Infolge dieser dorsalen Verlegung der Belastungspunkte muß auch die axiale Komponente der Rumpflast weitere Stellungsänderungen an den infragibbären Wirbeln und am Kreuzbein herbeiführen, indem sie nun die hinter den Gelenkfortsätzen belasteten Wirbel gleichsam nach dorsal heraushebelt. Dies ist der wesentliche Mechanismus, der die lordotische Überstreckung des unteren Gibbusschenkels herbeiführt, während bei hochsitzendem Gibbus auch die Muskeltätigkeit an der Ausbildung der kompensatorischen Lordose teilhat. Die gleichen Kräfte bewirken die Längsstreckung des Kreuzbeins und den Hochstand des Promontoriums. Gemeinsam mit der Horizontalkomponente führen diese dorsal verschobenen axialen Kräfte, wenn sie hinter die durch die beiden Sakroiliakalgelenke gelegte Querachse fallen, zur Rotation der Kreuzbeinbasis nach hinten. Die weitere Einwirkung dieser abweichenden Belastung auf das Becken äußert sich in Lockerung und Umbau der Gelenke, Abänderung des Wachstums und Stellungsänderung der Beckenknochen. Die Stellungsänderung der Hüftbeine wird außer durch den Umbau des Sakralzapfens auch noch durch die Entspannung der hinteren Kreuzdarmbeinbänder begünstigt, wie schon MOOR und HÖNING hervorhoben.

Neben diesen lokalen und unmittelbaren Belastungsänderungen ergeben sich aber noch Haltungsschwierigkeiten, da der Gibbus durch Vorverlegung der Schwerlinie des Rumpfes die Stabilität des Standes stört, die nach H. v. MEYER nur dann gewährleistet ist, wenn die Schwerlinie des Rumpfes hinter die Verbindungsachse der Hüftgelenke fällt. Dieser Rückverlegung der Schwerlinie dienen aber die oben angeführten Stellungsänderungen, so vor allem die Lordose des infragibbären Wirbelabschnittes, die Überstreckung des Kreuzbeins und die Dorsalrotation der Kreuzbeinbasis. Die Mitwirkung von Muskeln und Bändern an der Wiederherstellung stabilen Gleichgewichtes kann in der Oberflächenplastik der Knochen zum Ausdruck kommen. Gerade beim Kyphosenbecken ist das Zusammenspiel von abgeänderter Belastungsmechanik und geändertem Wachstum am klarsten analysierbar, so daß die daraus resultierende Beckenform in ihrer Bedingtheit aufgeklärt erscheint. Auf den mechanischen Sonderfall des lumbosakralkyphotischen Beckens wurde schon oben eingegangen.

Kurz erwähnt sei noch, daß A. W. FREUND versuchte, der Beeinflussung des Beckens durch Wirbelgibbus im Sinne BREISKYs, eine Kyphose als Folge primärer Änderung der Beckenform (pelikogene Kyphose) gegenüberzustellen. TREUB sowie BREUS und KOLISKO reduzieren diesen Versuch dahingehend, daß ein Becken mit hohem Promontorium, geringem Terminalwinkel und verringerter Beckenneigung zwar etwas die Haltung der Wirbelsäule beeinflussen könne, doch könne von einer pelikogenen Kyphose keine Rede sein; ganz abgesehen davon, daß der Gibbus doch fast immer auf Wirbeltuberkulose zurückgeht.

2. Das Skoliosebecken.

Seit JÖRG (1816) und besonders ROKITANSKY die Beckenveränderungen bei Skoliose beschrieben haben, sind die Ansichten über die ursächliche Bedeutung der skoliotischen Wirbelsäulenverkrümmung für die Veränderung des Beckens geteilt geblieben. Keineswegs ist die statisch-mechanisch bedingte Abänderung so augenfällig, hochgradig und eindeutig wie beim Kyphosebecken und die Bedeutung dieser Faktoren für die Formbildung des Skoliosebeckens ist neuerdings vollkommen geleugnet worden. Eine Schwierigkeit für das Studium fraglicher statisch-mechanischer Einwirkungen der Skoliose auf das Becken besteht auch darin, daß zunächst alle offensichtlich rachitischen Skoliosen mit rachitischen Beckenveränderungen aus der Betrachtung ausscheiden müssen, da sie keine reinen Verhältnisse darbieten. BREUS und KOLISKO beschränken daher ihre Beschreibung der Skoliosenwirkungen auf das Becken zunächst auf Beispiele kongenitaler Skoliose bei Wirbelsäulenstörung, „habituelle" Skoliose und Skoliose bei pleuritischer Narbenschrumpfung. Darüber sind sich alle Untersucher einig, daß die Beckenveränderungen gelegentlich sehr geringfügig sind. Deutlicher ausgeprägt sind sie nur, wenn die Skoliose sehr tief herabreicht und den 5. Lendenwirbel oder sogar das Kreuzbein mitbetrifft und wenn sie in früher Jugend aufgetreten ist. BREUS und KOLISKO weisen ferner darauf hin, daß man zwischen einer pelikogenen und einer spinogenen Skoliose unterscheiden müsse. Die erstere sei durch primäre Asymmetrien des Beckens bedingt und führe nur sekundär zu einer kompensatorischen Skoliose, welche im wesentlichen die von der Beckenasymmetrie veranlaßte Balancestörung der Rumpflast auszugleichen habe und daher nicht im Sinne einer abnormen Belastung auf das Becken einwirke. Nur bei der letzteren Form, bei der eine primäre Störung der Wirbelsäulenkrümmung vorliege, könne eine gestörte Belastungsmechanik des Beckens geltend werden.

Die folgende Beschreibung der Beckenveränderungen bei Skoliose beruht auf BREUS' und KOLISKOS Darstellung, die sich im wesentlichen auf Untersuchung eines Falles von kongenitaler Skoliose bei Verschmelzung eines überzähligen linksseitigen Halbwirbels mit dem 5. Lendenwirbel bezieht. Dies muß betont werden, weil schon SCHULTHESS und später REIJS die Verwertbarkeit einer derartigen Beobachtung zum Studium „reiner" Skoliosewirkungen kritisiert haben. BREUS und KOLISKO heben selbst hervor, daß bei habitueller oder Narbenskoliose die Veränderungen zwar grundsätzlich gleichartig, aber quantitativ nur minimal gefunden würden. Sie beziehen allerdings diesen Unterschied nur darauf, daß in diesem Fall die Belastungsstörung von der Geburt an, also während der ganzen Wachstumsperiode bestand, und infolge der großen Beckennähe der Asymmetrie am 5. Lendenwirbel dieses auch stark beeinflussen konnte.

Es ist wichtig für die Analyse der mechanischen Beeinflussung der Beckenform zu ermitteln, welche Seite des Kreuzbeins bei der Skoliose die stärker belastete ist. BREUS und KOLISKO weisen darauf hin, daß man nicht etwa die Konkavseite der Lumbalkrümmung als die Seite der stärkeren Belastung des Kreuzbeins ansehen dürfe, sondern daß man ermitteln müsse, wo die Konkavseite der Krümmung liege, der der 1. Kreuzwirbel angehöre. Gerade bei der kongenitalen Skoliose sei der Wechsel von Krümmung und Gegenkrümmung nicht selten auf sehr kurze Strecken beschränkt und so könne der 1. Kreuzwirbel schon einer anderen Krümmung angehören als der 5. Lendenwirbel. REIJS äußert allerdings Zweifel, ob man am mazerierten Präparat überhaupt noch die Seite der stärkeren Belastung ermitteln könne.

a) Becken bei nichtrachitischer Skoliose.

Das Becken zeigt eine gewisse, geringe Asymmetrie und Schiefheit. Diese Asymmetrie des Beckens ist bedingt sowohl durch Formänderungen als auch durch Stellungsänderungen der Beckenknochen. Das Sakrum nimmt als Teil der Wirbelsäule an den Form- und Stellungsänderungen der Wirbel auch abgesehen von möglichen Belastungsfolgen teil. Es zeigt eine einfache oder mehrfache skoliotische Krümmung. Auf der Konvexseite der Sakralskoliose ist eine Längsstreckung des Kreuzbeins deutlich, während auf der Konkavseite die Abflachung der Querkrümmung überwiegt. Dabei zeigen die Kreuzwirbel, ähnlich wie die freien Wirbel, aber abgeschwächt, Zeichen von Torsion und Rotation, was LORENZ zu Unrecht leugnete, die sich in der asymmetrischen Anordnung von Kreuzbeinflügeln, Dorn- und Gelenkfortsatzleisten sowie

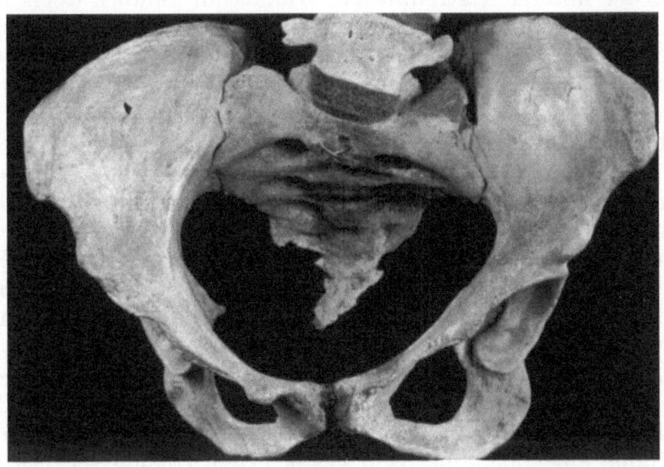

Abb. 28. Erhebliche Beckenasymmetrie bei Skoliose unklarer Ätiologie Sp. 25,1, Cr. 25,5, Tr. 14,4, C.v. 11,5, Sp.isch. 9,8, Tub.isch. 11,3, Obl.d. 13,7, Obl.s. 13,7, Distanz d. Sp.isch. von Sakrumspitze: links 4,6, rechts 5,9. (♀, Musealpräparat des Pathologischen Institutes der Universität Buffalo.)

Sakralforamina äußern. Entsprechend ist die Stellung des Kreuzbeins zwischen den Seitenbeckenknochen asymmetrisch, dabei ist die Ventralseite des 1. Kreuzwirbels nach der Konvexseite rotiert. Die Neigung des Kreuzbeins gegen den Horizont ist gesteigert, aber ebenso wie die Neigung gegen die Terminalebene an beiden Seiten ungleich. Das Darmbein der belasteten Kreuzbeinseite ist hinten höher und dort stärker S-förmig gekrümmt. Der Sakralzapfen ist auf dieser Seite kräftiger und steiler. Die Terminallänge ist beiderseits gleich, doch ist die Pars sacralis auf der stärker belasteten Seite auf Kosten der Pars iliaca verlängert, da die Gelenkfläche auf dieser Seite weiter nach vorne und tiefer tritt, was schon in der schiefen Stellung der Kreuzbeinbasis zwischen den Hüftknochen zum Ausdruck kommt. Der Faziesanteil des 1. Kreuzwirbels ist auf der stärker belasteten Seite größer als auf der anderen. Die Terminalkrümmung ist auf der stärker belasteten Seite stärker, auf dieser Seite ist das Becken etwas enger. Die schrägen Durchmesser und die Mikrochorden sind ungleich, so daß der schräge Durchmesser der stärker belasteten Seite verkürzt und ihre Mikrochorde verlängert wird. Ein Skoliosebecken unbekannter Ätiologie, das in der Buffaloer Sammlung aufbewahrt ist (Abb. 28), entspräche unter Zugrundelegung der Kriterien von BREUS und KOLISKO mehr der nichtrachitischen Form, da es nicht abgeplattet ist und doppelte Krümmung des Kreuzbeins aufweist.

b) Genese des Skoliosebeckens.

Die Diskussion der Entstehung des Skoliosebeckens ist dadurch erschwert, daß die älteren Autoren zwischen rachitischer und anderer Skoliose in bezug auf die Beckenform nicht unterscheiden. BREUS und KOLISKO gehen von der Vorstellung aus, daß ein symmetrisch gebautes und von beiden Beinen gleichmäßig unterstütztes Becken bei abnormer Stellung des letzten Lendenwirbels in pathologischer Weise belastet wird. SCHULTHESS hebt demgegenüber allerdings hervor, daß die Abweichung der Schwerlinie bei der Skoliose geringer ist als man glauben würde, und das gilt noch besonders für die hier in Rede stehende nichtrachitische Skoliose. BREUS und KOLISKO betonen auch selbst, daß die seitliche Balancestörung der Rumpflast, wie sie bei der Skoliose vorliegt, die Beckenform viel weniger beeinflußt als die Kyphose und besonders weniger als Asymmetrien der unteren Extremitäten. Immerhin glauben doch BREUS und KOLISKO, daß ein Teil der Abänderungen des Skoliosebeckens auf abgeändertes Wachstum unter dem Einfluß abnorm verteilter Rumpflast zurückgeht, während sie andererseits auch die Bedeutung der Sakralskoliose als Teilerscheinung der Wirbelsäulenverkrümmung für die Verformung des Beckens nicht verkennen. Vor allem die Vorwärtsverschiebung des Sakroiliakalgelenkes und die damit verbundene Schiefstellung des Kreuzbeins und Verlängerung der Pars sacralis auf der mehr belasteten Seite wäre als Ausdruck solchen durch abgeänderte Belastung modifizierten Wachstums zu deuten. Andererseits hat SCHULTHESS den Gedanken ausgesprochen, daß das Becken sich bei Skoliose des Kreuzbeins wie ein Thoraxring bei Dorsalskoliose verformt, nur weniger hochgradig. Die Ähnlichkeit zwischen dem Querschnitt eines Skoliosebeckens und einem skoliotischen Thoraxsegment war schon LORENZ aufgefallen. Diese Gedankengänge hat REIJS neuerdings wieder aufgegriffen und kommt zu dem Ergebnis, daß die Asymmetrie des Beckens bei Skoliose überhaupt nicht durch Belastungsstörungen mitbedingt wäre, sondern nur der Ausdruck einer reinen Wachstumsstörung im Sinne einer asymmetrisch gesteigerten Torsion sei. Diese Torsion des Beckens könne mit Torsion der Wirbelsäule gemeinsam auftreten, müsse dies aber nicht. REIJS bevorzugt deshalb von Beckenskoliose statt von Skoliosebecken zu sprechen. Nach dieser Auffassung würde also das Skoliosebecken gar keine Belastungsdeformität im Sinne modifizierten Wachstums darstellen, sondern eine schon embryonal angelegte Änderung der Wachstumsrichtung.

c) Becken bei rachitischer Skoliose.

Bei rachitischer Skoliose ist die Asymmetrie des Beckens viel ausgeprägter. Das Becken ist meist platt. Ein schräg verengtes plattes Skoliosebecken der Berliner Sammlung (Abb. 29) ist wohl zweifellos rachitischer Genese, obwohl keine ätiologische Kennzeichnung vermerkt ist. Das Sakrum zeigt nur eine einbogige skoliotische Verbiegung, die derjenigen der Lendenskoliose entgegengesetzt ist. Diese Kreuzbeinskoliose ist meist rechtskonvex entsprechend der überwiegenden Häufigkeit der rechtskonvexen Dorsalskoliose bei Rachitis. Eine Gegenkrümmung wird nur gelegentlich am 5. Sakralwirbel oder am Steißbein bemerkt. Das Kreuzbein steht schief im Beckenring, indem die Kreuzbeinflügel auf der Konkavseite weiter nach vorne und unten reichen, dabei ist dieser Flügel kürzer und dicker. Am 1. Sakralwirbel ist „Schiffschraubenform“ seiner Flügel durch Vortreten des konkavseitigen und Zurücktreten des konvexseitigen Flügels angedeutet (BREUS und KOLISKO). Die Kreuzbeinlöcher sind auf der Konvexseite kleiner, die Facies auricularis reicht auf dieser Seite weniger weit herab. Die Längskrümmung des Kreuzbeins ist verringert, die Querkrümmung kann sogar aufgehoben sein.

Die Hüftknochen zeigen die Terminalkrümmung auf der Konvexseite stärker, während auf der Konkavseite nur der hintere Teil der Pars iliaca stärker gekrümmt ist, was ROKITANSKY als Knickung bezeichnet, dagegen ist nach vorne die Krümmung vermindert. Die Pars iliaca ist konkavseitig kurz und konvexseitig lang. Die Pars sacralis ist nicht verlängert, gelegentlich sogar konkavseitig kürzer. Die Darmbeine zeigen die Längs- und Höhenkrümmung konvexseitig stark ausgeprägt, konkavseitig nur gering, die letztere auch fehlend. Die Darmbeine sind klein und asymmetrisch, das konvexseitige steht steiler und mehr frontal als das konkavseitige. Die Fossa iliaca ist auf der konkaven Seite meist tiefer und läßt gelegentlich hinter dem vorderen Rand der Facies auricularis eine grubige Einziehung erkennen, während sie auf der Konvexseite meist abgeflacht ist. Der Schambeinkörper ist auf der Konkavseite schmächtiger und zeigt eine buckelartige Erhöhung der Eminentia ileopectinea. Die

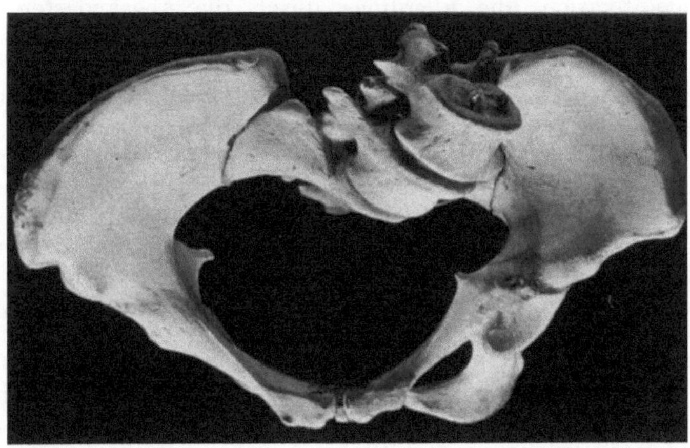

Abb. 29. Plattes, schräg verengtes Becken mit linksseitiger Exostosis ileopubica bei Kyphoskoliose. Maße: Cr. 26,9 cm, Sp. il. 26, C.v. 7,8, Obl. s. 14,5, Obl. d. 10,7, Tuber isch. 13,5, C. d. Ausg. 10,9. (28 Jahre, ♀, Sammlungspräparat des Berliner Pathologischen Institutes.)

Sitzhöcker sind beiderseits, besonders auffallend aber auf der konkaven Seite, nach außen abgewichen. Die Hüftpfannen sind etwas asymmetrisch. Der untere Schenkel der Facies auricularis ilei schließt konkavseitig einen stumpfen, konvexseitig einen rechten Winkel mit der Terminallinie ein.

Das Becken ist schräg verschoben und abgeplattet, der Eingang schrägoval mit der Spitze gegen die Konkavseite. Das Promontorium sieht gegen die engere Beckenhälfte, deren Mikrochorde verkürzt und Obliqua verlängert ist. Die Conjugata der Mitte und des Ausganges ist verkürzt, dagegen sind alle Quermaße bis gegen den Ausgang zu relativ oder absolut lang. Diese Schilderung, die BREUS' und KOLISKOs Angaben folgt, gilt nur für jene Fälle rachitischer Skoliose, die nicht durch stärkere Beinverkrümmungen in ihrer Beckenform im Sinne eines Klaudikationsbeckens beeinflußt sind. Die klassische Schilderung ROKITANSKYs und LITZMANNs bezieht sich vorwiegend auf die rachitische Form des Skoliosenbeckens.

Für die Differentialdiagnose zwischen rachitischem und nichtrachitischem Skoliosebecken sind nach BREUS und KOLISKO folgende gegensätzliche Merkmale zu beachten. Die Sakralskoliose ist bei Rachitis meist nur einbogig. Die konkavseitige Beckenhälfte ist beim rachitischen Skoliosebecken unter Streckung der Terminallinie und Verkürzung der Mikrochorde verengt, beim nichtrachitischen Skoliosebecken mit Zunahme der Mikrochorde erweitert. Am rachitischen Skoliosebecken ist konkavseitig das Tuber ischii nach außen, am nichtrachitischen nach innen und hinten getreten. Schließlich ist beim nichtrachitischen Skoliosebecken die Asymmetrie nur äußerst gering, während sie am rachitischen hochgradig sein kann.

d) Genese des rachitischen Skoliosebeckens.

Während ROKITANSKY, LITZMANN, LEOPOLD u. a. die asymmetrische Form des rachitischen Skoliosebeckens als direkte mechanische Wirkung durch die stärkere Belastung der Beckenseite der Lumbalskoliose auffaßten, wobei sie als Ursache der Schiefheit den vermehrten Gegendruck der überlasteten Extremität gegen die Pfanne hinstellten, lehnen BREUS und KOLISKO direkte und reine mechanische Wirkungen ab. Sie erklären entsprechend ihrer ganzen Lehre vom Rachitisbecken überhaupt die Formabweichung im wesentlichen durch Wachstumsmodifikation, die allerdings durch die abgeänderten statischen und mechanischen Verhältnisse veranlaßt wird. Die mechanische Wirkung ist also indirekt über das abgeänderte Wachstum.

BREUS und KOLISKO betonen auch, daß eine asymmetrische Belastung der Beine nicht besteht, wenn nicht Beinverkrümmungen außerdem vorliegen. Im Gegenteil bewirkt die Asymmetrie des Beckens kompensatorisch sogar einen Ausgleich der Rumpflastübertragung, die durch die Skoliose gestört war; deshalb hinken rachitische Skoliotiker auch nicht, wenn sie gerade Beine haben. Der Unterschied zwischen dem rachitischen und dem nichtrachitischen Skoliosebecken erklärt sich aus der Beckenrachitis. So wird der Ausgleich des rachitischen Wachstumsdefizits der Pars iliaca auf der mehrbelasteten Konkavseite gehemmt, da Druck das Knorpelwachstum hemmt (ROUX), umgekehrt begünstigt Zugwirkung auf der Konvexseite dieses ausgleichende Wachstum und führt dort eine stärkere Längenentwicklung der Pars iliaca herbei. Es sind also einerseits Rachitiszeichen an diesen Becken stärker betont, andererseits abgeschwächt, weil bei diesen rachitisch erkrankten Beckenknochen das Ausgleichswachstum in der postrachitischen Periode infolge der Skoliose unter anderen mechanischen Verhältnissen stattfindet. Deshalb zeigt auch ein asymmetrisches rachitisches Assimilationsbecken, bei dem ähnliche Belastungsstörungen vorliegen, eine sehr ähnliche Verformung des Beckens.

3. Das Kyphoskoliosebecken.

BREUS und KOLISKO verzichten darauf, die reine Einwirkung der kyphoskoliotischen Verkrümmung auf das Becken zu schildern, da gerade bei dieser Form der Wirbelsäulenverkrümmung rachitische Knochenveränderungen oft offensichtlich sind, so daß in den meisten Fällen mit Rachitis gerechnet werden muß. Die Beckenform der nichtrachitischen Kyphoskoliose bei Entwicklungsstörungen der Wirbelsäule ist weder von BREUS und KOLISKO noch — soweit ich das Schrifttum überblicke — seither näher beschrieben worden, so daß sich die Darstellung auf die Form des Beckens bei sicher oder vermutlich rachitischer Kyphoskoliose beschränken muß.

Dabei unterscheiden BREUS und KOLISKO mit ROKITANSKY zwischen einer rachitischen Kyphoskoliose und einer Scoliosis kyphotica. Bei der Kyphoskoliose ist sowohl die skoliotische wie die kyphotische Krümmung primär ausgeprägt, während bei der Scoliosis kyphotica die Kyphose erst später als Folge übermäßiger skoliotischer Rotation hinzutritt. In beiden Fällen beeinflußt vor allem die kyphotische Komponente die Beckenform, dabei werden die Kennzeichen des rachitischen Beckens stark abgeschwächt oder können sogar schwinden, wie schon BREISKY und LEOPOLD hervorhob. Dieser Umstand

macht BREUS und KOLISKO vorsichtiger, Rachitis in einem Fall von Kyphoskoliose auszuschließen, auch wenn das Becken keine Rachitisstigmen zeigt.
Wenn die Rachitis des Beckens nicht zu hochgradig war und wenn die Beine
nicht stärker verkrümmt sind, so ist das Becken bei Kyphoskoliose und bei
Scoliosis kyphotica nicht platt, sondern weit und kann sogar absolut erweitert
sein.

a) Becken bei rachitischer Kyphoskoliose.

Das Kreuzbein ist meist länger als breit. Seine Breite liegt in der Mitte
zwischen der großen Kreuzbeinbreite der rachitischen Becken und der geringen
der Kyphosebecken. Seine obere Hälfte ist längsgestreckt und besonders die
oberen Sakralwirbelkörper sind hoch wie bei Kyphose, dabei ist die Querkonkavität meist erhalten. Die skoliotische Verkrümmung des Sakrums ist
meist nur angedeutet, viel geringer als bei der rachitischen Skoliose, dabei
ist die kompensatorische Gegenkrümmung meist schon am 2. Kreuzwirbel
angedeutet und am 3. immer ausgesprochen. Die Flügel des 1. Kreuzwirbels
sind an ihrer Wurzel viel dicker als bei Rachitis und zeigen auch nicht die
Konvergenz ihrer Seitenflächen nach rückwärts, welche das Rachitisbecken
auszeichnet. Besonders deutlich ist die skoliotische Biegung meist an dem
asymmetrischen Verhalten der Querfortsatzteile des 1. Kreuzwirbels. Die
Facies auricularis sacri zeigt einen stark entwickelten oberen Schenkel
der Gelenkfläche, der weit nach hinten reicht. Am unteren Schenkel zeigt
besonders der untere und hintere Rand bisweilen Exostosen als Zeichen ver-
stärkter Beweglichkeit.

Die Seitenbeckenknochen zeigen meist geringe Asymmetrien im Sinne
des Skoliosebeckens. Im Gegensatz zum Rachitisbecken ist die Pars iliaca
kaum oder gar nicht verkürzt, ohne aber andererseits die besondere Länge wie
im reinen Kyphosebecken zu erreichen. Der Sakralzapfen ist im Gegensatz zum reinen Rachitisbecken meist stark entwickelt. Die Facies auricularis ilei ist in beiden Schenkeln breit; der Winkel zwischen diesen beiden
Schenkeln der Gelenkfläche ist auf der (meist linken) Konvexseite der Lumbalskoliose spitzer als auf der Konkavseite.

Die Beckenneigung ist, wie bei den dorsolumbalen Kyphosen immer,
verstärkt, dabei ist aber infolge der Retroposition des Kreuzbeins und der
Rotation der Sakralbasis nach hinten der Terminalwinkel verkleinert, da das
Kreuzbein sich nicht an der verstärkten Neigung der Seitenbeckenknochen
gegen den Horizont beteiligt. In dimensionaler Hinsicht gleicht das Becken
viel mehr dem Kyphosebecken als dem Rachitisbecken. So ist in der Regel
die Eingangsconjugata lang oder sogar verlängert, bei relativer Verkürzung
der Sagittaldurchmesser von Mitte und Ausgang (bedingt durch die Kreuzbein-
rotation). Die Querdurchmesser sind alle gering absolut verkürzt.

Die starke Abweichung des rachitischen Kyphoskoliosenbeckens vom reinen
Rachitisbecken ist eines der eindrucksvollsten Beispiele für die Abänderung
der Wachstumsintensität und Wachstumsrichtung durch geänderte statisch-
mechanische Verhältnisse. Bei früh einsetzender Wirbelsäulenverbiegung vermag die kyphotische Komponente, die den rachitischen Veränderungen meist
entgegengesetzte Verformungen der Beckenformen hervorruft, die rachitischen
Zeichen nicht nur weitgehend zu verwischen, sondern dem Becken auch deutlich
den Charakter eines Kyphosebeckens zu verleihen. So wird z. B. durch die,
beim Kyphosebecken näher erörterte Abänderung der Belastung, welche zur
Retroposition und Rückwärtsrotation des Kreuzbeins führt, ein Zug auf die
Dorsalteile des Beckenringes ausgeübt, welcher das Ausgleichswachstum der
postrachitischen Periode am iliakalen Faciesknorpel steigert und so die Verkürzung der Pars iliaca, welche während des rachitischen Wachstumsstillstandes

eingetreten war, ausgleicht oder gar überkompensiert. Die gleichen Faktoren begünstigen das Höhenwachstum der Kreuzwirbel und bedingen dadurch die Länge des Kreuzbeins. So wird durch die hinzutretende Kyphosenwirkung das Zustandekommen eines platten Rachitisbeckens verhindert (BREUS und KOLISKO).

b) Becken bei Scoliosis kyphotica.

Trotzdem in diesen Fällen die Kyphosenwirkung erst in den späteren Wachstumsjahren zur Geltung kommt, beeinflußt sie das Beckenwachstum doch so stark, daß die rein rachitischen oder rachitisch-skoliotischen Veränderungen der Beckenknochen stark verwischt werden können. Das Kreuzbein verhält sich bezüglich seiner Stellung im Becken und seiner Längenentwicklung wie bei der eben geschilderten rachitischen Kyphoskoliose; es hat also auch dieses Becken ein sehr hochstehendes Promontorium. Ein Hauptunterschied besteht nach BREUS und KOLISKO darin, daß das Sakrum die einbogige rachitische Skoliose beibehält, weil die Verknöcherung des Kreuzbeins schon zur Zeit des Eintritts der sekundären Kyphose zu weit fortgeschritten ist, um noch weitere kompensatorische Biegungen innerhalb des Kreuzbeins zu gestatten. Dagegen ist das starke Vortreten des 1. Kreuzbeinflügels auf der Seite der Lendenskoliose stark zurückgegangen, da dieser Teil der Skoliose sekundär mehr zur Lordose geworden ist. Dabei wird die Schwerlinie auf die

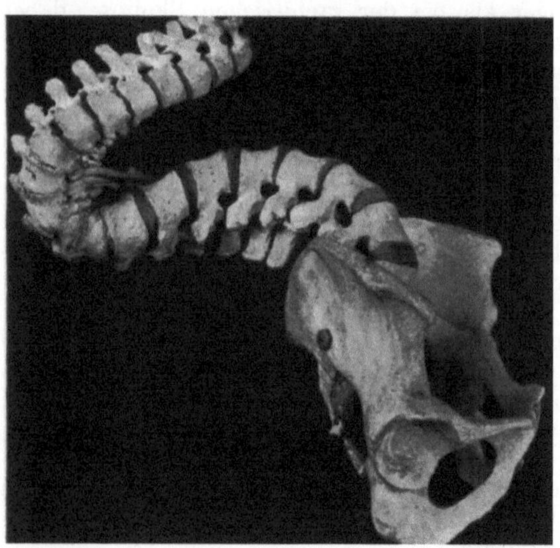

Abb. 30. Becken bei hochgradiger Scoliosis kyphotica. (Musealpräparat des Pathologischen Institutes der Universität Buffalo.)

Seite der noch immer stark lateral abweichenden Dorsalskoliose verlegt, was sich durch Beeinflussung des Sakrumwachstums dahin auswirkt, daß die Sakrumseite der stärkeren Belastung (entsprechend der Konvexität der Dorsalskoliose) gesenkt, die weniger belastete (entsprechend der Konvexität der ursprünglichen Lumbalskoliose) gehoben erscheint.

Die hochgradige Asymmetrie der Seitenbeckenknochen, die im rachitischen Skoliosenbecken vorherrschend ist, verschwindet weitgehend unter dem Einfluß der Kyphose (Abb. 30). Darin besteht der augenfälligste Unterschied zwischen dem rachitischen Skoliosenbecken und dem Becken bei rachitischer Scoliosis kyphotica. Der Ausgleich skoliotischer Ungleichheit und der rachitischen Verkürzung der Pars iliaca ist meist recht vollkommen. Beckenneigung, Terminalwinkel und Maße des Eingangs zeigen keine Abweichung gegenüber der rachitischen Kyphoskoliose, dagegen zeigt der Beckenausgang häufig quere Erweiterung durch doppelseitiges Auswärtstreten der Sitzhöcker. Dies ist besonders bei Männerbecken auch an der Abstumpfung des Schamwinkels deutlich, der dem normalen weiblichen Schambogen gleichen kann. Der Unterschied ist besonders gegenüber dem männlichen Kyphoskoliosenbecken deutlich, das infolge der sagittalen und queren Einengung gegen den Ausgang zu mehr Trichterform zeigt. Eine befriedigende Erklärung dieses Verhaltens der Sitzhöcker

ist schwierig. BREUS und KOLISKO nehmen an, daß die schon bestehende Auswärtsstellung der einen Seite, die durch die Skoliose veranlaßt war, nicht mehr rück-
gängig gemacht werden konnte, während die mehr kyphotisch-lordotische Um-
krümmung der Wirbelsäule und die damit einhergehende Belastungsverschiebung
nach der Seite der Konvexität der Dorsalskoliose auch den anderen Sitzhöcker
zum Auswärtstreten bringen.

4. Das Spondylolisthesisbecken.

Als Spondylolisthesis, Wirbelschiebung oder Wirbelgleiten ist seit KILIAN
(1854) eine eigenartige Lockerung in der Wirbelkörperreihe bekannt, wobei
ein Wirbel meist infolge von Spaltbildung in seiner Interartikularportion nach
vorne und unten allmählich abgleitet. Meist wird diese Spondylolisthesis am
5. Lendenwirbel beobachtet und nur diese tiefsitzende Spondylolisthesis führt
zu Umbauerscheinungen und Veränderungen des Beckens. Zumindestens sind,
soweit ich das Schrifttum überblicke, keine Beckenveränderungen bei höher-
gelegener Spondylolisthesis bekannt geworden und sind auch nicht zu erwarten,
da ein Wirbelsäulenabschnitt, der zwischen Gleitwirbel und Becken eingeschaltet
ist, die Belastungsstörung für das Becken ausgleichen würde. Hinsichtlich der
Wirbelveränderungen und der immer noch umstrittenen Ätiologie der Spondylolisthesis muß auf JUNGHANNS' Bearbeitung der Wirbelpathologie in diesem
Handbuch verwiesen werden, hier interessiert nur die Auswirkung der Spondylolisthesis auf das Sakrum und die Beckenform. Die Beckenveränderungen bei
Spondylolisthesis sind erst von BREUS und KOLISKO eingehend an Hand von
7 der damals bekannten 20 Spondylolisthesisbecken studiert und beschrieben
worden. Da seitdem nichts wesentliches hinsichtlich der Beckenform hinzugekommen ist, lege ich der folgenden Darstellung die Ausführungen von BREUS
und KOLISKO zugrunde.

LAMBL unterschied vier Grade der Spondylolisthesis: Die Lysis, bei der
der betreffende Wirbel nur leicht vorgeschoben ist, die Klisis bei leichter Über-
neigung nach vorne, die Olisthesis bei teilweisem Herabgleiten und die Ptosis
bei völligem Abrutschen der Wirbel vor das Kreuzbein. Dies ist dahingehend
einzuschränken, daß die Spondylolysis, d. h. das Vorhandensein eines doppelseitigen Spaltes in der Interartikularportion nicht notwendig von einem auch
nur leichten Vorrücken des Wirbelkörpers gefolgt ist. So zeigt ein erwachsenes
männliches Skelet mit multiplen, wahrscheinlich neuropathischen Gelenkveränderungen, das im pathologischen Museum der Universität Buffalo steht,
trotz sehr starker Lendenlordose und starker Neigung des Beckeneingangs
gegen den Horizont den 5. Lendenwirbel, der durch doppelseitigen Inter-
artikularspalt völlig von seinen hinteren Bogenteilen getrennt ist, in normaler
Stellung. Bei hohen Graden der Spondylolisthesis wird der Beckeneingang
durch die abgeglittene und stark lordotische Lendenwirbelsäule stark verlegt,
so daß man von einer Pelvis obtecta sprechen kann. Das Abgleiten erfolgt
nicht ganz symmetrisch, doch werden starke Asymmetrien nur selten beobachtet. Durch die mechanische Irritation des Abgleitens kommt es zur
Exostosenbildung an der Ventralfläche des Kreuzbeins, die sich als Stützfortsätze
mit entsprechender Spongiosaarchitektur ausbilden können und so gelegentlich
schon früh den Gleitvorgang hemmen oder durch Synostose mit dem Gleitwirbel
auch bei hochgradigerer Verlagerung noch eine Art Ausheilung herbeiführen
können. Am Anfang des Abgleitens tritt naturgemäß das Promontorium stärker
hervor, später wird es von der herabgesunkenen Wirbelsäule verdeckt, so daß
man an solchen Becken nur eine stellvertretende Conjugata vom oberen Rand
der Symphyse zur Lendenwirbelsäule in der Richtung auf das verdeckte Promontorium messen kann (BREUS und KOLISKO). Diese Veränderungen durch

das Herabgleiten der Wirbelsäule können in jedem Alter eintreten, dagegen erfolgt die typische Abänderung der Beckenform infolge der geänderten Statik und Mechanik nur bei Spondylolisthesis erheblichen Grades, die schon während der Wachstumsjahre eingetreten ist. Gerade diese Veränderungen wurden von den früheren Beschreibern der Spondylolisthesisbecken, die ihr Hauptaugenmerk auf Wirbelsäule und Sakrum richteten, nicht genügend gewürdigt und sind erst von

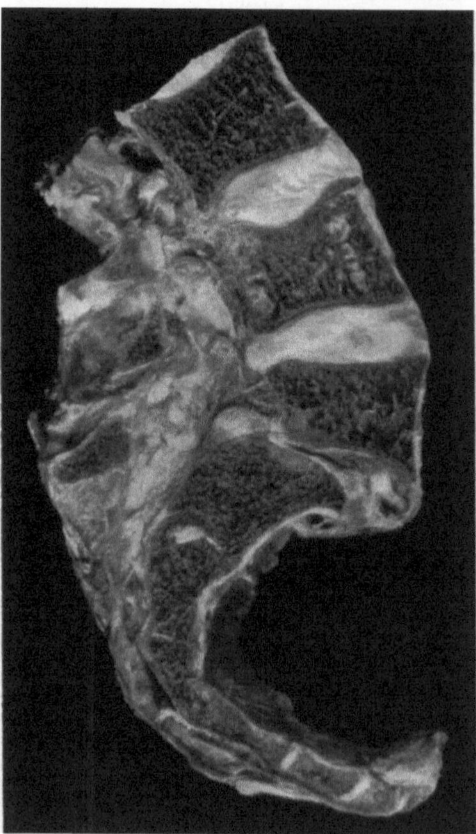

Abb. 31. Spondylolisthesis, starke Längskonkavität des Kreuzbeins durch Kippung des 1. Kreuzwirbels, Persistenz und auffallende Breite des hinteren Anteiles der Bandscheibe zwischen S₁ und S₂. (68 Jahre, ♂, S. 649/34 Göttingen, eigene Beobachtung.)

BREUS und KOLISKO richtig erkannt worden.

Die Spondylolisthesisbecken sind meist groß, gelegentlich sogar übernormal groß. Ihre Knochen sind derb, massiv, schwer und grob geformt und zeigen sehr stark ausgeprägte, stärker vorspringende Muskel- und Bandansätze. Dies ist sehr auffallend, da die meisten anatomisch bekannten Fälle junge Frauen betreffen. Die Terminallänge kann bis 23,8 cm, die Kreuzbeinbreite bis 13,5 cm betragen (BREUS und KOLISKO). Das Kreuzbein ist überhaupt sehr stark entwickelt und auch wenn es schmal ist, so doch dick. Der 1. Kreuzwirbel kann an seiner oberen und vorderen Fläche verschiedene Grade der Deformierung zeigen. Er ist meist ebenso wie der 2. stärker nach vorne geneigt und kann sogar fast gekippt sein. Entsprechend dieser Niederbeugung des 1. Kreuzwirbels klafft regelmäßig die Bandscheibe zwischen 1. und 2. Kreuzwirbel ziemlich weit, was auch an dem Sakrum einer eigenen Beobachtung, bei der leider nicht das ganze Becken untersucht werden konnte, deutlich ist (Abb. 31). Während der obere Teil des Kreuzbeins durch die Rumpflast herabgedrückt wird, ziehen die Ligamente den unteren Teil nach vorne und oben. So entsteht eine so starke ventrale Sagittalhöhlung des Kreuzbeins, die an die Verhältnisse des osteomalazischen Sakrums erinnern kann, und die auch in meinem Fall sehr stark ausgeprägt war (Abb. 31). Dabei ist die entsprechende Krümmung an der Dorsalseite des Kreuzbeins meist weniger ausgesprochen. Der starke Zug der Ligamente an der Pars perinealis des Kreuzbeins kommt dadurch zustande, daß trotz der starken Neigung der ersten Kreuzwirbel gegen den Horizont die Neigung des Beckeneingangs gegen den Horizont gering oder aufgehoben ist, also daß die Hüftbeine gegenüber dem Kreuzbein gehoben erscheinen. Die Querkonkavität des Kreuzbeins kann vermehrt oder vermindert sein. Die oberen Kreuzwirbel, welche am Kreuzdarmbeingelenk teilnehmen, sind meist stark entwickelt und besonders dick. Die Sakralbasis steht meist tief und der Sakralkanal ist durch die starke Vorwärtsneigung der oberen Wirbel sagittal oft etwas eingeengt. Die Facies auricularis besteht in der Regel aus zwei Schenkeln, die sich unter einem rechten Winkel vereinigen. Vor allem der untere Schenkel der Gelenkfläche ist auffallend breit. An der Gelenkbildung nimmt vor allem der 1. und 2., nur in geringem Maße der 3. Kreuzwirbel teil.

Die Hüftbeine sind meist massiv und plump mit stark ausgeprägtem Oberflächenrelief. Die Darmbeinschaufeln zeigen wechselnde Stellungsänderungen, die nicht vom ganzen Hüftbein mitgemacht werden. Meist sind die Schaufeln flacher gelegt, dabei ist ihre Fossa meist stark vertieft, die Krümmung der Darmbeinteller und der Darmbeinkämme verstärkt. Durch diese verstärkte Krümmung kann der obere vordere Darmbeinstachel so weit nach innen abgebogen sein, daß die Differenz zwischen der Distanz der Cristae und derjenigen der Spinae bis zu 8 cm betragen kann (BREUS und KOLISKO). Die vom vorderen oberen Darmbeinstachel zur Hüftpfanne ziehende Kante verläuft sehr steil. Was das Verhalten der Teilstreckenmaße betrifft, so kann die Pars sacralis in jenen Fällen, in denen eine Retroposition des Sakrums besteht, zugunsten der Pars iliaca verkürzt sein, jedoch ist diese Veränderung nie so konstant wie bei Kyphose. Der Sakralzapfen ist sehr mächtig ausgebildet und zeigt eine tiefe Rinne, deren Rand hakenförmig in die Incisura ischiadica vorspringen kann (Sulcus et Hamulus glutaeus NEUGEBAUERs), als Ansatz der vorderen Verstärkungsbänder des Kreuzdarmbeingelenkes, desgleichen sind an Kreuz- und Darmbein die hinteren Ligamentgruben verstärkt. Ein Ausdruck der verstärkten mechanischen Beanspruchung wie im Spaltbecken. Die Neigung der Seitenbeckenknochen gegen den Horizont ist, wie schon erwähnt, vermindert. Die horizontalen Schambeinäste erscheinen direkt nach innen und oben hochgezogen, so daß sie sich in der Symphyse giebelartig vereinigen. Der Arcus erscheint oft als hoher runder Bogen, dessen Kanten sehr konstant unter Übertreibung der normalen Verhältnisse mehr nach vorne als nach medial gerichtet sind. Die Symphyse ist sehr stark und hoch. Die Pfannenränder sind sehr stark ausgebildet, die Pfannen sehr tief, ihre Böden können bis zur Querverengung vorgetrieben sein.

Was die Stellung der Beckenknochen zueinander betrifft, so ist die Rotation des Hüftbeines nach oben nur eine scheinbare, während in Wirklichkeit eine Umformung der Teile dieses Knochens durch geändertes Wachstum vorliegt. Die zunehmende Konvergenz der seitlichen Beckenwände nach unten und die eigenartige Form des Schambogens erklären sich nach BREUS und KOLISKO nicht aus einer Hüftbeinrotation, sondern aus einer Richtungsabweichung, die das Ischium zu den anderen Teilknochen des Pfannenbodens aufweist. Noch weniger ist das Sakrum um eine frontale Achse rotiert oder mit seiner Basis retrovertiert, es ist nur gelegentlich im ganzen retroponiert. Das Fehlen solcher Drehbewegungen, wie sie beim Kyphosenbecken tatsächlich eine Rolle spielen, läßt sich aus dem Verhalten der Sakroiliakagelenke und des Sakralzapfens schließen.

Die dimensionalen Abweichungen sind gekennzeichnet durch Abnahme der Sagittaldurchmesser am Beckeneingang und in der oberen Beckenhälfte, weniger am Ausgang. Dagegen zeigen die Quermaße infolge der eigenartigen Stellung des Os ischium und seines absteigenden Astes, wodurch das Becken etwas trichterförmig erscheint, Abnahme gegen den Beckenausgang zu.

Die Genese des Spondylolisthesisbeckens.

BREISKY begründete die lange geltende Anschauung, die noch SCHAUTA vertrat, daß das Spondylolisthesisbecken in Form und Entstehungsmechanik dem Becken bei Lumbosakralkyphose gleichzusetzen sei. Die Irrigkeit dieser

Annahme wurde von BREUS und KOLISKO eingehend begründet. Sie fassen die wirksamen Momente in folgende vier Punkte zusammen: 1. Die Unsicherheit der Fixation der Wirbelsäule auf dem Becken. 2. Die Verlegung der Schwerlinie des Rumpfes nach vorne. 3. Die Verschiebung der Angriffspunkte der Rumpflast am Sakrum und 4. das Auftreten von in abnormer Richtung wirkenden Komponenten der Rumpflast. Die Unsicherheit der Fixierung der Wirbelsäule kommt in dem äußerst vorsichtigen Gang der nicht synostotisch fixierten Spondylolisthesisfälle (Seiltänzergang NEUGEBAUERs) zum Ausdruck. Da die gestörte Lumbosakralverbindung funktionell wie ein Schlottergelenk wirkt, muß die Stabilität durch allseitige Muskelspannung unterstützt werden. Diese gesteigerte Muskel- und Bänderspannung kommt einerseits in der starken Modellierung der Knochen zum Ausdruck, beeinflußt anderseits aber auch ihre Wachstumsrichtung. Die Schwerlinie des Rumpfes wird durch Ausbildung einer Lumballordose und Verringerung der Neigung des Beckeneingangs gegen den Horizont wieder weiter nach hinten verlegt. Die Rumpflast, die in der Norm besonders von den hinteren Teilen der Wirbelkörper und den Bögen übertragen wird, wirkt bei der Spondylolisthesis weiter vorne, aber immer noch von oben auf die Sakralbasis ein und nicht von vorne, wie BREISKY annahm. Daß tatsächlich die Rumpflast immer noch die Kreuzbeinbasis trifft, geht nach BREUS und KOLISKO unzweifelhaft daraus hervor, daß die beiden ersten Kreuzwirbel nach vorne herabgedrückt sind und nicht nach hinten verschoben, wie dies beim Kyphosenbecken der Fall ist und bei von vorne wirkender Belastung im Sinne BREISKYs auch eintreten müßte. Tatsächlich finden sich auch Zeichen gesteigerter Beanspruchung in Form von Verdickung und Druckusuren an den Bögen, Dorn- und Gelenkfortsätzen der Lendenwirbel. Die Richtigkeit dieser Auffassung zeigt die Anordnung der vertikalen Spongiosastrukturen im Röntgenbild meiner Beobachtung. Sie sind in den hinteren Anteilen der Lendenwirbel verstärkt und im ganzen Sakrum sehr mächtig ausgebildet, dagegen sind die überragenden Teile der Lendenwirbel, besonders des Gleitwirbels, atrophisch, weil entlastet. Die Hebung der Hüftbeine ist größtenteils nur scheinbar eine Drehung um eine frontale durch die Kreuzdarmbeingelenke gehende Achse, tatsächlich vorwiegend Ausdruck des durch abnorme Belastung und gesteigerte Muskeltätigkeit abgeänderten Wachstums. Vor allem ist die Spannung der Bauchmuskulatur für die „Hebung" der vorderen Beckenwand bedeutsam. Vielleicht ist auch die gelegentliche auffallende Größe der Spondylolisthesisbecken Ausdruck einer wachstumssteigernden Wirkung von Muskelzug und Bänderspannung (BREUS und KOLISKO). Inwieweit die gelegentlich gesehene Retroposition des ganzen Kreuzbeins auf eine nach hinten wirkende Komponente der Rumpflast zu beziehen ist, lassen BREUS und KOLISKO offen. Im ganzen handelt es sich also um Wachstumsabänderung im Sinne der Anpassung, bedingt durch geänderte Statik, Mechanik und Muskelspannung, infolgedessen sind typische Veränderungen bei nur früh eingetretener und lange unfixierter Spondylolisthesis am Becken zu sehen.

B. Becken bei Veränderungen der unteren Extremitäten [Störung der Beckenträger (Klaudikationsbecken)].

Die Voraussetzung einer normalen Funktion und Formentwicklung des Beckens ist, daß es die wohl ausbalancierte Rumpflast symmetrisch auf die unteren Extremitäten übertragen kann. Das Becken ist gegen Störungen in den unteren Extremitäten, die anatomisch und funktionell symmetrische Beckenträger darstellen sollen, noch empfindlicher als gegen Störungen der die

Rumpflast übermittelnden Wirbelsäule. Dies ist zum Teil darin begründet, daß die aus einer Kette von Einzelknochen und Gelenken aufgebaute Wirbelsäule Balancestörungen viel besser ausgleichen kann als die Extremitäten, deren Kompensationsversuche durch Änderung der Gelenkstellungen und zum Teil Krümmung der Knochen immer funktionell unvollkommen bleiben (BREUS und KOLISKO). Es ist also allen Menschen mit stärkeren Störungen in Struktur oder Funktion der unteren Gliedmaßen ein funktionelles Defizit eigen, daß sich in den mannigfaltigen Gangstörungen, die als Hinken bezeichnet werden, äußert. Deshalb haben auch BREUS und KOLISKO sehr treffend diese ganze Gruppe der Beckenveränderungen als Hinkbecken oder Klaudikationsbecken bezeichnet.

Die Ursache dieses Hinkens kann in den Knochen selbst, in der Stellung der Gelenke, in den Muskeln oder in der Innervation begründet sein, doch sind diese Komponenten in der Funktion immer innig verflochten und die Störung der einen läßt auch die anderen meist nicht unverändert. Die Störung kann ein oder doppelseitig sein, wodurch sich eine große Mannigfaltigkeit ergibt.

Die Umformung des Beckens erfolgt nur mittelbar, weil das Hinken eine Abänderung der statischen Belastung und der Mechanik mit sich bringt, wodurch die ganzen Spannungen im Beckenring dauernd geändert werden. Dabei gleichen sich auch zwei anatomisch übereinstimmende Veränderungen funktionell keineswegs vollkommen, so daß man sich auf eine in allgemeinen Grenzen gültige Analyse beschränken muß, ohne den Einzelfall in seiner individuellen Ausprägung damit erschöpfen zu können.

Eine solche Umformung ist nur möglich durch ein abgeändertes Wachstum als Ausdruck der abgeänderten Belastungsweise und Inanspruchnahme des Beckenringes und seiner Teile. Die gestörte Statik und Mechanik bedarf also als Mittel des Wachstums, um dem Becken eine abgeänderte, den neuen Verhältnissen besser angepaßte Form aufprägen zu können. Deshalb werden nur während der Wachstumsjahre erworbene Abweichungen der Beckenträger eine entsprechende Abweichung der Beckenform hervorrufen, während nach Abschluß des Wachstums geringe Kompensation in den Beckengelenken und Anpassung der Spongiosastruktur noch möglich sind, aber wesentliche Änderungen in Größe, Form und Krümmung der Knochen bei normaler Gewebsbeschaffenheit nicht mehr eintreten können (BREUS und KOLISKO).

Für die Besprechung der verschiedenen Veränderungen ergibt sich folgende Unterteilung: Becken bei Hüftgelenksluxation, bei Hüftgelenksankylose, bei sonstiger Ungleichheit der Beine und bei Lähmung der Bein- und Beckenmuskulatur.

1. Becken bei Hüftgelenksluxation (Luxationsbecken).

Von den Hüftgelenksluxationen spielt für die Form des Beckens nur die Luxatio iliaca eine Rolle, die ein- oder doppelseitig beobachtet wird und meist als sog. „angeborene Hüftluxation" auftritt. Die anderen Luxationen des Hüftgelenkes sind als bleibende Verrenkungen zu selten und betreffen meist ausgewachsene Individuen, so daß sie zu keiner Abweichung der Beckenform Anlaß geben. Hinsichtlich der Ätiologie und der pathologischen Anatomie der kongenitalen Hüftluxation muß auf die Bearbeitung der Extremitäten in diesem Handbuch durch WERTHEMANN verwiesen werden. Wir haben uns hier nur mit den Auswirkungen dieser Luxation auf die Formgestaltung des wachsenden Beckens zu beschäftigen. Dabei ergibt sich naturgemäß ein verschiedenes Bild, je nachdem die Luxation einseitig oder doppelseitig ausgebildet ist.

a) Becken bei einseitiger Hüftgelenksluxation.

Bei der Luxatio iliaca ist der Femurkopf an die Außenfläche der Darmbeinschaufel verlagert. Dort kommt es bei der traumatischen Luxation meist zu einer besseren Pfannenneubildung als bei der kongenitalen (BREUS und KOLISKO).

Der Seitenbeckenknochen ist auf der Luxationsseite zarter, schwächer und niedriger, aber nicht kürzer als normal. Ja bei ungleicher Terminallänge der beiden Seitenbeckenknochen fanden BREUS und KOLISKO immer die der Luxationsseite länger. Die Teilstreckenmaße zeigen gewöhnlich auf der Luxationsseite die Pars sacralis etwas kürzer, die Pars iliaca etwas länger als auf der normalen Seite. Die größte Höhe des Hüftbeins vom Darmbeinkamm zum Sitzbeinhöcker gemessen bleibt, trotz steiler Stellung der Darmbeinschaufel auf der Luxationsseite, beträchtlich (bis zu 3 cm) zurück. Die Terminalkrümmung ist auf dieser Seite verstärkt, die Krümmung des Darmbeinkammes abgeschwächt. Die Muskelansätze auf der Außenseite der Darmbeinschaufel sind undeutlich, dagegen erkennt man unter dem vorderen unteren Darmbeinstachel eine Rinne für den Psoas (Abb. 32). Der Sakralzapfen ist auf der Luxationsseite oft kürzer und mehr nach hinten gerichtet. Das Darmbein ist oft unten verbreitert und in eine tiefe seitliche Inzisur des Sakrums eingefalzt, jedoch heben BREUS und KOLISKO hervor, daß

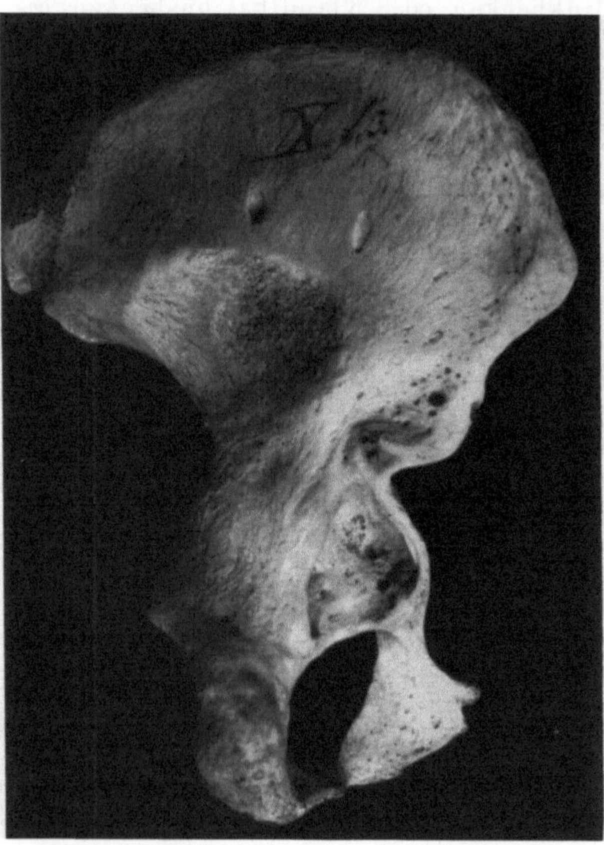

Abb. 32. Rechtes Hüftbein bei „angeborener" Hüftgelenksluxation. (Sammlungspräparat des Göttinger Pathologischen Institutes.)

diese Inzisur des Sakrums gelegentlich doppelseitig auftritt und daß sie auch auf der normalen Seite tiefer sein kann. Die Furchen für den Ansatz der vorderen Verstärkungsbänder der Kreuzdarmbeingelenke sind meist verstärkt. Die Incisura ischiadica major ist niedriger und weiter. Der Sitzbeinstachel erscheint oft plumper und massiver und zeigt stark ausgeprägte Gleitspuren an der Unterfläche, die auf geänderten Verlauf und geänderte Spannung der Sehne des M. obturator int. zurückzuführen sind, der über die Spina ischii wie über eine Trochlea spielt.

Die Sitz- und Schambeinäste sind oft sehr zart, Krista und Tuberculum pubicum schärfer und spitzer ausgeprägt. Das Foramen obtur. erscheint klein, ausgezogen und mit schiefer Längsachse. Der Sitzhöcker ist meist schlanker und zeigt eine zackige leistenartige Exostose, die in das Lig. sacrotuberosum vorspringt. Das ganze Sitzbein ist mehr nach außen gestellt und verkürzt. Die Synostosierungslinie des Y-Knorpels liegt näher zur Spina ischii als normal, was auf eine verminderte Apposition am Sitzbein und vielleicht eine vermehrte am Darmbein hindeutet. Die alte Pfanne ist, wie Breus und Kolisko gegenüber anderen Angaben betonen, nicht nach vorne verlagert, sondern nur infolge der stärkeren Terminalkrümmung mehr nach vorne gewendet. Das Hüftbein der normalen Seite ist nur im ganzen etwas plumper, was als funktionelle Anpassung

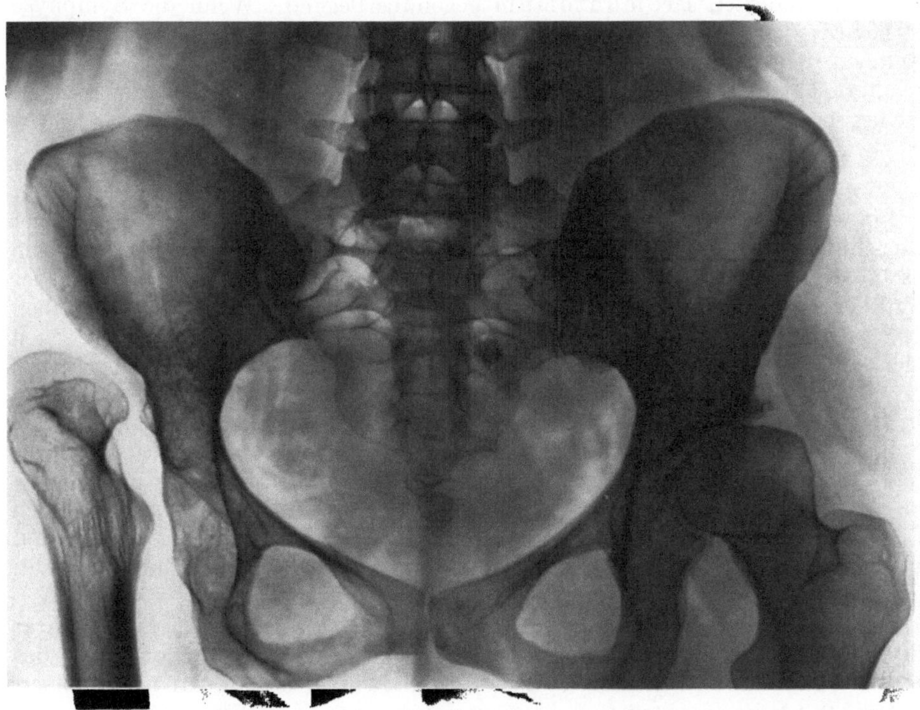

Abb. 33. Becken bei linksseitiger „angeborener" Hüftgelenksluxation und hoher, symmetrischer Assimilation (7wirbliges Kreuzbein!). (28 Jahre, ♀, klinische Beobachtung von Prof. B. Valentin-Hannover).

zu deuten sein wird. Eine sehr genaue Schilderung dieser Veränderungen gab schon Vrolik.

Das Kreuzbein zeigt keine konstanten Veränderungen. Häufig sieht man nach Breus und Kolisko eine leichte Asymmetrie mit Verschmälerung einer Seite durch eine leichte statische Skoliose, die entweder nach der Luxationsseite oder nach der gesunden Seite konvex ist. Starke Wirbelsäulenverkrümmungen sind meist auf koordinierte Entwicklungsstörungen der Wirbelsäule zurückzuführen. An der Vorderfläche des Kreuzbeins ist die Ansatzstelle des M. piriformis gelegentlich einseitig stärker grubig vertieft. Der Terminalwinkel ist klein. Gelegentlich sieht man an den Sakroiliakalgelenken geringe Lockerungserscheinungen und Unruhezeichen (Randexostosen).

Die Stellung der Beckenknochen zueinander ist insoferne abweichend, als das Hüftbein der Luxationsseite so gestellt ist, daß seine oberen Teile näher und seine unteren Teile ferner von der Mittellinie sind als normal, ferner sitzt das Kreuzbein auf der Luxationsseite etwas weiter dorsal als normal.

Das erwachsene Becken bei einseitiger Hüftluxation (Abb. 33) ist stets asymmetrisch mit ungleichen Beckenhälften. Es ist auf der Luxationsseite immer niedriger, aber in allen Beckenebenen gewöhnlich geräumiger. Die dimensionalen Abweichungen am Beckeneingang beschränken sich oft auf ein geringes Überwiegen der Mikrochorde und der ungleichnamigen Obliqua auf der Luxationsseite (Breus und Kolisko). Konstant ist eine quere Erweiterung am Beckenausgang (Abstand der Sitzbeinhöcker und Sitzbeinstacheln). Die Symphyse ist bisweilen zugespitzt, mehr oder weniger asymmetrisch gestaltet, mit dem unteren Ende oft nach der Luxationsseite abgewichen, im ganzen aber doch dem unveränderten Promontorium gegenüberliegend. Wenn die Symphyse stärker abgewichen ist, ist sie entgegen Litzmanns Annahme immer nach der gesunden Seite verschoben (Breus und Kolisko). Der Schambogen ist erweitert, asymmetrisch, auf der Luxationsseite länger gestreckt, aber weniger tief herabreichend, da das Luxationshüftbein niederer als das normale ist.

b) Becken bei doppelseitiger Hüftgelenksluxation.

Bei doppelseitiger Hüftgelenksluxation zeigen beide Hüftbeine in vieler Hinsicht denselben Befund, wie er eben für das einseitige Luxationshüftbein geschildert wurde, nur daß Asymmetrien nur dann ausgeprägt sind, wenn der Grad der Luxation auf beiden Seiten auffallend ungleich ist. Daneben bestehen aber auch gewisse Veränderungen, die dem doppelseitigen Luxationsbecken eigen sind. So ist die Auswärtsstellung der Sitzbeine und die Atrophie der Sitz- und Schambeinäste viel hochgradiger als bei einseitiger Luxation. Die Sitzbeinhöcker sind dabei zugleich auch mehr nach vorne und oben gezogen. Die Darmbeinplatten stehen nicht immer steil, ihre Fossa ist meist vertieft und verdünnt. Die Höhe der Darmbeinplatten ist nicht verringert. Das Foramen obturat. erscheint weniger langgezogen, sein Rahmen ist so gekrümmt, daß die vordere und seitliche Beckenwand innen konvex und außen konkav ist. Der Beckenring ist vorne niedrig, der Schambogen sehr flach.

Das Kreuzbein zeigt meist eine gleichmäßig gesteigerte Längskonkavität bei abgeflachter Querkrümmung, seine Spitze ist etwas mehr gehoben und der vorderen Beckenwand genähert. Der Terminalwinkel ist normal oder kleiner.

Das Becken ist niedrig, queroval mit verlängerten Querdurchmessern. Die Beckenachse ist kürzer und weniger gekrümmt. Die hohe Stellung des Promontoriums wird durch die abnorme Stellung der Beckenknochen begünstigt. Die Terminalkrümmung ist beiderseits stark, dadurch sind die Sagittaldurchmesser knapp, die Mitte gelegentlich sogar platt. Die Neigung der Terminalebene gegen den Horizont ist sehr stark. Alle diese Kennzeichen und besonders die starke Neigung der Eingangsebene gegen den Horizont gehen besonders schön aus dem Röntgenbild am Lebenden hervor (Abb. 34). Schon Rokitansky, Gurlt und Vrolik haben diese Beckenform geschildert, die obige Schilderung geht auf Breus und Kolisko zurück. Den Versuch Treubs zwei Typen von Luxationsbecken nach dem Verhalten von Kreuzbeinkrümmung und Promontoriumstand aufzustellen, lehnen Breus und Kolisko ab, da hier vermutlich Verwechslung mit nicht gewürdigten Assimilationszeichen mitspielten.

c) Genese des Luxationsbeckens.

Die Angaben über die Verhältnisse des Beckens bei Neugeborenen mit Hüftgelenksluxation sind nicht ganz einheitlich. Hohl, Krukenberg und Leopold fanden die Luxationshälfte des Beckens kleiner. Der Beckenausgang ist erweitert durch laterale Ausbiegung des Sitzhöckers der Luxationsseite (Hohl,

KRUKENBERG, SCHLIEPHAKE). GRAWITZ und SCHLIEPHAKE fanden bei Neugeborenen mit doppelseitiger Hüftluxation im Beckeneingang Längsspannung, aber den Ausgang quer erweitert. Die meisten dieser Beobachtungen sind durch sonstige schwere Mißbildung in ihrer Eindeutigkeit beeinträchtigt. BREUS und KOLISKO fanden bei einem 3 Monate alten Knaben mit doppelseitiger Hüftgelenksluxation ohne sonstige Mißbildungen deutliche Querspannung des Eingangs und auch in den anderen Beckenebenen waren die Querdurchmesser übernormal groß.

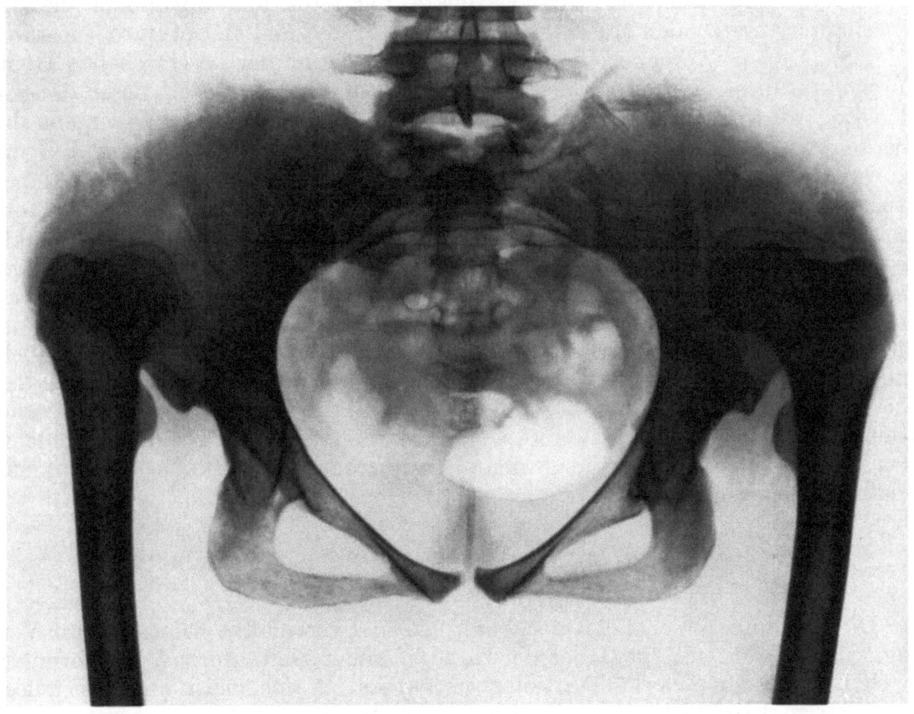

Abb. 34. Becken bei doppelseitiger „angeborener" Hüftgelenksluxation. (16 Jahre, ♀, klinische Beobachtung von Prof. B. VALENTIN-Hannover.)

Soviel ist sicher, daß die Merkmale des erwachsenen Luxationsbeckens nicht als Beckenmißbildungen, sondern als Folge der abnormen Belastung während der Wachstumsjahre anzusehen sind. Nur die laterale Ausbiegung des Sitzbeins und die davon abhängige Zunahme des Quermaßes am Ausgang sind vermutlich schon angegeben oder jedenfalls in frühester Kindheit vorhanden (BREUS und KOLISKO). Die bei Neugeborenen beobachtete Querverengung der Luxationshälfte im Eingang scheint sich ziemlich lang zu erhalten. Jedenfalls fanden BREUS und KOLISKO an dem einwandfrei in Alkohol konservierten Becken eines 9jährigen Mädchens mit einseitiger Hüftgelenksluxation (Prager Sammlung) immer noch die Beckenhälfte der Luxationsseite im Querdurchmesser des Einganges enger als die normale Hälfte. Am Becken eines 14jährigen Mädchens mit einseitiger Luxation fanden sie alle beiden Hälften des Einganges völlig gleich, offenbar kommt erst durch den um die Pubertätszeit einsetzenden Wachstumsschub die quere Erweiterung der Luxationshälfte zustande, wie sie für das einseitige Luxationsbecken des Erwachsenen kennzeichnend ist.

Hinsichtlich der Entstehungsmechanik lassen sich nur wenig allgemeine Momente herausheben, die für die Mehrzahl der Fälle gelten. BREUS und KOLISKO lehnen LEOPOLDS Versuch einer zu weitgehenden mechanischen Interpretation verschiedener Formen von Luxationsbecken als verfrüht und nicht fundiert ab und wir sind auch heute noch nicht weiter. Die beste Analyse der Mechanik des doppelseitigen Luxationsbeckens, vor allem bei starker Reduktion der Femurköpfe und geringer Nearthrosenbildung, stammt von H. v. MEYER. Je mehr eine direkte Unterstützung des Beckens durch die Oberschenkel wegfällt, desto mehr begibt es sich in eine hängende Schwebelage, wobei der Kapselschlauch, das verdickte Lig. teres und vor allem die am Trochanter ansetzenden Muskeln (besonders M. psoas und M. obturator internus) wie Tragriemen wirken, wodurch sich die Ausbildung der beschriebenen Gleitfurchen für diese Muskeln an den Beckenknochen erklärt. Durch diesen dauernden Zug wird das Wachstum in die Breite und im Sinne einer Divergenz der Beckenknochen gegen den Ausgang zu begünstigt. Dies ist nur ein Teil der Störung der gesamten Mechanik des Ganges. Bei den einseitigen Luxationen wirkt sich vor allem die Verkürzung der Extremität, funktionell noch betont durch die Insuffizienz der Glutaei infolge Annäherung ihrer Insertionspunkte auf der Luxationsseite aus, wodurch eine starke Asymmetrie der Beckenträger bedingt wird. Die Änderung der Unterstützung des Beckens führt zur vermehrten Beckenneigung und diese zieht stärkere Lordose nach sich, aus der sich bei stärkerer Asymmetrie statische Skoliose ergibt. Es ist hier nicht möglich, die Mechanik weiter ins einzelne zu verfolgen, es sei nur nochmals betont, daß die Faktoren sehr vielfältig und individuell sind, die zum abgeänderten Wachstum des Luxationsbeckens führen, so daß man ohne genaue Krankengeschichte das Präparat nur sehr allgemein deuten kann, was schon BREUS und KOLISKO eindringlich betonen.

2. Becken bei ankylosierender Hüftgelenksentzündung (Koxitisbecken, koxalgisches Becken).

Die hier zu besprechenden Beckenformen sind veranlaßt einerseits durch Veränderungen während der Dauer der Koxitis, andererseits durch Veränderungen nach Eintritt der Ankylose. Ätiologisch handelt es sich meist um tuberkulöse oder eitrige Koxitiden, die mit starker Zerstörung der Gelenkkörper einhergehen und mit Ankylose ausheilen. BREUS und KOLISKO sind entschieden dafür eingetreten, scharf zwischen den Luxationsbecken und den Koxitisbecken zu unterscheiden, was ROKITANSKY noch nicht durchwegs tat. Es sind verschiedene mechanische Beeinflussungen, die auch zu verschiedenen Beckenformen führen. Die spontane Luxation des weitgehend zerstörten Femurkopfes bei Koxitis ist funktionell nicht mit der kongenitalen oder traumatischen Luxation vergleichbar, da Kontraktur oder Ankylose diese Hüfte fast ganz immobilisieren. Die Pathologie und Ätiologie der Koxitis als solcher ist hier nicht näher zu erörtern, in dieser Hinsicht sei auf die Bearbeitung der Gelenktuberkulose (KONSCHEGG) und der eitrigen Arthritiden (CHIARI) verwiesen[1]. Im Rahmen der Beckenpathologie interessiert nur die Art und Genese der Umformung des Beckens und seiner Knochen, welche diese ankylosierenden Koxitiden veranlassen. Es ist dabei für die Beeinflussung des Beckens weniger bedeutsam, welche anatomische Form der Ankylose vorliegt, wenn nur die Aufhebung der Bewegung eine nahezu vollständige ist. Was die Stellung des Beines betrifft, so erfolgt die Kontraktur und Ankylose meist in recht- bis stumpfwinkliger Beugung mit Abduktion und Außenrotation.

---

[1] Dieses Handbuch, Bd. IX/2.

Die Beckenform ist naturgemäß verschieden, je nachdem die koxitische
Ankylose ein- oder doppelseitig ausgebildet ist. Die genaueste Schilderung
dieser Beckenform geben BREUS und KOLISKO, denen diese Darstellung folgt.

a) Becken bei einseitiger koxitischer Ankylose.

Die beiden Hüftbeine eines solchen Beckens sind in Größe und Aussehen
recht verschieden. Das koxitische Hüftbein ist in der Regel kleiner, atrophisch,
disproportioniert und im ganzen niedriger. Es ist mit dem Femur knöchern
verschmolzen, während das andere Hüftbein ungefähr normal geformt ist und
ein bewegliches Hüftgelenk besitzt. Am deutlichsten wird die Verkleinerung des
koxitischen Hüftbeins auf der Distanz vom Sitzhöcker zum vorderen Meßpunkt
der Pars iliaca auf der Terminallinie. Dieses Zurückbleiben des Höhenmaßes

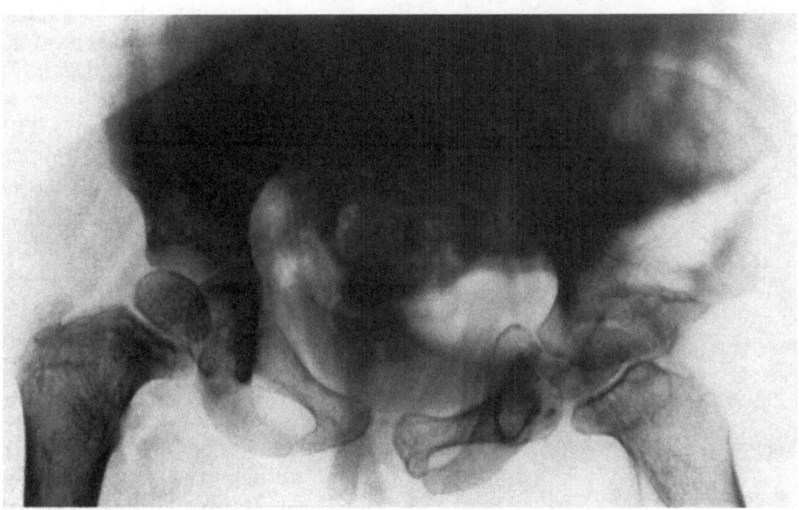

Abb. 35. Dislokation des Sitzbeins nach innen nach Hüftgelenkstuberkulose. (3 Jahre, ♀, klinische Beobachtung
von Prof. B. VALENTIN-Hannover.)

bezieht sich hauptsächlich auf die geringe Größe des Sitzbeinkörpers und
des absteigenden Sitzbeinastes. Gelegentlich ist auch die Darmbeinplatte auf
der Koxitisseite in den vorderen Abschnitten viel niederer, so daß auch die
Gesamthöhe des koxitischen Hüftbeins, gemessen vom Tuber ischii zum Tuber
glut. ant., stark (nach BREUS und KOLISKO bis zu 4 cm) zurückbleiben kann.

Die Terminallänge ist meist beiderseits fast gleich, gelegentlich auf der
koxitischen Seite etwas länger. Dabei verhalten sich die Teilstreckenmaße
so, daß die Pars sacralis etwas kürzer, dagegen die Pars iliaca und Pars pubica
etwas länger ist als auf der normalen Seite.

Der wichtigste Unterschied gegenüber dem Luxationsbecken besteht darin,
daß die drei Knochenanteile der Hüftpfanne ihre Stellung zueinander geändert
haben, so daß das Planum coxale vom Becken aus gesehen nicht mehr eben,
sondern konkav oder grubig aussieht. Durch die Stellungsänderung des Darm-,
Sitz- und Schambeinkörpers, die zum Teil auf die Fugenlockerung während
der destruktiven Phase der Koxitis zurückzuführen sind, ist die Darmbeinplatte,
der Sitzhöcker und das mediale Schambeinende mehr der Beckenachse genähert,
als nach innen gestellt. Da diese Stellungsänderung der drei Teilkernchen im
Pfannenbereich wesentlich durch die entzündliche Fugenlockerung bedingt ist,
wird sie schon bei kleinen Kindern röntgenologisch deutlich (Abb. 35). Dadurch

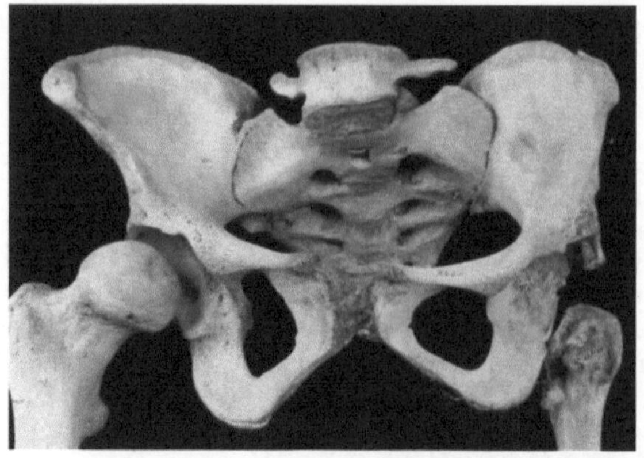

a

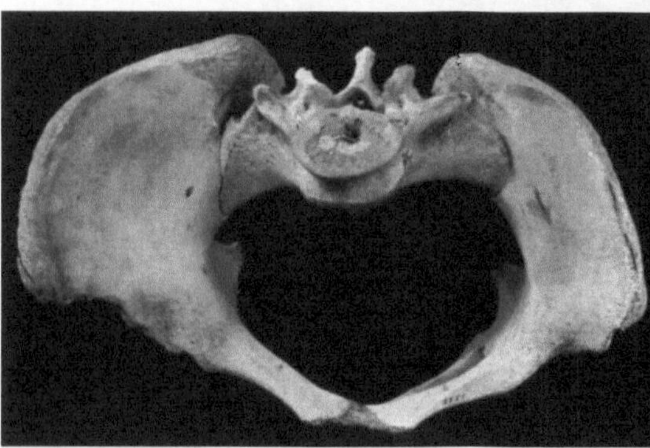

b

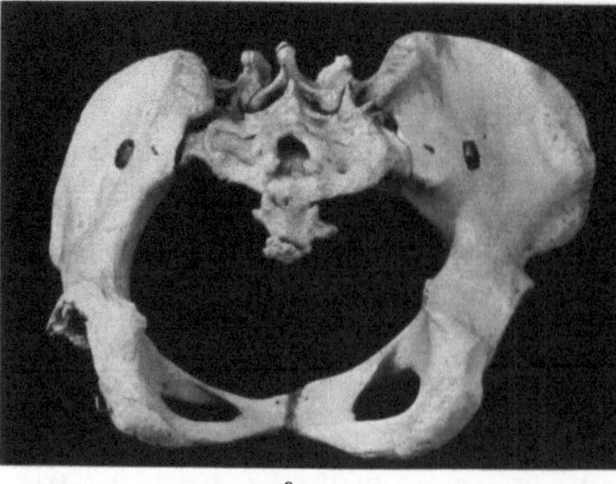

c

Abb. 36 a—c. Beckenasymmetrie bei destruktiver Koxitis links.
a von vorne, b von oben, c von unten. Sp. 21,7, Cr. 22,7, Tr. 12,6,
C.v. 8,5, Obl. d. 12,7, Obl. s. 11, Sp. isch. 11, Tub. isch. 10,8,
Sakrumbreite 10,7 (Zirkel). (♀, Musealpräparat des Buffaloer
Pathologischen Institutes.)

ist sowohl die Terminalkrümmung als auch die Höhenkrümmung des koxitischen Hüftbeins nicht nur gegenüber dem der anderen Seite, sondern auch absolut vermehrt.

Die Darmbeinplatte (Abb. 36b) ist niedriger, flacher und dünner, ihre Krista gestreckt und schmächtig. Die vorderen Darmbeinstacheln, besonders der untere, sind mager, die Muskellinien an der Darmbeinschaufel weniger ausgeprägt. Das hintere Darmbeinende ist mehr nach medial gerichtet, seine Tuberositas posterior schmächtig. Der Sakralzapfen ist meist mächtig ausgebildet und seine Basis verbreitert. Die ganze Pars pelvina des Darmbeins ist mit Ausnahme des Darmbeinkörpers sehr robust und viel dicker als auf der anderen Seite. Das Sitzbein (Abb. 36) ist am stärksten in allen Dimensionen verkleinert und schmächtig, nur seine Spina ist stärker und länger. Das Schambein ist meist in allen Teilen hochgradig atrophisch, seine Oberflächenplastik — besonders die Ausbildung des Tuberculum pubicum — wechselnd. Das Foramen obturat. ist meist kleiner und niedriger, seine Ränder oft zugeschärft und kantig (Abb. 36a).

Die Ankylose ist oft sehr vollkommen. BREUS und KOLISKO fanden sie meist in Flexion, Adduktion und Außenrotation, was im Widerspruch zu klinischen Angaben steht, nach denen die Ankylose in Innenrotation eintreten soll. BREUS und KOLISKO konnten diesen Widerspruch dahingehend aufklären, daß zwar das ankylosierte Hüftgelenk in Außenrotation verbleibt, aber das Kniegelenk in Innenrotation übergeht durch starke, offenbar sehr allmählich eintretende Toxion des Femurschaftes. Kazda und Palugyay treten allerdings neuerlich dafür ein, zwei Formen des Koxitisbeckens zu unterscheiden, je nachdem die Ankylose in Adduktion oder Abduktion erfolgt sei.

Das Hüftbein der gesunden Seite zeigt wenig Abweichungen, es ist gelegentlich etwas kräftiger als normal. Seine Teilstreckenmasse zeigen eine Verkürzung der Pars iliaca, besonders zugunsten der Pars sacralis, weniger der Pars pubica. Der Sitzhöcker ist auf dieser Seite etwas mehr nach außen gestellt.

Das Kreuzbein (Abb. 36b) ist meist ziemlich breit, seine Längskrümmung ist oft vermindert und seine ganze Gestalt sehr oft asymmetrisch. Die Querhöhlung seiner Ventralfläche kann abgeschwächt und ungleichmäßig sein. Die ersten beiden Kreuzwirbel sind oft sehr ungleich, im entgegengesetzten Sinne asymmetrisch und sehen wie torquiert aus. Die Asymmetrie des Sakrums ist einerseits davon abhängig, daß es zwei sehr ungleiche Hüftbeine vereinigen muß und andererseits beeinflußt durch die meist vorhandene Lumbosakralskoliose. So liegt die Facies auricularis infolge der Distorsion des ganzen Beckens auf der gesunden Seite viel weiter vorne als auf der koxitischen Seite. Der ganze Kreuzbeinflügel ist meist auf der gesunden Seite kürzer, dicker, mehr kaudal und ventral stehend. Die Ventralfläche des Kreuzbeins ist meist nach der koxitischen Seite gewendet, während die Vorderfläche des 1. Kreuzwirbels (Promontorium) nach der gesunden Seite sieht. Die Kranialfläche des 1. Kreuzwirbels überragt seine Kaudalfläche auf der gesunden Seite gelegentlich stark, auf der koxitischen Seite kaum oder nicht. Alle diese, im wesentlichen statisch bedingten Asymmetrien können sich auch anders verhalten, wenn die Skoliose anders entwickelt ist. Außerdem zeigen sich im perinealen Teil des Kreuzbeins auf der koxitischen Seite Atrophie mit Abflachung der Muskel- und Bandinsertionen, während auf der gesunden Seite die Ansatzstelle des M. piriformis gelegentlich als Zeichen gesteigerter Beanspruchung eine Exostose aufweist. An der Lumbosakralgrenze sind häufig Abrundungen und schalige Exostosen der Wirbelkanten als Ausdruck gesteigerter Beweglichkeit erkennbar. Die Neigung des Kreuzbeins gegen den Beckenraum ist, trotz der Lendenlordose und der starken Neigung gegen den Horizont, meist nur wenig gesteigert.

Die Sakroiliakalgelenke zeigen nicht selten Lockerungszeichen, Randexostosen und Abschliffveränderungen. Das gilt besonders für die nichtkoxitische Seite. Der Sakralzapfen ist beiderseits hyperplastisch und kann durch größere Breite am oberen oder unteren Ende die Neigung des Hüftknochens zur Sagittalebene beeinflussen. Die Gelenkflächen ähneln vielfach den Verhältnissen bei Kyphoskoliose und sind ja auch bis zu einem gewissen Grad durch Skoliose mit beeinflußt. Die Furchen für die Verstärkungsbänder der Gelenke sind, besonders am Sakralzapfen, stärker ausgeprägt. Die Symphyse sieht manchmal wie verdreht aus (Abb. 36c), da die koxitische Seite mehr hervor und tiefer tritt, doch sind wirkliche Lockerungszeichen nie nachweisbar.

Die Beckenform bei einseitiger Koxitis zeigt einen überraschend großen Unterschied zwischen den Geschlechtern (Breus und Kolisko). Das weibliche Koxitisbecken (Abb. 37) ist auffallend breit, gelegentlich etwas platt und zeigt eine abgeflachte vordere Beckenwand, dabei ist die Asymmetrie nicht so sehr auffällig. Dagegen ist das männliche Koxitisbecken auffallend asymmetrisch, nicht besonders breit und zeigt keine starke Abflachung der vorderen Beckenwand. Breus und Kolisko äußern sich nicht über das Zustandekommen dieses krassen Unterschiedes, aber es liegt nahe anzunehmen, daß der starke Wachstumsschub an Kreuzbein und Schambein, der die Querspannung des weiblichen Beckens nach der Pubertät bedingt, trotz der schweren Störung noch einen harmonischeren Ausgleich gestattet als beim Mann. Der Beckeneingang ist schräg oval beim männlichen und quer oval beim weiblichen Koxitis-

becken. Die näheren Einzelheiten beziehen sich vorwiegend auf das weibliche
Koxitisbecken. Am Beckeneingang ist die gesunde Seite weit, die koxitische
noch weiter. Die Conjugata verläuft etwas schräg, da das Promontorium
etwas nach der gesunden und die Symphyse etwas nach der koxitischen Seite
verschoben ist. Die Mikrochorden und Obliquae sind länger als normal (dabei
sind jeweils die vom koxitischen Hüftbein aus gemessenen die größeren). Das
Becken ist groß, der Ausgang auch weit, aber stark asymmetrisch (wechselnd

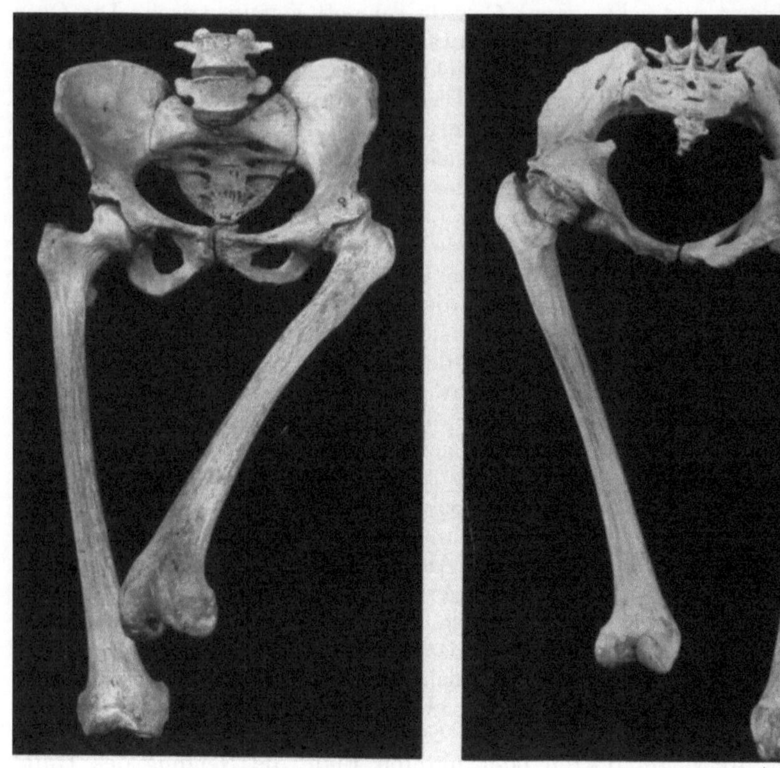

a   b

Abb. 37a und b. ♀ Koxitisbecken bei Versteifung des linken Hüftgelenkes in Flexion, Adduktion und Innenrotation. a von vorne, b von unten. Sp. 23,5, Cr. 24,5, Tr. 14,3, C.v. 9,5, Sp. isch 11, Tub. isch. 10, Obl. d. 13,7,
Obl. s. 13, Sakrumbreite 12 (Zirkel). (Musealpräparat des Pathologischen Institutes der Universität Buffalo.)

ungleiche Distanzen von der Kreuzbeinspitze zu Sitzhöcker und Sitzstachel
in beiden Beckenhälften). Das ganze Becken kann wie torquiert aussehen,
der Schambogen steht schief, sein Winkel ist gegen die koxitische Seite gewendet.
Die Neigung des Beckens gegen den Horizont ist gesteigert, auf der koxitischen
Seite stärker.

b) Genese des einseitigen Koxitisbeckens.

Auch hinsichtlich der Genese des koxitischen Beckens betonen BREUS und
KOLISKO mit Recht, daß die Mechanik der Gehstörung so kompliziert und
individuell so verschieden ist, daß man sich auf eine in allgemeinen Grenzen
gehaltene Analyse beschränken muß. Nur zum geringsten Teil sind die Beckenveränderungen direkte Entzündungsfolgen. Solche kommen in einer sehr
gesteigerten, periostitischen Knochenneubildung am koxitischen Hüftbein

vor, atrophieren aber größtenteils wieder. Die maßgebendsten Faktoren sind, neben einer gewissen mechanischen Stellungsänderung der drei Teilknochen des Hüftbeins während der entzündlichen Pfannenfugenlockerung, die statisch mechanischen Auswirkungen der Ankylose an der teils durch Wachstumsstörung, teils durch Beugung verkürzten Extremität. Aus der infolge der Ankylose eintretenden Inaktivität verschiedener Muskelgruppen der koxitischen Seite erklären sich die atrophischen Veränderungen mit Schwund des Knochenreliefs.

Der Hauptteil der Veränderungen, die im ganzen das Bild einer Distorsion des Beckens vortäuschen, werden von BREUS und KOLISKO im wesentlichen auf Abänderung des Wachstums und nicht auf direkte mechanische Verschiebung bezogen. Diese Auffassung steht im Gegensatz zu LITZMANNs mehr mechanischer Deutung, die neuerdings bei KLAPP und LOUROS als halbseitige regionäre oder vollständige Beckenrotation wieder auftauchte. Die Vorstellungen von KLAPP und LOUROS sind nur aus der Betrachtung von Röntgenbildern gewonnen und nicht geeignet, die auf exakter anatomischer Untersuchung aufgebauten Argumente von BREUS und KOLISKO, die gar nicht näher in diesen Arbeiten diskutiert werden, zu entkräften. Schon HOFMEISTER, der als erster die Genese des Koxitisbeckens näher studierte, betonte die Bedeutung des abgeänderten Wachstums unter Einwirkung der Schwere und Hebelwirkung der ankylotischen Extremität. Daß Wachstumsstörungen unerläßlich sind für das Zustandekommen des typischen Koxitisbeckens, geht auch daraus hervor, daß spät erworbene Hüftankylose nur zu Atrophie und geringer Distorsion führen (BREUS und KOLISKO). LOUROS bringt für seine Behauptung, daß auch beim Erwachsenen Hüftankylose zur „Beckenrotation" führt, keinerlei Beweise. Die Verlängerung der Pars iliaca der koxitischen Seite erklären BREUS und KOLISKO als gesteigerte Apposition am Fazies- und gelegentlich am Y-Knorpel der Pfanne, während die Apposition am Ischium gehemmt ist. Die Knorpelfugen der Pfanne sind zwar teilweise oft weiter verschmolzen als normal, doch ist prämature Verknöcherung der ganzen Y-Fuge selten. Ebenso ist die ventrale Lage des Kreuzbeinflügels und des Sakroiliakalgelenkes nicht auf mechanische Verschiebung im Sinne LITZMANNs zu beziehen, sondern Ausdruck der mangelhaften Dorsalwanderung der Fazies infolge gehemmter Apposition am Sakralzapfen, vermutlich bedingt durch die abgeänderten Spannungen im Beckenring. Die Vorstellung LITZMANNs, daß das gesunde Gelenk überlastet ist, ist auch nicht in dieser Form richtig, da das ankylosierte Gelenk zwar kürzer aber brüsker belastet wird, indem beim Hinken die Rumpflast gleichsam auf die koxitische Seite hinübergeworfen wird (BREUS und KOLISKO). Zusammenfassend lassen sich also die Beckenveränderungen bei einseitiger Koxitis bis zu einem gewissen Grad als Ausdruck einer Kompensation und Anpassung an neue statisch-mechanische Verhältnisse vorwiegend durch modifiziertes Wachstum im Sinne von BREUS und KOLISKO deuten, während LITZMANN darin reine mechanische, passive Deformation erblickte.

Aufschlußreich für die Genese der Beckenform sind auch die Befunde BREUS' und KOLISKOs an koxitischen Kinderbecken im Alter von 5—14 Jahren, die sich noch im destruktiven Stadium vor Eintritt einer vollkommenen Ankylose befanden. Der Beckeneingang war schon bei diesen Becken queroval und zeigte ungleiche Schrägmaße. Desgleichen war die Verstärkung der Terminalkrümmung, die Verlängerung der Pars iliaca und die Erweiterung der ganzen Beckenhälfte auf der koxitischen Seite deutlich. Die Vereinigung von Darmbein und Schambein am koxitischen Pfannenboden ist winklig geknickt, die Pfannengegend schon etwas eingesenkt. Die drei Knochen waren im Y-Knorpel gelockert, so daß die Darmbeinplatte sich, dem Muskel- und Bänderzug folgend, steiler stellen und das Sitzbein mehr nach innen rücken konnte. Wachstumshemmung war noch nicht nachweisbar, die beiden Hüftknochen waren gleich hoch. Die koxitische Seite zeigte mit Ausnahme von absteigendem Schambeinast und Sitzbein starke Knochenverdickung an Stelle der späteren Atrophie, womit BLASIUS' Vorstellung einer primären koxitischen Atrophie widerlegt ist. Das Sakrum zeigte keine stärkere Asymmetrie, ebenso wie an Lenden- und Kreuzwirbeln Skoliosezeichen vermißt wurden, was BREUS und KOLISKO dahingehend deuten, daß die statische Skoliose noch nicht anatomisch fixiert war. CHALOCHET hat 15 koxitische Kinderbecken untersucht (meist ohne klinische und Altersangaben),

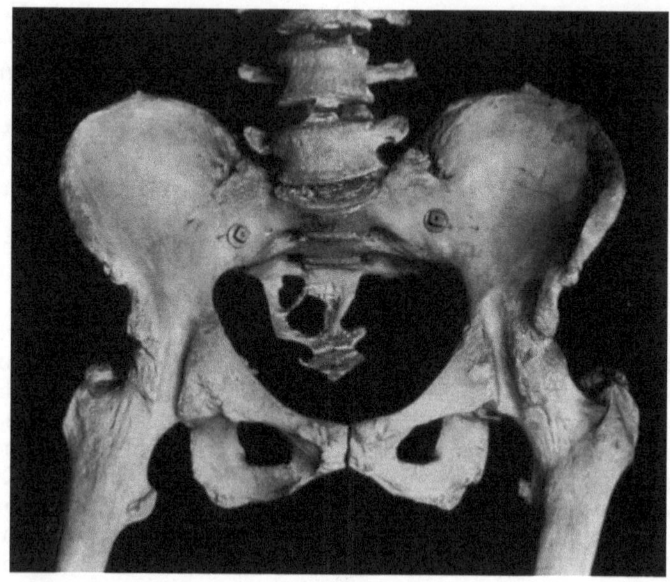

Abb. 38. Ankylose beider Sakroiliakal- und Hüftgelenke bei „Bechterew" ohne Deformierung des Beckens, starke Modellierung der Muskelansätze, tiefe Furchen entsprechend dem Psoasverlauf (die Zerstörung des Kreuzbeins offenbar durch Geschwulstmetastasen bedingt). (♀ Skelet im Museum des Pathologischen Institutes der Universität Buffalo.)

darunter zeigte ein 4jähriges, seit 2 Jahren krankes Kind bereits das typische Koxitisbecken. CHALOCHETS Befunde am Hüftbein der gesunden Seite konnten BREUS und KOLISKO nicht bestätigen.

c) Becken bei doppelseitiger koxitischer Ankylose.

Das doppelseitige Koxitisbecken ist seltener. Die Hüftbeinveränderungen sind wie beim einseitigen, nur fehlt die Asymmetrie und Distorsion des Beckens und des Kreuzbeins, außer die beiden Seiten erkranken zu sehr verschiedener Zeit. Das Becken ist platt, die Conjugata vera kann bis 6,7 cm reduziert sein, während die Quermaße vergrößert sind (Transversa major bis 14,1 cm nach BREUS und KOLISKO). Am Ausgang sind auch die Quermaße verkürzt. Die Terminaklrümmung ist beiderseits verstärkt. Die Höhe des Beckens und die Terminallänge sind meist gering, die Knochen klein und zart. Nur in einem Teil der Fälle ist Gang mit stark gebeugten Knien möglich. Bei spät eintretenden doppelseitigen Ankylosen, wie z. B. bei der BECHTEREWschen Erkrankung, haben BREUS und KOLISKO keine Beckendeformierung beobachtet, was ich aus eigener Erfahrung bestätigen kann. So zeigt ein BECHTEREW-Skelet einer alten Frau im pathologischen Museum der Universität Buffalo neben zahllosen anderen

Ankylosen auch Verknöcherung beider Hüftgelenke und Kreuzdarmbeingelenke ohne Abweichung der Beckenform. Nur die Muskel- und Bandansätze am Darmbeinkamm, Sitzbeinstachel und an der vorderen Beckenwand sind verstärkt und zackig, entsprechend dem Verlauf des Psoas sind beiderseits medial vom Hüftgelenk fingertiefe Rinnen ausgebildet (Abb. 38).

3. Becken bei sonstigen Störungen der unteren Extremität (Klaudikationsbecken im engeren Sinne).

Es sind recht verschiedenartige Prozesse, die durch eine einseitige Beinverkürzung, welche nicht durch eine Hüftgelenkserkrankung bedingt ist, die Beckenform beeinflussen. Die dabei hervorgerufenen Beckenveränderungen, die nur während des Wachstums zu typischer Ausbildung kommen können, haben viel Gemeinsames mit dem einseitigen Luxations- und Koxitisbecken. BREUS und KOLISKO meinen, daß diese Becken kaum seltener sind als Luxations- und Koxitisbecken, doch sind ihre verschiedenen Spielarten nicht so eingehend studiert worden.

Unter den verschiedenen Ursachen der einseitigen Beinverkürzung sind vor allem angeborene Defektbildungen, rachitische oder entzündliche Wachstumsstörungen zu nennen, wobei auch nach Osteomyelitis durch gesteigertes Wachstum eine Extremität zu lang werden kann. Ferner sind zu nennen Verkürzungen nach schlecht geheilten Frakturen, bei Amputation, bei Beugeankylose des Kniegelenkes und schließlich bei den verschiedenen Deformitäten der unteren Extremität (Coxa vara, Coxa valga, Genu varum, Genu valgum, Klumpfuß usw.), besonders wenn sie einseitig ausgebildet sind. Eine ins einzelne gehende Kenntnis dieser ätiologisch verschiedenen Formen des Klaudikationsbeckens besitzen wir noch nicht; auch BREUS und KOLISKO haben nur einige Formen näher dargestellt.

Der ganzen Gruppe dieser Klaudikationsbecken ist gemeinsam, daß sie wie bei einseitiger Hüftluxation oder Hüftankylose asymmetrisch gestaltet sind. Dabei ist in der Regel die Beckenhälfte auf der Seite der verkürzten Extremität im Eingang relativ und absolut erweitert, im Ausgang dagegen relativ und absolut verengert (BREUS und KOLISKO). Die Atrophie des Hüftbeins ist auf der Seite der kürzeren Extremität gelegentlich nur gering oder fehlt ganz. Bezüglich der Steilstellung der Darmbeinplatte, der Senkung der Pfannengegend, der Stellung des Sitzbeins und der Richtung des Schambogens fanden BREUS und KOLISKO volle Übereinstimmung mit dem Becken bei einseitiger koxitischer Ankylose. Das Promontorium ist meist etwas nach der normalen Seite, die Symphyse etwas nach der Seite der verkürzten Extremität abgewichen. Wenn die Verkürzung nicht zu groß ist, besteht in der Regel eine statische Skoliose, die meist im Lendenbereich gegen die verkürzte Extremität konvex ist. Das Verhalten des 1. Kreuzwirbels zur Lumbalkrümmung fanden BREUS und KOLISKO nicht immer gleichmäßig, doch wies die Kreuzbeinspitze meist gegen die verkürzte Seite. Die Kreuzbeinhälfte der normalen Seite ist im Bereich der oberen Wirbel oft verschmälert. Die Terminalmaße verhalten sich in der Regel wie bei einseitiger Koxitis.

Nähere Angaben finden sich über das Becken nach einseitiger Beinamputation während der Kindheit. Es galt allgemein als schräg verengtes Becken infolge Überlastung der erhaltenen Extremität, doch fand dies FÉRÉ in seinem Fall nicht bestätigt. REICH sah bei 10 röntgenologisch untersuchten Fällen regelmäßig eine leichte Asymmetrie im Sinne einer schrägen Verengung, die er auf die Mehrbelastung der erhaltenen Extremität auch bei Prothesengebrauch zurückführt. Er fand aber auch bei Krückengängern die Beeinflussung der

Beckenform nur geringgradig und sah bei einer Frau nach Amputation im Kindesalter zwei normale Geburten.

Reich gibt an, daß eine Einbuchtung der Terminallinie und eine scheinbare oder reelle Verschmälerung des Kreuzbeinflügels auf der gesunden Seite sowie eine Lumbosakralskoliose regelmäßig besteht. Breus und Kolisko fanden das Amputationsbecken asymmetrisch mit ungleichen Schrägmaßen. Die Amputationshälfte ist im Eingang absolut erweitert, im Bereich des Beckenausgangs aber durch die Abweichung der Kreuzbeinspitze und die Einwärtsstellung des Sitzhöckers verengert. Eine Verengerung der gesunden Seite oder Streckung

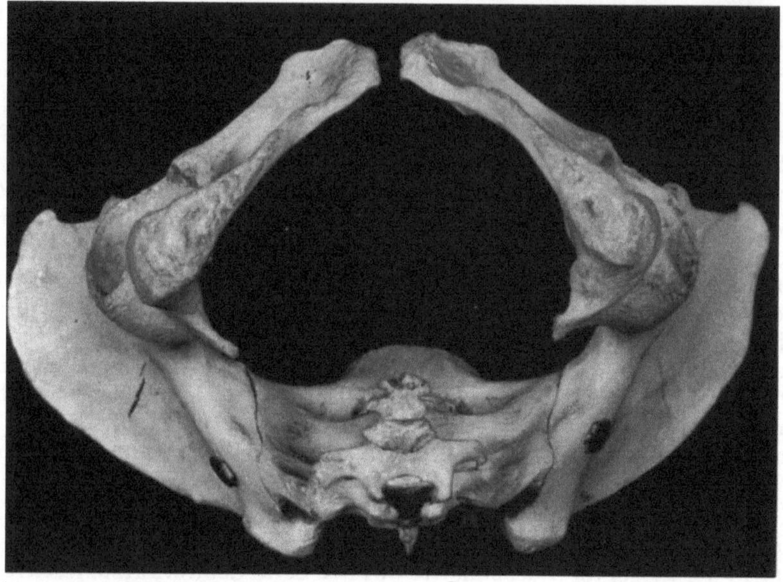

Abb. 39. Geringe Asymmetrie des Beckenausganges bei hochgradigem linksseitigem Klumpfuß. Sp. 24,5, Cr. 26, Tr. 13, C.v. 11,5, Obl. d. 11,8, Obl. s. 12,3, Dist. d. Sp. isch. zur Steißbeinspitze: links 4,5, rechts 5,1. (♀, Musealpräparat des Buffaloer Pathologischen Institutes.)

der gesundseitigen Terminallinie konnten sie ebensowenig wie beim einseitigen Luxations- oder Koxitisbecken nachweisen und möchten deshalb den Ausdruck schräge Verengerung nur mit Vorsicht anwenden. Nach ihrer Ansicht kommt eine wirkliche hochgradige Mehrbelastung der gesunden Seite höchstens bei schmerzhaften Stümpfen vor. Auch beim Krückengänger trägt die Amputationsseite des Beckens, die von der Rumpfmuskulatur gehalten wird, einen Teil der Last und daraus erklärt, daß Reich auch bei Krückengängern keine hochgradigen Schrägverengerungen gesehen hat. In einem von Füth mitgeteilten Fall von hochgradiger Schrägverengerung nach Amputation, die Kaiserschnitt nötig machte, wird der Grad dieser Veränderung von Breus und Kolisko auf die durchgemachte Rachitis bezogen.

An Becken mit Kniegelenksankylose nach einseitiger Gonitis fanden Breus und Kolisko das Hüftbein der Ankylosenseite atrophisch, schwächer und niedriger. Die Terminallänge ist nicht verkürzt, sondern nur die Pars sacralis verkürzt und die Pars iliaca entsprechend verlängert. Die Terminalkrümmung ist an der Ankylosenseite verstärkt, aber auf der normalen Seite nicht abgeflacht. Die Darmbeinplatte steht auf der gonitischen Seite steiler, ihre Fossa ist flacher und die Schweifung der Krista abgeflacht. Die Incisura ischiadica major ist auf der gonitischen Seite etwas enger, das Foramen ovale etwas kleiner. Die Asymmetrien sind viel geringer als bei Hüftluxation oder Koxitis. Am Beckeneingang besteht leichte Erweiterung der gonitischen Seite, am Beckenausgang ist sie deutlich verengert. KLAUS beschrieb bei „gonalgischen" Becken schräge Verengerung, Abplattung und Erweiterung der gonitischen Seite am Eingang und Ausgang.

Bei ungleich entwickelten Genua valga bzw. Coxae valgae fanden BREUS und KOLISKO einseitig Eingang und Ausgang des Beckens verengert.

Ein weibliches Becken der Buffaloer Sammlung bei linksseitiger Beinverkürzung durch hochgradigen Klumpfuß unbekannter Entstehung zeigt nur sehr geringe Asymmetrien. Am auffallendsten ist der Unterschied noch am Beckenausgang, wo auf der Klumpfußseite das Sitzbein etwas stärker nach außen abgeknickt ist und an der Innenseite zwischen Spina und Tuber eine flache wulstartige Verdickung aufweist, die Spina ischii ist auf dieser Seite kürzer und plumper als auf der normalen Seite (Abb. 39). Der Schambogen ist auf der Klumpfußseite etwas stärker geschweift und mehr umgekrempelt, so daß die Hinterseite mehr nach innen sieht. Außerdem besteht Assimilation an beiden Kreuzbeinenden, die rechts oben und links unten etwas unvollkommen geblieben ist.

a) Becken bei rachitischer Asymmetrie der unteren Extremitäten.

Die bei Rachitis entstehenden Klaudikationsbecken unterscheiden sich von den anderen in mancher Hinsicht und erfordern deshalb eine kurze Besprechung. Die Rachitis kann Ungleichheit der unteren Extremitäten entweder durch ungleiche Verkrümmungen oder durch starke einseitige Wachstumshemmung des Femur hervorrufen, wie dies von BREUS und KOLISKO in 6 Fällen beobachtet wurde. Dabei ist der Unterschied offenbar im wesentlichen dadurch bedingt, daß die abgeänderten statisch-dynamischen Verhältnisse ein rachitisches Becken treffen. BREUS und KOLISKO fanden nämlich analoge Veränderungen, wenn zwar die Beinasymmetrie nicht durch die Rachitis bedingt war, aber eine Beckenrachitis bestanden hatte. Kompliziert wird die Analyse dieser Beckenform noch dadurch, daß oft gleichzeitig eine rachitische Skoliose besteht. Schon bei der Besprechung des Skoliosebeckens wurde darauf hingewiesen, daß eine gleichzeitig bestehende Extremitätenasymmetrie in der Regel mehr Einfluß auf die Asymmetrie des Beckens hat als die Wirbelsäulenverkrümmung, bei der nur eine erhebliche kyphotische Komponente stärker wirksam wird.

Das rachitische Skoliosebecken zeigt gegenüber dem nichtrachitischen (d. h. dem ohne sichere rachitische Knochenveränderungen) die gleichen Unterschiede wie das rachitische Klaudikationsbecken gegenüber allen Hinkbecken, die ohne Rachitis zustande kommen (BREUS und KOLISKO). Diese Wirkungen summieren sich, da BREUS und KOLISKO in allen Fällen die rachitische Skoliose im Sakrolumbalbereich nach der Seite der verkürzten Extremität konvex fanden. Sie verhielten sich also wie eine statische Skoliose, nur war offenbar durch die hochgradige Seitenabweichung im Gegensatz zur echten statischen Skoliose kein kompensierender, sondern noch ein verstärkender Effekt auf das Becken vorhanden.

Sowohl beim rachitischen Skoliosebecken wie beim rachitischen Klaudikationsbecken ist jene Beckenhälfte enger in der Eingangsmikrochorde, deren Pars iliaca kürzer ist, wobei die Differenz der Mikrochorden erheblich sein kann. Bei nichtrachitischer Skoliose und nichtrachitischem Klaudikationsbecken ist das Verhalten der Mikrochorden gerade umgekehrt, indem diejenige der längeren Pars iliaca die kürzere ist, doch ist die Differenz nur unbedeutend. Es ist bei rachitischer Skoliose und bei rachitischem Klaudikationsbecken die Terminallinie der engeren Beckenhälfte die kürzere, bei den nichtrachitischen Formen die längere. Dabei ist in beiden Fällen das Promontorium der engeren Beckenhälfte zugewandt und die Terminallinie der engeren Seite weniger gekrümmt. Daraus ergibt sich, daß bei Vorliegen von rachitischer Skoliose und rachitischer Beinasymmetrie der Anteil der beiden die Beckenform gleichsinnig verändernden Faktoren kaum zu ermitteln ist. Doch konnten BREUS und KOLISKO, denen alle diese Angaben entnommen sind, einwandfrei nachweisen, daß die geschilderten Abweichungen auch bei rachitischer Asymmetrie der unteren Extremitäten ohne gleichzeitig bestehender rachitischer Skoliose zur Ausbildung kommen. Bei Rachitis wird eben das Wachstum durch mechanische Änderungen in anderer Weise beeinflußt als normal.

4. Becken bei Änderungen der Gesamtfunktion des Bewegungsapparates (Lähmungsbecken).

Lähmungen der Bein- oder Beckenmuskulatur beeinflussen das Beckenwachstum und die Beckenform erheblich, besonders wenn sie in früher Jugend erworben sind; während nach Wachstumsabschluß erworbene Lähmungen meist nur zu lokalen Knochenatrophien führen, wenn nicht gleichzeitig malazische Veränderungen bestehen (BREUS und KOLISKO). Dabei handelt es sich meist um Fälle abgeheilter Poliomyelitis anterior. Wie schon BREUS und KOLISKO betonen, sind die Einflüsse der Lähmung auf die Gestaltung des Beckens recht verschiedenartige. Es spielt hier der Wegfall der Zugwirkung der gelähmten Muskeln, zum Teil auch der verstärkte Zug der Antagonisten oder die Spannungswirkung dauernder Kontrakturen eine Rolle. Wesentlich ist ferner, ob die Lähmung den Gebrauch der Beine überhaupt unmöglich machte oder ob eine beschränkte Tätigkeit der Beine möglich war. In letzteren Fällen kommt außerdem noch die geänderte Statik und Mechanik des hinkenden Ganges als beeinflussender Faktor in Frage, ähnlich wie dies bei den vorstehend geschilderten Klaudikationsbecken der Fall war. Eine systematische Kenntnis der Lähmungsbecken, deren Variationsmöglichkeit naturgemäß sehr groß sein muß, besitzen wir heute noch nicht. Die Voraussetzung dafür wäre eine mehr anatomisch-präparatorische Bearbeitung poliomyelitischer Lähmungen, so daß sich Muskelausfall und Beckenveränderung in nähere Beziehung setzen ließe. BREUS und KOLISKO haben es unternommen, aus der Fülle der Lähmungsbecken einige Typen hervorzuheben.

Einen besonderen Typus stellen jene Becken dar, bei denen die Lähmungswirkung rein zur Geltung gekommen ist, wie dies bei doppelseitiger, in früher Kindheit eingetretener vollständiger Beinlähmung der Fall ist. BREUS und KOLISKO beschreiben das Becken einer 40jährigen Frau mit vollständigen poliomyelitischen Beinlähmungen. Dieser Befund deckt sich weitgehend mit dem eines Göttinger Lähmungsbeckens einer 38jährigen Frau, die wahrscheinlich auch Poliomyelitis durchgemacht hatte (Abb. 40). In beiden Fällen sind die Femora außerordentlich schlank und gerade, die Schenkelhälse dünn und steil gestellt (Coxa valga). Das Becken ist klein und sehr niedrig, der Schambogen bildet einen sehr stumpfen Winkel (108° bei BREUS und KOLISKO). BREUS und KOLISKO fanden den Beckeneingang hochgradig abgeplattet bei sehr großen vorderen Quermaßen. Diese Abplattung ist weder durch Vortreten des Sakrums noch durch Verkürzung der Pars iliaca veranlaßt, sondern durch starke Längenkrümmung der Hüftbeine und so hochgradige Abflachung der vorderen Beckenwand, daß sich die Beckenhälften in der Symphyse unter einem Winkel von nahezu 180° treffen. An dem Göttinger Präparat ist die Abflachung der vorderen

Beckenwand nicht so ausgesprochen und infolgedessen kommt auch keine nennenswerte Plattheit des Beckeneingangs zustande (die Maße sind bei der Beschriftung der Abbildungen angegeben). Im übrigen zeigen beide Fälle bis in viele Einzelheiten Übereinstimmung, so daß hier offenbar wirklich ein Typus vorliegt.

Die Sitz- und Schambeinäste sind sehr schlank und stellen mehr kantige Spangen dar. Das Symphysenstück der Schambeine ist breit aber dünn und gegen das Foramen obturatum mehr dreieckig zugeschärft. Dadurch sowie durch die Kleinheit und Schmächtigkeit der Körperabschnitte der drei Teilknochen des Hüftbeins wird das kleine Becken außerordentlich niedrig. Am Ischium sind nur die Spinae kräftig und lang, während Tuber und Corpus schmächtig und kurz sind. Die Hüftpfannen sind mehr nach vorne gewendet. Die beiden Beckenschaufeln stehen nicht ganz symmetrisch und erscheinen etwas eckig und flach. Das Sakrum steht etwas schief und ist ebenso wie die angrenzende Lendenwirbelsäule in geringem Grade skoliotisch deformiert. Das Promontorium steht über der Terminalebene. Die Symphyse ist niedrig und verläuft etwas schräg. Die Neigung des Sakrums gegen die Seitenbeckenknochen

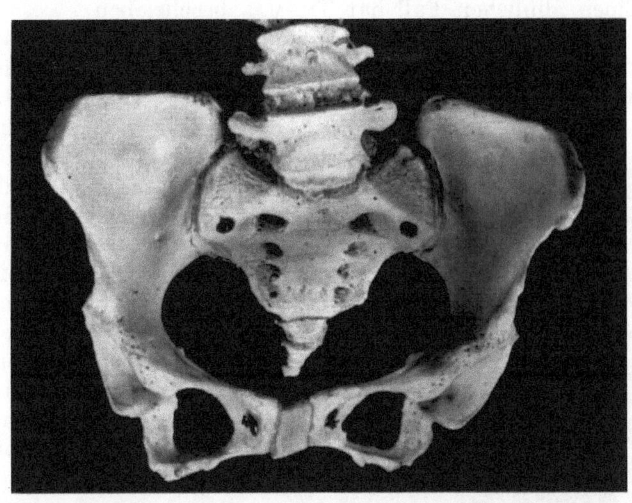

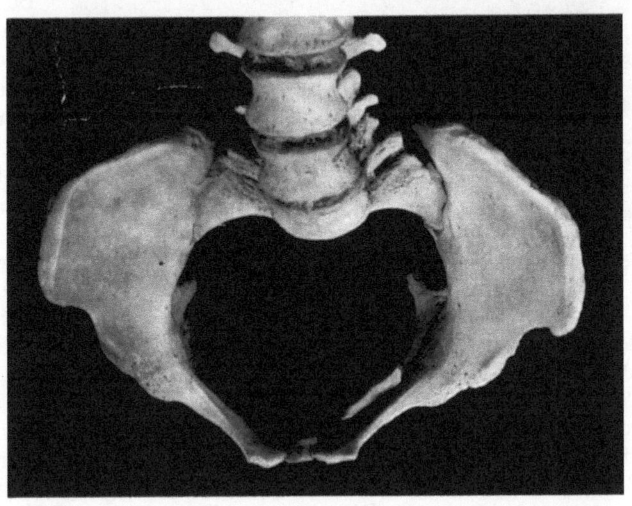

Abb. 40 a und b. Becken bei ausgedehnten, vermutlich poliomyelitischen Lähmungen der unteren Extremitäten. a von vorne, b von oben. (38 Jahre ♀, S. 22/35 Göttingen, Beobachtung von Prof. GG. B. GRUBER.)

ist gering. Hervorzuheben ist die deutliche, im Falle von BREUS und KOLISKO sogar hochgradige Querspannung des Beckens und Erweiterung des Beckenausgangs. Diese Umstände, im Verein mit der Niedrigkeit des kleinen Beckens, ermöglichen trotz der Kleinheit des Beckens spontane Entbindung (WEISS). Bemerkenswert ist, daß trotz der geringen Mitwirkung von Belastung und Muskelwirkung hier die volle Querspannung nach der Pubertät aus der Längsspannung der Kinderjahre hervorgegangen ist, was auch für die normale

Entwicklung auf eine geringe Beeinflussung dieses Kennzeichens durch Belastung und Muskelaktion hindeutet.

BREUS und KOLISKO beschreiben noch ein hochgradig asymmetrisches, schräg verengtes Becken bei Lähmung beider Beine. Der Grad der Deformität war hier vermutlich durch Beckenrachitis und rachitische Skoliose beeinflußt. Einen ähnlichen Fall hat THOMAS beschrieben.

Einen weiteren Typus stellen die Becken mit doppelseitigen, aber unvollständigen Lähmungen dar, bei denen spastische Kontrakturen den Ablauf des Beckenwachstums beeinflussen konnten. Dabei kommt je nach Winkel und Richtung der Hüftgelenkskontrakturen und der davon abhängigen geänderten Beanspruchung des Beckens eine wechselnde, meist mit schräger Verengung verbundene Asymmetrie zustande. Dazu kommt meist noch eine statische Skoliose, die auch das Sakrum beeinflußt. BREUS und KOLISKO schildern diesen Typ nach Poliomyelitis anterior. In einer Göttinger Beobachtung (E. 990/1936), in der dem Institut nur das Becken eines 18jährigen Jünglings mit hochgradigen, lang bestehenden, ätiologisch nicht geklärten Kontrakturen der unteren Extremitäten übersandt wurde, ist die Asymmetrie dieser Becken deutlich erkennbar (Abb. 41). Es war hier beiderseits eine partielle fibröse

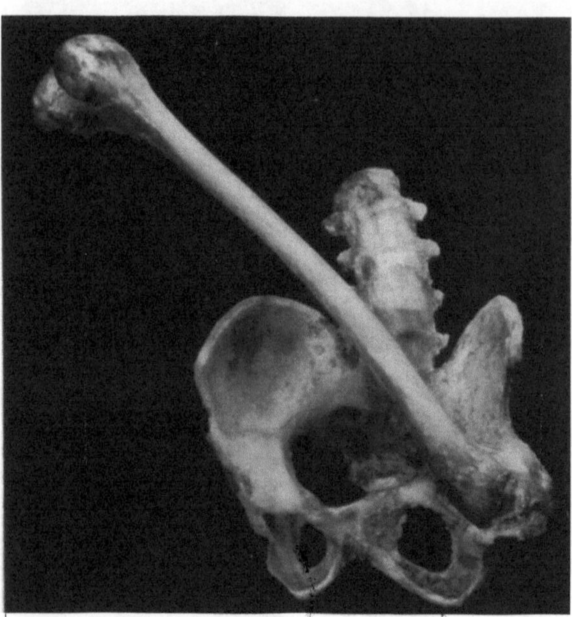

Abb. 41. Beckenasymmetrie bei fibröser Ankylose der linken Hüfte in maximaler Beugung. (18 Jahre, ♂, E. 990/36 Göttingen.)

Ankylose der Hüftgelenke vorhanden, von der nicht entschieden werden konnte, ob sie Folge oder Ursache der kontrakten Haltung sei, da sie histologisch nicht Charakteristisches darbot. Links ist die Adduktion und Beugung im Hüftgelenk bis zur Subluxation getrieben. Die Lumbalwirbelsäule zeigt eine nach dieser Seite konvexe Skoliose, der eine Gegenkrümmung im Sakrum folgt. Diese Beckenhälfte ist besonders im Bereich des Eingangs eingeengt, das ganze Becken stark osteoporotisch. Die unteren Kreuzbeinwirbel sind vielleicht durch das dauernde steife Sitzen stärker nach vorne geknickt.

Die andere große Gruppe der Lähmungsbecken betrifft die Beckenveränderungen bei teilweiser Lähmung der unteren Extremitäten. Diese kann symmetrisch oder nur einseitig sein. Das symmetrische Lähmungsbecken bei doppelseitigem paralytischem Klumpfuß wurde von G. H. v. MEYER eingehend beschrieben. Er leitet die Eigenheiten dieses Varusbeckens von den Besonderheiten des Ganges bei doppelseitigem Klumpfuß ab. Die Beine werden dabei stark nach innen rotiert und fast wie Stelzfüße benutzt, so daß sich die ganze Bewegung im Hüftgelenk abspielt. Dies wird durch Verstärkung der Beckenneigung, die durch verstärkte Lendenlordose ausbalanciert wird, ermöglicht. Durch die dabei stattfindende, stark nach einwärts gerichtete Druckbelastung der Hüftpfanne durch die starre Extremität kommt es zu einer allgemeinen und besonders queren Verengung des Beckens durch mechanisch beeinflußtes Wachstum im Sinne von Breus und Kolisko. Die Verengerung äußert sich in einer Verkleinerung des Winkels, unter dem die Schambeine in der Symphyse zusammentreffen. Von der einwärts drängenden Wirkung wird besonders der dem Sitzbein angehörende Pfannenteil betroffen, wodurch das Tuber ischii besonders weit nach medial ragt, so daß der Angulus pubicus auffallend klein und der Beckenausgang stärker als der Eingang verengt ist (Trichterbecken). Die Annäherung und möglicherweise Drehung der Hüftbeine kommt auch in der Verringerung der Distanz der vorderen oberen Darmbeinstacheln zum Ausdruck. Der von v. Meyer als charakteristisch angesehene Tiefstand des Promontoriums wird von Breus und Kolisko mehr mit Veränderungen im Sinne eines niederen Assimilationsbeckens in Zusammenhang gebracht.

Am häufigsten sind die Lähmungsbecken bei einseitiger Beinlähmung nach Poliomyelitis anterior. Tarnier und Budin haben sich mit dieser Beckenform eingehender beschäftigt und versucht, zwei Gruppen derselben einander gegenüberzustellen, deren Entstehung sie mechanisch deuteten. Wenn das gelähmte Bein zum Gehen unbrauchbar ist, soll die gesunde Beckenhälfte durch Überlastung verengt sein, während bei Gebrauch des gelähmten Beines diese Beckenhälfte infolge der geringeren Widerstandsfähigkeit ihrer atrophischen Knochen die engere sein soll. Breus und Kolisko lehnen diese Erklärung ab und betonen, daß sich die einseitigen Lähmungsbecken hinsichtlich der Beckenlichtung wie die anderen Klaudikationsbecken verhalten. Ein Unterschied besteht nur in der verschiedenen Lokalisierung der hypoplastischen oder atrophischen Beckenabschnitte. Doch ist dies nur der Fall, wenn vom Becken entspringende Muskeln in die Lähmung einbezogen sind. Neben atrophischen Veränderungen kann auch Wachstumssteigerung auf der gelähmten Seite vorkommen, was Breus und Kolisko auf gesteigerte Zugwirkung beziehen. Die könnte aber vielleicht auch durch Wegfall gewisser Druckwirkungen schon erklärt werden. In den von Breus und Kolisko näher beschriebenen Fällen waren die vom Sitzbein entspringenden Muskeln gelähmt und deshalb hier eine besonders hochgradige lokale Hypoplasie oder Atrophie des Knochens ausgeprägt. Bei Lähmung der iliakalen Muskulatur wären entsprechende lokale Wachstumshemmungen am Darmbein zu erwarten. Die Gesamtgröße des Beckens hängt davon ab, ob neben der Klaudikationswirkung auch noch eine allgemeine Hypoplasie besteht.

V. Belastungsdeformitäten des Beckens bei pathologischer Knochenweichheit.

1. Das Osteomalaziebecken.

Das Osteomalaziebecken hat schon lange sehr genaue anatomische Bearbeitung von Kilian und Litzmann gefunden, denen die auf einem großen Material beruhende Darstellung von Breus und Kolisko folgte. Beim Osteomalaziebecken handelt es sich im Gegensatz zum Rachitisbecken um eine rein mechanisch zustande kommende Deformität, indem der pathologisch hochgradig erweichte Knochen des bereits ausgewachsenen Beckens einfach durch die statischen und dynamischen Einwirkungen zunehmend verbogen wird. Daraus geht schon hervor, daß die Dimensionen der Knochen nicht wesentlich von der Osteomalazie beeinflußt werden, wenn auch geringe Verkürzungen des nachgiebigen Knochens durch Zusammenstauchungen und Infraktionen vorkommen können. Manchmal findet sich eine gewisse Atrophie, die zur Verschmächtigung führt, an den Scham- und Sitzbeinästen, andererseits sind auch geringe Knochenverdickungen besonders in der Heilungsperiode nicht selten (Breus und Kolisko).

Das Hüftbein zeigt keine oder nur eine geringfügige Verkürzung seiner Terminallänge und vor allem ist im Gegensatz zum Rachitisbecken das Verhältnis der Teilstreckenmaße nicht geändert. Gelegentlich zeigt die Pars pubica ein auffallend großes Maß, was Breus und Kolisko mit der Überstreckung dieses Knochens infolge der Deformierung in Zusammenhang bringen. In allen Abschnitten ergeben sich stärkere Differenzen zwischen Zirkel- und Bandmaß, was sich aus der Verbiegung der Knochen erklärt (gilt ebenso für das Kreuzbein!). Die Deformierung des Knochens betrifft besonders das Schambein und Sitzbein, die an den schwächsten Stellen in der Umrahmung des Foramen obturatum

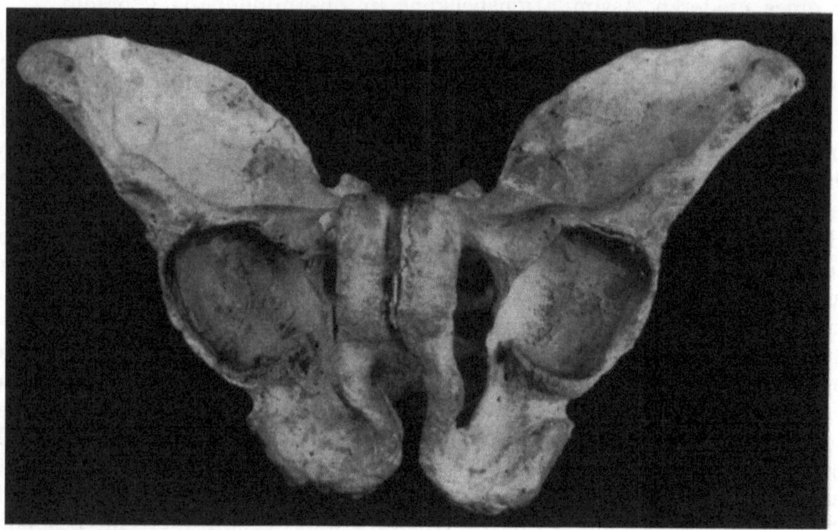

Abb. 42. Deformierung der vorderen Beckenabschnitte bei noch bestehender Osteomalazie. (Sammlungspräparat des Buffaloer Pathologischen Institutes.)

nach vorne abgebogen sind. Desgleichen ist das hintere Darmbeinende nach innen umgebogen wie eingerollt. Meist ist diese Abbiegung hinter, selten vor dem Sakroiliakalgelenk gelegen (Breus und Kolisko). Dadurch entsteht eine Knickung der Darmbeinschaufel, welche eine Grube oder eine direkte Furche (Sulcus iliacus Kilians) an der Innenseite derselben entstehen läßt. Am stärksten herabgezogen ist der Teil des Darmbeinkammes, von dem das Ligamentum iliolumbale entspringt. An der Außenseite tritt die Knickungsstelle wulstig hervor und verläuft meist gegen das Tuber glutaeum anterius. Gerade im Bereich der Knickung ist der Knochen oft sehr stark verdünnt und zeigt Fissuren oder Frakturen (Breus und Kolisko), die auch Kallusbildung darbieten können. Der Darmbeinkamm ist oft plump und kann Osteophyten aufweisen. Die Krümmung im Bereich der Pars iliaca ist meist nicht gesteigert, öfter sogar etwas abgeflacht. Auch hier können ebenso wie im Sakralzapfen Fissuren vorkommen. Die Hüftpfanne (Abb. 42) ist meist infolge der Einbiegung des Beckens mehr nach vorne gewandt, ihre Ränder sind oft überhöht, der Pfannenboden ist meist nicht oder nur gering gegen die Beckenhöhle zu vorgewölbt; starke Protrusionen wie beim Ottoschen Becken werden nicht beobachtet.

Das Schambein ist nach außen an der schwächsten Stelle geknickt (Abb. 43), wobei Frakturen und Infraktionen gelegentlich vorkommen. Die Knickungsstelle springt in die Beckenlichtung vor. Eine entsprechende Knickung zeigt der aufsteigende Sitzbeinast und auch das Tuber ischii ist meist stärker nach außen abgebogen. Der Ansatz des Ligamentum sacrotuberosum zeigt oft stachlige Osteophyten als Zeichen stärkerer Bänderspannung.

Das Foramen obturatum zeigt recht unregelmäßige Gestalt und kann sehr schmal sein.

Das Kreuzbein zeigt im Bandmaß höchstens geringe Verminderung von Länge und Breite. Der erste Kreuzwirbel tritt häufig wie im Rachitisbecken konvex an der Vorderfläche vor. Hier fanden BREUS und KOLISKO im Gegensatz zu KILIAN und LITZMANN keine Verschmälerung durch Kompression, da-

gegen konnten sie am 2. und 3. Kreuzwirbel Verschmälerung und Steigerung der Querkonkavität der Vorderfläche durch seitliche Druckwirkung nachweisen. Der 3. Kreuzwirbel ist auch meist in seiner Längsrichtung stark komprimiert und die Sagittalkonkavität vermehrt, oft bis zur winkligen Knickung gesteigert. Entsprechend ist die Hinterfläche mehr konvex und die Knochenvorsprünge sind hier an den unteren Wirbeln durch Druck des Sitzens stark abgeplattet (LITZMANN). Frakturen und Infraktionen kommen besonders im Flügelbereich der oberen Kreuzwirbel gelegentlich vor (BREUS und KOLISKO).

Die Stellung der Beckenknochen zueinander ist dadurch geändert, daß das Kreuzbein mit einem Teil der Lendenwirbelsäule sehr tief kaudal und nach ventral zwischen

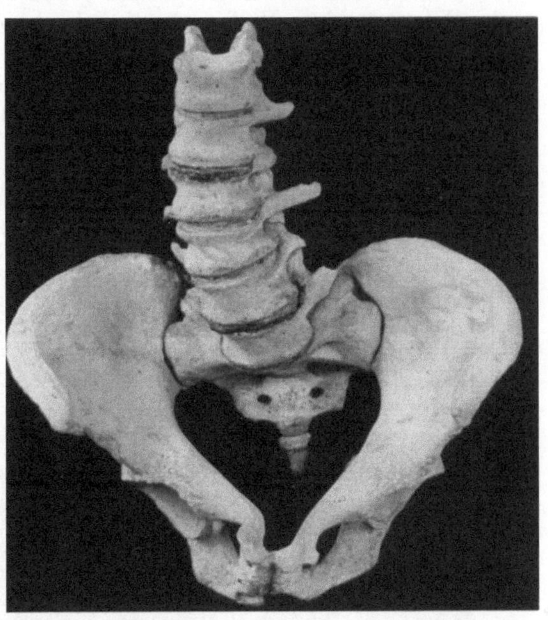

Abb. 43. Kartenherzform des Beckeneingangs und Knickung des Schambeins bei geheilter Osteomalazie und geringer osteomalazischer Skoliose. (Musealpräparat des Pathologischen Institutes der Universität Buffalo.)

den Darmbeinen herabsinken kann, wobei es sich um eine quere Achse dreht, so daß seine Neigung gegen das Becken verstärkt wird. Bei dieser Verschiebung zieht der obere Teil des Kreuzbeins das hintere Ende der Darmbeinschaufel durch die gestrafften Ligamente nach sich, was zu der schon geschilderten Abknickung und Einrollung der Darmbeinschaufeln führt. Dabei können die vorderen Beckenteile bei vertikaler Belastung nach aufwärts verbogen werden, wobei sich die Incisura ischiadica major durch Verbiegung des Hüftknochens erweitert (BREUS und KOLISKO). Die beiden Schambeine stoßen in einem spitzen Winkel an der Symphyse zusammen und können sich eine Strecke weit vollkommen berühren, dadurch entsteht der sog. Symphysenschnabel KILIANs. Die Verbiegung der Schambeine kann auch ungleich sein, so daß die Symphyse nach der einen Beckenseite abgewichen ist. In vielen Fällen kommt es dabei auch zu einer Verschiebung in den Sakroiliakalgelenken, die schon KILIAN und LITZMANN bekannt war. BREUS und KOLISKO geben an, daß die Gelenkflächen des Kreuzbeins diejenigen der Darmbeine kaudal bis zu 0,5 cm überragen können. Diese von KILIAN und LITZMANN auf Erschlaffung

der Haltebänder des Kreuzbeins zurückgeführte Erscheinung wurde erst von
BREUS und KOLISKO durch makroskopische und mikroskopische Untersuchung
der Sakroiliakalgelenke bei frischer Osteomalazie näher studiert. Sie fanden
dabei Verdickung, Höckerung und Runzelung besonders am iliakalen Gelenkknorpel. Dabei war die Gelenkhöhle größtenteils geschwunden durch straffe
Verwachsungen zwischen den beiden Gelenkflächen. Mikroskopisch fanden
sich stärkere Wucherungsvorgänge besonders am iliakalen Faziesknorpel sowie
Markeinsprossungen, daneben auch rückschrittliche Veränderungen mit schleim-
artiger Verflüssigung und Zystenbildung im Bereich des Knorpels. Bei Lösung
dieser knorplig-fibrösen Ankylosen durch Mazeration zeigte besonders die
iliakale Faziesfläche eine höckrige und grobmaschige Spongiosaanordnung entsprechend dem zackigen Verlauf der Knochenknorpelgrenze in Schnittpräparaten.

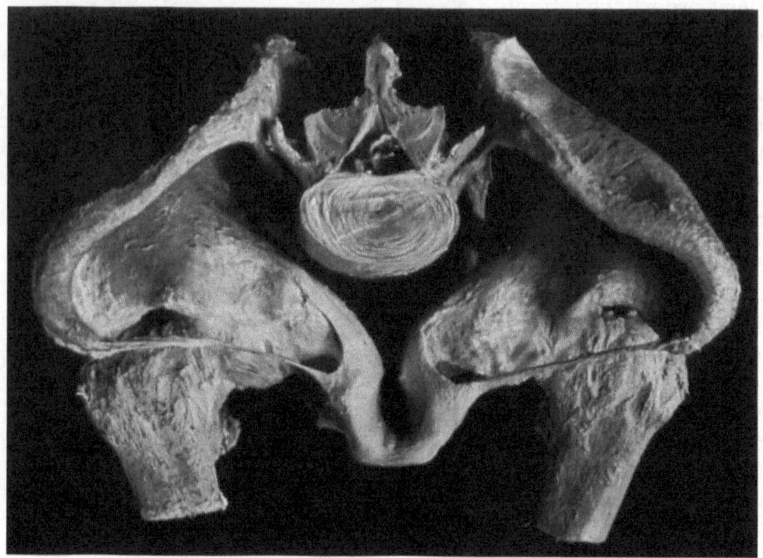

Abb. 44. Hochgradige Deformierung und Einengung eines florid osteomalazischen Beckens.
(Sammlungspräparat des Göttinger Pathologischen Institutes.)

Bei der Abheilung der Osteomalazie werden diese fibrösen Ankylosen allmählich in knöcherne Ankylosen umgewandelt. BREUS und KOLISKO fanden
diese Gelenkveränderungen bei puerperaler Osteomalazie; frische Fälle seniler
Osteomalazie hatten sie offenbar nicht zur Untersuchung. Bleibt die Ankylosierung, an der sich auch in wechselndem Maße Kapsel und Ligamente beteiligen, aus, so bilden sich infolge der dauernden verstärkten Gelenkbeweg-
lichkeit Randexostosen und vertiefte Ansatzfurchen für die vorderen Verstärkungsbänder besonders am Sakralzapfen aus.

Die Beckenform zeigt bei Osteomalazie die hochgradigste Deformierung,
die bekannt ist. Der haltlose Beckenring ist von oben, unten und von den
Seiten her zusammengedrückt und eingeknickt (Abb. 44), dadurch nimmt der
Beckeneingang je nach dem Grad der Deformierung Kartenherz- oder Klee-
blattform an oder es bleibt schließlich nur mehr ein Y-förmiger Spaltraum vom
Beckeneingang übrig (LITZMANN). Infolge der Stellungsänderung des Kreuzbeins kann die vordere Fläche fast parallel zum Beckeneingang stehen und
das Promontorium ist tief unter die Terminallinie gesunken. Auch der 5. und
Teile des 4. Lendenwirbels können ins Becken herabgesunken sein, das in

solchen Fällen mehr oder minder von der lordotischen Lendenwirbelsäule überdacht wird (Pelvis obtecta), ähnlich wie beim Spondylolisthesisbecken. Die Hüftpfannen sind nicht nur nach einwärts, sondern auch nach aufwärts gedrückt. Durch die Schnabelbildung der Symphyse kann der Schambogen Ω-Form annehmen (Abb. 39), wobei die geschlechtscharakteristische Form dieses Beckenabschnitts verlorengeht. Der Beckenkanal ist hochgradig eingeengt, seine Hinterwand durch die Abknickung des Kreuzbeins sehr niedrig; wobei Promontorium und Steißbein stark gegen die Beckenhöhle vorspringen. Bei allen diesen Deformierungen kommen gelegentlich erhebliche Asymmetrien zustande (LITZMANN).

Die Maße sind gleichfalls hochgradig verändert. Die Conjugata vera ist meist etwas, aber selten mehr als 2,5 cm verkürzt (BREUS und KOLISKO). Die relativ geringe Verkürzung der Conjugata trotz des nach vorne gesunkenen Promontoriums erklärt sich aus der Verlängerung, die durch die Schnabelbildung der Symphyse bedingt wird. Die stellvertretende Vera des Eingangs, die zum nächsten Punkt der Lendenwirbelsäule zieht, ist allerdings stärker verkürzt. Auch die queren und schrägen Maße des Eingangs sind verkürzt, wobei meist die Mikrochorden und die Transversa anterior am stärksten betroffen sind. Auch in den übrigen Beckenebenen überwiegt vor allem die quere Einengung des Beckenkanals, die in der Beckenmitte durch die Annäherung der Hüftpfannen und am Beckenausgang durch die Zusammenfaltung des Schambogens bedingt ist. Der Sagittaldurchmesser der Beckenmitte ist infolge des stark zurückspringenden Kreuzbeinknickes meist nicht verkürzt oder sogar verlängert, ähnlich liegen die Verhältnisse für die Conjugata des Ausgangs (BREUS und KOLISKO). Die quere Einengung des Ausgangs kann bis zur Unmöglichkeit digitaler Untersuchung gehen. Infolge der Einknickung der Darmbeinschaufeln sind meist die Abstände der vorderen und hinteren oberen Darmbeinstacheln sowie der Darmbeinkämme verkleinert, trotzdem kann die Differenz zwischen Spinae und Cristae vergrößert sein (LITZMANN).

Ein rein plattes Osteomalaziebecken, wie es von KEHRER klinisch angenommen wurde, gibt es nach BREUS und KOLISKO nicht, da die Osteomalazie keine nennenswerte Verkürzung der Pars iliaca bedingt. Der Terminalwinkel ist meist stark vergrößert, die Kreuzbeinneigung sowohl gegen das Becken wie gegen den Horizont gesteigert, aber die Neigung der Terminalebene vermindert (BREUS und KOLISKO).

Solange der osteomalazische Prozeß nicht abgeschlossen ist, kann die Deformität ständigen, meist im Sinne der Verstärkung gerichteten Veränderungen unterworfen sein. Eine besondere Eigentümlichkeit des Osteomalaziebeckens ist die gelegentlich vorhandene hochgradige Flexibilität (sog. Gummibecken), die besonders während der Schwangerschaft beobachtet wurde und durch Dehnung eines hochgradig deformen Beckens spontane Geburt ermöglichen kann (KILIAN u. a.).

Die Entstehungsmechanik des osteomalazischen Beckens ist eine rein mechanische und kann deshalb weitgehend an einem entkalkten Normalbecken durch Druckwirkung in verschiedener Richtung nachgeahmt werden. Neben den statischen Momenten des Belastungs- und Unterstützungsdruckes sind es die dynamischen Kräfte des Muskel- und Bänderzuges, welche die Verformung des Beckens herbeiführen. Die Rumpflast drückt unter Deformierung die oberen Kreuzwirbel nach vorne und unten und diese ziehen die hinteren Darmbeinenden durch die unnachgiebigen Ligamente unter Abknickung und Einrollung nach sich. Eine weitere verformende Kraft ist der Gegendruck an den Unterstützungsstellen. Er wird beim Gehen und Stehen besonders in den Hüftpfannen, beim Sitzen an den Sitzbeinhöckern und den unteren Kreuzbeinteilen und beim

Liegen an der hinteren Beckenwand wirksam. So ist, je nachdem das Individuum sich während der floriden Knochenerweichung verhalten hat, der Befund etwas wechselnd. Nach BREUS und KOLISKO bedingt Gehen und Stehen besonders starke Querverengerung mit Annäherung der Hüftpfannen aneinander, Einengung des Schambogens und starker Schnabelbildung, während starke Längskrümmung des Kreuzbeins sowie omegaförmige Knickung des sehr niedrigen Arcus besonders bei dauerndem Sitzen zu finden sind. In beiden Fällen kommt es zur Verlagerung des Kreuzbeins nach vorne und unten, zur Abknickung der hinteren Darmbeinenden und zur Hebung der vorderen Beckenwand. Bei dauerndem Liegen sind die Deformierungen an Arcus und Symphyse geringer, die Kreuzbeinwölbung flacher, während vor allem die Dornfortsätze des Kreuzbeins und die hinteren Darmbeinenden deformiert sind. Bei seitlichem Liegen kommen Asymmetrien zustande. So hat KRETZ ein osteomalazisches Becken beschrieben, das infolge Bettlägerigkeit während der letzten 5 Lebensjahre nur sehr geringe Deformierungen aufwies, aber so hochgradig porotisch war, daß es nur 95 g wog.

Kurz erwähnt sei noch, daß selbstverständlich Osteomalazie an schon vorher pathologisch veränderten Becken auftreten kann, wodurch sog. Kombinationsbecken entstehen. Neben Assimilationsvorgängen sind es hypoplastische und rachitische Becken, die nicht selten in Kombination mit später eingetretener Osteomalazie angetroffen werden, wobei sich die Merkmale dann vermischen. Vor allem sind es solche von der Osteomalazie unabhängige Veränderungen, die eine stärkere Größenreduktion bei Hypoplasie oder ein Zurückbleiben der Pars iliaca mit Beckenplattheit nach Rachitis an manchen osteomalazischen Becken erklären.

2. Becken bei Osteodystrophia fibrosa (Recklinghausen) und bei Ostitis deformans (Paget).

Auch bei anderen mit starker Verminderung der mechanischen Leistungsfähigkeit des Knochengewebes einhergehenden Erkrankungen kommen mechanische Deformierungen des Beckens vor, die denjenigen bei Osteomalazie weitgehend gleichen können.

Vor allem die porotischen Formen der generalisierten Osteodystrophia fibrosa gehen mit einer Knochenweichheit einher, welche jene bei Osteomalazie noch übertreffen kann. Schon RECKLINGHAUSEN selbst hat auf osteomalazieähnliche Beckenveränderungen aufmerksam gemacht und erwähnt herzförmigen Beckeneingang sowie Abknickungen der Darmbeinkämme nach innen und der Sitzhöcker nach außen. In einem bei BREUS und KOLISKO abgebildeten Fall KATHOLIZKYs besteht eine Deformierung, die in Form und Ausmaß an die hochgradigsten Osteomalaziebecken heranreicht. Auffallend ist an diesem Becken die hochgradige Abflachung des Schambogens, da die Sitzhöcker und die aufsteigenden Sitzbeinäste sehr stark nach außen abgeknickt sind. Die Deformierung des Sakrums und die seitliche und vertikale Einengung des Beckenraumes sind wie bei Osteomalazie. Die Beckenmaße sind stark verändert. So war in einer Beobachtung STENHOLMS (Fall 9) die Conjugata vera auf 4,5 cm vermindert. SCHUPP sah ein schief asymmetrisches Becken, dessen schräge Durchmesser 9 bzw. 12 cm betrugen. HASLHOFER erwähnt auch das Vorkommen einfach hochgradig abgeplatteter Becken, was er auf die Bettlägerigkeit bei bestehender Knochenweichheit zurückführt. Dabei sind die Beckenknochen verdickt, verdünnt oder durch Zysten blasig aufgetrieben.

Weniger hochgradig sind die Beckenveränderungen bei Ostitis deformans Paget. Die erste Beschreibung eines solchen Beckens gaben BREUS und KOLISKO, allerdings war dieser Fall durch eine wahrscheinlich lange bestehende Spondylolisthesis kompliziert. Abgesehen von den charakteristischen Strukturveränderungen der Knochen fanden sich Deformierungen, die an geringere Grade von Osteomalaziebecken erinnern. Das Kreuzbein war zwischen 2. und 3. Wirbel stärker abgeknickt. Die seitlichen Beckenwände sind abgeflacht, die Terminalkrümmung gestreckter und die Pfannengegend leicht vorgetrieben. Dadurch entsteht eine quere Verengerung des Beckens mit langgestrecktem Beckeneingang, Schnabelbildung der Symphyse und Schmalheit des Schambogens. Die Resistenzverminderung des Knochengewebes ist bei der PAGETschen Erkrankung geringer oder kann auch fehlen und deshalb sind auch die statisch-dynamisch bedingten Deformierungen des Beckens weniger hochgradig. Wir wissen heute, daß die PAGET-Erkrankung gar nicht selten ist und unter dem großen röntgenologischen Material von GUTMAN und KASABACH ist das Becken nach dem Schädel die häufigste Lokalisation dieser Erkrankung. Diese Autoren fanden unter 101 PAGET-Fällen 90mal das Becken erkrankt. Dabei findet sich besonders häufig die Gegend des Pfannenbodens verändert, was zu einer gewissen Protrusion des Pfannenbodens führt.

3. Becken mit Pfannenprotrusion (Ottosches Becken).

Die Veränderung wurde zuerst genau von OTTO (1824) an einem mazerierten Becken beschrieben. Eine neue Beschreibung — ohne Kenntnis der OTTOschen Veröffentlichung — gab EPPINGER in der Festschrift für CHROBAK und benannte diesem zu Ehren die Beckenform als Pelvis Chrobak, eine Bezeichnung, die verlassen werden sollte, da CHROBAK sich mit der fraglichen Veränderung überhaupt nicht beschäftigte. Unter den weiteren anatomischen Untersuchungen sind besonders zu nennen: KULIGA, HENSCHEN, SCHLAGENHAUFER, BREUS und KOLISKO, CHIARI, HALE-WHITE, KAUFMANN und PONFICK. Der größte Teil dieser anatomischen Untersuchungen bezieht sich allerdings auf mazerierte Beckenpräparate, bei denen die Deformität klinisch nicht festgestellt war und eine Vorgeschichte nicht oder nur ungenügend bekannt war. Dieser Umstand machte sich bei den Überlegungen über die Ätiologie und Pathogenese sehr störend bemerkbar. Daneben hat sich — besonders in den letzten Jahren zunehmend — ein recht großes klinisch-röntgenologisches Schrifttum über diese Beckenveränderung gebildet. Darunter sei besonders hingewiesen auf VALENTIN und MÜLLER (1921) sowie POMERANZ (1932) wegen der reichen Literaturhinweise und der tabellarischen Zusammenstellung der bekannten Beobachtungen. BREUS und KOLISKO prägten die Bezeichnung koxitische Pfannenprotrusion, da sie eine destruktive Koxitis als einheitliche Ursache dieser Veränderung ansahen, doch wurde diese Auffassung als ätiologisch-pathogenetische Einheit von den meisten anderen Untersuchern (HENSCHEN, CHIARI, VALENTIN und MÜLLER, POMERANZ u. v. a.) heftig bekämpft und auch über die Abgrenzung dieses Krankheitsbildes besteht keine Einigkeit. VALENTIN und MÜLLER hielten von den 31 bis 1921 mitgeteilten Fällen nur 20 für typisch und POMERANZ erachtet von den 45 seither veröffentlichten Beobachtungen nur weitere 21 für typisch. Die Veränderung wird bei Frauen doppelt so häufig beobachtet als bei Männern und betrifft vorwiegend Menschen mittleren Lebensalters, wobei die Protrusion etwa doppelt so häufig einseitig als doppelseitig beobachtet wurde (bei diesen Angaben von POMERANZ sind die atypischen Beobachtungen mitgerechnet). In den meisten klinisch-röntgenologischen Arbeiten wird die Tatsache der Vorwölbung des Pfannenbodens gegen die Höhlung des kleinen Beckens allein als zureichend für die Diagnose OTTOsches Becken angesehen. BREUS und KOLISKO fassen den Begriff enger und rechnen nur die hochgradigen glatten und umschriebenen Vorwölbungen des Pfannenbodens hierher, während Valentin und Müller weder den Grad noch die Glätte der Vorwölbung für wesentlich halten. Henschen schränkt auch den Begriff des Ottoschen Beckens, ähnlich wie Breus und Kolisko etwas ein, indem er eine „uhrschalenartige dünnblasige Prominenz des Pfannenbodens", die als anatomische Variation, ferner bei seniler Gelenkinvolution und bei besonderer statischer Belastung des Hüftgelenkes vorkommt, von der koxitisch-arthropathischen, klinisch bedeutsamen „zentralen Pfannenwanderung" — dem eigentlichen Otto-Becken — abgrenzt. Die klinisch belanglose und geringgradig ausgebildete Pfannenvorwölbung wird nach Henschen immer doppelseitig und annähernd symmetrisch an Hüftgelenken angetroffen, die keinerlei Spuren destruktiver oder deformierender Prozesse aufweisen. In diese Gruppe fällt zweifellos ein großer Teil der atypischen Fälle des klinisch-röntgenologischen Schrifttums.

Das anatomische Bild ist nicht in allen Fällen ganz übereinstimmend. Breus und Kolisko fanden in typischen Fällen den Pfannenboden halbkugelig gegen die Beckenhöhle vorgewölbt, dabei ist der völlig erhaltene oder nur wenig verkürzte Femurkopf und -hals tief in der Pfanne versunken und von ihr umschlossen. Die Innenfläche der bis zu 4 cm hohen Protrusion (Ottos Fall) ist meist glatt und hat eine kreisförmige Basis. Die Vorwölbung richtet sich immer mehr gegen vorne und oben, was besonders an den hochgradigeren Fällen deutlich ist, so daß sie in der Umrahmung des Foramen obturatum sichtbar wird, doch auch von der Incisura ischiadica trennt sie gelegentlich nur ein schmaler Streifen. Am stärksten ist — wie an der normalen Pfannenbildung auch — das Sitzbein beteiligt, jedoch konnten Breus und Kolisko nie eine Stellungsänderung der drei Teilknochen des Hüftbeins zueinander nachweisen. Osteophytbildungen sind meist nur in geringem Maße nahe der Basis oder in der Umgebung der Vorwölbung vorhanden. Der vorgewölbte Pfannenboden kann solid, fest und ziemlich dick sein, mit eburnierter und ausgeschliffener Innenfläche, was Breus und Kolisko für das Kennzeichen längst ausgeheilter Fälle halten, die nicht zur Ankylose führten. In den frischeren Fällen ist der Pfannenboden dünn und zeigt an seiner Kuppel einen oder mehrere Knochendefekte, die nur durch schwieliges Bindegewebe verschlossen sind (z. B. Otto, Fall A und B Eppingers, sowie besonders Schlagenhaufers Beobachtung). An der Außenfläche ist der Pfannenrand meist überhöht und aufgetrieben, der Pfanneneingang verengt. Der Pfannenrand kann durch Auffüllung der Incisura acetabuli und Verknöcherung des Ligamentum transversum zu einem kreisrunden Knochenwall werden (Breus und Kolisko). Da die Erhöhung des Pfannenrandes meist am stärksten den, dem Foramen obturatum zugewandten Teil betrifft, ist der Pfanneneingang mehr lateral gewandt und die Adduktion im Hüftgelenk behindert. Die Tiefe der Pfanne kann bis zu 7 cm betragen (Breus und Kolisko). Der Pfannenknorpel ist in den Anfangsstadien teilweise noch erhalten, während in den Spätstadien der abgeschliffene Knochen freiliegt; dann fehlt auch die anatomische Gliederung der Pfanne in einzelne Abschnitte (Facies lunata, Fovea usw.). Henschen gibt an, daß ein Präparat des Musée Dupuytren in Paris sowie eine Beobachtung Lannelongues treppenförmige Vertiefungen an der Innenfläche der Pfannenvorwölbung erkennen ließen.

In einer eigenen Beobachtung doppelseitiger erheblicher Pfannenvorwölbung bei einem 67jährigen Mann, in dessen Vorgeschichte Verschüttung vor vielen Jahren angegeben war, fanden sich die Schenkelköpfe und -hälse so tief und fest in den Pfannen fixiert, daß es nur mühsam und in besonderer Stellung gelang, sie herauszuheben. Die Pfannen und die Köpfe zeigten vielfach Schliffstellen, und die Femurköpfe waren etwas walzenförmig mit pilzhutförmiger

Randwulstbildung, die den Femurhals überdeckte. Solche Arthritis deformans-Vorgänge und starke Bewegungseinschränkung wurde auch von Breus und Kolisko u. a. beobachtet. Das Ligamentum teres war nicht mehr vorhanden, wie meist in den alten Fällen (nur Kuliga fand es unversehrt). Leider ging dieses Becken, das ich auch nach der Mazeration noch sah, verloren, bevor Photographien oder Messungen gemacht wurden.

Die Beckenform ist meist wenig beeinträchtigt, da die Veränderung meist nach Wachstumsabschluß zustande kommt. Bei einseitiger Erkrankung kann eine geringe Beckenasymmetrie ähnlich der des Koxitisbeckens zustande kommen (Breus und Kolisko). Von den Innenmaßen ist vor allem der Querdurchmesser der Beckenmitte beeinträchtigt, am stärksten bei doppelseitiger Veränderung. So betrug in Ottos Fall der Abstand der Pfannenkuppen nur 6 cm.

Bezüglich der Ätiologie und Pathogenese besteht keine übereinstimmende Auffassung. Breus und Kolisko vertraten die Auffassung, daß nur eine destruktive — meist gonorrhoische — Koxitis das typische Bild des Ottoschen Beckens hervorrufe. Die wichtigste Stütze dieser Annahme bildet die Beobachtung Schlagenhaufers, der bei Polyarthritis im Eiter eines Hüftgelenkes mit im Entstehen begriffener Pfannenprotrusion Gonokokken in Reinkultur nachwies. Die Pfannenkuppel war noch großenteils membranös und zeigte Bildung eines neuen knöchernen Pfannenbodens von diesem Periost aus. Unter den späteren anatomischen Beobachtungen lag in einem Falle Chiaris wahrscheinlich gonorrhoische Koxitis vor. Klinisch wurde mit Wahrscheinlichkeit gonorrhoische Ätiologie von Kienböck (bes. Fall 1), Valentin und Müller (Fall 3), Satta (Fall 2), Michaelis und Campbell nachgewiesen. Satta sah „Coxa protrusa" auch bei puerperaler Septikämie (Fall 1) und bei subakutem Infekt im Anschluß an Wochenbett (Fall 3), Loebel bei nicht gonorrhoischer Polyarthritis (Fall 1). Benda beobachtete Koxitis mit Pfannenprotrusion bei einem Säugling mit Meningokokkenpyämie. Esau beschrieb zentrale pathologische Luxation des Femur durch Lösung der Y-Knorpelfuge bei einem 10jährigen Kind mit Schambeinosteomyelitis. Allen diesen Fällen ist die rasche Entstehung der Protrusion in Wochen oder Monaten gemeinsam. Breus gab besonders auf Grund des Schlagenhauferschen Falles folgende Darstellung der Pathogenese: „1. Nahezu ausschließliche Lokalisierung einer destruktiven Koxitis im Azetabulum, und zwar auf dessen knöchernem Boden, der bald zerstört wird, so daß das Gelenk gegen die Beckenhöhle nur noch durch die Weichteile (entzündetes Periost) abgeschlossen bleibt. 2. Fast völliges Verschontbleiben von Kaput und Kollum, zum mindesten in der Längsachse. 3. Tiefes Eindringen (Versinken) des Femurkopfes in der bodenlosen Pfanne, daher Vorwölbung des schwieligen Periostes gegen die Beckenhöhle. 4. Nach einem raschen Ablaufen der Koxitis erfolgt vom protrudiertem Perioste her glatte Verheilung des Defektes im Azetabulum unter Neubildung eines Pfannenbodens, der nunmehr wegen des tief in das Gelenk eingesunkenen Femurkopfes dauernd als kuppelförmige Protrusion der inneren Beckenwand figuriert." Diese Bedingungen erscheinen Breus und Kolisko besonders bei metastatischer — vorwiegend gonorrhoischer — eitriger Koxitis erfüllt zu sein. Bei Tuberkulose sei der Prozeß zu schleppend, die Heilung unregelmäßig, und außerdem auch die Destruktion des Femurkopfes oft ausgedehnt. Henschen hat allerdings runde tuberkulöse Pfannendefekte beschrieben und bezieht sich auch auf Beobachtungen von Gangolphe, Lannelongue, Dhourdin und Volkmann. Pfannenprotrusion bei tuberkulöser Koxitis beschrieben auch Bier, Weil, sowie Valentin und Müller, auch Chiari deutete einige ausgeheilte Fälle in diesem Sinne und Breus und Kolisko geben zu, daß geringe Pfannenvorwölbungen nach tuberkulöser Koxitis vorkommen. Henschen dürfte das Richtige treffen, wenn er der akut entstehenden Pfannenprotrusion bei metastatischer eitriger Koxitis im Sinne von SCHLAGENHAUFER und BREUS und KOLISKO, wobei die Einwärtsdrängung des Femur gegen die „Periostpfanne" im wesentlichen durch die Muskelspannung bewirkt wird, eine langsam entstehende chronische Form gegenüberstellt, die recht verschiedener Genese sein kann. Für diese Form, die er als „zentrale Pfannenwanderung im engeren Sinne" bezeichnet, nimmt er eine allmählich aushöhlende Wirkung des Femurkopfes an, die durch periostalen Anbau an der pelvinen Pfannenbodenfläche ausgeglichen wird. Ein membranöses Stadium durchläuft hier den Pfannenboden nicht und vermutlich ist deshalb die Vorwölbung nie so hochgradig. Dieses Bild kann bei Tuberkulose der Hüfte, bei tabischer Arthropathie [CHIARI (FÉRÉ, KAUFMANN, KIENBÖCK?)], bei Beckenechinokokkus (Kasuistik bei HENSCHEN) sowie in Verbindung mit Arthritis deformans (CHIARI u. a.) auftreten, wobei in letzterem Falle Ursache und Wirkung schwer zu trennen ist. Klinisch wurde mehrfach lokale Malazie des Pfannenbodens angenommen (KRAMPF, FROELICH, SILFERSKIÖLD, VOGELER). HARRENSTEIN beschrieb Verdrehung des Os ischii im Bereich des Azetabulums bei PERTHESscher Erkrankung, so daß rektal eine Knochenkante tastbar war. Erwähnt sei noch, daß gelegentlich primäre oder metastatische Beckengeschwülste mit Pfannenprotrusion einhergehen können (VALENTIN und MÜLLER Fall 1, dort auch ältere Kasuistik). Häufig sahen GUTMAN und KASABACH Pfannenvorwölbungen bei Ostitis deformans Paget röntgenologisch. Manche Fälle haben ein Trauma in der Anamnese (LOEBEL Fall 2, BENDA Fall 1, LEWIN), ohne daß Frakturzeichen röntgenologisch nachweisbar waren, allerdings kann auch anatomisch ein geheilter alter Pfannenbruch recht unauffällig sein. In WALLERs Fall war der Pfannenbruch nur eine Komplikation der schon bestehenden Protrusion. In geburtshilflicher Hinsicht interessant ist, daß es auch bei hochgradiger einseitiger Protrusion infolge Einengung des Beckens zur Fraktur des kindlichen Scheitelbeins kommen kann (BENDA).

VI. Die traumatischen Veränderungen des Beckens.

Die traumatischen Veränderungen des Beckens können eingeteilt werden in Verletzungen der Knorpelfugen des wachsenden Beckens (Epi- oder Apophysenlösungen, Verletzungen der Beckenverbindungen (sog. Beckenluxationen der Chirurgen, Lazerationsbecken im Sinne von BREUS und KOLISKO) und Verletzungen der Beckenknochen (Fissuren und Frakturen). Häufig sind verschiedene dieser Verletzungen gleichzeitig ausgebildet. Dies gilt besonders für die Verletzungen der Beckenverbindungen, die häufig mit Frakturen gemeinsam beobachtet werden.

1. Epi- und Apophysenlösungen am Becken.

Diese Verletzungen sind erst in den letzten Jahren genauer bekannt geworden. Sie treten naturgemäß nur bei jugendlichen Individuen vor Abschluß des Wachstums auf. Der Grund, daß sie jetzt häufiger gesehen werden, liegt einerseits darin, daß es so gut wie ausschließlich indirekte Verletzungen bei sportlicher Betätigung sind, andererseits läßt die verbesserte Röntgentechnik diese Apophysenablösungen besser erkennen. Es liegen nur klinische Beobachtungen vor, da die Verletzungen nie zum Tode führen und meist gut heilen. Veranlaßt werden die Apophysenlösungen durch plötzliche übermäßige Anspannung eines Muskels oder einer Muskelgruppe, die an dieser Apophyse ansetzt. SCHLÖFFEL hält neben dieser aktiven Entstehung der Apophysenlösung auch noch eine passive, bei verzögerter Erschlaffung der Antagonisten für möglich. Die Beobachtungen betreffen alle Individuen zwischen 14 und 23 Jahren mit einer überwiegenden Häufigkeit zwischen 17 und 20 Jahren. Zwischen 22. und 25. Lebensjahr sind in der Regel die Knorpelfugen der Beckenapophysen vollkommen geschwunden und durch Knochen ersetzt. Nach diesem Zeitpunkt sind nur Apophysenfrakturen möglich und werden auch gelegentlich beobachtet (s. bei Beckenrandbrüchen S. 556). Die Bevorzugung der späteren Wachstumsjahre führt GUTSCHANK darauf zurück, daß die Fugenknorpel um die Zeit des Wachstumsabschlusses nicht mehr die Elastizität wie in der früheren Kindheit besitzen. Daneben ist zu bedenken, daß gerade in diesen Jahren sportliche Höchstleistungen angestrebt werden, die oft zu solchen Verletzungen führen.

Am häufigsten wird der Abriß der Spina iliaca anterior superior beobachtet; veranlaßt durch übermäßige plötzliche Anspannung des M. sartorius und des M. tensor fasciae latae. SCHLÖFFEL konnte bis 1933 57 einschlägige Beobachtungen im Schrifttum sammeln und 4 eigene hinzufügen. Vorwiegend wird diese Verletzung beim forcierten Lauf (100-m-Lauf, Staffettenlauf, Hürdenlauf) beobachtet und beim Fußballspiel. TURCO berichtet sogar über einen jugendlichen Fußballspieler, der im Verlauf von 2 Jahren beiderseits eine Apophysenlösung der Spina il. ant. sup. bekam. Auch als Skiverletzung kommt die Ablösung der Spina il. ant. sup. vor (HENKE). In anderen Fällen führt eine jähe Abwehrbewegung zur Vermeidung eines Sturzes beim Sport zum Abriß der Spina (RUPPERT, EBERT). RUTKOWSKI sah Spinaabriß beim Hochsprung.

Viel seltener ist der Abriß der Spina iliaca anterior inferior. PEZCOLLER gibt 1931 an, daß nur 5 röntgenologisch gesicherte Beobachtungen vorliegen und beschreibt selbst die Lösung dieser Apophyse bei einem 15jährigen durch direkte Gewalteinwirkung (Überfahren). ROTHBART beschrieb 1932 2 Fälle, veranlaßt durch Muskelwirkung. Nach ROTHBARTs Meinung kann diese Verletzung entweder durch plötzliche Inanspruchnahme des M. quadriceps oder durch Vordrängen des Femurkopfes und Abriß des Lig. Bertini bei starker Außenrotation veranlaßt werden.

Der Abriß der Apophyse des Tuber ossis ischii wird gleichfalls gelegentlich als seltene Sportverletzung beobachtet. In diesem Falle ist es die plötzliche übermäßige Anspannung der Unterschenkelbeuger (M. semimembranosus, M. semitendinosus und langer Kopf des M. biceps femoris), die zur traumatischen Ablösung ihrer Ursprungsapophyse führen kann. HELLNER und GUTSCHANK sahen diese Verletzung beim Wettlauf, MacLEOD und LEVIN beim Springen und KARFIOL beim Fußballspiel, ausschließlich bei 17—19jährigen Männern. Nur MILCH berichtet über Abriß des Tuber ossis ischii bei einer 11jährigen Phantasietänzerin.

Alle diese Apophysenlösungen werden fast ausschließlich bei Männern beobachtet, was einerseits mit der größeren Muskelkraft zusammenhängt und andererseits damit, daß bestimmte Sporte (z. B. Fußball) nur von Männern getrieben werden.

2. Verletzungen der Beckenverbindungen.

Die Beckenverbindungen werden von zwei echten, wenn auch wenig beweglichen Gelenken, den Sakroiliakalgelenken und einem Halbgelenk, der Symphyse, gebildet. Ihre Verletzung kann zur Sprengung einer oder mehrerer dieser Verbindungen führen, mit oder ohne stärkere Verschiebung. Ist die Verschiebung erheblich, so spricht man von Beckenluxationen. MALGAIGNE,

dessen Einteilung auch TILLMANN folgte, unterscheidet 6 Formen der Beckenluxationen:

    1. Luxation der Symphyse.
    2. Luxation der Articulatio sacroiliaca.
    3. Luxation des Kreuzbeins (bei Zerreißung beider Sakroiliakalgelenke).
    4. Luxation aller drei Beckengelenke.
    5. Luxation des Steißbeins.
    6. Luxation einer Beckenhälfte (bei Sprengung der Symphyse und eines
Sakroiliakalgelenkes).

Viele dieser Verletzungen sind teils miteinander, teils mit Beckenbrüchen
kombiniert. Da die meisten Veröffentlichungen klinische Beobachtungen
betreffen, ist nicht immer volle Sicherheit hinsichtlich des Ausmaßes der begleitenden Verletzungen zu gewinnen.

Am häufigsten wurde die Symphysenruptur beobachtet. Man muß hier
unterscheiden zwischen der Symphysenruptur während der Geburt und der
sonstigen traumatischen Symphysenruptur. Die Symphysenruptur während
der Geburt ist nur sehr selten durch die Kraftentfaltung der Uterusmuskulatur
und die Größe des Kindes allein bedingt. Meist handelt es sich um schwere
und hohe Zangengeburten oder sonstige Eingriffe. AHLFELD konnte 1876 schon
86 Beobachtungen von Symphysensprengungen bei der Geburt im Schrifttum
nachweisen (s. auch BRAUN-FERNWALD). Seit der Vervollkommnung des
Kaiserschnittes werden solche Vorkommnisse seltener. Durch die Auflockerung
der Beckenverbindungen während der Schwangerschaft können schon geringere
Traumen zur Symphysensprengung führen als etwa bei Männern. In AREILZAs
Leichenversuchen trat bei frontaler Kompression des Beckens mit 100 kg schon
Trennung der Symphyse ein. Wenn die Schambeinenden nicht mehr als 4 cm
klaffen, können sich die Kapseln der Sakroiliakalgelenke anpassen, bei weiterem
Klaffen reißen auch diese ein. Dieses Klaffen ist besonders bei Abduktion der
Beine deutlich und schwindet bei Adduktion. Solange die Sakroiliakalgelenke
nicht stärker geschädigt sind, treten nur geringe Vertikalverschiebungen zwischen
den beiden Schambeinenden ein, so daß man eigentlich kaum von einer Luxation sprechen kann.

Während bei den geburtstraumatischen Symphysenrupturen die Gewalt
von innen das Becken auseinandertreibt, kann auch Gewalteinwirkung von
außen zur Symphysensprengung führen. Vor allem gibt es typische Symphysenrupturen bei Reitern, die auf verschiedene Art entstehen können, die aber alle
darauf zurückzuführen sind, daß der Rücken des Pferdes bzw. der Sattel
zwischen den gespreizten Beinen des Reiters wie ein Keil auf die Symphyse
einwirkt. Entweder prallt der Reiter sehr hart auf den Sattel auf (MAISONNET,
BERARD) oder spannt den Schenkelschluß maximal an (wobei eine doppelseitige Adduktorenwirkung die Sprengung begünstigt) oder er stürzt mit dem
Pferd nach hinten, so daß dieses auf ihn zu liegen kommt (MAISONNET, GRØNN).
Außerdem liegen Beobachtungen bei Autounfällen und Überfahren vor, aber
meist sind dann auch die Sakroiliakalgelenke gesprengt und Frakturen vorhanden. MAISONNET berichtet über Klaffen der Symphyse von 9 cm nach Reit-
unfall und SPARROW gibt 6—9 cm nach Überfahren durch Auto an. In solchen
hochgradigen Fällen müssen wohl auch die Sakroiliakalgelenke gesprengt gewesen sein. Reine Symphysensprengung nach Überfahren hat ROCHER bei
einem 20 Monate alten und einem 3jährigen Mädchen beschrieben. Symphysenruptur mit Absprengung eines Knochendreieckes aus dem Schambein hat
KREISINGER bei einem Skifahrer nach Sturz nach hinten gesehen.

Das anatomische Verhalten der gesprengten Symphyse ist nicht immer
gleich. BREUS und KOLISKO glauben, daß immer Teile des Knochens am Knorpel

hängen bleiben, und daß der Knorpel selbst nicht zerreißt, doch ist das nicht ganz richtig, wie eigene von meinem Schüler BAUMANN veröffentlichte Befunde zeigen. Die Symphysenruptur tritt entweder zwischen Faser- und Hyalinknorpel der Symphyse oder zwischen Hyalinknorpel und Knochen auf, oder ein Teil des Knochens bleibt am Knorpel haften, so daß eigentlich eine knapp parasymphysär verlaufende Fraktur vorliegt, die aber klinisch und makroskopisch als Symphysensprengung erscheint. Wie häufig die einzelnen Formen sind, ist nicht zu sagen, da anatomische Reihenuntersuchungen nicht vorliegen. Jedenfalls tritt nach den bisherigen Beobachtungen die Ruptur nicht in der Mitte des Symphysenknorpels ein. Der größere Teil der zerfetzten Ligamente blieb — wenigstens in unseren Fällen — auf dem Schambein haften, das auch den größeren Teil des Symphysenknorpels behielt. Dies gilt besonders für das Lig. arcuatum pubis, das in unseren Fällen unzerteilt an dem einen Schambein blieb. Auffallend gering war in den schnell tödlich verlaufenden Fällen, die wir untersuchen konnten, die Blutung an der Rißstelle der Bänder und zum Teil der Adduktorenmuskulatur, allerdings ließen sich hier früh Thrombosen nachweisen. Der Knorpel an der Rißfläche ist zerklüftet, zum Teil abgelöst.

Die isolierten Luxationen eines Sakroiliakalgelenkes ohne Symphysensprengung und ohne Beckenbruch sind äußerst selten, wenn sie überhaupt vorkommen. Eine anatomische Beobachtung dieser Art ist mir nicht bekannt. MALGAIGNE erwähnt 5 Fälle aus der älteren Literatur und TILLMANNs führt 3 an, aber schon FINSTERER stand diesen Angaben skeptisch gegenüber, weil sie noch nicht röntgenologisch kontrolliert waren. Im neueren Schrifttum finde ich nur die Beobachtung von NEUGEBAUER und FROMMHOLD, die bei einem Mann nach Überfahren eine Luxation des rechten Sakroiliakalgelenkes um 3—4 cm nach oben beobachtet haben. Allerdings war auch hier die Schamfuge „etwas weiter", also offenbar nicht unverletzt.

Bei Tuberkulose des Sakroiliakalgelenkes und bei Abszeß einer Beckenschaufel hat MEZZARI in 2 Fällen Subluxation ohne Trauma gesehen. CHODKEVIČ beobachtete Luxation eines tuberkulösen Ileosakralgelenkes während schwerer Geburt, gefolgt von Fistelbildung und starker Beckendeformierung. Wenn überhaupt, so kann die einseitige traumatische Luxatio sacroiliaca wohl nur durch seitliche Gewalteinwirkung von hinten entstehen.

Die Luxatio sacri bei Sprengung beider Kreuzdarmbeingelenke ohne Symphysenruptur oder Beckenbruch ist zweifellos äußerst selten. FINSTERER kennt nur ältere Literaturfälle und in dem obduzierten Fall FOUCHERs war gleichzeitig ein Beckenbruch in der Nähe der Pfanne vorhanden. Eine starke Gewaltwirkung von hinten auf das Kreuzbein könnte zu einer solchen Luxation führen.

Die Luxation aller drei Gelenke entsteht durch sehr schwere Gewalteinwirkung, ist aber sicher nachgewiesen, wenn auch öfter mit Frakturen kombiniert. Dabei kann es entweder nur zur Sprengung der Beckenverbindungen kommen oder es folgt auch eine Verrenkung. In einem Falle von POPOVIČ war das Sakrum so stark nach unten luxiert, daß die hochgeschobenen Darmbeine die Querfortsätze des 3. und 4. Lendenwirbels gebrochen hatten, außerdem war die eine Hälfte der Symphyse nach oben luxiert. Die Veranlassung ist Sturz oder schwere Beckenquetschung. FISCHER beschrieb Luxation der drei Gelenke als typische Rodelverletzung, wobei eine ähnliche Mechanik wie bei der Symphysensprengung der Reiter wirksam ist, da bei Anfahren des Schlittens gegen ein Hindernis der Rücken des Vordermanns wie ein Keil auf die Symphyse des Hintermannes einwirkt. Tatsächlich wird auch bei Reitern gelegentlich diese Verletzung beobachtet (MAISONNET).

Viel häufiger ist die Luxation einer Beckenhälfte, d. h. Zerreißung und Verrenkung der Symphyse und eines Sakroiliakalgelenkes. Rouvillois, Maisonnet und Salinier unterscheiden eine Luxation des Hüftbeins nach außen, nach innen und nach oben. Am häufigsten ist die Luxation nach oben (Breus und Kolisko). Doch sah Popovíč nach Überfahren auch Luxation einer Beckenhälfte nach unten. Häufig finden sich in diesen Fällen auch kleinere Beckenfrakturen, wenn auch die Gelenkverletzung im Vordergrund steht. Finsterer waren 1911 nur 21 Verletzungen mit halbseitiger Beckenluxation bekannt. Hinsichtlich des Entstehungsmechanismus dieser Verletzung führen Finsterer, Heinemann und Siedamgrotzky sowie Timm übereinstimmend an, daß die Kraft meist von hinten seitlich einwirkt. Dadurch erklärt sich auch, daß keine Fraktur erfolgt wie bei Einwirkung von vorne. Besonders bei gebeugter Hüfte und gebückter oder kniender Haltung kann Überfahren oder Sturz eines schweren Gegenstandes auf die seitliche Kreuzgegend zu Beckenluxation führen, wobei vermutlich erst die Symphyse auch dann das Sakroiliakalgelenk platzt. Viel seltener führt Sturz (Michel, Premoli und Alderete, Folliasson) oder Quetschung (Dupont, Pircard) zur einseitigen Beckenluxation. Larget und Lamare sahen halbseitige Beckenluxation bei einem Patienten, der durch die Straßenbahn gerollt wurde. Hervorzuheben ist noch, daß die Verletzten meist im Alter von 20—40 Jahren sind, nur Folliassons Patient war 53 Jahre alt, zeigte allerdings auch Beckenfrakturen. Vielleicht darf man aus dieser Tatsache auch schließen, daß neben der eigenartigen Mechanik auch die größte Festigkeit und Elastizität der Knochen jüngerer Menschen von Bedeutung ist für die Entstehung einer Luxation an Stelle einer Fraktur. Kennzeichnend für die halbseitige Beckenluxation ist in typischen Fällen die Verkürzung und Außenrotation des Beins auf der Luxationsseite, wobei die beiderseits gleiche Distanz von der Spina il. ant. sup. zum Malleolus ext. eine Schenkelhalsfraktur leicht ausschließen läßt (Finsterer).

Ruvillois, Maisonnet und Salinier stellen aus der französischen Literatur 94 Fälle verschiedener Beckenluxationen mit Ausschluß der Geburtsschädigungen zusammen (darunter 7 eigene Beobachtungen). Sie geben an, daß 35mal die Luxation nach oben und innen und 59mal nach außen erfolgt war (wobei die reinen Symphysensprengungen offenbar als Luxationen nach außen gezählt sind). In 51 Fällen waren 2 Beckenverbindungen und in 8 Fällen alle 3 rupturiert. 10 Beobachtungen betrafen Reiter. In 27 von diesen Fällen war die Blase und in 10 die Urethra mitverletzt. Die häufigen retroperitonealen Hämatome, die besonders bei Sprengung des Sakroiliakalgelenkes vorhanden sind, können nach Finsterer durch starke peritoneale Reizerscheinungen klinisch eine begleitende intraperitoneale Verletzung vortäuschen und zu einer Laparatomie verleiten.

Anatomische Befunde über Ausheilung und Spätfolgen von Verletzungen der Beckenverbindungen finden sich bei Breus und Kolisko. Sie fanden bei einer 31jährigen Frau 6 Jahre nach Symphysenruptur durch hohe Zange bei mittenplattem Becken die Schambeinenden stark beweglich, 18 mm klaffend, nur durch bandartige Bindegewebsmassen vereinigt. Vom Symphysenknorpel war nur ein geringer Rest an einem Schambeinende erhalten. Zerreißungen der Beckengelenke führen entweder zu einer bleibenden Lockerung, die nach längerer Zeit von sekundärer Arthritis deformans gefolgt wird oder zur knöchernen Ankylose. Die gesteigerte Beweglichkeit des Sakroiliakalgelenkes äußert sich nach Breus und Kolisko am mazerierten Präparat durch körnige Beschaffenheit der Gelenkflächen und körnig-zackige Exostosen an den Rändern derselben, sowie stärkere Ausprägung der Bandansatzstellen an der Tuberositas ossis ilei als Ausdruck gesteigerter Beanspruchung. Die Verheilung einer Beckenluxation kann auch in der pathologischen Stellung erfolgen. So beschreiben BREUS und KOLISKO ein Becken einer 39jährigen Frau, die ohne große Schwierigkeit ein reifes Kind geboren hatte, mit pseudarthrotischer Heilung einer nach oben luxierten Symphyse. Ein ähnliches Becken mit knöcherner Ankylose des verletzten Sakroiliakalgelenkes und der dislozierten Symphyse hat OTTO mitgeteilt. Auch die Sprengung aller drei Beckenverbindungen mit Luxation des Sakrums kann ausheilen, wie eine Beobachtung von BREUS und KOLISKO bei einer 60jährigen Frau lehrt. Das Sakrum ist stark nach vorne und unten luxiert, das Promontorium liegt unter der Terminalebene und zeigt traumatische Exostosen. Die Sakroiliakalgelenke und die Symphyse sind an der dem Becken zugekehrten Seite von Kallusmassen überlagert und ankylosiert, außerdem bestanden verheilte Schambeinfrakturen. In diesem einzigartigen Präparat eines vor dem Trauma vermutlich normal großen Beckens (Terminallänge 20,7 cm) ist durch die Drehung und Dislokation des Sakrums nach unten die Conjugata des Eingangs auf 7,5 cm verringert und die des Ausgangs auf 14,5 cm verlängert worden. Da die Keilform des Sakrums beim Tiefertreten die Hüftbeine auseinanderspreizen muß, war die Transversa major des Eingangs auf 14 cm verlängert. Ein Becken mit alter halbseitiger Beckenluxation nach oben und innen, das durch Frakturen kompliziert war und starke Dislokation der Symphyse aufwies, hat C. STERNBERG beschrieben. Während, wie in den oben angeführten Fällen, die Beckenluxation beim Erwachsenen nur zu mechanisch bedingten Dimensionsänderungen des Beckens führen kann, ruft die Sprengung der Beckengelenke im Wachstumsalter auch Wachstumsstörungen hervor, die sich in dimensionalen Abweichungen äußern. Darüber liegen 2 einschlägige Beobachtungen im Schrifttum vor (WINKLER, MURET), die ich nach BREUS und KOLISKO anführe. Beide betreffen Becken von Mädchen, die in früher Kindheit eine Symphysenruptur durch Überfahren erlitten und die mit $16^{1}/_{2}$ bzw. 24 Jahren genau klinisch untersucht wurden. In beiden Fällen war die Gegend der Symphyse ligamentär und zum Teil sehr dehnbar (in MURETs Fall betrug die Schambeindistanz bei Steinschnittlage 12 cm!), es bestanden also traumatische Spaltbecken. Dabei war besonders im WINKLERschen Fall die Wachstumsbehinderung auf der vom Symphysenknorpel abgerissenen Seite des Schambeins sehr deutlich.

3. Die Beckenbrüche.

a) Einteilung und Statistik.

Die Häufigkeit der Beckenbrüche wurde früher teils unterschätzt, weil vor Kenntnis der Röntgenstrahlen die Diagnose viel schwieriger war, teils haben die Beckenbrüche tatsächlich infolge der Ausbreitung von Industrie, Bergwerksbetrieb und Kraftwagenverkehr sehr zugenommen. So gibt BRUNS 1886 unter einem Material von 40277 Knochenbrüchen die Zahl der Beckenbrüche mit 127 ($^{1}/_{3}$%) an, während heute ziemlich übereinstimmend die Häufigkeit der Beckenbrüche als 2% aller Knochenbrüche genannt wird (PEZCOLLER, MAZANEK u. a.). Die Veranlassung des Beckenbruches ist nach Zeit und Ort etwas wechselnd. So spielen in Amerika Verkehrsunfälle und besonders Autounfälle die erste Rolle. BOORSTEIN sah unter 100 Beckenringbrüchen 68% Autounfälle und nur 28% Betriebsunfälle. In Deutschland liegt das größte Beobachtungsmaterial über Beckenbrüche bei Bergarbeitern vor (MAGNUS). Neben Verkehrsunfällen spielt auch der Absturz von hohen Gerüsten in Amerika eine erhebliche Rolle. Naturgemäß überwiegen bei allen diesen Betriebsunfällen und auch bei den Verkehrsunfällen sehr stark die Männer. Eine andere Verteilung zeigt das große anatomische Material von BREUS und KOLISKO, das vorwiegend aus gerichtlichen Sektionen stammt und viele Fälle von Selbstmord durch Sprung aus der Höhe enthält, so daß das Überwiegen der Frauen erklärlich erscheint.

Die Einteilung der Beckenfrakturen ist nicht immer übereinstimmend. Als sehr übersichtlich erscheint die Einteilung in Beckenringbrüche, Beckenrandbrüche und Pfannenbodenbrüche. Als Beckenrandbrüche werden alle den Beckenring nicht durchsetzenden Brüche des Darmbeins, Kreuzbeins und Steißbeins gerechnet. Die folgende Gegenüberstellung zweier klinischer Statistiken zeigt die Häufigkeit der einzelnen Formen.

Als unvollständiger Ringbruch wird die Durchtrennung nur eines Teiles des Rahmens eines oder beider Foramina obturatoria bezeichnet. Aus der klinischen Statistik ergibt sich also, daß die Ringbrüche mit rund 50—70% die Hauptmasse aller Beckenbrüche ausmachen, an 2. Stelle stehen die unvollständigen Ringbrüche mit rund 10 bis 20%, ungefähr gleich häufig sind die Randbrüche (Beckenschaufel, während die Pfannengrundbrüche nur 5—7% ausmachen. Dabei ist zu bemerken, daß die Pfannengrundbrüche und auch die Beckenschaufelbrüche tatsächlich häufiger sind, daß aber in dieser Tabelle nur solche Rand- und Pfannengrundbrüche gezählt sind, die nicht mit Ringbrüchen kombiniert auftreten.

Tabelle 3.

Autor	Magnus	Harding
Zahl der Fälle	1210	127
Unvollständige Ringbrüche . .	226 (18,7%)	14 (11%)
Ringbrüche	609 (50,2%)	87 (68,5%)
Randbrüche (Beckenschaufel) .	122 (10,1%)	17 (13,3%)
Pfannengrundbrüche	69 (5,7%)	9 (7,2%)
Rasch tödliche schwere Mischformen ohne Röntgenbild. .	184 (15,3%)	—

Die ersten genauen anatomischen Untersuchungen über Beckenfrakturen verdanken wir Créve (1795). Die eingehendste Darstellung gaben Breus und Kolisko auf Grund von 44 eigenen Beobachtungen von Frakturbecken. Die zahlenmäßige Auswertung der Fälle von Breus und Kolisko ergibt nebenstehendes:

Diese Zahlen zeigen vor allem in sehr eindrucksvoller Weise, daß unter den geheilten Beckenbrüchen der Hundertsatz der Ringbrüche viel geringer ist als unter den tödlich verlaufenden.

Die Beckenfrakturen bei Kindern hat Aris eingehend studiert. Er konnte bis 1924 nur 62 Mitteilungen aus dem Schrifttum sammeln. Im allgemeinen führen nur sehr starke Gewalten (Überfahren, Sturz aus großer Höhe) beim Kind zum Beckenbruch. Dabei bricht das Darmbein ziemlich häufig, desgleichen sind Brüche der Sitz- und Schambeinäste nicht selten. Selten bricht das Corpus ischii und isolierte Kreuzbeinbrüche sind nicht bekannt. Die Beckenringbrüche zeigen die gleichen Formen wie bei Erwachsenen.

Tabelle 4.

	Frischere Beckenverletzungen	Geheilte Beckenverletzungen
Zahl der Fälle . . .	29 (17♀:12♂)	15 (10♀:5♂)
Ringbrüche	24	7
Randbrüche	2	7
Pfannenbrüche . . .	1	—
Nur Fissuren	2	—
Nur Symphysenruptur	—	1

In sehr vielen Fällen bestehen bei Beckenbrüchen entweder Frakturen an anderen Knochen oder Verletzungen der inneren Organe. Noland, Lloyd und Conwell haben bei 125 Patienten mit Beckenfraktur 60mal Blut im Harn nachgewiesen, darunter fanden sich 22 Blasenrupturen und 9 inkomplette oder komplette Harnröhrenrupturen. Ähnliche Zahlen bezüglich der Mitverletzung von Harnblase und Harnröhre teilt JENSEN mit. Verletzungen des Darmes durch die Beckenfraktur sind viel seltener. NELLER berichtete über tödliche retroperitoneale Blutung als seltene Komplikation einer Beckenfraktur.

Die Schußfrakturen des Beckens, die entweder glatte Durchschüsse oder Splitterungen und Zertrümmerungen verschiedener Ausdehnung darbieten, sollen in den folgenden Abschnitten nicht näher erörtert werden, da sie keine gesetzmäßigen Beziehungen zum Bau des Beckens aufweisen, sondern naturgemäß mehr von Art und Kaliber der Waffe sowie der Distanz des Schusses abhängen.

b) Die Beckenringbrüche.

Die Beckenringbrüche werden seit ROSE (1865) als besondere und wichtigste Gruppe zusammengefaßt. Die Bruchlinien werden dabei meist als vertikal bezeichnet, was in bezug auf den Beckenring gelegentlich richtig ist, aber die Beckenneigung nicht berücksichtigt und deshalb nicht richtig ist für den aufrecht stehenden Menschen. BREUS und KOLISKO bevorzugen deshalb den Ausdruck Steilbruch gegenüber Vertikalbruch.

Wie schon erwähnt, spricht man von unvollständigem Ringbruch dann, wenn nur ein Teil der Umrahmung des F. obturatum gebrochen ist, ohne daß der ganze Beckenring durchtrennt wird. Diese Form des Beckenbruches ist klinisch keineswegs selten (MAGNUS 18,7%, HARDING 11%), ist aber bei den rasch tödlich verlaufenden Fällen meist nicht vorhanden und nach erfolgter Heilung wohl schwer oder nicht nachweisbar und deshalb im anatomischen Material von BREUS und KOLISKO nicht vertreten. Diese Frakturen beschränken sich auf einzelne Scham- oder Sitzbeinäste und heilen ohne Dislokation, da der noch intakte Beckenring für die richtige Stellung der Fragmente sorgt.

Beim vollkommenen Beckenringbruch kann die Durchtrennung des Beckenringes an einer oder an mehreren Stellen erfolgen. Am häufigsten bricht der Beckenring in den vorderen Abschnitten, da die Scham- und Sitzbeinäste den schwächsten Teil des Beckenringes darstellen. Fast ebenso häufig bricht der Beckenring an zwei Stellen. MAGNUS gibt folgende Zahlen für die verschiedenen Unterformen der Beckenringbrüche:

Einfacher Ringbruch vorne oder hinten 267 (22% aller Beckenbrüche).

Doppelter oder mehrfacher Ringbruch vorne oder hinten 243 (20% aller Beckenbrüche).

Doppelter vorderer Ringbruch beider Scham- und Sitzbeinäste 99 (8,2% aller Beckenbrüche).

Nach der Lokalisation der Bruchlinien sind folgende typische Bruchstellen des Beckenringes zu unterscheiden (BREUS und KOLISKO):

1. Der parasymphysäre Bruch durch das Symphysenstück des Schambeins.
2. Der Bruch durch die untere und obere Umrahmung des For. obturat.
3. Der Steilbruch durch Hüftpfanne und absteigenden Sitzbeinast.
4. Der Steilbruch vom Darmbeinkamm zur Incisura ischiadica.
5. Die steilen Kreuzbeinbrüche mit Durchtrennung der Pars pelvina.

Die Auswertung der Fälle von BREUS und KOLISKO ergibt, daß unter den 24 Ringbrüchen, die sie frisch oder doch unverheilt untersuchten, in 10 Fällen der Beckenring 1mal, in 9 Fällen 2mal, in 3 Fällen 3mal und in je einem Fall 4mal bzw. 5mal gebrochen war. Dagegen entsprachen ihre 7 geheilten Beckenringbrüche 3 einfachen, 3 doppelten und nur 1 dreifachen Bruch des Beckenringes.

Unter den einfachen Ringbrüchen ist zweifellos der einfache hintere Ringbruch sehr viel seltener als der vordere. Jedoch kann sein Vorkommen nicht geleugnet werden, wie dies PEZCOLLER tut, da BREUS und KOLISKO eine einwandfreie Beobachtung bei Schrägbruch des Sakrums mitgeteilt haben.

Die einfachen vorderen Ringbrüche sind parasymphysäre oder gehen durch den Rahmen des For. obturatum.

Unter den doppelten Ringbrüchen werden besonders von den Chirurgen verschiedene typische Formen unterschieden. So hat MALGAIGNE einen besonderen Typus der doppelten Vertikalfraktur beschrieben, die auf derselben Seite des Beckens vor und hinter dem Hüftgelenk gelegen sind. Dabei wird das Hüftgelenk mit angrenzenden Knochenteilen aus dem Beckenring herausgebrochen, durch Muskelzug gehoben und meist gedreht, so daß entweder die vordere oder die hintere Bruchkante außen vorspringt. Dabei soll der vordere Bruch durch die beiden Schambeinäste und der hintere durch das Darmbein gehen. In dieser strikten Fassung ist der MALGAIGNE-Bruch gewiß sehr selten. BREUS und KOLISKO führen nur 2 Beobachtungen von RIEDINGER, ein altes Präparat des Museum DUPUYTREN und ein eigenes Präparat mit geheiltem MALGAIGNE-Bruch und stärker schräger Einengung der betroffenen Beckenhälfte an. Im chirurgischen Schrifttum wird aber vielfach jeder doppelte, ja zum Teil sogar mehrfache Ringbruch als MALGAIGNE-Fraktur bezeichnet, was BREUS und KOLISKO mit Recht ablehnen.

Überhaupt betonen diese Autoren, daß der reine doppelte Ringbruch, ohne wenigstens teilweisen Ringbrüchen an anderen Stellen, sehr selten ist. Bei der oben von mir gegebenen Auswertung der Befunde von BREUS und KOLISKO wurden als doppelte Ringbrüche alle gezählt, bei denen der Beckenring zweimal durchbrochen war ohne Rücksicht auf sonstige unvollständige Ringbrüche oder Gelenksprengungen, daher die relative große Zahl.

Ein anderer Doppelbruch, der von vielen auch als atypischer MALGAIGNE-Bruch bezeichnet wird, ist der Halbierungsbruch von BREUS und KOLISKO. Es handelt sich dabei um einen Bruch der vorderen Beckenwand der einen und der hinteren Beckenwand der anderen Beckenseite, so daß jedes Bruchstück ungefähr gleich groß ist und jedes ein Hüftgelenk trägt. Dabei wird vermutlich in der Regel aus mechanischen Gründen das die Wirbelsäule tragende Stück etwas nach kaudal und ventral verschoben, wie es in einer Beobachtung von BREUS und KOLISKO mit verheiltem Halbierungsbruch der Fall war. Einschlägige Beobachtungen waren SONNENBURG und ROSE bekannt. Neuerdings hat NIEDERLE über solche Vorkommnisse berichtet und dafür die Bezeichnung doppelseitige diagonale Ringbrüche vorgeschlagen. In reiner Ausprägung ist sicher auch dieser Beckenbruch nicht häufig.

Als dritter typischer doppelter Ringbruch wird besonders klinisch der doppelseitige vordere Ringbruch hervorgehoben, bei dem beiderseits der Rahmen des Foramen obturatum gebrochen ist und die Symphyse mit den angrenzenden Teilen der Schambeine häufig gegen die Beckenhöhle disloziert ist. Allerdings sind bei dieser Bruchform oft die Sakroiliakalgelenke gesprengt. In einer eigenen Beobachtung war ein derartiger doppelter Ringbruch mit Zertrümmerung der Darmbeinschaufel und Kreuzbeinfrakturen verbunden (Abb. 45).

Überhaupt sind besonders bei den Ringbrüchen die Beckenverbindungen sehr oft geschädigt, entweder gelockert oder rupturiert. Diese Verletzungen der Beckengelenke gemeinsam mit Beckenbrüchen sind viel häufiger als die isolierten Beckenluxationen ohne Frakturen. So war im Material von BREUS und KOLISKO unter 24 Beckenringbrüchen die Mitverletzung der Beckenverbindungen folgendermaßen: In 1 Fall war nur die Symphyse rupturiert, in 2 Fällen die Symphyse und 1 Sakroiliakalgelenk, in 1 Fall waren alle 3 Beckengelenke gesprengt; in einem weiteren ein Sakroiliakalgelenk gesprengt, das 2. Gelenk und die Symphyse nur gelockert. Die 2 Sakroiliakalgelenke waren ohne Symphysenverletzung in 1 Fall gesprengt, in einem weiteren Fall das 2. nur gelockert. Ein Sakroiliakalgelenk allein war in 1 Fall gesprengt, in 2 weiteren Fällen gelockert. Am häufigsten werden also die Sakroiliakalgelenke verletzt, besonders wenn — wie dies meist der Fall ist — der hintere Ringbruch durch das Kreuzbein geht. Man wird eine Mitverletzung der Beckengelenke beim Beckenringbruch für häufiger ansehen müssen, als dies im Schrifttum vermerkt ist. Das liegt daran, daß meist nur die vordere Kapsel der Sakroiliakalgelenke und die vorderen Verstärkungsbänder zerreißen, ohne daß es zur Luxation kommt. Naturgemäß ist eine solche Verletzung neben einem Beckenbruch klinisch schwer feststellbar und wird auch bei der Sektion in geringeren Graden nur dann bemerkt, wenn man danach sucht und das meist von ausgedehnten Blutungen durchsetzte lockere Bindegewebe an der Innenseite der Beckenhinterwand sorgfältig entfernt. So waren unter 3 Beckenringbrüchen, die mein Schüler BAUMANN genau bezüglich der Beckenverbindungen

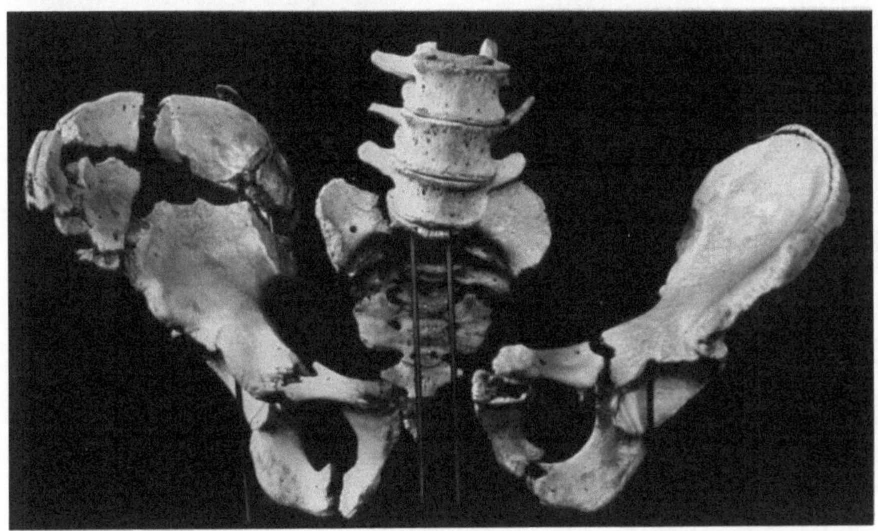

Abb. 45. Symmetrischer doppelter vorderer Ringbruch, kombiniert mit mehrfacher Fraktur der Darmbeinschaufel und des Kreuzbeins durch Überfahren. (21 Jahre, ♂, S. 214/31 Göttingen, eigene Beobachtung.)

untersuchte, einmal bei parasymphysärer Fraktur beide Sakroiliakalgelenke gesprengt (Abb. 46), einmal nur die Symphyse rupturiert und einmal die Symphyse und 1 Sakroiliakalgelenk gesprengt. Die mikroskopischen Veränderungen der Beckenverbindungen bei Beckenbrüchen wurden von BAUMANN genau beschrieben, sie haben manches gemeinsam mit den geburtstraumatischen Schädigungen, doch sind die Veränderungen infolge des plötzlichen und heftigen Traumas viel ausgeprägter. Die Kapselzerreißung am Sakroiliakalgelenk kann vollständig sein und auch einen Teil der Lig. sacroiliaca interossea betreffen. Die Symphyse platzt entweder an der Grenze von Knorpel und Knochen oder von Faserknorpel und Hyalinknorpel. Randbrüche, Mikrofrakturen und Platzungen der Schlußplatten werden am Sakroiliakalgelenk beobachtet, während der Gelenkknorpel meist weniger geschädigt ist.

Diese Schädigung der Gelenke führt entweder zur knöchernen Ankylose oder zu einer bleibenden gesteigerten Beweglichkeit, die sich auf die Stabilität des Beckens ungünstig auswirkt, und zur sekundären Arthritis deformans führt, was an schaligen Randexostosen und höckeriger Beschaffenheit der Gelenkflächen (besonders der Sakroiliakalgelenke) zu erkennen ist. So haben BREUS und KOLISKO unter 15 geheilten Beckenbrüchen, meist bei Ringbrüchen, teilweise aber auch bei partiellen Brüchen der hinteren Darmbeinabschnitte die

Symphyse dreimal knöchern ankylosiert gefunden, einmal zeigte außerdem ein Sakroiliakalgelenk Verletzungsfolgen und einmal waren auch beide Sakroiliakalgelenke ankylosiert. In einem weiteren Fall war 1 Sakroiliakalgelenk synostosiert, das 2. gelockert und in 3 Fällen waren nur an einem Sakroiliakalgelenk Verletzungsfolgen nachweisbar (2mal Ankylose und 1mal gesteigerte Lockerung). Allerdings könnten auch zufällige Kombinationen von Beckentraumen und Ankylose vorkommen, da, wie eigene Untersuchungen zeigten, Ankylosen der Beckenverbindungen besonders an der Oberfläche der Gelenke bei alten Leuten auch ohne anamnestisch nachweisbares Beckentrauma nicht so selten sind.

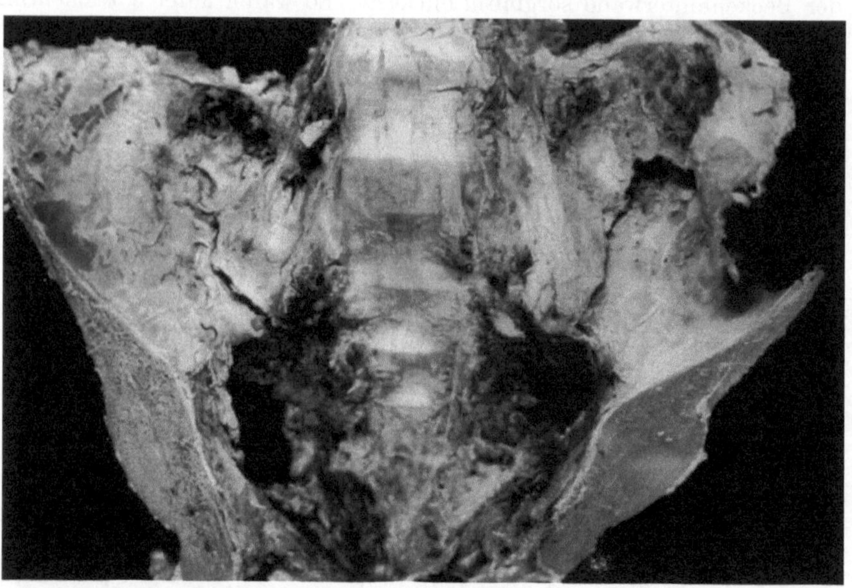

Abb. 46. Sprengung beider Sakroiliakalgelenke bei doppeltem Ringbruch (die vordere Beckenhälfte ist abgetragen). (38 Jahre, ♂, S. 38/32 Göttingen, eigene Beobachtung; bearbeitet von BAUMANN.)

Die Folgen der Frakturheilung bei Ringbrüchen haben BREUS und KOLISKO eingehend studiert. Oft ist sie so vollkommen, daß nur genaue Untersuchung die ehemalige Bruchstelle auffinden läßt, dies gilt, wie schon erwähnt, besonders für die unvollständigen Ringbrüche. Bei stärkeren Zerstörungen kommen verschiedene Momente zur Auswirkung, welche die Beckenform nach Bruchheilung beeinflussen können. Erstens die Verlagerung von Fragmenten durch das Trauma, zweitens Verschiebungen durch die Körperlast und Muskelwirkung vor Eintritt knöcherner Fixierung und drittens Wachstumsstörungen bei jugendlichen Individuen durch traumatische Knorpelschädigung. Die Verlagerung von Fragmenten kann zur Knickung und unregelmäßigen Oberflächenform führen. Schrägbrüche können durch Verschiebung der Fragmente mit Verlängerung oder Verkürzung heilen. Stauchungsbrüche erzeugen nicht nur Verkürzung, sondern oft auch Verdickung. Dislozierte Heilung von Torsionsbrüchen kann die Stellung der Beckenknochen zueinander stören. Aus mechanischen Gründen kann es als Regel gelten, daß bei Vertikalbrüchen, die mit dem Hüftgelenk verbundenen Bruchstücke kranial, die mit der Wirbelsäule zusammenhängenden kaudal verschoben werden. Stärkere Kallusbildung findet sich bei ausgedehnterer Mitverletzung von Periost und Muskulatur, sowie bei ungenügender Immobilisierung der Bruchstücke. In manchen Fällen kommt es überhaupt nur zur pseudarthrotischen Heilung der Ringbrüche, wobei an den Pseudarthrosenstellen reichlich dendritische Kallusmassen den Knochen auftreiben. Diese Pseudarthrosen können die Stabilität des Beckens so stark stören, daß an Stelle eines soliden Ringes ein sog. Schlotterbecken vorliegt, wie dies BREUS und KOLISKO in einem eigenen und in einem Grazer Fall nachweisen konnten. In der Regel führt aber die spontane Fraktur zur festeren Heilung als die operative Durchtrennung (Hebosteotomie), die in 2 Beobachtungen von WELPONER und CHRISTOFOLETTI nur zur bindegewebigen Vereinigung der Fragmente führte. Vermutlich deshalb, weil die meist etwas gesplitterten und oft verzahnten spontanen Bruchstellen zu rascherer und ausgiebigerer Kallusbildung führen als die glatten operativen Sägeflächen. Durch Dekubitus, Eiterung oder Nekrose können Teile der Beckenknochen ausgestoßen oder abgebaut werden, so sieht man gelegentlich in der Umrahmung der For. obturatoria dauernde Defekte.

Die meisten Frakturheilungen führen zu Asymmetrien des Beckens. Dies gilt ganz besonders für die in der Jugend erworbenen, die zu abgeschwächtem oder disproportioniertem Wachstum an der einen oder anderen Stelle des Beckenringes führen. Besonders wenn die Läsion den ileosakralen Knorpel schädigt, kann es auch ohne Ausbildung einer Synostose zu einer Wachstumsstörung kommen, deren Ergebnis dem NAEGELEschen schräg verengten Becken weitgehend gleicht (BREUS und KOLISKO, ROBERT Fall 2); auch nach früh erworbener MALGAIGNE-Fraktur haben BREUS und KOLISKO schräg verengtes Becken gesehen. Starke Asymmetrie und ungleiche Größe der Beckenhälften beschrieben diese Autoren auch nach früh erworbenem Halbierungsbruch.

Es ist nun noch nötig, die Lokalisation und den Verlauf der Bruchlinien an den einzelnen Beckenknochen zu besprechen, wie sie bei den Ringbrüchen angetroffen werden.

Das Kreuzbein ist nicht so massiv, wie es aussieht, es enthält ein ausgedehntes Kanalsystem, das sich an 18—22 Stellen an der Oberfläche öffnet; außerdem ist seine Lage im Körper so, daß es mit seiner Pars pelvina allen von der Wirbelsäule oder den Beinen her übertragenen Gewaltwirkungen, sowie jeder Pressung des Beckenringes ausgesetzt ist. In diesen Umständen erblicken BREUS und KOLISKO die Erklärung dafür, daß das Kreuzbein, im Gegensatz zu vielen Angaben im klinischen Schrifttum, so oft gebrochen ist. Als Teil der Ringbrüche kommen nur die Frakturen der Pars pelvina in Betracht, während die Brüche der Pars perinealis bei den Randbrüchen besprochen werden. Unter den 44 Frakturbecken von BREUS und KOLISKO zeigten 31 Kreuzbeinverletzungen (25 Frakturen und 6 Fissuren). Die häufigste Bruchform ist der laterale Längsbruch durch die Foramina sacralia, der entweder gerade verläuft und sich von medial her an die Foramina anschließt oder von lateral her bogenförmig zu den Foramina heranzieht (periartikulärer bogenförmiger Längsbruch). Unter den 29 ungeheilten Beckenbrüchen von BREUS und KOLISKO waren unter 18 Kreuzbeinbrüchen 10 Brüche durch die Foramina, und zwar 6 gerade Längsbrüche (davon 2 doppelseitig, deren einer kombiniert mit Querbruch) und 4 periartikuläre bogenförmige Längsbrüche (darunter einer doppelseitig mit Querbruch). Wenn 2 laterale Längsbrüche im Sakrum vorhanden sind, verbinden sie sich nicht selten durch einen Querbruch, so daß die ganzen Bruchlinien einem H gleichen. Isolierte Längsfraktur des Kreuzbeins haben BRAMANN und ENGEL beschrieben. Viel seltener ist der mediane Längsbruch des Kreuzbeins, der nach BREUS und KOLISKO immer am 2. Kreuzwirbel beginnt und dessen besondere Mechanik noch zu erörtern sein wird. Hervorzuheben ist noch die schlechte Prognose der Längsbrüche des Kreuzbeins, denn unter den alten geheilten Beckenbrüchen fanden BREUS und KOLISKO keine Längsfraktur des Kreuzbeins.

Weniger häufig und typisch sind Schrägbrüche oder ausgedehnte Zertrümmerungen des Kreuzbeins. Schließlich werden noch verschiedene Stauchungsbrüche der Kreuzbeinflügel, Fissuren und häufig kleinere Absprengungen nahe des Sakroiliakalgelenkes beobachtet. Letztere können bei Ruptur des Sakroiliakalgelenkes als Abrißfraktur durch die Loßreißung der vorderen Verstärkungsbänder entstehen (BAUMANN).

Das Darmbein ist seltener der Sitz eines Ringbruches. Es kommen hier einerseits Steilbrüche vor, die von der Crista ilei hinter dem Hüftgelenk meist gegen die Incisura ischiadica major ziehen (2 Fälle von BREUS und KOLISKO), Schrägbrüche von der Spina iliaca anterior inferior gegen die Incisura ischiadica major (2 Fälle von BREUS und KOLISKO). Ausgedehnte Zertrümmerungen sind mit Ausnahme der Schaufelbrüche, die den Beckenrandbrüchen zugehören, am Darmbein selten. Ein steiler Ringbruch kann gelegentlich auch durch die Hüftpfanne gehen und im Sitzhöcker enden. Nicht selten sind schräge oder steile Fissuren im Darmbein bei Beckenringbrüchen.

Die Sitz- und besonders die Schambeinäste sind noch häufiger als das Kreuzbein frakturiert bei den Beckenringbrüchen, während Corpus pubis und Corpus ischii vorwiegend bei den Pfannenfrakturen mitbetroffen sind (s. S. 559). Unter den 29 unverheilten Beckenbrüchen BREUS' und KOLISKOs waren die Schambeinäste 23mal (und zwar 4mal einfach, 8mal doppelt, 8mal dreifach, 2mal vierfach und 1mal fünffach) gebrochen; entsprechend zeigten die Sitzbeinäste 21mal Brüche (und zwar 11mal einfache und 10mal doppelte), während isolierte Fissuren nur je 1mal an Schambein- und Sitzbeinästen beobachtet wurden. Das Tuber ischii war nur 3mal, das Corpus ischii nur 1mal an der Fraktur beteiligt. Am allerhäufigsten bricht also der horizontale Schambeinast oder der absteigende Schambeinast (Symphysenstücke). Meist handelt es sich dabei um Querbrüche, gelegentlich um Splitterbrüche, selten um Längsbrüche (besonders am Symphysenstück). Vom Sitzbein bricht der aufsteigende Ast etwas seltener als der Schambeinast. Auch hier sind die Brüche quer oder schräg, seltener längs. Der absteigende Sitzbeinast und das Tuber ischii sind, wie schon oben erwähnt, selten frakturiert und wenn, so handelt es sich um Längsbrüche.

c) Die Beckenrandbrüche.

Die Zusammenfassung der Beckenrandbrüche als eigene Gruppe geht auf STOLPER zurück. Sie setzen sich zusammen aus den Frakturen im Bereich der Darmbeinschaufel, den Brüchen der Pars perinealis des Kreuzbeins und den Steißbeinfrakturen. Die Beckenrandbrüche haben eine viel bessere Prognose als die Beckenringbrüche. So finden sich unter 29 tödlich verlaufenen Beckenbrüchen bei BREUS und KOLISKO nur 2 Beckenrandbrüche (ein Schrägbruch der Darmbeinschaufel und 1 Querbruch des perinealen Kreuzbeinteils, während unter 15 geheilten Beckenbrüchen 6 Beckenrandbrüche vertreten sind, und zwar 2 Darmbeinschaufelbrüche, 2 Frakturen der Spina iliaca ant. sup. und 2 quere Kreuzbeinbrüche.

Am häufigsten unter den Beckenrandbrüchen sind die Frakturen der Darmbeinschaufel (MAGNUS 10,1%, HARDING 13,3% aller Beckenbrüche). Die typische Form des isolierten Darmbeinschaufelbruches ist der quere oder schräge Abbruch oberhalb des Beckenringes. Diese Bruchform ist zuerst genauer von DUVERNEY (1761) beschrieben worden und zum Teil auch unter dem Namen DUVERNEYsche Fraktur bekannt. Die Bruchlinie liegt entweder näher dem Beckenkamm oder kann etwa von einer der hinteren Spinae iliacae nach vorne, meist zur Spina iliaca ant. inf., verlaufen. Die Bruchlinie ist meist zackig und das abgebrochene Fragment wird in der Regel an der Außen- oder Innenseite

der Darmbeinschaufel nach unten verschoben, infolge der Zugwirkung der
starken Glutealmuskeln und des M. iliacus, die zum Teil an diesem Fragment
entspringen (Breus und Kolisko). Eine Dislokation des Bruchstückes nach
oben mit Anheilung an eine Rippe, wie sie Sanson gesehen haben soll, halten
Breus und Kolisko nur für möglich, wenn Glutäus und Iliakus durchrissen
werden, so daß die am Beckenkamm inserierenden Bauchmuskeln das Über-
gewicht bekommen. Die Heilungsaussichten sind gut, da aber meist Periost
und angrenzende Muskeln stärker mitverletzt sind, wird in der Regel reichlich
astig gebauter oder feinporöser Kallus gebildet. Einen typischen geheilten

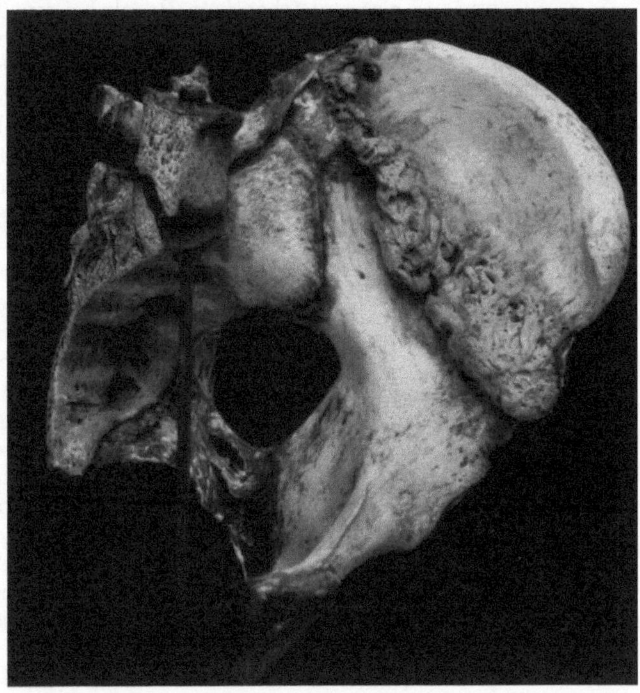

Abb. 47. Mit starker Kallusbildung geheilter Querbruch der Darmbeinschaufel. (Musealpräparat des Göttinger
Pathologischen Institutes.)

Querbruch der Beckenschaufel von der Spina iliaca post. sup. zur Spina il. ant.
inf. mit starker Kallusbildung zeigt ein altes Präparat der Göttinger Sammlung
(Abb. 47). Ein ungefähr gleich verlaufender geheilter Bruch der Beckenschaufel
findet sich an einem Becken eines 20—25jährigen Mannes (die Apophysen des
Darmbeinkammes und der Sitzhöcker sind noch nicht völlig verschmolzen)
im pathologischen Museum der Universität Buffalo. An diesem Präparat ist
das Fragment nach vorne, kaudal und innen disloziert und in dieser Stellung
durch sklerosierten Kallus fixiert. An der Außenseite finden sich vorne dach-
artige, von unten her ausgehöhlte Exostosen an der Bruchlinie. Die hinten zum
Teil freiliegende Bruchfläche des Darmbeins ist mit einer Art dünner Kortikalis
überkleidet. Sonstige Beckenverletzungen sind nicht vorhanden. Obwohl die
Verletzung wohl jahrelang zurückliegt, wurde das Wachstum am Beckenkamm
nicht gestört. Angaben über die Art des Traumas sind nicht bekannt. Walther
berichtet über 7 geteilte Darmbeinschaufelbrüche verschiedenen Grades. Auch
mehrere Fragmente können anheilen (2 Fälle von Breus und Kolisko).

Ausgedehnte Splitterbrüche, auch an den hinteren Abschnitten der Darmbeinschaufel (Tuberositas iliaca) werden nicht so selten neben Ringbrüchen an anderer Stelle angetroffen und auch die typischen Querbrüche der Darmbeinschaufel können mit Ringbrüchen kombiniert sein, wie Beobachtungen von BREUS und KOLISKO zeigen.

Viel seltener als die beschriebenen Apophysenlösungen sind die Frakturen der verschiedenen Spinae des Darmbeins. Meist handelt es sich dabei um direkte Gewaltwirkung. STRAUSS hat unter 814 Beckenbrüchen nur 6mal Fraktur der Spina iliaca ant. sup. und einmal der Spina iliaca ant. inf. gesehen. LEHMANN beschrieb Fraktur der Spina iliaca ant. sup. bei einem 30jährigen nach Überfahren und CARP fand einen gleichartigen Bruch bei einem 70jährigen Mann ungewöhnlicherweise durch Muskelkontraktion bedingt. BREUS und KOLISKO fanden zweimal geheilte Brüche des vorderen oberen Darmbeinstachels, einmal mit Dislokation des Fragmentes nach außen und unten (Zugwirkung des M. sartorius und Tensor fasciae latae). MOCCIA beschreibt eine Fraktur des vorderen unteren Darmbeinstachels bei einem 68jährigen Mann nach Sturz auf die Trochantergegend und erwähnt, daß WESTERBORN einen derartigen Bruch bei einem 60jährigen gesehen habe. Einen, soweit ich sehe, einzigartigen isolierten Bruch der Spina iliaca post. sup. teilte REISS bei einem 30jährigen Mann mit, der in einem Steinbruch verschüttet wurde. Geheilte Fraktur der Spina ischii (kombiniert mit multiplen Schambeinbrüchen und Sprengung der drei Beckengelenke) fanden BREUS und KOLISKO.

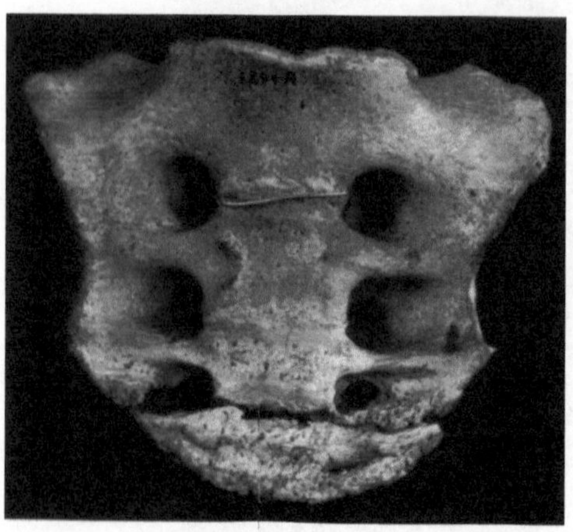

Abb. 48. Typischer, nicht ganz frischer Querbruch des Kreuzbeins. (Sammlungspräparat des Buffaloer Pathologischen Institutes.)

Etwas häufiger sind die Brüche der Pars perinealis des Kreuzbeins. Es handelt sich so gut wie immer um Querbrüche, die entweder isoliert als Beckenrandbrüche vorkommen oder mit anderen Beckenbrüchen kombiniert sind. BREUS und KOLISKO haben unter 18 ungeheilten Kreuzbeinbrüchen 4 Querbrüche des Kreuzbeins gesehen, wovon 2 mit doppelseitigen Längsbrüchen durch die Kreuzbeinlöcher kombiniert waren und noch ein 3. Ringbrüche aufwies, so daß nur 1 einen reinen Randbruch darstellte. Ferner fanden sie unter 7 geheilten Kreuzbeinbrüchen 4 Querbrüche, von denen 3 Randbrüchen und nur 1 einem Ringbruch angehörte. Die typische Lokalisation dieser Querbrüche ist am 3. oder 4., seltener am 5. Kreuzwirbel, dabei kann die Bruchlinie dorsal etwas höher liegen als ventral. Die Fraktur findet sich also meist an der Grenze der Pars pelvina und perinealis des Kreuzbeins. Einen typischen Querbruch im Bereich des 4. Kreuzwirbels zeigt ein Präparat der Buffaloer Sammlung (Abb. 48). Es handelt sich um Sturz nach Wirbelschuß. Isolierten Querbruch des unteren Kreuzbeinteiles haben klinisch in den letzten Jahren MANDLER, FEUZ, GUILLOT und VINTILA beschrieben; SANTORSOLA sah als 2. Bruch noch einen Querbruch des Steißbeins. Fast immer handelt es sich um direkte Gewalteinwirkung (Sturz, Stoß) gegen den ungeschützt nahe der Körperoberfläche liegenden Perinealteil des Sakrums. Die Heilung dieser Fraktur führt immer zur stärkeren Sagittalkrümmung oder sogar zur rechtwinkligen Knickung des Kreuzbeins, wie schon eine charakteristische Abbildung Créves zeigt. Dadurch kann die Conjugata des Ausgangs stärker verkürzt sein. Das Steißbein kann Frakturen oder Luxationen aufweisen. Da die Trennung der beiden Verletzungen klinisch nicht immer möglich ist, sollen sie gemeinsam besprochen werden. Steißbeinverletzungen sind nicht häufig, aber auch nicht so extrem selten wie man früher dachte. Wakeley fand unter 100 Beckenbrüchen 3 Steißbeinbrüche, Rovida unter 136 nur 1. In anderen größeren Statistiken fehlen Steißbeinbrüche völlig (Magnus, Harding, Westerborn). Becker, der sich eingehend mit den Steißbeinverletzungen beschäftigte, konnte aus der Basler Chirurgischen Klinik 5 Frakturen und 3 Luxationen mitteilen (entsprechend 7% aller Beckenbrüche) und sammelte aus den Akten der Schweizer Unfallversicherung weitere 30 sichere Beobachtungen von Bruch oder Verrenkung des Steißbeins unter 481 Beckenbrüchen (6%). Breus und Kolisko sahen unter 44 Frakturbecken (denen allerdings in 19 Fällen das Steißbein fehlte) nur einen Steißbeinbruch. Von den 8 Beobachtungen Beckers war nur einmal die Steißbeinfraktur mit einem schweren Beckenbruch kombiniert, sonst waren ebenso wie die 30 Steißbeinbrüche und Luxationen der Schweizer Unfallversicherung alle Steißbeinverletzungen isoliert beobachtet worden; so gut wie ausschließlich nach Sturz auf oder Schlag gegen die Gesäßgegend. Steißbeinbrüche kommen mit Ausnahme des Kindesalters in jedem Lebensalter vor, während Luxationen hauptsächlich vor dem 30. Lebensjahr auftreten (Becker). Meist sind es Querbrüche durch den 1. Steißwirbel. Michaelis sah einen solchen Querbruch bei Trümmerbruch des Kreuzbeins ohne sonstige Beckenfraktur nach Sturz. Breus und Kolisko sahen einen geheilten Längsbruch bei Längsbruch des Kreuzbeins. Hyrtl erwähnt Bruch eines besonders langen Steißbeinhornes. Becker konnte außer den eigenen Beobachtungen nur etwa 10 Steißbeinbrüche im Schrifttum sammeln. Ziemlich allgemein wird hervorgehoben, daß die Frakturen im höheren Alter häufiger seien, weil dann öfter das Steißbein mit dem Kreuzbein knöchern verbunden sei (Becker). Demgegenüber betonen Breus und Kolisko, daß die Synostose zwischen Sakrum und Steißbein keine Altersveränderung sei, sondern nur Ausdruck distaler Assimilation, also einer abnormalen Entwicklung sei. Die Heilung der Steißbeinfraktur kann in winkliger Stellung erfolgen, was nach Becker die Regel zu sein scheint. Die Schmerzen einer Steißbeinfraktur sind infolge des kokzygealen Nervenplexus unverhältnismäßig heftig und können in bleibende Kokzygodynie übergehen, was in gutachtlichen Fällen bedeutsam sein kann. Die Differentialdiagnose zwischen Querbruch und Luxation ist beim Lebenden schwierig, weil die Röntgenbilder besonders bei dicken Menschen unklar sind und weil der anatomische Bau (Zahl der Steißwirbel, Erhaltenbleiben von Bandscheibenresten) recht wechselt. Steißbeinfraktur als Geburtstrauma bei Frauen ist offenbar sehr selten, wie eine Umfrage Beckers zeigt. Winter beschrieb Fraktur eines hakenförmig geknickten Steißbein bei Zangenextraktion.

d) Die Pfannenbodenbrüche.

Die Brüche der Hüftpfanne treten teils isoliert auf, teils sind sie nur Teilerscheinung anderer Beckenbrüche, besonders Beckenringbrüche. So haben Breus und Kolisko unter 29 nicht verheilten Beckenfrakturen 13mal Frakturen oder Fissuren im Bereich der Pfanne gefunden, darunter war nur in 1 Fall der Pfannenbruch isoliert. Breus und Kolisko unterscheiden den marginalen Pfannenbruch, wie er besonders in Verbindung mit einer traumatischen Hüftgelenksluxation vorkommt. Meist handelt es sich dabei um Absprengung vom kranialen Teil des Pfannendaches und der Facies lunata. Ferner den steilen oder vertikalen Pfannenbruch, der in der Gegend des Sulcus iliacus beginnt und entweder als Ringbruch das Sitzbein vertikal spaltet oder öfter sich gegen das Foramen obtur. verliert und erst mit einer Fraktur des aufsteigenden Sitzbeinastes zusammen den Beckenring ganz durchsetzt. Seltener kommen quere Pfannenbrüche oder Fissuren vor.

Die wichtigste Form ist aber der sternförmige Pfannenbruch, dabei ist der Pfannenboden von drei oder mehreren Fissuren oder Frakturen durchsetzt. Die Frakturlinien schließen sich teilweise, aber nicht immer, den Verwachsungsstellen der drei die knöcherne Pfanne bildenden Anteile an (BREUS und KOLISKO).

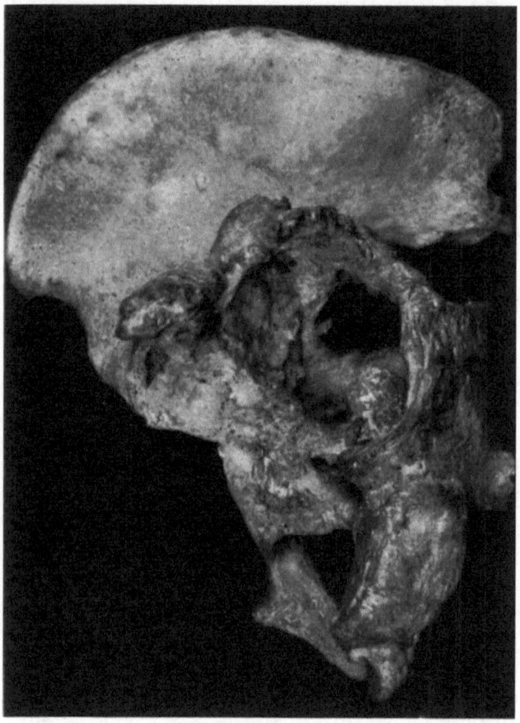

Bei stärkerer Zertrümmerung des Pfannenbodens können Teile des Schenkelkopfes im Beckenraum bloßliegen (perforierender Pfannenbruch) oder der Schenkelkopf kann zwischen den klaffenden Trümmern des Pfannenbodens teilweise oder vollständig in das Becken eintreten, was als zentrale Luxation des Femur bezeichnet wird. Diese Form des Pfannenbodenbruches, die isoliert auftreten kann, findet im chirurgischen Schrifttum ausführliche Erörterung. So waren HAUDEK 41 und PALMER 75 Literaturfälle zentraler Hüftluxation bekannt. LUCCHESE beobachtete 6 Fälle, in denen 4mal nur der Pfannenboden gebrochen war (darunter 3mal mit zentraler Luxation), in einem Fall war nur der Pfannenrand gebrochen, in einem weiteren außer dem Pfannenboden auch das Darmbein. Das auslösende Trauma ist teils Sturz auf die Beine oder auf die Seite, Verschüttung

Abb. 49. Mit starker Kallusbildung teilweise geheilter Bruch des Pfannengrundes und der Umrahmung des Foramen obturatum. (Musealpräparat des Buffaloer Pathologischen Institutes.)

(Bergleute), Verkehrsunfälle. Vielfach wirkt dabei offenbar die Gewalt direkt auf die Trochantergegend.

Kurz erwähnt sei die spontane oder pathologische zentrale Luxation bei Erkrankung des Hüftgelenkes und Beckens. HELLMICH stellte 19 Fälle dieser Art aus dem Schrifttum zusammen. Es handelte sich 6mal um Echinokokkus, 6mal um Tuberkulose, 4mal um Osteomyelitis und 3mal um Tumoren des Beckens.

TREGUBOV sah unter 500 Fällen tuberkulöser Koxitis nur 12 sichere Azetabulumperforationen (davon nur 2 mit zentraler Luxation), während MENARD (zitiert nach TREGUBOV) unter 268 Hüftgelenksresektionen wegen Tuberkulose 105 Perforationen des Azetabulums fand.

Bei Heilung von Azetabulumfrakturen mit zentraler Luxation kann es zu starker querer Einengung des Beckens durch die Pfannenprotrusion kommen. Jedoch unterscheiden sich diese geheilten Pfannenbodenbrüche durch die unregelmäßige Gestalt des vorgewölbten Pfannenbodens, die noch deutlich die Fragmente erkennen läßt, von der koxitischen Pfannenprotrusion Ottos (Einzelheiten s. dort). Breus und Kolisko haben ein solches einseitiges traumatisches Protrusionsbecken nach geheiltem Pfannenbodenbruch bei einem 78jährigen Mann gesehen und erwähnen, daß Gurlt zwei ähnliche Beobachtungen von Dupuytren und Hewitt Moore abbildet. Im Falle Hewitt Moores war der geheilte Pfannenbodenbruch mit Protrusion sogar doppelseitig. In der Buffaloer Sammlung ist ein linkes Hüftbein mit geheiltem Pfannenbruch aufbewahrt, bei dem die dislozierten Fragmente durch kräftige Kallusmassen fixiert sind, während ein größerer Defekt ohne knöchernen Verschluß geblieben ist (Abb. 49).

Bei Kindern und jugendlichen Individuen im Wachstumsalter kann das Trauma die Y-förmige Wachstumsfuge der Hüftpfanne sprengen. Da aber meist außerdem Frakturen bestehen, wird diese Fugensprengung an dieser Stelle näher besprochen. So sah Erlacher bei einem 17 Monate alten Knaben nach Sturz auf das extrem gebeugte Knie Fugensprengung der Pfanne mit Luxation des Sitzbeins nach innen. Bei der später nach Tod an Masern ausgeführten Sektion war kaum noch etwas von der schweren Verletzung zu bemerken. Breus und Kolisko sahen eine geheilte Fugenlösung mit Deformation der Pfanne bei einer 28jährigen Frau, die im Alter von 3 Jahren 10 m hoch herabgestürzt war. Dieselben Autoren sahen verheilte doppelseitige Trennung von Schambein und Darmbein im Pfannenbereich bei einem 19jährigen und komplette frische Sprengung des ganzen Y-Knorpels bei einem 15jährigen, der von der Straßenbahn überfahren wurde. In diesem Fall war der Schambeinkörper vom Horizontalast abgebrochen. Manfredi beschrieb Sprengung des Pfannenfugenknorpels mit partieller zentraler Luxation bei einem 18jährigen nach Sturz vom Rad auf den Trochanter.

e) Die Mechanik der Beckenbrüche.

Die Mechanik der Beckenbrüche ist nicht in allen Einzelheiten bekannt, da die verschiedenen Phasen eines Unfallereignisses und ihre Auswirkung auf Art, Lokalisation und Ausmaß der Veränderung auch bei guter Kenntnis der Umstände im Einzelfall nicht immer rekonstruiert werden können. Ich werde deshalb nur typische Verletzungsmechanismen berücksichtigen, bei denen auch der anatomische Befund noch Rückschlüsse auf die Art der Gewalteinwirkung gestattet. Naturgemäß hat man versucht, durch Leichenexperimente unter bekannten Bedingungen den Effekt von Gewalteinwirkungen auf das Becken zu studieren. Wenn auch bei solchen Versuchen das spontane Unfallereignis nicht nachgeahmt werden kann und natürlich bei der Leiche die Mitwirkung von Muskelzug und Muskelspannung fehlt, so sind auf diese Weise doch Vorstellungen über die Art und Grenzen der mechanischen Widerstandsfähigkeit des Beckens gewonnen worden. Die genauesten Untersuchungen dieser Art unternahm Messerer mit der Werderschen Festigkeitsmaschine, in welcher die wirksame Kraft mit einer hydraulischen Presse erzeugt und mit einer Hebelwaage genau gemessen wird. Bei Druck in sagittaler Richtung auf die Vorderseite des Beckenringes erfolgte durchschnittlich bei einem Druck von 250 kg ein symmetrischer Bruch am Symphysenstück und am absteigenden Ast des Schambeins oder an beiden Schambeinästen. Wichtig ist hervorzuheben, daß bei sagittaler Gewalteinwirkung im Experiment nie ein hinterer Beckenringbruch erzeugt werden konnte. Seitliche Gewalteinwirkung in frontaler Richtung an den Darmbeinkämmen angreifend führte schon bei einem durchschnittlichen Druck von 180 kg zur Sprengung eines Sakroiliakalgelenkes. Querer Druck in der Höhe der Azetabula führte zunächst zu einer längsovalen, elastischen und fast völlig reversiblen Deformierung des Beckenringes und erst bei Verkürzung des Querdurchmessers um 27 mm und einem durchschnittlichen Druck von 290 kg brach das Becken in Form eines doppelten Ringbruches. Der vordere Ringbruch in der Umrahmung des Foramen obturat. konnte doppelseitig sein, der hintere, nahe dem Ileosakralgelenk gelegene Bruch konnte durch Sprengung dieses Gelenkes ersetzt sein. Ähnliche Ergebnisse hatte AREILZA bei querer Kompression des Beckens (zum Teil mit den Weichteilen) in einem komplizierten Schraubenkompressorium, das manometrisch kontrollierte Drucke von 1—600 kg gestattete. Bei Drucken bis zu 100 kg war die Streckung der Hüftbeine mit Abflachung der Terminalkrümmung eine symmetrische, bei höheren Drucken wurde die Abflachung unsymmetrisch und führte oft auf der stärker gestreckten Seite zum Abriß des Schambeins von der Symphyse. Bei Druck von 250 kg erfolgte meist doppelseitiger Ringbruch in der Umrahmung des Foramen obturat. sowie Ruptur des Sakroiliakalgelenkes mit umgebenden Frakturen. In der Mehrzahl der Fälle (80%) waren die Verletzungen auf der Seite der beweglichen Platte des Kompressoriums. KUSMINs Versuche sind zu grob, um eine genaue Interpretation zu gestatten.

Auch die Beckenbrüche entstehen entweder durch Kompression oder Kontusion oder durch Zusammenwirken beider (BREUS und KOLISKO). Bei der Kompression wirkt entweder von zwei entgegengesetzten Seiten aktive Gewalt ein oder diese ist — wie meist — auf einer Seite durch einen passiven Widerstand außerhalb des Körpers ersetzt, wie z. B. bei Verschüttungen, Überfahren, Einklemmung usw. Bei der Kontusion fehlt dieser Widerstand, sie kommt zustande durch Anschmettern des Beckens gegen einen nachgiebigen Körper oder in dem Aufschlagen eines solchen an das nicht auf der Gegenseite fixierte Becken (BREUS und KOLISKO), wie bei Geschoßwirkung, Hufschlag usw. Eine besondere Form des Kontusionsbruches stellt die Pfählungsverletzung dar, wobei durch Auffallen des Körpers auf einen langen und spitzen Gegenstand die Becken von innen her mehr oder weniger vollständige Perforations- und Splitterbrüche erleiden. So sahen BREUS und KOLISKO einen unvollständig perforierenden Bruch durch Pfählung am 3. Sakralwirbel. STIASSNY fand unter 127 im Schrifttum mitgeteilten Pfählungsverletzungen 5mal Verletzungen der Beckenknochen angegeben. Außerdem kommen auch in geringerem Grade Rißfrakturen am Becken vor, entweder als ligamentäre Rißbrüche bei Abriß eines Knochenteils durch übermäßige Spannung eines dort ansetzenden Bandes, oder als muskuläre Rißbrüche durch forcierte Kontraktion eines dort entspringenden Muskels. Als Teilerscheinung eines Beckenbruches sind solche ligamentär bedingte Rißfrakturen nicht selten und BREUS und KOLISKO betonen, daß sie besonders am Medialstück und am absteigenden Schambeinast, an der Tuberositas ossis ilei, am hinteren Teil der Darmbeinplatte und an den oberen Kreuzbeinflügeln nicht selten gesehen werden und schon durch die Form der Bruchlinien den Entstehungsmechanismus erkennen lassen. Auch Beckenluxationen können zu ligamentären Rißbrüchen führen, so sahen BREUS und KOLISKO bei Luxatio sacri Abriß der Spina ischii durch das Lig. sacrospinosum. Nach Experimenten von LINHART und RIEDINGER kann bei jäher Überstreckung im Hüftgelenk das übermäßig gespannte Lig. iliofemorale Bertini den vorderen unteren Darmbeinstachel abreißen. Die muskulären Rißbrüche sind meist nur Apophysenlösungen, doch können tatsächlich gewisse Knochenfortsätze besonders die Spina iliaca ant. sup. (M. sartorius) oder Teile des Darmbeinkammes (M. glutaeus medius) durch heftige Muskelaktion auch beim Erwachsenen abreißen (BREUS und KOLISKO). MAYDL beschrieb sogar einen Rißbruch des horizontalen Schambeinastes bei einem Reiter durch Kontraktion des M. pectineus.

Bei den Beckenringbrüchen lassen sich verschiedene Frakturtypen beobachten. Nach Breus und Kolisko handelt es sich meist um Biegungsbrüche, doch sind auch Stauchungsbrüche nicht selten und gelegentlich kommen auch Torsionsbrüche vor. Es ist also nicht richtig, wie noch Stolper meinte, daß es ausschließlich nur Biegungsbrüche sind.

Einen Torsionsbruch sahen Breus und Kolisko nur an den beiden obersten Kreuzbeinflügeln. Er ist nur möglich, wenn der Beckenring vorne gebrochen oder die Symphyse gesprengt ist und die einwirkende Gewalt das ventrale Hüftbeinende nach kaudal drängt, so daß die Massa lateralis torquiert wird, wenn das Sakroiliakalgelenk nicht oder nur wenig nachgibt. Die Biegungsbrüche zeigen schon im anatomischen Verhalten gewisse Kennzeichen. Sie sind meist symmetrisch gelagert und entstehen meist nicht direkt am Orte der Gewalteinwirkung (Stolper). Nach Messerers Experimenten werden durch die Biegung die auf der konvexen Seite der Biegung gelegenen Teile gedehnt, die auf der konkaven Seite gelegenen komprimiert und verdichtet. Der Bruch erfolgt nun durch Zerreißung der gedehnten Teile auf der Konvexität, zieht aber um die verdichteten Teile der Konkavität herum, wobei ein Keil ausgesprengt werden kann. Diese reine Keilform des Fragmentes ist selten, aber oft begrenzen die Fissuren einen solchen Bezirk, was auch Breus und Kolisko an ihren Präparaten öfter sahen. Beim Stauchungsbruch wird nicht die Biegungsfestigkeit, sondern die Druck- oder Säulenfestigkeit des Knochens überwunden. Nach Breus und Kolisko wird dabei die Spongiosa durch Pressung zertrümmert, die Kompakta nach außen vorgetrieben, geknickt und vielfach durch zahlreiche Längsfissuren strahlig gespalten, wodurch der Knochen in der Pressionsachse verkürzt erscheint. Bei komplettem Stauchungsbruch kann die Kompakta pinselig aufgefasert, abgeblättert oder aufgekrempelt sein. Stauchungsbrüche sind nicht selten an Mittelstück und Ästen des Schambeins, oberen Kreuzwirbeln oder Darmbeinplatte (Breus und Kolisko).

Am besten bekannt ist die Mechanik der Beckenringbrüche bei seitlicher (frontaler) Gewalteinwirkung, die sich wohl im wesentlichen so abspielen dürften, wie es die Versuche von Messerer und Areilza bei seitlicher Beckenkompression zeigten. Die typische Malgaignesche Fraktur entsteht bei dieser Art der Gewalteinwirkung. Stolper faßt sie als Biegungsbruch auf, Walter betont demgegenüber, daß sie in ihrer Mechanik mehr dem Impressionsbruch des Schädeldaches als dem Biegungsbruch der Rippe vergleichbar sei. Nach seiner Ansicht führt die Gewalt erst einen Stauchungsbruch des Schambeins herbei, dem durch die Innenhebelung des nun beweglichen Hüftbeins die Fraktur des hinteren Teiles des Beckenringes folgt. Wie der Bruch erfolgt, wird im Einzelfall außer von Richtung und Ausmaß der Kraft, auch vor allem von dem Zeitfaktor abhängen. Langsam zunehmende Gewalt (etwa Verschüttung) wird ähnlich wirken wie die Experimente von Messerer und Areilza, plötzliche heftige Gewalt kann sehr wohl den Stauchungsbruch im Sinne Walters erzeugen, ohne erst das Becken maximal zu verbiegen. So kann bei sehr heftiger Gewalteinwirkung auch ein Ringbruch am Ort der Gewalteinwirkung vom Darmbeinkamm bis ins Sitzbein vorkommen (Breus und Kolisko). Meist erfolgen nach diesen Autoren die Brüche nahe den vorderen oder hinteren Stützpunkten des Hüftbeins: Vorne als parasymphysäre Schambeinfraktur (seltener Symphysenruptur), hinten entweder als Sprengung des Sakroiliakalgelenkes oder als bogenförmige periartikuläre oder seitliche Längsfraktur durch die Foramina sacralia.

Weniger gut gekannt sind die mechanischen Verhältnisse der Beckenbrüche bei sagittaler Gewalteinwirkung von vorne oder hinten. In diesen Fällen liegen die Bedingungen komplizierter, weil sich nicht symmetrisch gebaute Beckenhälften in der Achse der Gewaltwirkung gegenüberstehen. Wahrscheinlich bricht sowohl bei vorderer Gewaltwirkung direkt als auch bei hinterer Gewaltwirkung indirekt zunächst — und gelegentlich ausschließlich — der schwächste Teil des Beckenringes beiderseits im Rahmen des Foramen obturat. als Biegungsbruch (BREUS und KOLISKO). An der hinteren Beckenwand bleibt die Verletzung meist einseitig (KÖNIG). Wirkt die Gewalt nach doppelseitiger Fraktur des vorderen Beckenringes noch weiter, so greift sie jetzt an den Bruchenden der beiden Hüftbeine wie an Hebelarmen an und drückt diese je nach Länge und Stellung derselben entweder nach außen oder nach innen (BREUS und KOLISKO). Werden die Hüftbeine nach außen umgeklappt, so erfolgt ein- oder doppelseitig Ruptur des Sakroiliakalgelenkes. Werden sie nach innen gedrängt, so kommt es zum ein- oder doppelseitigen Stauchungsbruch der Kreuzbeinflügel, wie dies schon KÖNIG annahm und WALTHER entgegen der Auffassung von KUSMIN und KATZENELSON, welche die Kreuzbeinfraktur als Rißbruch deuteten, bestätigte.

Eine besonders komplizierte Mechanik haben die Beckenbrüche bei Sprung oder Sturz in die Tiefe, wenn der Körper mit den Beinen oder dem Beckenaufschlägt (BREUS und KOLISKO). Es kommt zuerst bei Aufschlagen der Beine oder des Beckens zu einer heftigen Kontusion, die schon zu Frakturen und Gelenksprengungen führt. Dieser Wirkung folgt nun in zweiter Phase die Wucht des im Sturz nachpressenden Rumpfes, die von der Wirbelsäule auf das Sakrum einwirkt. Dabei kommt es zu der gerade für die Sturzfrakturen kennzeichnenden medianen Kreuzbeinfraktur, wobei der erste Kreuzwirbel wie ein Keil in das Kreuzbein hineingetrieben wird und die übrigen Kreuzwirbel in der Mittellinie mehr oder weniger vollständig sprengt oder zertrümmert.

Ob bei Beckentraumen mehr Brüche der Beckenknochen oder Sprengungen der Beckengelenke auftreten, hängt auch von der Art des Unfalls ab. So waren in dem Material von BREUS und KOLISKO unter 14 Beckenverletzungen durch Sturz in die Tiefe nur 5mal auch Rupturen von Beckengelenken vorhanden, bei 8 Überfahrenen nur 2mal, dagegen waren bei 3 Beckenverletzungen durch Einklemmen zwischen 2 Wagen regelmäßig Rupturen oder starke Lockerungen von Beckengelenken nachweisbar. Es ist also vor allem die langsamer einwirkende, schiebende oder rollende Gewalt die — wie schon erwähnt — die Beckenluxationen herbeiführt.

Die Beckenrandbrüche können, wie erwähnt, zum Teil durch Muskeloder Bänderzug als Abrißfrakturen entstehen. Dies gilt besonders für die Randbrüche des Hüftbeins. Doch geht, wie schon BREUS und KOLISKO mit Recht betonen, RIEDINGER zweifellos zu weit, wenn er meint, solche Randbrüche des Hüftbeins könnten anders nicht zustande kommen. Sowohl Abbrüche der Darmbeinstacheln wie auch vor allem der Querbruch der Darmbeinschaufel kommen bei direkter Gewalteinwirkung vor. Die kleinen Absprengungen treten bei sehr umschriebenen aber heftigen Kontusionen auf, der typische Querbruch der Darmbeinschaufel tritt dagegen meist bei Pressung in querer Richtung auf die Gegend des Darmbeinkammes ein- oder doppelseitig ein. Der Querbruch der Pars perinealis des Kreuzbeins und der Querbruch des Steißbeins treten meist als Folgen direkter Gewalteinwirkung, wie für letzteres vor allem BECKER hervorhob. BREUS und KOLISKO meinen allerdings, daß der Querbruch des Steißbeins meist ein Rißbruch wäre, doch fehlt ihnen gerade über diese Bruchform größere eigene Erfahrung. Die Art des Traumas ist bei den Querbrüchen des Kreuz- und Steißbeins gleich. Meist handelt es sich um Sturz auf einen umschriebenen harten Gegenstand, der auf den Beckenausgang auch trifft, auch Fußtritt, Hufschlag usw. kann dazu führen.

Die Pfannenbrüche setzen besondere mechanische Verhältnisse für ihr Zustandekommen voraus. CUBBINS, CONLEY und CALLAHAN weisen darauf hin, daß Sturz auf die Füße oder Stoß gegen die Knie beim Sitzen Pfannenrandbrüche hervorrufen können. Hinsichtlich der Pfannengrundbrüche wird übereinstimmend angegeben, daß sie meist durch sehr heftige Gewaltwirkung auf den Trochanter major entstehen, wobei es im wesentlichen von der Stärke der Gewalt abhängt, ob und wie weit der Schenkelkopf in das Becken luxiert wird. DELANNOY betont, daß diese Fraktur eine hohe Resistenz des Schenkelhalses voraussetzt und daß besonders bei leichter Abduktion der Schenkelkopf gegen die dünnste Stelle der Pfanne drängt. LUCCHESE sah auch Pfannenbodenbruch bei Sturz auf die adduzierten Beine, ähnliche Fälle beschrieben BREUS und KOLISKO, allerdings kombiniert mit anderen Beckenbrüchen. Die Art des Unfalls ist entweder Sturz aus größerer Höhe auf die Trochantergegend (3 Fälle von PALMER, FRASSINETI) oder direkte Gewaltwirkung auf den Trochanter bei Seitenlage (2 Fälle GRIMAULTs) oder Wegschleudern durch ein Fahrzeug (LUCCHESE, PANDOLFINI). RAHMANN sah 16 Pfannenbodenbrüche, davon 10 mit zentraler Luxation bei Bergleuten, die in kniender oder sitzender Stellung von Gesteins- oder Kohlenmassen gequetscht wurden.

Komplizierte Zertrümmerungen des Beckens oder atypische Frakturen gestatten keineswegs immer aus dem anatomischen oder röntgenologischen Befund eine befriedigende Rekonstruktion des Unfallsherganges, wie schon BREUS und KOLISKO betont haben.

VII. Die Veränderungen der Beckenverbindungen besonders durch Schwangerschaft und Geburt.

Die gelenkartigen Verbindungen des Beckens (Symphyse, Sakroiliakalgelenke) und ihre Veränderungen sind verhältnismäßig wenig und spät studiert worden. Die grundlegenden anatomischen Untersuchungen stammen von LUSCHKA, ferner AEBY und ZULAUF. Die pathologischen Veränderungen, welche durch Schwangerschaft und Geburt bedingt werden, hat zuerst LOESCHCKE studiert, aus den letzten Jahren liegen Bearbeitungen dieses Gegenstandes von EYMER und LANG, HALSLHOFER und mir selbst vor. Bezüglich vieler, besonders histologischer Einzelheiten, Streitfragen und eingehender Literaturangaben muß ich auf meine monographische Bearbeitung der Beckenverbindungen und die wenig später erschienene ausführliche Veröffentlichung HASLHOFERs verweisen. Hier soll nur eine knappe Darstellung des wesentlichsten gegeben werden, wobei ich mich hauptsächlich an die eigenen Untersuchungen halte.

Die Symphyse ist als Halbgelenk im Sinne LUSCHKAs anzusehen, unterliegt aber recht verschiedenen Umwandlungen im Laufe des Lebens, so daß ihr anatomischer Bau einerseits mehr einer Synchondrose oder andererseits einem echten Gelenk gleichen kann. Eine schematische Einreihung ist deshalb nicht möglich. Bei Feten und Neugeborenen habe ich im Gegensatz zu den Angaben von LUSCHKA und ZULAUF niemals einen Symphysenspalt nachweisen können. So gut wie regelmäßig tritt aber während der Kinderjahre unter dem Einfluß des aufrechten Ganges, der bei der abwechselnden Belastung der beiden Beine scherende Spannungen in der Symphyse hervorruft, eine primäre Spaltbildung in der Mitte der Symphyse auf, die sich auf die kleine, nur die oberen und hinteren Anteile der Schambeinenden einnehmende kindliche Zwischenscheibe beschränkt. Dabei spielen zunächst Degenerationsvorgänge keine Rolle. Bei meinen Untersuchungen konnte ich bei erwachsenen Männern in 88%, bei

Frauen in 97% einen Symphysenspalt nachweisen, es bleibt also nur selten und vorwiegend bei Männern die Symphyse lebenslänglich eine solide Synchondrose. Der Spalt kann klein bleiben oder sich in wechselndem Ausmaß auf die Schambeinendflächen erweitern, er kann median bleiben oder mehr exzentrisch an der Grenze von Faser- und Hyalinknorpel verlaufen. Die großen und exzentrischen Spalten sind in ihrer Ausbildung weitgehend durch Schwangerschaft und Geburt bedingt und werden deshalb bei Frauen viel öfter als bei Männern beobachtet. Auch die Erweiterung der primären medianen Spalten durch sekundäre, mediäre oder exzentrische Spalten vollzieht sich unter dem Einfluß der Körperlast und des Ganges, soweit nicht noch besondere geburtstraumatische Momente hinzukommen. Ein grundsätzlicher Unterschied besteht aber zwischen den Spaltbildungen bei Männern und kinderlosen Frauen einerseits und bei Frauen, die geboren haben, andererseits nicht, wie ich im Gegensatz zu LOESCHCKE und in Übereinstimmung mit EYMER, LANG und HASLHOFER ausführte.

Die Form des Symphysenknorpels auf Horizontalschnitten läßt eine Reihe verschieden häufiger Formtypen erkennen. Eine Eigentümlichkeit der Symphyse des Wachstumsalters besteht darin, daß die Knorpelknochengrenze sehr regelmäßige makroskopische Verzahnungen aufweist, ähnlich wie dies SCHMORL für die Knochenknorpelgrenze jugendlicher Wirbel beschrieb. Vermutlich ist in dieser Anordnung eine Sicherung der wachsenden Knochenknorpelgrenze gegen Schub zu erblicken, die bei den aufeinander gleitenden Flächen echter Gelenke nicht nötig ist und auch hier nach Wachstumsabschluß verschwindet. Die Ausbildung eines Epiphysenkerns am Angulus pubicus und die Zeit seiner Verschmelzung mit dem Schambein unterliegen großen individuellen Schwankungen, der Fugenknorpel kann hier gelegentlich noch lange jenseits des Wachstumsalters persistent sein.

Die Eminentia retropubica (Torus pubicus) an der Hinterseite der Symphyse ist bei Kindern noch nicht vorhanden. Sie entsteht bei Frauen im Anschluß an die Geburtsschädigungen des Symphysenknorpels, wird aber in kleinerem Ausmaß auch an männlichen Symphysen von Männern und kinderlosen Frauen vom 4. Jahrzehnt an beobachtet. In diesen letzteren Fällen besteht die Vorwölbung meist aus lippenförmigen, nach hinten vorspringenden Randwülsten der Schambeinenden, ist schmal und ziemlich niedrig. Diese Form ist unabhängig von der Spaltgröße und kann, im Gegensatz zu LOESCHCKES Angabe, sogar an spaltlosen Symphysen beobachtet werden. Die großen Vorwölbungen bei Frauen, die geboren haben, gehen aus Verdickungen des hinteren Symphysenligaments hervor und werden durch Einpressung zerstörten und losgerissenen Knorpelmaterials in den hinteren Spaltrezessus vergrößert, sie sind abhängig von der Größe der Spalten und zeigen meist keine lippenförmigen Knochenrandwülste.

Die Lockerung der Symphyse in der Schwangerschaft ist Anatomen und Geburtshelfern schon lange bekannt. Das Gewebe ist dabei besonders feucht und dehnbar, was vermutlich mehr auf ein Sichtbarwerden des Wassers als auf eine wirkliche Wasserzunahme zurückzuführen ist, wenn die Untersuchungen PÜSCHELS an Wirbelbandscheiben einen solchen Analogieschluß erlauben. Die Ursache dieser Lockerung erblicken FICK, EYMER, LANG und HASLHOFER in der verstärkten mechanischen Beanspruchung durch Veränderung der Schwerpunktlage, während LOESCHCKE und ich als Vorbedingung endokrine Einflüsse auf die Beckengelenke angesehen haben. Bei Meerschweinchen, die sehr weit entwickelte und unverhältnismäßig große Junge gebären, kommen extreme Symphysendehnungen bei der Geburt vor (LUSCHKA, LOESCHCKE). Eine Symphysenlockerung läßt sich aber im Versuch auch ohne Schwangerschaft durch

Behandlung mit Follikelhormon und Corpus luteum-Hormon erzielen (HISAW), diese Ergebnisse wurden von MÖHLE bestätigt, der auch mit Follikelhormon allein bei virginalen und sogar bei kastrierten weiblichen Meerschweinchen Symphysenlockerung erhielt, während bei kastrierten Männchen nur eine ganz geringe Lockerung durch „endokrine Scheinschwangerschaft" hervorgerufen werden konnte. BUDIN konnte die Schwangerschaftslockerung der Symphyse bei vaginaler Palpation der Symphysenhinterfläche und abwechselnder Belastung der Beine nachweisen und neuerdings wurde diese Erscheinung durch v. MASSEN-BACH auch röntgenologisch dargestellt. Gesteigertes Beckenwachstum bei jungen Schwangeren wurde schon von LANGER sowie von BREUS und KOLISKO angenommen. LOESCHCKE vertrat außerdem die Ansicht, daß auch nach Wachstumsabschluß in jeder Schwangerschaft eine Beckenvergrößerung durch Zuwachs an den Schambeinenden erfolge, was ich in meinen Untersuchungen nicht bestätigt fand. Der Wachstumsabschluß ist individuell schwankend, doch habe ich auch bei Schwangeren jenseits des 25. Lebensjahres keine Wachstumsvorgänge am Symphysenende des Schambeins gesehen. Regelmäßig konnte ich in Übereinstimmung mit LOESCHCKE eine Hypertrophie des hinteren Symphysenligaments nachweisen, die schon im 1. Schwangerschaftsmonat beginnt und mit Ausbildung einer breiten Kambiumschicht am hinteren Symphysenperiost einhergeht (Abbildung 50).

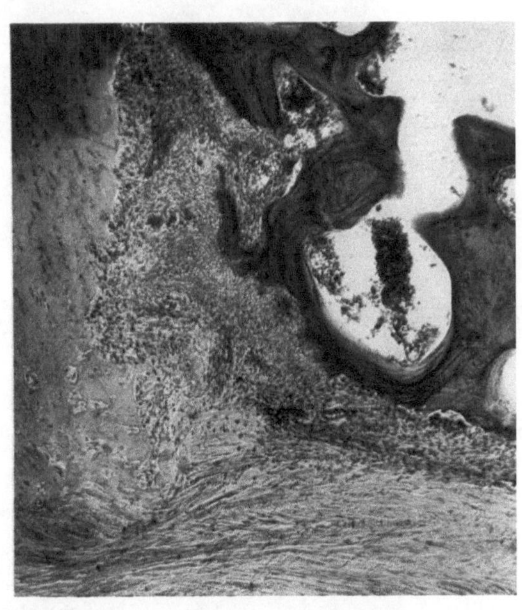

Abb. 50. Typische Schwangerschaftsveränderung der Symphyse. Neubildung von Teilen des hinteren Symphysenbandes durch Periostwucherung. Abbau des hinteren Endes der Knorpelplatte durch das junge Mesenchym. Osteoklastischer Abbau der hinteren Kortikalis, 24 Jahre, ♀, frisch entbundene Drittgebärende, Horizontalschnitt. (Nach W. PUTSCHAR.)

Das Geburtstrauma führt so gut wie regelmäßig zu Rißbildungen im Symphysenknorpel, die sich an kein anatomisches Substrat halten, wie LOESCHCKE zuerst beschrieb und alle späteren Beobachter bestätigten. Bei Erstgebärenden kann ein Riß bei sehr kleiner Frühgeburt (LOESCHCKE 1900 g, eigene Beobachtung: 2000 g schweres kraniotomiertes Kind) ausbleiben. In meinem Material wiesen auch Mehrgebärende regelmäßig neben alten Rissen frisch entstandene auf (Abb. 51), eine Ausnahme machte auch hier nur eine Frühgeburt von 30 cm Länge. Diese Risse sind meist makroskopisch sichtbar, ihre Ränder sind kurz nach der Geburt blutig verfärbt, desgleichen der Inhalt der Symphysenhöhle. Seltener sind stärkere subperiostale Blutungen und Abschälungen des Periosts (Abb. 52). Gelegentlich ist sowohl bei spontaner wie besonders bei Zangengeburt, Symphysenruptur infolge zu großen Mißverhältnisses zwischen Becken und Schädel gesehen worden. Hieran können sich große Hämatome anschließen, die durch Vereiterung den Tod veranlassen können (MEIXNER). Histologisch findet man viel zahlreichere Risse, die oft an der Grenze von Hyalinknorpel und Knochen gelegen sind, was vermutlich in der geringen Zugfestigkeit des Hyalinknorpels begründet ist, während die Faserknorpelrisse meist irreguläre Fortsetzungen der vorher bestehenden Spalten darstellen. Ähnliche Risse kommen bei schweren Unfallstraumen vor (s. bei Beckenbrüchen).

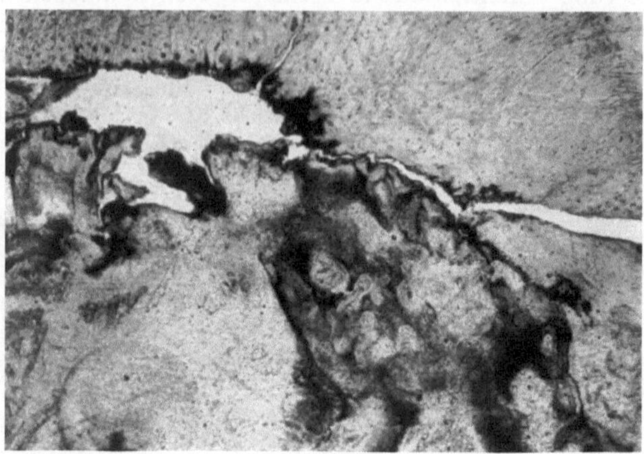

Abb. 51. Alter geburtstraumatischer Riß an der Knochenknorpelgrenze der Symphyse mit Knorpelzotten, Verkalkung und Verfettung der Ränder mit Fortsetzung in frischen Riß (rechte Bildhälfte), 26jährige Zweit-gebärende, Tod 20 Tage p. part. (Nach W. PUTSCHAR.)

Wiederholte Geburten führen zu einer zunehmenden Knorpelzerstörung und Symphysenlockerung, die ihrerseits nun schädigend auf die Gewebe einwirkt.

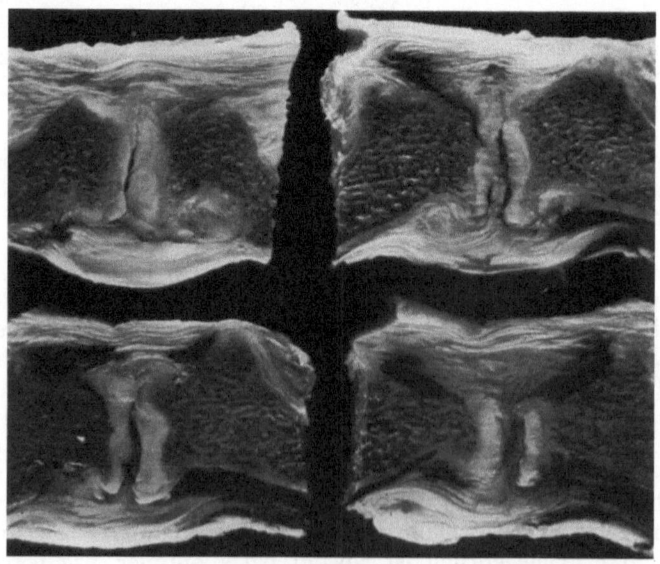

Abb. 52. Schwere Geburtsschädigung der Symphyse mit großer Spaltbildung, Bänderzerreißungen und sub-periostalen Hämatomen. 30jährige Zweitgebärende, Tod 20 Tage p. part. Gewicht des Kindes 2700 g, Schädelumfang 33 cm. (Nach W. PUTSCHAR.)

So kommt es zur Ausbildung degenerativer Veränderungen an den Spalträndern (besonders Verfettungen), zu den verschiedenen Vorgängen des Knorpelabbaues, die neben Heilungsvorgängen und dystopen Knorpelwucherungen (Knorpelknötchen in den Markräumen) einhergehen. Die Detritusmassen werden aus dem Spalt ausgepreßt, was besonders zur Vergrößerung der Eminentia retropubica führt, doch werden auch in den vorderen, oberen und unteren Ligamenten solche Massen gefunden, um die sich Geröllzysten mit gefäßreicher Wandung ausbilden, die schließlich den Trümmerabbau vollenden. Sind die Umbauvorgänge und die Zerstörung des Faserknorpels genügend ausgedehnt gewesen, so kann es nach langen Jahren zur echten Gelenkbildung kommen, wobei zwei

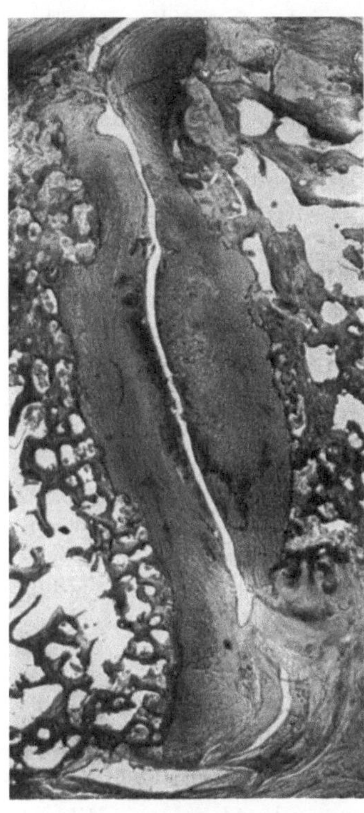

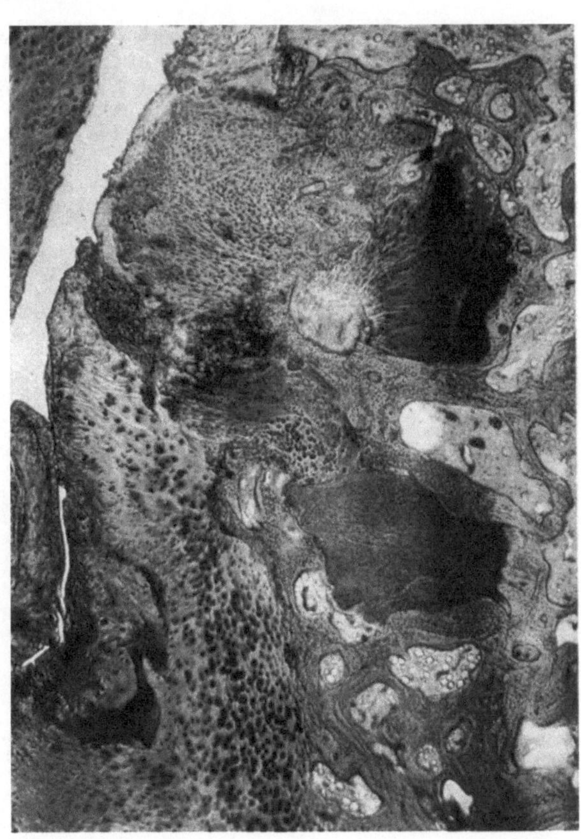

Abb. 53.   Abb. 54.

Abb. 53. Symphysengelenk mit teilweisem Abbau der Gelenkflächen und Wanderung des Synovialansatzes. 61 Jahre, ♀, Horizontalschnitt. (Nach W. PUTSCHAR.)

Abb. 54. Altes Einbruchsgebiet an der Knochenknorpelgrenze der Symphyse mit Knorpelknötchen und Knorpelkallus, 64 Jahre, ♀, mehrere Kinder. (Nach W. PUTSCHAR.)

vorwiegend hyalin überknorpelte, freie Gelenkflächen einander gegenüberstehen und eine Kapsel mit einer endothelbekleideten (Abb. 53), gelegentlich sogar zottentragenden Synovialschicht den Abschluß bildet. Diese Vollkommenheit, die nicht immer an ein normales Gelenk heranreicht, wird meist nur bei älteren Frauen, die viele Geburten durchgemacht haben, erreicht. Die meisten Symphysen bleiben in den Umbauvorgängen stecken, die durch die Mikrotraumen der Funktion im Sinne einer Arthritis deformans beeinflußt werden können (Abb. 54). So sieht man Pannusbildungen, Einbrüche der Knorpelknochengrenze und gelegentlich auch größere Randwülste an der Hinterseite. In Symphysengelenken kann sich nach fortschreitender Knorpelzerstörung partielle fibröse Ankylose ausbilden.

An den Symphysen der Männer und kinderlosen Frauen kommt es zu einer Zunahme und Erstarrung des Faserknorpels mit dem Alter, während an den Spalträndern vorwiegend oder ausschließlich Hyalinknorpel bleibt. Die Starrheit des alten Knorpels führt dazu, daß das Weiterreißen des alten Spalt nun zum Teil in recht unregelmäßiger Form erfolgt. Gelegentlich werden größere Gebiete der Symphysenknorpel unter Einsprossung zahlreicher Gefäße fibrös demaskiert, doch werden auch arthritische Veränderungen beobachtet.

Die Sakroiliakalgelenke sind heute allgemein als echte, wenn auch sehr straffe Gelenke anerkannt, was auf LUSCHKA zurückgeht. An der sakralen Gelenkfläche kann man Wachstumsvorgänge höchstens bis zum 25. Lebensjahr feststellen, während an der iliakalen Gelenkfläche solche bis zum 27. Lebensjahr vorhanden sein können. Schon während der Wachstumsjahre sind geringe Knorpelusuren und Knorpelknötchenbildungen gelegentlich zu sehen, was auf die starke Inanspruchnahme dieses Gelenkes durch den aufrechten Gang hindeutet. Der Gelenkknorpel ist am Kreuzbein etwa doppelt so dick wie am Darmbein. Normal findet sich am Kreuzbein Hyalinknorpel, am Darmbein beim Erwachsenen eine eigenartige Mittelform zwischen Hyalin- und Faserknorpel.

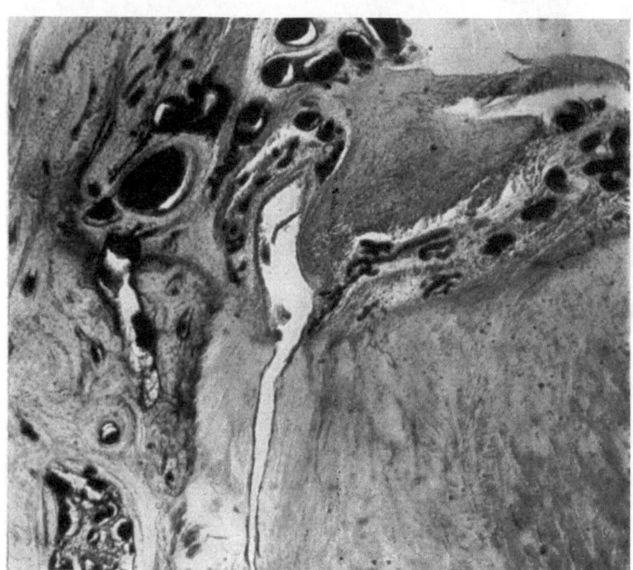

Abb. 55. Geburtsschädigung des Sakroilikalgelenkes, starke Hyperämie, Zerrung und unvollständige Zerreißung der vorderen Verstärkungsbänder der Gelenkkapsel, 25jährige Zweitgebärende, 20 Tage p. part., horizontaler Zelloidinschnitt. (Nach W. PUTSCHAR.)

Als Schwangerschaftsveränderung wird eine Lockerung beschrieben. Mikroskopisch konnte ich nur hochgradige Hyperämie der Kapsel und Bänder, aber keine charakteristische Veränderung nachweisen. Ein Wiederauftreten des Knorpelwachstums nach Wachstumsabschluß konnte ich auch hier nicht nachweisen.

Als Geburtsveränderungen werden Blutungen in die Gelenkhöhle und präartikuläre Hämatome beschrieben (EYMER, LANG, HASLHOFER). Ich konnte mikroskopisch Zerrungen und partielle Zerreißungen der vorderen Kapsel und Bänder neben hochgradiger Hyperämie nachweisen (Abb. 55). Gelegentlich kann das vordere Periost durchblutet und abgelöst sein. Kleine bluthaltige Risse kommen im sakralen und iliakalen Gelenkknorpel besonders bei Zwillingsschwangerschaft vor. Als Spätfolgen des Geburtstraumas kommen Gerölleinpressungen in die erweiterten oberen und unteren Kapselnischen zur Beobachtung. Bei der großen Häufigkeit osteoarthritischer Veränderungen an diesen schwerbelasteten Gelenken kann man den Anteil geburtstraumatischer Einwirkungen an ihrer Entstehung schwer abschätzen. Bei diesen Vorgängen kann man Einbrüche der Knochenknorpelgrenze, Geröllzysten, Knorpelknötchen usw. beobachten (Abb. 56), wie das bei schwereren Arthritis deformans-Prozessen die Regel ist. Schließlich kann es zur knöchernen oder knorpligen,

meist oberflächlichen und unvollständigen Ankylosierung kommen, die auch von ZÖLLNER eingehender mikroskopisch studiert wurde. Eigene Befunde ließen die Möglichkeit einer knorpligen Verwachsung der Gelenkflächen zu, wobei allerdings vermutlich erst ein bindegewebiges Stadium durchlaufen wird.

Im ganzen zeigen die Bekkenverbindungen des Menschen eine doppelte, phylogenetisch junge Beanspruchungssteigerung durch den aufrechten Gang und durch die Zunahme des Hirnschädels. Die regelmäßigen Geburtsschädigungen zeigen, daß trotz der Weite des weiblichen Beckens die Anpassung an die neuen Bedingungen nicht vollkommen ist und das gleiche

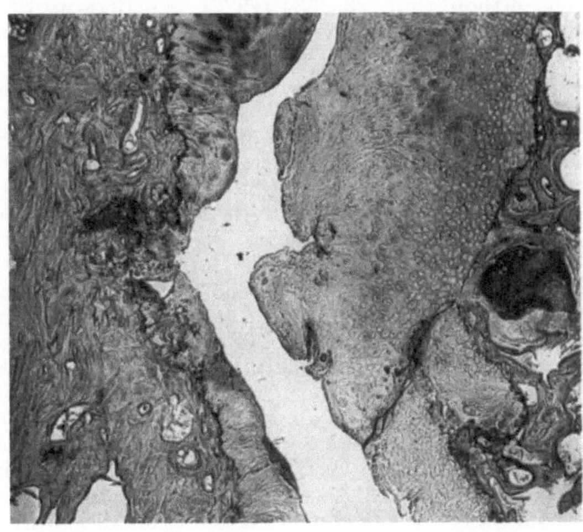

Abb. 56. Arthritis deformans des Sakroiliakalgelenkes mit Knorpelknötchenbildung an der sakralen und Usur an der iliakralen Gelenkfläche. 87 Jahre, ♀, 11 Kinder! (Nach W. PUTSCHAR.)

scheint mir bezüglich des aufrechten Ganges aus der großen Häufigkeit von sakroiliakaler Arthritis deformans bei beiden Geschlechtern hervorzugehen.

Schrifttum.

ACHARD, FOIX et MOUZON: Syndrome de réduction numérique des vertèbres. Rev. de Neur. 1, 270 (1924). — AEBY: Über die Symphysis ossium pubis des Menschen. Z. ration. Med., 3. Reihe 4, 1. — AHLFELD: (a) Die Verletzungen der Beckengelenke während der Geburt und im Wochenbette. Schmidts Jb. 169, 183 (1876). (b) Pelvis inversa. Arch. Gynäk. 11, 587; 12, 156 (1877). (c) Z. Geburtsh. 32 (1903). (d) Lehrbuch der Geburtshilfe, 2. Aufl. — ALBANESE: Zit. nach MOORE. — ALBRECHT: Über congenitalen Defekt der 3 letzten Sacral- und sämtlicher Steißwirbel beim Menschen. 14. Kongr. dtsch. Ges. Chir., Bd. 1, S. 136. 1885. — ANDRÁSSY: Kongenitale Mißbildung einer Darmbeinschaufel mit Keilwirbelkörperbildung in der Lendenwirbelsäule. Z. orthop. Chir. 47, 264 (1926). — ANDRIESSEN, J. W.: Anatomic study of congenitally cleft pelvis. Nederl. Tijdschr. Geneesk. 75, 2186 (1931). — AREILZA, E.: Resultados experimentales y clinicos de las presiones transversales de la pelvis. Madrid 1891. (Zit. nach BREUS u. KOLISKO.) — ARIS, BL.: Contribution à l'étude des fractures du bassin chez l'enfant. Thèse de Paris 1924. — AUER, CH.: Fracture of anterior superior spine of ilium from indirect violence. J. amer. med. Assoc. 61, 1535 (1913). — AUVRAY: Deux cas de disjonction de la symphyse pubienne. Bull. Soc. nat. Chir. Paris 53, 1276 (1927).

BÄHR, F.: Beobachtungen über die statischen Beziehungen des Beckens zur untern Extremität. Z. orthop. Chir. 5, 52 (1898). — BALENSWEIG, I.: Fracture of the anterior superior spine of the ilium by muscular violence. Amer. I. Surg. 38, 256 (1924). — BARDEEN: Studies of the development of the human skeleton. Amer. J. Anat. 4, 265 (1904). — BARTLEY, S. P.: Traumatic separation of the symphysis pubis and right and left sacroiliac joints. Surg. Clin. N. Amer. 11, 633 (1931). — BAUMANN, A.: Die Veränderungen der Beckenverbindungen bei Beckenbrüchen. Arch. orthop. Chir. 36, 201 (1936). — BECKER: Arch. f. Anat. 1899. — BECKER, F.: Steißbeinverletzungen. Bruns' Beitr. 153, 512 (1931). — BENDA, R.: Beitrag zur Kasuistik und Pathogenese der coxitischen Pfannenprotrusion. Arch. Gynäk. 129, 186 (1926). — BERARD, L.: Sur la disjonction pubienne des cavaliers. Bull. méd. 35, 121 (1921). — BESSEL-HAGEN: Über Knochen- und Gelenkanomalien insbesondere bei partiellem Riesenwuchs und bei multiplen cartilaginären Exostosen. Arch. klin. Chir. 41, 420 (1891). — BETSCHLER: Referat über NAEGELES Monographie. Neue Z.

Geburtskde 9 (1840). — BIER: Erwähnt nach VALENTIN u. MÜLLER. — BISPIUCK: Zit. nach BREITENFELDER. — BLANC: Coccyx bifide. Gaz. Sci. méd. Bordeaux, 13. Mai 1928. (Zit. nach ROCHER u. ROUDIL.) — BLENCKE, H.: Über die angeborenen Schlüsselbeindefekte. Arch. orthop. Chir. 20, 534 (1922). — BLOOM, STONE and HENRIQUE: Deficient bone development of congenital origin. Congenital absence of coccyx and congenital backward deviation and shortening of the coccyx. Arch. of Pediatr. 34, 512 (1917). — BLUME, W.: (a) Sind mechanische Ursachen für die Entstehung des Promontoriums verantwortlich zu machen? Z. Anat. 103, 498 (1934). (b) Beiträge zur Kenntnis der Anatomie der Miß-bildungsbecken (1. Peromelia, 2. Spaltbecken). Gegenbauers Jb. 76, 626 (1935). — BOEMINGHANS, H.: Lordotische Verkrümmung der Wirbelsäule im Bereich des Kreuz- und Steißbeins. Arch. klin. Chir. 158, 158 (1930). — BOLLAG, L.: Abriß der Spina iliaca ant. sup., eine typische Sportverletzung. Schweiz. med. Wschr. 1933 I, 188. — BOLLINGER: Über Zwerg- und Riesenwuchs. Slg gemeinverst. wiss. Vortr. von VIRCHOW u. HOLTZEN-DORFF, Berlin 1885, H. 455. — BOORSTEIN, S. W.: Fractures of pelvic ring. Review of 100 cases etc. Amer. J. Surg. 7, 633 (1929). — BORNTRAEGER: Über foetale Rachitis. Inaug.-Diss. Königsberg 1877. — BRAILSFORD, J. F.: Deformities of the lumbosacral region of the spine. Brit. J. Surg. 16, 562—627 (1929). — BRAMANN, C. v.: Isolierter Vertikalbruch des Kreuzbeins. Mschr. Unfallheilk. 37, 64 (1930). — BRAUN VON FERNWALD: Über Symphysen-lockerung und Symphysenruptur. Arch. Gynäk. 47, 104 (1894). — BREISKY: (a) Über den Einfluß der Kyphose auf die Beckengestalt, 1865. (b) Arch. Gynäk. 9 (1876). — BREUS, C.: Zur Ätiologie und Genese der OTTOschen Protrusion des Pfannenbodens. Wien. klin. Wschr. 1913 I, 167. — BREUS, C. u. A. KOLISKO: Die pathologischen Beckenformen. Wien u. Leipzig: F. Deuticke 1900—1911. — BROOKE, R., R. E. ROBERTS and W. R. BRISTOW: Discussion on Pathology of Pelvic Joints in Relation to child-bearing. Proc. roy. Soc. Med. 27, 1211 (1934). — BRUNS: Die Lehre von den Knochenbrüchen. Stuttgart 1886. — BUDAY u. JANSCO: Dtsch. Arch. klin. Med. 60 (1898). — BUDIN: Note sur un nouveau moyen qui permet de constater l'éxistanee de mouvemants au niveau de la symphyse pubienne pendant la grossesse. Progrès méd. 1875. — BUSSE, W.: Zur Frage des Ileothoracopagus tripus. Z. Anat. 90, 671 (1929). — BÜTTNER: Beschreibung des inneren Wasserkopfes und des ganzen Beinkörpers usw. Königsberg 1873.

CAMPBELL, B.: Über Endzustände der chronischen Polyarthritis und die dabei vor-kommende Protrusio acetabuli. Fortschr. Röntgenstr. 37, 853 (1928). — CAMPBELL, D.: Doppelseitige Protrusion und Perforation der Hüftgelenkspfanne (pathologische zentrale Hüftgelenksluxation). Röntgenprax. 1, 891 (1929). — CARP, L.: Fracture of the anterior superior spine of the ilium by muscular violence. Ann. Surg. 79, 551 (1924). — CHALIER et SANTY: Spina bifida géant. Rev. d'Orthop. 4, 257 (1913). — CHALOCHET: Anatomie du bassin coxalgique chez l'enfant. Paris 1901. — CHIARI, H.: (a) Beschreibung des Prager Exostotikerskelets. Prag. med. Wschr. 1892 II. (Zit. nach BREUS u. KOLISKO.) (b) Über die Ätiologie und Pathogenese der intrapelvinen Pfannenprotrusion. Beitr. klin. Chir. 102, 318 (1916). — CHODKEVIČ, S.: Zur Kasuistik der pathologischen Luxationen des Beckens. Festschr. f. Prof. BOGOROZ, Rostov a. D., S. 457. 1928. (russ.). Ref. Z.org. Chir. 49, 268 (1930). — CHOISIL: Les vices de conformation du bassin. Thèse de Paris 1878. — CHRISTOPHER, FR.: Fracture of the anterior spine of the ileum. J. amer. med. Assoc. 100, 113 (1933). — CIBERT et JARRICOT: Un cas d'absence du pelvis et des membres inferieurs. Bull. Soc. Obstétr. Paris 11, 187 (1908). — COHN: Über die isolierte Ruptur der Symphysis ossium pubis. Beitr. klin. Chir. 45, 539 (1905). — CORLETTE, C. E.: Fracture of the anterior spine of the ilium. Med. J. Austral. 2, 682 (1927). — CORNIL, BONNET et TACHOT: Syndrome de réduction vertébrale lombo-sacrée. Rev. de Neur. 1, 819 (1924). — CREITE: Totale Luxation einer Beckenhälfte. Dtsch. Z. Chir. 83, 391 (1906). — CRÉVE: Von den Krank-heiten des weiblichen Beckens. Berlin 1795. — CROUZON, O.: Étude sur les maladies fami-liales nerveuses et dystrophiques. Paris 1929. (Zit. nach B. VALENTIN.) — CUBBINS, W. R., A. H. CONLEY and J. J. CALLAHAN: Fractures of the acetabulum. Surg. etc. 51, 387 (1930).

DAVIDOVIĆ, S.: Über einen Fall von Luxation der rechten Beckenhälfte. Zbl. Chir. 53, 2203 (1926). — DELANNOY, E.: Fractures de la cavité cotyloïde par enfoncement et luxa-tion centrale du fémur. Rev. de Chir. 40, 317 (1921). — DESCHAMP: Zit. nach STEWART. — DHOURDIN: Erwähnt bei HENSCHEN. — DIETRICH, A.: (a) Die Entwicklungsstörungen des postfetalen Lebens. SCHWALBEs Morphologie der Mißbildungen, Teil III, VI. Lief., Anhang, 1. Kap. Jena: Gustav Fischer 1911. (b) Die Entwicklungsstörungen der Knochen. Handbuch der speziellen pathologischen Anatomie und Histologie von LUBARSCH u. HENKE. Bd. 9/1, S. 166. Berlin: Julius Springer 1929. — DIJONNEAU: 6 cas de scoliose congenitale. Bull. méd. Bordeaux 1926. (Zit. nach ROCHER u. ROUDIL.) — DOHRN: Zur Kenntnis des allgemein zu weiten Beckens. Arch. Gynäk. 22, 47 (1884). — DOLLINGER, J.: Hüftgelenks-entzündung, Kontraktur und Ankylose. Handbuch der orthopädischen Chirurgie von JOACHIMSTHAL, Bd. II/2. Jena: Gustav Fischer 1905—1907. — DOUB, H. P.: Intrapelvic protrusion of the acetabulum. Radiology 12, 369 (1929). — DREHMANN: Über angeborene Wirbeldefekte. Bruns' Beitr. 139, 191—196 (1927). — DÜRR: Über die Assimilation des letzten Bauchwirbels an das Kreuzbein. Z. ration. Med. 1860. — DUPONT: Luxation der rechten Beckenhälfte. Arch. méd. belges 1875. (Zit. nach FINSTERER.) — DUPUYTREN: Zit. nach BREUS u. KOLISKO. — DUVERNEY: Traité der maladies des os. Paris 1761.

EBERT, K.: Ein Fall von Abriß der Spina iliaca anterior superior. Münch. med. Wschr. 1931 I, 27. — ELIASON, E. L. and V. W. M. WRIGHT: Central dislocation fractures of the acetabulum. Surg. etc. 46, 509 (1928). — ENGEL, E.: Über eine seltenere Form von isoliertem Vertikalbruch des Kreuzbeins, zugleich ein Beitrag zum Studium der isolierten Kreuzbeinfrakturen. Diss. Berlin 1931. — ENGEL, J.: Das rachitische Becken. Wien. med. Wschr. 1872 II. EPPINGER, H.: Pelvis-Chrobak, Coxarthrolisthesis Becken usw. Beitr. Geburtsh. 2, 176 (1903). Festschr. f. CHROBAK. — ERDHEIM, J.: Nanosomia pituitaria. Beitr. path. Anat. 62 (1916). — ERLACHER, PH.: Hüftpfannenbruch mit Luxation des Sitzbeins nach innen. Zbl. Chir. 52, 2835 (1925). — ESAU: Akute Osteomyelitis des rechten Schambeins und zentrale pathologische Luxation des Oberschenkels. Dtsch. Z. Chir. 91, 611 (1908). — ETTORE, E.: Considerazioni su 170 casi di fratture del bacino. Arch. di Ortop. 44, 587 (1928). — EYMER, H. u. F. J. LANG: Anatomische Untersuchungen der Symphyse der Frau im Hinblick auf die Geburt und klinische Deutung der Befunde. Arch. Gynäk. 137, 866 (1929).

FEHLING: Die Form des Beckens beim Foetus und Neugeborenen und ihre Beziehung zu der beim Erwachsenen. Arch. Gynäk. 10 (1876). — FELLER u. STERNBERG: Über Sirenenbildung. Frankf. Z. Path. 47, 98 (1934). — FELTEN: Luxation einer Beckenhälfte. Mschr. Unfallheilk. 1909. (Zit. nach FINSTERER.) — FÉRÉ: Gaz. Hôp. 58, 150 (1885). — FERRUTA: Descrizione di un bacino trasversalmente ristretto. Studii Ostetr. e Ginec. Milano 1890, 45. — FEUZ, J.: Über die isolierten Kreuzbeinbrüche. Zbl. Chir. 1929, 1416—1418. — FICK, R.: (a) Bemerkungen über die Höhlenbildung im Schamfugenknorpel. Anat. Anz. 19 (1901). (b) Anatomie und Mechanik der Gelenke. BARDELEBENS Handbuch der Anatomie des Menschen, Bd. 2, Abt. 1. Jena: Gustav Fischer 1904. — FINSTERER, H.: Über Beckenluxationen. Dtsch. Z. Chir. 110, 191 (1911). — FISCHER: Ein Fall von congenitaler Rachitis. Arch. Gynäk. 7 (1875). — FISCHER: Dysmorphie congenitale du rachis. Thése de Bordeaux 1928. — FISCHER, A.: Über schwere Beckenluxationen und Verletzungen der umgebenden Weichteile: Typische Rodelverletzung. Zbl. Chir. 1909, 1313. — FITCH: Congenital absence of vertebrae below the first sacral. Amer. J. orthop. Surg. 1910, 540. — FOERSTER, A.: Die Mißbildungen des Menschen. Jena 1861. — FOIX et HILLEMAND: Dystrophie cruro-vesico-fessière par agénésie sacro-coccygienne. Rev. de Neur. 2, 450 (1924). — FOLLIASSON, A.: Luxation traumatiques de l'os iliaque gauche. Bull. Soc. nat. Chir. Paris 59, 1308 (1933). — FOUCHER: Luxation des Kreuzbeins. Rev. méd. chir. Paris 1851, 336. (Zit. nach FINSTERER.) — FOURMESTRAUX, J. DE: Trois observation de disjonction de la symphyse pubienne. Bull. Soc. nat. Chir. Paris 54, 1047 (1928). — FRÄDRICH: Beiträge zur Kenntnis der Sirenen. Virchows Arch. 297, 485 (1936). — FRANQUÉ, V.: Spaltbecken. Z. Geburtsh. 75, 76 (1914). — FRASSINETI, P.: Fratture traumatiche del cotile e lussazione centrale del femore. Policlinico, sez. chir. 38, 123 (1931). — FREUND: Erwähnt nach BREUS u. KOLISKO. — FREUND, A. W.: Über das sog. kyphotische Becken nebst Untersuchungen über Statik und Mechanik des Beckens. Gynäk. Klin. 1885. — FRIEDEL: Defekt der Wirbelsäule vom 10. Brustwirbel abwärts bei einem Neugeborenen. Arch. klin. Chir. 93, 944 (1910). — FRITSCH: Ein durch Fraktur schräges Becken. Halle 1874. — FROELICH: Absence congénitale de la moitié du sacrum. Rev. méd. Est. 1905, 308. — FROELICH, M.: Migration intrapelvienne progressive de la tête fémorale et lésion de l'ovaire. Rev. d'Orthop. 17, 553 (1930). — FRORIEP: Zwei Typen des normalen Beckens. Beitr. Geburtsh. 1881. — FÜTH, H.: Casuistischer Beitrag zur Entstehung des schiefen Beckens nach Oberschenkelamputation. Arch. Gynäk. 84, 154 (1908).

GANGOLPHE: Erwähnt bei HENSCHEN. — GAUDIER, H.: Sur un cas de disjonction du pubis. Bull. Soc. nat. Chir. Paris 54, 1350 (1928). — GELLER, FR. CHR.: Wachstum und Formentwicklung des menschlichen Beckens. Jena: Gustav Fischer 1931. — GEOFFROY-ST. HILAIRE: Des Monstruosités. Tome 2, Part 3, Livre 2. 1836. — GILLES: Bassin vicié par absence de la moitié inférieure du sacrum. L'Obstétrique, 1908, 282. — GIRARD, P. M.: Congenital absence of the sacrum. J. Bone Surg. 17, 1062 (1935). — GOLDHAMMER, K.: Beitrag zur Agenesie des kaudalen Wirbelsäulenabschnitts. Z. Kinderheilk. 60, 269 (1934). — GRAF, O.: Fall von angeborenem querverengten Becken. Inaug.-Diss. Zürich 1864. — GRÄFE: Zwei foetale rachitische Becken. Arch. Gynäk. 8 (1876). — GRAWITZ: Über die Ursachen der angeborenen Hüftverrenkungen. Virchows Arch. 74, 1 (1878). — GRIMAULT, L.: (a) Disjonction de la symphyse pubienne avec fracture bilateral du pubis. Bull. Soc. nat. Chir. Paris 54, 1480 (1928). (b) Fractures transcotyloidiennes du bassin avec pénétration intrapelvienne de la tête du femur. Bull. Soc. nat. Chir. Paris 58, 988 (1932). — GRIMBACH: Zwei Fälle von Beckenluxation. Dtsch. Z. Chir. 94, 609 (1908). — GRØNN, R.: Isolierte traumatische Symphysenruptur und ihre Behandlung (norw.) Norsk. Mag. Laegevidensk. 92, 966 (1931). Ref. Z.org. Chir. 57, 301 (1932). — GRUBER, GG. B.: (a) Bemerkungen zur Teratomfrage. Beitr. path. Anat. 93, 505 (1934). (b) Über das Becken eines hochgewachsenen, eunuchoiden Akromegalen. Wien. klin. Wschr. 1925 I, 1. (c) Über Zweiköpfigkeit bei Menschen. Abh. Ges. Wiss. Göttingen, Math.-physik. Kl., III. F., **1931**. H. 4. (d) Vorweisungen zur Frage der Entstehung einiger Mißbildungen. Verh. dtsch. path. Ges. **27**, 303 (1934). (e) Chondrodystrophie und Osteogenesis imperfecta derselben Frucht. Nachr. Ges. Wiss. Göttingen Math.-physik. Kl. **2**, 135 (1936). (f) Vorweisungen zur Frage der totalen Wirbelsäulenspaltung mit und ohne Darmekstrophie. Verh. dtsch. path. Ges. 1936. **29**, 339 (1937). (g) Extremitätenmißbildungen. Morphologie der Mißbildungen von SCHWALBE u. GRUBER, Teil III, 17. Lief., 1. Abt., 7. Kap., 1. Hälfte. Jena: Gustav Fischer 1937. — GRUBER, GG. B. u. EMMY BEST: Beiträge zur Frage der Bauchspaltenbildung. Z. urol. Chir. **8**, 190 (1922). — GRUBER, GG. B. u. H. EYMER: Zur Kenntnis der Dicephalie. Beitr. path. Anat. **77**, 240 (1927). — GRÜNWALD, P.: Die Entstehung der sog. Eventration und der Sympodie, erörtert an Hand eines 19 mm langen, menschlichen Embryos. Beitr. path. Anat. **97**, 418 (1936). — GRÜNWALDT, FR.: Nierenmangel oder Nierendefekt im Fall amniotischer Mißbildung. Z. urol. Chir. **35**, 229 (1932). — GUILLOT, J.: Fractures transversales isolées du sacrum. Presse méd. **1930** I, 741. — GURLT: (a) Beiträge zur vergleichenden pathologischen Anatomie der Gelenkkrankheiten. Berlin 1853. (b) Über einige durch Erkrankung der Gelenkverbindungen verursachte Mißstaltungen des menschlichen Beckens. Berlin 1854. (c) Handbuch der Lehre von den Knochenbrüchen. Berlin: August Hirschwald 1862—1865. — GUTMAN, A. B. and H. KASABACH: PAGET's Disease (Osteitis deformans). Analysis of 116 Cases. Amer. J. med. Sci. **191**, 361 (1936). — GUTSCHANK, A.: Doppelseitige Abrißfraktur des Tuber ossis ischii. Arch. orthop. Chir. **33**, 256 (1933).

HALLOWELL: Subluxation der rechten Beckenhälfte. Northwest. Lancet, Mai **1890**. (Zit. nach FINSTERER.) — HAMSA, W. R.: Congenital absence of the sacrum. Arch. Surg. **30**, 657 (1935). — HANKE, H.: (a) Die isolierte Abrißfraktur der Spina iliaca anterior superior als Skiverletzung. Chirurg **4**, 23 (1932). (b) Pathologische und theoretische Untersuchungen über Osteodystrophia (v. RECKLINGHAUSEN) und ihre Beziehung zu Epithelkörperchentumoren. Arch. klin. Chir. **172**, 366 (1932). — HARDING, M. C.: Fracture of the pelvis. California Med. **31**, 320 (1929). — HARRENSTEIN, R. J.: Über Beckenveränderungen während des Verlaufes der PERTHESschen Erkrankung (holl.) Nederl. Tijdschr. Geneesk. **68**, 361 (1924). Ref. Z. org. Chir. **30**, 507 (1925). — HART, D. B.: Causation of NAEGELE and ROBERT pelves, with description of one hitherto undescribed specimen of each. Edinburgh med. J. **18**, 4 (1917). — HASLHOFER, L.: (a) Anatomische und mikroskopische Untersuchungen der Gelenke des Beckenringes mit besonderer Berücksichtigung der Veränderungen durch Schwangerschaft und Geburt. Zbl. Gynäk. **1930**, 1317. (b) Untersuchungen über die Gelenke des Beckenringes mit besonderer Berücksichtigung ihrer Veränderungen durch Schwangerschaft und Geburt. Arch. Gynäk. **147**, 169 (1931). (c) Osteodystrophia fibrosa generalisata Recklinghausen. Handbuch der speziellen pathologischen Anatomie und Histologie von LUBARSCH-HENKE u. RÖSSLE, Bd. IX/3, S. 342. 1937. Berlin: Julius Springer 1937. (d) Ostitis deformans Paget. Handbuch der speziellen pathologischen Anatomie und Histologie von LUBARSCH-HENKE u. RÖSSLE, Bd. IX/3, S. 551. Berlin: Julius Springer 1937. — HAUDEK, M.: Luxatio femoris centralis. Wien. klin. Wschr. **1913** I, 243. — HEINEMANN u. SIEDAMGROTZKY: Zur Kasuistik der Beckenluxationen. Arch. klin. Chir. **103**, 927 (1914). — HELLMICH, B: Luxatio centralis femoris. Inaug.-Diss. Berlin 1913. — HELLNER, H.: Ein Fall von traumatischer Ablösung der Epiphyse des Os ischii. Arch. orthop. Chir. **34**, 45 (1933). — HENSCHEN, K.: (a) Die traumatische Luxatio femoris centralis, mit besonderer Berücksichtigung ihrer geburtshilflichen Bedeutung. Beitr. klin. Chir. **62**, 294 (1909). (b) Die pathologische (spontane) Luxatio femoris centralis. Beitr. klin. Chir. **65**, 599 (1909). (c) Die intrapelvine Vorwölbung und zentrale Wanderung der Hüftpfanne. Beitr. klin. Chir. **65**, 641 (1909). (d) Die zentrale oder intrapelvine Pfannenwanderung der Hüfte auf coxitisch-arthropathischer Grundlage. Z. orthop. Chir. **33**, 438 (1913). (e) Die zentrale oder intrapelvine Pfannenwanderung der Hüfte auf coxitisch-arthropathischer Grundlage. Verh. dtsch. orthop. Ges., 12. Kongr. Berlin **1913**, 198. — HERTZLER, A. E.: Osteo-arthritic protrusion of the acetabulum. Arch. Surg. **5**, 691 (1922). — HISAW, L. F.: Physiologic. Zool. **2**, 55 (1929). — HOENING: Beiträge zur Lehre vom kyphotisch verengten Becken. Bonn 1870. — HOFFA, TH.: Die Entstehung des rachitischen Beckens. Mschr. Kinderheilk. **27**, 429 (1924). — HOFMEISTER, F.: Ueber Wachsthumsstörungen des Beckens bei frühzeitig erworbener Hüftgelenkskontraktur. Ein Beitrag zur Lehre vom coxalgischen Becken. Beitr. klin. Chir. **19**, 261 (1897). — HOHL: (a) Das schräg ovale Becken, 1852. (b) Zur Pathologie des Beckens. Leipzig 1852. — HOLL, M.: Ueber die richtige Deutung der Querfortsätze der Lendenwirbel und die Entwicklung der Wirbelsäule des Menschen. Sitzgsber. Akad. Wiss., Wien. Math.-naturwiss. Kl. 3. Abt. **85** (1882). — HUBRICH, R.: Ein Fall von maximaler Symphysenruptur. Zbl. Chir. **1931**, 11. — HULTKRANTZ, J. W.: Über Dysostosis cleidocranialis. Z. Morph. u. Anthropol. **11**, H. 3. — HUMPHRY: The human skeleton. Cambridge 1858. — HYRTL: Zit. nach BREUS u. KOLISKO.

IRAETA, D. u. C. D. MEDINA: Seltene Beckenveränderung durch Coxalgie (span.). Rev. Soc. méd. argent. **37**, 19 (1925). Ref. Z. org. Chir. **33**, 840 (1926). — IVENS, F. and R. W. BROOKFIELD: Case of NAEGELE pelvis. J. Obstetr. **33**, 296 (1926).

Janker, R.: Fraktur oder Ossifikationsstörung an der Sitzbein-Schambeingrenze? Röntgenprax. 2, 499 (1930). — Jensen, J.: Beckenbrüche. Arch. klin. Chir. 101, 305 (1913). — Jörg, J. Ch. G.: Über die Verkrümmungen des menschlichen Körpers. Leipzig 1816. — Jürgens: Beitrag zur normalen und pathologischen Anatomie des menschlichen Beckens. Festschr. f. R. Virchow. Berlin 1891.

Kahnt, E.: Epiphysenabriß der Spina iliaca anterior superior als Sportverletzung beim Schnellauf. Zbl. Chir. 1930, 2057. — Karfiol, G.: (a) Die isolierte Abrißfraktur der Spina iliaca anterior superior. Zbl. Chir. 1930, 789. (b) Abrißfraktur des Tuber ischiadicum. Sportverletzung. Zbl. Chir. 1930, 2466. — Katholicky: Ostitis fibrosa-Becken. Wien. klin. Wschr. 1906 II. — Katzenelson: Über den Mechanismus der Frakturen des Beckenringes. Inaug.-Diss. Berlin 1895. — Kaufmann, E.: (a) Untersuchungen über die sog. foetale Rachitis (Chondrodystrophia foetalis). Berlin 1892. (b) Erwähnt bei Breus. — Kausch, W.: Ein Fall von Symphysenruptur mit hernia pubica. Beitr. klin. Chir. 62, 561 (1909). — Kazda, Fr. u. J. Palugyay: Zur Frage der coxitischen Beckenveränderung. Arch. orthop. Chir. 31, 97 (1932). — Kehrer: (a) Beitr. vergl. u. exper. Geburtskde 1869, H. 3. (b) Zur Entwicklungsgeschichte des rachitischen Beckens. Arch. Gynäk. 5 (1873). (c) Pelikologische Studien. Zit. nach Breus u. Kolisko. — Kehrer, F. A.: (a) Fall eines synostotisch-querverengten Beckens. Mschr. Geburtskde 34 (1869). (b) Pelvis plana osteomalacica. Zbl. Gynäk. 25, 986 (1901). — Kermauner, F.: Die Mißbildungen des Rumpfes. Schwalbes Morphologie der Mißbildungen, Bd. 3. 1909. — Kienböck, R.: Fortschr. Röntgenstr. 18, 280 (1911/12). — Kilian: Schilderung neuer Beckenformen. Mannheim 1854. — Kilian, H. Fr.: (a) Beiträge zu einer genauen Kenntnis der allgemeinen Knochenerweichung der Frauen und ihres Einflusses auf das Becken. Bonn 1829. (b) Das halisteretische Becken in seiner Weichheit und Dehnbarkeit. Bonn 1857. — Kirchhoffer, C.: Beschreibung eines durch Fehler der ersten Bildung querverengten Beckens. Neue Z. Geburtskde 19, 305 (1846). — Klaften u. Politzer: Zur Kenntnis der Fehlbildungen des kaudalen Körperendes und ihrer Beziehungen zu den Sirenen. Beitr. path. Anat. 99, 70 (1937). — Klapp: Über halbseitige oder regionäre Beckenrotation bei Hüftankylosen. Verh. dtsch. Chir.-Kongr. Zbl. Chir. 1925 II, 2250. — Klaus, P.: Das gonalgische schrägverengte Becken. Inaug.-Diss. Heidelberg 1890. — Kleinknecht, A.: Ein Fall von Hermaphroditismus verus bilateralis beim Menschen. Beitr. klin. Chir. 102, 382 (1916). — Kleinschmidt, H.: Zur Frage der Abrißfrakturen der Spina iliaca ant. sup. Dtsch. med. Wschr. 1931 II, 1895. — König, Fr.: Lehrbuch der speziellen Chirurgie, 8. Aufl. Berlin: August Hirschwald 1904/05. — Korsch: Ein während der Geburt constatierter Fall von Beweglichkeit der Gelenkverbindungen des kyphotischen Beckens. Arch. Gynäk. 19 (1882). — Kouwer: Kyphosebecken. Zbl. Gynäk. 1897, Nr 49. — Krampf, F.: Beitrag zur Protrusio acetabuli. Dtsch. Z. Chir. 220, 429 (1929). — Krauss, F.: Einseitige Hypomelie mit Beteiligung der Beckenknochen und des Femur. Med. Welt 9, 1005 (1935). — Krauss, Fr.: Über Symphysensprengung. Zbl. Chir. 1930, 134. — Kreisinger, V.: Symphyseolysis als Sportverletzung. Rozhl. Chir. a. Gynaek. (tschech.) 9, 318 (1930). Ref. Z.org. Chir. 52, 807 (1931). — Kretz: Hochgradig osteomalacisches Becken mit sehr geringer Deformierung. Wien. klin. Wschr. 1898 I, 190. — Kroner u. Marchand: Meningocele sacralis anterior. Arch. Gynäk. 17, 444 (1881). — Kros, P. M. S.: Over het scheef vernaauwde bekken en zyne herkenning bij het leven. Leyden 1858. (Zit. nach Breus u. Kolisko.) — Krukenberg: Die Beckenform beim Neugeborenen mit Hüftgelenksluxation. Arch. Gynäk. 25, 253 (1885). — Kühnart, W.: Die Abrißfrakturen der Spina iliaca ant. sup. Arch. orthop. Chir. 23, 460 (1925). — Kuliga: (a) Über Chrobaksche Becken. Beitr. path. Anat. 7, Suppl., 661 (1905). (b) Über Sirenenmißbildungen und ihre Genese. Mschr. Geburtsh. 27, 296 (1908). — Kusmin: Über Beckenfrakturen. Wien. med. Jb. 1882.

Lambl: (a) Gaz. Méd. et Chir. Paris 1860, No 38, 39. (b) Das Wesen und die Entstehung der Spondylolisthesis. Beitr. Geburtsh. 3 (1885). (c) Ein neues querverengtes Becken. Prag. Vjschr. prakt. Heilk. 38, 142. (d) Über die Synostosis sacroiliaca bei querverengtem Becken. Prag. Vjschr. prakt. Heilk. 44, 5. — Landouzy: Erwähnt bei Choisil. — Langer, C.: (a) Wachstum des menschlichen Skeletes in Bezug auf den Riesen. Denkschr. Akad. Wiss. Wien 31 (1872). (b) Über das Gefäßsystem der Röhrenknochen usw. Denkschr. Akad. Wiss. Wien., Math.-naturw. Kl. I, 1876, 36. — Lannelongue: Erwähnt nach Henschen. — Larget, M. et J. P. Lamare: Disjonction de la symphyse pubienne avec gros décalage des pubis. Bull. Soc. nat. Chir. Paris 53, 208 (1927). — Lehmann, E.: Die Absprengung der Spina iliaca ant. sup. Zbl. Chir. 1931, 1279. — Leisinger, J.: Anatomische Beschreibung eines kindlichen Beckens von einem 25jährigen Mädchen. Inaug.-Diss. Tübingen 1847. — Lenormant, Ch.: Sur la disjonction de la symphyse pubienne. Bull. Soc. nat. Chir. Paris 55, 1397 (1929). — Leopold: Über die Veränderungen der Beckenform durch einseitige angeborene oder erworbene Oberschenkelluxation. Arch. Gynäk. 5. — Leopold, C. G.: Das skoliotisch- und skoliotisch-rachitische Becken. Leipzig 1879. — Leri: Syndrome de réduction numérique des vertébres sacrococcygiennes. Études sur les affections de la colonne vertébrale. Paris: Masson u. Cie 1926. — Leri et Linossier:

Dystrophie cruro-vésico-fessière par agénésie du sacrum. Bull. Soc. médic. Hôp. Paris **41**, 12—17 (1925). — Leri, Pettidi et Cottenot: Anomalie du sacrum. Bull. Soc. méd. Hôp. Paris **40**, 1173—1175 (1924). — Leveuf et Pakowski: Fracture par enfoncemant du cotyle avec pénétration intrapelvienne de la tête fémorale. Bull. Soc. nat. Chir. Paris **58**, 818 (1932). — Lewin, P.: Osteoarthritic protrusion of the acetabulum. Surg. etc. **41**, 449 (1925). — Linser: Über Beckenluxationen. Beitr. klin. Chir. **35**, 94 (1902). — Lite, Bl. J.: Fracturen der Cavitas cotyloidea und zentrale Luxation des Femurkopfes (span.). Rev. Cir. Barcelona **3**, 16 (1932). Ref. Z.org. Chir. **58**, 669 (1932). — Litzmann: (a) Formen des Beckens 1861. (b) Das schräg ovale Becken. Kiel 1853. (c) Durch mangelhafte Entwicklung des Kreuzbeines querverengtes Becken. Arch. Gynäk. **25**, (1885). (d) Mschr. Geburtskde **23**, 256. (e) Das gespaltene Becken. Arch. Gynäk. **4**, (1872). — Lloyd-Roberts: (a) Lond. obstetr. Trans. **19**, 250 (1868). (b) Lancet **1867**, 769. — Loebel, R.: Zur Protrusion der Hüftgelenkpfanne. Fortschr. Röntgenstr. **36**, 642 (1927). — Löhr: Über den Epiphysenabriß der Spina iliaca ant. superior, eine typische Sportverletzung beim Schnellauf. Dtsch. med. Wschr. **1930** I, 958. — Loeschcke, H.: (a) Untersuchungen über Entstehung und Bedeutung der Spaltbildungen in der Symphyse, sowie über physiologische Erweiterungsvorgänge am Becken Schwangerer und Gebärender. Arch. Gynäk. **96**, 525 (1912). (b) Diskussion zum Vortrag von Putschar. Verh. dtsch. path. Ges. **25**, 219 (1930). — Lorenz, A.: (a) Pathologie und Therapie der seitlichen Rückgratsverkrümmungen. Wien 1886. (b) Beobachtungen über Luxationsbrüche der Hüftpfanne. Verh. dtsch. Naturforsch. u. Ärzte Wien **1913** II, 445 (1914). — Louros, N.: Über den Einfluß der Hüftankylose auf das weibliche Becken. Arch. klin. Chir. **140**, 782 (1926). — Lucchese, G.: (a) Fratture del cotile. Arch. ital. Chir. **29**, 719 (1931). (b) Su un nuovo caso di frattura del cotile con lussazione intrapelvica della testa femorale. Chir. Org. Movim. **17**, 133 (1932). — Lurje, H. S.: Zur Frage der Protrusio acetabuli. Röntgenprax. **4**, 880 (1932). — Luschka, H.: (a) Die Kreuzbeinfuge und die Schambeinfuge des Menschen. Virchows Arch. **7**, 299 (1854). (b) Die Halbgelenke des menschlichen Körpers. Berlin: Reimer 1858. — Lynch, F. W.: Pelvic articulation during pregnancy, labor and puerperium, an X-ray study. Surg. etc. **30**, 575 (1920).

Machard: Absence de l'aileron gauche du sacrum. Rev. d'Orthop. **17**, 144—147 (1930). — Mackenzie, L. L.: Split Pelvis in Pregnancy. Amer. J. Obstetr. **29**, 255 (1935). — MacLeod, S. B. and Ph. Lewin: Avulsion of the tuberosity of the ischium. J. amer. med. Assoc. **92**, 1597 (1929). — Magnus: Beckenbrüche, Behandlung und Resultate. Mitteilung von 1200 Fällen. 55. Tagg dtsch. Ges. Chir. Berlin 1931. — Maisonnet: (a) Les disjonctions du pubis et les luxations du bassin chez les cavaliers. Paris méd. **15**, 161 (1925). (b) A propos des disjonctions traumatiques de la symphyse pubienne. Bull. Soc. nat. Chir. Paris **55**, 38 (1929). — Malgaigne: Traités des fractures et des luxations. Paris 1855. — Mandler, V.: Zur Kasuistik der isolierten Kreuzbeinbrüche. Zbl. Chir. **1928**, 2824. — Manfredi, M.: Sulla disgiunzione transcotiloidea della cintura pelvica. Arch. di Ortop. **43**, 291 (1927). — Mangnani: Unusual form of obstetric pelvis (total absence of legs in pregnant woman): case. Riv. ital. Ginec. **10**, 371 (1929). — Marique et Paquet: Anomalies congénitales multiples des vertèbres et des côtes dans une même famille. Rev. d'Orthop. **17**, 712 (1930). — Martin, E.: Zur Geschichte der Lehre vom schräg verengten Becken mit Ankylose der einen Hüftkreuzbeinfuge. Schmitts med. Jb. **71**, 360 (1851). — Martin, E. A.: Ein während der Geburt erkanntes querverengtes Becken mit Ankylose beider Ileosakralgelenke. Inaug.-Diss. Berlin 1870. — Martins, H.: (a) Beckenmessung mit Röntgenstrahlen. Z. Geburtsh. **91**, 504 (1927). (b) Schamfugenveränderungen in der Schwangerschaft und unter der Geburt. Münch. med. Wschr. **1933** I. — Massenbach, W.: Untersuchungen über die Beweglichkeit der Schamfugenverbindung in und außerhalb der Schwangerschaft. Inaug.-Diss. Göttingen 1933. — Mauclaire u. Flipo: Zit. nach Moore. — Maydl: Ein Fall von Rißfraktur des horizontalen Schambeinastes. Allg. Wien. med. Ztg 1881. — Mayer, L.: Fixed paralytic obliquity. J. Bone Surg. **13**, 1 (1931). — Maygrier: Operation césarienne etc. L'Obstétrique **1896**, 328; **1900**, 410, 463. — Mazanek, H.: Beckenfrakturen. Chir. Narz. Ruchu (poln.) **3**, 306 (1930). Ref. Z.org. Chir. **53**, 348 (1931). — Meijer, C.: Spaltbecken ohne Mißbildung von Abdominalwand und Blase. Tijdschr. prakt. Verlosk. **32**, 141 (1928). — Meixner: Ausgedehnte Vereiterung der vorderen Bauchwand, ausgehend von der Schoßfuge. Ges. Geburtsh. u. Gynäk. Wien, 9. Mai 1922. Ref. Zbl. Gynäk. **1922**, 1783. — Menard: Zit. nach Tregubov. — Messerer: (a) Über Elastizität und Festigkeit der menschlichen Knochen. Stuttgart 1880. (b) Über die gerichtlich medizinische Bedeutung verschiedener Knochenbruchformen. Friedreichs Bl. **36** (1885). — Meyer, H. v.: (a) Statik und Mechanik des menschlichen Knochengerüsts. Leipzig: Wilhelm Engelmann 1873. (b) Mißbildungen des Beckens unter dem Einflusse abnormer Belastungsrichtung. Jena 1882. — Meyer, W.: Neue Beobachtungen von Dipygus tripus des Menschen. Zbl. Path. **60**, 197 (1934). — Mezzari, A.: Due casi di sublussazione pathologica dell'articulatione sacroiliaca. Chir. Org. Movim. **10**, 605 (1926). — Michaelis: Über Beckenfrakturen. Med. Abh. München **1891**, 1. Reihe, H. 9. — Michaelis, L.:

Zur Ätiologie und formalen Entwicklung des Protrusio acetabuli. Arch. klin. Chir. 170, 241 (1932). — Michel, A.: Luxation traumatiques de l'os iliaque gauche, enorme disjonction de la symphyse pubienne. Bull. Soc. nat. Chir. Paris 53, 874 (1927). — Milch, H.: Avulsion fracture of the tuberosity of the ischium. J. Bone Surg. 8, 832 (1926). — Mitchell, J. M. D.: The pillion riders pelvic split accident. Lancet 1932 I, 20. — Moccia, G.: Sopra un caso raro di frattura della spina iliaca anteriore inferiore. Giorn. veneta Sci. med. 5, 335 (1931). — Möhle, R.: Hormonale Auflockerung und Verbreiterung der Symphyse beim nichtgraviden Meerschweinchen. Zbl. Gynäk. 1933, 391. — Monselise, A.: Le disgiunzioni del pube. Gazz. Osp. 47, 817, 841 (1926). — Moor, J.: Das in Zürich befindliche kyphotisch-querverengte Becken. Zürich 1865. — Moore: Sacralization of the 5th lumbar vertebra. J. Bone Surg. 47, 264 (1926). — Moore, Hewitt: Zit. nach Breus u. Kolisko. — Moore, S.: On the incidence of the sacralized transverse process and its significance. Radiology 2, 287 (1924). — Morasca, L.: La lussazione centrale des femore nell'osteoarthrite tubercolare dell'anca. Arch. Med. e Chir. 1, 85 (1932). — Muret, M.: Über einen Fall von Spaltbecken. Beitr. Geburtsh. 7 (1903).

Naegele: Das schräg verengte Becken. Mainz 1839. — Naegele-Böckh: (Heidelberger Zwergbecken.) Zit. nach Breus u. Kolisko. — Napalkow, N.: Über die Beckenbrüche. Arch. orthop. Chir. 32, 254 (1932). — Neller, K.: Retroperitoneale Blutung als tödliche Komplikation der Beckenfraktur. Dtsch. Z. Chir. 227, 562 (1930). — Neugebauer: (a) Entwicklungsgeschichte des spondylolisthetischen Beckens, 1882. (b) Z. Geburtsh. 27, 421. — Neugebauer, G. u. W. Frommhold: Beitrag zu den Verrenkungen in den Ileosakralgelenken bzw. den einseitigen Beckenluxationen. Med. Klin. 1930 II, 1478. — Niederle, B.: (a) Beiträge zu den atypischen Formen der Malgaigne-Frakturen. (Diagonale doppelte Ringbrüche des Beckens.) Rozhl. Chir. a Gynaek. (tschech.) 7, 223 (1928). Ref. Z.org. Chir. 44, 542 (1929). (b) Spontane Schambeinfraktur. Čas. lék. česk. (tschech.) 66, 1433 (1927). Ref. Z.org. Chir. 40, 475 (1928). — Niehans: Luxatio sacroiliaca sinistra mit Sprengung der Symphyse und starker Diastase der letzteren. Zbl. Chir. 1888, 515. — Noland, Lloyd and H. E. Conwell: Acute fractures of the pelvis. J. amer. med. Assoc. 94, 174 (1930).

Offergeld, H.: Verletzungen und Sprengungen des Beckenringes. Arch. klin. Chir. 169, 331 (1932). — Otto, A. G.: Enarratio de rariori quodam plenariae ossium pubis ancylosis exemplo. Breslau 1838. — Otto, A. W.: Seltene Beobachtungen zur Anatomie, Physiologie und Pathologie, gehörig z. Sammlung. Berlin 1824.

Palmer, D. W.: Central dislocation of the hip. Amer. J. Surg. 35, 118 (1921). — Paltauf, A.: Über den Zwergwuchs. Wien 1891. — Paltauf, R.: Demonstration eines Skeletes von einem Falle von Dysostosis cleidocranialis. Verh. dtsch. path. Ges. 15, 337 (1912). — Pandolfini, R.: Lussazione centrale traumatica del femore. Arch. di Ortop. 47, 191 (1931). — Paterson: The human sacrum. Dublin 1893. — Peabody, C. W.: Disruption of pelvis with luxation of the innominate bone. Arch. Surg. 21, 971 (1930). — Pehu et Gaillard: Dysplasie du sacrum. Soc. méd. Hôp. de Lyon, 16. Okt. 1923. (Zit. nach Rocher u. Roudil.) — Perona, P.: Frattura del sopraciglio cotiloideo consecutiva a sublussazione dell'anca in coxitico. Radiol. med. 11, 696 (1924). — Pezcoller, A.: (a) Le fratture della spina iliaca anteriore superiore da strappo muscolare. Osp. magg. (Milano) 19, 93 (1931). (b) Le fratture della spina iliaca anteriore inferiore. Clinica chir., N. s. 7, 249 (1931). (c) Le fracture e lussazione del bacino. Arch. di Ortop. 47, 235 (1931). — Photakis: Über einen Fall von Hermaphroditismus verus lateralis masculinus dexter. Virchows Arch. 221 (1916). — Pircard: Un cas de luxation traumatiques d'une moitié du bassin. Le Scalpel 77, 936 (1924). — Plutureanu, V.: Ein seltener Fall von Beckenbruch. Rev. Chir. (rum.) 22, 244 (1930). Z.org. Chir. 51, 860 (1930). — Pomeranz, M. M.: (a) Osteoarthritic protrusion of the acetabulum. Amer. J. Surg. 39, 169 (1925). (b) Intrapelvic protrusion of the acetabulum (Otto pelvis). J. Bone Surg. 14, 663 (1932). — Pommerenke, W. T.: Cyclic Relaxation of Pelvic Ligaments in Guinea Pig. Anat. Rec. 57, 361 (1933). — Ponfick: Demonstration. Berl. klin. Wschr. 1872 I, 580. — Popovič, P.: (a) Zur Frage über die traumatische Luxation einer Beckenhälfte. Vestn. Chir. (russ.) 23, 119 (1931). Ref. Z.org. Chir. 57, 508 (1932). (b) Zur Methodik des Studiums von Betriebsunfällen, nebst Beschreibung eines Falles von Beckenluxation. Ortop. i Travmat. (russ.) 5, 45 (1931). Ref. Z.org. Chir. 60, 853 (1933). — Porak: De l'Achondroplasie. Clermont (Oise) 1890. — Premoli, A. A. u. E. Alderete: Luxation der Darmbeinschaufel und Bruch der ischiopubischen Äste auf beiden Seiten (span.). Bol. Inst. Clin. quir., Univ. Buenos Aires 2, 564 (1926). Ref. Z.org. Chir. 39, 585 (1927). — Priesel, A.: Ein Beitrag zur Kenntnis des hypophysären Zwergwuchses. Beitr. path. Anat. 67, 220—274 (1920). — Püschel, J.: Der Wassergehalt normaler und degenerierter Zwischenwirbelscheiben. Beitr. path. Anat. 84, 123 (1930). — Puig et Rousselin: Malformation du sacrum. Soc. nat. Méd. et Sci. méd. Lyon, 7. März 1928. (Zit. nach Rocher u. Roudil.) — Putschar, W.: (a) Zur Pathologie der Symphyse. Verh. dtsch. path. Ges. 25, 214 (1930). (b) Entwicklung, Wachstum und Pathologie der Beckenverbindungen des Menschen mit besonderer Berücksichtigung von Schwangerschaft, Geburt und ihren Folgen. Jena: Gustav Fischer 1931.

RAHMANN, H.: Über die zentrale Luxation des Schenkelkopfes. Bruns' Beitr. **123**, 308 (1921). — RAINER, A.: Zur Frage der Arenie. Beitr. path. Anat. **87**, 437 (1931). — RAMBAUD et RENAULT: Zit. nach BREUS u. KOLISKO. — RAUBER: Lehrbuch der Anatomie des Menschen, 4. Aufl. 1892. — RAUTMANN: Untersuchungen über die Norm, ihre Bedeutung und Bestimmung. Jena: Gustav Fischer 1921. — RECKLINGHAUSEN, FR. V.: (a) Untersuchungen über die Spina bifida. Virchows Arch. **105**, 243 (1886). (b) Die fibröse oder deformierende Ostitis, die Osteomalacie und die osteoplastische Carcinose in ihren gegenseitigen Beziehungen. Festschr. f. R. VIRCHOW. Berlin 1891. — REICH, K. A.: Die Amputationen im Kindesalter und ihre Folgen für das Knochenwachstum. Bruns' Beitr. **1910**. — REIJS, J. H. O.: Das Skoliosenbecken. Z. orthop. Chir. **42**, 87 (1921). — REISS, J.: Eine isolierte Fraktur der Spina iliaca post. sup. Arch. orthop. Chir. **32**, 70 (1932). — RIEDINGER: (a) Über Beckenfrakturen. Arch. klin. Chir. **20** (1877). (b) Totalluxation einer Beckenhälfte. Arch. f. Orthop. **1**, 414 (1903). — ROBERT, F.: (a) Beschreibung eines im höchsten Grade querverengten Beckens, usw. Carlsruhe 1842. (b) Ein durch mechanische Verletzung und ihre Folgen querverengtes Becken (im Besitze von DUBOIS-Paris). Berlin 1853. — ROBERTS: Zit. nach BREUS u. KOLISKO. — ROCHER, H.-L.: Entorses, disjonctions et décollements traumatiques de la symphyse pubienne. Bull. Soc. nat. Chir. Paris **55**, 1377 (1929). — ROCHET: A propos d'un cas de disjonction de la symphyse pubienne. Lyon méd. **1930** I, 789. — ROEGHOLT, M. N.: Epiphysiolyse mit Epiphysenfraktur der Spina iliaca anterior. Nederl. Mschr. Geneesk. **13**, 288 (1925). — ROESER: Luxatio ossis coccygis. Memorabilien aus der Praxis. (Zit. nach FINSTERER.) — RÖSSLE, R.: Wachstum und Altern, pathol. Teil. Erg. Path. **20**, 2. Abt., 369 (1923). — RÖVER, O.: Betrachtungen zur Frage des Ileothorakopagus. Beitr. path. Anat. **99**, 91 (1937). — ROKITANSKY: (a) Beiträge zur Kenntnis der Rückgratsverkrümmungen und der damit zusammentreffenden Abweichungen des Brustkorbes und des Beckens. Med. Jb., Wien **1839**. (b) Lehrbuch der pathologischen Anatomie, 3. Aufl. Wien: Wilhelm Braumüller 1855—1861. — ROSE, E.: Die Diagnostik der einfachen Beckenfrakturen. Charité Ann. **1865**. — ROSENBERG: Über eine primitive Form der Wirbelsäule des Menschen. Gegenbaurs Jb. **27**, 1 (1899). — ROTHBART, L.: Abrißfraktur der Spina iliaca ant. inf. Zbl. Chir. **1932**, 781. — ROUVILLOIS, MAISONNET et SALINIER: Disjonctions et luxations du bassin. Rev. de Chir. **49**, 225 (1930). — ROUX, W.: Gesammelte Abhandlungen über Entwicklungsmechanik der Organismen. Leipzig: Wilhelm Engelmann 1895. — ROVIDA: Zit. nach BECKER. — RUMPE: Ein Beitrag zu den Wachstumsverhältnissen der Becken normaler Gestaltung. Z. Geburtsh. **10**, 239. — RUPPERT, L.: Eine Abrißfraktur der Spina iliaca ant. sup. Wien. klin. Wschr. **27**, 700 (1914). — RUTKOWSKI, J.: Ein Fall von Abreißung der Spina iliaca anter. super. Chir. Narz. Ruchu (poln.) **5**, 93 (1932). Ref. Z.org. Chir. **59**, 730 (1932).

SALLES: Bassins rachitiques transversalement rétrécis. Thèse de Paris 1898. — SANSON: Zit. nach BREUS u. KOLISKO. — SANTORSOLA, D.: Frattura del sacro e del coccige. Riforma med. **1930** II, 1669. — SATTA, F.: „Coxa protrusa". Radiol. med. **16**, 993 (1929). — SAUPE, E.: Zur sog. Protrusio acetabuli. Fortschr. Röntgenstr. **37**, 1 (1928). — SCHAUTA: (a) Lehrbuch der Gynäkologie, 1897. (b) Beckenanomalien. MÜLLERs Handbuch der Geburtshilfe. — SCHLAGENHAUFER: (a) Über Coxitis gonorrhoica und ihre Beziehung zur Protrusion des Pfannenbodens. Virchows Arch. **194**, 182 (1908). (b) Zbl. Gynäk. **33**, 228 (1909). — SCHLIEPHAKE, F.: Über pathologische Beckenformen beim Fetus. Arch. Gynäk. **20**, 435 (1883). — SCHLÖFFEL, W.: Abriß der Spina iliaca anterior superior als Sportverletzung. Inaug.-Diss. Leipzig 1931. — SCHRÖDER: Lehrbuch der Geburtshilfe, 5. Aufl. Bonn 1877. — SCHULTHESS: Die Pathologie und Therapie der Rückgratsverkrümmungen. Handbuch der orthopädischen Chirurgie v. JOACHIMSTHAL, Bd. I/2. Jena: Gustav Fischer 1905—1907. — SCHUPP, H.: Die Ostitis fibrosa Recklinghausen, ihre Abtrennung von anderen Knochenerkrankungen. Dtsch. Z. Chir. **233**, 195 (1931). — SEVER, J. W.: Traumatic separation of the symphysis pubis. New England J. Med. **204**, 355 (1931). — SIEBNER, M.: Der Epiphysenabriß der Spina iliaca anterior superior als Sportverletzung. Chirurg **3**, 59 (1931). — SILFERSKIÖLD, N.: Protrusio acetabuli. Acta orthop. scand. **4**, I (1933). — SINCLAIR: On that peculiar deformity of the pelvis originally described by Prof. F. CH. NAEGELE of Heidelberg as the pelvis oblique ovala. Dublin Quart. J. med. Sci. Aug. **1855**. — SOLOWIJ, A.: Ein Beitrag zur Kenntnis des Beckens mit mangelhafter Entwicklung der Wirbelsäule in der Längsrichtung (dyspygisches Becken). Zbl. Gynäk. **1912**, 297. — SONNENBURG: Becken mit typischem MALGAIGNEschem Vertikalbruch. Zbl. Gynäk. **1894**, 376. — SPARROW, TH. D.: Traumatic separation of the symphysis pubis. J. amer. med. Assoc. **94**, 27 (1930). — SPIEGELBERG: Lehrbuch der Geburtshilfe, 1882. — STEIN, G. W.: Lehre der Geburtshilfe. Elberfeld 1825. — STENHOLM, T.: Pathologisch-anatomische Studien über die Osteodystrophia fibrosa. Upsala: Almquist u. Wiksell 1924. — STERNBERG, C.: Ein Lazerationsbecken. Wien. klin. Wschr. **1910** II, 1376. — STERNBERG, H.: Defekte und Entwicklungsstörungen der kindlichen Wirbelsäule. Arch. f. Orthop. **30**,

20 (1931). — Stiassny: Über Pfählungsverletzungen. Bruns' Beitr. **28**, 351 (1900). — Stinelli: Sublussazione traumatica in alto dell'osso iliaco sinistro. 19. Congr. Soc. ital. Chir. 1906. (Zit. nach Finsterer.) — Stolper: Beckenbrüche. Verh. Ges. dtsch. Naturf. u. Ärzte, 74. Tagg Leipzig, Teil II, 2. Hälfte, **1903**, 184. — Strauss, Fr.: Zur Kenntnis der Abbrüche des vorderen oberen und unteren Darmbeinstachels. Arch. orthop. Chir. **32**, 478 (1932). — Sutherland: Zit. nach Moore.

Tandler u. Grosz: Untersuchungen an Skopzen. Wien. klin. Wschr. **1908** I, 277. — Tarnier-Budin: Traité de l'art des accouchements. Paris 1898. — Terry, J. R.: (a) Rudimentary clavicles and other abnormalities etc. J. Anat. a. Physiol. **23**, 413 (1899). (b) Amer. J. Anat. **1**, 509 (1902). — Thiéry, P.: A propos des fractures avec enfoncement du cotyle. Bull. Soc. nat. Chir. Paris **55**, 42 (1929). — Thomas: Das schrägverengte Becken. Leyden 1861. — Thoms, H.: Diagnosis of rachitic pelves by X-ray. Amer. J. Obstetr. **14**, 45 (1927). — Thouvenat: Luxation der 3 Beckensymphysen. Bull. Soc. Anat. **1849**, 31. (Zit. nach Finsterer.) — Tillmanns: Die Verletzungen und chirurgischen Krankheiten des Beckens. Deutsche Chirurgie, Lief. 62a. Stuttgart 1905. — Timm, E.: Über Symphysenluxationen und ihre Behandlung. Dtsch. Z. Chir. **213**, 231 (1929). — Tondo, F.: Roberts pelvis; case. Studium **20**, 98 (1930). — Tóth, J.: Spontane Beckenfraktur. Gyógyászat (ung.) **68**, 414 (1928). Ref. Z.org. Chir. **43**, 132 (1928). — Treub, H.: (a) Le bassin dans la luxation coxo-fémorale. Leiden 1897. (b) Recherches sur le bassin cyphotique. Leiden 1889. — Tregubov, S.: Die Perforation des Acetabulums bei tuberkulöser Coxitis. Ortop. i Travmat. (russ.) **3**, 17 (1929). Ref. Z.org. Chir. **52**, 157 (1931). — Turco, A.: Il distacco della spina iliaca anteriore superiore. Boll. Soc. piemont. Chir. **1**, 62 (1931).

Unna: Zur Genese des schräg verengten Beckens. Oppenheim Z. ges. Med. Hamburg **23**, 301 (1843).

Valentin, B.: Dysostosis cleidocranialis in Morphologie der Mißbildungen des Menschen und der Tiere, herausgeg. von Schwalbe u. Gruber, III. Teil, 17. Lief., Kap. 7, 1. Abt., 1. Hälfte. Jena: Gustav Fischer 1937. — Valentin, B. u. H. Müller: Intrapelvine Pfannenvorwölbung (Pelvis Otto-Chrobak). Arch. klin. Chir. **117**, 523 (1921). — Veit, O.: Über Sympodie. Inaug.-Diss. Freiburg i. Br. 1908. — Vintila, G. D.: Betrachtungen in Verbindung mit einem Falle von isoliertem Bruch des Os sacrum. Rev. Chir. (rum.) **21**, 503 (1929). Ref. Z.org. Chir. **48**, 784 (1929/30). — Vogeler: Protrusio acetabuli. 58. Tagg dtsch. Ges. Chir. Berlin 1934. — Volkmann: Erwähnt bei Henschen. — Vrolik, W.: Tabulae ad illustrandam embryogenesin hominis et mammalium. Amstelodami: Z. M. P. Londonck 1849.

Wakeley: Fracture of the Pelvis: An Analysis of 100 Cases. Brit. J. Surg. **17**, 22 (1929). Waldstein: Ein Fall von Bauch- und Beckenspalte. Mschr. Geburtsh. **6**, 283. — Waller, J. B.: Otto-Chrobak-Becken und Bruch des Azetabulums. Dtsch. Z. Chir. **168**, 19 (1922). — Walter: Von der Spaltung der Schambeine. Berlin 1782. — Walter, H.: Ist der Malgaignesche Beckenbruch ein Biegungsbruch? Dtsch. Z. Chir. **238**, 604 (1933). — Walther, C.: Sur quelques variétés de fractures du bassin. Bull. Soc. Anat. Paris **1891**, 537. — Warrack: Double dislocation of the innominate bone with fractures of the legs. Brit. med. J. **1908**, 203. (Zit. nach Finsterer.) — Weil: (a) Protrusion der Hüftgelenkspfanne. Zbl. Chir. **1927**, 2730. (b) Protrusion der Hüftgelenkpfanne bei tuberkulöser Coxitis. Z. Tbk. **51**, 392 (1928). — Weiss: Über Beckenluxationen. Zbl. Chir. **1930**, 539. — Weiss, R.: Geburt bei hochgradig allgemein verengtem platten Becken. Inaug.-Diss. Marburg 1877. — Welcker: Wirbelsäule und Becken. Arch. Anat. u. Entw.gesch. **1881**, 161. — Welponer u. Christofoletti: Zwei Präparate nach Hebosteotomie. Gynäk. Rdsch. Wien **1909**. — Wertheim: Zit. nach Stewart. — Westerborn: Erwähnt bei Moccia. — White, W. H.: (a) A case of char Affecting Both Hip Joints. Lancet **1884** I, 391. (b) On Charcots Joint. Disease. Lancet **1884** II, 50. — Widenhorn, H.: Beckenfraktur und Schenkelkopfnekrose. Dtsch. Z. Chir. **242**, 362 (1934). — Wiedow: Über infantile Becken. Verh. dtsch. Ges. Gynäk. **1897**. — Williams, J. W.: (a) Clinical and anatomic description of Naegele pelvis. Amer. J. Obstetr. **18**, 504 (1929). (b) Clinical and anatomic description of Naegele pelvis. Trans. amer. gynec. Soc. **54**, 258 (1930). — Willis, Th.: Amer. J. Anat. **32**, 95 (1923). — Wilton, A.: Die Skeletveränderungen bei einem Spätfall von Osteogenesis imperfecta usw. Virchows Arch. **283**, 778 (1932). — Winkler, H. F.: Mitteilungen aus der Gebäranstalt in Jena. Arch. Gynäk. **1** (1870). — Winter: Z. ärztl. Fortbildg **26**, 37 u. 69 (1929). — Wishner, J. G. and L. Mayer: Separation of the symphysis pubis. Surg. etc. **49**, 380 (1929).

Zitterland: De duorum sceletorum praegrandium rationibus. Berlin 1815. — Zöllner, Fr.: Untersuchungen über die Erscheinungsformen der Arthritis deformans in den Sacro-Iliacalgelenken. Virchows Arch. **277**, 817 (1930). — Zulauf, K.: Die Höhlenbildung im Symphysenknorpel. Arch. f. Anat. **1901**, 95.

Namenverzeichnis.

Die *kursiv* gedruckten Ziffern weisen auf die Literaturverzeichnisse hin.

38*

Druck der Universitätsdruckerei H. Stürtz A.G., Würzburg.